PNF 개념에 기초한

기능 향상을 위한 재활운동

Improving Functional Outcomes in Physical Rehabilitation - THIRD EDITION

PNF 개념에 기초한

기능 향상을 위한 재활운동

개정 3판

우 영 근 외 옮김

Improving Functional Outcomes in Physical Rehabilitation

THIRD EDITION

Edward W. Bezkor, PT, DPT, OCS, MTC, CAFS
Assistant Program Director
Department of Physical Therapy
University of St. Augustine for Health Sciences
Doctor of Physical Therapy Program
San Marcos, California

Susan B. O'Sullivan, PT, EdD
Professor Emerita
Department of Physical Therapy and Kinesiology
College of Health Sciences
University of Massachusetts Lowell
Lowell, Massachusetts

Thomas J. Schmitz, PT, PhD
Professor Emeritus
Department of Physical Therapy
School of Health Professions
Long Island University
Brooklyn, New York

영 문 출 판 사

■ **옮긴이** (가나다 순)

류혜인 전주 드림솔병원 물리치료사
문상현 바른움직임연구소 소장
박정은 성북서울요양병원 물리치료사
송귀빈 PT Red Academy 대표
우영근 전주대학교 물리치료학과 교수
유상원 가톨릭대학교 성빈센트병원 물리치료사
이경보 가톨릭대학교 성빈센트병원 물리치료사
이윤아 서울 브레인병원 물리치료사
정형국 안산대학교 물리치료과 교수
최유미 삼성서울병원 미래의학연구소 연구원
함민형 하나병원 재활치료팀
황혜선 강동우리들요양병원 재활치료 실장

Improving Functional Outcomes in Physical Rehabilitation THIRD EDITION
by **Edward W. Bezkor / Susan B. O'Sullivan / Thomas J. Schmitz**

새로운 과학적 정보는 기초적 연구와 임상적 연구를 통해 얻을 수 있으며, 이러한 변화에 다른 약물치료와 새로운 치료법이 추천되고 있다. 저자와 출판사는 가능한 모든 면에서 이 책을 정확하고 최신의 정보 그리고 출판시기에 맞는 최적의 기준을 따르려고 노력하였다. 저자, 편집자, 그리고 출판사는 책을 적용하는데 있어 결함이나 생략된 것이나 실수에 대한 책임은 없으며, 어떠한 보증이나 표현에 대한 내용을 포함하지 않고 있다. 이 책에 설명한 부분을 실기 적용은 각 상황에 맞게 각 전문영역에서 이루어져야 한다. 독자들은 어떠한 약을 적용하기 전에 적정량과 금기증에 대한 새로운 정보와 변화된 내용에 대한 정보를 항상 체크할 것을 권장한다. 특히, 새롭거나 불규칙적인 약을 사용할 때 주의해야 한다.

PNF 개념에 기초한
기능 향상을 위한 재활운동 개정 3판

2025년 2월 17일 초판인쇄
2025년 2월 24일 초판발행

지은이 : Bezkor, O'Sullivan, Schmitz
옮긴이 : 우 영 근 외
발행인 : 박 병 조
발행처 : 도서출판 영문출판사
등 록 : 1987년 12월 21일 제2-419호
주 소 : 서울시 강남구 삼성로 118길 8
전 화 : (02) 514-5590, 776-5590
팩 스 : (02) 756-8943
홈페이지 : www.ymsbook.net
E-mail : yeongmunsa@empal.com
정 가 : 50,000 원
ISBN 978-89-7224-573-5 93510

※ 파본은 교환해 드립니다.

매일 매일 은혜를 베풀며 끝이 없는
즐거움과 지지, 그리고 사랑을 주는 나의 아내와 아들에게.

— EWB

항상 지속적인 사랑과 지지를 해주는 나의 사랑하는 가족과
친한 친구들에게.

— SBO

상상할 수 없을 정도의 내 삶을 풍요롭게 해준
Mike Morris *에게.*

— TJS

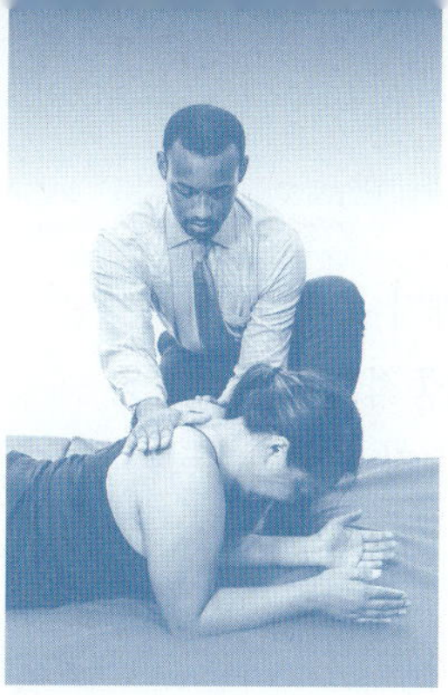

서문

Preface

독자들에게 *PNF 개념에 기초한 기능 향상을 위한 재활운동* 3번째 판을 출간하게 되어 매우 기쁘게 생각한다. 이번 판에서 주로 개정된 부분은 멀티미디어 자료를 활용하여 독자들에게 다양한 환경에서 임상의사결정과 임상적 숙련성 적용을 위한 내용을 제공하였다. 이러한 자료들은 신체 재활 영역에서 다양한 성인 환자에게 적용할 수 있는 치료적 중재 모델의 통합을 제공한다.

Part I, 기능 증진, 임상의사결정과 기초를 제시하고 기능적 결과 개선을 위한 개념적 틀을 제공하였다. 이 부분은 과제-특이적, 운동학습과 신경운동전략(1장과 2장)을 사용한 중재 내용을 논리적 학습 과정으로 학습자에게 제공하도록 구성하였다. 3장은 고유수용성 신경근 촉진법의 전체적 개요를 제시하였다. 4장부터 14장까지는 독립적 기능과 최적의 재활 예후의 중요한 기능적 숙련성에 필요한 내용과 다양한 환경에서 중재와 전략을 제시하였다. 각 장에서는 숙련성과 진행의 토론을 통해 선행되어 이용할 수 있는 중재의 제안과 설명을 포함하였다. 또한, 미국물리치료협회의 물리치료사 실기지침서와 연결될 수 있는 환자 예와 임상적 적용을 동반한 예후 설명을 제공하였다. 중재에서는 실기 패턴에 제시된 다양한 종류의 손상과 활동 제한을 제시하였다. 또한 실기 패턴에만 초점을 두려고 하지 않았으며, 물리치료적 *진단*과 *관리 계획*에도 초점을 두고 제시하였다. 우리의 목표는 기능적 수행력을 강화할 수 있도록 중재의 실기적 예와 사용 가능한 것을 제시하고자 하였다.

Part II는 17개의 사례 연구를 기술적 형태로 제시하였다. 경험이 많은 임상가들을 위해 다양한 진단을 가진 환자를 효과적으로 제시하려고 하였으며, 임상적 의사 결정에 기초한 환자 관리 전략의 예를 제공하였다. 이러한 환자들은 외상성 뇌 손상, 뇌졸중, 파킨슨 병, 소뇌 교모세포종(cerebellar glioblastoma), 길리안 바레 증후군, 말초 안뜰 기능 장애, 척수 손상, 그리고 넙다리뼈 절단을 포함하였다. 이 판에 새롭게 제공한 사례 연구는 다발성 경화증과 심장 이식 수술 후의 환자 관리를 포함하였다. 각 사례 연구에 포함된 질문들은 임상적 의사 결정을 촉진하고, 학습자가 각 환자가 가지고 있는 특별한 요구와 연결할 수 있도록 제시하였다. 각 사례에서 환자 관리의 필요한 중요 3부분을 캡쳐하였다: (1) 초기 검진, (2) 치료 세션 중, 그리고 (3) 물리치료 중재 이후 퇴원. 우리는 사례 연구가 물리치료 학생과 임상가 사이에서 의미있는 의사 소통을 촉진하기를 바란다.

이 교재는 여러 가지의 교육학적 적용법을 사용하였다. 중요한 정보는 쉽게 참조할 수 있게 상자와 표를 이용하여 강조하였다. 핵심 용어는 ***굵은 이탤릭체 파랑색***으로 보이게 하고 정리하였다. ***적신호***는 학습자가 안전성과 관련한 예방 또는 주의사항을 알릴 수 있도록 하였다. ***임상 노트***는 임상적 관찰에 기초한 부가적 관점을 제시하였다.

Part I에서는 능동적 참여를 통한 학습을 강조하기 위하여 학습자의 그룹 실기 활동을 포함하였다. 이러한 활동은 학습자들이 토론한 중재들의 이해를 확인하고 명확하기 위하여 학습자와 학습자의 동료들간의 지식과 숙련성을 나눌 수 있는 기회를 제공하였다. 그룹의 각 학습자는 토론하고 보여준 치료 활동 또는 기법, 그리고 질문과 이해한 것을 제시하는 활동으로 구성하였다. 이해한 내용의 공감대가 형성될 때까지 지속적으로 의사소통을 하도록 하였다.

Part II의 사례 연구는 임상적 사고의 숙련성을 강화하기 위한 질문으로 고안하였다.

이 교재는 근거-기초한 실기를 제공하고 안내하기 위해, 기초적 내용과 적용 가능한 임상적 연구의 중요성과 전문가적 내용을 확장하여 제시하고자 하였다. 또한, 물리치료사 실기지침서에서 사용하고 있는 용어와 중재를 통합하여 제시하였다.

우리의 가장 큰 희망은 이 교재가 우리가 만나는 환자 삶의 질 향상을 개선시키고, 최종적으로 독립성을 이끌어내는 기능적 예후 개선을 위한 전략의 이해력을 강화하는 것이다.

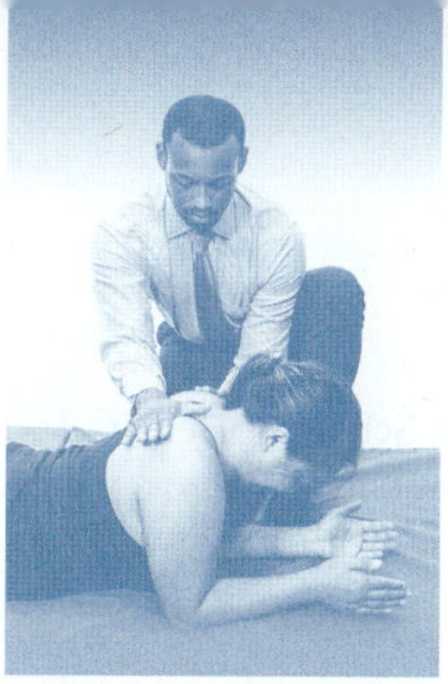

기고자

Contributors

Faris S. Alshammari, PT, MPT, PhD
Assistant Professor
Department of Physical Therapy, University of St. Augustine for Health Sciences
San Marcos, California
Department of Physical and Occupational Therapy, The Hashemite University
Zarqa, Jordan

Edward W. Bezkor, PT, DPT, OCS, MTC, CAFS
Assistant Program Director
Department of Physical Therapy, University of St. Augustine for Health Sciences
San Marcos, California

Cristiana K. Collins, PT, PhD, CFMT, NCS
Associate Professor
Department of Physical Therapy, Hunter College
New York, New York

Heather M. David, PT, MPT, EdD
Assistant Professor
Department of Physical Therapy, University of St. Augustine for Health Sciences
San Marcos, California

Amy DeBlois, PT, DPT, NCS
Assistant Professor
Department of Physical Therapy Education, College of Health Professions, SUNY Upstate Medical University
Syracuse, New York

George D. Fulk, PT, PhD, FAPTA
Professor and Chair
Department of Physical Therapy Education, College of Health Professions, SUNY Upstate Medical University
Syracuse, New York

Sharon A. Gutman, PhD, OTR, FAOTA
Professor
Occupational Therapy Doctorate Program, Rehabilitation and Movement Sciences, Rutgers University
Newark, New Jersey

Jennifer Hastings, PT, PhD
Professor
School of Physical Therapy, University of Puget Sound
Tacoma, Washington

Kristen M. Johnson, PT, EdD, MS, NCS
Associate Professor
Department of Physical Therapy, University of St. Augustine for Health Sciences
San Marcos, California

Maureen Johnson, PhD, MS, OT/L, BCPR, C/NDT
Assistant Professor
Department of Occupational Therapy, University of St. Augustine for Health Sciences
San Marcos, California

Vicky Saliba Johnson, PT, FFFMT, FAAOMPT
President, Institute of Physical Art, Inc.
Director, IPA Residency
Co-Director, IPA Fellowship Program
Chairman, FMT Foundation
Steamboat Springs, Colorado

JoAnn Moriarty-Baron, PT, DPT
Associate Teaching Professor
Department of Physical Therapy and Kinesiology, University of Massachusetts Lowell
Lowell, Massachusetts

David M. Morris, PT, PhD, FAPTA
Professor and Chair
Department of Physical Therapy, University of Alabama at Birmingham
Birmingham, Alabama

Marianne H. Mortera, PhD, OTR/L
Visiting Clinical Assistant Professor
Department of Occupational Therapy, New York University, NYU Steinhardt
New York, New York

Coby D. Nirider, PT, DPT, CBIS
Area Director of Therapy Services
Touchstone Neurorecovery Center
Conroe, Texas

Susan B. O'Sullivan, PT, EdD
Professor Emerita
Department of Physical Therapy and Kinesiology, College of Health Sciences, University of Massachusetts Lowell
Lowell, Massachusetts

Thomas J. Schmitz, PT, PhD
Professor Emeritus
Department of Physical Therapy, School of Health Professions, Long Island University
Brooklyn, New York

Edward Taub, PhD
University Professor
Director, CI Therapy Research Group and Taub Training Clinic
Department of Psychology, University of Alabama at Birmingham
Birmingham, Alabama

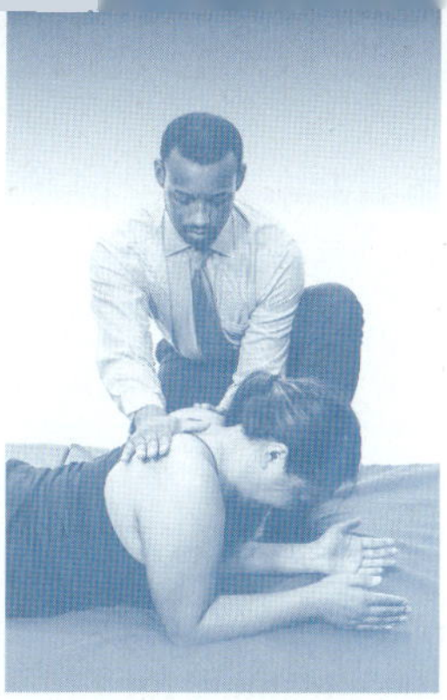

사례연구 기고자

Case Study Contributors

CASE STUDY 1

외상성 뇌손상 환자

Temple T. Cowden, PT, MPT
Adult Brain Injury Service
Rancho Los Amigos National Rehabilitation Center
Downey, California

CASE STUDY 2

외상성 뇌손상 환자: 균형과 이동 훈련

Heidi Roth, PT, MSPT, NCS
Research and Clinical Physical Therapist
Rehabilitation Institute of Chicago
Chicago, Illinois

Jason Barbas, PT, MPT, NCS
Outpatient Rehabilitation
Rehabilitation Institute of Chicago
Chicago, Illinois

CASE STUDY 3

불완전 척수손상환자(T4): 이동 훈련

Elizabeth Ardolino, PT, MS
Magee Rehabilitation Center
Philadelphia, Pennsylvania

Elizabeth Watson, PT, DPT, NCS
Magee Rehabilitation Center
Philadelphia, Pennsylvania

Andrea L. Behrman, PT, PhD
Associate Professor
Department of Physical Therapy, College of Public Health and Health Professions, University of Florida
Gainesville, Florida

Susan Harkema, PhD
Professor
Department of Neurological Surgery, Anatomical Sciences & Neurobiology
Associate Director
Kentucky Spinal Cord Injury Research Center
Director of Research
Frazier Rehabilitation Institute
Director
Christopher and Dana Reeve Foundation's Neurorecovery Network
Rehabilitation Research Director
Kentucky Spinal Cord Injury Research Center
Owsley B. Frazier Chair in Neurological Rehabilitation
University of Louisville
Louisville, Kentucky

Mary Schmidt-Read, PT, DPT, MS
Magee Rehabilitation Center
Philadelphia, Pennsylvania

CASE STUDY 4

뇌졸중 환자: 가정 관리 재활

Lynn Wong, PT, DPT, MS, GCS
Caritas Home Care
Methuen, Massachusetts

CASE STUDY 5

뇌졸중 환자: 강제-유도 움직임 치료

David M. Morris, PT, PhD, FAPTA
Professor and Chair
Department of Physical Therapy, University of Alabama at Birmingham
Birmingham, Alabama

Sonya L. Pearson, PT, DPT
University of Alabama at Birmingham
Birmingham, Alabama

Edward Taub, PhD
University Professor
Director, CI Therapy Research Group and Taub Training Clinic
Department of Psychology, University of Alabama at Birmingham
Birmingham, Alabama

CASE STUDY 6

파킨슨병 환자

Filmed at Rusk Institute of Rehabilitation Medicine
New York, New York

Edward W. Bezkor, PT, DPT, OCS, MTC, CAFS
Assistant Program Director
Department of Physical Therapy, University of St. Augustine for Health Sciences
San Marcos, California

CASE STUDY 7

완전 척수손상환자 (T9)

Paula Ackerman, MS, OTR/L
Shepherd Center, Inc.
Atlanta, Georgia

Myrtice Atrice, PT, BS
Shepherd Center, Inc.
Atlanta, Georgia

Teresa Foy, BS, OTR/L
Shepherd Center, Inc.
Atlanta, Georgia

Sarah Morrison, PT, BS
SCI Program Director
Shepherd Center, Inc.
Atlanta, Georgia

Polly Hopkins, MOTR/L
Shepherd Center, Inc.
Atlanta, Georgia

Shari McDowell, PT, BS
Shepherd Center, Inc.
Atlanta, Georgia

CASE STUDY 8

불완전 척수손상환자 (C7)

Maria Stelmach, PT, DPT, NCS
Clinical Specialist/Physical Therapist
NYU Langone Medical Center, Rusk Institute for Rehabilitation
New York, New York

Sophie Benoist, PT, DPT
NYU Langone Medical Center, Rusk Institute for Rehabilitation
New York, New York

CASE STUDY 9

말초성 안뜰계 기능장애환자

Filmed at Southern New Hampshire Rehabilitation Center
Nashua, New Hampshire

JoAnn Moriarty-Baron, PT, DPT
Associate Teaching Professor
Department of Physical Therapy and Kinesiology, University of Massachusetts Lowell
Lowell, Massachusetts

CASE STUDY 10

완전 척수손상환자 (T10)

Darrell Musick, PT
Director of Physical Therapy
Craig Hospital
Englewood, Colorado

Laura S. Wehrli, PT, DPT, ATP
Craig Hospital
Englewood, Colorado

CASE STUDY 11

소뇌 신경아교세포종 환자

Catherine Printz, PT, DPT, NCS
Physical Therapist
University of California San Diego Medical Center, Thornton Hospital
San Diego, California

Melissa S. Doyle, PT, DPT, NCS
Physical Therapist
University of California San Diego Medical Center, Thornton Hospital
San Diego, California

Carter McElroy, PT, MPT
Physical Therapist
University of California San Diego Medical Center, Thornton Hospital
San Diego, California

CASE STUDY 12

Guillain–Barré 증후군과 사지마비 환자

Kate Rough, PT, DPT, NCS
University of Washington Medical Center
Seattle, Washington

Victoria Stevens, PT, NCS
Neuroclinical Specialist
University of Washington Medical Center
Seattle, Washington

Stacia Lee, PT, NCS
Physical Therapy Manager
University of Washington Medical Center
Seattle, Washington

Katie R. Sweet, PT, DPT
University of Washington Medical Center
Seattle, Washington

CASE STUDY 13

뇌졸중 환자

Lauren Snowdon, PT, DPT, ATP
Clinical Manager
Inpatient Physical Therapy, Kessler Institute for Rehabilitation
West Orange, New Jersey

CASE STUDY 14

운동성 불완전 척수손상환자(C4)

Sally M. Taylor, PT, DPT, NCS
Allied Health Manager/Physical Therapist
Rehabilitation Institute of Chicago
Chicago, Illinois

CASE STUDY 15

넙다리뼈 절단환자

Kyla L. Dunlavey, PT, MPT, OCS
Walter Reed National Military Medical Center
Bethesda, Maryland

Barri L. Schnall, PT, MPT
Biomechanics Lab Clinical Research Specialist
Walter Reed National Military Medical Center
Bethesda, Maryland

CASE STUDY 16

다발성 경화증 환자

Maria Rundell, PT, DPT, NCS, MSCS
Outpatient Lead Physical Therapist
Encompass Health Rehabilitation Hospital of Colorado Springs
Colorado Springs, Colorado

CASE STUDY 17

연속적 관리를 받는 동소심장이식 수술후 환자의 상태

Wendy Chan, PT, DPT, LAc, Dipl. OM
NYU Langone Health, Rusk Rehabilitation
New York, New York

Kristine L. Josef, PT, DPT, NCS, CSRS, CCRP
NYU Langone Health, Rusk Rehabilitation
New York, New York

Patricia Laverty, PT, DPT, NCS
Acute Care Physical Therapy Supervisor
NYU Langone Health, Rusk Rehabilitation
New York, New York

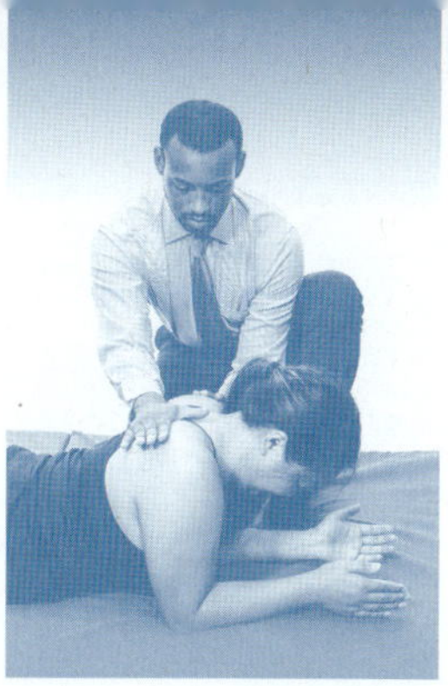

검토자

Reviewers

Joni G. Barry, PT, DPT, NCS
Professor
Department of Physical Therapy, Maryville University
St. Louis, Missouri

Jaime Karas Bayzick, PT, DPT, ACCE
Associate Professor
Montgomery County Community College
Blue Bell, Pennsylvania

Kimberly B. Castle, PT, PhD, PCS
Associate Professor
Department of Physical Therapy, University of North Georgia
Dahlonega, Georgia

Lisa E. Doyle, PT, DPT, MS, NCS
Assistant Professor of Physical Therapy
Franklin Pierce University, Brockton Area Multiservice Inc.
Manchester, New Hampshire

Colleen Hergott, PT, DPT
Assistant Professor
Department of Physical Therapy, Augusta University
Augusta, Georgia

Beth E. Jamali, PT, PhD
Assistant Clinical Professor
Department of Physical Therapy, School of Rehabilitation Sciences, Old Dominion University
Norfolk, Virginia

June Kume, PT, PhD, GCS
Assistant Professor
Department of Physical Therapy, School of Health Professions, The State University of New York Downstate Health Sciences University
Brooklyn, New York

James McKivigan, PT, DPT, DC, PhD, MA, MS, MBA, MPA
Associate Professor
School of Physical Therapy, Touro University Nevada
Henderson, Nevada

Erin Menefee, PT, DPT, OCS
Contributing Faculty
Department of Physical Therapy, University of St. Augustine for Health Sciences
San Marcos, California

Kelly D. Moore, PT, DPT, MBA, CWS
Associate Clinical Professor
Department of Physical Therapy, Angelo State University
San Angelo, Texas

Andrew Moul, PT, DPT, NCS
Assistant Professor – Clinical
College of Pharmacy and Health Sciences, Wayne State University
Detroit, Michigan

Holly J. Roberts, PT, PhD
Clinical Assistant Professor
School of Physical Therapy, University of Puget Sound
Tacoma, Washington

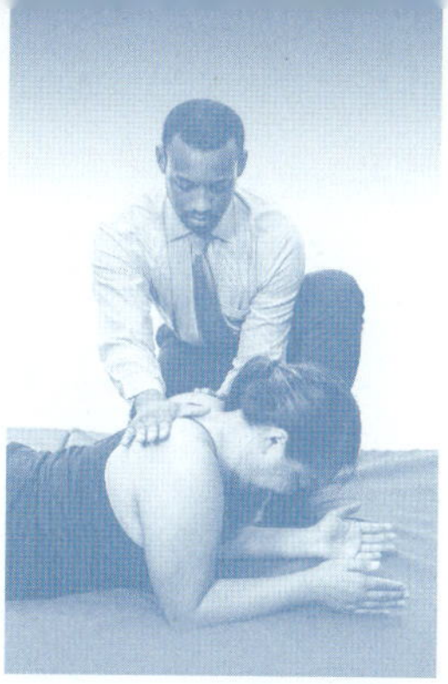

감사의 글

Acknowledgments

PNF 개념에 기초한 기능 향상을 위한 재활운동은 임상적 실기와 물리치료 학생 교육을 통한 수년간 경험의 산물이다. 이 산물은 학문적이며 임상적 실기 현장에서 많은 기여를 한 우수한 저자들의 경험들의 연합으로 시작되었다. 한치의 의심도 없이 이 교재는 이들의 적극적인 참여로부터 얻은 엄청난 이득이다. 저자들은 그들의 경험을 나누려고 할 뿐만 아니라 물리치료 학습자의 전문가적 발달의 관심을 지속적으로 이끌어내려고 하였다. 우리는 이들의 참여를 영광으로 생각하고 있다. 그들의 폭넓은 전문가적 지식과 경험은 그들의 헌신적 기여로 잘 반영되었다. 우리는 각 사례 연구와 챕터에 기여한 훌륭한 교육자와 임상가, 그리고 뛰어난 저자들에게 진심으로 감사하는 마음을 전한다.

우리는 특출난 숙련성으로 이 교재 전반에 다양한 그림을 만들어낸 다음 분들에게 진심으로 감사함을 전한다: Sara Beck-Pancer, Christopher F. Lenney, Mark Lozier, Lauray MacElhern, Kerry A. McCullough, Bruce Pritchett, Samuel Ramos, Mitchell Shuldman, 그리고 Jason Torres.

우리는 사진 모델을 위해 진심과 관대함으로 참여해준 분들께 감사함을 전한다. 그들의 고귀한 시간과 결정, 그리고 이 프로젝트의 중요성에 대한 믿음과 훌륭한 인내심에 감사함을 전한다. Fuad Al-Dabbaj, Rebecca Askew, Amber Bashaw, Eric Bell, Doris J. Bezkor, Jessica Y. Bowen, Zane Brandt, Stacie Caldwell, Natasha Chevalier-Richards, Paul Colbert, Winston Edmond, Cynthia Gilbertson, Leonore Gordon, Marianne Hanover, Aaron Hastings, Sally Healy, Ira Keefer, Emma Larson, Joseph Lerner, Joel Lindstrom, Laura MacElhern, Robert Margeson, Sr., Celso Marquez, John McGovern, Cassandra L. Meeker, Philomena (Mini) G. Mungiole, Whitney Odle, Allyson Ou, Lauren-Ashleigh S. Piatt, Natalie Pieczynski, Carole A. Remsay, Lee Anne Robotta, Khushbu Shah, J. Anthony Tomaszewski, Emmanuel R. Torrijos, Holly Vicario, Jacklyn Ward, Catherine Wright, 그리고 Mitchell Young. 우리는 또한 사진 장비와 물건 위치를 보조해 준 분들께도 감사함을 전한다: Cristiana K. Collins, Robin Dole, 그리고 Tom Weis.

열정을 가지고 이 교재의 훌륭한 검토와 멀티미디어 사례 연구의 업데이트를 감독해주고 핵심 중재지침을 만들어 준 Erin Menefee에게 진심으로 감사함을 전한다. 또한, 우리는 사례연구의 편집과 생성에 공헌을 해준 Mitchell Shuldman 그리고 Rob Kates에 진심으로 감사함을 전한다.

또한 우리는 F. A. Davis 회사, Philadelphia, Pennsylvania의 전문가들의 헌신에 감사함을 전한다: 편집장 Margaret M. Biblis, 건강 전문가; Jennifer Pine, 선임 후원 편집자; George W. Lang, 콘텐츠 개발 책임자; Carolyn O'Brien, 디자인 및 일러스트레이션 관리자; Megan Suermann, 콘텐츠 프로젝트 관리자; Paul Marino, 개발 편집자, 디지털 생성자; Sharon Lee, 프로덕션 관리자; Daniel Domzalski, 일러스트레이션 코디네이터; 그리고 편집부 보조 Michael Kern. 그들의 지속적인 지원과 격려, 그리고 탁월함에 대한 변함없는 헌신은 물리치료 지식 확장 뿐만 아니라 이 교재의 발전에 공헌하였다. 또한 우리는 프로젝트 관리자 Sarah Oehlerking(at GW, Inc.)에게 감사함을 전한다.

마지막으로, 꼭 전하고 싶은 우리의 바램은 우리의 학생과 임상적 숙련성과 교육 개선을 위해 지속적으로 도전하는 환자에게 감사함을 전한다. 이 교재를 통해 우리가 진심으로 희망하는 것은 뛰어난 전문가적 실기 숙련성과 임상적 의사결정 개발에 가치 있는 자료를 제공하는 것이다.

EDWARD W. BEZKOR
SUSAN B. O'SULLIVAN
THOMAS J. SCHMITZ

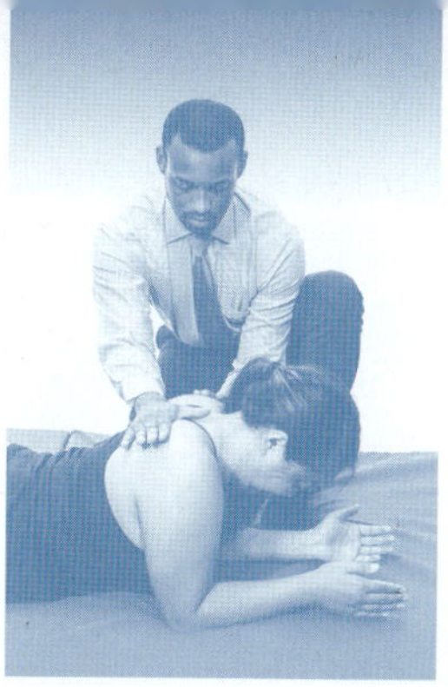

역자 서문

Translator's Preface

국내 PNF가 소개되고 교육이 시작된지 30년이 지나면서 많은 활성화가 이루어졌으며, 임상에서 근무하는 물리치료사뿐만 아니라 물리치료학을 전공하는 학생에게 많은 정보를 제공하게 되었다. PNF 개념은 신경계 질환 환자에게 적용하는 것으로 많이 알려져 있으나, 실제로 신경계 질환의 환자뿐만 아니라 근골격계 질환, 그리고 다양한 움직임 조절의 어려움을 가지는 환자에게 적용할 수 있는 훌륭한 치료적 개념이라고 할 수 있다.

이 책의 저자는 이미 PNF를 임상에서 어떻게 기능적으로 적용할 지에 대한 내용으로 1999년 "Physical Rehabilitation Laboratory Manual: Focus on Functional Training (질환별 기능훈련 임상 매뉴얼)" 이라는 책을 출간하였으며, 특히 이 책을 출간할 당시 실기 영상을 비디오 테이프를 포함하여 출간하였다. 지금처럼 인터넷이 많이 발달하고 영상 정보를 쉽게 접할 수 있는 시대가 아닌 것을 고려한다면, 1999년 책을 출간할 당시 이 저자들의 아이디어와 노력은 정말 엄청나다고 할 수밖에 없다. 이후 저자들은 이러한 노력과 노하우로 2009년 본 책의 1판으로 책의 명칭을 변경하여 출간하였으며, 이후 2016년 2판, 그리고 현재의 3판의 책을 출간하게 되었다. 20년 넘은 시간을 어떻게 하면 임상가와 학생들에게 현실적인 내용을 전달할 수 있을까에 대한 고민의 결과라고 할 수 있겠다.

우리가 학습하고 배우는 모든 내용들은 결국 움직임의 어려움을 가진 환자에게 적용하는 것이다. 그렇지만 현장에 있지 않은 학생과 임상 현장에서도 환자에게 적용하는 예를 실제로 학습으로 연결하여 접하는 것은 쉽지 않은 것이 사실이다. 이 책은 17명의 환자 사례를 포함하여 이러한 부분을 최대한 보완할 수 있게 구성하였다. 간접적으로 환자 경험을 할 수 있도록 최대한 반영하려 하였으며, 이러한 환자 사례에는 검사와 중재, 그리고 훈련 뒤의 결과의 모습도 토론하고 생각해 볼 수 있게 기술되어 있어 많은 임상가와 학생들에게 도움을 줄 수 있도록 구성하였다.

PNF는 움직임의 어려움을 가진 다양한 환자를 어떻게 다룰 것인가에 대한 접근 방식이다. 그렇기 때문에 다양한 치료적 아이디어를 가지고 있다면, 다양한 환자의 삶의 변화를 줄 수 있는 치료사로 성장할 수 있을 것이다. 이 책은 다양한 환자에게 적용할 수 있는 기능적 훈련뿐만 아니라 기본적으로 필요한 신체 기능 향상의 내용을 많이 제시하고 있다. PNF를 학습하고자 할 때 가장 많이 찾는 책인 "PNF in Practice(고유수용성신경근촉진법, 영문출판사)"와 같이 학습을 한다면, 더 좋은 시너지 효과가 발휘되어 우리가 만나는 환자와 앞으로 만날 환자에게 많은 삶의 변화를 줄 것이라고 확신한다.

본 도서를 번역하면서 역자들은 전문용어를 통일하려고 노력하였으며, 역자 개인의 지식이 포함되지 않도록 저자의 의도에 충실한 의미전달에 힘쓰고자 노력하였다.

끝으로 본 도서의 번역 및 출판을 기꺼운 마음으로 참여하시고 마지막 편집까지 노력을 아끼지 않으신 여러 선생님들과 영문출판사 박병조 사장님께 특별히 감사의 말씀을 드립니다.

역자 대표 **우 영 근**

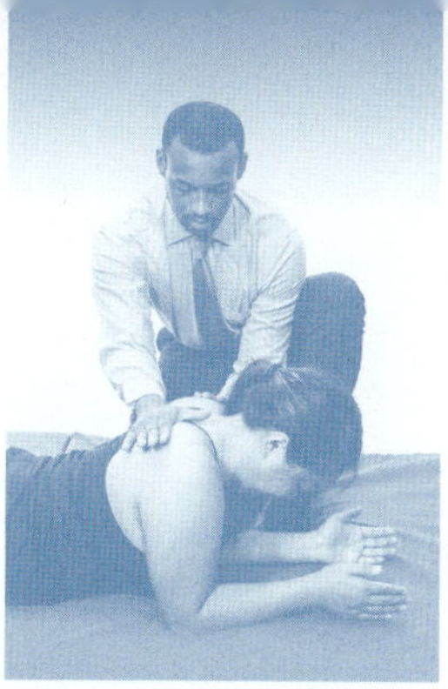

목차

Contents

PART I
기능 증진 Promoting Function

CHAPTER 1
임상의사결정 및 환자 관리를 위한 체계 3
Framework for Clinical Decision-Making and Patient Management
Susan B. O'Sullivan, PT, EdD
Kristen M. Johnson, PT, EdD, MS, NCS

CHAPTER 2
운동기능을 향상시키는 중재 17
Interventions to Improve Motor Function
Susan B. O'Sullivan, PT, EdD
Heather M. David, PT, MPT, EdD

CHAPTER 3
고유수용성 신경근 촉진법(PNF) 45
Proprioceptive Neuromuscular Facilitation
Susan B. O'Sullivan, PT, EdD
Heather M. David, PT, MPT, EdD

CHAPTER 4
침상 가동성 및 초기 몸통조절 개선을 위한 중재 91
Interventions to Improve Bed Mobility and Early Trunk Control
Cristiana K. Collins, PT, PhD, CFMT, NCS
Vicky Saliba Johnson, PT, FFFMT, FAAOMPT
Thomas J. Schmitz, PT, PhD

CHAPTER 5
팔꿈치로 엎드린 자세와 네발기기 자세 기술을 향상시키기 위한 중재 123
Interventions to Improve Prone on Elbows and Quadruped Skills
Cristiana K. Collins, PT, PhD, CFMT, NCS
Vicky Saliba Johnson, PT, FFFMT, FAAOMPT
Thomas J. Schmitz, PT, PhD

CHAPTER 6
앉기와 앉은 자세에서의 균형기술을 향상시키는 중재 143
Interventions to Improve Sitting and Sitting Balance Skills
Edward W. Bezkor, PT, DPT, OCS, MTC, CAFS
Susan B. O'Sullivan, PT, EdD

CHAPTER 7
중간몸통과 엉덩관절 조절능력 증진을 위한 중재: 무릎서기와 반 무릎서기 자세의 기술들 181
Interventions to Improve Intermediate Trunk and Hip Control: Kneeling and Half-Kneeling Skills
Faris S. Alshammari, PT, MPT, PhD
Thomas J. Schmitz, PT, PhD

CHAPTER 8
이동스킬을 향상시키는 중재 207
Interventions to Improve Transfers
Amy DeBlois, PT, DPT, NCS
Coby D. Nirider, PT, DPT, CBIS
George D. Fulk, PT, PhD, FAPTA

CHAPTER 9

수동휠체어 기술을 향상시키는 중재들 243

Interventions to Improve Manual Wheelchair Skills

George D. Fulk, PT, PhD, FAPTA
Jennifer Hastings, PT, PhD
Maureen Johnson, PhD, MS, OT/L, BCPR, C/NDT

CHAPTER 10

서 있기와 서 있는 자세에서의 균형능력을 향상시키는 중재 263

Interventions to Improve Standing and Standing Balance Skills

JoAnn Moriarty-Baron, PT, DPT
Susan B. O'Sullivan, PT, EdD

CHAPTER 11

이동의 숙련성 향상을 위한 중재 307

Interventions to Improve Locomotor Skills

Cristiana K. Collins, PT, PhD, CFMT, NCS
Thomas J. Schmitz, PT, PhD

CHAPTER 12

상지 기능을 향상시키기 위한 중재 343

Interventions to Improve Upper Extremity Skills

Marianne H. Mortera, PhD, OTR /L
Sharon A. Gutman, PhD, OTR, FAOTA

CHAPTER 13

강제-유도 움직임 치료 371

Constraint-Induced Movement Therapy

David M. Morris, PT, PhD, FAPTA
Edward Taub, PhD

CHAPTER 14

전정 재활을 위한 중재 389

Interventions for Vestibular Rehabilitation

JoAnn Moriarty-Baron, PT, DPT

PART II

사례 연구 Case Study

Erin Menefee, PT, DPT, OCS, Case Studies and Multimedia Editor

CASE STUDY 1

외상성 뇌손상 환자 425

Patient With Traumatic Brain Injury

Temple T. Cowden, PT, MPT

CASE STUDY 2

외상성 뇌손상 환자: 균형과 이동 훈련 431

Patient With Traumatic Brain Injury: Balance and Locomotor Training

Heidi Roth, PT, MSPT, NCS
Jason Barbas, PT, MPT, NCS

CASE STUDY 3

불완전 척수손상환자(T4): 이동 훈련 436

Patient With Incomplete Spinal Cord Injury, T4: Locomotor Training

Elizabeth Ardolino, PT, MS
Elizabeth Watson, PT, DPT, NCS
Andrea L. Behrman, PT, PhD
Susan Harkema, PhD
Mary Schmidt-Read, PT, DPT, MS

CASE STUDY 4

뇌졸중 환자: 가정 관리 재활 447

Patient With Stroke: Home Care Rehabilitation

Lynn Wong, PT, DPT, MS, GCS

CASE STUDY 5

뇌졸중 환자: 강제-유도 움직임 치료 450

Patient With Stroke: Constraint-Induced Movement Therapy

David M. Morris, PT, PhD, FAPTA
Sonya L. Pearson, PT, DPT
Edward Taub, PhD

CASE STUDY 6

파킨슨병 환자 469

Patient With Parkinson's Disease

Edward W. Bezkor, PT, DPT, OCS, MTC, CAFS

CASE STUDY 7

완전 척수손상환자(T9) 475

Patient With Complete Spinal Cord Injury, T9

Paula Ackerman, MS, OTR/L
Myrtice Atrice, PT, BS
Teresa Foy, BS, OTR/L
Sarah Morrison, PT, BS
Polly Hopkins, MOTR/L
Shari McDowell, PT, BS

CASE STUDY 8

불완전 척수손상환자(C7) 481

Patient With Incomplete Spinal Cord Injury, C7

Maria Stelmach, PT, DPT, NCS
Sophie Benoist, PT, DPT

CASE STUDY 9

말초성 안뜰계 기능장애환자 485

Patient With Peripheral Vestibular Dysfunction

JoAnn Moriarty–Baron, PT, DPT

CASE STUDY 10

완전 척수손상환자(T10) 488

Patient With Complete Spinal Cord Injury, T10

Darrell Musick, PT
Laura S. Wehrli, PT, DPT, ATP

CASE STUDY 11

소뇌 신경아교세포종 환자 492

Patient With Cerebellar Glioblastoma

Catherine Printz, PT, DPT, NCS
Melissa S. Doyle, PT, DPT, NCS
Carter McElroy, PT, MPT

CASE STUDY 12

Guillain-Barré 증후군과 사지마비 환자 498

Patient With Guillain-Barr Syndrome and Tetraplegia

Kate Rough, PT, DPT, NCS
Victoria Stevens, PT, NCS
Stacia Lee, PT, NCS
Katie R. Sweet, PT, DPT

CASE STUDY 13

뇌졸중 환자 503

Patient With Stroke

Lauren Snowdon, PT, DPT, ATP

CASE STUDY 14

운동성 불완전 척수손상환자(C4) 509

Patient With Motor Incomplete Spinal Cord Injury, C4

Sally M. Taylor, PT, DPT, NCS

CASE STUDY 15

넙다리뼈 절단환자 513

Patient With Transfemoral Amputation

Kyla L. Dunlavey, PT, MPT, OCS
Barri L. Schnall, PT, MPT

CASE STUDY 16

다발성 경화증 환자 516

Patient With Multiple Sclerosis

Maria Rundell, PT, DPT, NCS, MSCS

CASE STUDY 17

연속적 관리를 받는 동소심장이식 수술후 환자의 상태 520

Patient Status Post-Orthotopic Heart Transplant Followed Through the Continuum of Care

Wendy Chan, PT, DPT, LAc, Dipl. OM
Kristine L. Josef, PT, DPT, NCS, CSRS, CCRP
Patricia Laverty, PT, DPT, NCS

색인 Index 529

기능 증진

Promoting Function

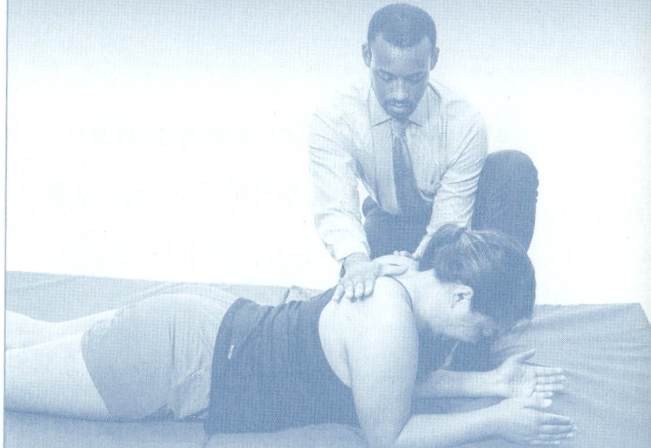

PART

I

기능 증진에서는 임상의사결정과 적절하고 효과적인 치료계획 개발 측면에서 환자 치료의 기본 요소를 소개한 다음 주요 운동기능을 구체적으로 다루는 부분들로 해당 요소에 대해 구체적으로 다룬다.

1장, 임상의사결정 및 환자관리를 위한 치료 체계에서는 임상의사결정을 위한 기본 항목들을 제공한다. 치료 계획의 기초로 기능, 장애 및 건강 모델(ICF)의 국제 분류를 다룬다. 1장에서는 운동조절과 운동학습에 대한 간략한 개요를 제시하고 운동기능을 검사하기 위한 전략을 고려한다. 이 장은 치료 계획을 위한 세 가지 중요한 요소인 움직임, 개인 및 환경의 특성을 중심으로 구성되어 있다. 2장의 주요 쟁점인, 운동기능을 개선하기 위한 중재는 학습자가 기능적 결과를 개선하기 위한 포괄적인 치료 계획을 개발하기 위한 개념적 치료틀을 습득하는데 도움이 될 것이다. 그것은 과제 분석의 구성요소에 초점을 두고 치료 중재의 기초로서 과제 지향적, 활동에 기반한 전략에 대해 논의한다. 운동학습 전략은 운동학습의 단계에 따라 구성되고 논의한다.

3장에서 13장까지는 주요 기능 기술에서 향상된 운동기능과 독립성을 증진하기 위한 전략들과 중재들을 다룬다. 이 장에서 제시하는 중재들은 각 활동의 일반적인 특성(예, 제공된 기저면, 무게 중심 위치, 중력 및 체중의 영향)에 대한 설명과 필요한 선행 기술들, 적절한 중재 및 진행과정에 대한 설명을 포함한다. 이 장에서는 물리치료사 실습 가이드[1]에 따른 환자 결과, 임상 적용 및 환자 사례를 설명한다. 여기에 포함된 학생실습활동들은 학생들의 학습능력을 향상시킨다.

이 책에서는 정상적인 인간의 기능(예, 기능적 이동 기술, 기본적 및 도구적 일상생활활동)에 필요한 여러 자세와 활동들을 중심으로 구성되어 있다. 구르기, 옆으로 눕기와 같은 자세와 활동을 먼저 제시하고 선 자세에서 보행으로 진행한다. 항목들이 의존적인 자세에서 독립적인 자세 및 활동에 이르는 순서로 제시되지만 계속 일정한 반복 진행으로 봐서는 안된다. 이는 활동이 어떻게 순차적으로 나누어지는지 개별적 치료 계획으로 어떻게 통합되는지에 대해 절대적인 요구사항이 없다는 것을 의미한다. 제시된 순서는 임상실습에 대한 몇 가지 적용 방법을 보여주는 것이다.

- 개별적으로 제시된 환자의 중재의 전체 순서를 필요로 하거나 효과를 보는 것은 일반적이기보다 예외적일 것이다.
- 검사 데이터는 개별 환자에 대한 치료 중재 선택 및 치료 순서를 알려줄 것이다.
- 중재는 다른 순서로 구성되고 동시에 사용되거나 확장되거나 또는 치료 계획을 설계할 때 부적절한 경우에는 제외될 수 있다.
- 치료 항목은 처방된 순서가 아니라 원하는 기능적 결과를 기반으로 치료 아이디어의 근거로 보여지고 사용해야 한다. 예를 들어, 환자가 코어(체간) 근력 향상이나 발목 가동범위 증가가 필요한 경우 특정 손상을 해결하기 위해 설계된 전략 및 중재를 고려한다.
- 중재에는 치료사 자세 및 손의 위치가 포함된다. 이러한 제시는 보조 또는 저항을 적용하고 적절하고 안전한 자세를 유지하는데 효과적인 전략을 말한다. 다시 말하지만, 이것들은 정해진 것이 아니다. 여러 요인이 손 위치와 치료사의 자세 선택에 영향을 미친다. 요인을 모두 포괄하는 것은 아니지만 몇 가지 예를 들어, 중재가 목표로 하는 특정 움직임 요소들, 치료 표면의 높이 및 크기, 원하는 결과들, 손상의 유형 및 중증도 및 활동 제한, 환자의 특성(예, 키, 체중, 그리고 개별 신체 분절의 크기), 그리고 물리치료사의 신체 크기와 유형이 있다.

마지막으로, 중재는 운동시스템 및 실습에 걸쳐 다양한 유형의 손상 및 활동 제한을 다룬다. 이것들은 운동시스템 장애에 특정되어진 것으로 간주되어서는 안 되며, 오히려 물리치료 *진단 및 치료 계획*에 대해 구체적이어야 한다.

---

[1]American Physical Therapy Association. Guide to Physical Therapist Practice. Version 3.0. APTA; 2014. Retrieved August 9, 2019. http://guidetoptpractice.apta.org.

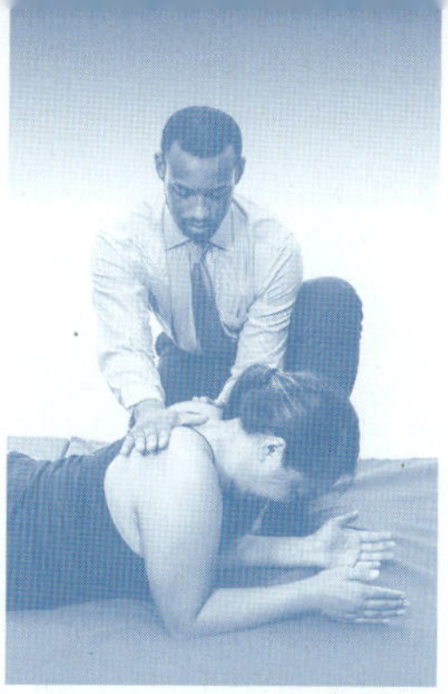

CHAPTER 1

임상의사결정 및 환자관리를 위한 체계

Framework for Clinical Decision-Making and Patient Management

개요

- 기본 개념
  - 운동조절
  - 운동회복
  - 운동학습
- 과제 이해
  - 활동
  - 운동기술
- 환자 이해
  - 정확한 검사 및 평가
  - 학습 유형
  - 심리 사회적 요인
- 환경 이해
  - 물리적 환경
  - 사회 환경
- 요약
- 학생실습활동

최적의 기능 회복은 모든 재활의 주요 목표이다. 사람들은 전통적으로 질병이나 의학적 상태(예, 척수 손상[SCI])에 따라 식별되거나 분류되었지만 세계보건기구의 기능, 장애 및 건강에 대한 국제분류(ICF)모델[1]은 건강 상태, 장애, 활동 제한 및 참여 제약을 명확하게 정의하여 환자를 검사하고 치료하는데 중요한 체계를 제공한다. ICF틀을 가지고 물리치료사는 미국물리치료협회의 House of Delegates에서 전문성을 위해 새로 채택한 비전에서 정의된 인간 운동 시스템과 관련된 지침 원칙을 적용하기 위해 노력해야 한다.[2,3,4] 또한, 미국물리치료협회는 물리치료사 실습가이드(Guide to Physical Therapist Practice) 버전 3.0에서 이 프레임워크를 채택했다.[5] 따라서 척수손상환자는 마비; 감각소실; 자율신경계 기능장애(손상수준); 침대 이동, 옷 입기, 목욕 및 보행(활동제한)에서 독립적인 기능의 상실; 그리고 일을 하거나 학교에 갈 수 없는 상태를 보인다(참여 제약). 물리치료사는 운동시스템 진단을 이해하고 손상, 활동 제한 및 참여 제약 수준에서 효과적으로 치료한다. 효과적인 임상의사결정은 효과적인 중재 선택을 위해 ICF 모델 및 관련 상황 요인(환경 및 개인적 요인들)에 대한 이해를 기반으로 한다. 또한 임상의는 삶의 질, 예방, 건강 및 신체능력을 개선하는 요소들을 이해해야 한다. 효과적인 치료 계획(POC)은 위험 요소를 명확히 하고 의미 있는 기능적 목표를 결정하는데 환자를 완전히 참여시켜 찾아야 한다. 이것은 운동시스템 장애를 확인하고 기능적 결과를 최적화하는 활동과 운동을 통해 운동기능(운동제어 및 운동학습)과 근 수행능력(근력, 파워 및 지구력)을 개선하는 데 중점을 둔다. 기능, 장애 및 건강에 대한 용어 정의는 상자 1.1에 나와 있다.

효과적인 치료 계획은 활동기반 과제의 연습에서 정상적인 운동기능이 나온다는 개념을 근거로 한다. 성공적인 치료 계획은 난이도 증가 측면에서 합리적이고 순차적으로 진행한다. 일반적으로, 환자는 중력과 체중의 영향이 점진적으로 증가하는 동시에 점점 더 큰 신체 부위를 조절하는 것을 배운다. 따라서 활동이 진행되는 동안에, 기저면(BOS)은 점차 좁아지고 무게 중심(COM)은 높아져 자세조절 및 균형에 대한 요구도가 증가하게 된다. 활동기반 훈련은 움직임이 여러 축과 면에서 일어나면서 움직임과 함께 근육의 협응 패턴을 사용하여 환자가 운동기술을 습득하는데 도움을 준다. 근수축(동심, 편심, 등축)의 다양한 유형과 결합해서 적용한다. 사용되는 근수축의 유형과 변형은 점진적 저항 운동과 같은 방법을 사용하여 훈련한 근육과 비교하여 일상 활동을 하는 동안 근육이 일반적으로 수행하는 일의 양(Work)과 더 비슷하게 보여진다. 신체의 체성 감각, 전정 및 시각 입력은 운동조절과 균형을 도와준다. 체중과 중력의 사용으로 인해 움직임 동안 체간과 사지 분절에서 자세조절에 대한 요구도가 증가한다. 활동기반 훈련은 복잡한 움직임으로 구성되

상자 1.1 용어: 기능, 장애 및 건강

세계보건기구의 기능, 장애 및 건강에 대한 국제 분류[1]에서

건강 상태는 질병, 장애, 부상 또는 외상에 대한 포괄적인 용어이며 노화, 스트레스, 선천적 기형 또는 유전적 소인과 같은 다른 상황도 포함될 수 있다. 여기에는 병인 및/또는 병인에 대한 정보도 포함될 수 있다.

신체 기능은 인체 시스템의 생리적 기능(심리적 기능 포함)이다.

신체 구조는 장기, 팔다리 및 그 구성요소와 같은 인체의 해부학적 부분이다.

손상은 현저한 변형이나 상실과 같은 신체 기능이나 구조의 문제이다.

활동은 개인에 활동 또는 과제의 실행을 말한다.

참여는 삶의 상황에 참여하는 것이다.

활동 제한은 개인이 활동할 때 가질 수 있는 어려움이다.

참여 제약은 삶의 상황에 참여할 때 경험할 수 있는 개인적 문제이다.

상황적 요인은 개인의 삶과 생활 상황의 전체 배경을 나타낸다.

- **환경적 요인**은 사회적 태도, 건축적 특성, 법적 및 사회적 구조를 포함하여 사람들이 생활하고 삶을 영위하는 물리적, 사회적, 태도적 환경으로 구성된다.
- **개인적 요인**은 성별, 나이, 대처 스타일, 사회적 배경, 교육, 직업, 과거 및 현재 경험, 전반적인 행동 패턴, 성격 및 기타 개인이 장애를 경험하는 방식에 영향을 미치는 요인을 포함하는 개인의 삶의 특정 배경을 말한다.

수행은 개인이 현재 환경에서 무엇을 하는지를 설명한다.

능력은 과제 또는 행동을 실행하는(주어진 순간에 주어진 영역에서 가능한 가장 높은 기능 수준) 개인의 능력을 설명한다.

물리치료사 임상 가이드 3.0[2]

병리학/병리 생리학(질병, 장애, 상태)은 징후 및 증상의 특정 군집을 특징으로 하고 환자 또는 의사가 비정상으로 인식하는 이상을 말한다. 주로 세포 수준에서 식별된다.

손상은 해부학적, 생리적, 정신적 또는 심리적 구조나 기능의 상실 또는 비정상을 말한다.

기능적 제한은 보통 사람의 수준에서 신체 활동, 과제 또는 활동을 일반적으로 예상되거나 효율적이고 유능한 방식으로 수행하는 능력의 제한이다.

장애는 관습적이거나 특정 사회문화적 배경과 물리적 환경에서 개인의 지위나 특정 사회적 역할에 대해 일반적으로 기대되는 행동, 과제 및 활동을 수행할 수 없거나 수행에 제한이 있는 것이다. 범주에는 자기 관리, 가정 관리, 직장(일/학교/놀이) 및 커뮤니티/여가활동이 포함된다.

건강 상태는 좋은 건강을 구성하는 조건의 상태 또는 상황을 설명한다.

고 그 안에서 주요 초점은 분리된 개별 근육이나 관절 조절이 아닌 협응 동작이다.

성공적인 중재의 열쇠는 환자 치료계획을 설계하기 위한 검사, 평가, 운동시스템 장애 진단 및 예후를 통해 환자에 대한 철저한 이해가 필요하다.[5] 이 장에서 논의된 기본 개념에는 필요한 움직임(활동, 과제), 환자의 수행 능력 및 환경에 대한 이해가 포함된다(그림 1.1).

기본 개념들 Foundational Concepts

운동조절 Motor Control

운동기능의 기반이 되는 기본 이론에는 *운동조절*과 운동학습 이론이 포함된다. *시스템 이론*은 운동 기능 조절의 다른 측면에 각각 기여하는 시스템들의 일련의 상호작용 결과로 운동기능을 설명한다. 예를 들어, 근골격계, 감각계 및 신경조절시스템(시너지 제어, 협응 및 균형)은 모두 움직임 생성에 기여한다. *운동 프로그래밍 이론*은 *운동 프로그램*의 개념을 기반으로 하고 함축된 추상 코드로 정의되는데 움직임이 시작될 때 조절된 움직임 시퀀스를 생성하는 것이다. 따라서 움직임 패턴이 저장되고 주변 입력이나 피드백 정보 없이 미리 프로그래밍된 명령을 이용하여 움직임을 시작할 수 있다(*열린 고리 시스템*이라고 함). 움직임 패턴은 또한 감각 입력과 피드백 정보를 사용하여 시작하고 수정할 수도 있다(*닫힌 고리 시스템*이라고 함). 닫힌 고리 시스템에서 피드백은 오류를 감지하고 새로운 기술을 배울 때 볼 수 있는 것처럼 운동반응을 수정하는 데 사용된다.

*운동학습 이론*은 피드백과 연습의 개념을 기반으로 하고 학습의 유형과 정도에 영향을 주고 수행 능력의 비교적 영구적인 변화를 이끄는데 사용된다. 적절한 운동학습 전략(2장의 운동학습 전략에서 논의됨)을 사용하면 운동기술 습득이 향상된다. 체계적인 훈련 일정과 적절한 피드백 전달은 필수 요소이다. 운동조절 용어는 상자 1.2에 나와 있다.

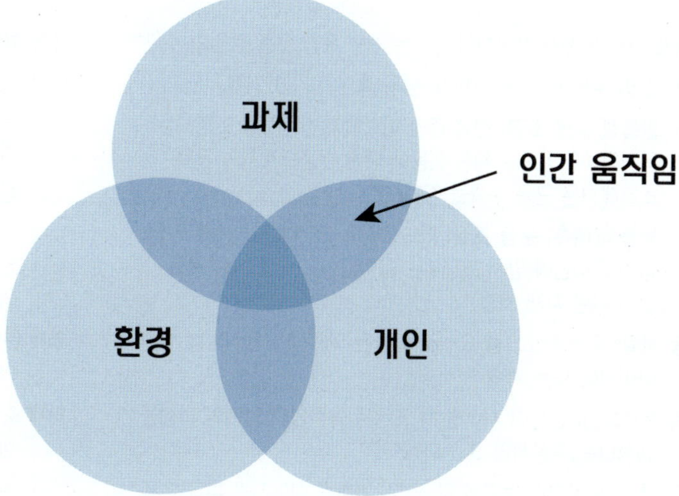

과제 ⇔	개인 ⇔	환경
활동: 기본 일상생활동작(BADL), 도구적 일상동작(IADL) 속성: 정적 자세조절 동적 자세조절 이행성 움직임 숙련된 움직임 특성: 속도 진폭	각성, 주의 인지, 동기 부여 감각 - 지각적 통합 근력, 운동기능 자세, ROM(관절운동범위), 유연성 보행, 운동, 균형 유산소 능력/지구력 동반질환, 합병증 활동 제한 참여 제약	물리적 환경 다양성 자기조절 기능 심리사회적 요인

운동기능

그림 1.1 운동기능은 과제, 개인 및 환경 간의 상호작용에서 나타난다. 과제, 개인 및 환경과 같이 각각의 원에는 그림 아래 나열된 것처럼 모든 인간의 움직임을 집합적으로 지원하는 많은 추가적 고려사항이 있다.

이러한 개념에 대한 완전한 검토를 위해 독자는 Schmidt와 Lee[6], Shumway-Cook과 Woollacott[7]의 뛰어난 연구들을 참조한다.

영유아의 독립적 기능(구르기, 바로 앉기, 앉기, 기는 것, 무릎 꿇기, 일어서기, 서기, 걷기, 그리고 눈과 손의 협응)에 중요한 운동기술의 습득은 신경근 성숙과 연습의 결과이다. 때로는 ***발달 기술*** 또는 ***발달순서 기술***이라고도 하는 이러한 활동은 평생 독립적인 기능에 필요한 일련의 움직임 기술의 기초를 형성한다. 어느 정도 예측 가능한 나이에 나타나는 운동발달 기준은 영유아의 운동조절 발달을 나타낸다. 발달은 일반적으로 머리에서 발로(두부-미부), 근위부에서 원위부로 진행된다. 영유아에서 운동기능 발달은 선형적 진행이 아니라 상당한 가변성을 갖는 나선형 진행으로 보여진다. 중추신경계(CNS)가 성숙하고 더 높은 수준의 자세 반응(예, 바로 서기 및 평형 반응)과 자세 시너지가 나타나면서 원시반사 및 정적 자세 반사가 통합된다. 새롭게 나타나는 운동 행동들은 발달의 중요한 단계 동안 연습과 다른 시스템 구성요소의 성숙 및 기능에 따라 달라진다.

성인의 경우 초기에 습득한 운동 능력이 유지되고 적응되며 일생 동안 비교적 안정적으로 유지된다. 구르기, 앉기등의 기술은 일상생활의 일부분으로 매일 사용된다. 그러나 이러한 움직임 패턴은 변화에 민감하며 다양한 요인에 의해 수정될 수 있다. 주요 요인에는 전반적인 건강 및 활동 수준이 포함된다. 변화는 또한 시각, 체성 감각 및 전정 기능의 감각 저하; 움직임과 타이밍의 시너지 제어의 변화; 그리고 균형의 감소를 포함하는 CNS의 전반적인 기능 저하를 일으키는 노화와 관련이 있다. 이차적이고 잠재적으로 변화 가능한 요인에는 신체적 측면의 변화(체중, 체형, 자세의 변화), 신체활동수준(근력, 유연성 및 비활동과 관련된 가동범위의 변화), 영양, 환경적 요인이 포함된다. 신체적으로 허약한

상자 1.2 용어: 운동조절

자유도: 시스템에서 제어되어야 하는 개별 독립 운동 차원의 수[7(p463)]

운동 조절: 운동의 신경, 신체 및 행동 측면의 기본 기질

- **반응성 운동 조절:** 진행 중인 피드백에 반응하여 조정되는 움직임(예, 앞으로 체중 이동에 대한 반응으로서의 근육 스트레칭은 근육 수축을 증가시킨다).
- **능동적(예측) 운동 조절:** 피드포워드 메커니즘을 통해 진행 중인 움직임에 앞서 조정되는 움직임(예, 무겁고 큰 공을 잡기 위한 자세 조정).

운동 계획: 운동 프로그램 요소로 구성된 의도적인 움직임을 위한 아이디어 또는 계획

운동 프로그램: 운동이 시작될 때 조정된 움직임의 일련의 과정을 생성하는 추상적인 표현 과정[3(p497)]

운동 학습: 운동기술 능력의 영구적인 변화로 이어지는 피드백 또는 연습과 관련된 일련의 내부 프로세스[3(p497)]

운동 회복: 손상으로 잃어버린 운동기술의 재획득

도식: 경험을 기반으로 형성된 일련의 규칙, 개념 또는 관계[3(p499)]; 도식은 움직임 결정의 기초를 제공하고 움직임의 재생산을 위해 메모리에 저장된다.

- **회상 도식:** 과거 매개변수, 과거 초기 조건 및 이러한 조합에 의해 생성된 운동결과 간의 관계
- **인식 도식:** 과거 초기 조건, 과거 운동결과 및 이러한 조합에 의해 생성된 감각결과 간의 관계

과제 분석: 과제 또는 작업을 위한 기본 능력 및 구조를 결정하는 과정[6(p500)]

과제 조직화: 과제의 구성요소가 어떻게 상호 연관되거나 상호 의존적인가

- **낮은 조직화:** 과제 구성요소가 상대적으로 독립적이다.
- **높은 조직화:** 과제 구성요소가 매우 높은 상호 관련성이 있다.

노인과 신체적으로 도움이 필요한 사람은 기본 운동기술에서 가장 큰 변화를 보일 것이다. 운동기술의 지속적인 재구성을 위한 CNS의 능력은 평생 지속된다. 영유아와 마찬가지로 기능적 목표를 달성하기 위한 어떠한 예측 가능한 움직임 패턴도 모든 성인이나 노인에게서 달라진다.[8,9]

운동 회복 Motor Recovery

활동 제한 및 참여 제약이 있는 성인 환자의 경우 근골격계, 신경근계, 심호흡계, 피부 와/또는 인지장애가 있는 경우 운동기술이 변화된다. 손상으로 상실된 운동기술의 재획득인 ***운동회복***은 매우 다양하고 개인차가 크다. 재획득한 움직임 수행은 모든 면에서 손상 전의 수행과 동일한 완전한 회복은 불가능할 것이다. 오히려 손상 전 기술이 어떤 식으로든 변화될 것이다. 예를 들어, 뇌졸중 환자는 보행 능력을 재 획득했지만 보행속도가 느리며 손상측 고관절과 무릎 굴곡이 증가한다. ***운동보상***은 오래된 이전 움직임을 새로운 방식으로 수행하는 것을 말한다. 이것은 적응적 보상(과제를 달성하기 위해 대체 운동패턴을 사용하는 것) 또는 행동 대체(과제를 수행하기 위해 다른 신체 분절이나 효과기를 이용하는 것)를 통해 달성할 수 있다. 예를 들어, 뇌졸중 환자는 비손상측 상지(UE)를 사용하여 독립적으로 옷을 입는 법을 배운다. 또는 완전한 흉수 T1 손상 환자는 상지와 모멘텀을 모두 사용하여 구르는 법을 배운다. ***자연 회복***은 CNS 내에서 자연적으로 발생하는 복구 과정으로 손상 후 초기에 상실된 신경조직의 기능 회복을 말한다. 예를 들어, 뇌졸중 환자는 손상 후 약 2–3주에 뇌부종이 해소되면서 일부 운동기능을 회복한다. ***기능 유도 회복***(사용 의존적 피질 재구성)은 활동과 환경의 변화에 반응하여 스스로를 수정하는 신경계의 능력을 말한다.[10] 손상 후 초기 자극은 ***학습된 비사용***을 예방하는 데 중요하다.[11] 비손상측 사지를 우선적으로 선호하는 사용 패턴과 마비측과 관련한 이러한 행동 학습 반응은 신경학적 손상으로부터 회복을 방해할 수 있다.[9] 예를 들어, 제한된 재활을 받는 뇌졸중 환자는 기능적 목표를 달성하기 위해 비손상측 사지를 사용하는 방법을 배우고 손상측 사지를 사용하지 못한다. 나중에 재활이 성공하려면 이러한 잘못된 패턴을 학습하지 않으면서 손상측을 사용하는 패턴을 동원해야 한다. 조기에 훈련하는 것은 학습된 비사용과 잘못되고 안좋은 운동 패턴의 발달을 예방할 수 있다. 훈련이 만성장애 환자에게도 효과적이라는 충분한 증거가 있다. 예를 들어, 일년 이상 지속된 뇌졸중 환자는 강제–유도(CI) 운동을 사용한 기능적 과제 중심 훈련에 긍정적으로 반응한다(제 13장: 강제–유도 움직임 치료 및 사례연구 5 참조). 부분 체중 지지, 러닝머신, 그리고 조기 사지 보조 움직임을 사용한 보행 훈련도 기능 유도 회복을 촉진하는 것으로 나타났다(제 11장: 이동의 숙련성 향상을 위한 중재 및 사례연구 3 참조). 이러한 중재의 성공에 필수적인 요소는 (1) 연습이 과제 특이적이고 (2) 지속 시간과 빈도가 지속적으로 증가하는 고강도 연습이라는 것이다. 예를 들어, CI 치료에서 뇌졸

상자 1.3 용어: 운동회복 및 신경 가소성[5]

기능으로의 회복: 손상 전에 수행된 것과 동일하거나 유사한 방식으로 운동을 수행하는 능력의 회복; 활동과 환경의 변화에 반응하여 일어나는 사용 의존적 피질 재조직

학습된 비사용: 손상의 영향을 받지 않은 사지의 우선적인 사용으로 관련된 마비에 대한 학습된 행동 반응; 신경학적 손상으로부터의 회복을 방해할 수 있음

운동 보상: 오래된 움직임을 새로운 방식으로 수행[a]

- **적응적 보상:** 과제를 수행하는 동안 대체 운동 패턴의 출현[b]
- **대체 보상:** 대체 신체 분절 또는 운동요소를 사용하여 성공적인 과제 수행[b]

운동 회복: 손상 전에 수행되었던 것과 동일한 방식으로 운동을 수행하는 능력의 회복[a]; 일반적으로 비장애인들이 사용하는 사지 또는 말단의 효과적인 사용을 통한 성공적인 과제 수행[b]

신경가소성: 스스로 변화하고 복구하는 뇌의 능력

자연적 회복: 손상 후 초기에 상실된 신경 조직의 기능 회복, 중추신경계 내에서 자연적으로 발생하는 복구 과정의 결과

[a] ICF 모델에 의해 분류된 인간 기능 수준: 신체 기능/구조(수행).[1]
[b] ICF 모델에 의해 분류된 인간 기능 수준: 활동(기능적).[1]

증을 가진 환자는 손상측 상지를 사용하여 매일 하루에 4~6시간 일상생활에서 물건을 쥐고 조작하는 연습을 수행한다. 비손상측 상지는 장갑으로 사용이 제한되므로 보상적 움직임에 대한 모든 시도를 방지할 수 있다. 상자 1.3은 운동회복 및 신경 가소성과 관련된 용어를 제공한다.

운동 학습 Motor Learning

운동학습은 움직임의 습득과 수정을 이루는 CNS 내의 공간적, 시간적, 그리고 수직 계층적 구성을 필요로 하는 복잡한 과정이다. 앞서 언급했듯이 중추신경계의 변화는 직접적으로 관찰할 수 있는 것이 아니라 연습이나 경험의 결과로 수행능력이 개선된 것으로부터 알 수 있다. 학습은 개인차가 있으며 가능한 학습 속도와 정도 모두에 영향을 미친다. 운동 학습 능력은 인지 능력, 지각 속도 능력 및 정신 운동 능력의 세 가지 기본 범주에 따라 달라진다. 그러한 차이는 유전적 요소와 경험적 차이의 결과로 발생한다. 치료사는 각성, 불안, 기억, 정보처리속도, 움직임의 속도와 정확성, 설정의 고유성, 그리고 환경과 같은 요인을 잘 살펴야 한다. 또한, 회복 중인 환자는 현재 병리상태, 손상 횟수와 유형, 회복 가능성, 일반적인 건강 상태 및 갖고 있는 질환에 따라 학습 잠재력이 다를 수 있다. 대부분의 기술은 연습이나 경험을 통해 배울 수 있지만 치료사는 어떤 기술을 만들 수 있도록 환자가 갖고 있는 능력을 살펴야 한다. 예를 들어, 어떤 척수 손상 환자는 과제의 어려움, 남아 있는 신체능력 및 전반적인 건강 상태로 인해 "휠라이"를 사용하여 좁은 커브에서 다루는 방법을 배우지 못할 수도 있다.

운동학습의 단계

Fitts와 Posner[12]는 운동기술 학습의 세 가지 주요 단계를 설명했다. 그들의 모델은 운동학습을 개선하기 위한 전략을 검토하고 개발하기 위한 유용한 틀을 제공하며 이 책에서 사용된다(2장, 표 2.2, 운동학습 및 훈련 전략의 단계 특성 참조).

인지 단계

초기 ***인지단계***에서 학습자는 과제에 대한 이해를 발전시킨다. 연습하는 동안 ***의식적 지도화***(인지 매핑)를 통해 학습자는 자신의 능력과 과제 요구를 평가하고 관련된 중요한 자극을 식별하며 이전 운동경험의 명확한(의식적) 기억을 기반으로 초기 운동전략(운동 프로그램)을 만들 수 있다. 학습자는 과제 초기 연습을 수행하고 운동전략을 만들기 위해 다른 전략들을 버리고 일부 몇몇 전략들은 유지한다. 성공적인 연습 시도 동안 학습자는 움직임을 수정하고 개선한다. 이 단계에서는 상당한 인지 활동이 있으며 각 동작은 높은 수준의 의식적인 주의와 사고가 필요하다. 학습자는 시각적 피드백에 크게 의존한다. 수행은 처음에는 일관적이지 않지만 환자가 다음 단계로 진행함에 따라 큰 성과가 발생한다. 기본적으로 "무엇을 할 것인지" 결정이 내려진다.

연합 단계

두 번째, 중간 단계는 운동학습의 ***연합 단계***이다. 이 단계에서 학습자는 운동 패턴을 연습하고 미세하게 조정하면서 수정한다. 움직임의 공간적, 시간적 구조화는 증가하는 반면에 오류와 연관없는 움직임은 감소한다. 수행이 더 일관되고 의식적 활동이 감소한다. 학습자는 시각적 피드백에 덜 의존하고 고유수용성 피드백의 사용이 증가한다. 따라서 학습자는

움직임의 "느낌"을 배우기 시작한다. 이 단계는 학습자와 연습 수준에 따라 오랫동안 지속될 수 있다. "어떻게 할 것인가"에 대한 결정이 만들어진다.

자동 단계

세 번째이자 마지막 단계는 운동학습의 ***자동적 단계***이다. 학습자는 계속해서 운동 패턴을 연습하고 다듬는다. 움직임의 공간적, 시간적 구성요소는 고도로 조직화된다. 수행은 매우 높은 수준이다(예, 모든 속도와 모든 환경에서 숙련된 보행). 학습은 이 단계에서 움직임은 최소한의 의식적 모니터링과 주의를 가지면서 대부분 오류가 없고 자동적이다. "성공하는 방법"이 결정된다.

임상 노트 : 적극적인 재활을 받고 있는 많은 환자들이 이 학습의 마지막 단계에 도달하기 전에 퇴원한다. 이러한 환자의 경우, 기술의 개선은 가정 및 지역사회 환경에서 지속적인 연습 후에만 가능하다. 외상성 뇌 손상(TBI)과 심각한 인지 장애가 있는 환자는 이러한 독립적 기능 수준에 도달하지 못할 수 있으며 평생 동안 도움이 계속 필요할 것이다.

과제 이해 Understanding The Task

활동 Activities

움직임은 일반적으로 기능적 활동들로 구성되며 개인에 의한 과제 또는 행동의 실행으로 정의된다. ***일상생활활동(ADL)***은 성인이 생활하는 데 필요한 일상생활기술을 말한다. ***기본적 일상생활동작(BADL)***에는 몸단장 기술(구강 위생, 샤워 또는 목욕, 옷 입기), 화장실 위생, 식사하기 및 개인 기기 사용이 포함된다(12장: 상지 기술 향상을 위한 중재 참조). ***도구적 일상생활동작(IADL)***에는 돈 관리, 기능적 의사소통 및 사회화, 기능적 지역사회 이동성, 건강 유지 관리가 포함된다.

기능적 이동 기술(FMS)은 다음과 관련된 기술을 말한다.

- 침대 이동: 침대에서 구르기, 엉덩이 들기, 그리고 엉덩이 끌기, 누운 자세에서 앉기와 앉은 자세에서 누운 자세로 이동하기
- 앉기: 엉덩이 끌기
- 이동: 앉은 자세에서 서기, 선 자세에서 앉기, 한 면에서 다른 면으로 이동(예, 침대에서 휠체어로 이동, 그리고 반대로 되돌아오기, 화장실 안으로, 다시 안에서 밖으로, 자동차 운전석 안으로 또는 안에서 밖으로), 그리고 바닥에서 선 자세로 이동
- 선자세: 스테핑(stepping)(한 발걸음)
- 걷기 및 계단 오르기

조절능력은 팔꿈치로 엎드리기, 네발기기(손과 무릎), 무릎 서기, 반 무릎 서기를 포함하는 다른 자세에서도 검사할 수 있다. 기능적 이동기술(FMS)의 수행능력에는 평생에 걸쳐 많은 다양성이 있음을 인지하는 것이 중요하다. 따라서 구르고 앉는 활동은 두 성인 사이의 크기, 연령 또는 건강상태에 따라 상당히 다를 수 있다.

운동기술들 Motor Skills

움직임은 또한 과제 수행 중에 필요한 운동조절(신경운동과정)의 유형과 동작에 따라 나뉠 수 있다. 여기에는 (1) 정적 자세조절(자세 유지), (2) 동적 자세조절(자세 안에서 움직임), (3) 이행성 움직임(자세와 자세간 움직임), (4) 숙련된 움직임(환경 변화 안에서의 움직임)이 포함된다. 난이도는 필요한 자세와 움직임 조절 정도에 따라 다양하다. 따라서 서 있거나 걷기와 같은 자유도가 증가하고 주의력 요구가 높은 과제는 조절할 신체 부분이 제한된 엎드리거나 누운 자세보다 더 어렵다.[13]

정적 자세조절

정적 자세조절은 기저면(BOS) 위의 무게중심(COM)을 유지하는 신체의 자세 안정성(postural stability)과 자세 지남력(postural orientation)을 유지하는 능력이다. 예를 들어, 환자가 최소한의 흔들림으로, 균형을 잃지 않고 손을 잡지 않고 서 있을 수 있다면 앉거나 서 있을 때 안정성이 있음을 나타내는 것이다. 치료사가 관찰하고 평가해야 하는 주요 요소에는 (1) 기저면(BOS), (2) 기저면(BOS) 내에서 무게중심(COM)의 위치와 안정성, (3) 자세 흔들림 정도, (4) 상지(UE) 또는 하지(LE)로부터의 안정성 정도(예, 앉거나 서 있을 때 손으로 잡고 있는 것, 지지대에 다리를 걸고 앉는 것), (5) 균형 소실(LOB)과 낙상 안전 위험을 경험한 횟수 및 일어난 방향, (6) 필요한 도움 수준 및 유형(손을 통한

지시, 구두 지시, 신체적 도움) 및 (7) 수행에 영향을 미치는 환경적 제약 등이 포함된다.

동적 자세조절

동적 자세조절은 신체의 일부가 자세 유지 내에서 움직이는 동안 자세 안정성(안정적이고 움직이지 않는 BOS, BOS 내의 COM)을 유지하는 능력이다. 따라서 사람은 균형을 잃지 않고 자세(예, 앉거나 서기)안에서 체중을 이동하거나 앞뒤로 또는 좌우로 움직일 수 있다. 하나 이상의 사지를 움직이면서 이중 과제를 수행하는 동안 자세를 조절할 수 있다는 것은 동적 자세조절이 가능함을 나타낸다. 움직이는 사지를 조절하는 것이 어려워지는 반면에 초기 체중 이동 및 다시 분배되는 체중 부하로 인해 지지 부분의 안정성에 대한 요구가 증가하게 된다. 예를 들어, TBI 환자는 네발기기 자세에서 상지나 하지를 들어 올리거나 반대쪽 상지와 하지를 함께 들어 올리라고 할 경우 어려움을 보인다. 앉은 상태에서 뇌졸중 환자는 균형을 잃고 넘어지지 않으면서 앞으로 팔을 뻗거나 건측팔을 가지고 손상측으로 팔을 뻗을 수 없다. 서 있을 때 소뇌 운동실조증 환자는 균형을 잃지 않고 앞으로, 뒤로 또는 옆으로 발을 내딛을 수 없다. 치료사가 관찰하고 평가해야 하는 핵심 요소에는 (1) 체중지지 분절에 의해 유지되는 자세 안정성의 정도, (2) 동적으로 움직이는 분절의 조절 범위와 수준, (3) 필요한 도움의 수준과 유형(예, 손을 통한 지시, 구두 지시, 신체적 도움) 및 (4) 수행에 영향을 미치는 환경적 제약이 포함된다.

이행성 움직임

이행성 움직임은 한 자세에서 다른 자세로(예, 구르기, 누운 자세에서 앉기, 앉은 자세에서 서기, 이동) 독립적으로 안전하게 이동할 수 있는 능력이다. 이행성 움직임의 일반적인 특징은 자세조절을 유지하면서 움직임을 시작하고, 움직임을 조절하고, 움직임을 마무리하는 능력을 포함한다. 이행성 움직임의 문제는 움직임을 시작하거나 유지하지 못하는 것부터 제대로 조절되지 않은 움직임과 성공적으로 움직임을 끝내지 못하는 것까지 다양하다. 가장 낮은 수준의 손상 환자는 부분적으로 옆으로 눕는 것만 가능하고 움직임을 지속하는게 어렵다. 더 높은 수준의 환자는 누운 자세에서 앉고 앉았다 일어서는 것을 할 수 있다. 어떤 손상 환자는 일어서기가 어려울 수 있지만(여러 번 시도해야 할 수 있음) 일단 일어서면 독립적으로 서 있을 수 있다. 치료사가 관찰하고 평가해야 하는 주요 요소에는 (1) 움직임을 시작하는 능력, (2) 움직임시 사용된 전략 및 움직임의 전반적인 조절, (3) 움직임을 마무리하는 능력, (4) 필요한 도움의 수준 및 유형(손을 통한 지시, 구두 지시, 신체적 도움), (5) 수행에 영향을 미치는 환경적 제약이 포함된다.

기술

숙련된 움직임은 행동 목표를 달성하기 위해 협응된 움직임 순서를 일관되게 수행하면서 환경 변화 안에서 움직이는 능력이다. 숙련된 움직임은 목표 지향적인 관찰과 신체적 및 사회적 환경(예, 조작 또는 이동)과의 상호작용이 가능하다. 기술은 수의적인 조절이 필요하므로 반사 또는 불수의적 움직임은 숙련된 움직임으로 간주되지 않는다. 기술은 학습되고 연습과 경험을 통한 직접적인 결과이며 운동 계획을 사용하여 움직임에 앞서 미리 구성된다. 숙련된 움직임은 가변적일 수 있고 하나의 설정된 움직임 패턴에만 제한되지 않고 오히려 행동 목표와 환경에 의해 구성된다. 따라서 숙련된 움직임을 가진 사람은 과제 요구와 거기에 존재하는 환경 변화에 쉽게 움직임을 적응시킬 수 있다. 예를 들어, 보행 조절은 치료실에서 뿐만 아니라 가정 및 지역사회 환경에서도 가능하다. 기술은 고정적 또는 가변적으로 기저면을 사용하여 수행할 수 있다(예, 서 있거나 걷는 동안 공을 튀기기). 수행에 영향을 미치는 조건은 고정된 닫힌 환경(예, 치료실 내의 조용한 방)에서 열린 환경(예, 매우 사람이 많은 체육관)에 이르기까지 움직임이 다양하다.[14]

운동기술은 추가로 분류될 수 있다. 공을 차는 것은 시작과 끝을 알아볼 수 있는 ***불연속 기술***의 한 예이다. 걷기는 시작과 끝을 인식할 수 없는 ***연속적 기술***이다. 피아노 연주는 일련의 불연속 동작이 함께 연결된 연쇄적 기술을 나타낸다. 안정적이고 변하지 않는 환경에서 수행되는 움직임 기술을 ***닫힌 운동기술***이라고 하는 반면, 가변적이고 변화하는 환경에서 수행되는 움직임 기술을 ***열린 운동기술***이라고 한다.[3] 숙련된 사람은 또한 움직이는 동안 동시에 두 번째 과제를 수행할 수 있다(***이중 과제 조절***). 예를 들어, 뇌졸중 환자는 물건을 잡거나 조작하는 동안(예, 물이 가득 찬 컵이 놓인 쟁반을 잡기), 말하거나, 또는 인지 과제를 수행(100에서 3씩 거꾸로 세기)하면서 서거나 걸을 수 있다. 이 용어들은 연속성에 따라 기준점을 제공할 것이다(예, 열린 기술 대 닫힌 기술). 기술은 어느 한 쪽 끝에서 뿐만 아니라 그 연속성을 따라 어느 부분에서든 중단될 수 있음을 기억하는 것이 중요하다. 상자 1.4는 운동기술과 관련된 용어를 제공한다.

기술이라는 용어는 또한 수행능력의 질적인 부분을 의미한다. 따라서 숙련된 동작은 일관성, 지속성, 속도, 정확한 타이밍 및 목표를 달성하기 위한 노력의 효율성(예, 사람이 동작을 얼마나 잘 수행하는지)으로 특징지어진다. 기술은 체간과 팔다리 부분의 협응 동작이 필요하다. 예를 들어,

상자 1.4 용어: 운동 기술

능력: 특정 운동기술 수행의 기초가 되는 유전적으로 미리 결정된 개인의 특성 또는 특징

적응: 과제 목표를 달성하기 위해 기술이나 환경을 변경하는 것

협응 구조(시너지): 의도된 움직임을 생성하기 위해 협력적으로 작용하도록 CNS에 의해 제한 조절되는 기능적으로 연결된 근육

운동 기술: 달성하려는 목표가 있는 과제나 행동. 기술 습득은 연습과 경험에 의존하며 유전적으로 정의되지 않는다. *대안적 정의:* 성과의 질 지표

- **대 운동기술:** 큰 근육을 포함하는 운동기술과 운동의 정확성이 성공하는 데 중요하지 않은 목표(예, 달리기 또는 점프)
- **미세 운동기술:** 기술의 목표를 달성하기 위해 신체의 작은 근육을 제어해야 하는 운동기술; 이러한 유형의 과제(예, 쓰기, 타이핑 또는 셔츠 단추 끼우기)는 일반적으로 높은 수준의 눈과 손의 협응이 필요하다.
- **닫힌 운동기술:** 안정적이거나 예측 가능한 환경에서 수행되는 기술(예, 조용한 복도에서 걷기)
- **열린 운동기술:** 가변적이거나 예측할 수 없는 환경에서 수행되는 기술(예, 붐비는 체육관을 가로질러 걷기)
- **개별 운동기술:** 과제 자체에 정의된 뚜렷한 시작 및 끝점이 있는 기술(예, 휠체어의 브레이크 잠그기)
- **연속적 운동기술:** 개별적인 기술 또는 일련의 개별 기술(예, 침대에서 휠체어로 이동하는 데 필요한 고도로 개별적인 단계)
- **지속적인 운동기술:** 수행자 또는 일부 외부 조절자에 의해 정의된 임의의 시작 및 끝점을 갖는 기술(예, 수영, 달리기)
- **단순 운동기술:** 개별 운동 반응을 생성하는 단일 운동 프로그램과 관련된 운동(예, 의자에 앉아 공을 차기)
- **복합 운동기술:** 조정된 움직임 반응을 생성하기 위해 결합된 여러 동작 및 운동 프로그램을 포함하는 운동(예, 경기하면서 달리거나 축구공 차기)
- **이중 과제 기술:** 함께 수행되는 동시 동작(운동 프로그램)을 포함하는 운동(예, 걸으면서 쟁반 나르기, 걸으면서 말하기)

표 1.1 운동 기능에 따른 운동기술의 분류

종류/구분	자세 및 움직임 특성	자세 및 움직임의 예	기능장애의 지표
정적인 자세조절 (안정성)	몸이 움직이지 않는 상태에서 BOS위에 COM을 조절하여 자세 안정성과 방향성을 유지하는 능력; BOS는 고정	항중력 자세 유지: 팔꿈치로 엎드린 자세, 네발기기 자세, 앉기, 무릎 꿇기, 반 무릎 꿇기, 발바닥을 땅에 붙이고 걷는 자세 또는 서기	안정된 자세를 유지하지 못함; 과도한 자세 흔들림; 넓은 BOS; 팔을 높이 들거나 손으로 잡으려고 함; 균형 상실; COM이 BOS를 벗어남
동적 자세조절	신체의 일부가 움직이는 동안 BOS위에 COM을 조절하여 자세 안정성과 방향성을 유지하는 능력; BOS는 고정	체중 이동; 사지 움직임 (팔 뻗기, 선 자세에서 한발 띄기)	체중 이동 또는 동적인 몸통 또는 사지 움직임 동안 자세를 유지하거나 제어하지 못함; 균형 상실
이행성 움직임	한 자세에서 다른 자세로 이동하는 능력; BOS 및/또는 COM이 변경됨	구르기; 누운 자세에서 앉기; 앉은 자세에서 서기; 위치 이동	범위 내에서 움직임을 시작하거나 유지하지 못함; 움직임이 잘 조절되지 않음
기술	신체 및 사회적 환경과의 상호작용과 탐색을 위해 잘조화된 움직임 순서를 일관되게 수행하는 능력	상지 기술: 쥐기 및 조작; 하지 기술: 보행, 계단 오르기: 몸의 무게중심(COM)이 움직이고 BOS가 바뀐다.	제대로 조정되지 않은 운동 (운동 협응 불능, 조준 이상 장애, 상반운동 반복 장애); 정확성, 조절력, 일관성 및 움직임 효율성의 부족; 목표 과제를 달성할 수 없음

COM 무게 중심; BOS, 기저면; UE, 팔; LE, 다리.

체간과 근위부는 안정화되는 반면에 손으로 숙련된 동작, 의사표현(수화), 나이프와 포크를 이용하여 식사하거나 옷을 입는다. 운동기술의 수행능력은 또한 움직임의 타이밍에 의해 정의되어 왔다. ***반응시간(RT)***은 움직임에 대한 초기 자극이 주어진 시간과 움직임 반응의 시작된 시간 사이의 간격이다. ***동작시간(MT)***은 움직임 시작과 동작이 마무리되는 사이의 시간 간격이다. 이 둘의 합을 ***반응응답시간(response time)***이라고 하며, 이는 기술 학습이 진행됨에 따라 전체 시간의 감소에서 개선되는 것으로 예상할 수 있다. ***속도-정확성 상쇄(Speed-accuracy trade-off)***는 운동 정확도 요구에 따른 수행 속도의 영향력을 설명하는 운동기술 수행의 원리이다. 속도를 높이면 정확도가 감소하는 반면 속도를 낮추면 정확도가 향상된다는 것이다. 속도 정확성 요구도는 과제에 따라 다르다. 조준 과제(예, 축구공 던지기)와 같이 정확성 요구사항이 높은 과제에서는 정확도를 허용하기 위해 속도를 합리적인 범위 안에 유지해야 한다. 속도-정확성 상쇄는 일반적으로 노인에게 영향을 미친다. 예를 들어, 자세 및 균형 능력이 저하되면 정확하고 안전한 진행을 하기 위해 걷기와 같은 움직임은 느려진다. 노인이 빨리 걸으려고 하면 균형을 잃고 넘어질 수 있다.[10] 표 1.1은 운동기능에 따른 운동기술의 분류를 보여준다. 이 지식을 적용하려면 학생실습활동 1.1을 참조한다.

선행(리드업) 기술

운동기술을 배우는 것은 어려운 과정이다. 운동기능 장애가 있는 환자의 경우, 처음에는 전체 과제 훈련이 가능하지 않을 것이다. 예를 들어, TBI 후 머리와 체간 조절이 좋지 않은 환자는 처음에 지지 없이는 선 자세에서 머리 조절을 다시 배울 수 없다. 성공하기 위해 제어해야 할 신체 부분이 너무 많다. 이는 ***자유도 문제***로 알려져 있다. 이러한 상황에서 치료사는 기능적으로 관련된 상황 내에서 과제를 구성요소(***선행 기술*** 또는 단순 운동기술)로 나누는 방법에 대해 중요한 결정을 내려야 한다. 각 선행 기술은 ***기준 기술***이라고 하는 더 큰 기능적 과제의 구성요소를 나타낸다. 단일 선행 기술에는 여러 기준 기술이 포함될 수 있다. 예를 들어, 하부체간 회전은 구르기 및 엉덩이로 이동하는 것뿐만 아니라 선 자세에서 발 내딛기에 중요한 선행 기술이다. ***부분에서 전체 훈련***은 기준 기술로 진행하면서 개별 구성 기술들의 숙달을 다루게 된다. 이것은 또한 두려움을 줄이고 더 높은 수준이나 복잡한 움직임을 수행하는 것을 두려워할 수 있는 환자의 심리를 안정시키는 긍정적인 이점이 있다. 예를 들어, 교각운동(누워서 엉덩이 들기)은 앉은 자세에서 선 자세 이동을 위해 환자를 준비하는 데 사용할 수 있다. 고관절 신근 조절은 강화되고 자유도 문제와 기립 활동 중 넘어지는 것에 대한 두려움은 줄어든다. 매우 개별적으로 신체 부분을 사용하는 기술(예, 침대에서 휠체어로 이동)은 일반적으로 이 전략을 사용하여 성공적으로 훈련할 수 있다. 부분에서 전체 이동 훈련은 일반적으로 걷기처럼 고도로 통합된 기술을 사용하는 경우에는 덜 성공적이다. 이러한 상황에서는 일반적으로 가능한 한 빨리 기준 기술(전체 과제 훈련)의 연습을 하는 것이 좋다. 치료사가 체중 지지와 전동런닝머신을 사용한 보행 훈련을 통해 얻은 성공사례(11장: 이동의 숙련성 향상을 위한 중재 및 사례연구 3 참조)가 이것을 설명한다. 이 지식을 적용하려면 학생실습활동 1.2를 참조한다.

임상 노트 : 기준 기술의 연습을 수반하지 않고 선행 기술만을 장기간 연습하면 운동 이동 능력이 제한될 수 있다. 따라서 환자는 선행 기술을 수행할 수 있지만 필요한 기준 기술을 획득할 수 없다. 일부 환자는 CNS 기능 장애로 인해 이동할 수 없다. 예를 들어, 심각한 뇌졸중과 지각 운동 장애가 있는 환자는 ***포개진 기술***들을 만들 것이다. 이것들은 이미 존재하는 기술과 일치하지 않거나 통합할 수 없는 방식으로 습득한 기술들이다.[15] 따라서 다른 기술이나 다른 환경에 쉽게 수정할 수 없다.

환자 이해 Understanding the Patient

검사와 평가 Examination and Evaluation

치료계획 과정의 첫 번째 단계는 환자에 대한 정확한 검사와 평가이다. 여기에는 병력, 신체 전반적 시스템 검토, 최종 검사 및 측정이 포함된다. 데이터 평가를 통해 치료사는 치료계획(POC)의 근본이 되는 손상 및 활동 제한을 확인할 수 있다.[5] 이러한 결손이 전체적으로 운동시스템 장애와 어떻게 관련되는지 이해하기 위해 고려되어야 한다. 예를 들어, 근력 및 운동기능, 관절 유연성 및 ROM, 감각 및 지각 통합, 인지와 주의력, 그리고 지구력의 손상은 모두 중재 및 활동 선택에 영향을 미치게 된다. 이러한 손상들 중 일부는 걷기와 같은 고급 기술로 진행하기 전에 해결해야 한다. 예를 들어, 고관절 ROM이 제한되고 고관절 굴곡 구축이 있는 경우 환자는 기립 활동을 할 수 없을 것이다. 어떤 손상은 활동기반 훈련 중에 성공적으로 해결할 수 있다. 예를 들어, 고관절 신근 약화는 서기 전에 교각운동을 사용하여 강화할 수 있다.

POC는 전반적인 활동 수준을 높이고 활동 제한 및 참여 제약을 줄이며 삶의 질을 향상시키는 데 중점을 둔다. 치료사는 BADL 및 FMS 기술의 기능적 검사를 정확하게 시행해야 한다.[16] 예를 들어, 많은 재활시설에서는 기능적 독립 측정(FIM)을 사용한다.[17] 치료사는 또한 환자에게 의미 있고 환자가 달성할 수 있는 활동을 확인해야 한다. 숙련된 임상의는 또한 손상, 기능적 제한 또는 장애가 발생할 가능성을 높이는 행동, 특성 또는 환경적 영향으로 정의되는 환경적 위험 요소들을 인식할 수 있다. 환자가 가진 가능성 항목을 만드는 것은 임상의사결정 과정의 중요한 부분이기도 하다. 잠재적 가능성에는 환자의 근력, 능력, 그리고 긍정적 행동 또는 치료 중 강화되고 강조될 수 있는 도움 전략들이 포함된다. 이런 항목들을 사용하면 치료사가 긍정적인 강화를 제공하고 환자가 성공을 경험할 수 있는 기회를 얻을 수 있다. 예를 들어, 치료사는 항상 환자에게 이미 익힌(또는 거의 익혀가는) 운동기술이나 비교적 쉽게 수행할 수 있는 기술을 수행함으로써 치료를 시작하고 끝낸다. 이를 통해 환자는 성공을 경험할 수 있으므로 다음 재활에 대한 동기 부여와 참여가 향상된다.

운동학습의 측정 Measures of Motor Learning

수행능력 변화는 연습이나 경험의 결과이며 자주 사용되는 학습 측정 척도이다. 예를 들어, 연습을 통해 타이밍을 개선하고 노력과 집중이 줄어들면서 움직임 구성요소의 적절한 순서를 만들 수 있다. 그러나 수행능력이 항상 학습을 정확하게 반영하는 것은 아니다. 일시적으로 수행능력을 향상시킬 만큼 충분히 연습할 수 있지만 학습을 유지하기는 어려울 수 있다. 반대로 피로, 불안, 동기저하 및 약물과 같은 요인으로 인해 학습이 계속 발생하더라도 수행 능력이 저하될 수 있다. 수행은 여러 요인에 의해 영향을 받을 수 있기 때문에 훈련 세션 중에 나타나는 운동 행동의 일시적인 변화를 나타낼 것이다.

유지는 학습의 중요한 척도이다. 시간이 지남에 따라 그리고 연습을 하지 않은 기간(***유지 간격***) 후에도 기술을 수행할 수 있는 학습자의 능력이다. ***유지 테스트***는 유지 간격 이후의 수행을 살펴보고 원래 학습 시도 중에 관찰된 수행능력과 비교한다. 수행은 약간 감소할 것으로 예상할 수 있지만 비교적 적은 연습 시도(***워밍업 감소***라고 함) 후에 원래 수준으로 돌아와야 한다. 예를 들어, 자전거를 타는 것은 사람이 몇 년 동안 타지 않았을지라도 일반적으로 잘 유지되는 학습된 하나의 기술이다.

학습된 기술을 다른 유사한 과제의 학습에 적용하는 능력은 ***적응성*** 또는 ***일반화 가능성***이라고 하며 학습의 또 다른 중요한 척도이다. ***전이 테스트***는 원래 기술의 변형시켜 수행하는 능력을 살펴본다(예, 계단을 오르고 커브길에 적용된 스텝 업을 수행). 원래 기술을 학습한 것이 적절하다면 이러한 새로운 기술 변형을 효율적으로 구성하고 수행하는 데 필요한 시간과 노력이 줄어든다. 마지막으로 ***상황 변화에 대한 저항***은 학습의 또 다른 중요한 척도이다. 이것은 변화된 환경 상황에서 운동과제를 수행하는 데 필요한 적응력이다. 따라서 기술을 익힌 사람은(예, 실내 편평한 표면에서 지팡이를 짚고 걷기) 그 학습된 움직임을 새롭고 다양한 상황(예, 야외에서 걷거나 사람이 많이 다니는 인도에서 걷기)에 적용할 수 있어야 한다. 상자 1.5는 운동학습 측정에 대한 정의를 제공한다.[6]

상자 1.5 용어: 운동학습 측정

수행 검사: 일정 기간 기술 연습 후 동작의 질과 동작 결과의 성공에 초점을 두고 관찰 가능한 개선 사항에 대한 검사

유지: 시간이 지남에 따라 그리고 연습을 하지 않은 기간 후에 학습된 기술을 다시 수행할 수 있는 학습자의 능력(유지 기간이라고 함)

유지 검사: 연습이 없는 기간(유지 기간) 후에 수행된 학습된 기술의 검사

일반화 가능성(기술의 적응성): 학습된 기술을 다른 유사하거나 관련된 기술의 수행에 적용하는 능력

환경적 변화에 대한 저항(상황의 적응성): 변경된 환경적 상황에서 학습된 기술을 수행하는 능력

전이 검사: 이전에 학습한 기술과 유사하거나 관련이 있는 기술의 수행을 평가

문제 해결 능력 Problem-solving Abilities

자기 성찰, 수행에 대한 자기 평가, 문제 해결에 참여할 수 있는 환자는 성공적인 재활의 중요한 결과를 보여준다. 재정적 부담과 허용 가능한 물리치료 횟수의 제한이 있는 지금 시대에 많은 환자들이 적극적인 재활을 하면서도 아주 기본적

인 기술만 배울 수 있다. 수많은 기능적 기술에 대한 필요한 학습은 퇴원 후나 외래 치료기간 동안 일어난다. 치료사는 환자가 직면할 수 있는 모든 기능적 문제를 해결하기 위한 치료 세션을 구성할 수 없다. 환자가 독립적인 문제 해결/의사결정 기술을 습득하도록 하는 것은 재활의 최종 목표인 독립적 기능을 달성할 수 있게 하는 것이다.

어떤 치료사는 동작의 가이드와 오류 없는 연습을 지나치게 강조할 것이다. 이것이 안전상의 이유로 중요할 수 있지만 수행 오류에 대한 노출 부족으로 인해 환자가 자가평가 및 능동적인 문제 해결 능력을 개발하지 못할 수 있다. 치료사는 이 중요한 기능을 관찰하고 입증하고 촉진해야 한다.

환자에게 운동 문제가 제시될 때 자신의 문제를 해결하도록 권장해야 한다. 그들은 또한 "*그런 시간에 어떻게 했습니까?*"와 "*다음에는 어떻게 개선할 수 있습니까?*" 같은 질문하면서 자신의 움직임을 비판하도록 해야 한다. 연속적인 움직임 시도의 성공 여부를 모니터링하고 환자와 논의해야 한다.

학습 방식 Learning Style

사람들은 지식을 습득, 처리 및 저장하는 그들의 특징적 방식인 학습 방식이 다양하다. 학습 방식은 성격 특성, 추론 양상(귀납적 또는 연역적), 계획성(능동적 또는 수동적) 등을 포함한 여러 요인에 따라 다르다. 어떤 사람들은 분석적/객관적 학습 방식을 사용한다. 그들은 정보를 단계별 순서로 처리하고 사실적 정보와 구조를 활용해 가장 잘 학습한다. 다른 사람들은 더 직관적이고 글로벌한 학습자이다. 그들은 정보를 한 번에 처리하는 경향이 있으며 정보가 개인화되고 실용적인 실제 생활 환경에서 제시될 때 가장 잘 학습한다. 그들은 단계를 구분하고 세부 사항을 이해하는 데 어려움을 겪을 수 있다. 어떤 사람들은 과제를 배우기 위해 시각적 정보와 시범(데모)에 많이 의존하기도 한다. 다른 사람들은 과제를 통해 스스로 이야기하면서 청각 처리에 더 의존한다. 개인적 특성과 선호도는 주의 깊게 경청하고 관찰 기술을 사용하여 환자 및 가족과 대화를 통해 가장 잘 결정된다. 의료기록은 또한 연관된 병전 이력(예, 교육 수준, 직업, 관심사항)에 관한 정보를 제공할 수 있다. 이러한 각 요소에 대한 철저한 이해는 치료사가 학습 환경과 치료사와 환자 간의 상호작용을 적절하게 구성하도록 해준다.

심리사회적 요인들 Psychosocial Factors

동기, 성격 요인, 감정 상태, 영성, 삶의 역할 및 교육 수준을 포함한 여러 심리사회적 요인이 성공적으로 재활에 참여하는 능력에 영향을 미칠 수 있다. 기존 정신의학적 및 심리사회적 상태는 재활 훈련 및 결과에 현저한 영향을 미칠 수 있다. 장애 및 만성 질환에 대한 심리사회적 적응은 지속적이고 진화한다. 치료 받는 동안의 어느 시점에서든 환자는 슬픔, 애도, 불안, 부정, 우울증, 분노, 인정 또는 적응을 나타낼 수 있다. 대처 방식도 또한 중요한 변수이다. 효과적인 대처 전략을 가진 환자는 재활에 더 잘 참여하고 필요한 정보를 찾고 효과적인 문제 해결을 보여줄 수 있다. 그들은 또한 사회적 지원을 더 잘 활용할 수 있고 더 긍정적인 결과를 얻을 가능성이 높다. 부적응적 대처 기술을 가진 환자는 무엇인가를 탓하기만 하고 재활에 효과적으로 참여할 수 없다. 물질적 남용과 함께 회피나 도피는 부적응 행동의 예이다.[18]

환경 이해
Understanding the Environment

환경적 요인은 운동기능과 기능 회복에 영향을 미치며 환자가 생활하는 물리적, 사회적 환경을 포함한다. 이는 성공적인 운동학습과 수행을 가능하게 하면서 재활에 긍정적인 영향을 미칠 수 있으며 운동학습과 수행을 제한하는 부정적인 영향을 미칠 수 있다. 또한 장애와 전반적인 삶의 질에 중대한 영향을 미칠 수 있다.

신체적 환경 Physical Environment

치료실, 가정 및 지역사회 환경 내에서 환자의 수행 능력에 대한 정확한 검사는 기능을 잘 회복하고 환자를 일상적인 환경으로 되돌리는 치료 계획(POC)을 개발하는 데 필수적이다(이 주제에 대한 구체적 논의는 Schmitz[19]를 참조한다.)

사람들이 정상적으로 활동하는 환경은 다양하고 변화한다. 그것은 정적이 아니다. 따라서 환자가 변화하는 실제 환경에서 수행하는 복잡한 활동에 대한 검사는 POC를 개발하고 독립적 기능을 가능하게 하는 데 있어 중요하다. 치료사는 환자의 요구와 환경 전환이 발생할 수 있는 변화 속도를 이해해야 한다. 예를 들어, 환자는 방해가 거의 없는 조용한 치료실 복도에서 걷는 연습을 시작할 것이다. 그런 다음 활동이 증가하면서 복도를 걷고 마지막으로 매우 복잡한 병원 로비 또는 인도와 잔디가 있는 야외에서 걷게 된다.

사람들이 정상적으로 활동하는 환경에는 다양한 수준의 조절 특성들도 포함된다. ***선행적 타이밍***(접촉까지 걸린 시간)은 정확한 움직임 조절이 필요한 환경에서 어떤 물체나 특정 동작(예, 출입문 임계값)이 일어나는 시간까지 걸리는 시간을 나타낸다. 이것은 시각 정보의 동적처리기능이다. 정지된 표적(예, 출입구)을 통과하는 것이 움직이는 표적을 통과하는 것보다 쉽다. 예를 들어, 사람이 회전문을 통과하거나 무빙워크 위를 안전하게 진행하려면 이동 속도를 물체의 움직임 속도와 일치시켜야 한다. ***시각 고유감각***이라는 용어는 움직임 동안 공간과 환경 안에서 신체의 움직임과 위치를 감지하는 능력을 말한다. 따라서 시각은 환경 신호를 해석하고 우리의 행동을 조정하는 데 중요하다.[1] 상자 1.6은 운동기능 및 환경과 관련된 용어의 정의를 제공한다.

상자 1.6 용어: 운동기능과 환경

숙련된 움직임은 이것이 발생하는 특정 환경에 맞게 형성된다.

선행적 타이밍(접촉까지 걸린 시간): 움직임의 정확한 조절(예, 축구공을 차기 위해 달리기)을 필요로 하면서 환경 안에 목표물 또는 이벤트(예, 장애물)까지 움직임의 시간을 측정하는 능력

조절 조건: 움직임이 성공적으로 수행되기 위한 환경의 특징(예, 무빙워크 위로 발을 내딛거나 회전문으로 들어가는 것)

- **닫힌 기술:** 안정적이거나 고정된 환경에서 수행되는 움직임(예, 조용한 방에서 수행되는 활동)
- **열린 기술:** 변화하거나 다양한 환경에서 수행되는 동작(예, 바쁜 체육관에서 수행되는 활동)
- **자기 조절 기술:** 의지에 따라 시작되고 그 타이밍이 사람에 의해 제어되거나 수정되는 움직임(예, 걷기)
- **외재적 조절 기술:** 외부 환경의 지시에 따라 시작되고 조절되는 움직임(예, 메트로놈에 맞춰 걷기)

시각적 고유감각: 공간에서 신체의 움직임과 위치를 인식하기 위한 강력한 기반으로서의 시각적 정보

사회적 환경 Social Environment

적절한 가족 참여와 사회적 지원은 환자에게 유용한 결과를 얻도록 돕는 데 중요하다. 배우자, 가족 및 중요한 다른 사람들은 정서적 지원, 재정적 지원 및 신체적 지원의 형태로 상당한 도움을 줄 수 있다. 주위에 도움을 줄 수 있는 사람이 없는 환자보다 많은 사회적 지지를 받는 환자들에게서 재활 결과와 삶의 질이 크게 향상된다. 사회적 고립은 사회적 지원 부족으로 인한 흔한 결과이다.[19] 치료사는 이러한 요인이 재활을 받는 환자에게 미치는 영향을 정확하게 식별하고 이해해야 한다.

환자가 계획을 공유하고 결과 평가에 참여하도록 하는 것(***환자중심 접근방식***)은 성공적인 결과를 결정하는 중요한 요소이다. 환자는 목표 설정에 함께 참여하고 POC에 대해 주어진 정보안에서 선택을 하며 자신의 건강 관리에 대한 책임을 지는 적극적인 참여자 및 파트너로 간주된다. 치료사는 효과적인 의사 소통; 환자, 가족 및 간병인 교육; 그리고 동기 부여, 치료 순응도 및 긍정적인 재활 결과를 극대화하기 위한 자기관리기술을 가르치는데 중점을 둘 필요가 있다. 성공적인 재활 프로그램의 전반적인 목표는 환자가 지속적인 장애를 갖게 되는 조건에서 자신의 삶을 관리하고 전반적인 건강을 증진하는 방법을 배우도록 해야 한다.[20,21]
이 지식을 적용하려면 학생실습활동 1.3을 참조한다.

요약 Summary

이 장에서는 임상의사결정 및 환자관리를 위한 치료적 틀의 개요를 제시했다. 성공적인 중재는 환자의 움직임 시스템과 운동학습에 대한 철저한 이해를 기반으로 한다. 치료사는 환자를 주의 깊게 검사하고 POC를 개발하는데 세 가지 기본 요소, 즉 움직임의 특성과 요구도, 환자의 수행 능력, 그리고 활동이 수행되어야 하는 환경을 고려해야 한다.

학생실습활동

학생실습활동 1.1

운동기능에 따른 운동 능력 분류

목표: 운동기능의 분류를 정의하고 운동기능 회복 및 임상 실습과의 관련성을 논의한다.

지침: 다음과 같은 운동 활동(과제) 목록이 주어지면 정적 자세조절, 동적 자세조절, 이행성 움직임, 또는 기술로 분류한다. 다음으로 이러한 각각의 운동 활동이 닫힌 환경과 열린 환경에서 어떻게 실행될 수 있는지에 대한 예를 설명한다.

운동 활동: 걷기, 의자에 앉기, 침대에서 엉덩이로 이동, 서기 및 체중 이동.

운동 활동	범주	가능한 닫힌환경의 예	가능한 열린환경의 예
걷기			
의자에 앉기			
침대에서 엉덩이로 이동			
서서 체중 이동			

학생실습활동 1.2

운동 활동을 위한 선행 기술의 변환

목표: 다음 기능적 이동 기술의 하위 구성요소를 확인한다.

지침: 주어진 활동에서 세 가지 가능한 선행 기술을 설명한다. 이러한 선행 기술을 치료 계획(POC)에 통합하는 데 사용할 진행 상황을 1, 2 또는 3으로 번호를 매겨 표시한다.

운동 과제: 한발 내딛기, 앉은 자세에서 일어서기, 휠체어에서 침대로 이동

운동 활동	선행 기술
한 발 내딛기	
앉은 자세에서 일어서기	
휠체어에서 침대로 이동	

학생실습활동 1.3

운동학습의 적용

목표: 연습 및 피드백에 관한 운동학습 원리를 논의하고 사례에 적용한다.

지침: Ms. C의 사례를 고려하여 중재에 사용할 수 있는 운동학습 원리의 가장 적절한 측정방법을 설명한다.

사례: Ms. C는 허혈성 뇌졸중(CVA)을 입은지 3주가 지났으며 오른쪽 편마비로 내원한 78세 여성이다. 그녀는 입원 재활 병원에서 의식이 깨어 있고 안정적이며 협조적이다. 인터뷰 당시 C씨는 침대 옆 의자에 앉아 아침식사를 마치고 있었다. 그녀의 초기 치료 세션 동안 그녀는 앉은 자세에서 균형을 잡는 기능적 활동과 침대 안팎으로 이동하는 동안 오른쪽 상지와 하지를 사용해서 수행하는 모습을 보여주었다. C씨는 이러한 활동을 하는 동안 체중을 지지하기 위해 사지를 효율적으로 위치시키기 위해 시각정보를 이용했다.

질문: 이러한 반응은 운동학습의 어느 단계의 특징인가? 이 단계에서 그녀의 운동학습 진행과정을 효과적으로 입증하기 위해 어떤 측정을 사용할 수 있나?

참고문헌 References

1. The World Health Organization. *International Classification of Functioning, Disability, and Health Resources (ICF)*. World Health Organization; 2002.
2. Sahrmann, SA. The human movement system: our professional identity. *Phys Ther*. 2014;94(7):1034-1042.
3. Hedman, LD. White paper: movements system diagnoses in neurologic physical therapy. *J Neurol Phys Ther*, 2018;42:110-117.
4. Van Sant, AF. Movement system diagnosis. *J Neurol Phys Ther*, 2017;41:S10-S16.
5. American Physical Therapy Association. *Guide to Physical Therapist Practice*. Version 3.0. 2014. Accessed August 9, 2019. http://guidetoptpractice.apta.org.
6. Schmidt R, Lee T. Motor Control and Learning—A Behavioral Emphasis. 5th ed. Human Kinetics; 2011.
7. Shumway-Cook A, Woollacott, M. Motor Control—Translating Research into Clinical Practice, 5th ed. Lippincott Williams & Wilkins; 2017.
8. VanSant, A. Life span development in functional tasks. *Phys Ther*. 1990;70:788.
9. Green L, Williams, K. Differences in developmental movement patterns used by active vs sedentary middle-aged adults coming from a supine position to erect stance. *Phys Ther*. 1992;72:560.
10. Levin M, Kleim J, Wolf, S. What do motor "recovery" and "compensation" mean in patients following stroke? *Neurorehabil Neural Repair*. 2009;23:3134.
11. Taub E, et al. Technique to improve chronic motor deficit after stroke. *Arch Phys Med Rehabil*. 1993;74:347.
12. Fitts P, Posner M. *Human Performance*. Brooks/Cole; 1969.
13. O'Sullivan, SB. Examination of motor function: motor control and motor learning. In: O'Sullivan SB, Schmitz TJ, Fulk GD, eds. *Physical Rehabilitation*. 7th ed. F.A. Davis; 2019: 135.
14. Gentile A. Skill acquisition: Action, movement, and neuromotor processes. In: Carr JH, et al.,eds.. *Movement Science: Foundations for Physical Therapy in Rehabilitation*. 2nd ed. Aspen; 2000: 111.
15. Unsworth C. Cognitive and perceptual dysfunction. In: O'Sullivan SB, Schmitz TJ, Fulk GD, eds. *Physical Rehabilitation*. 7th ed. F.A. Davis; 2019: 1175.
16. Scalzitti D. Examination of function. In: O'Sullivan SB, Schmitz TJ, Fulk GD, eds. *Physical Rehabilitation*. 7th ed. F.A. Davis; 2019: 294.
17. Guide for the Uniform Data Set for Medical Rehabilitation (Adult FIM, Version 4.0). Uniform Data System for Medical Rehabilitation. Buffalo: State University of New York at Buffalo, 1993.
18. Precin P. Psychosocial disorders. In: O'Sullivan SB, Schmitz TJ, Fulk, GD, eds. *Physical Rehabilitation*. 7th ed. F.A. Davis; 2019: 1134.
19. Schmitz T. Examination and modification of the environment. In: O'Sullivan SB, Schmitz TJ, Fulk GD, eds. *Physical Rehabilitation*. 7th ed. F.A. Davis; 2019: 316.
20. Ozer M, Payton O, Nelson C. *Treatment Planning for Rehabilitation—A Patient-Centered Approach*. McGraw-Hill; 2000.
21. Drench M, et al. *Psychosocial Aspects of Health Care*. 2nd ed. Pearson Education Inc; 2007.

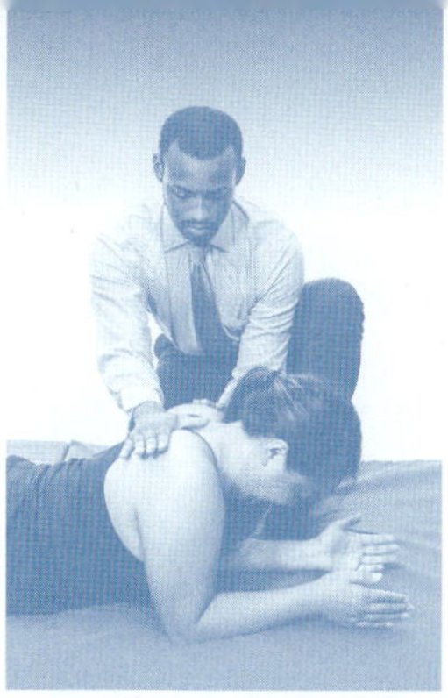

CHAPTER

2

운동기능을 향상시키는 중재

Interventions to Improve Motor Function

개요

움직임 관찰과 과제분석
활동기반 중재
- 기능-유도 회복
- 활동-기반, 과제-지향 중재
- 기능적 자세
- 손상 개선을 위한 중재
- 유도된 움직임
- 구두 지시와 큐잉

운동학습 전략
- 중재 계획을 위한 운동학습의 단계
- 피드백
- 연습
- 학습의 전이
- 환경 구축하기
- 환자 의사 결정 강화하기

증강 중재와 신경운동접근법
- 신경근 촉진기법
- 신경발달치료
- 감각자극기법

보상적 중재
예상 목표와 기대성과
요약
학생실습활동

손상, 활동 제한 및 참여 제약에 대한 신중한 검사와 평가를 통해 치료사는 재활하는 동안 대상으로 하는 움직임의 결손을 확인할 수 있다. ***회복적 중재(Restorative interventions)***는 대상으로 하는 움직임의 결손에 초점을 맞추고, 활동기반 중재와 운동학습 전략을 이용한다. 최상의 효율을 위해 회복적 중재는 3가지 기본 요소를 포함한다: (1) 과제 지향적이고 기능적 활동의 반복적이고 집중적인 연습; (2) 능동적 운동학습과 준수 강화 행동(adherence-enhancing behaviors)을 강화하는 전략; 그리고 (3) 덜 손상된 분절의 사용을 제한하고 많이 손상된 분절의 사용을 권장하는 전략. 초기 회복기 동안, 수의적 움직임을 할 수 없거나 제한된 조절 능력 같은 제한된 운동기능을 가진 환자들(예, 뇌졸중 환자 또는 외상성 뇌손상 환자[TBI])은 ***증강 중재전략(augmented intervention strategies)***으로부터 이익을 볼 수도 있다. 이는 안내, 보조 또는 촉진된 움직임을 포함하는 훈련에 대해 보다 실제적인 접근법이다. ***고유수용성 신경근 촉진(PNF)*** 및 ***신경발달치료(NDT)***와 같은 신경운동 접근법은 움직임을 촉진하기 위한 많은 전략과 기술을 포함한 증강 중재 접근 방식의 예이다. 심각한 움직임 부족, 제한된 회복 가능성 및 다중 합병증 및 손상(예, 심각한 뇌졸중 및 심각한 심장 및 호흡 손상 환자)이 있는 환자는 기능의 조기 재개를 촉진하도록 설계된 ***보상적 중재전략(compensatory intervention strategies)***의 혜택을 받는다. 보상적 중재는 변경된 움직임 전략, 보조 장치, 환경 적응 및 기능에 대한 덜 관여된 신체 부위의 사용이 포함된다.

환자에게 의미 있는 행동 목표를 중심으로 조직된 회복적 개입과 특정 활동은 기능적 회복과 유지를 촉진하는 최고의 방법이다. 특정 손상(예, 강직, 수축, 약화)을 대상으로 하는 ***손상별 중재(Impairment-specific interventions)***는 치료 과정 중에 필요할 수 있지만 치료의 주요 초점이 되어서는 안 된다. 어떤 재활관리계획(POC)의 의도된 결과는 기능적 독립이다. 특정 손상의 복원은 기능적 훈련 활동으로 만들어질 수 있다. 예를 들어, 무릎 세우고 누운 자세에서 무릎이 좌우(무릎 고정)로 움직이는 아래 몸통 돌림은 엉덩관절 폄근과 벌림근을 강화시킬 수 있고 동시에 하지(L/E) 폄근 과긴장성 증가의 효과를 감소시킬 수 있다. 기능적으로, 이는 구르기의 부분 과제로서 독립적인 침대 가동성을 촉진한다.

운동기능 장애가 있는 환자가 경험하는 다양한 문제점들은 모든 환자에게 어떤 하나의 접근법이나 중재 전략이 성

상자 2.1 운동기능을 향상시키는 중재[1]

회복적 중재 (Restorative Interventions)

활동기반 중재
특정 활동(과제) 훈련
- 기능적인 가동성 기술
- 일상생활 동작

환경적 맥락(Environmental context)
행동적인 조형(Behavioral shaping)
안전성 지각훈련

운동학습 전략
전략 개발
피드백
연습
학습의 전이(transfer of learning)
능동적 의사결정

특정 손상과 증강 중재 (Impairment Specific and Augmented Interventions)

손상 중재
근력, 힘, 지구력, 유연성
협응성과 민첩성
자세 조절과 균형
보행과 이동
유산소 능력/지구력
이완

증강 중재
신경근 촉진
고유수용성 신경근 촉진
신경발달치료
감각 자극
바이오피드백
신경근 전기 자극
감각자극기법

보상적 중재 (Compensatory Interventions)

대체 훈련
- 교대 움직임 전략
- 덜 관여된 신체 분절

보조/지지 도구
환경 수정

공할 수 있다는 생각을 무효화한다. 환자들이 회복됨에 따라 그들의 요구와 기능적 능력은 변화한다. 성공적인 치료사는 운동기능이 손상된 환자를 돕기 위해 사용할 수 있는 일련의 중재 전략을 이해하고 재활 동안 그 전략들을 효율적으로 사용한다(상자 2.1).

움직임 관찰과 과제분석
Movement Observation and Task Analysis

움직임 관찰은 활동이나 작업의 수행 동안 또는 자발적으로 어떻게 개인이 움직이는지 관찰하고 설명하는 것을 포함한다. 움직임 분석은 정상적인 운동조절을 이해하고 건강 상태, 신체 구조 및 기능 장애를 포함한 다른 환자 정보를 고려하는 것에 기초하여 이러한 관찰의 통합이 포함된다.[2] 움직임 분석은 활동의 요구를 이해하고 평가하기 위해 활동을 구성요소로 나누는 과정이다. 이는 과제와 관련된 정상적인 움직임과 정상적인 운동학에 대한 이해로 시작한다. 치료사는 환자의 수행을 검사하고 평가하여 "일반적" 또는 예상되는 수행과 비교하여 차이를 분석한다. 초기 치료 과정에서, 치료사는 환자 자신의 관심사, 역할, 생활 환경에 따라 결정되는 어떤 활동이 환자에게 중요한지를 파악할 필요가 있다. 활동에 대한 환자의 관심과 활동을 성공적으로 마치기 위한 동기는 관찰된 수행 수준에 영향을 미칠 수 있다.

이 과정에서 중요한 기술은 초기 상태, 움직임 준비, 시작, 움직임 실행, 움직임 종료 동안 수행을 관찰하고 단계 간 움직임을 분석하는 능력이 포함된다. 각 단계의 움직임 분석을 위한 유도 질문 및 달성된 결과는 상자 2.2에 제시되어 있다. 치료사는 움직임의 결함을 인식하고 해석해 기본적인 장애가 움직임과 어떻게 관련되는지 확인하고 환경이 관찰된 움직임에 어떤 영향을 미치는지 결정해야 한다.[2]

과제 범주로는 ***기본일상생활동작(BADL)*** (옷입기, 먹기, 목욕하기 등의 자기관리과제)과 ***도구일상생활동작(IADL)*** (요리, 청소, 쇼핑, 가계부 관리 등의 가정관리과제)이 있다. ***기능적가동성기술(FMS)***은 신체 위치나 장소를 변화함으로써 움직이는데 관련된 그들의 기술이다. FMS 예시

상자 2.2 움직임의 단계와 움직임 분석

A. 초기 상태, 준비, 시작

1. 전체 움직임 순서(운동계획)의 구성요소가 무엇인가?
2. 초기 자세와 시작 위치는 무엇인가?
3. 자극 식별 및 반응 프로그래밍에 대한 요구사항은 무엇인가?
4. 움직임은 어디서 어떻게 시작되는가?
5. 시도중인 움직임의 요구사항은 무엇인가? 움직임의 타이밍, 방향 및 협응과 관련된 요소를 고려한다.
6. 요구되는 초기 환경조건 및 상호작용은 무엇인가?

B. 움직임 실행

1. 움직임이 얼마나 잘 수행되었는가?
2. 근골격계와 생체 역학 구성요소가 성공적이었는가? 움직임의 진폭, 타이밍, 힘 및 움직임의 방향과 관련된 요인을 고려한다.
3. 자세 조절과 균형에 대한 요건이 충족되었는가?
4. 인지와 감각/지각 구성요소에 대한 요건이 충족되었는가?
5. 활동의 운동조절 요건이 충족되었는가?(가동성, 안정성, 동적인 안정성, 또는 기술)

C. 움직임 종료

1. 움직임이 성공적으로 종료되었는가?
2. 자세 조절, 타이밍, 안정성 및 정확성에 대한 요건이 충족되었는가?

D. 움직임 결과

1. 전체 움직임 순서가 성공적으로 완료되었는가?
2. 성공적이지 않은 경우, 환자 움직임의 어떤 구성요소가 비정상적이거나 누락되었거나 지연되었나?
3. 움직임을 제한하거나 손상시키는 근본적인 손상은 무엇인가?
4. 움직임 실수가 시간이 경과됨에 따라 증가하는가? 피로 제약 요인인가?
5. 환자의 안전이 활동 전반에 걸쳐 유지되고 있는가?
6. 환자가 그들 스스로 움직임을 효과적으로 분석할 수 있는가?
7. 환자가 변화하는 활동이나 과제 요구에 성공적으로 적응할 수 있는가?
8. 환자가 다른 기능 활동에서 어떤 어려움을 겪을 것으로 예상하는가?
9. 어떤 보상전략이 분명한가? 기능적인가, 비기능적인가?
10. 어떤 적응 도구가 필요한가? 적응 도구를 사용할 때 성공 수준은 무엇인가?
11. 어떤 환경요소가 움직임을 제한하거나 손상시키는가?
12. 변화하는 환경요구에 환자가 적응할 수 있는가?
13. 환자가 다른 환경에 있을 때 예상하는 어려움이 무엇인가?
14. 수행에 영향을 주는 사회문화적 요소가 있는가?

로는 구르기, 바로 누운 자세에서 앉은 자세, 앉은 자세에서 일어나기, 이동하기, 스테핑(stepping), 걷기, 달리기를 포함한다. ***활동요구(activity demands)***라는 용어는 활동의 각 단계에 내재된 요구사항을 의미한다. ***환경요구(Environmental demands)***라는 용어는 성공적인 수행을 위해 요구되는 환경의 물리적 특징을 의미한다. 상자 2.2에 들어있는 질문들은 질적 움직임/과제 분석을 위한 가이드로서 이용될 수 있다. 관찰된 움직임 분석을 수행할 때, 치료사는 특정 환경에서 개인의 성과를 평가하고 개인이 움직임 문제를 겪고 있는 이유에 대한 가설을 세우고 수행을 개선하기 위한 개입 및/또는 환경 수정을 결정할 수 있다. 예를 들어, TBI에서 회복 중인 환자는 침대에서 휠체어로 이동할 수 없으며 자세 안정성, 적절한 하지 폄근 조절(근력), 몸통과 하지의 조절된 협응 움직임이 부족하다. 게다가, 이 환자는 매우 산만하고 주의력이 심각하게 제한될 수 있다. 이 환자는 활동이 수행되는 바쁜 진료 환경으로 인해 지시를 받거나 활동에 집중할 수 없게 된다. 환자의 수행을 이해하려면 사회문화적 영향도 고려해야 한다. 예를 들어, 일부 문화권에서, 근접한 실제 지원은 환자의 개인 공간을 침해하는 것으로 간주되거나 치료사가 다른 이성의 경우 부적절하다고 볼 수 있다. 치료사가 수행을 관찰할 때 고려해야 하는 다양한 요인들이 있다. 이 환자 사례에 대해 고려해야 할 중재에는 자세 안정성과 하지 폄근 조절을 개선하기 위한 기능강화가 포함될 수 있으며, 환경에 대한 수정에는 재활 센터의 조용한 영역에서 환자를 치료하는 것이 포함될 수 있다. 학생실습활동 2.1에는 움직임 분석을 촉진하기 위한 학생실습활동이 포함되어 있다. 환자의 수행을 기록한 영상은 현저한 움직임 장애가 있는 환자(예, 뚜렷한 실조증 또는 운동장애환자)를 검사하는 데 유용한 도구이다. 치료사는 환자를 불필요하게 피곤하게 하지 않고 영상에서 반복적으로 수행을 검토할 수 있다. 영상으로 기록한 움직임 수행은 또한 환자가 자신의 움직임 결함을 이해하는 데 도움이 되는 유용한 훈련 도구로 사용될 수 있다.

활동기반 중재
Activity-Based Intervention

기능-유도 회복 Function-Induced Recovery

기능-유도 회복(사용-의존적 겉질 재구성화)은 활동과 환경의 변화에 반응하여 신경계가 스스로를 수정하는 능력을 말한다. 반복 학습 행동은 퇴화와 위축을 예방하고, 신경세포의 성장을 가능하게 하고, 시냅스 연결을 강화하며 겉질 영역 표현(cortical field representation)을 변경하고 운동 활동의 지형 영역을 확장하는 것으로 나타났다. 또한, 수용영역이 변경되고, 처리 시간이 향상되며, 유발된 반응들은 동시성의 향상과 함께 증가된 근력과 일관성을 보여준다. 기능적 결과의 향상은 수행과 신경 적응에 관찰된 변화와 관련이 있다. 예를 들어, 이들은 소단위와 대단위 운동협응의 향상, 식별감각의 향상, 자세 조절과 균형의 향상, 절차적 기억과 적응성의 향상을 포함할 수 있다.[3-8] 재활에서, 강제유도움직임(CIM) 치료와 부분 체중지지(BWS)와 트레드밀(TM)을 이용한 이동 훈련은 기능-유도 회복을 촉진하기 위한 표적 중재의 한 예이다. 예를 들어, 뇌졸중 및 상지(UE) 관련 환자의 중재는 일상 업무 중 더 침범된 상지의 사용에 초점을 맞추고, 덜 침범된 상지의 사용은 최소화한다(예, CIM 치료).[9-17] 초기 과제는 환자의 성공과 동기 부여를 보장하기 위해 선택된다(예, 팔 뻗기, 물체를 손으로 잡기와 조작, 먹기와 옷입기 활동; 13장: 강제-유도 움직임 치료 참조. 부분적 체중지지(BWS)와 전동식 트레드밀(TM)을 사용하면 뇌졸중 또는 불완전한 척수손상환자(SCI; 11장: 이동 숙련성 향상을 위한 중재 참조)를 위한 초기 및 강도 높은 이동 훈련수단을 제공한다.[18-25] 신체 기능의 수준(즉, 환자가 보다 효율적인 패턴으로 사지를 움직인다)과 활동 수준(환자가 보다 효율적인 움직임 패턴으로 뻗거나 걷는다)에서 변화가 발생한다. 치료사의 전반적인 목표는 적절한 시간에 적절한 수준의 과제 난이도로 환자에게 도전하여 최적의 기능-유도 회복을 촉진하는 것이다.

활동-기반, 과제-지향 중재 Activity-Based, Task-Oriented Intervention

활동 또는 과제 선택은 기능 상태와 활동수행 데이터의 평가로 안내된다. 치료사는 환자의 능력/근력, 손상, 활동 한계, 흥미와 경험, 건강 상태에 따라 연습할 활동을 선택한다. 연습 매개변수가 결정된다. 일반적으로 연습 수준은 강도 높은 편이다(예, 시간 확장을 위해, 매일 연습). 활동들은 난이도를 증가시키기 위해 지속적으로 수정된다. 연습, 피드백, 그리고 기술 개발을 촉진하기 위해 강화와 보상을 사용하는 행동 형성 기술(Behavioral shaping techniques)을 포함한 운동학습 전략이 활용된다. 환경은 성공적인 과제 수행을 촉진하고, 집중력을 강화하며, 주의 산만을 줄이도록 구성된다. 환자는 능동적으로 문제를 해결하여 움직임 문제에 대한 해결책을 찾도록 권장된다.[26] 이 접근법은 광범위한 직접적 접근 방식(예, 유도 또는 촉진된 움직임)을 활용하는 전형적인 신경운동 접근 방식에서 벗어나는 변화를 나타낸다. 초기 움직임을 안내할 수 있지만, 능동적인 움직임은 이 접근법의 전반적인 목표이다. 치료사의 역할은 코치의 한 사람으로서, 연습을 체계화하고 환자를 격려하는 동시에 적절한 피드백을 제공한다. 상자 2.3은 기능-유도 회복을 촉진하기 위한 활동기반, 과제지향 중재 지침의 요약을 제시한다.

임상 노트 : 활동기반, 과제지향 훈련은 2차적인 근육 약화와 유연성 상실과 같은 간접적 손상의 발생과 고정(immobility)의 영향에 효과적으로 대응한다. 이것은 중추신경계(CNS)의 회복을 자극하는 동안 더 많은 침범된 분절의 학습된 비사용을 방지한다.[9]

활동의 선택과 사용은 환자가 나타내는 움직임 가능성, 회복 정도 및 운동 결손의 심각도에 따라 달라진다. 강도 높은 활동기반 훈련에 참여할 수 없는 환자는 초기 수의적 조절이 부족하거나 인지 기능이 제한된 환자가 포함된다. 초기 회복 단계에 있는 TBI 환자는 복잡한 활동을 수반하는 훈련에 참여할 가능성이 제한적이다. 마찬가지로, 심각한 상지 마비 뇌졸중 환자는 더 많은 상지를 강조하는 활동 훈련이 적합하지 않을 것이다. CIM(제한 유도 운동) 치료에 대한 일관된 배제 기준 중 하나는 침범된 손의 수의적인 손목과 손가락 폄을 수행할 수 없다는 것이다; 따라서, 활동의 기본 구성요소를 수행할 수 있는 ***역치 능력(threshold ability)***이 식별되어야 한다. 치료사는 다음 질문에 답을 해야 한다: 의도적 움직임을 수행하는 환자의 잠재력은 무엇인가? 예를 들어, 체중 지지(BWS)와 전동식 트레드밀(TM)을 사용한 이동 훈련 동안, 효율적인 운동 패턴으로 제한된 스테핑(stepping) 및 골반 움직임은 초기에 안내될 수 있다. 그러

상자 2.3 기능적, 과제지향 훈련 전략[1]

초기 훈련을 강화한다.

- 사용-의존 겉질 가소성을 촉진하고 학습된 비사용을 극복하기 위한 것

연습 목표를 정의한다.

- 환자를 목표설정과 의사결정에 참여시키고, 이를 통해 동기부여를 강화시키고 회복에 능동적 책임을 촉진시킨다.

연습할 활동을 결정한다.

- 환자의 병력, 건강 상태, 연령, 관심 및 경험 등을 고려한다.
- 환자의 능력과 근력, 회복 수준, 학습 스타일, 손상 및 활동 제한 등을 고려한다.
- 각 훈련 목표를 위해 연습할 일련의 활동들을 결정한다.
- 흥미롭고 자극이 되는, 환자에게 중요한 활동을 선택한다.
- 환자의 성공 가능성이 가장 큰 활동을 선택하고 더 어려운 작업을 더 쉬운 작업으로 배치한다.
- 더 많이 침범된 사지를 포함한 능동적인 움직임을 목표로 한다.
- 덜 침범된 사지를 제한한다; 변수를 설정하고 제약 사용에 대한 시간제한을 적용한다.
- 보상적 전략을 제한하거나 막는다.

연습의 변수를 결정한다.

- 피로를 관리한다; 휴식과 연습기간을 결정한다.
- 이상적인 수행을 모델링한다; 정확성에 대한 기준을 설정한다.
- 강도와 최소 반복횟수에 대한 요건을 설정한다.
- 과제(차단되거나 가변적인)의 연습 스케줄을 설정한다; 유지를 강화하기 위해 가능한 한 빨리 가변적 순서로 전환한다.
- 과제(일정하게, 순차적, 무작위)의 연습 순서를 결정한다; 유지를 강화하기 위해 가능한 한 빨리 임의의 순서로 전환한다.
- 학습을 촉진시키기 위해 증강 피드백과 지시사항의 사용을 조절한다.
- 초기 학습을 촉진시키는 보조 또는 유도된 움직임의 사용을 조절한다; 환자가 가능한 한 빨리 성공적인 능동적인 움직임으로 전환하도록 한다.

행동형성기법을 이용한다.

- 도전 과제를 증가시키기 위해 점차적으로 활동을 수정하고 환자의 수행 능력이 향상됨에 따라 점차적으로 더 어렵게 만든다.
- 즉각적이고 명시적인 피드백을 제공한다; 과제 수행에 있어서 작은 개선사항을 인식하고 인정한다.
- 수행의 긍정적인 측면을 강조한다.
- 과도한 노력과 피로를 피한다; 그들은 성과를 떨어뜨리고 동기를 약화시킨다.

문제 해결을 촉진한다.

- 환자가 성과를 평가하고, 장애물을 식별하고, 잠재적인 해결책을 제시하도록 한다.
- 환자가 선택한 움직임(해결책)을 연습하고 결과를 평가한다.
- 성공을 전반적인 목표에 연결시킨다.

환경을 구축한다.

- 주의 산만(주의 산만하기 매우 쉬운 환자를 위한 폐쇄된 환경)이 없는 지원 환경에서 초기 실천을 촉진한다.
- 실제 환경(열린 환경)에서 가변적인 연습으로 진행한다.

치료 이외에 연습을 위한 변수 설정한다.

- 비감독 연습을 위한 특별한 목표와 전략을 확인한다; 기회를 최대화한다.
- 서면 행동 계약을 이용한다; 환자가 하루 동안 수행해야 할 표적 행동에 동의하도록 한다.
- 활동 일지나 가정 운동 일지를 사용하여 환자 문서 비지도 연습을 하도록 한다.

능동 학습에 대한 집중을 유지한다.

- 접촉 치료(hands-on therapy)를 최소화한다.
- 훈련 코치로서 치료사의 역할을 최대화한다.

회복을 면밀히 모니터링하고 진전을 기록한다.

- 민감도, 타당도, 신뢰도를 갖춘 기능적인 결과의 측정을 사용한다.

일정표와 예측을 주의해야 한다; 회복은 매우 개별적이며 예상보다 오래 걸릴 수 있다.

나 직립 자세(upright positioning)를 취할 때 기본적인 머리와 몸통의 안정성 결여는 환자가 이 훈련의 대상자가 되는 것으로부터 배제되어야 한다.

임상 노트 : 기능과 회복의 향상은 초기 손상 후 몇년이 지나도 과제별 특정 훈련을 집중적으로 받는 환자(예, 손상후 1년 이상으로 정의된 만성 뇌졸중 환자)에서 관찰되었다. 치료사는 운동기술을 습득하기 위해 적응하고 변화할 수 있는 신경계의 잠재력을 과소평가해서는 안 된다.

기능적 자세 Functional Postures

치료사는 POC에 포함할 기능적 자세와 활동을 결정해야 한다(이 책의 뒷장에서 설명). 무게중심(COM)을 높이고 기저면(BOS)을 좁게 함으로써 자세 난이도가 증가됨에 따라, 점점 더 많은 신체 부위가 협응되어야 한다. 이 시나리오는 ***자유도 문제***(여러 개의 독립적으로 움직이는 신체 부위를 조절하는 어려움[27])로서 간주된다. 환자는 협력근 조절, 자세 및 균형에서 증가하는 문제를 보일 수 있다. 따라서, TBI와 현저한 움직임 결손(예, 분명한 실조증)을 가진 환자는 네발 자세(quadruped) 또는 수정된 네발 서기(Plantigrade)와 같은 보다 안정된 네발 자세에서 활동 훈련을 시작해야 할 필요가 있다. 회복됨에 따라, 훈련은 앉은 자세, 무릎 자세, 선 자세와 같은 더 도전적인 직립 자세로 진행될 수 있다. 표 2.1은 각 자세에서 연습할 수 있는 주된 초점(focus), 잠재적 치료 이익 및 활동을 식별한다.

표 2.1 기능적 자세: 활동기반 및 잠재적 손상기반 중재 이점들[a]

기능적 자세	활동기반 훈련과 잠재적 중재 이점
팔꿈치로 엎드린 자세(Prone on Elbows) 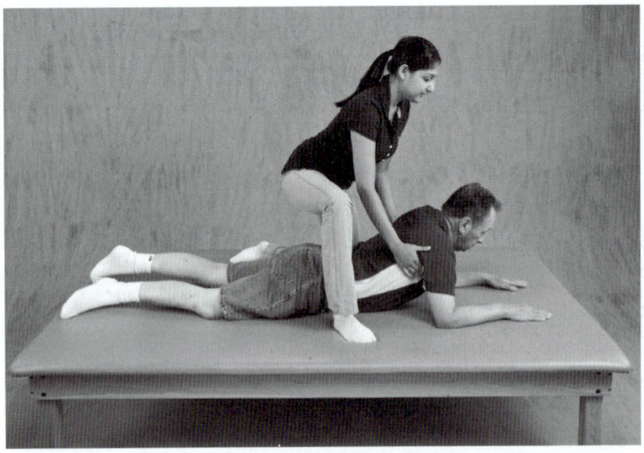 엎드린 자세, 팔꿈치와 아래팔에 체중부하.	• 특성 : 안정적 자세, 넓은 기저면, 낮은 무게 중심 • 준비 : 침상 가동성, 네발기기, 바닥에서 일어서기 • 손상 목표 : 엉덩관절 폄 관절가동범위와 어깨 안정화근(Stabilizers)과 목 폄근의 근력 증진 • 활동 : 자세의 추정(assumption of posture), 자세 유지와 체중 이동, 이 자세에서 팔 뻗기. • 수정 사항 : 앉은 자세(탁상용)와 네발서기(Plantigrade)(수정된 선 자세)에서 연습할 수 있다.
네발기기 자세(Quadruped) 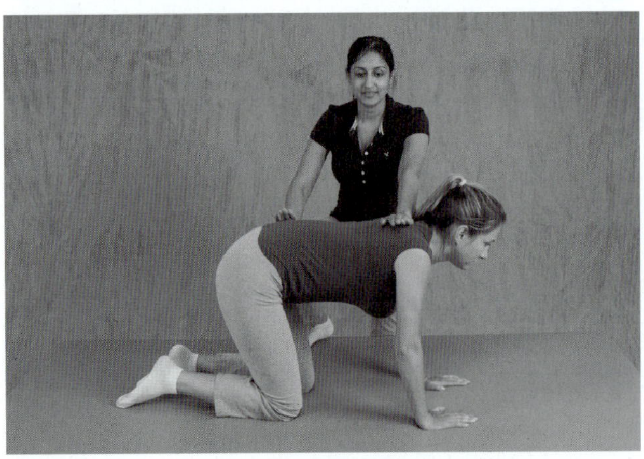 네발 자세, 폄된 팔꿈치와 손을 통해 무릎에 체중부하.	• 특성 : 안정적 자세, 넓은 기저면, 낮은 무게 중심 • 준비 : 네발서기 활동들(Plantigrade activities), 바닥에서 서기 이동 • 손상 목표 : 손목, 손가락 폄근의 관절가동범위 증진하고, 몸통, 엉덩관절, 어깨, 팔꿈치 안정화근의 근력 증가. 이 자세에서 능동적인 움직임 시, 강직의 영향을 줄여줄 수도 있고 실조성 움직임 조절을 증진시킬 수 있다. • 활동 : 자세의 추정, 유지하고 체중 이동, 팔 뻗기, 다리들기, 네발기기로 이동 • 수정 사항 : 지지를 위한 볼 또는 보울스터(bolster) 위에서 연습할 수 있다.

표 2.1 기능적 자세: 활동기반 및 잠재적 손상기반 중재 이점들[a] (계속)

기능적 자세	활동기반 훈련과 잠재적 중재 이점
무릎 세우고 누운 자세, 교각 자세(Hooklying and Bridging)	
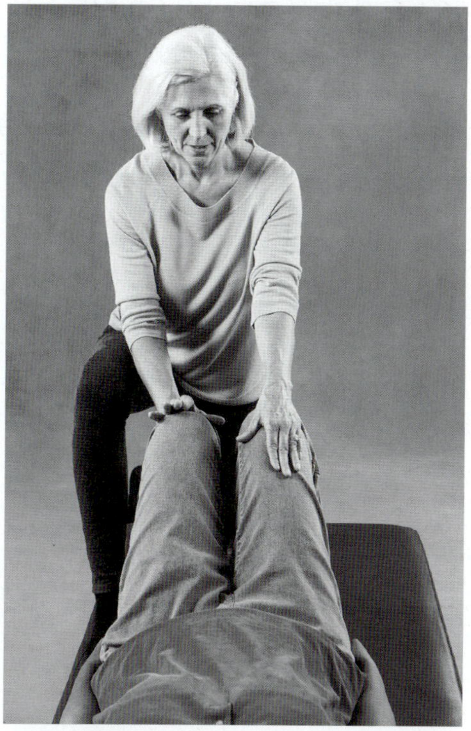 **무릎 세우고 누운 자세(Hooklying):** 바로 누운 자세, 발바닥 편평하게 둔 상태로 엉덩관절과 무릎관절을 구부린다. 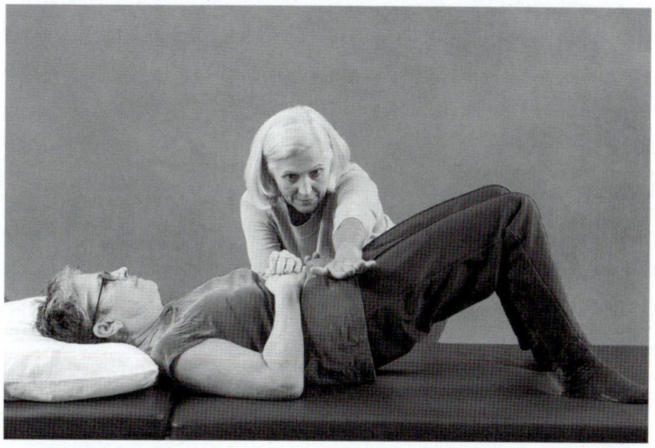 **교각 자세(Bridging):** 바로 누운 자세, 발바닥 편평하게 둔 상태로 엉덩관절과 무릎관절을 구부리고, 엉덩관절을 펴면서 골반을 올린다.	• 특성 : 넓은 기저면, 낮은 무게 중심 • 준비 : 침상 가동성, 앉고 서기 이동, 서기 • 손상 목표 : 엉덩관절 폄근, 벌림근, 모음근, 발목 안정화근의 근력 증진 • 활동 : 자세 추정, 유지, 교각 자세에서 체중 이동, 무릎 세우고 누운 자세 또는 교각 자세에서 다리 들기

표 2.1 기능적 자세: 활동기반 및 잠재적 손상기반 중재 이점들[a] (계속)

기능적 자세	활동기반 훈련과 잠재적 중재 이점
앉은 자세(Sitting) 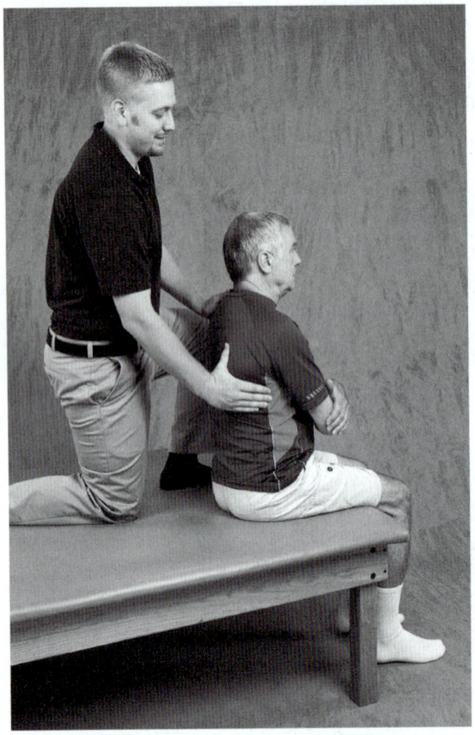 뒤쪽 허벅지와 엉덩이 그리고 발바닥을 통해 체중부하. 상지 보조 또는 보조 없이 체중부하 하는 것을 포함한다.	• 특성 : 중간의 기저면 그리고 높은 무게 중심 • 준비 : 바로서기 균형 조절, 상지 ADL 기술, 이동, 앉기–서기 이동 • 손상 목표 : 자세 조절 증가와 몸통 안정화근 근력 증가 • 활동 : 자세 추정, 유지, 체중 이동, 팔 뻗기

표 2.1 기능적 자세: 활동기반 및 잠재적 손상기반 중재 이점들[a] (계속)

기능적 자세	활동기반 훈련과 잠재적 중재 이점
무릎 자세와 반 무릎 자세 (Kneeling and Half-Kneeling) 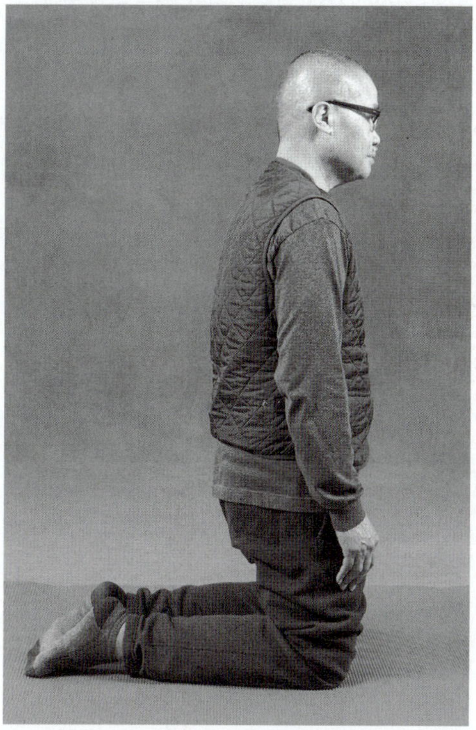 **무릎 자세(Kneeling):** 엉덩관절을 펴고 무릎관절을 구부린 채로 체중부하; 몸통은 바로 세운다. 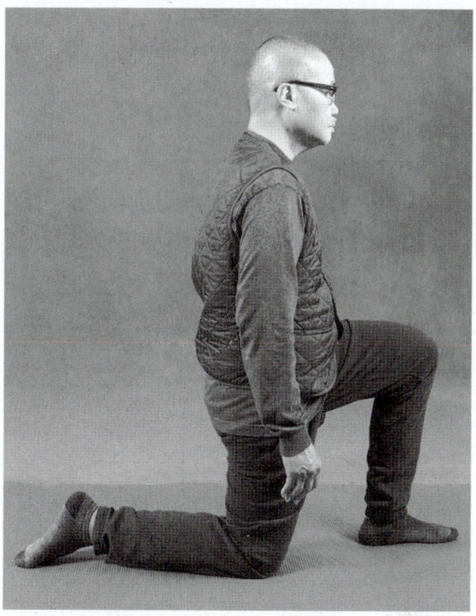 **반 무릎 자세(Half-Kneeling):** 엉덩관절을 펴고 무릎관절을 구부린 한쪽 다리로 체중부하; 앞쪽으로 내민 다른쪽 다리는 엉덩관절과 무릎관절 구부리고, 발바닥은 편평하게 닿는다.	• 특성 : 중간 높이의 무게 중심, 무릎 서기에서 좁은 기저면, 반 무릎 서기에서 넓은 기저면 • 준비 : 바로서기 균형 조절, 서기와 스테핑(stepping), 바닥에서 일어서기 이동 • 손상 목표 : 엉덩관절 폄근과 몸통 안정화근의 근력 향상. 이 자세에서 능동적인 움직임 시 하지의 강직의 영향 감소 • 활동 : 자세 추정, 유지, 체중 이동, 팔 뻗기, 무릎 걷기, 무릎 서기에서 반 무릎 서기와 바닥에서 일어서기를 위한 네발기기로 이동

표 2.1 기능적 자세: 활동기반 및 잠재적 손상기반 중재 이점들[a] (계속)

기능적 자세	활동기반 훈련과 잠재적 중재 이점
변형된 네발서기(수정된 선자세) (Modified Plantigrade) 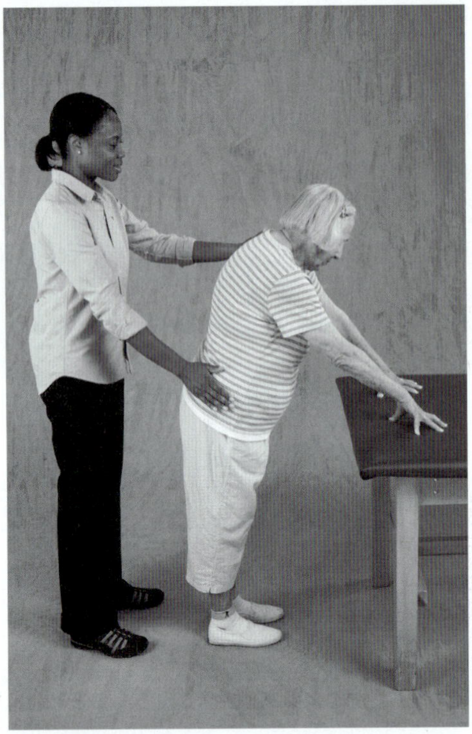 선 자세, 네발 자세(all fours position): 두 발과 두 손에 체중부하하며(지지 표면에) 팔과 다리를 편 자세.	• 특성 : 안정적 자세, 넓은 기저면, 높은 무게 중심 • 준비 : 바로서기 균형 조절, 서기와 스테핑, 서서 상지 ADL 과제들 • 손상 목표 : 팔꿈치, 손목, 손가락의 관절가동범위 증진; 엉덩관절, 무릎관절의 폄근과 몸통 안정화근의 근력 향상 • 활동 : 자세 추정, 유지, 체중 이동, 팔뻗기, 하지 스테핑
선 자세 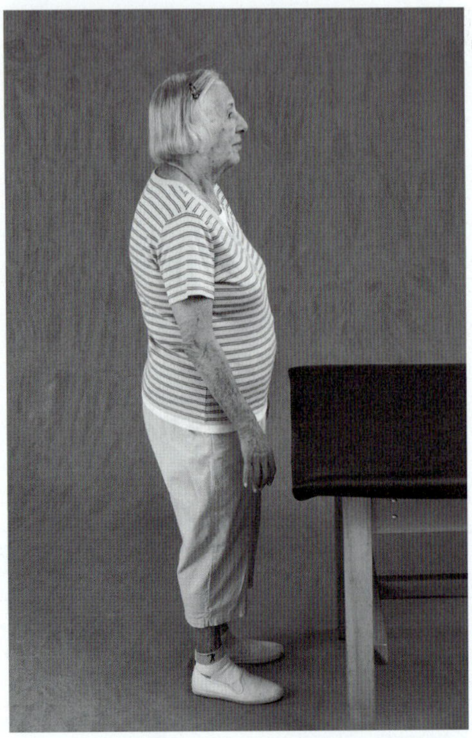 완전 바로 세운 자세, 항중력 자세, 엉덩관절과 무릎관절은 끝까지 폄.	• 특성 : 좁은 기저면, 높은 무게 중심 • 준비 : 바로서기 균형 조절, 스테핑, 이동(locomotion), 계단 오르기; 서서 상지 ADL 기술 • 손상 목표 : 엉덩관절과 무릎관절의 폄근과 몸통 안정화 근의 근력과 자세조절 향상. • 활동 : 자세 추정, 유지, 체중 이동, 팔 뻗기, 하지 스테핑

ADL, 일상생활동작; BOS, 기저면; COM, 무게 중심; I, 독립; L/E, 하지; U/E, 상지; ROM, 관절가동범위

[a] 출처 O'Sullivan.[1]

손상 개선을 위한 중재
Interventions to Remediate Impairments

손상(예, 제한된 가동범위[ROM], 감소된 근력)을 확인하고 수정하는 것은 기능수행을 향상시키는 데 필수적인 요소이다. 치료사는 기능수행의 결함과 관련된 손상들을 정확하게 식별해야 한다. 일어서거나 계단 오르기를 할 수 없는 것은 엉덩 관절과 무릎관절의 폄근의 약화와 관련이 있을 수 있다. 이러한 손상을 해결하는 근력강화 프로그램은 기능 향상을 기대할 수 있다. 중재에는 전통적인 근력강화기법(예, 체중과 열린사슬운동을 사용한 점진적 저항 훈련)이 포함될 수 있다. 단, 근력 강화는 가능할 때마다 과제별 기능 활동과 연결지어질 수 있다.[21] 예를 들어, 독립적으로 일어설 수 없는 환자는 높은 좌석에서 먼저 앉고 서는 연습을 할 수 있다; 환자의 조절이 향상되면, 좌석은 점차 표준 높이로 내려간다. 계단 오르기가 어려운 환자는 먼저 낮은 4인치(10.16cm) 계단을 사용하여 계단 오르기 연습할 수 있다; 환자의 조절이 향상되면 계단의 높이를 표준 높이로 늘릴 수 있다. 활동 수정은 근육이 수행해야 하는 전반적인 범위를 감소시켜 환자가 활동을 성공적으로 완료할 수 있도록 한다. 이러한 예는 중요한 훈련 원리를 설명한다. — 즉, ***훈련의 특수성 (specificity of training).*** 운동 훈련에 대한 근육의 생리적 적응은 사용되는 훈련의 유형에 매우 분명하다. 앉은 자세에서 서기 또는 계단 오르기에서 향상된 기능에 대한 이동 효과(transfer effect)는 기능훈련 과제 중 근육 수행과 신경근 적응 요건이 원하는 기술에 근접할 때 더 클 것으로 예상할 수 있다.[27]

유도된 움직임 Guided movement

초기 훈련 동안, 치료사는 초기 움직임 시도 중에 도수 보조를 제공할 수 있다. 이는 수동적인 움직임의 형태를 취할 수 있으며, 능동-보조 움직임으로 빠르게 진행한다. 가이드(도수 보조)은 학습자가 과제 요구사항을 초기에 이해하도록 돕기 위해 사용된다. 초기 보조연습 동안, 치료사는 놓친 요소를 대체할 수 있고, 자세나 사지의 일부를 안정시키고, 원치 않는 움직임을 제한하며, 환자를 올바른 움직임으로 유도할 수 있다. 예를 들어, 환자를 제한하거나 지지하여 똑바로 앉은 자세와 어깨 안정화의 기능 위치(어깨 굽힘 70°)를 보장하여 환자는 초기에 손과 입 사이로 움직임에 집중하고 조절할 수 있다. 이러한 적응은 환자가 효과적으로 조절해야 하는 신체 부위의 수를 감소시켜 자유도를 감소시킨다. 또한

상자 2.4 유도된 움직임: 환자 요구를 예상하기 위해 고려해야 하는 질문들[1]

- 움직임 성공을 위해 꼭 필요한 과제의 중요한 요소는 무엇인가?
- 환자가 이들 중요한 요소에 관심을 갖도록 어떻게 해야 하는가?
- 성공적인 수행을 보장하는데 얼마나 많은 보조가 필요한가?
- 나의 보조에 대한 요구가 언제 가장 큰가? 언제 가장 작은가?
- 움직임을 방해하지 않고 움직이는 동안 환자를 효과적으로 보조할 수 있도록 내 몸을 어떻게 두어야 하는가?
- 보조 수준을 언제 어떻게 줄일 수 있는가?
- 어떤 구두 큐가 성공적인 수행을 보장하는데 필요한가?
- 구두 큐의 수준을 언제 어떻게 줄일 수 있는가?
- 환자는 어느 시점에서 움직임의 능동적 조절을 할 준비가 되어 있는가?
- 기술의 적응성을 허용하는 독립적인 연습과 중요한 의사결정 기술을 어떻게 만들 수 있는가?

유도된 움직임은 환자가 움직임에 내재된 촉각과 운동 감각 입력을 경험할 수 있다. — 즉, ***움직임의 감각***을 배울 수 있다. 손을 보조적으로 사용하는 것은 안전을 보장하면서 두려움을 완화하고 자신감을 심어줄 수 있다. 예를 들어, 감각과 지각이 손상된 회복기 뇌졸중 환자는 초기 체중 이동과 앉은 자세에서 선 자세로 이동을 통해 도수적으로 유도될 수 있다. 치료사는 환자의 요구와 최선의 지원 방법을 예상해야 한다. 도수 유도(manual guidance)의 필요성이 감소함에 따라, 환자는 움직임을 능동적으로 조절하게 된다. 훈련의 전반적인 목표는 능동적인 움직임 조절과 시행착오 발견 학습(trial-and-error discovery learning)이다. 유도된 움직임을 이용할 때 고려해야 할 질문은 상자 2.4를 참고한다.

구두 지시와 큐잉 Verbal Instrutions and cueing

구두 지시는 환자가 올바른 움직임을 할 수 있도록 준비시키고 환자가 무엇을 해야 하는지 학습하는 데 도움을 준다. 치료사는 환자가 초기 움직임의 성공을 최대화하기 위해 중요한 과제 요소에 집중할 수 있도록 도울 필요가 있다. 타이밍 큐는 환자가 언제 움직여야 하는지 학습하는 데 초점을 맞추는 사전 움직임 준비 조정에 도움이 된다. 예를 들어, 환자가 앉은 자세에서 선 자세로 이동 시에 치료사는 환자에게 이렇게 지시한다: "*셋에, 체중을 발 위로 옮기고 일어서세요. 하나, 둘, 셋.*" 연습 중 구두 큐잉은 피드백을 제공하고 환자가 자

신의 움직임을 수정하고 교정하는 데 도움을 준다. 일반적으로, 소뇌는 내적 감각 피드백 정보(몸감각, 시각 및 안뜰 감각)의 사용을 통해 운동학습과 적응을 만든다. 내재적 피드백이 없거나 내재적 피드백을 올바르게 사용할 수 없는 경우 구두 큐(증강된 피드백)가 필수적이다. 치료사는 중요한 큐를 선택하고 환자가 움직임과 관련된 내재적 오류신호 또는 환경에서 오는 오류신호를 인식하는 데 초점을 맞출 필요가 있다. 치료사는 또한 독립적인 연습을 촉진하기 위해 구두 큐와 보조의 수준을 줄일 때와 방법을 고려할 필요가 있다. 움직임이 완료되면, 환자에게 수행을 평가하고(*"어떻게 했습니까?"*) 교정을 권장하도록 요청해야 한다(*"성공을 보장하기 위해 다음 번에는 다르게 해야 할 것이 무엇입니까?"*). 이러한 평가는 능동적인 움직임 조절과 시행착오 발견 학습에 초점을 유지하는 데 도움이 된다. 치료사가 환자의 요구를 예상하기 위해 고려해야 할 관련 질문은 상자 2.4를 참고한다.

임상 노트: 유도된 움직임 사용의 성공의 열쇠는 가능한 빨리 능동적인 연습을 촉진하기 위해, 필요한 만큼만 많은 보조 지원하고 가능한 한 빨리 보조를 제거하는 것이다. 도수 유도가 줄어들면 구두 큐잉으로 대체할 수 있다. 유도는 느린 자세 반응(자세 취하기 과제)에 가장 효과적이며, 빠르고 또는 탄도적인 과제 중에는 덜 효과적이다.

적신호 : 도수 유도 움직임이나 구두 큐잉의 과도한 사용은 치료사의 도움에 의존하는 결과를 초래하여, "지나치게 의지하는 사람(crutch)"이 될 수 있다. 환자가 이러한 지지를 필요로 한 후에 과도한 수준의 보조를 지속하지 않는 것이 중요하다. 지속적인 유도는 환자가 치료사에게 지나치게 의존하게 할 수 있다("치료사 증후군"). 이런 상황에서, 환자는 "당신은 제대로 하고 있지 않다. 나의 치료사는 이렇게 하게 한다." 같은 코멘트를 하는 사람의 보조에 반응한다. 이것은 원래 치료사와 주어진 보조에 대한 과도한 의존의 강력한 증거이다.

운동학습 전략
Motor learning strategies

운동학습은 "숙련된 행동을 위한 능력의 상대적인 영구적 변화로 이어지는 연습 또는 경험과 관련된 일련의 내적 과정"으로 정의된다.[28(p497)] 운동기술을 배우는 것은 인지, 지각, 신경근 조절에 영향을 주고 CNS 전체에 걸쳐 공간적, 시간적, 계층적 조직의 변화를 요구하는 일련의 복잡한 과정을 포함한다. 이와 같은 과정은 또한 운동조절 손상이 있는 환자의 기능회복 동안에 관련된다. CNS의 변화는 직접적으로 관찰할 수 있는 것이 아니라 운동 행동의 변화로부터 추론된다.[28–30]

중재 계획을 위한 운동학습의 단계
Stage of motor learning for intervention planning

Fitts와 Posner는 새로운 기술을 배우는 데 있어 세 가지 주요 단계를 설명했다.[31] 그들의 모델은 운동학습을 위한 전략을 검사하고 개발하는 데 유용한 틀을 제공한다(1장: 임상의사결정과 환자관리를 위한 체계 참조). 과제에 대한 개인의 운동학습 단계는 중재에 대한 치료사의 접근법에 영향을 미칠 것이다. 피드백과 연습의 종류와 빈도 그리고 환경의 구조와 관련된 선택은 학습자의 운동 단계를 고려하여 선택되어야 한다.

인지 단계

초기 학습의 전반적인 목표는 과제 이해를 촉진하고 초기 연습을 조성하는 것이다. 학습의 초기 ***인지 단계(Cognitive stage)***에서 학습자의 기술과 중요한 과제 요소에 대한 지식이 확인되어야 한다. 치료사는 기능적인 맥락에서 기술의 목적을 강조해야 한다. 그 과제는 학습에 중요하고, 바람직하며, 현실적으로 보여야 한다. 치료사는 과제를 수행해야 하는 대로 정확하게 시연해야 한다(즉, 원활한 타이밍과 이상적인 수행 속도를 가진 협응된 작용). 이것은 학습자가 내적 인지 맵 또는 ***정확성 기준(reference of correctness)***을 개발하는 것을 돕는다. 집중(attention)은 바람직한 성과와 중요한 과제 요소 쪽으로 향해야 한다. 치료사는 다른 운동프로그램의 일부인 서브루틴(subroutines)이 기억으로부터 검색될 수 있도록 다른 학습된 과제에 유사성을 지적해야 한다.

재활치료에서 성공적으로 퇴원한 고도로 숙련된 환자들은 시연의 ***모범 모델(expert models)***이 될 수 있다. "실제 세계"에서 기능상의 그들의 성공 또한 재활을 처음 하는 환자들에게 동기를 부여하는 데 긍정적인 영향을 미칠 것이다. 예를 들어, 치료사는 C6 완전 사지마비환자에게 근육을 잘사용하여 적절한 이동기술을 정확하게 보여주기는 어렵다. 이전에 비슷한 레벨의 손상을 입은 환자는 기술이 어떻게 수행되어야 하는지를 정확하게 보여줄 수 있다. 시연(demonstrate)은 비숙련 환자 모델에서도 학습을 생성하는 데 효과적인 것으로 나타났다. 이러한 상황에서 학습자/환자는 비숙련 모델을 관찰하고 수행을 평가하여 오류를 식별하고 수정함으로써 인지 처리와 문제 해결의 이점을 얻는다. 또한 시연도 할 수 있다. 숙련된 이전 환자의 시연에 대한 시각적 자료를 개발하는 것은 효과적인 모델의 가용성을 보장하는 유용한 전략이다.

초기 연습 동안, 치료사는 명확하고 간결한 구두 지시를 제공해야 하며 학습자에게 과도하거나 어설픈 지시로 학습자를 과부하 걸리게 해서는 안 된다. 전반적인 목표는 환자가 움직임을 준비하고 불확실성을 줄이는 것이다. 적절한 피드백으로 정확한 수행을 강화하고 움직임 오류가 일관되게 나타나거나 안전이 문제가 될 때 개입하는 것이 중요하다. 치료사는 이 단계를 특징 짓는 수많은 오류를 모두 수정하려 하지 말고 연습 중에 ***시행착오 학습(trial-and-error learning)***을 통해 해결해야 한다. 피드백, 특히 시각적 피드백은 초기 단계에서 중요하다. 따라서 학습자는 "움직임을 주의 깊게 관찰"하도록 지시받아야 한다. 연습은 적절한 휴식기간을 허용하고 학습에 도움이 되는 환경에서 반복적으로 기술을 연습하는 데 집중해야 한다. 이는 일반적으로 학습단계에서 인지 요구가 높기 때문에, 산만하지 않는 환경(폐쇄적 환경)에서 이루어져야 한다.

연합 단계

학습의 중간 또는 ***연합 단계(Associative stage)*** 동안, 운동 전략은 지속적인 연습을 통해 개선된다. 움직임이 협응된 패턴으로 발전함에 따라 공간적 측면과 시간적 측면이 조직화된다. 수행이 향상됨에 따라 일관성이 향상되고 오류 및 외부 움직임이 줄어든다. 학습자는 이제 무엇을 할 것인가 보다 움직임을 어떻게 할 것인가에 집중하고 있다.

중간 단계의 학습 동안, 치료사는 계속해서 피드백을 제공하며, 움직임 오류가 일관되게 나타나면 중재한다. 학습자는 움직임과 관련된 고유수용성 감각을 이해할 수 있다(예, *"어떻게 느꼈습니까?"*). 학습자는 스스로 운동 수행을 평가하고 움직임 중에 본질적으로(자연스럽게) 발생하는 피드백을 인식하도록 권장된다. 연습은 기술 변화의 연습을 장려하고 점차 환경을 변화시키며, 다양해야 한다. 예를 들어, 학습자는 침대-휠체어 이동, 휠체어-매트 이동, 휠체어-화장실 이동 및 마지막으로 휠체어-자동차 이동을 연습한다. 치료사는 도수 보조를 줄이며, 도수보조는 일반적으로 이 단계에서 역효과를 낳는다. 이 학습 단계에서 기술을 수정하는 데 학습자의 능동적 통제와 능동적 의사 결정에 초점을 맞추어야 한다.

자동 단계

학습의 최종 단계 또는 ***자동 단계(autonomous stage)***는 상당한 연습 후 대부분 자동인 운동수행에 의해 특징지어진다. 운동프로그램은 "스스로 실행" 할 수 있을 정도로 재구성되어 있기 때문에 인지 모니터링 수준은 최소한밖에 되지 않는다. 움직임의 공간적, 시간적 요소가 고도로 정리되어 학습자는 움직임 패턴을 협응할 수 있다. 학습자는 어려운 환경이나 경쟁 스포츠에서 성공하는 방법과 같은 수행의 다른 측면에 이제 자유롭게 집중할 수 있다. 움직임은 대부분 오류가 없으며, 산만한 환경으로부터 거의 간섭을 받지 않는다. 따라서 학습자는 안정적이고 예측 가능한 환경과 변화하고 예측 불가능한 환경에서 똑같이 잘 수행할 수 있다.

연합 학습 중에 시작된 훈련 전략은 이 마지막 단계에서 계속된다. 치료사는 연습 촉진시키는 것을 계속한다. 이 단계까지, 움직임은 대부분 자동적이어야 한다. 치료사는 학습자의 도전을 위해 환경 변화와 산만함을 제공할 수 있다. 만약 학습자가 이 단계에서 성공한다면, 이러한 변화는 움직임을 악화시키는 데 거의 도움이 되지 않을 것이다. 치료사는 또한 학습자가 동시에 두 개의 개별 과제를 수행해야 하는 ***이중 과제 훈련(dual-task training)***을 제공할 수 있다. 예를 들어, 환자는 걸으며 대화를 계속하거나(***워키-토키 검사***) 물컵이 놓인 쟁반을 들고 걷도록 하는 것이다. 학습자는 동시에 수행하는 두 과제 모두 동등하게 성공해야 한다. 주요 오류에 초점을 맞춘 치료사의 피드백이 가끔 필요하다. 열린 기술을 촉진하는 환경에서 다양한 과제 요구를 촉진하는 동안 대규모 연습(휴식시간이 연습시간보다 훨씬 적음)을 사용할 수 있다. 학습자는 반복적인 도전에서 치료사가 제시한 움직임 기술에 이르기까지 의사 결정에 자신감을 갖고 완수해야 한다. 이 학습 단계의 결과는 가정, 지역사회 및 작업/놀이 환경의 다중과제 도전을 해결하기 위한 성공적인 준비이다. 표 2.2에는 운동학습과 훈련 전략의 단계가 요약되어 있다.

표 2.2 운동학습 단계의 특성과 훈련 전략[a]

학습 단계	인지	연합	자동
특성	*"무엇을 할까요?"* 학습자는 과제에 대한 이해도를 높이고; 능력, 과제 요구를 평가하며; 과제에 대한 초기 접근을 수행한다. 높은 수준의 인지 모니터링이 요구된다. 시각적 피드백에 대한 의존도가 높다.	*"어떻게 할까요?"* 학습자는 움직임을 연습하고 운동프로그램을 재정비하며, 오류와 외부 움직임을 줄인다. 고유수용성 피드백 사용을 증가시키며 시각적 피드백에 대한 의존도를 줄인다. 인지 모니터링이 감소한다.	*"어떻게 성공합니까?"* 학습자는 움직임을 연습하고 운동프로그램을 계속 재정비한다. 움직임은 오류가 거의 없으며; 최소한의 인지 모니터링 수준이다.
피드백 유형과 스케줄	온전한 감각 시스템, 내재적 피드백 기전을 강조한다; 초기 운동프로그램을 확립하기 위해 시각적 피드백을 강조한다. 외재적 피드백을 증강 피드백과 신중하게 결합한다. 일관된 오류에 초점을 맞춘 KP와 성공적인 움직임 결과에 초점을 맞춘 KR을 제공한다. **지속적인 피드백**은 초기 학습 시 수행을 향상시킨다. **변할수 있는 피드백**은 보존력을 향상시키지만 초기에는 수행을 감소할 수 있다.	정확성의 내부 참조를 설립하기 위해 고유수용성 피드백을 강조한다. 과도한 증강 피드백을 피하기 지속적인 동기 부여를 위한 피드백을 제공한다. KP를 계속 제공하고; 오류가 일정해지면 개입한다. KR을 계속 제공하고; 기능적 결과의 관련성을 강조한다. 보존 개선을 위해 **변할 수 있는 피드백**(증가, 감소, 대역폭) 사용에 집중한다.	학습자는 적절한 자체 평가를 시연한다. 오류가 명백할 경우 간혹 피드백(KP 또는 KR)을 제공한다.
연습 유형과 스케줄	과제가 복잡하고 길거나 학습자가 쉽게 피로해지거나 주의력이 저하될 경우 적절한 휴식을 제공하기 위해 **분산 연습**을 사용한다. 동일한 과제의 **차단 연습**은 수행을 향상시킨다. 관련 기술의 **변할 수 있는 연습**은 유지력을 증가시키지만 초기에 수행을 저하시킬 수 있다. **부분 전체 연습**을 구성요소의 부분으로 복잡한 과제를 분해하는데 사용하고; 부분과 통합된 전체를 가르친다. **멘탈 연습**은 수행 능력과 학습을 향상시키고 불안을 줄이는 데 사용될 수 있다.	연습의 일관성을 장려한다. 유지력을 향상 시키기 위해 관련된 기술의 **변할 수 있는 연습** 순서(연속적 또는 무작위)에 집중한다.	다양한 과제를 가진 변할 수 있는 환경에서 수행의 일관성을 강조한다. 높은 수준의 연습(**대규모 연습**)이 적절하다.
환경의 구조	외부 환경 자극과 산만함을 줄인다. 처음에는 **닫힌 환경**을 강조하고 점차 **열린 환경**으로 발전한다.	변화하고 **열린 환경**을 향해 나아간다. 학습자는 가정, 지역사회, 직장 및 실제 환경을 위해 준비한다.	학습자에게 도전할 수 있도록 환경을 다양화한다. 학습자는 가정, 지역사회 및 작업 환경을 대비할 수 있도록 준비한다. 가능하면 실제 환경에서 연습한다.

표 2.2 운동학습 단계의 특성과 훈련 전략[a] *(계속)*

학습 단계	인지	연합	자동
훈련전략	과제의 목적을 기능적으로 관련된 용어로 강조한다. 이상적인 과제 수행을 입증하여 정확성의 기준을 확립한다. 필요에 따라 수동 지침을 사용하여 처음에는 도움을 받는다. 학습자에게 수행과 결과를 평가하도록 요청한다. 각성 수준을 적절히 평가 및 수정한다.	수동 지침은 이 학습 단계동안 역효과를 낼 수 있다. 학습자가 자기 평가 및 의사 결정 기술을 향상시킬 수 있도록 도와준다.	의식적인 주의, 움직임의 자동성에 대한 필요성을 평가한다. 기술의 경쟁적 측면에 적절하게 집중한다. (예, 적응형 스포츠)

KP, 수행지식; KR, 결과지식
[a] 출처 O'Sullivan SB[1]

피드백 Feedback

피드백(Feedback)은 운동학습을 촉진하는 중요한 요소이다. 피드백은 움직임의 자연스러운 결과로서 일어나는 ***내적(intrnisic) 피드백(고유(inherent) 피드백)*** 또는 일반적 움직임 동안 증강되고 수신되지 않는 감각 큐잉의 ***외적(extrinsic) 피드백(증강(augmented) 피드백)***이 있다. 고유수용성, 시각, 안뜰 및 피부 감각은 내적 피드백의 유형인 반면 시각, 청각 및 촉각 큐잉은 외적 피드백의 형태(예, 구두 큐, 촉각 큐, 도수 접촉 및 생체 피드백 장치)이다. 치료 동안, 내적 피드백과 외적 피드백은 모두 운동학습을 향상시키기 위해 조작된다. 과제 수행 중에 ***동시 피드백(Concurrent feedback)***이 제공되며, 과제 수행 종료 시 ***종말 피드백(terminal feedback)***이 제공된다. 움직임의 최종 결과 또는 전반적 결과에 대한 증강 피드백을 ***결과에 대한 지식(KR) (Knowledge of results)***이라고 한다. 생성된 움직임 패턴의 특성 또는 질에 대한 증강 피드백을 ***수행 지식(KP) (Knowledge of performance)***이라고 한다. KP와 KR의 상대적 중요성은 학습되는 기술과 내적 자원으로부터 피드백의 가용성에 따라 달라진다. 예를 들어, 트래킹 과제(예, 별 추적 과제)는 내적 시각 및 운동학적 피드백(KP)에 크게 의존하는 반면, KR은 움직임의 정확성에 덜 영향을 미친다. 결과에 대한 지식은 다음 시도를 위한 전반적인 움직임이 어떻게 조성되는지에 대한 중요한 정보를 제공한다.
과제 요소와 오류 식별에 초점을 맞춘 수행 큐(KP)는 KR이 없으면 유용하지 않다.

피드백의 모드, 강도 및 스케줄과 관련하여 임상 결정이 이루어지며; 이러한 임상 결정을 안내하는 질문은 상자 2.5에서 찾을 수 있다. 피드백 유형에 대한 선택에는 강조하는 내적 감각 시스템, 사용할 증강 피드백 유형 및 외적 피드백과 내적 피드백을 결합하는 방법의 선택이 포함된다. 감각계의 선택은 감각통합에 대한 특별한 검사 결과에 달려 있다. 선택된 감각계는 정확하고 유용한 정보를 제공해야 한다. 만약 내적 감각계가 손상되어 왜곡되거나 불완전한 정보(예, 당뇨성 신경병리로 인한 고유수용성 감각 손상)를 제공하면, 다른 감각계(예, 시각)의 사용을 강조해야 한다. 학습을 강화하기 위해 보충성 증강 피드백을 사용할 수도 있다. 결정은 학습의 단계를 토대로 한다. 학습의 초기에는 시각 피드백이 의식적 집중으로 쉽게 야기되고 중요하다. 덜 의식적으로, 고유수용성과 같은 접근 가능한 감각 정보는 중간 및 마지막 학습 단계에서 더 유용하다.

상자 2.5 피드백에 관한 임상 의사결정을 안내하고 알려주는 질문

- 어떤 유형의 피드백을 이용해야 하는가(모드)?
- 얼마나 많은 피드백이 사용되어야 하는가(강도)?
- 언제 피드백이 주어져야 하는가(일정)?

피드백의 빈도 및 일정(언제 및 얼마나 많이)에 대한 결정에 도달해야 한다. ***지속적인 피드백(constant feedback)***(예, 매 시험후 제공)은 학습자를 올바른 수행으로 빠르게 안내하지만 유지 속도는 느리다. 반대로, ***가변적 피드백(variable feedback)*** (매 시험 후에 제공되지 않음)은 수

상자 2.6 운동학습 향상을 위한 피드백 스케줄[a]

- **지속적인 피드백 (constant feedback)** : 매번의 연습 시도 후에 주어지는 피드백
- **증가 피드백 (summed feedback)** : 정해진 횟수의 시행 후에 제공되는 피드백; 예, 매번 또는 매 세 번째 시도 후에 주어지는 피드백
- **감소 피드백 (faded feedback)** : 처음에는 매번 시도 후에 주어지다가 점차 빈도가 줄어들며 주어지는 피드백; 예, 2번 시도 후에 주어지다가 점차 5번 시도 후에 주어지는 피드백.
- **대역폭 피드백 (bandwidth feedback)** : 수행이 제공된 실수 범위 밖에 있을 때만 주어지는 피드백; 예, 만약 수행(보행)이 너무 빠르거나 느릴 때 주어지는 피드백이나 미리 결정된 범위 내에 빠지면 안 된다.
- **지연된 피드백 (delayed feedback)** : 단기간의 지연 이후에 주어지는 피드백; 3초 지연 후에 주어지는 피드백

[a] 출처 Schmidt, R, and Lee, T.[28(pp493-501)]

행의 초기 습득은 더딘 편이지만 유지를 향상시킨다. 이는 피드백의 가변적인 제시에 수반되는 인지 처리의 깊이가 증가했기 때문일 가능성이 높다. 피드백 일정은 상자 2.6에 제시되어 있다.

학습자에게 자기 성찰과 자기 평가를 위한 기회와 시간을 제공하는 것이 중요하다. 치료사가 과제 완료 중 또는 직후에 증강 피드백을 환자에게 제공하면, 이것은 과도한 것이고 학습자에 의한 능동 정보처리를 배제할 것이다. 환자 자신의 의사결정 능력이 최소화되고 치료사의 구두 피드백이 우세할 것이다. 이것은 재활치료를 받고 있는 환자가 왜 최소한의 이월(carryover)과 새롭게 습득한 운동기술의 제한된 유지를 가지는 이유를 잘 설명할 수 있다. 증강 피드백의 철회는 내적 피드백 시스템을 효율적으로 사용하기 위한 환자의 노력과 점진적으로 신중하게 결합되어야 한다.

긍정적 강화 보상의 형태에서 피드백은 행동을 형성하는데 중요한 동기부여의 도구이다. 훈련에서 환자가 인지하고 성공을 달성할 수 있도록 도움을 주는 것은 걱정과 우울을 감소시키는 방법이다. 제도적 환경과 장애의 성격은 ***학습된 무기력(learned helplessness)***에 기여한다. 치료사는 이러한 감정을 상쇄하고 환자가 성공에 대한 동기부여를 갖도록 하는데 중요한 역할을 한다. 환자가 목표 설정을 포함한 치료계획 과정의 모든 단계에서 능동적으로 참여한다는 것이 여기에 포함되어야 한다. 활동기반 훈련이 성공적으로 이루어지려면, 그 훈련이 환자에게 의미있고 적절해야 한다.

연습 Practice

운동학습에 영향을 미치는 주요 요소는 ***연습(practice)***이다. 일반적으로 훈련 스케줄에 연습을 더 많이 배치할수록, 학습이 더 잘 이루어진다. 예를 들어, 감독(클리닉) 및 비감독(가정 또는 병원 단위) 환경 모두에서 매일 연습하는 환자는 가정운동프로그램(HEP)에 통합된 추가 연습 없이 외래 클리닉에서 일주일에 한 번 보는 환자에 비해 학습 증가를 보일 것이다. 치료사의 역할은 환자가 정확한 움직임을 연습할 수 있도록 보장하는 것이다. 좋지 못한 움직임 패턴의 연습은 ***부정적인 학습(negative learning)***으로 이어질 수 있어 잘못된 습관과 자세는 정확한 움직임을 익히기 전에 배워서는 안된다. 환자가 능동적 재활에 참여하지 못하고 오랜 기간동안 가정에서 움직임을 연습했을 때 종종 잘못된 학습이 일어난다. 연습의 조직화는 과제의 종류와 환자의 동기, 주의력 범위, 집중력 및 인내력을 포함한 몇 가지 요소에 따라 달라진다. 부가적인 요소로는 치료 빈도가 있는데, 이것은 병원 스케줄, 서비스 이용 및 치료비(사회 경제적 요소) 등에 따라 좌우된다. 외래 환자가 가정에서 수행하는 연습은 동기부여, 가족의 지지 정도, 적절한 환경, 그리고 잘 구축된 가정운동프로그램(HEP)등에 크게 좌우된다.

임상 노트 : 원격 건강(telehealth, 원격 재활)은 환자에게 의료 정보와 서비스를 원격으로 제공하기 위해 통신기술과 보안 전자통신을 사용하는 것이다. 가정에서 연습 효율을 높이는 데 사용할 수 있으며 환자 및 보호자와의 직접적인 상호작용과 의사소통을 가능하게 한다. 코로나19의 출현으로, 그것은 빠르게 더 주류가 되었다.

연습에 대한 임상 결정을 유도하고 정보를 주는 질문은 다음과 같다:

- 연습 기간과 휴식 기간은 어떻게 분배되어야 하는가? (연습 분배)
- 어떤 과제와 과제 변경이 연습되어야 하는가? (연습 변경)
- 과제들이 어떻게 순차적으로 이루어져야 하는가? (연습 순서)
- 환경은 어떻게 구축되어야 하는가? (닫힌 환경 또는 열린 환경)

대량 연습(massed practice)은 연습과 휴식 간격의 순서이고, 휴식시간이 연습시간보다 적은 편이다. 피로, 감소

된 수행, 그리고 손상의 위험은 대량 연습을 사용할 때 반드시 고려되어야 한다. ***분산 연습(distributed practice)***은 간격을 둔 연습 간격으로서, 연습시간이 휴식시간과 동일하거나 더 작아야 한다. 비록 학습이 양쪽으로 일어나더라도, 분산 연습은 훈련 시간당 가장 큰 학습을 일으키며, 전체 연습 시간이 증가된다. 분산 연습은 수행 능력과 지구력이 좋지 못한 많은 환자들이 능동 재활을 받을 때 선호하는 연습 방법이다. 적절한 휴식시간을 가지면, 피로의 간섭 효과 없이 그리고 안전성 문제 증가로 수행이 향상될 수 있다. 동기부여가 낮거나 학습자가 짧은 주의 지속시간과 나쁜 집중력(예, TBI 환자) 또는 운동계획결손(예, 실행장애를 가진 환자)을 가졌을 때는 분산 연습이 유익할 것이다. 과제 자체가 복잡하고, 길고, 에너지 비용이 클 때는 분산 연습도 고려할 수 있다. 동기부여와 스킬 수준인 높고, 환자가 적절한 지구력, 주의력, 집중력 등을 가졌을 때는 대량 연습을 고려할 수 있다. 예를 들어, 재활의 최종 단계에 있는 SCI환자는 독자적 지역사회 가동성에 요구되는 휠체어 스킬을 습득하기 위해 장시간 연습을 한다.

차단 연습(blocked practice)은 반복적으로 수행된 하나의 과제를 중심으로 조직화된 연습 순서를 의미한다. ***무작위 연습(Random practice)***은 여러 과제가 무작위 순서로 시도되는 연습 순서이다. 비록 운동스킬 습득을 위해 위의 양쪽 연습이 허용되더라도 무작위 연습은 장시간 유지효과를 가진 것으로 알려져 있다. 예를 들어, 다양한 이동 방법(침대에서 휠체어, 휠체어-변기, 휠체어-욕조 의자)이 동일한 세션 내에서 모두 연습될 수 있다. 비록 개별 과제의 숙련된 수행이 초기에 지연될 수 있더라도, 이동 스킬의 향상된 유지를 기대할 수 있다. 과제 요구를 변화시키는 지속적인 도전은 높은 ***상황 간섭(contextual inerference)***을 제공하고, 기억 저장으로부터 회수 연습을 통한 인지 처리의 깊이를 증가시킨다. 습득된 스킬은 다른 과제 변화나 환경에 더 쉽게 적용될 수 있다(***적응성*** 촉진). 차단 연습은 낮은 상황 간섭 때문에 높은 초기 수행을 초래할 것이고, 특정 상황에 요구될 수 있다.(예, 학습을 위해 높은 구조와 일치성을 요구하는 TBI환자).

연습 순서(Practice order)는 과제가 연습되는 순서이다. ***차단 순서(Blocked order)***는 단일과제의 반복된 연습이거나, 많은 시도 횟수를 가지고 특별한 순서를 가진 과제들의 그룹(과제1의 3회 시도, 과제 2의 3회 시도, 그리고 과제 3의 3회 시도: 111222333)이다. ***연속 순서(Serial order)***는 예측 가능하게 반복하는 순서(다음과 같은 순서로 다중 과제를 연습한다:123123123). ***무작위 순서(Random order)***는 반복되지 않고 예측 불가능한 연습 순서이다.(123321312). 비록 스킬 습득이 3가지 순서 방법으로 달성될 수 있지만, 차이점이 발견되었다. 차단 순서는 향상된 초기 습득과 스킬의 수행을 생성하는 반면, 연속 순서와 무작위 순서는 더 나은 유지와 스킬의 적응성을 생성한다. 이런 결과는 상황 간섭과 증가된 인지 처리의 깊이 때문이다. 여기에서의 주요 요소는 기억 후퇴에 능동적으로 참여하는 학습자의 정도이다. 예를 들어, 많은 다른 과제의 연습을 포함할 수 있도록 치료 세션이 조직화될 수 있다.(앞쪽 발내딛기, 뒤쪽발 내딛기, 좌우 발 내딛기, 계단 오르기). 과제의 무작위 순서는 처음에는 바람직한 발 내딛기의 습득 지연을 초래할 수 있지만, 장기적으로는 유지와 스킬의 적응성을 향상시킬 수 있다.

부분-전체 연습

일부 복잡한 운동기술은 연습을 위해 구성 부분으로 효과적으로 분해될 수 있다. 구성 부분의 연습은 통합된 전체 과제의 연습에 의해 밀접하게 따라져야 한다. 예를 들어, 초기 휠체어 이동 훈련 동안, 이동 단계들을 연습한다(예, 브레이크 잠그기, 발판 들어올리기, 휠체어 앞으로 밀기, 일어서기, 몸돌리기(pivoting), 앉기). 동일한 치료 세션 동안 이동은 전체적으로 수행된다. 통합된 전체의 연습을 지연시키는 것은 전체 과제를 학습하는데 방해될 수 있다.

임상 노트 : 부분-전체 연습은 독립성이 높은 부분(예, 이동)이 있는 별개의 또는 일련의 운동과제에 가장 효과적이다. 부분-전체 연습은 연속적인 움직임 과제(예, 걷기)와 크게 통합된 부분(예, 미세한 운동 손 기술)이 있는 복잡한 과제에 덜 효과적이다. 둘 다 공간적 요소와 시간적 요소의 순서를 가진 높은 협응 수준을 필요로 한다. 이들 과제에서, 통합된 전체의 연습을 강조하는 것은 바람직하다.

멘탈 연습

멘탈 연습(Mental practice)은 공공연한 연습을 하지 않고, 생각으로만 운동 과제를 수행하는 연습의 전략이다. 과제 요소의 인지적 리허설로부터 좋은 효과가 발생한다. 이론적으로 멘탈 연습으로 움직임에 대한 운동프로그램이 활성화되지만, 역치이하의 운동 활성이 일어난다. 멘탈 연습은 운동

상자 2.7 운동학습을 향상시키기 위한 연습 스케줄[a]

- **대량 연습(massed practice)** : 연습시간과 휴식시간의 순서로서, 연습 기간이 휴식 기간과 동일하거나 적은 경우이다. 예, 연습시간은 1시간이고, 휴식시간은 10분이다.
- **분산 연습(distributed practice)** : 연습 기간과 휴식 기간의 순서로서, 연습시간이 휴식시간과 동일 하거나 적은 경우이다. 예, 연습시간은 10분, 휴식시간도 10분.
- **차단 연습(blocked practice)** : 반복적으로 수행되는 하나의 과제를 중심으로 조직화된 연습 순서로서, 다른 과제의 연습으로 방해를 받지 않는다; 상황 간섭이 낮은 편이다. 예, 과제1의 연습이 3회 시도된다(111); 다른 연습은 차단된다. 과제2의 3회 연습(222)과 과제 3의 3회 연습(333) 등등.
- **연속적 연습(Serial practice)** : 다중 과제의 연습을 예측 가능할 수 있는 반복 순서. 예, 3가지 과제를 연습하는 반복 순서: 123123123.
- **무작위 연습(random practice)** : 연습하고 있는 과제의 순서가 무작위로 배열된 연습 순서, 상황 간섭이 높은 편이다; 예, 3가지 과제를 연습하는 순서가 무작위이다: 123321312.
- **부분-전체 연습(parts-to-whole practice)** : 분리 연습을 위해 전체 과제를 부분적으로 쪼개서 연습하는 것. 부분 요소를 먼저 연습한 후 통합된 전체를 연습하는 방법이다.
- **멘탈 연습(mental practice)** : 명백한 물리적 연습 없이 운동 과제의 수행을 상상하거나 시각화하는 연습 방법. 예, 환자는 실질적인 기술을 연습하기 전에, 보조 장치를 이용해 계단 오르기 순서의 단계들을 상상으로 연습한다.(건강한 다리 올려놓고, 그 다음에 지팡이 올리고, 마지막으로 환측 다리 올려놓기).

[a] 출저 Schmidt, R, and Lee, T.[28(pp493-501)]

스킬의 습득을 촉진시키는 것으로 밝혀졌다. 쉽게 피로해지고 신체적 연습을 지속할 수 없는 환자에게 멘탈 연습을 고려해 볼 수 있다. 멘탈 연습은 다가오는 움직임 경험을 미리 살펴봄으로써 초기 연습과 관련된 두려움을 감소시키는데도 매우 효율적이다. 멘탈 연습과 신체 연습을 모두 사용한 환자는 신체적 연습만 사용한 환자보다 더 빠른 속도로 움직임의 정확성과 효율성을 향상시킬 수 있다. 상자 2.7은 운동학습을 강화하는데 사용되는 연습 스케줄을 정의하고 있다.

임상 노트 : 멘탈 연습을 이용하고자 할 때, 환자가 과제를 이해하고 있는지, 올바른 움직임을 능동적으로 연습하고 있는지를 치료사는 확인해야 하는데, 이것은 환자에게 환자 자신이 연습하고 단계를 말로 표현하도록 함으로써 확인할 수 있다.

적신호 : 멘탈 연습은 인지적 의사소통 결핍 또는 인지 문제를 가진 환자에게는 일반적으로 금기시 된다. 일반적으로 이들 환자는 과제의 아이디어를 이해하는데 어려움이 있다.

자율적 연습

정기적으로 이루어지는 치료 시간은 스킬 학습을 할 때 요구되는 실질적인 연습시간의 양을 제공하지 않는다. 환자가 병원이나 가정에서 치료 받지 않고 보내는 시간은 일반적으로 제한된 활동의 시간이다. 치료사는 의미 있는 연습을 위해 이 시간을 효율적으로 사용하기 위해 환자와 가족을 관여시킬 필요가 있다. 병원이나 가정에서 수행되는 환자 활동에서 환자와 가족의 훈련은 필수적이다. 지시사항은 명확하고 간결하게 문서 작용이 되어야 한다. 통제된 시설에서 활동을 먼저 시범해서 보여준 다음, 그 활동을 연습하도록 해야 한다. 환자는 환자의 연습된 활동 기록, 활동 기간(반복 횟수), 필요한 코멘트(예, 통증의 정도, 어지러움, 또는 불안함)가 있는 ***활동 일지(activity log)***를 사용하여 자율적 연습을 기록하는 것을 교육 받아야 한다. 치료사는 정기적으로 활동일지 기록을 평가해야 한다. 자율적 연습을 성공적으로 수행할 수 있도록 환경을 선택하고 구축해야 한다. 환자의 안전과 적절한 휴식시간도 중요한 요소이다. 예를 들어, 서기 균형 훈련은 안전을 위해 부엌 주방대를 손을 잡고 이루어지는데, 그래서 이것을 "부엌 운동(Kitchen sink exercise)"이라고 불린다.

학습의 전이 Transfer of Learning

학습의 전이는 다른 과제를 수행한 연습이나 경험의 결과로서 일어나는 과제 수행능력의 이득(또는 소실)을 의미한다.[27] 학습은 ***양쪽 전이(Bilateral transfer)***로 불리는, 반대쪽 팔다리를 이용한 연습으로도 촉진될 수 있다. 예를 들어, 뇌졸중 환자는 먼저 덜 마비된 쪽 팔다리를 이용해 바람직한 움직임 패턴을 연습한다. 이런 초기 연습은 필수 운동프로그램의 형성이나 회상을 강화한다. 그런 다음, 환측 팔다리를 이용한 움직임 패턴을 연습한다. 그러나 손상측 팔다리의 움직임이 불가능하거나 거의 일어나지 않을 때(예, 이완된 편측 팔다리)는 이런 방법을 적용할 수 없다. 과제가 비슷할 때(예, 구성요소와 작용), 전이 효과가 좋다. 예를 들어, 동일한 패턴(예, 손을 입으로 가져가는 활동이나 앞으로 뻗기, 주먹쥐기 등)을 먼저 한쪽 팔다리로 연습한 후, 반대쪽 팔다

리로 연습했을 때 적절한 전이를 기대할 수 있다. 비슷하지 않는 활동의 연습은 부정적인 전이나 준거 과제(criterion task)를 수행하는 능력을 소실시킬 수 있다. 적절한 전이를 비슷한 환경에서의 연습으로 달성될 수 있다.
예를 들어, 실제 환자의 집 환경과 비슷하게 꾸며진 환경(가구까지 비슷한 배치된)에서 움직임을 연습한다.

리드-업 활동(Lead-up activity, subskills)은 물리치료에서 흔하게 사용된다. 리드-업 활동은 매우 단순한 과제이거나 복잡한 과제의 일부 요소이다. 리드-업 활동은 일반적으로 자세 요구와 자유도가 적은 쉬운 자세에서 연습 되어야 한다. 두려움은 줄어 들고 안전성은 보장되어야 한다. 예를 들어, 몸통과 엉덩관절의 초기 똑바른 자세조절은 서기 자세 이전에 무릎 자세, 반 무릎 자세, 네발서기 자세(Plantigrade)에서 수행되어야 한다. 낙상의 두려움이나 서기 자세의 전반적인 요구 없이, 환자는 똑바른 서기에 요구되는 엉덩관절 폄과 벌림의 안정화 조절을 발달시킨다. 리드-업 활동이 ***준거 과제(criterion task)***의 요건과 비슷하면 할수록, 학습의 전이가 좋아진다.

환경 구축하기 Structuring the Environment

연습 세션을 구축할 때 환경적 상황은 중요한 고려사항이다. 초기 연습은 안정적이고 예측 가능한 ***닫힌 환경***에서의 연습으로부터 이득을 얻을 수 있다. 학습이 진행함에 따라, 환경은 실제의 ***열린 환경***과 일치하는 다양한 특징을 가진 환경으로 수정되어야 한다. 물리치료실 내에서만의 보행 연습은 물리치료실에서는 성공적인 수행을 할 수도 있지만***(맥락별 학습, context-specific learning)***, 환자는 가정이나 지역사회에서 보행할 준비를 하지 못한다. 치료사는 수행이 일관되어지면, 환경을 점차적으로 수정하기 시작해야 한다. 그러나 어떤 환자(예, 심한 TBI와 제한된 회복을 가진 환자)는 아무런 기능도 할 수 없지만, 잘 구축된 환경을 가질 수 있다.

풍부하거나 집단 환경에서 일하는 사회적 이점을 과소평가해서는 안된다. 재활을 받는 환자는 종종 낯설고 비자극적인 환경에서 일하는 어려움을 갖는다. 우울증과 동기부여의 부족이 자연적으로 나타난다. 치료사는 환자가 다른 사람들과 사회적인 작용을 하도록 격려해야 하고, 가능하면 언제든지 집단 운동에 참여하도록 격려해야 한다. 능동적이고 참여적인 환자도 환자에게 동기부여를 줄 수 있다.

환자 의사-결정 강화하기

Enhancing patient decision-making

학습이 진행함에 따라, 환자는 자가 모니터링, 분석 및 움직임의 자가 교정에 적극적으로 참여해야 한다. 치료사는 상자 2.8에 수록된 주요 질문을 제기함으로써 환자가 초기 의사결정에 참여하도록 촉진한다.

치료사는 환자 반응을 정확하게 확인해야 한다. 만약 실수가 지속되면, 환자의 노력이 엉뚱한 방향으로 향할 수 있다. 예를 들어, 밀기 증후군(동측 밀기)을 가진 뇌졸중 환자는 환측으로 밀게 되고, 방어 장치가 없으면 넘어지게 될 것이다. 치료사는 다음의 질문을 제기할 수 있다: *"본인이 넘어질 것처럼 느낄 때 어떤 방향으로 넘어질 것 같은가?"* 또는 *"이런 문제를 해결하기 위해 무엇이 필요한 것 같은가?"* 치료사는 자세 반응을 교정하고 보다 대칭적인 움직임을 가지려는 환자를 돕기 위해 증강 신호(예, 가벼운 저항이나 가볍게 두드리기)를 사용할 수 있다. 독자적 의사결정 스킬의 발달은 지역사회를 살아가는데 필요한 학습과 적응성을 보장하는데 중요한 역할을 한다.

학생실습활동 2.2는 운동학습 전략의 사용에 초점을 맞춘 학생실습활동을 보여준다.

상자 2.8 능동적인 환자 의사결정과 자율성을 촉진하기 위한 가이드 질문[1]

- 의도된 움직임의 목표가 무엇인가?
- 당신은 그 목표를 달성했는가? 만약 달성하지 못했다면, 목표가 수정될 필요가 있는가?
- 당신은 계획한 대로 움직였는가? 만약 그렇지 않았다면, 움직임을 할 때 당신이 접했던 문제점은 무엇인가?
- 당신이 움직임 성공을 달성할 수 있도록, 어떤 문제점을 교정할 필요가 있는가?
- 복잡한 움직임이라면, 과제의 구성요소나 단계는 무엇인가? 구성요소가 어떻게 순차적으로 이루어져야 하는가?
- 의도적 움직임의 목표에 도달함에 있어 환경의 어떤 측면이 여러분의 성공(또는 실패)을 이끌었는가?
- 당신이 시도해야 할 동기부여는 무엇인가?
- 당신은 얼마나 자신감 있게 움직이는가? 여러분의 가정환경이 안전한가?

증강 중재와 신경운동접근법
Augmented interventions and Neuromotor approaches

초기 회복 동안, 수의적 조절이 제한된 환자는 증강 중재를 이용한 훈련으로 도움을 받을 수 있다. 증강 중재는 수의적 조절을 촉진하기 위해 유도 움직임이나 보조 움직임과 특별한 기법(예, 신경근육촉진법이나 감각자극기법)을 이용한 촉진 움직임으로 구성될 수 있다. 예를 들어, 초기 회복단계에 있거나 수의적 조절이 제한된 뇌졸중 TBI 환자는 증강 중재의 좋은 후보군이다. 증강 중재는 움직임이 없거나 심한 움직임 장애와 능동 움직임 사이의 틈을 메워준다. 그러므로 증강 중재는 "점프 스타트" 회복(jump-start recovery)에 이용된다. 오늘날 많이 사용되고 있는 증강 중재로는 PNF[32,33](3장에서 설명되고)와 NDT[34,35](아래 단락에서 설명되는)가 있다. 바이오 피드백과 신경근 전기 자극도 점프 스타트 운동 회복 때 이용될 수 있다.

적신호 : 충분한 회복과 수의적 움직임 조절을 보이는 환자는 도수치료와 증강 중재로 큰 효과를 얻을 수 없다. 증강 중재가 필요 없는데 장시간 사용하면, 오히려 역효과가 나타나고 회복을 지연시킬 수 있다. 차라리 이들 환자는 능동적인 조절과 효율적인 운동학습 전략을 강조하는 활동 중심, 과제 중심의 중재를 받는 것이 낫다.

신경근촉진기법
Neuromuscular facilitation techniques

무수히 많은 신경근 촉진법이 근수축을 촉진하고, 활성화시키고, 또는 억제하기 위해 이용되고 있다. 이들 기법을 총칭하여 ***촉진기법(facilitation techniques)***이라고 한다. 그러나 촉진기법은 잘못된 표기이다. 왜냐하면 이들 기법에는 억제를 위한 기법이 포함되어 있기 때문이다. ***촉진(facilitation)***이라는 용어는 신경활동의 증가와 시냅스 전위의 변화를 통해 움직임 반응을 시작할 수 있는 능력의 증가를 의미한다. 적용된 자극이 운동신경의 시냅스 역치를 낮출 수도 있지만, 움직임 반응을 일으키는데 충분하지 않을 수도 있다. 한편, ***활성(activation)***은 움직임 반응을 실제로 일으키고, 신경 흥분을 위해 임계 역치값에 도달한 것을 의미한다. ***억제(inhibition)***은 시냅스 전위의 변화를 통해 움직임 반응을 시작하는 능력의 감소이다. 시냅스 역치가 상승되어, 신경 흥분이 더욱 어렵게 되고 이로 인해 움직임이 일어나지 않는다. 알파 운동신경세포에 작용하는 척수 레벨 자극과 척수 위 레벨 자극의 복합이 근육 반응이 촉진될 것인지, 활성화될 것인지, 또는 억제될 것인지를 결정한다. 표 2.3은 신경근 촉진법의 개요를 설명하고 있다.

몇가지 일반 지침이 중요하다. 촉진기법은 ***부가적인(additive)*** 것일 수 있다. 예를 들어, 빠른 신장, 저항 및 구두 큐 등과 같은 적용된 입력이 PNF 패턴을 적용할 때 함께 적용될 수 있다. 이들 모든 자극이 함께 적용되어 바람직한 반응을 이끌어 낼 수 있지만, 하나의 자극만으로는 반응을 이끌어내지 못할 수도 있다. 이것은 CNS내의 ***공간적 가중(spatial summation)***의 특성을 보여준다. ***반복 자극(repeated stimulation)***(예, 반복된 빠른 신장)도 CNS내의 ***시간적 가중(temporal summation)*** 때문에 바람직한 운동 반응을 이끌어 낼 수 있지만, 단일 반복은 그렇지 못할 수도 있다. 예를 들어, 신장은 움직임을 일으키기 위해 길어난 범위 때 초기에 이용되고(PNF패턴), 약화된 근육이 단축된 범위 쪽으로 움직일 수 있도록 중간범위에서 반복적으로 이용된다. 자극이나 억제의 반응은 환자에 따라 다르고, CNS의 온전성 수준, 각성 및 운동신경 활동의 특별한 수준 등을 포함한, 여러 요소들에 의해 좌우된다. 예를 들어, 가라 앉아 있는 환자나 억제성 약물을 복용하는 환자는 바람직한 반응을 달성하기 위해 더 큰 자극을 필요로 할 것이다. 일반적으로 자극은 과활동성 환자에게는 금기증이고, 억제/이완 기법이 그 환자에게 도움을 줄 수 있다. 자극의 강도, 기간 및 빈도는 개별 환자의 요구에 맞도록 조정될 필요가 있다. 예기치 못한 반응은 기법을 부적절하게 적용했을 때 초래될 수 있다. 예를 들어, 강직성 근육에 적용된 신장은 강직을 증가시킬 수 있고, 또 수의적 움직임에 부정적인 효과를 초래할 수 있다.

신경발달치료 Neurodevelopmental treatment

NDT는 1940년대 후반과 1950년대 초반에 영국의사인 Karel Bobath와 그의 아내이자 물리치료사인 Berta Bobath에 의해 개발된 접근법이다.[32] 그들의 초기 업무는 뇌성마비와 뇌졸중 환자를 치료하는 것이었다. 치료의 주요 관점은 강직 패턴과 반사 패턴을 억제하고 정상 자세 조절과 움직임을 촉진하는 특별화된 핸들링이다. 이 치료법의 이론적 근거(계층 이론과 탑-다운 조절)는 신경계에 대한 최근 연구에 의해 크게 반박되어 왔다.

표 2.3 신경근촉진기법

자극	반응	코멘트
저항: 도수적으로, 신체 자세/중력을 이용하여, 또는 기계적으로 적용된다.	방추속근육과 방추밖근육 수축을 촉진; 방추밖근육 섬유를 비대시킨다; 운동 감각의 인식 향상. (근방추)	매우 약한 근육일 때, 가벼운 저항을 사용한다; 구심성 수축을 하기 전에 등척성과 원심성 수축; 최대 저항은 강한 쪽에서 동일한 시너지 패턴으로 또는 반대쪽 사지로 과흐름 효과를 일으킨다.
빠른 신장: 작용근(agonist)을 위해	작용근의 방추속근육과 방추밖근육 둘다 수축을 촉진. (신장반사)	늘어난 범위에서 적절하게 적용된다. 낮은 역치 반응, 비교적 수명이 짧은; 수축을 유지하기 위해 저항이 추가될 수 있다.
탭핑/빠른 신장 반복: 힘줄 또는 근복(muscle belly) 위	작용근의 방추속근육과 방추밖근육 둘다 수축을 촉진. (신장반사)	근복 위에 탭핑은 힘줄위의 반응보다 더 약한 반응을 일으킨다. 근육 위의 탭핑은 체중 부하 자세에서 유지를 향상시키기 위해 사용된다.
장시간의 신장: 느리고, 유지되는 신장, 늘릴 수 있는 최대 범위에서 적용됨	말초 반사효과 때문에 근수축과 긴장도가 약화 또는 억제. (신장-보호반사)	포지셔닝(positioning); 스플린팅(splinting), 캐스팅(casting) 억제; 견인을 사용하여 기계적으로 낮은 체중 부하
관절 압박: 관절면의 압박, 도수압박 또는 위치/중력을 사용하여; 중량조끼나 벨트 이용	자세 폄근과 안정화 반응을 촉진(집중); 관절 인식 향상(관절 수용기)	똑바로 선 체중 부하 자세에서 어깨 또는 골반 위에 적용된 압박은 자세 폄근과 안정화를 촉진시킨다. (예, 앉은 자세, 무릎 자세, 또는 선 자세), PNF 폄 사지 패턴에서 사용된다. 밀기(pushing) 활동
관절 견인: 관절면의 도수 분리; 손목과 발목 커프	관절의 움직임 촉진; 관절 인식 향상 (관절 수용기)	관절가동술은 천천히 사용되며, 가동성 향상을 위해 지속되며, 근경련을 완화하고, 통증을 감소시킨다. PNF 굽힘 사지 패턴에서 사용된다. 당기기(pulling) 활동

오늘날의 NDT는 새로운 운동조절 이론(시스템 이론과 CNS 조절의 분산 모델)으로 재정비되어 왔다. 감각 결손과 운동 결손(약증, ROM제한, 손상된 근긴장도와 협응)을 포함한 신경학적 기능부전 환자의 운동기능 소실에 영향을 주는 것으로 많은 다른 요소들이 인지되고 있다. 자세 조절을 지지하고 향상시키기 위해, 피드백과 피드포워드 기전의 사용을 강조한다. 자세 조절은 모든 스킬의 학습에 기초가 된다. 아동의 정상 발달과 모든 환자의 정상 기능 움직임 패턴을 강조한다. 환자는 보다 어려운 자세와 활동 쪽으로 진행하면서 자세와 움직임의 조절을 배운다.[34] NDT는 움직임 반응의 질에 영향을 주기 위해 ***치료적 핸들링 기법(Therapeutic handling technique)***을 이용한다. 핸들링은 감각정보를 이용하고 움직임에 적용하는 환자의 능력에 맞게 조심스럽게 적용되어야한다. NDT는 신경근육 촉진과 억제 또는 양쪽 모두를 포함하고 있다. 도수접촉은 촉각, 고유수용성감각, 그리고 안뜰정보입력을 이용하여 움직임을 조절하고 조직화한다. 움직임을 억제하거나 촉진하는 조절에 적절한 신체 부위로서 정의되는 ***조절의 주요지점(Key point of control)***을 이용한다. NDT의 초점은 자세조절과 움직임 패턴을 보다 효율적이고 효과적으로 달성하는 것에 있다. 비정상 움직임(예, 비정상의 의무 능력)을 제한한다. 치료사는 교정과 움직임 조절의 기준으로서 적절한 피드백을 제공하고 운동 과제의 의미있는 측면으로 환자의 집중을 돌린다. 기능적으로 타당하고 난이도와 환경적 상황에서 변화될 수 있는 활동을 선택한다. 보상적 중재(덜 침범된 팔다리의 사용)을 피한다. 치료사는 환자가 치료사의 도움에서 벗어나고 자세와 움직임을 조절할 수 있을 때를 인지한다. 환자, 가족 및 도우미의 교육을 강조함으로써 캐리오버(carryover)를

상자 2.9 신경발달치료(NDT)의 기본 원리[a]

- NDT는 기능을 향상시키도록 고안된 주의깊게 계획된 중재와 감각운동의 분석을 바탕으로 하고 있다. 운동조절, 운동학습 및 운동발달의 원리는 계획 과정을 안내한다.
- 중재는 환자의 근력과 능력에 초점을 맞추는 동시에, 손상, 활동제한과 참여 제약을 다룬다. 음성징후(약화, 손상된 자세조절과 잘못된 움직임)도 양성징후(경직, 과활동 반사)처럼 치료에 있어 동등하게 중요하다.
- POC는 환자, 가족, 다른 팀원과의 파트너십으로 개발된다.
- 치료는 감각 입력과 운동 출력 간의 관계에 초점을 맞춘다.
- 치료적 핸들링은 중요한 NDT 중재 전략이다. 촉진되거나 억제되는 입력은 운동반응의 질에 영향을 준다.
- 훈련은 특별한 과제 목표와 기능 기술에 초점을 맞춘다. 기능을 강화하기 위해 과제와 환경을 수정할 수 있다.
- 환자의 능동적 참여는 치료의 목표이고 기대값이다.
- 치료사의 주요 역할은 운동 문제를 정확하게 분석하고 효율적인 해결책을 개발하는 것이다.
- 운동학습의 원칙은 구두 강화, 반복, 실수 자각 촉진(시행착오 연습), 학습을 유도하는 환경, 환자/가족의 참여, 동기부여 확보를 포함한 치료 환경에 준수된다.
- 가정과 지역사회의 기능적 활동으로 진행하기 위한 환자/가족/도우미의 직접적인 교육은 NDT의 중요한 요소이다.

[a] 출처 Howle.[35]

촉진한다.[34] 오늘날 NDT는 인정된 교육과정을 통해 이루어지고,[35] 근본개념은 상자 2.9에 수록되어 있다. 뇌졸중 재활에서의 Bobath접근법의 효과에 대한 연구에 따르면, 다른 방법보다 NDT가 더 효과적임을 증명할 수 없었다. 그러나 이들 연구에서 방법론적 단점도 존재하기 때문에 보다 높은 질적 시도의 필요성을 강조할 뿐이다.[36,37]

감각자극기법 Sensory stimulation techniques

감각 자극기법(Sensory stimulation techniques) (예, 촉각, 시각, 청각, 후각)은 (1) 각성, 집중 및 환기, (2) 감각식별, (3) 움직임 유발을 위해 이용된다. 과제별 연습을 하는 동안, 치료사는 과제의 성공적 완료에 영향을 주는 내적 감각 정보에 대해 환자에게 큐를 제공할 수 있다. 예를 들어, 앉은 자세에서 선 자세로의 이동 연습 동안, 환자는 발바닥의 촉각에 더 잘 집중할 수 있도록 맨발로 달라 붙는 매트(요가 매트) 위에서 연습을 한다. 치료사는 과제 수행 동안 환자가 감각 큐에 더 잘 집중 하도록 격려하고, 환자가 산만해지지 않도록 환경을 잘 구축한다. 부가적으로 감각 자각과 운동 수행을 강화하기 위해 시각 피드백과 구두 피드백을 제공할 수 있다.

여러 가지 감각 손상이 환자들에게 나타난다. 예를 들어, 자극과 환경에 대한 감각의 감소는 낮은 의식과 자각을 보이는 TBI 환자에게서 뚜렷하다. 어떤 환자는 고도로 구축되고 지속적인 방법의 다중 감각으로부터 이득을 얻는다. 한 번에 하나의 자극만 적용하고, 자극에 반응할 적절한 시간을 환자에게 제공한다. 자극 동안 환자의 행동 변화(예, 발한, 근육 긴장도의 증가 또는 감소, 머리 돌림, 눈 운동, 얼굴 찡그리기, 발성)나 생체징후변화(심장박동수, 혈압 및 호흡률)를 면밀하게 모니터링 한다. Cochrane Library에 의해 출간된 문헌고찰은 뇌손상 환자에 대한 감각 자극 프로그램이 효율성을 지지하거나 배제하는 신뢰성 있는 증거가 없다는 것을 얘기한다.[38] 감각자극에 대한 민감성 증가가 어떤 환자(예, 촉각 방어나 높은 자극을 가진 환자)에게 나타난다. 이들 환자에게는 감각자극기법이 금기증이다. 과도한 자극은 일반적인 각성과 도전-도피(fight-or-flight)반응을 포함한 원하지 않는 반응을 일으킨다. 오히려, 차분한 목소리, 부드러운 접촉, 느린 흔들기, 따뜻한 이불(예, 담요)은 환자의 각성을 낮추고 환자(예, TBI나 높은 수준의 각성과 혼란은 가진 환자)를 편안하게 만든다.

감각 재훈련

감각 재훈련을 위해 감각 문제를 가진 환자(예, 뇌졸중 환자)를 선택한다.[38-43] 중재에는 감각 재교육, 촉각 근 운동 감각 안내, 반복 감각 연습, 탈감각화가 있다. 환자는 감각 확인(예, 손이나 팔에 그려진 숫자나 글씨), 식별(예, 손에 놓인 물체의 크기, 무게, 형태, 온도 및 질감을 감지하는 것), 또는 연필을 이용한 그리기를 필요로 하는 훈련과제에 반복적으로 노출되어야 한다. 과제는 집중 연습을 위해 더 많이 침범된 손에 주어진다. 첫 자극은 정확성의 기준을 제공하기 위해 덜 침범된 쪽에 주어질 수 있다(자극을 어떻게 느끼는지). 다양한 과제는 환자의 집중력과 동기부여를 유지하는데 도움을 줄 수 있다. 과제는 수행을 토대로 수정되고, 난이도가 높은 쪽으로 진행해야 한다. 트레이너는 무작위 구두 피드백을 제공한다. 결과 측정법으로는 감각 모달리티검사

(예, 가벼운 촉각, 온도감각, 두점 식별, 압박, 입체감각 및 근운동감각), 팔 기능 검사(예, Wolf 운동기능검사,[44] 운동활동일지[45])가 있다. 문헌고찰에서 Doyle 등[40]에 따르면, 팔 감각 손상에 대한 중재의 효율성이 뚜렷하다는 증거를 얻지 못했다고 한다. Borstad 등[43]은 감각기능 자기공명화상법(MRI)을 이용해 감각훈련프로그램 이후에 신경 재조직화가 일어난다는 예비 근거를 발견했다. 가벼운 촉각, 압박, 온도 통증의 향상을 위한 거울 치료; 감각회복 속도를 향상시키는 열 감각; 촉각과 근 운동감각능력을 향상시키는 간헐적 공기 압박 중재 등에서 제한된 예비 근거들이 발견되었다.[41] 부가적인 연구들이 더 필요하다. 적절한 기능 과제로 이루어지는 지속적인 연습은 감각 재훈련 프로그램의 긍정적 효과를 유지하는데 필수적이다.

바이오피드백

심한 운동 약증을 가진 환자를 위해, 환자가 신경 근육 조절을 다시 얻을 수 있도록 돕기 위해 근전도 피드백(근 활동을 시각과 청각으로 모니터링 할 수 있는)을 이용할 수 있다.[46,47] 표면 근전도 전극이 기록을 위해 일반적으로 사용된다. 약한 근육(trace, poor, fair등급)이나 감각 피드백 문제를 가진 환자가 대부분 효과를 볼 것이다. Cochrane 데이터베이스에 있는 증거에 따르면, 기본 물리치료와 함께 사용되었을 때 근전도 피드백이 유익한 효과를 갖는다는 것이다.[47] 치료사는 활동 중심, 과제지향 훈련의 연습과 함께 근전도 피드백의 사용을 조심스럽게 구축해야 한다. 내적 피드백의 사용을 증진하고 능동적 움직임 조절을 촉진하기 위해 외적 피드백의 사용을 점차 줄어야 한다. 플랫폼을 이용한 자세 바이오피드백은 10장에서 설명될 것이다: 서 있기와 서 있는 자세에서의 균형능력을 향상시키는 중재.

신경근 전기 자극

신경근육 전기자극(Neuromuscular electrical stimulation)은 매우 약한 근육을 수축시키는데 이용되는 효율적인 모달리티이다. 자극될 근육 위에 전극을 직접 배치한다. 근수축은 운동신경의 탈분극화로 일어나고, 큰 운동섬유와 Ⅱ형 근섬유가 먼저 흥분한다. 운동단위는 자극이 중단될 때까지 계속 흥분된다. 신경근육 전기자극은 근육을 재교육하고, ROM을 향상시키고, 약한 대항근에 적용될 때 경직을 감소시키고, 부종을 감소시키고, 또 무용성 위축을 관리하기 위해 사용된다. 뇌졸중 환자의 전기자극은 굽힘근의 근긴장도를 줄이고, 손의 자세를 취하고, 기능적 잡기를 향상시키고, 어깨 아탈구를 감소시킨다.[48,49] Cochrane데이터베이스에 따르면, 전기자극이 뇌졸중 이후의 움직임 조절의 회복과 기능적 능력을 향상시킬 수 있는 치료법이 될 수 있다는 것이다. 그러나 연구방법론적 문제 때문에 완전히 결론을 내리지 못하고 있다.[50]

기능적 움직임 향상을 목적으로 하는 ***기능적 전기자극(functional electrical stimulation)***은 프로그램화된 협력작용 순서로 근육들을 동원하기 위해 마이크로 프로세서를 이용한다. 종아리 신경의 기능적 전기자극은 뇌졸중 이후의 발등굽힘과 보행의 향상을 돕는데 효율적인 것으로 밝혀졌다.[51–53]

보상적 중재
Compensatory intervention

보상적 중재 전략은 기능을 위해 덜 침범된 신체 분절을 사용하여 기능의 초기 회복에 초점을 맞추고 있다. 예를 들어, 왼쪽 편마비 환자는 오른손을 사용하여 옷을 입도록 교육시킨다. T1 완전 손상을 가진 환자는 양쪽 팔, 머리/위쪽 몸통, 그리고 모멘텀을 사용해 구르기를 하도록 교육시킨다. 보상적 중재의 핵심은 ***대체(substitution)***의 개념이다. 기능적 과제로 환자의 전반적인 접근이 이루어질 때 변화가 일어난다. 보상적 중재의 두 번째 핵심은 스킬의 재학습, 움직임, 적절한 수행을 촉진하기 위한 과제와 환경의 수정이다(***적응성***). 예를 들어, 편측 무시를 보이는 환자에게는 신발에 색깔을 제공해 줌으로서 편측 무시를 완화시킬 수 있다.(왼쪽 신발은 빨간색 줄, 오른쪽 신발은 노란색 줄), 환자가 쉽게 확인할 수 있도록 휠체어 브레이크에 장식품을 달아주기나 색깔을 착용할 수 있다.

보상적 중재 접근은 회복이 제한되고, 심한 손상과 기능 소실을 가지고, 부가적인 회복을 기대할 수 없는 환자에게 현실적으로 적용될 수 있는 유일한 접근법이다. 환자의 예로는 감각 운동 문제와 광범위한 동반 질환(예, 심한 심장병과 호흡문제)을 가진 회복중인 뇌졸중 환자와 완전한 척수손상 환자 등이 있다. 뇌졸중 환자의 예는 능동적으로 움직이고 재활에 능동적으로 참여하는데 심한 제한을 가지고 있고, 또 운동스킬을 재학습하는데도 심한 제한을 가지고 있다. 상자 2.10은 보상적 중재의 기본원리와 전략을 제시하고 있다.

상자 2.10 보상적 중재 전략[a]

- 환자는 움직임 문제를 자각해야 한다.
- 과제를 달성하는 다른 방법을 고려하고, 이를 단순화시키고, 적응해야 한다.
- 환자는 손상된 분절을 보완하기 위해 손상되지 않은 분절을 사용하도록 가르칠 수 있다.
- 환자는 과제를 연습하고 재학습한다; 반복된 연습은 새로운 패턴의 일관성과 습관적인 사용을 이끌어낸다.
- 환자는 기능이 발생할 것으로 예상되는 환경에서 기능기술을 연습한다.
- 환자가 모든 일상 과제를 완료할 수 있도록 에너지보존기법을 배워야 한다.
- 환자의 환경은 기술, 움직임의 용이성, 최적의 수행의 연습과 학습을 촉진하도록 적용되어 있다.
- 필요하다면 보조도구를 사용한다.

[a] 출처 O'Sullivan SB[1]

적신호 : 보상적 중재 전략을 이용할 때 몇 가지 주의사항을 체크해야 한다. 일상 과제를 수행하는데 덜 침범된 분절에 초점을 맞추면, 회복을 억제할 수 있고, 손상측 분절의 학습된 비사용에 영향을 줄 수 있다. 예를 들어, 뇌졸중 환자는 침범된 팔다리의 사용 방법을 배울 수 없게 될 것이다. 부가적으로, 전체가 아닌 구성요소의 스킬을 배우는데 초점을 맞추면, 스플린터 스킬(Splinter skills)(예, 뇌졸중 환자)을 초래할 수 있다. 스프린터 스킬은 동일 과제의 수정이나 다른 환경으로 쉽게 적응될 수 없는 스킬이다(나쁜 적응성). 학생실습활동 2.3 은 회복기반중재 대 보상기반중재에 초점을 맞추고 있다.

예상목표와 기대성과

Anticipated Goals and Expected outcomes)

치료사의 역할은 환자의 근력과 제한을 정확하게 파악하고, 환자를 협업 계획에 완전히 참여시키며, 환자 특유의 요구에 맞는 목표와 결과를 포함하는 POC를 개발하는 것이다. 또한 치료사는 치료의 강도, 빈도 및 지속 시간을 명시하여 적절한 난이도를 결정해야 한다. 운동기능 향상을 위한 물리치료 목표의 예는 상자 2.11.에 제시되어 있다.[54] 환자 중심의 개별화된 목표는 SMART 목표의 구성요소(S-특이성, M-측정 가능, A-달성 가능, R-관련, T-시간 한계)에 초점을 맞춘다.

상자 2.11 운동기능 장애가 있는 환자를 위한 물리치료 목표의 예[a]

병리와 병태생리의 효과를 줄인다.

- 상태의 재발 위험을 줄인다.
- 2차 손상의 위험을 줄인다.
- 관리의 강도를 줄인다.

손상의 효과를 줄인다.

- 각성, 집중력, 기억력을 향상시킨다.
- 관절의 온전성과 가동성을 향상시킨다.
- 감각자각과 식별감각을 향상시킨다.
- 운동기능(운동조절과 운동학습)을 향상시킨다.
- 근육 수행력(근력, 파워, 지구력)을 향상시킨다.
- 자세조절과 균형을 향상시킨다.
- 보행과 이동을 향상시킨다.
- 지구력을 증가시킨다.

신체 작용, 과제, 또는 활동 수행하는 능력을 향상시킨다.

- 일상생활동작과 도구적 일상생활동작의 기능적 독립성을 증가시킨다.
- 기능적 가동성 기술을 향상시킨다.
- 과제수행을 위한 감독 수준을 감소시킨다.
- 자세와 활동의 내성을 증가시킨다.
- 변화된 과제와 환경의 유연성을 향상시킨다.
- 의사결정기술을 향상시킨다.
- 환자, 가족, 도우미의 안전성을 향상시킨다.

급성 또는 만성 질환과 관련된 장애를 줄인다.

- 활동 참여를 향상시킨다.(가정, 지역사회, 레저)

자가관리, 가정관리 및 직장(직업/학교/놀이)을 회복하는 능력을 향상시킨다.

건강상태를 향상시킨다.

- 웰빙 감각을 증가시킨다.
- 통찰력, 자신감, 자가-이미지를 향상시킨다.
- 건강, 웰니스, 피트니스를 향상시킨다.

만족도, 접근성, 이용성 및 서비스는 환자가 수용할 수 있다.
환자, 가족, 간병인의 지식과 진단, 예후, 예측되는 목표/기대되는 결과 및 중재의 인식이 증가한다.

[a] 출처 Guide to physical Therapist Practice.[54]

요약 Summary

신체재활접근법은 운동기능의 회복을 촉진하는 데 효과적이다. 뇌졸중 후 기능 회복에 대한 연구의 리뷰에서, Cochrane 데이터베이스 연구자들은 어떤 하나의 신체재활접근법이 다른 접근법보다 더 효과적이지 않다는 것을 발견했고 치료사가 다른 치료법을 혼합하여 선택할 때 유익한 효과를 제안했다.[55] 환자들이 회복됨에 따라 그들의 기능적 능력과 요구는 변화한다. 치료사는 환자의 변화하는 상태에 맞춰야 하며 예상되는 목표와 예상 결과가 가장 효과적일 수 있는 중재와 함께 변경될 수 있음을 인식해야 한다. 기능적 기술 향상과 운동학습에 초점을 맞춘 중재는 재활의 중심이다. 이러한 중재는 행동 변화와 신경 재조직을 촉진할 만큼 충분히 강렬할 필요가 있다. "실제" 환경에서 기능을 위한 기술의 적응성 또한 치료의 초점이 되어야 한다. 이를 위해, 연습된 기능적 활동이 환자에게 의미 있고 가치가 있어야 한다. 치료사는 환자와 협력하여 가장 성공 가능성이 높은 활동들을 선택해야 한다. 중재의 선택은 또한 환자의 나이와 전반적인 건강, 동반질병의 수, 사회적 지지와 관리의 이용성, 체류 기간과 할당된 물리치료 방문 횟수 측면에서 비용 효과, 그리고 잠재적 퇴원 배치와 같은 많은 다른 요인들을 고려해야 한다.

학생실습활동

학생실습활동 2.1

움직임 분석

목표: 움직임 기능의 정확한 검사를 위해 구성요소 과제 분석에 대해 논의한다.

학생그룹크기: 학생 3명 ~ 5명

지침: 평소처럼 바로 누운 자세에서 앉는 자세를 수행하기 위해 한 명의 학생을 선택한다. 다른 학생들은 이 활동의 수행을 관찰하고, 상자 2.2의 움직임 단계와 질문을 사용하여 움직임의 서면 분석을 완료한다. 그런 다음 모든 학생이 사례 연구 1 외상성 뇌 손상 검사를 받은 환자가 바로 누운 자세에서 앉은 자세로 수행하는 것을 지켜본다. 상자 2.2를 사용하여 바로 누운 자세에서 앉은 자세를 수행하는 환자의 서면 움직임 분석을 수행한다. 각 움직임 단계 사례 연구로 환자를 수업에서 학생이 수행 차이에 대해 논의한다.

1. 바로 누운 자세에서 오른쪽 옆으로 누운 자세로 구르는 학생의 수행을 위해, 확인한다;
   - 초기 상태
   - 준비
   - 시작
   - 실행
   - 종결
   - 결과
2. 바로 누운 자세에서 오른쪽 옆으로 누운 자세로 구르는 환자의 수행을 위해, 확인한다;
   - 초기 상태
   - 준비
   - 시작
   - 실행
   - 종결
   - 결과
3. 학생마다 환자마다 과제수행능력의 차이를 논의한다. 움직임 전략은 어떻게 비슷하거나 달랐는가? 환경이 운동에 어떤 영향을 미쳤는가?

학생실습활동 2.2

운동학습전략

목표: 운동학습 원리를 정의하고 사례 예시에서 기능 조기회복에 기여하는 것에 대해 논의한다.

준비물: 답변을 기록하기 위한 컴퓨터 또는 펜과 종이

학생그룹크기: 각 그룹당 3에서 5명의 학생

지침: 주어진 환자 사례 시나리오에 대한 침대-휠체어 이동 개선을 위한 운동학습 단계와 추천 연습 및 피드백 일정을 파악한다. 부분-과제 훈련 및 전체-과제 훈련을 통해 이동성 과제를 수행하는 방법을 식별한다. 환자의 의사 결정 및 자율성을 장려하는 방법을 식별한다.

사례: 입원 중인 63세 남성은 뇌졸중으로 왼쪽 반신마비(hemiparesis)가 심해진 지 일주일 만에 침대에서 휠체어로 옮기는 법을 배우고 있다. 환자는 의학적으로 안정되어 있고 침대에서 스스로 이동하는 방법을 배우는데 열심이다. 환자는 이전에 침대에서 옮겨진 적이 있지만 오늘까지 이동에 적극적으로 참여하지 않았다. 환자가 침대에서 휠체어로 이동하도록 가르치기 위해 중재 세션을 구성하여 운동학습 원리를 활용한다.

1. 이 침대-휠체어 이동을 위한 환자는 운동학습의 어느 단계에 있는가?
2. 운동학습의 확인된 단계를 고려할 때, 환자에게 이동 방법을 가르칠 때 어떤 유형의 피드백을 활용하겠는가? 그의 운동학습 단계가 개선됨에 따라 이것이 어떻게 변화할 것인가?
3. 운동학습의 확인된 단계와 환자 시나리오의 맥락을 고려할 때, 이 첫 번째 세션에서 어떤 연습 일정을 활용하겠는가? 운동학습 단계 향상으로 이것이 어떻게 바뀔까?
4. 이 이동성 기술을 가르치기 위해 부분-과제 훈련을 어떻게 사용하겠는가? 부분-과제 및 전체-과제 훈련을 중재 세션으로 어떻게 통합하겠는가?
5. 어떻게 하면 환자의 의사 결정을 촉진함으로써 환자가 세션에 적극적으로 참여하도록 장려할 수 있는가?
6. 환자를 위한 정확성 기준 개발을 어떻게 촉진할 수 있는가?

학생실습활동 2.3

회복 vs. 보상기반 중재 계획

목표: 복구-기반, 보상-기반 중재 전략과 함께 과제-지향 개입전략을 비교와 대조하고 각각의 예시를 제공한다.

준비물: 답변을 기록하기 위한 컴퓨터 또는 펜과 종이

학생그룹크기: 각 그룹당 3에서 5명의 학생

지침: 각 환자 사례 시나리오를 읽고 주로 사용되는 중재 접근 방식이 무엇인지 식별한다; 복구기반, 보상기반 또는 혼합 접근. 이러한 각 접근 방식에 따라 수행할 수 있는 중재 유형의 예시와 너의 선택에 대한 근거를 제공한다.

1. 환자 사례 #1: 23세 여성은 폐쇄성 외상 뇌손상 2주 후 입원 재활치료 진행한다. 환자는 현재 치료 체육관에서 장치 없이 위아래로 2 스텝의 이동 및 20피트를 이동하기 위해 적당한 도움을 필요로 한다. 환자와 가족의 목표는 2개의 층 계단을 오르내리는 독립적인 이동을 위한 것이다.
2. 환자 사례 #2: 19세 남성은 C8 수준의 완전한 척수 손상 2년 후 외래 재활 진행한다. 환자는 현재 고르지 않은 표면 이동과 바닥에서 휠체어 이동에 대해 중간 정도의 도움이 필요하다. 환자의 목표는 불균일한 표면 이동과 바닥에서 휠체어 이동으로 독립성을 향상시키는 것이다.
3. 환자 사례 #3: 65세 여성은 왼쪽 중간뇌동맥(MCA) 뇌졸중 6개월 후 외래 재활치료 진행한다. 환자는 오른쪽 상지에 대한 능동적인 운동조절이 안되며; 일부 약화가 있는 오른쪽 하지에 걸쳐 양호한 자발적인 운동조절; 독립적으로 이동하는 능력에 영향을 미치는 협응의 감소를 나타낸다. 환자의 목표는 가벼운 식사 준비로 독립성을 향상시키고 가능한 한 가장 제한적인 장치로 이동 독립성을 향상시키는 것이다.

참고문헌 REFERENCES

1. O'Sullivan S. Strategies to improve motor function. In: O'Sullivan S, Schmitz T, Fulk G, eds. *Physical Rehabilitation*. 7th ed. F.A. Davis; 2019: 361-399.
2. Hedman LD, et al. White paper: movement system diagnoses in neurologic physical therapy. *J Neurol Phys Ther*. 2018;42:110-117.
3. Fraser C, et al. Driving plasticity in human adult motor cortex is associated with improved motor function after brain injury. *Neuron*. 2002;34:831.
4. Kleim J, Jones T, Schallert, T. Motor enrichment and the induction of plasticity before and after brain injury. *Neurochem Res*. 2003;28: 1757.
5. Nudo RJ, Plautz E, Frost S. Role of adaptive plasticity in recovery of function after damage to the motor cortex. *Muscle Nerve*. 2001;24:1000.
6. French B, et al. Repetitive task training for improving functional ability after stroke. *Cochrane Database Syst Rev*. 2007;4:CD006073. doi: 10.1002/14651858.CD006073.
7. Ploughman M. A review of brain neuroplasticity and implications for the physiotherapeutic management of stroke. *Physiother Can*. 2002;Summer:164.
8. Liepert J, et al. Training-induced changes of motor cortex representations in stroke patients. *Acta Neurol Scand*. 2000;101:321.
9. Taub E, et al. Technique to improve chronic motor deficit after stroke. *Arch Phys Med Rehabil*. 1993;74:347.
10. Wolf S, et al. Effect of constraint-induced movement therapy on upper extremity function 3 to 9 months after stroke: the EXCITE randomized trial. *JAMA*. 2006;296:2095.
11. Wolf S, et al. The EXCITE Trial: retention of improved upper extremity function among stroke survivors receiving CI movement therapy. *Lancet Neurol*. 2008;7:33.
12. Sirtori V, et al. Constraint-induced movement therapy for upper extremities in stroke patients. *Cochrane Database Syst Rev*. 2009;4:CD004433. doi: 10.1002/14651858. CD004433.pub2.
13. Hakkennes S, Keating J. Constraint-induced movement therapy following stroke: a systematic review of randomized controlled trials. *Aus J Physiother*. 2005;51:221.
14. Dahl A, et al. Short-and long-term outcome of constraint-induced movement therapy after stroke: a randomized controlled feasibility trial. *Clinical Rehab*. 2008;22:436.
15. Page S, et al. Efficacy of modified constraint-induced movement therapy in chronic stroke: a single-blinded randomized controlled trial. *Arch Phys Med Rehabil*. 2004;85:14.
16. Taub E, et al. A placebo-controlled trial of constraint-induced movement therapy for upper extremity after stroke. *Stroke*. 2006;37:1045.
17. Sawaki L, et al. Constraint-induced movement therapy results in increased motor map area in subjects 3 to 9 months after stroke. *Neurorehabil Neural Repair*. 2008;33:505.
18. Richards C, et al. Task-specific physical therapy for optimization of gait recovery in acute stroke patients. *Arch Phys Med Rehabil*. 1993;74:612.
19. Visitin M, et al. A new approach to retrain gait in stroke patients through body weight support and treadmill stimulation. *Stroke*. 1998;29:1122.
20. Behrman A, et al. Locomotor training progression and outcomes after incomplete spinal cord injury. *Phys Ther*. 2005;85:1356.
21. Moseley A, et al. Treadmill training and body weight support for walking after stroke. *Cochrane Database Syst Rev*. 2005:4:CD002840. doi: 10.1002/14651858. CD002840.pub2.
22. Barbeau H, Nadeau S, Garneau C. Physical determinants, emerging concepts, and training approaches in gait of individuals with spinal cord injury. *J Neurotrauma*. 2006;23:571.
23. Sullivan K, et al. Effects of task-specific locomotor and strength training in adults who were ambulatory after stroke: results of the STEPS Randomized Clinical Trial. *Phys Ther*. 2007;87:1580.
24. Duncan P, et al. Body-weight-supported treadmill rehabilitation after stroke. *N Engl J Med*. 2011;364:2026.

25. Ada L. Randomized trial of treadmill walking with body weight support to establish walking in subacute stroke—the MOBILISE Trial. *Stroke*. 2010;41:1247.
26. Franceschini M, et al. Walking after stroke: what does treadmill training with body weight support add to overground gait training in patients early after stroke?: a single-blind, randomized controlled trial. *Stroke*. 2009;40:3079.
27. Kleim JA, Jones TA. Principles of experience-dependent neural plasticity: implications for rehabilitation after brain damage. *J Speech Lang Hear Res*. 2008;51:S225-S239.
28. Schmidt R, Lee T. *Motor Control and Learning*. 5th ed. Human Kinetics; 2011.
29. Magill R. *Motor Learning and Control*. 9th ed. McGraw-Hill; 2010.
30. Shumway-Cook A, Woollacott M. *Motor Control – Translating Research into Clinical Practice*. 5th ed. Wolters Kluwer; 2017.
31. Fitts P, Posner M. *Human Performance*. Brooks/Cole; 1967.
32. Voss D, et al. *Proprioceptive Neuromuscular Facilitation: Patterns and Techniques*. 3rd ed. Harper & Row; 1985.
33. Adler S, Beckers D, Buck M. *PNF in Practice*. 3rd ed. Springer-Verlag; 2008.
34. Bobath B. The treatment of neuromuscular disorders by improving patterns of coordination. *Physiotherapy*. 1969;55:1.
35. Howle J. *Neuro-Developmental Treatment Approach*. Neuro-Developmental Treatment Association; 2002.
36. Pollock A, et al. Physiotherapy treatment approaches for stroke. Cochrane Corner. *Stroke*. 2008;39:519.
37. Kollen G, et al. The effectiveness of the Bobath concept in stroke rehabilitation. What is the evidence? *Stroke*. 2009;40:e89.
38. Lombardi F, et al. Sensory stimulation for brain injured individuals in coma or vegetative state. *Cochrane Database Syst Rev*. 2002; 2:CD001427. doi: 10.1002/14651858.CD001427.
39. Celnik P, et al. Somatosensory stimulation enhances the effects of training functional hand tasks in patients with chronic stroke. *Arch Phys Med Rehabil*. 2007;88:1369.
40. Lynch E, et al. Sensory retraining of the lower limb after acute stroke: a randomized controlled pilot trial. *Arch Phys Med Rehabil*. 2007;88:1101.
41. Doyle S, et al. Interventions for sensory impairment in the upper limb after stroke. Cochrane Database Syst Rev. 2010;6:CD006331. doi: 10.1002/14651858.CD006331.pub2.
42. Schabrun SM, Hillier S. Evidence for the retraining of sensation after stroke: a systematic review. *Clin Rehabil*. 2009;23:27-39.
43. Borstad A, et al. Sensorimotor training and neural reorganization after stroke: a case series. *J Neurol Phys Ther*. 2013;37:27.
44. Wolf S, et al. Assessing Wolf Motor Function Test as outcome measure for research in patients after stroke. *Stroke*. 2001;32:1635.
45. Uswatte G, et al. The Motor Activity Log-28: assessing daily use of the hemiparetic arm after stroke. *Neurology*. 2006;76:1189.
46. Hiraoka K. Rehabilitation efforts to improve upper extremity function in post-stroke patients: a meta-analysis. *J Phys Ther Sci*. 2001;13:5.
47. Woodford HJ. EMG biofeedback for the recovery of motor function after stroke. *Cochrane Database Syst Rev*. 2007;2::CD004585. doi: 10.1002/14651858.CD004585.pub2.
48. Kowalczewski J, et al. Upper-extremity functional electric stimulation-assisted exercises on a workstation in the sub-acute phase of stroke recovery. *Arch Phys Med Rehabil*, 2007;88:833.
49. Meilink A, Hemmen B, Ham S. Impact of EMG-triggered neuromuscular stimulation of the wrist and finger extensors of the paretic hand after stroke: a systematic review of the literature. *Clin Rehabil*. 2008;22:291.
50. Pomeroy V, et al. Electrostimulation for promoting recovery of movement or functional ability after stroke. *Cochrane Database Syst Rev*. 2006;2::CD003241. doi: 10.1002/14651858.CD003241.pub2.
51. Yan T, Hui-Chan C, Li L. Functional electrical stimulation improves motor recovery of the lower extremity and walking ability of subjects with first acute stroke: a randomized placebo-controlled trial. *Stroke*, 2005; 36:80.
52. Roche A, Laighin G, Coote S. Surface-applied functional electrical stimulation for orthotic and therapeutic treatment of drop-foot after stroke—a systematic review. *Phys Ther Rev*. 2009;14:63.
53. Embrey D, et al. Functional electrical stimulation to dorsiflexors and plantar flexors during gait to improve walking in adults with chronic hemiplegia. *Arch Phys Med Rehabil*. 2010;91:687.
54. American Physical Therapy Association. *Guide to Physical Therapist Practice*. Version 3.0. 2014Accessed September 9, 2014. http://guidetoptpractice.apta.org.
55. Pollock A, et al. Physical rehabilitation approaches for recovery of function, balance, and walking after stroke. *Cochrane Database Syst Rev*. 2014;4:CD001920. doi: 10.1002/14651858.CD001920.pub3.

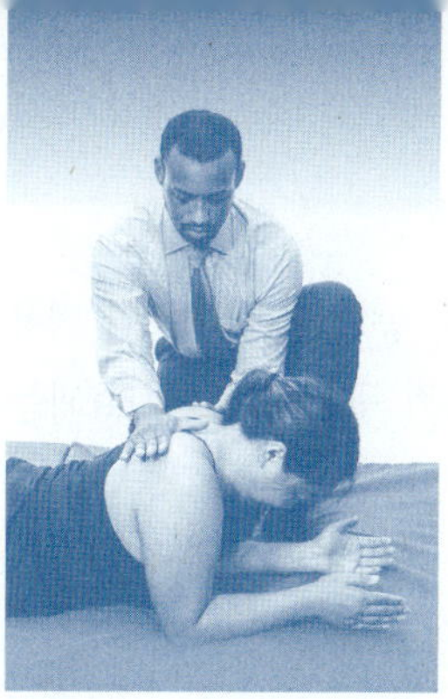

CHAPTER 3

고유수용성 신경근 촉진법(PNF)

Proprioceptive Neuromuscular Facilitation

개요

역사 및 개요
PNF 원리와 기본절차
PNF 기법
- 움직임 패턴에 대한 적용 원리

움직임의 PNF 패턴
- 어깨뼈 패턴
- 팔 패턴
- 골반 패턴
- 다리 패턴
- 머리와 목 패턴
- 팔과 몸통 패턴의 조합
- 다리와 몸통 패턴의 조합

기능적 자세와 활동
결과 측정
연구 근거
요약
학생실습활동

물리치료사는 최적의 움직임과 기능적 회복을 촉진하기 위하여 움직임 장애를 관리하고 평가한다. 손상, 활동 제한과 참여 제약은 진단과 치료의 초점이 된다. 이번 장은 ***고유수용성 신경근 촉진법***(Proprioceptive Neuromuscular Facilitation, PNF)의 기법과 중재 개념에 초점을 두었다.

역사 및 개요 History and Overview

PNF의 철학, 원리 및 기법들은 1940년대와 1950년대 초기 신경생리학자이며 의사인 Herman Kabat 박사와 물리치료사인 Maggie Knott이 개발하였다. 그들의 초기 관심은 효율적인 움직임 패턴을 촉진시킬 수 있는 도수치료를 개발하는데 있었다. 1952년 물리치료사인 Dorothy Voss가 이들 팀에 참여했다. 그들은 함께 PNF를 더욱 개선시켰고, 기능 활동을 강조하였다. Maggie Knott와 Dorothy Voss는 1956년 최초의 PNF 책인 "Proprioceptive Neuromuscular Facilitation"을 저술했고, 1968년과 1985년에 개정판을 출간했다.[1] Adler, Beckers와 Buck가 보다 포괄적인 내용의 "PNF in practice"이라는 책을 저술하였으며, 지금은 5판이 출간되었다.[2] 초기에 Kabat과 Knott는 졸업후 교육기관인 Kaiser-Kabat Institute를 개설했다. 현재, Califonia 북부에 Kaiser Permanente는 졸업후 과정으로 3개월, 6개월, 9개월 프로그램을 운영하고 있다. 이 프로그램은 감독하에 환자 치료와 실습과 이론 교육을 포함하고 있다. 9개월 프로그램은 고급과정의 코스로 감독하에 강의 경험과 훈련을 거주하면서 받는다.[3] PNF는 많은 나라에서 물리치료 교과 과정에 포함되어 제공되고 있으며, 졸업 후 교육과정을 통해 훈련 받을 수 있다. 1985년에 국제 PNF 강사 그룹이 형성되었고, 1990년에 국제 PNF 협회가 창설되었다. 이들 협회의 구성원은 PNF 국제강사와 PNF에 관심이 있는 사람들로 이루어졌으며, PNF 교육, 실습 및 연구를 위해 노력하고 있다. 국제 PNF 협회의 목적과 모든 교육 과정은 웹사이트(www.ipnfa.org)를 통해 알 수 있다.[4]

PNF는 다양한 질환과 생애 전반에 필요한 다양한 재활 대상자에게 성공적으로 적용할 수 있다. 운동조절 훈련과 움직임의 협력적 패턴, 균형과 보행 훈련을 포함한 신경학적 대상자(예를 들어, 뇌졸중, 다발성 경화증, 파킨슨 병, 불완전 척수 손상)에게 적용한다. 가동범위, 근력, 협력근의 타이밍과 안정성 개선을 위한 중재가 필요한 근골격계 대상자(예를 들어, 척추, 무릎과 발목 손상과 유착성 관절낭염과 강직성 척추염과 같은 제한적 질환)에게 적용한다. 가슴 벽의 가동성과 호흡 개선을 위한 중재를 포함한 심호흡 대상자에게 적용한다. 관련된 연구와 근거에 대한 질은 이 장 마지막 부분에서 요약하였다.

PNF의 주요 구성요소는 다음과 같다:

- 움직임의 협력 패턴을 사용
- 협응된 근육 활동을 촉진하고 강화하는 기법을 사용
- 최적의 회복을 촉진하기 위한 기능적 활동과 자세 사용
- 최적의 움직임 촉진을 위하여 운동학습과 운동조절의 원리 사용

협력작용(synergy)은 수행 변수를 안정화시키는 중추 신경계의 중요한 조직 구성 요소이다. 연습을 통해, 협력적 수행이 향상된다. PNF에서, 협력근 패턴(synergist pattern)은 본래 직선형태의 움직임이 아니라, 회전과 대각선 형태의 움직임이다. 이것은 정상 움직임을 그대로 보여 주는 중요한 개념이다. 전반적인 목표는 팔다리의 통제된 가동성을 위해 몸통의 안정화를 촉진하고, 패턴내와 패턴간의 수의적 근육 조절과 협응을 향상시키는 것이다. 팔다리 패턴은 몸통을 강조하기 위해 편측 또는 양측 패턴으로 되어 있고, 기능적 활동과 자세(예, 무릎 세우고 누운 자세, 구르기, 앉기, 네발기기 자세, 무릎자세, 수정된 네발서기 자세, 서기 자세 및 이동)에 팔다리 패턴을 결합시킴으로서 난이도에 변화를 줄 수 있다. 기법(주로, 고유수용성감각)은 움직임을 촉진하고 강화하기 위해 사용되고, 운동학습의 원리는 새로운 운동숙련성의 습득, 유지 및 학습의 전이를 촉진하기 위해 사용된다.

PNF의 원리와 기본 절차
PNF Principles and Basic Procedures

PNF의 원리와 기본 절차는 움직일 수 있는 환자의 능력을 최적화시키기 위해 사용된다(상자 3.1). 전반적인 목표는 운동조절, 근력 및 지구력의 향상을 통해 기능을 향상시키는 것이다. 치료사는 효율적인 도수접촉, 구두 명령, 신체 자세, 신체 역학, 움직임에 대한 시각 유도 등을 통해 환자를 참여시킨다. 협응된 움직임과 타이밍은 저항, 신장, 방산과 강화, 그리고 견인이나 압축을 통해 강화될 수 있다. 각 환자의 독특한 요구에 따라 이들 기본요소의 적절한 사용과 타이밍을 결정한다. 치료사는 이들 요소를 어떻게 적용하고 언제 적용할지를 인지해야 하고, 또 환자가 독립된 움직임으로 진행할 수 있도록 언제 이들 요소를 철수시켜야 할지를 인지해야 한다. 약하거나 잘못된 움직임을 위해, 동일한 운동 동안 적용되는 몇몇 요소(예, 저항, 신장, 동적 구두 명령)의 효과는 부가적이고, 누적 효과를 가진다. PNF 사용의 금기증은 뚜렷한 통증, 관절 불안, 골절, 불안정한 질병 등과 같이 일반적으로 운동을 방해하는 많은 요소들이다.

PNF의 촉진을 위한 기본 절차에는 환자 자세, 치료사 자세, 도수 접촉, 구두 지시와 명령, 움직임 패턴, 타이밍, 저항, 압축과 견인, 시각 입력, 방산과 강화, 그리고 신장을 포함한다.

환자 자세는 적절한 환자 수행의 중요한 요소이며, 적절한 환자 자세의 정렬을 통해 촉진된다. 환자는 가능하면 중립 자세에 가깝도록 자세를 취해야 하고, 필요하다면 신체 분절에 지지를 제공한다. 적절한 기능 범위로 근육의 자세를 취하면, 최대 근수축 반응을 얻을 수 있다(길이-장력의 관계). 가장 큰 근육의 장력은 중간범위에서 일어나고, 단축된 범위에서 약한 근수축이 일어난다(능동 불충분). 늘어난 범위는 근방추를 위한 적절한 신장을 제공하고, 한편 근방추에 부하가 일어나지 않는 단축된 범위는 근수축을 위해 근방추에 작은 양의 지지를 제공한다. 환자 자세의 변화(예, 누운 자세, 앉은 자세, 선 자세)는 패턴의 특정 분절을 강화하기 위해 이용되고, 또 자세 안정성 요구를 변화(증가 또는 감소)시키기 위해 이용된다.

치료사 자세는 저항 적용을 최적화하기 위해 중요하다. 치료사는 저항을 적절히 제공하기 위해 움직임 방향과 일직선상에 어깨, 골반 및 다리를 움직임의 방향과 마주보게 위치한다. 효율적인 자세 취하기는 체중 이동 동안 자신의 체중을 이용해 저항을 줌으로서 치료사의 팔과 손의 노력을 감소시킨다. 팔다리 패턴으로 움직일 때, 치료사의 자세와 당김 각도는 저항을 적절하게 제공하기 위해 지속적으로 변해야 한다.

정확한 도수접촉(손의 위치)은 움직임을 가이드하는 근육에 입력 자극을 적용하며, 수축력을 촉진하기 위해, 움직임의 방향과 반대되는 방향으로 저항을 제공한다. 감각 입력은 환자로 하여금 발생할 움직임의 요구를 예상하고, 적절한 피드포워드 조정을 제공하도록 한다. 편안하고 안정된 그립을 제공하고 회전 저항을 적절하게 제공하기 위해 룸브리컬 그립(lumbrical grip)을 이용한다. 룸브리컬 그립의 자세는 손가락의 손허리손가락관절 굽힘과 엄지의 손허리손가락관절 굽힘으로 이루어지며, 손가락과 엄지가 서로 마주보는 형태를 띤다.

상자 3.1 PNF 원리와 기본 절차

신체 위치

환자: 적절한 환자 수행은 적절한 환자 자세의 정렬을 통해 촉진된다. 환자는 가능하면 중립 자세에 가깝도록 자세를 취해야 하고, 필요하다면 신체 분절에 지지를 제공한다. 적절한 가능 범위로 근육의 자세를 취하면, 최대 근수축 반응을 얻을 수 있으며, 환자 자세의 변화는 자세 안정성 요구나 패턴의 특정 분절을 강조하기 위해 이용한다.

치료사: 치료사는 저항을 적절히 제공하기 위해 움직임 방향과 일직선상에 위치한다. 효율적인 자세 취하기는 체중 이동 동안 자신의 체중을 이용해 저항을 줌으로써 치료사의 팔과 손의 노력을 감소시킨다.

도수접촉: 움직임을 가이드하는 근육에 입력 자극을 적용하고, 수축력을 촉진하기 위해, 움직임의 방향과 반대되는 방향으로 저항을 제공하기 위해 정확한 도수접촉을 이용한다. 룸브리컬 그립(lumbrical grip)은 편안하고 안정된 그립을 제공하고 회전 저항을 적절하게 제공한다.

구두 지시와 구두 명령: 구두 지시는 명확하고 간결해야 하며, 3가지로 구분한다: 예비령(환자의 움직임을 준비), 본령(환자의 움직임 실행과 시작을 도움), 그리고 교정령(환자의 움직임 수정에 필요한 도움을 제공). 명령은 환자의 움직임과 활동 요구에 잘 맞게 제공해야 하며, 과도하거나 복잡한 명령은 운동학습을 방해하거나 의도하지 않는 반응을 만들어낸다.

움직임 패턴: 정상적 기능적 움직임은 팔다리와 몸통의 근육을 포함한 협력근 패턴으로 구성되어 있다. 움직임의 협력근 패턴은 PNF 패턴의 기본이다.

타이밍: 정상 타이밍은 부드럽고 협응적인 움직임을 보장하는 근활동의 순서를 의미한다. 기능적 활동은 먼쪽 부위의 움직임을 위해 몸쪽 부위의 안정화를 필요로 한다. 팔다리 패턴의 정상 타이밍은 먼쪽에서 몸쪽 순으로 일어난다.

적절한 저항: 적절한 저항(최적 저항)은 근수축을 촉진한다.[6] 저항은 수축하고 있는 근육에 도수로 적용되고, 모든 종류의 근수축(등장성과 등척성)에 중력을 이용하기도 한다. 적절한 저항은 부드럽고 협응적인 수축을 일으키기 위해 이용된다. 적절한 저항은 환자에 따라 달라지고, 특정 활동의 목표에 맞게 조절된다.

압축(approximation): 압축(팔다리와 몸통의 관절 압박)은 폄근 패턴이나 안정화 운동 동안의 근육 반응을 촉진하기 위해 사용된다. 압축은 대개 도수로 관절면에 압박을 적용하고, 기능적으로는 똑바른 체중부하 자세(예, 앉은 자세, 선 자세, 공 위에 앉은 자세) 동안에 중력이나 체중을 이용해 적용한다.

견인(traction): 견인(팔다리의 신장)은 동작 전반에 적용되고, 근육 반응(당기거나 움직이는 동작)을 촉진한다.

시각 입력: 환자는 움직임을 유도하고 반응을 강화하는 피드백의 하나로서 시각을 이용한다. 움직임이 일어날 때 환자는 자신의 움직임을 쳐다봐야 한다.

방산과 강화: 방산과 강화는 강한 운동단위에서 약한 운동단위로 전달되는 신경 흥분의 과흐름(overflow)이다. 강한 근육에서 약한 근육으로의 근육 반응의 전파 또는 확장은 모든 방향으로 일어나고, 신체 반대쪽 분절로도 전달된다: 동측, 반대쪽, 몸통에서 팔다리로, 또는 팔다리에서 몸통으로.

신장: 근육의 늘어난 위치(늘어난 범위)와 신장반사는 동적 움직임을 일으키고, 운동단위 동원의 증가를 통해 기존의 수축을 촉진할 목적으로 사용된다. 패턴에서의 모든 협력근은 초기 신장 효과를 최적화하기 위해 늘어나야 한다. 구두 지시는 수의적 반응을 강조하기 위하여 신장과 동시에 주어져야 하며, 신장의 효과를 최대화하기 위해 저항도 제공해야 한다.

출처: Voss 등[1], Adler, Beckers와 Buck,[2] Johnson과 Saliba Johnson.[6]

구두 지시와 구두 명령은 명확하고 간결해야 하며, 환자의 움직임과 활동 요구에 잘 맞아 떨어져야 한다. 과도하거나 어색한 지시는 나쁜 결과를 초래하고, 운동학습을 방해할 수 있다.

- ***예비령:*** 환자가 움직임을 하도록 준비시킨다. 이것은 움직임의 이면에 숨어 있는 생각(운동학습의 인지 단계)을 환자가 알 수 있도록 하기 위해, 시범과 유도 움직임을 수행할 때 적절하게 동반되어야 한다.
- ***본령:*** 환자가 언제 그리고 어떻게 움직이는지(운동학습의 연합단계)를 배울 수 있도록 움직임을 통해 환자를 유도한다. 동적 작용 구두 명령은 근육 반응과 협력근 요소의 협응을 증가시키기 위해 사용된다(예, *"위로 당겨 얼굴을 지나고, 팔꿈치를 굽힘해 보세요"*). 부드러운 작용 구두 명령은 이완을 적응증으로 할 때 사용된다(예, *"천천히 앞뒤로 움직이세요"*). 타이밍은 매우 중요하다. 환자의 작용은 치료사의 구두 명령, 저항 및 도수접촉과 조심스럽게

협응되어야 한다.

- ***교정령:*** 환자가 움직임을 수정할 수 있도록 증강 피드백을 제공한다.

정상적 기능적인 움직임은 팔다리와 몸통의 근육을 포함한 협력근 ***움직임 패턴***으로 구성되어 있다. 움직임 패턴은 운동겉질에 의해 시작되고, 운동겉질은 운동프로그래밍, 타이밍 및 협응을 위해 바닥핵과 소뇌로부터 정보를 받는다. 움직임의 협력근 패턴은 PNF 패턴의 기본이다.

정상(적절한)***타이밍***은 부드럽고 협응적인 움직임을 보장하는 근활동의 순서를 의미한다. 기능적 활동은 먼쪽 부위의 움직임을 위해 몸쪽 부위의 안정화를 필요로 한다. 몸통의 코어 안정성은 기본 요건이고, 수축의 순서는 몸쪽에서 먼쪽으로 일어난다. 팔다리 패턴의 정상 타이밍은 먼쪽에서 몸쪽 순으로 일어난다. 즉, 먼쪽 분절(손과 손목/발과 발목)이 먼저 움직이고, 그 다음 회전이 일어나고, 몸쪽 분절이 움직여야 한다. 회전은 패턴의 전반에 걸쳐 부드럽게 일어난다.

적절한 저항(최적 저항)은 근수축을 촉진한다.[6] 적절한 저항으로 방추속근육섬유와 방추바깥근육섬유가 수축하여, 운동단위의 동원을 강화하고, 근수축력을 향상시킨다. 저항은 수축하고 있는 근육에 도수로 적용되고, 모든 종류의 근수축(등척성, 구심성 및 원심성 수축)에 중력을 이용하기도 한다. 약한 근육에 적용되는 가벼운 저항은 촉진의 기능을 하고, 일반적으로 가벼운 신장과 함께 적용된다. 적절한 저항은 부드럽고 협응적인 수축을 일으키기 위해 이용된다. 적절한 저항은 환자에 따라 달라지고, 특정 활동의 목표에 맞게 조절된다. 저항은 상호억제의 효과를 통해 대항근의 이완을 촉진할 적응증으로도 사용된다. 중요한 것은 환자가 숨을 멈추고 있는지(대개 등척성 수축을 할 때 나타남), 과도한 피로가 있는지, 또는 원하지 않는 방산이 일어나는지를 모니터링 하는 것이다.

압축(approximation)(팔다리와 척추의 관절 압박)은 폄근 패턴이나 안정화 운동 동안의 근육 반응을 촉진하기 위해 사용된다. 압축은 대개 도수로 관절면에 압박을 적용하고, 기능적으로는 똑바른 체중부하 자세(예, 앉은 자세, 선 자세, 공 위에 앉은 자세) 동안에 중력이나 체중을 이용해 적용한다. 압축은 활동이나 패턴 내내 유지되고, 적절한 저항과 안정성을 위한 구두 명령과 함께 이루어지기도 한다(예, "*유지하세요*" "*유지하세요*"). 압축을 적용할 때, 중요한 것은 척추를 포함한 모든 관절이 적절한 정렬을 이루고 있어야 한다. 압축의 적응증은 항중력근(안정근) 수축을 강화하고, 안정화를 위해 체중부하 자세에서의 기능을 강화한다.

움직임 내내 적용되는 ***견인(traction)***의 힘은 근육의 반응을 촉진하기 위해 이용된다. 견인은 패턴 내내 유지되어야 하고, 적절한 저항과 동적 구두 명령과 결합된다(예, "*위쪽으로 당기세요*"). 견인의 적응증은 근육이 약해서 패턴으로 움직일 수 없을 때(예, 안정화를 위한 코어 반응과 함께 열린 사슬 움직임)사용할 수 있다.

환자는 움직임을 유도하고 반응을 강화하는 피드백의 하나로서 ***시각***을 이용한다. 움직임이 일어날 때 환자는 자신의 움직임을 쳐다봐야 한다. 팔다리 패턴 동안, 환자는 자신의 머리를 돌려 움직임이 완수될 때까지 먼쪽 분절(손)의 움직임을 끝까지 보아야 한다. 시각 입력을 제공하기 위해 거울을 제공하고, 또 몸통의 정렬과 머리, 몸통 및 팔다리의 움직임을 돕기 위해 거울을 제공할 수도 있다.

방산과 강화: 방산과 강화는 강한 운동단위에서 약한 운동단위로 전달되는 신경 흥분의 과흐름(overflow)이다.[7] 강한 근육에서 약한 근육으로의 근육 반응의 전파 또는 확장은 모든 방향으로 일어나고, 신체 반대쪽 분절로도 전달된다: 동측, 반대쪽, 몸통에서 팔다리로, 또는 팔다리에서 몸통으로. 시간적 가중(시간이 경과함에 따라 자극의 빈도가 증가되는)과 공간적 가중(서로 다른 자극이 여러 신체 분절에 동시에 가해지는)이 흥분의 전파와 운동단위의 출력에 영향을 줄 수 있다. 방산을 안정화시키는 주요 기전은 적절한 저항이다. 방산의 적응증은 근수축력과 협력근 활동을 강화한다.

빠른 신장은 근육 수축을 촉진하는데 사용한다. 근육의 늘어난 위치(늘어난 범위)와 신장반사는 움직임을 일으키고, 운동단위 동원의 증가를 통해 기존의 수축을 촉진할 목적으로 사용된다. 패턴에서의 모든 협력근은 초기 신장 효과를 최적화하기 위해 늘어나야 한다. 수축하고 있는 근육에 저항을 적용하면, 신장 효과가 극대화된다.

PNF 기법 PNF Techniques

PNF의 핵심은 움직임을 촉진하고 강화시키는 치료적 기법이다. 이들 기법은 상자 3.2에 요약하였으며, 율동적 개시, 길항근 반전, 율동적 안정화, 반복 신장, 등장성 혼합, 강조의 타이밍, 수축-이완, 유지-이완과 복제가 포함된다.

상자 3.2 PNF 기법

율동적 개시(Rhythmic Initiation)

새로운 움직임의 학습, 협응성, 이완과 독립적 움직임을 촉진하기 위해 사용한다. 움직임 훈련은 4단계로 수행한다:(1) 전 범위에 걸쳐서 수동으로 움직임, (2) 능동보조 움직임, (3) 저항성 움직임, (4) 독립적 움직임.

길항근 반전(Reversals of Antagoinst)

두 가지 기법으로 주동근 수축 후에 길항근의 수축을 휴식이나 이완 없이 수축시키는 기법으로 동적 반전과 안정적 반전이 있다.

동적 반전(Dynamic Reversals) (등장성 반전)

동적 반전은 먼저 주동근의 등장성 수축을 이용한 후, 저항에 대항해 길항근을 수축하는 것이다. 치료사는 먼저 하나의 패턴 수축에 저항을 적용한다. 원하는 범위의 끝지점에서, 치료사는 반대 패턴에 저항을 주기 위해 손의 배치를 바꾼다. 그런 다음 환자에게 반대 방향으로 움직이도록 지시한다.

안정적 반전(Stabilizing Reversals) (등장성 반전)

안정적 반전은 먼저 주동근을 수축하여 안정적으로 유지하게 하고 점진적으로, 그 다음 길항근을 수축하는 교대적 수축 기법이다. 낮은 하중의 저항을 특정 신체 부위나 분리된 2개의 신체분절에 매우 천천히 적용한다. 양손에 강한 안정적 유지 수축이 느껴질 때까지 치료사는 저항을 증가시킨다. 안정화 수축이 이루어지면, 치료사는 손의 위치를 반대 패턴에 위치하게 하고 환자는 반대 방향 저항에 대하여 수축을 유도하며, 아주 적은 동작은 허용할 수 있다.

율동적 안정화(Rhythmic Stabilization) (등척성 반전)

율동적 안정화는 길항근 패턴의 등척성 수축을 이용하고, 근육의 동시 수축에 초점을 맞춘다. 몸통의 율동적 안정화는 치료사의 한 손을 한쪽 분절에 배치하여 저항을 가하고, 반대쪽 손을 다른 분절에 배치하여 저항을 가한다. 치료사는 천천히 저항을 증가시킨다: 움직임을 허용해서는 안된다.

반복 신장(반복 수축)

주동근의 반복 등장성 수축을 수행한다. 빠른 신장으로 시작하여 저항으로 근수축을 강화한다. 매우 약한 근육일 경우에는, 시작 범위(늘어난 범위)에서 신장을 시작하거나 약한 범위에서 신장을 수행한다. 패턴 중 약한 수축을 확인했을 때 치료사가 반복 신장을 적용한다.

등장성 혼합(Combination of Isontonics)

등장성 혼합은 장력 소실 없이, 작용근의 구심성 수축, 등척성 수축 및 원심성 수축을 이용한다.[6] 신체 분절이 가동범위로 움직이는 동안 저항을 가하고(구심성 수축), 그 다음 정지 자세를 유지한 다음 (특정 위치에서 유지), 천천히 시작 자세로 원심성 또는 늘어나는 수축을 한다: 이런 동작을 수행하는 동안 근육 수축 사이에서 이완은 없다.

강조 타이밍(Timing for Emphasis)

강조의 타이밍은 국소 부위의 수축을 강화하기 위해 그리고 패턴내의 특정 요소를 강조하기 위해, 저항을 적용하여 정상 타이밍을 변화시킨다. 예를 들어, 강한 수축을 도출하고 협력근 패턴 내에서 강한 근육에서 약한 근육으로 가는 방산과 강화를 만들기 위해 적절한 저항을 이용한다.

수축-이완(Contract-Relax)

이 촉진 신장기법은 대개 ROM의 끝지점에서 수행된다. 환자는 패턴 상에서 팔다리를 주동근의 수축으로 능동적으로 움직여 ROM의 제한된 끝지점까지 간다. 그런 다음, 치료사는 환자에게 제한된 범위의 근육(길항근)의 강한 수축을 주문한다.
수축은 5–8초 동안 유지되며, 이것은 자동억제를 통한 억제효과를 강화한다. 수의적 이완과 능동 움직임이 일어난 다음, 주동근 패턴의 새로운 가동범위에서 자세를 유지한다. 이런 움직임은 상호억제의 억제 효과를 통해 이완을 강화한다.

유지-이완(Hold-Relax)

이런 촉진 신장기법은 대개 통증을 일으키는 레벨 이하의 편안한 지점에서 수행한다. 환자는 패턴 상에서 팔다리를 능동으로 움직여 (주동근의 수축) 통증이 없는 ROM의 끝지점까지 움직인다.
저항을 가해 제한된 근육(길항근)의 강한 등척성 수축을 일으키고, 이로 인해 수의적 이완과 수동운동으로 주동근 패턴의 새로운 지점까지 팔다리를 가져간다.

복제(Replication, 유지-이완-능동 동작)

환자는 움직임의 끝지점(단축된 범위)에서 자세를 취한다.
치료사는 환자에게 "*자세를 유지하세요. 내 힘에 밀려서는 안됩니다*"라고 말한다.
먼저 저항에 대항해 등척성 수축을 하고,
그 다음 수의적 이완과 수동운동을 통해 늘어난 범위로 움직인다.
("*힘을 빼세요. 내가 당신을 다시 뒤쪽으로 움직입니다.*")
그런 다음 치료사는 환자에게 가동범위를 통해
등장성 수축을 하도록 주문한다:
"*이제, 끝지점까지 뒤쪽으로 다시 움직입니다*".
등장성 수축을 촉진하기 위해, 신장과 저항을 적용한다.
수행 반복시, 원하는 가동 범위를 늘려간다.

출처: Voss 등,[1] Adler, Beckers와 Buck,[2] Johnson과 Saliba Johnson.[6]

율동적 개시(Rhythmic Initiation, RI)는 새로운 움직임의 학습을 촉진하고, 근육내 협응과 근육간 협응을 향상시키고, 이완과 독립적 움직임을 촉진한다. 율동적 개시의 훈련은 4단계로 수행된다. 첫 번째, 환자에게 이완하도록 지시한다("*힘을 빼세요. 움직임을 나에게 맡겨주세요*"). 치료사는 환자를 전 범위에 걸쳐서 수동으로 움직인다. 그리고 구두 명령을 이용해 적절한 속도와 리듬을 설정한다. 두 번째, 움직임을 능동보조 쪽으로 진전시킨다("*이제, 내가 당신을 움직일 때 당신도 힘을 쓰세요*"). 세 번째, 환자에게 혼자서 움직이도록 주문한다("*이번에는 당신 혼자가 움직여 보세요*"). 그리고 최종적인 네 번째, 치료사는 환자의 움직임에 저항을 적용한다("*자 이제 위쪽으로 움직이세요*"). 움직임을 강화하기 위해 저항 단계 동안 적절한 저항을 적용한다.[4] 다른 단계로의 전이는 자연스럽고 부드럽게 일어나야 한다. 일반적으로 율동적 개시는 편측 방향의 움직임이지만, 상호 움직임을 강화시키기 위해, 양쪽 방향으로도 적용될 수 있다. 율동적 개시를 사용하기 위한 적응증은 이완할 수 없는 경우, 과긴장성(예, 경직과 강직), 초기 움직임의 어려움, 비협응적인 움직임, 운동계획이나 운동학습의 문제(예, 실행증이나 행동곤란증), 의사소통의 문제(예, 실어증).

길항근 반전(Reversals of Antagoinst, RA)은 두 개의 기법을 포함하여 ***동적 반전***과 ***안정적 반전***으로 주동근의 수축과 길항근의 수축을 휴식이나 이완없이 적용한다. 동적 반전, 또는 등장성 반전은 먼저 주동근의 등장성 수축을 이용한 후, 저항에 대항해 길항근을 수축하는 것이다. 치료사는 먼저 하나의 패턴 수축에 저항을 적용한다(예, 굽힘–모음–가쪽돌림: "*몸을 가로질러 위쪽으로 팔을 들어올리세요*"). 원하는 범위의 끝지점에서, 반대 방향으로 예비령을 제공하고, 치료사는 반대 패턴에 저항을 주기 위해 손의 위치를 바꾼다. 그런 다음 환자에게 반대 방향으로 움직이도록 지시한다(예, 폄–벌림–안쪽돌림: "*몸을 가로질러 아래쪽으로 내리세요*"). 각 패턴의 끝지점에서 멈춤(유지)을 하거나 멈춤(유지)을 하지 않는다. 필요하다면 종종 반전 기법을 반복한다. 만약 불균형이 존재한다면, 강한 패턴을 먼저 선택하고, 약한 패턴으로 진전한다. 특정 범위만 수정해서 사용할 수 있으며, 그 다음 완전 가동범위로 진전하여 사용할 수 있다(ROM 증가를 통한 움직임). 초기에는 전이(반전)를 위한 준비로서 ROM의 끝지점에서 환자에게 유지를 하도록 주문할 수 있다(동적 반전, 유지): "*몸을 가로질러 위쪽으로 들어올리고, 그 자세를 유지하세요*"). 환자가 패턴 사이의 부드러운 전이를 배우면, 멈춤이 없는 방법으로 진전한다. 움직임 반응을 시작하기 위해 초기 신장을 이용할 수도 있다. 동적 반전의 일반적 목표는 근육내 협응과 근육간 협응(부드러운 대항근 반전, 움직임 속도), 근력, 능동 ROM, 지구력 등을 향상시킨다. 이 기법은 근력, ROM 및 협응의 문제; 주동근과 길항근 사이의 방향 반전을 쉽게 할 수 없는 능력; 또는 피로가 있는 환자에게 적용할 수 있다.

안정적 반전(Stabilizing Reversals)은 등장성 반전으로 알려져 있으며, 교대적 수축을 이용하여 최소의 움직임(느린 반전)에서 점진적으로 적은 움직임으로 유도한다. 먼저 주동근을 등척성 수축하고("*이 자세를 유지하세요. 밀리면 안 돼요*"), 그 다음 길항근을 등척성 수축("*이 자세를 유지하세요. 밀리면 안 돼요*")하는 교대적 등척성 수축기법이다. 낮은 하중의 저항을 특정 신체부위나 분리된 2개의 신체분절에 매우 천천히 적용한다. 양손에 강한 등척성 수축이 느껴질 때까지 치료사는 저항(견인이나 압축이 결합된)을 증가시킨다. 환자가 그 자세를 안정화하고 유지할 수 있다는 의미이다. 안정화 수축이 이루어지면, 치료사는 한 손으로 저항을 증가시키기 시작해야 하는데, 그 이유는 반대쪽 손으로 저항이 천천히 이동되어야 하기 때문이다. 이런 전이가 일어나는 동안, 구두 명령은 "*자세를 그대로 유지하세요*"이다. 한 손의 도수접촉이 끝날 때, 다른 손으로 도수접촉을 한다. 치료사의 양 손이 반대 패턴으로 배치되기 전에, 예비령을 제공한다. 치료사의 손을 한 분절에서 반대 분절로 배치하면서, 이런 순서를 반복한다. 불균형이 존재하면, 강한 패턴을 먼저 선택하고, 그 다음 약한 패턴으로 진전한다. 안정적 반전의 일반적인 목표는 저항이 가해지는 분절에서 등척성 수축을 촉진하기 위해(긴장근 안정화), 안정성, 근력, 근육내 협응과 근육간 협응, 지구력 및 가동범위를 향상하기 위함이다. 안정적 반전은 근력, 안정성, 균형 및 협응의 문제가 있는 환자에게 적용할 수 있다.

율동적 안정화(Rhythmic Stabilization)는 길항근 패턴의 등척성 수축을 이용하고, 근육의 협응에 초점을 맞춘다. 선 자세에서 몸통의 율동적 안정화는 치료사의 한 손을 한쪽 분절에 배치하여 저항을 가하고(예, 어깨 앞쪽에 손을 배치하여 뒤쪽으로 민다), 반대쪽 손을 다른 골반 분절에 배치하여 저항을 가한다(골반의 뒤쪽에 손을 배치하고, 골반을 앞쪽으로 당긴다). 치료사는 천천히 저항을 증가시키고 움직임을 허용해서는 안된다. 구두 명령은 다음과 같다: "*유지하세요. 밀리면 안 됩니다.. 유지, 유지하세요*". 그런 다음 치

료사는 손을 이동시켜 반대 방향으로 저항을 가한다. 이때 각 손을 몸통의 같은 부분에 유지한다(예, 치료사의 오른손은 어깨의 앞쪽면에 배치하여 저항을 주고, 반면 왼손은 골반의 뒤쪽면에 배치하여 저항을 가한다). 구두 명령은 다음과 같다: *"다른 방향으로 밀리지 마세요. 자세를 유지하세요"*. 다른 명령으로는, *"몸이 비틀리면 안 돼요. 자세를 유지하세요"*. 위쪽 몸통의 굽힘근과 돌림근은 아래쪽 몸통의 폄근과 돌림근과 같은 방향으로 저항이 가해진다. 앉은 자세에서 몸통 상부 굽힘근과 돌림근의 한쪽 방향으로 저항을 주고, 동시에 몸통 폄근과 반대쪽 돌림근에 저항을 준다. 율동적 안정화의 일반적인 목표는 안정성(대항근의 공동수축), 근력, 지구력, ROM, 근육내 협응과 근육간 협응 등을 향상하기 위해; 이완을 촉진하기 위해; 통증을 감소시키기 위해 사용할 수 있다. 율동적 안정화는 근력, 협응, ROM 제한, 안정화 조절 및 균형 감소가 있는 환자에게 적용할 수 있다.

반복 신장(반복 수축)은 반복적 수축으로 알려져 있다. 주동근의 반복 등장성 수축을 수행하며, 빠른 신장으로 시작하여 저항으로 근수축을 강화한다. 매우 약한 근육일 경우에는, 시작 범위에서 신장을 시작하거나 약한 범위에서 신장을 수행한다. 치료사는 예비령(*"이제(now)"*)을 제공하면서, 빠른 신장을 적용한다. 그 다음 본령을 제공한다(*"몸을 가로질러 위로 들어올리세요"*). 패턴 중 약한 수축을 확인했을 때 치료사가 반복 신장을 적용한다(*"다시 한번 더, 몸을 가로질러 들어올리세요"*). 다음 반복 신장을 하기 전에, 수의적 노력과 근육반응에 대한 충분한 기회가 허용되어야 한다. 반복 신장의 일반적 목표는 움직임 시작과 운동학습을 강화하기 위해, 주동근의 근력과 지구력을 증가시키기 위해, 근육내 협응과 근육간 협응과 ROM을 향상시키기 위해, 피로를 감소시키기 위해 사용한다. 반복 신장은 근력 문제, 움직임의 시작이 어려운 경우, 근피로 및 능동 ROM의 제한이 있는 환자에게 적용하며, 관절불안정, 통증 및 근육 손상이 있을 때는 반복 신장을 적용해서는 안 된다.

등장성 혼합(Combination of Isontonics)은 장력 소실 없이, 주동근의 구심성 수축, 등척성 수축 및 원심성 수축을 이용한다.[6] 신체 분절이 가동범위로 움직이는 동안 저항을 가하고(구심성 수축), 그 다음 정지 자세를 유지한 다음(등척성 수축), 천천히 시작 자세로 되돌아온다(원심성 수축). 이런 동작을 수행하는 동안 근육의 수축이 중단되어서는 안 된다. 구두 명령은 움직임의 단계별로 달라진다: *"위쪽으로 미세요. 이제 자세를 유지하세요. 나를 이기지 말고 천천히 시작 자세로 돌아가세요. 천천히 근육을 길게 늘이세요"*. 이 기법은 대개 항중력 활동이나 자세 취하기 때 이용된다(*"교각 자세나 앉은 자세에서 선 자세로의 이동"*). 구르기 동안, 등장성 혼합은 등척성 유지(옆으로 누운 자세)로 시작될 수 있고, 그 다음 원심성 활동을 하고, 마지막으로 구심성 활동을 할 수 있다. 환자의 구르기 능력이 좋아지면, 움직임의 범위를 증가시키면서 반복할 수 있다. 등장성 혼합의 일반적 목표는 운동학습과 근육내 협응과 근육간 협응을 향상시키고, 근력과 ROM을 증가시키고, 안정성, 원심성 수축 조절 및 지구력을 향상시키고, 기능을 향상시키기 위해 사용한다. 등장성 혼합의 적용 대상은 약한 자세근, 움직임의 전이(예, 앉은 자세에서 선 자세로, 선 자세에서 앉은 자세) 동안 체중을 원심성으로 조절하기 어려운 경우에 적용할 수 있다.

강조 타이밍(Timing for Emphasis)은 국소 부위의 수축을 강화하기 위해 그리고 패턴내의 특정 요소를 강조하기 위해, 저항을 적용하여 패턴의 정상 타이밍을 변화시킨다. 예를 들어, 강한 수축을 도출하기 위해, 그리고 협력근 패턴 내에서 강한 근육에서 약한 근육으로 가는 방산과 강화를 허용하기 위해 적절한 저항을 이용할 수 있다. 약한 근육에서 움직임이 허용되는 동안, 강한 근육은 저항을 통해 등척성 수축을 해야 한다. 강조 타이밍 사용을 위한 적응증은 약화와 나쁜 협응 또는 두 가지를 다 포함한다.

수축-이완(Contract-Relax)은 촉진 신장 기법으로 대개 ROM의 끝지점에서 수행한다. 환자는 패턴 상에서 팔다리를 능동으로 움직여(주동근의 수축) ROM의 제한된 끝지점까지 간다(*"당신의 다리를 위쪽과 가쪽으로 들어올리세요"*). 그런 다음, 치료사는 환자에게 길항근의 강한 수축을 주문한다(*"다리를 안쪽으로 돌리시고, 그 자세를 유지하세요"*). 수축은 5–8초 동안 유지되며, 이것은 자동억제를 통한 억제효과를 강화한다. 수의적 이완과 능동 움직임이 일어난 다음, 주동근 패턴의 새로운 가동범위에서 자세를 유지한다(*"이완하시고, 이제 다리를 회전하여 위쪽과 가쪽으로 들어올리세요"*). 이런 움직임은 상호억제의 효과를 통해 이완을 강화한다. 일반적으로 더 이상의 가동범위를 얻지 못할 때까지 이런 동작을 여러 번 반복한다. 이 기법은 새로운 범위를 유지하거나 새로운 범위를 얻기 위해, 새로운 범위에서 능동 운동을 부가적으로 수행하는 것이 가장 좋다.

수축-이완의 일반적인 목표는 근육군의 촉진, 억제, 근력강화 및 이완을 통해 ROM을 향상시킨다. 수축-이완의 적응증은 ROM의 제한. 금기증으로는 염증과 부종을 가진 최근의 손상이나 수술환자에게 적용할 수 있다.

*유지-이완(Hold-Relax)*은 촉진신장기법으로 대개 통증을 일으키는 레벨 이하의 편안한 지점에서 수행된다. 환자는 패턴 상에서 팔다리를 능동으로 움직여(주동근의 수축) 통증이 없는 ROM의 끝지점까지 움직인다. 저항을 가해 제한된 근육(길항근)의 강한 수축을 일으키고(자동억제 유발), 이로 인해 수의적 이완과 수동운동으로 주동근 패턴의 새로운 지점까지 팔다리를 가져간다. 치료사는 환자에게 다음과 같은 지시를 내린다: *"자세를 유지하세요. 내 힘에 밀리면 안 됩니다"*. 그 다음 지시는 *"이제 힘을 빼세요. 내가 당신의 다리를 위쪽과 가쪽으로 움직입니다"*. 유지-이완의 일반적인 목표는 근육군의 촉진, 억제, 근력 강화 및 이완을 통해 ROM을 향상시킨다. 적응증으로 수동 ROM의 제한으로, 특히 통증을 가진 환자이며, 금기증은 염증과 부종을 가진 최근의 손상이나 수술환자에게 적용하지 않는다.

*복제(Replication, 유지-이완-능동 동작)*는 촉진신장기법으로 환자는 움직임의 끝지점(단축된 범위)에서 자세에서 수행한다. 치료사는 환자에게 *"자세를 유지하세요. 내 힘에 밀려서는 안 됩니다"*라고 말한다. 먼저 저항에 대항해 등척성 수축을 하고, 그 다음 수의적 이완이 수동운동을 통해 늘어난 범위로 움직인다(*"힘을 빼세요. 내가 당신을 다시 뒤쪽으로 움직입니다"*). 그런 다음 치료사는 환자에게 가동범위를 통해 등장성 수축을 하도록 주문한다:(*"이제, 끝지점까지 뒤쪽으로 다시 움직입니다"*). 등장성 수축을 촉진하기 위해, 신장과 트래킹 저항을 적용한다. 수행을 반복함으로서, 가동범위를 증가시키는 것이 바람직하다. 복제의 목표는 근육내 협응과 근육간 협응과 단축된 범위내에서의 작용근의 조절을 향상시키고, 운동학습을 촉진시킨다. 복제의 적응증은 뚜렷하게 약화된 근육과 단축된 범위에서 수축을 지속할 수 없는 경우 적용한다.

임상 노트 : 등장성 혼합은 새로운 패턴을 가르칠 때 매우 좋은 방법이 될 수 있다. 이것은 복제 기법과 비슷하지만, 수동 움직임이 아니라, 환자는 원심성 수축을 통해 원래 시작으로 되돌아간다. 등장성 혼합은 움직임의 근운동감각/고유수용성 감각을 향상시킨다.

움직임 패턴의 원리 적용하기
Applying the Principles to the Movement Patterns

PNF의 원리는 환자와 치료사의 모든 도수 상호작용을 유도해야 한다. 움직임이나 안정화 자세가 치료의 목표로 확인되면, 치료사는 실행해야 할 적절한 움직임 패턴과 기법을 선택해야 한다. 패턴은 항상 다음과 같은 방법으로 실행되어야 한다:

- 환자는 적절한 자세를 취한다.
- 치료사는 적절한 신체 역학과 적절한 자세를 취한다.
- 치료사는 촉진하고자 하는 신체 분절을 적절한 정렬 위치로 움직인다.
- 적절한 도수접촉을 결정한다.
- 적용하고자 하는 중재가 수동운동인지, 저항운동인지를 결정한다.
- 만약 저항운동이 좋다면, 중간범위에서 저항을 줄 건지, 아니면 신장범위에서 저항을 줄 건지를 결정한다.
- 신장 자극을 사용하고자 한다면, 환자의 분절이 적절하게 늘어나야 한다.
- 신장 자극을 사용하고자 한다면, 적절한 구두 명령과 적절한 저항과 함께 빠른 신장을 적용한다. 시작부터 움직임이 일어나는 내내 견인을 유지해야 한다.
- 중간범위가 초기 저항으로 선택되면, 처음에는 느린 등척성 수축을 유도하고, 점차 구심성이나 원심성 수축으로 진행한다.
- 저항의 효과를 확인하고, 적절한 방산과 강화를 보장하기 위해 환자를 반드시 관찰해야 한다.
- 반드시 팔다리 패턴을 촉진하기 전에, 몸통과 그에 연결된 관절이 적절한 안정성을 보여야 한다.[6]

움직임의 PNF 패턴
PNF Patterns of Movement

정상적인 움직임 활동은 움직임의 협력 패턴과 기능 패턴으로 일어난다. PNF 패턴은 나선 움직임과 대각선 움직임이며, 3개의 모든 운동면에서 결합된 형태의 움직임으로 일어난다: 굽힘/폄, 벌림/모음, 안쪽돌림/가쪽돌림. PNF 패턴은 정상적인 활동과 스포츠에서 일어나는 패턴과 매우 비슷하다. 패턴은 중간관절(예, 팔꿉관절과 무릎관절)의 작용 변화나 환자의 자세(예, 누운 자세, 앉은 자세, 선 자세) 변화에 의해 다양해질 수 있다. 패턴은 편측이나 양측으로 수행될 수 있다: 양측 패턴은 대칭적으로, 비대칭적으로, 상호적으로 수행될 수 있다. 팔에 대한 PNF 패턴의 움직임 요소와 1차 협력근은 표 3.1에 수록되어 있고, 다리에 대한 PNF 패턴의 움직임 요소와 1차 협력근은 표 3.2에 수록되어 있고, 또 머리와 목에 대한 PNF 패턴의 움직임 요소와 1차 협력근은 표 3.3, 몸통에 대한 PNF 패턴의 움직임 요소와 1차 협력근은 표 3.4에 수록되어 있다.

어깨뼈 패턴 Scapular Patterns

어깨뼈 패턴은 목뼈, 등뼈와 팔의 기능에 영향을 준다. 어깨뼈의 가동성과 안정성이 모두 필요하다. 움직임은 2개의 대각선으로 일어난다: 앞쪽 올림-뒤쪽 내림과 뒤쪽 올림-앞쪽 내림. 비록 다른 자세에서 수행이 가능하지만, 일반적으로 어깨뼈 패턴은 옆으로 누운 자세에서 수행하고, 앉은 자세에서도 사용할 수 있다. 4장: 침상 가동성과 초기 몸통 조절 개선을 위한 중재에서 어깨뼈 패턴의 부가적인 정보를 제시하였다.

임상 노트 : 어깨뼈 패턴은 목과 등의 기능과 팔 움직임과 안정성에 기여한다. 어깨뼈의 충분한 안정성과 가동성은 구르기, 뻗기, 옷입기와 팔의 체중지지와 같은 기능적 활동에 요구된다.

어깨뼈 앞쪽 올림-뒤쪽 내림

자세: 환자는 머리를 중립위로 하고, 옆으로 누운 자세를 취한다. 치료사는 환자의 뒤쪽에 위치하여, 움직임 방향의 선상에 위치한다(4장: 침상 가동성과 초기 몸통 조절 개선을 위한 중재 참조, 그림 4.16).

앞쪽 올림

시작: 어깨뼈-오목위팔관절 복합체를 뒤쪽 내림의 자세로 뒤쪽으로 위치시킨다.

움직임: 어깨뼈-오목위팔관절 복합체를 코의 방향인 위쪽과 앞쪽으로 움직인다. 이때 아래각이 위쪽돌림 한다.

구두 명령: *"어깨를 위쪽과 어깨쪽으로 당기세요."*

도수접촉: 한 손은 오목위팔관절 복합체의 위/앞쪽에 배치하고, 다른 손은 그 손 위에 겹친다. 아래쪽과 뒤쪽으로 저항을 가한다.

뒤쪽 내림

시작: 어깨뼈-오목위팔관절 복합체를 앞쪽 올림의 자세로 위쪽과 앞쪽으로 위치시킨다.

움직임: 어깨뼈-오목위팔관절 복합체를 아래쪽과 뒤쪽으로 움직인다. 이때 아래각은 척추쪽으로 돌림한다.

구두 명령: *"어깨를 아래쪽과 뒤쪽으로 미세요."*

도수접촉: 손꿈치를 어깨뼈의 척추쪽 가장자리에 배치하고, 어깨뼈의 아래안쪽 가장자리를 조절하기 위해 룸브리컬 그립을 한다. 다른 손을 첫 번째 손 위에 겹친다. 위쪽과 아래쪽으로 저항을 가한다.

임상 노트 : 앞쪽 올림은 앞으로 구르기와 앞으로 뻗기에 사용된다; 뒤쪽 내림은 뒤쪽 구르기와 푸쉬 업(push up), 그리고 목발 보행시 사용된다.[2]

어깨뼈 뒤쪽 올림-앞쪽 내림

자세: 환자는 옆으로 누운 자세를 취한다. 치료사는 환자 머리의 위쪽과 뒤쪽에 위치하고, 움직임 방향의 선상에 위치한다.

뒤쪽 올림

시작: 어깨뼈-오목위팔관절 복합체를 앞쪽 내림에서 반대쪽 엉덩관절 쪽으로 아래쪽과 앞쪽에 위치시킨다.

움직임: 어깨뼈-오목위팔관절 복합체를 위쪽과 뒤쪽으로 움직인다.

구두 명령: *"어깨를 위쪽과 뒤쪽으로 미세요."*

도수접촉: 한 손을 봉우리돌기의 위쪽/뒤쪽면과 어깨뼈가시에 배치하고, 다른 손을 어깨 꼭대기에 배치한다. 원호 운동의 절반 쯤에 아래쪽과 앞쪽으로 저항을 가한다.

앞쪽 내림

시작: 어깨뼈-오목위팔관절 복합체를 뒤쪽 올림의 자세로 위쪽과 뒤쪽에 위치시킨다.

움직임: 어깨뼈-오목위팔관절 복합체를 반대쪽 엉덩관절 쪽인 아래쪽과 앞쪽으로 움직인다.

구두 명령: *"어깨를 배꼽 쪽인 아래쪽으로 당기세요."*

도수접촉: 한 손을 어깨뼈의 겨드랑이쪽 가장자리 뒤쪽에 배치하고, 다른 손을 큰가슴근의 가쪽 가장자리와 부리돌기의 아래쪽 가장자리에 배치한다. 위쪽과 뒤쪽으로 저항을 가한다.

임상 노트 : 뒤쪽 올림은 던지기와 머리위쪽에서 옷입기 활동(셔츠 입기)과 같은 뒤쪽 뻗기에서 사용된다; 앞쪽 내림은 공을 앞쪽으로 던지기와 발쪽으로 뻗기나 당기에 사용된다.[2]

팔 패턴 Upper Extremity Patterns

팔 패턴은 몸쪽 관절(어깨관절)에서 일어나는 작용의 이름을 따서 명명된다. 두 개의 대각선 동작이 있다.

- 대각선 1은 굽힘-모음-가쪽돌림(D1F)과 폄-벌림-안쪽돌림(D1E)이 한 쌍으로 이루어진 것이다.
- 대각선 2는 굽힘-벌림-가쪽돌림(D2F)과 폄-모음-안쪽돌림(D2E)이 한 쌍으로 이루어진 것이다.

중간관절(팔꿉관절)은 폄된 상태로 유지될 수 있고, 또 중간 중쇠작용을 이용하여 팔꿉관절을 굽힘하거나 폄할 수도 있다. 협력 작용을 알고 싶으면, 표 3.1을 참고하기 바란다. "몸쪽 손"과 "먼쪽 손"이라는 용어는 환자에게 배치된 치료사의 손 위치를 의미한다. 치료사의 먼쪽 손은 환자의 손(손바닥이나 손등)을 잡는다. 몸쪽 손은 어깨를 강조하기 위해 환자의 위팔을 잡거나 먼쪽 관절을 강조하기 위해 아래팔을 잡는다. 팔 패턴은 바로 누운 자세 또는 앉은 자세에서 일반적으로 수행하지만, 옆으로 누운 자세, 팔꿉관절로 지지한 엎드린 자세, 네발 자세 또는 무릎 댄 자세에서도 수행할 수 있다.

임상 노트: "팔꿉 폄상태 유지(elbow straight)"는 패턴 동안 팔꿉관절을 폄 상태로 유지한다는 의미이다. "팔꿉 폄(elbow extension)"은 팔꿉관절을 굽힘에서 폄으로 움직이는 것을 의미하고, "팔꿉 굽힘(elbow flexion)"은 팔꿉관절을 폄에서 굽힘으로 움직이는 것을 의미한다.

표 3.1 4가지 PNF 팔 패턴의 움직임 요소와 1차 협력근 요소[a]

관절/신체 분절	움직임 요소	1차 협력근 요소
	움직임 패턴: 팔의 굽힘-모음-가쪽돌림	
어깨뼈	앞쪽 올림	앞톱니근, 어깨올림근, 마름근
어깨관절	굽힘, 모음, 가쪽돌림	큰가슴근(빗장갈래), 어깨세모근(앞쪽), 부리위팔근, 위팔세갈래근(긴갈래)
팔꿉관절	• 폄 상태 유지* • 굽힘 • 폄	• 위팔세갈래근, 팔꿈치근 • 위팔두갈래근, 위팔근 • 위팔세갈래근, 팔꿈치근
아래팔	뒤침	뒤침근, 위팔노근
손목	노쪽으로 굽힘	노쪽손목굽힘근
손가락	노쪽으로 굽힘과 모음	얕은손가락굽힘근, 깊은손가락굽힘근, 벌레근, 뼈사이근
엄지	모음, 맞섬	긴엄지굽힘근, 짧은엄지굽힘근, 엄지모음근, 엄지맞섬근
	움직임 패턴: 팔의 폄-벌림-안쪽돌림	
어깨뼈	뒤쪽 내림, 돌림 및 모음(아래각)	마름근
어깨관절	폄, 벌림, 안쪽돌림	큰원근, 넓은등근, 어깨세모근(중간, 뒤쪽), 위팔세갈래근(긴갈래), 어깨밑근

표 3.1 4가지 PNF 팔 패턴의 움직임 요소와 1차 협력근 요소[a] (계속)

관절/신체 분절	움직임 요소	1차 협력근 요소
팔꿉관절	• 폄 상태 유지* • 굽힘 • 폄	• 위팔세갈래근, 팔꿈치근 • 위팔두갈래근, 위팔근 • 위팔세갈래근, 팔꿈치근
아래팔	엎침	원엎침근, 네모엎침근, 위팔노근
손목	자쪽으로 폄	자쪽손목폄근
손가락	자쪽으로 폄과 벌림	긴손가락폄근, 벌레근, 뼈사이근
엄지	벌림, 폄	짧은엄지벌림근, 엄지폄근
	움직임 패턴: 팔의 굽힘–벌림–가쪽돌림	
어깨뼈	뒤쪽 올림	등세모근(위, 중간), 어깨올림근, 앞톱니근
어깨관절	굽힘, 벌림, 가쪽돌림	어깨세모근(앞쪽), 위팔두갈래근(긴갈래), 부리위팔근, 가시위근, 가시아래근, 작은원근
팔꿉관절	• 폄 상태 유지* • 굽힘 • 폄	• 위팔세갈래근, 팔꿈치근 • 위팔두갈래근, 위팔노근 • 위팔세갈래근, 팔꿈치근
아래팔	뒤침	위팔두갈래근, 위팔노근, 뒤침근
손목	노쪽으로 폄	긴노쪽손목폄근, 짧은노쪽손목폄근
손가락	노쪽으로 폄	긴손가락폄근, 뼈사이근
엄지	폄, 벌림	긴엄지폄근, 짧은엄지폄근, 긴엄지벌림근
	움직임 패턴: 팔의 폄–모음–안쪽돌림	
어깨뼈	앞쪽 내림, 돌림, 벌림(안쪽 각)	앞톱니근, 작은가슴근, 마름근
어깨관절	폄, 모음, 안쪽돌림	큰가슴근(복장갈래), 큰원근, 어깨밑근
팔꿉관절	• 폄 상태 유지* • 굽힘 • 폄	• 위팔세갈래근, 팔꿈치근 • 위팔두갈래근, 위팔근 • 위팔세갈래근, 팔꿈치근
아래팔	엎침	원엎침근, 네모엎침근, 위팔노근
손목	자쪽으로 굽힘	자쪽손목굽힘근
손가락	굽힘, 모음, 자쪽치우침	얕은손가락굽힘근, 깊은손가락굽힘근, 벌레근, 뼈사이근
엄지	굽힘, 모음, 맞섬	긴엄지굽힘근, 짧은엄지굽힘근, 엄지모음근, 엄지맞섬근

* 폄상태 유지는 팔꿉관절을 폄을 유지하는 것(즉, 팔의 스트레이트 패턴).

[a] 출처: Voss 등[1]과 Adler 등[2]

팔의 굽힘-모음-가쪽돌림 (팔꿉관절의 폄 상태 유지)

시작 자세: 누운 자세에서, 팔을 길게 늘인다(어깨관절의 폄, 벌림, 안쪽돌림, 팔꿉관절의 폄, 아래팔의 엎침, 손목과 손가락의 폄).

움직임: 손목과 손가락을 굽힘하여 주먹을 쥔다; 아래팔을 뒤침하고, 어깨관절을 가쪽돌림, 굽힘, 모음을 한다; 팔을 위쪽으로 들어올리고, 손의 자쪽면이 얼굴을 가로지른다; 팔꿉관절을 폄한 채로 유지한다. 팔이 코에 닿지 않도록 머리를 돌림하고, 손을 따라 눈이 움직인다(그림 3.1).

구두 명령: *"내 손을 잡고, 팔을 돌림하면서, 팔꿈치의 폄을 유지한 채 위쪽으로 당기시고, 팔이 얼굴을 가로지릅니다. 자! 위쪽으로 당기세요."*

도수접촉: 치료사의 먼쪽 손은 환자의 손바닥을 잡는다. 이때 손가락을 환자 손의 자쪽면에 배치하고, 엄지를 노쪽면에 배치한다. 그리고 환자의 손목이 노쪽으로 굽힘하는 것을 허용한다. 치료사의 몸쪽 손은 환자의 위팔 앞-안쪽면을 잡고, 움직임 방향과 반대되는 방향으로 저항을 가한다.

팔의 굽힘-모음-가쪽돌림 (팔꿉관절의 굽힘 동작)

시작 자세: 누운 자세에서, 팔을 길게 늘인다(팔꿉관절의 폄 상태를 유지한 패턴과 동일하다).

움직임: 손목과 손가락을 굽힘하여 주먹을 쥔다; 아래팔을 뒤침하고, 어깨관절을 가쪽돌림, 굽힘, 모음을 한다; 팔을 위쪽으로 들어올리기 시작할 때, 어깨관절과 팔꿉관절을 함께 굽힘한다. 팔을 위쪽으로 들어올리고, 환자의 주먹쥔 손이 얼굴을 가로질러, 반대쪽 귀쪽 가까이로 움직인다(그림 3.2).

구두 명령: *"내 손을 잡고, 팔을 돌림하면서 위쪽으로 당기시고, 얼굴을 가로지르세요. 그리고 팔꿉관절을 굽힘합니다. 자! 위쪽으로 당기세요."*

도수접촉: 팔꿉관절의 폄 상태를 유지한 패턴과 동일하다.

팔의 굽힘-모음-가쪽돌림 (팔꿉관절의 폄 동작)

시작 자세: 누운 자세에서, 팔을 길게 늘인다(어깨관절의 폄, 벌림, 안쪽돌림, 팔꿉관절의 굽힘, 아래팔의 엎침, 손목과 손가락의 폄).

움직임: 손목과 손가락을 굽힘하여 주먹을 쥔다; 아래팔을 뒤침하고, 어깨관절을 가쪽돌림, 굽힘, 모음을 한다; 어깨관절을 굽힘할 때, 팔꿉관절을 폄으로 움직인다(그림 3.3).

구두 명령: *"내 손을 잡고, 팔을 돌림하면서 위쪽으로 당기시고, 얼굴을 가로지르세요. 그리고 팔꿉관절을 폄합니다. 자! 위쪽으로 당기세요."*

도수접촉: 팔꿉관절의 폄 상태를 유지한 패턴과 동일하다.

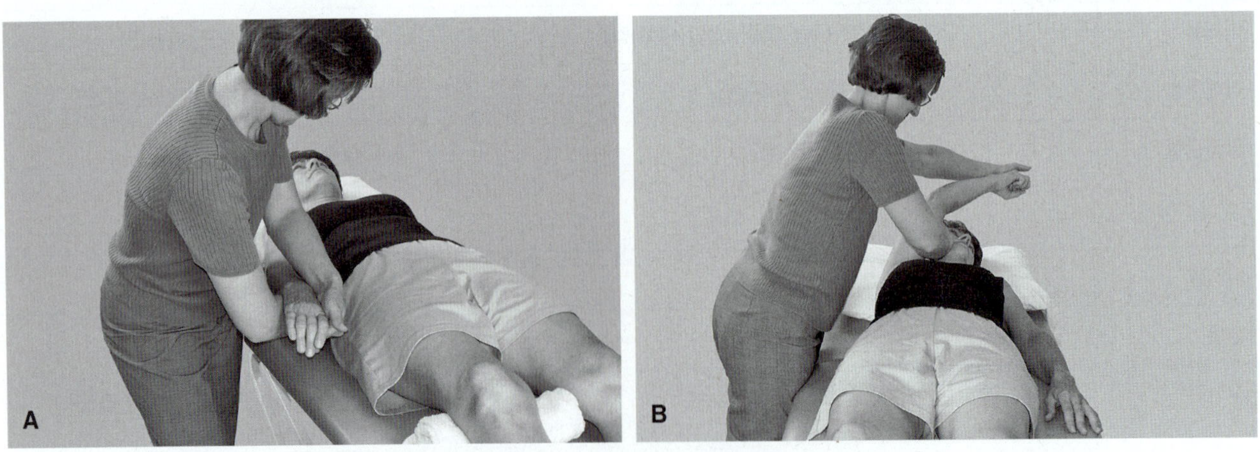

그림 3.1 누운 자세, 팔의 굽힘-모음-가쪽돌림(팔꿉관절의 폄 상태 유지) 패턴
(A) 시작 자세: 환자의 팔을 길게 늘인다(어깨관절의 폄, 벌림, 안쪽돌림, 팔꿉관절의 폄, 아래팔의 엎침, 손목과 손가락의 폄). 치료사의 먼쪽 손으로 환자의 손바닥을 잡는다. 몸쪽 손을 위팔의 앞-안쪽면에 배치한다. 치료사는 초기 신장을 적용하고, 어깨관절의 굽힘근, 모음근 및 가쪽돌림근(몸쪽 손)에 저항을 가하고, 또 손목과 손가락의 굽힘근에 저항을 가한다(먼쪽 손). 환자가 가동범위를 통해 팔을 끝자세까지 움직일 때, 치료사는 저항을 계속 유지한다.
(B) 패턴 내내 팔꿉관절의 폄 자세를 그대로 유지한다.

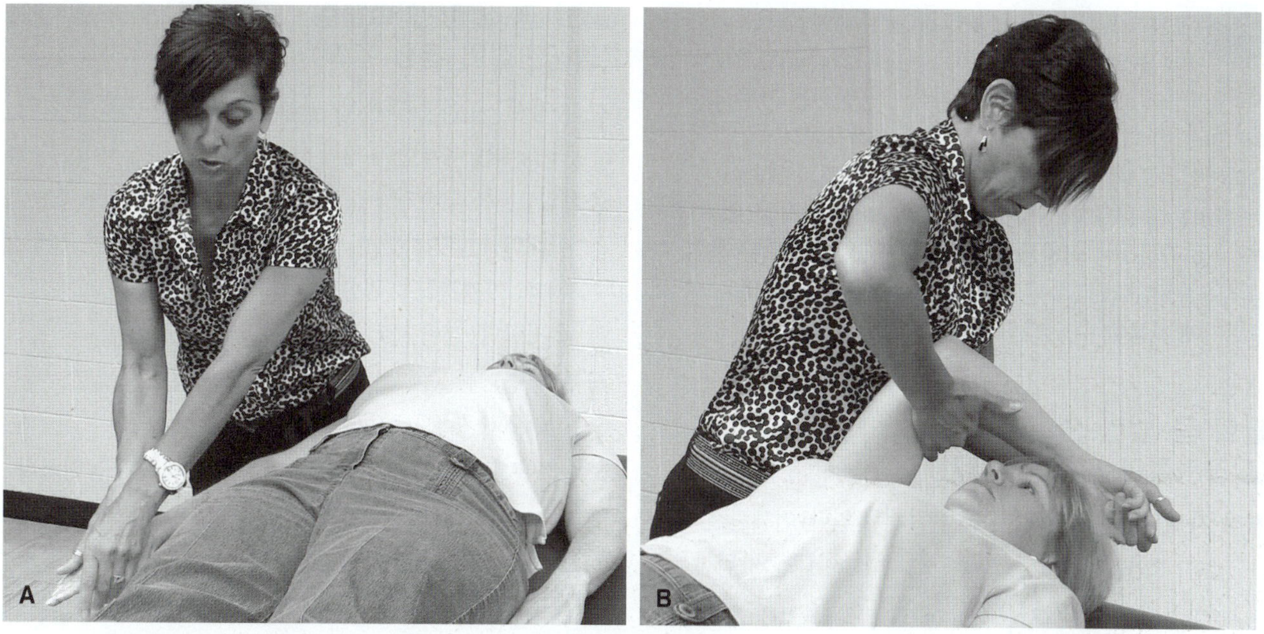

그림 3.2 누운 자세, 팔의 굽힘-모음-가쪽돌림(팔꿉관절의 굽힘 동작) 패턴

(A) 시작 자세: 환자의 팔을 길게 늘인다. 팔꿉관절의 폄 상태를 유지한 패턴과 동일하고, 치료사의 도수접촉도 마찬가지다. 치료사는 동일한 초기 신장을 적용하고, 손-손목-아래팔-어깨관절의 구성요소를 위해, 팔꿉관절의 폄 상태를 유지한 패턴과 동일하게 저항을 가한다. 그 다음 먼쪽 작용(손, 손목, 아래팔)과 팔의 회전이 일어난 후에, 팔꿉관절의 굽힘근을 위해 부가적으로 저항을 가한다. 환자가 가동범위를 통해 팔을 끝자세까지 움직일 때, 치료사는 저항을 계속 유지한다.

(B) 환자는 팔꿉관절을 완전히 굽힘하고, 반대쪽 귀나 머리 측면으로 주먹쥔 손을 가져간다.

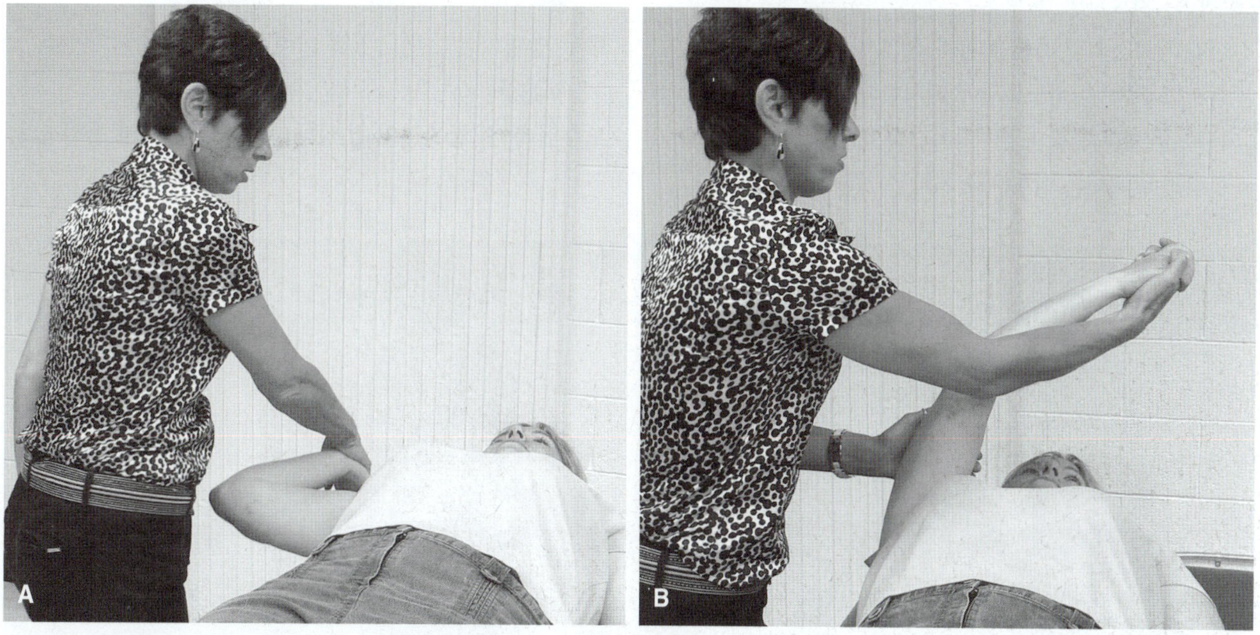

그림 3.3 누운 자세, 팔의 굽힘-모음-가쪽돌림(팔꿉관절의 폄 동작) 패턴

(A) 시작 자세: 환자의 팔을 길게 늘인다. 손-손목-아래팔-어깨관절의 구성 요소는 팔꿉관절의 폄 상태를 유지한 패턴과 동일하고, 팔꿉관절을 완전히 굽힘시킨다. 치료사의 도수접촉은 팔꿉관절의 폄 상태를 유지한 패턴과 동일하다. 치료사는 동일한 초기 신장을 적용하고, 손-손목-아래팔-어깨관절의 구성요소를 위해 저항을 가한다. 부가적으로 먼쪽 작용과 팔의 회전이 일어난 후에, 팔꿉관절의 폄근을 위해 저항을 가한다. 환자가 가동범위를 통해 팔을 끝자세까지 움직일 때, 치료사는 저항을 계속 유지한다.

(B) 팔꿉관절을 완전히 폄한다.

임상 노트 : 굽힘-모음-가쪽돌림 패턴(손을 들어올려 얼굴을 가로지르는)은 1차적 패턴으로 기억한다. 이 패턴은 머리 위 공간에서 중심선을 가로지르는 뻗기와 같은 기능적 활동을 촉진하는데 사용한다. 팔꿉관절을 구부리는 것을 포함하면, 손은 머리 위쪽(치장하는데 필요함) 또는 입으로 가져가는 움직임(먹거나 양치)을 강화하는데 사용할 수 있다. 또한, 이 패턴은 몸통 상부의 돌림과 바로 누운 자세에서 옆으로 누운 자세로 구르기에 사용할 수 있다.

팔의 폄-벌림-안쪽돌림 (팔꿉관절의 폄 상태 유지)

시작 자세: 누운 자세에서, 팔을 길게 늘인다(어깨관절의 굽힘, 모음, 가쪽돌림, 팔꿉관절의 폄, 아래팔의 뒤침, 손목과 손가락의 굽힘).

움직임: 손목과 손가락을 폄하면서, 주먹을 펼친다; 아래팔을 엎침하면서, 어깨관절을 안쪽돌림, 폄, 벌림을 한다; 손의 자쪽면을 아래쪽과 가쪽으로 민다; 이때 팔꿉관절을 폄한 채로 유지한다(그림 3.4).

구두 명령: *"손을 펴고, 팔을 돌리면서 아래쪽과 가쪽으로 미세요. 이때 팔꿉관절의 폄을 유지합니다. 자! 미세요."*

도수접촉: 치료사의 먼쪽 손은 환자의 손등을 잡는다. 이때 치료사의 손가락을 환자 손의 자쪽면에 배치하고, 엄지를 환자 손의 노쪽면에 배치한다(룸브리컬 그립). 몸쪽 손은 환자 팔의 뒤-가쪽면을 잡는다. 움직임 방향과 반대되는 방향으로 저항을 가한다.

팔의 폄-벌림-안쪽돌림 (팔꿉관절의 굽힘 동작)

시작 자세: 누운 자세에서, 팔을 길게 늘인다(팔꿉관절의 폄 상태를 유지한 패턴과 동일하다).

움직임: 손목과 손가락을 폄하면서, 주먹을 펼친다; 아래팔을 엎침하면서, 어깨관절을 안쪽돌림, 폄, 벌림을 한다; 어깨관절을 폄할 때, 팔꿉관절을 굽힘으로 움직인다(그림 3.5).

구두 명령: *"손을 펴고, 팔을 돌리고 팔꿉관절을 굽힘하면서, 아래쪽과 가쪽으로 밉니다. 자! 미세요."*

도수접촉: 팔꿉관절의 폄 상태를 유지한 패턴과 동일하다.

팔의 폄-벌림-안쪽돌림 (팔꿉관절의 폄 동작)

시작 자세: 누운 자세에서, 팔을 길게 늘인다(어깨관절의 굽힘, 모음, 가쪽돌림, 팔꿉관절의 폄, 아래팔의 뒤침, 손목과 손가락의 굽힘).

움직임: 손목과 손가락을 폄하면서, 주먹을 펼친다; 아래팔을 엎침하면서, 어깨관절을 안쪽돌림, 폄, 벌림을 한다; 어깨관절을 폄할 때, 팔꿉관절을 폄으로 움직인다(그림 3.6).

구두 명령: *"손을 펴고, 팔을 돌리고 팔꿉관절을 폄하면서 아래쪽과 가쪽으로 밉니다. 자! 미세요."*

도수접촉: 팔꿉관절의 폄 상태를 유지한 패턴과 동일하다.

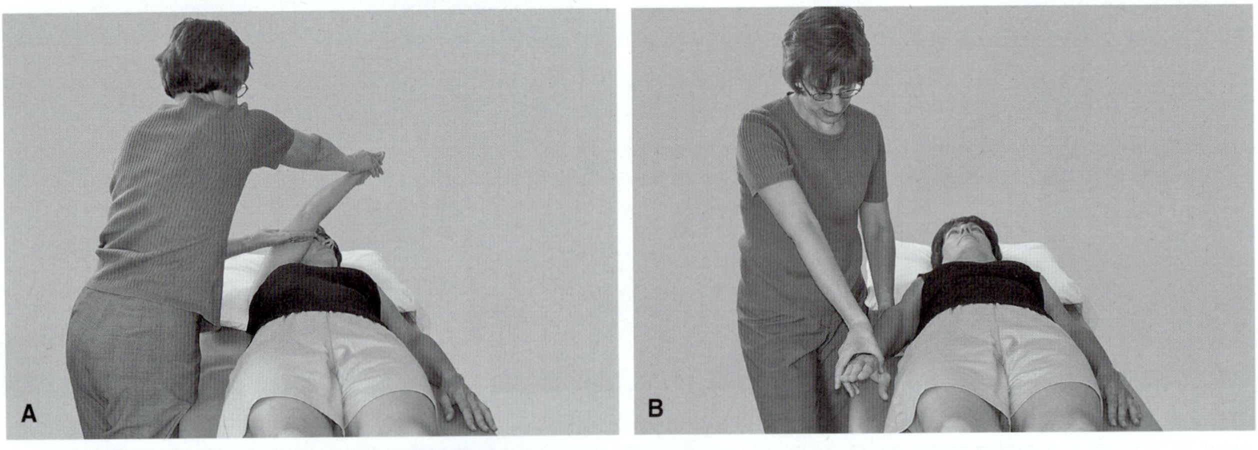

그림 3.4 누운 자세, 팔의 폄-벌림-안쪽돌림(팔꿉관절의 폄 상태 유지) 패턴
(A) 시작 자세: 팔을 길게 늘인다(어깨관절의 굽힘, 모음, 가쪽돌림, 팔꿉관절의 폄, 아래팔의 뒤침, 손목과 손가락의 굽힘). 치료사의 먼쪽 손은 환자 손의 등쪽-자쪽면을 잡는다. 몸쪽 손은 환자 팔의 뒤가쪽면에 압박을 적용한다. 치료사는 신장을 적용하고, 어깨관절의 폄근, 벌림근 및 안쪽돌림근에 저항을 가하고(몸쪽 손), 손목과 손가락의 폄근에 저항을 가한다(먼쪽 손). 환자가 가동범위를 통해 팔을 끝자세까지 움직일 때, 치료사는 저항을 계속 유지한다.
(B) 패턴 내내 팔꿉관절을 폄한 자세로 유지한다.

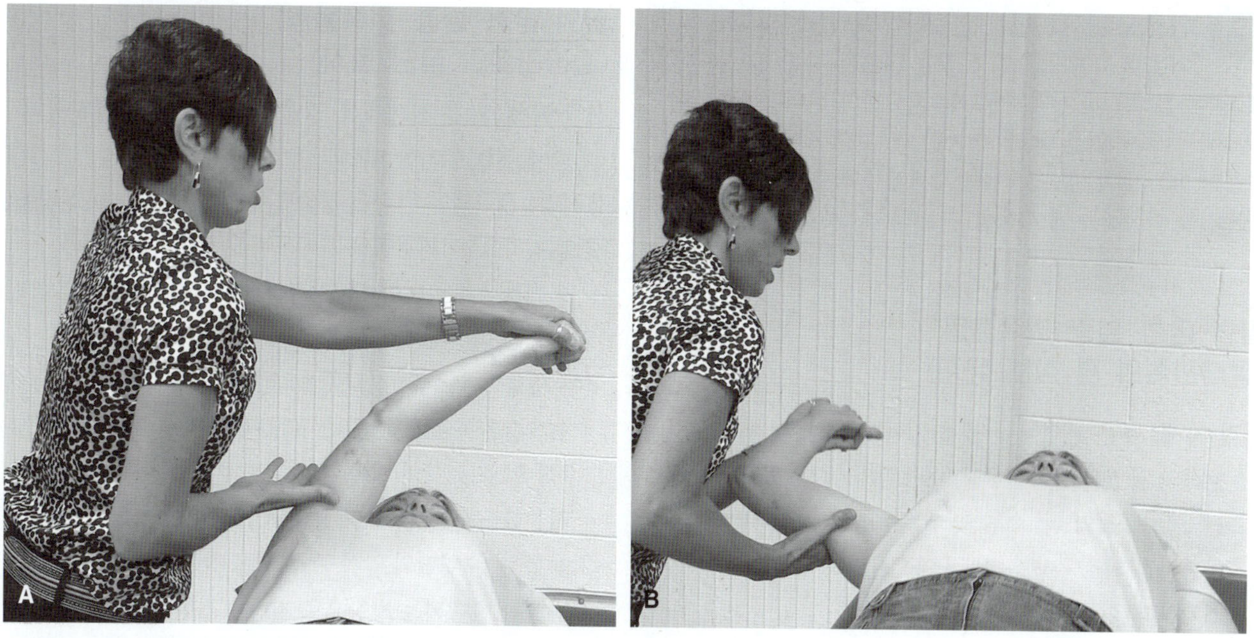

그림 3.5 누운 자세, 팔의 폄-벌림-안쪽돌림(팔꿉관절의 굽힘 동작) 패턴

(A) 시작 자세: 팔을 길게 늘인다. 팔꿉관절의 폄 상태를 유지한 패턴과 동일하고, 치료사의 도수접촉도 동일하다. 치료사는 동일한 신장을 적용하고, 손-손목-아래팔-어깨관절의 구성요소를 위해 저항을 가하고, 부가적으로 먼쪽 작용과 팔의 회전이 일어난 후에, 팔꿉관절의 굽힘근을 위해 저항을 가한다. 환자가 가동범위를 통해 팔을 끝자세까지 움직일 때, 치료사는 저항을 계속 유지한다.

(B) 팔꿉관절을 완전히 굽힘한다.

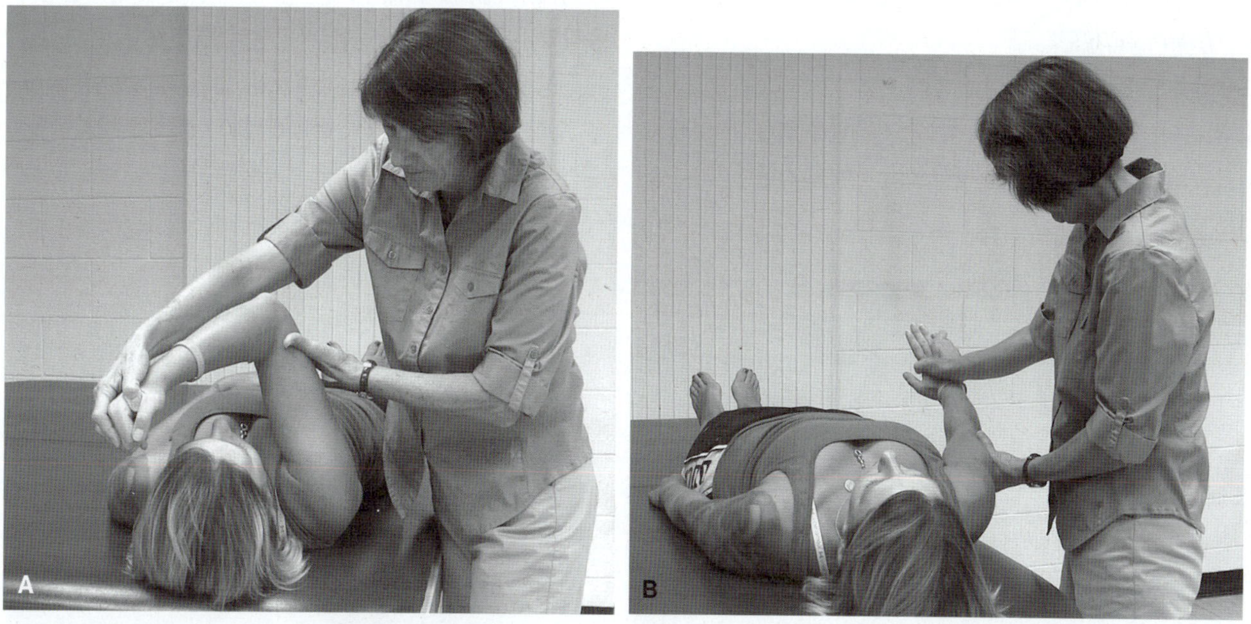

그림 3.6 누운 자세, 팔의 폄-벌림-안쪽돌림(팔꿉관절의 폄 동작) 패턴

(A) 시작 자세: 팔꿉관절의 폄 상태를 유지한 패턴과 똑같이, 손-손목-아래팔-어깨관절 구성요소를 하고 팔을 길게 늘인다. 팔꿉관절을 완전히 굽힘한다. 치료사의 먼쪽 손의 잡기는 팔꿉관절의 폄 상태를 유지한 패턴과 동일하다. 몸쪽 손은 C 그립으로 저항을 가한다. 치료사는 신장을 적용하고, 팔꿉관절의 폄 상태를 유지한 패턴과 동일하게 어깨관절, 팔꿉관절 및 손에 저항을 가한다. 부가적으로 먼쪽 작용과 팔의 회전이 일어난 후에, 팔꿉관절 폄근에 저항을 가한다. 환자가 가동범위를 통해 팔을 끝자세까지 움직일 때, 치료사는 저항을 계속 유지한다.

(B) 팔꿉관절을 완전히 폄한다.

임상 노트 : 폄-벌림-안쪽돌림 패턴(팔꿉관절의 폄을 유지하거나, 폄 동작을 일으키는)은 팔을 뻗어 체중부하를 촉진하는데 사용되는 중요한 패턴이다(예, 앉은 자세에서 푸쉬-업을 할 때, 이동할 때, 보행 시 보조장비를 사용할 때). 또한, 옆으로 누운 자세에서 바로 누운 자세로 구르기를 촉진하는 데 사용할 수 있다.

팔의 굽힘-벌림-가쪽돌림 (팔꿉관절의 폄 상태 유지)

시작 자세: 누운 자세에서, 팔을 길게 늘인다(손가락과 손목의 굽힘과 자쪽치우침, 아래팔의 뒤침, 팔꿉관절의 폄, 어깨관절의 폄, 벌림 및 안쪽돌림, 그리고 반대쪽 엉덩관절 위로 주먹을 쥔 채 안쪽돌림하여 손을 배치한다).

움직임: 손목과 손가락을 폄하면서 손을 벌린다; 아래팔을 뒤침하고, 어깨관절을 가쪽돌림, 벌림 및 굽힘한다. 즉, 손의 노쪽면을 위쪽과 가쪽으로 들어올린다. 팔꿉관절을 폄한 채로 유지한다(그림 3.7).

구두 명령: *"손을 펴고, 팔을 돌리고 팔꿉관절을 폄한 채로 유지하면서 위쪽과 가쪽으로 들어올립니다. 자! 들어올리세요."*

도수접촉: 치료사의 먼쪽 손은 환자 손의 등쪽-노쪽면을 잡는다. 몸쪽 손은 위팔의 앞쪽-가쪽면을 잡는다. 이때 움직임 방향과 반대되는 방향으로 저항을 가한다.

팔의 굽힘-벌림-가쪽돌림 (팔꿉관절의 굽힘 동작)

시작 자세: 누운 자세에서, 팔을 길게 늘인다(팔꿉관절의 폄 상태를 유지한 패턴과 동일하다).

움직임: 손목과 손가락을 폄하면서 손을 벌린다; 아래팔을 뒤침하고, 어깨관절을 가쪽돌림, 벌림 및 굽힘한다. 어깨관절을 굽힘할 때, 팔꿉관절을 굽힘한다. 손은 머리 위로 올라간다(그림 3.8).

구두 명령: *"손을 펴고, 팔을 돌리고 팔꿉관절을 굽힘하면서 위쪽과 가쪽으로 들어올립니다. 자! 들어올리세요."*

도수접촉: 치료사의 먼쪽 손은 환자 손의 등쪽-노쪽면을 잡는다(팔꿉관절의 폄 상태를 유지한 패턴과 동일하다). 몸쪽 손은 위팔의 앞쪽-가쪽면을 잡는다. 이때 움직임 방향과 반대되는 방향으로 저항을 가한다.

팔의 굽힘-벌림-가쪽돌림 (팔꿉관절의 폄 동작)

시작 자세: 누운 자세에서, 팔을 길게 늘인다(손가락과 손목의 굽힘과 자쪽치우침, 아래팔의 뒤침, 팔꿉관절의 굽힘[가슴 위에서], 어깨관절의 폄, 벌림 및 안쪽돌림).

움직임: 손목과 손가락을 폄하면서 손을 벌린다; 아래팔을 뒤침하고, 어깨관절을 가쪽돌림, 벌림 및 굽힘한다. 어깨관절을 굽힘할 때, 팔꿉관절을 폄으로 움직인다(그림 3.9).

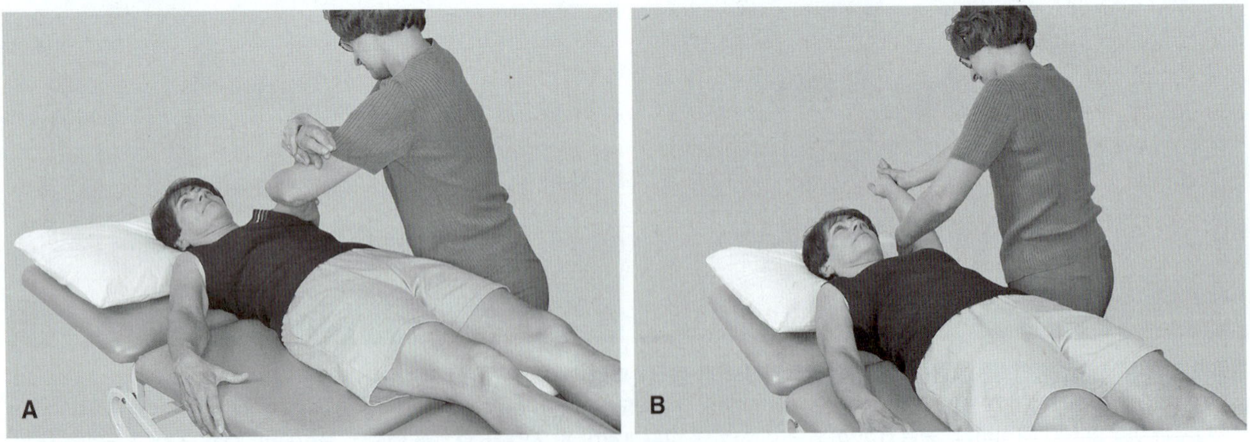

그림 3.7 누운 자세, 팔의 굽힘-벌림-가쪽돌림(팔꿉관절의 폄 상태 유지) 패턴

(A) 시작 자세: 팔을 길게 늘인다(어깨관절의 폄, 모음, 안쪽돌림, 팔꿉관절의 폄, 아래팔의 엎침, 손목과 손가락의 굽힘). 치료사의 먼쪽 손은 환자 손의 등쪽-노쪽면을 잡는다. 몸쪽 손은 환자 팔의 앞-가쪽면에 압박을 적용한다. 치료사는 초기 신장을 적용하고, 어깨관절의 굽힘근, 벌림근 및 가쪽돌림근에 저항을 가하고(몸쪽 손), 손목과 손가락의 폄근에 저항을 가한다(먼쪽 손). 환자가 가동범위를 통해 팔을 끝자세까지 움직일 때, 치료사는 저항을 계속 유지한다.

(B) 환자는 패턴 내내 팔꿉관절의 폄을 유지한다.

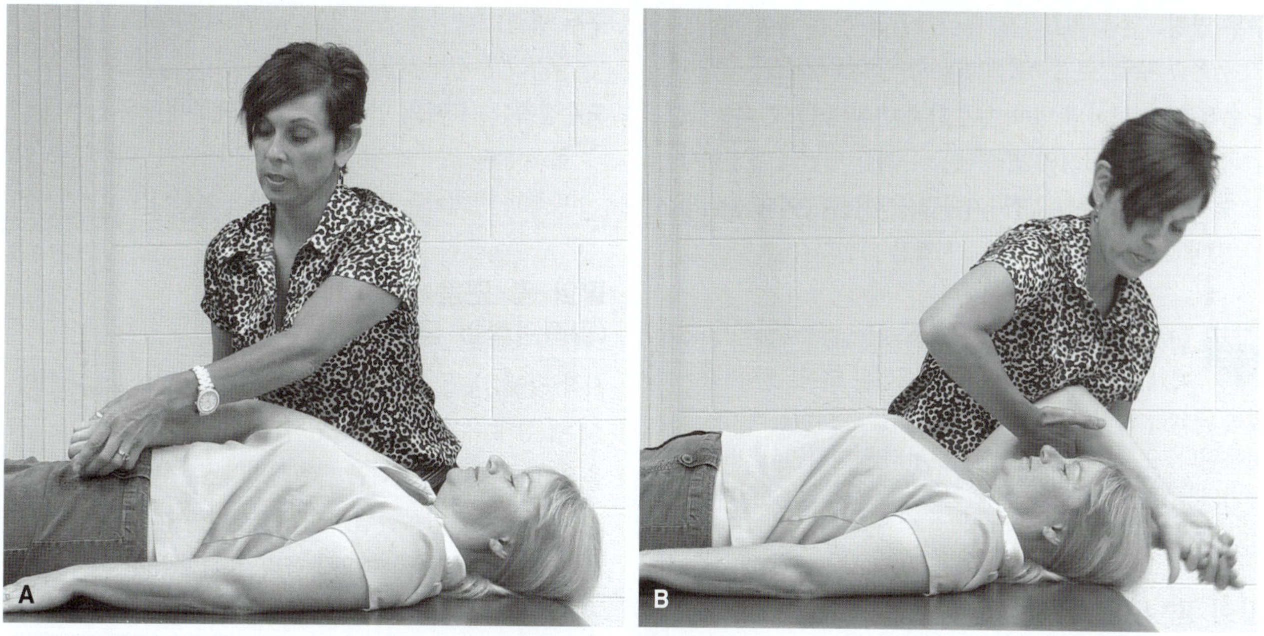

그림 3.8 누운 자세, 팔의 굽힘–벌림–가쪽돌림(팔꿉관절의 굽힘 동작) 패턴

(A) 시작 자세: 팔을 길게 늘인다. 팔꿉관절의 폄 상태를 유지한 패턴과 동일하게 모든 구성요소를 동일하게 한다. 치료사의 먼쪽 손은 팔꿉관절의 폄 상태를 유지한 패턴과 동일하고, 몸쪽 손은 위팔을 밑으로부터 잡는다. 치료사는 초기 신장을 적용하고, 손–손목–아래팔–어깨관절의 구성요소를 위해 팔꿉관절의 폄 상태를 유지한 패턴과 동일하게 저항을 가한다. 그리고 부가적으로 먼쪽 작용과 팔의 회전이 일어난 후에, 팔꿉관절 굽힘근에 저항을 가한다. 환자가 가동범위를 통해 팔을 끝자세까지 움직일 때, 치료사는 저항을 계속 유지한다.

(B) 팔꿉관절을 완전히 굽힘하고, 아래팔이 머리에 닿는다.

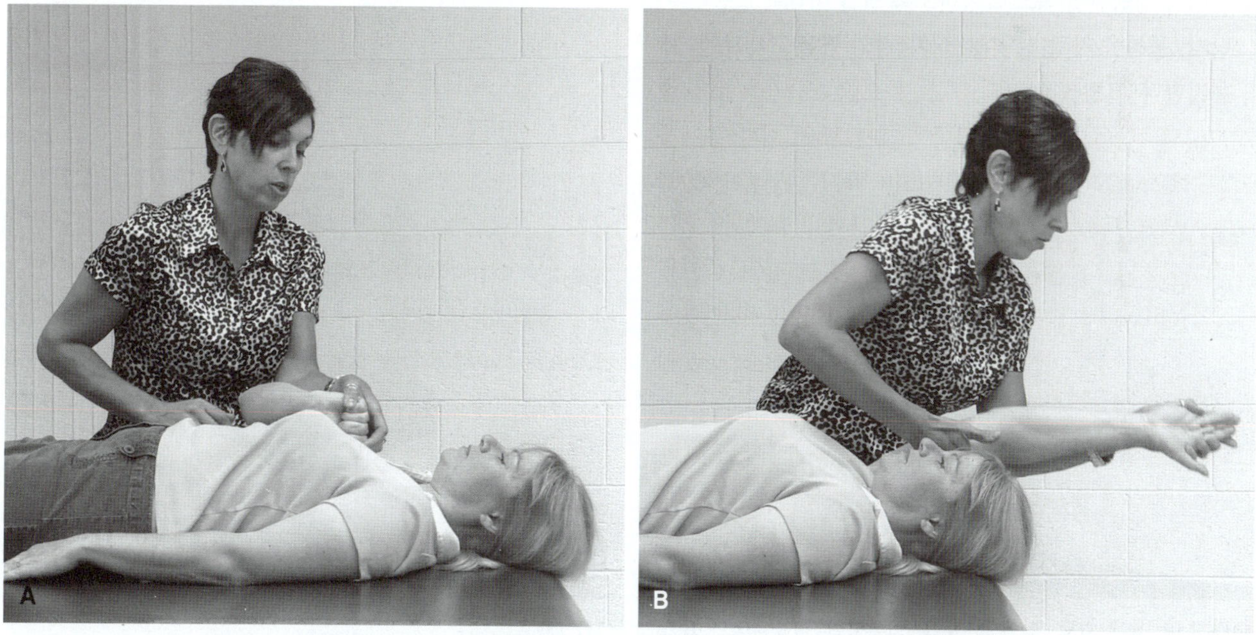

그림 3.9 누운 자세, 팔의 굽힘–벌림–가쪽돌림(팔꿉관절의 폄 동작) 패턴

(A) 시작 자세: 팔을 길게 늘인다. 팔꿉관절의 폄 상태를 유지한 패턴과 동일하게 손–손목–아래팔–어깨관절의 구성요소를 동일하게 한다. 그리고 팔꿉관절을 굽힘한다. 치료사의 먼쪽 손은 팔꿉관절의 폄 상태를 유지한 패턴과 동일하고, 몸쪽 손은 위팔을 안쪽으로부터 감싸 안는다. 치료사는 초기 신장을 적용하고, 손–손목–아래팔–어깨관절의 구성요소를 위해 팔꿉관절의 폄 상태를 유지한 패턴과 동일하게 저항을 가한다. 그리고 부가적으로 먼쪽 작용과 팔의 회전이 일어난 후에, 팔꿉관절 폄근에 저항을 가한다. 환자가 가동범위를 통해 팔을 끝자세까지 움직일 때, 치료사는 저항을 계속 유지한다.

(B) 팔꿉관절을 완전히 폄한다.

구두 명령: *"손을 펴고, 팔을 돌리고 팔꿉관절을 펌하면서 위쪽과 가쪽으로 들어올립니다. 자! 들어올리세요."*

도수접촉: 치료사의 먼쪽 손은 환자 손의 등쪽-노쪽면을 잡는다(팔꿉관절의 폄 상태를 유지한 패턴과 동일하다). 몸쪽 손은 위팔의 앞쪽-가쪽면을 잡는다. 이때 움직임 방향과 반대되는 방향으로 저항을 가한다.

임상 노트 : 굽힘-벌림-가쪽돌림 패턴은 펜싱 선수의 자세로 기억할 수 있다. 이 패턴은 타이트한 가슴 앞쪽 근육을 늘이고, 돌림근띠의 근력을 강화하는데 이용된다. 또한, 이 패턴은 신체로부터 멀어지면서 머리위쪽 뻗기와 같은 기능적 활동을 촉진하는데 사용할 수 있다.

팔의 폄-모음-안쪽돌림 (팔꿉관절의 폄 상태 유지)

시작 자세: 누운 자세에서, 팔을 길게 늘인다(손가락과 손목의 폄, 아래팔의 뒤침, 팔꿉관절의 폄, 어깨관절의 굽힘, 벌림 및 가쪽돌림).

움직임: 손목과 손가락을 굽힘하면서, 주먹을 쥔다. 어깨관절을 안쪽돌림, 모음, 폄한다. 즉, 손의 노쪽면이 반대쪽 엉덩관절 쪽으로 향하도록 팔을 아래쪽으로 당겨, 몸통을 가로지른다. 팔꿉관절의 폄을 그대로 유지한다(그림 3.10).

구두 명령: *"내 손을 잡고, 팔을 돌리면서 아래쪽과 안쪽으로 당깁니다. 자! 당기세요."*

도수접촉: 치료사의 먼쪽 손은 환자의 손바닥을 잡는다. 몸쪽 손은 위팔의 뒤쪽-안쪽면을 잡는다. 이때 움직임 방향과 반대되는 방향으로 저항을 가한다.

팔의 폄-모음-안쪽돌림 (팔꿉관절의 굽힘 동작)

시작 자세: 누운 자세에서, 팔을 길게 늘인다(팔꿉관절의 폄 상태 유지 패턴과 동일하다).

움직임: 손목과 손가락을 굽힘하면서, 주먹을 쥔다. 어깨관절을 안쪽돌림, 모음, 폄한다. 어깨관절을 폄할 때, 팔꿉관절을 굽힘으로 움직인다. 주먹 쥔 손을 아래쪽으로 내리면서 몸통을 가로지른다(그림 3.11).

구두 명령: *"내 손을 잡고, 팔을 돌리고 팔꿉관절을 굽힘하면서 아래쪽과 안쪽으로 당깁니다. 자! 당기세요."*

도수접촉: 치료사의 먼쪽 손은 환자의 손바닥을 잡는다. 몸쪽 손은 위팔의 뒤쪽-안쪽면을 잡는다. 이때 움직임 방향과 반대되는 방향으로 저항을 가한다.

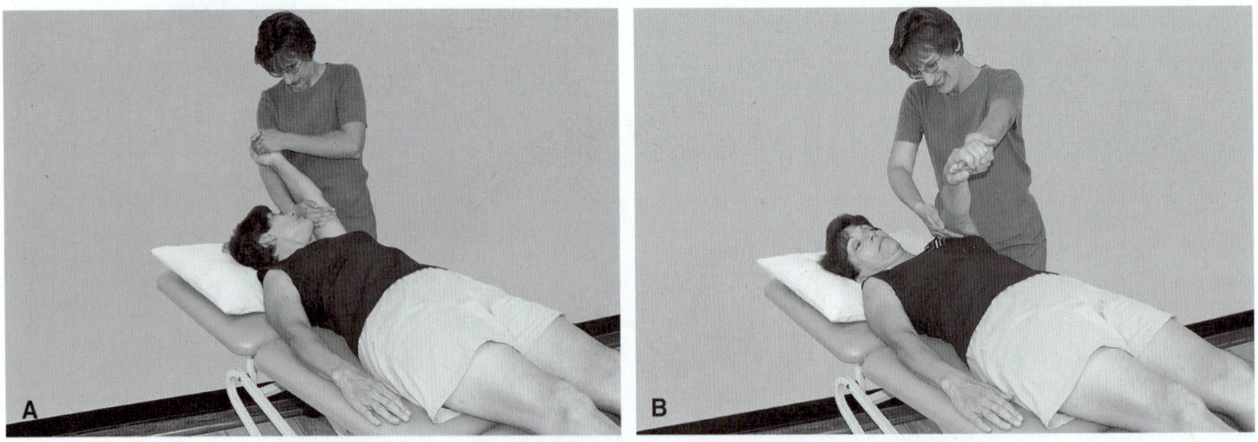

그림 3.10 누운 자세, 팔의 폄-모음-안쪽돌림(팔꿉관절의 폄 상태 유지) 패턴
(A) 시작 자세: 팔을 길게 늘인다(어깨관절의 굽힘, 벌림, 가쪽돌림, 아래팔의 뒤침, 손목과 손가락의 폄). 치료사의 먼쪽 손은 환자의 손바닥을 잡는다. 몸쪽 손은 환자 팔의 뒤-안쪽면에 압박을 적용한다. 치료사는 초기 신장을 적용하고, 어깨관절의 폄근, 모음근 및 안쪽돌림근에 저항을 가하고(몸쪽 손), 손목과 손가락의 굽힘근에 저항을 가한다(먼쪽 손). 환자가 가동범위를 통해 팔을 끝자세까지 움직일 때, 치료사는 저항을 계속 유지한다.
(B) 환자는 패턴 내내 팔꿉관절의 폄을 유지한다.

팔의 폄-모음-안쪽돌림 (팔꿉관절의 폄 동작)

시작 자세: 누운 자세에서, 팔을 길게 늘인다(손가락과 손목의 폄, 아래팔의 뒤침, 팔꿉관절의 굽힘, 어깨관절의 굽힘, 벌림 및 가쪽돌림).

움직임: 손목과 손가락을 굽힘하면서, 주먹을 쥔다. 어깨관절을 안쪽돌림, 모음, 폄한다. 이때 팔꿉관절을 펌하면서, 주먹 쥔 손을 아래쪽으로 당겨, 몸통을 가로지른다(그림 3.12).

구두 명령: *"내 손을 잡고, 팔을 돌리고 팔꿉관절을 펌하면서 아래쪽과 안쪽으로 당깁니다. 자! 당기세요."*

도수접촉: 치료사의 먼쪽 손은 환자의 손바닥을 잡는다. 몸쪽 손은 위팔의 뒤쪽-안쪽면을 잡는다. 이때 움직임 방향과 반대되는 방향으로 저항을 가한다.

임상 노트 : 폄-모음-안쪽돌림 패턴은 몸을 가로지르면서 아래쪽 뻗기를 촉진하고 앞쪽 가슴근육을 강화하는데 사용할 수 있다.

임상 노트 : 팔꿉관절 굽힘을 동반한 굽힘-벌림-가쪽돌림 패턴과 팔꿉관절 폄을 동반한 폄-모음-안쪽돌림 패턴은 강한 협력근 패턴을 보여주는 뇌졸중 환자에서는 비정상 협력을 강조하기 때문에 사용하지 않는다.

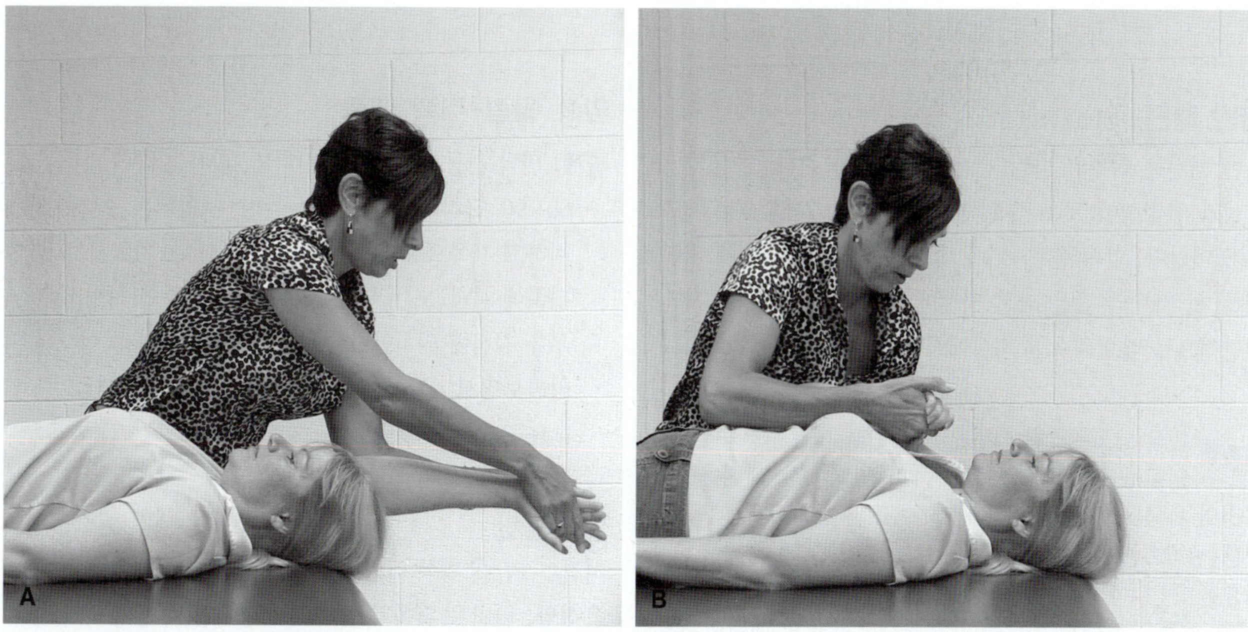

그림 3.11 누운 자세, 팔의 폄-모음-안쪽돌림(팔꿉관절의 굽힘 동작) 패턴
(A) 시작 자세: 팔을 길게 늘인다. 팔꿉관절의 폄 상태를 유지한 패턴과 동일하게 모든 구성요소를 동일하게 한다. 도수접촉도 팔꿉관절의 폄 상태를 유지한 패턴과 동일하다. 치료사는 초기 신장을 적용하고, 어깨관절의 폄근-모음근-안쪽돌림근, 아래팔의 뒤침근, 손목과 손의 굽힘근에 저항을 가한다. 그리고 부가적으로 먼쪽 작용과 팔의 회전이 일어난 후에, 팔꿉관절 굽힘근에 저항을 가한다. 환자가 가동범위를 통해 팔을 끝자세까지 움직일 때, 치료사는 저항을 계속 유지한다.
(B) 팔꿉관절을 완전히 굽힘하고, 주먹 쥔 손이 가슴에 위치한다.

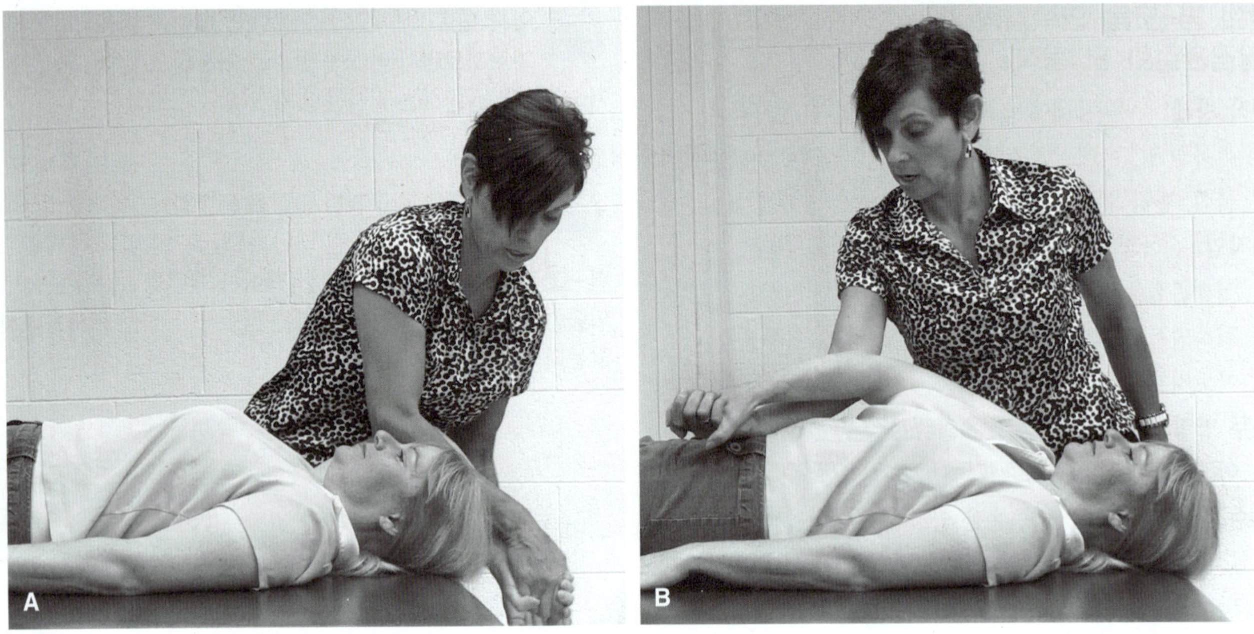

그림 3.12 누운 자세, 팔의 폄–모음–안쪽돌림(팔꿉관절의 폄 동작) 패턴

(A) 시작 자세: 팔을 길게 늘인다. 팔꿉관절의 폄 상태를 유지한 패턴과 동일하게 손–손목–아래팔–어깨관절의 구성요소를 동일하게 한다. 그리고 팔꿉관절을 완전히 굽힌다. 도수접촉도 팔꿉관절의 폄 상태를 유지한 패턴과 동일하다. 치료사는 초기 신장을 적용하고, 어깨관절의 폄근–모음근–안쪽돌림근, 아래팔의 뒤침근, 손목과 손의 굽힘근에 저항을 가한다. 그리고 부가적으로 먼쪽 작용과 팔의 회전이 일어난 후에, 팔꿉관절 굽힘근에 저항을 가한다. 그리고 부가적으로 먼쪽 작용과 팔의 회전이 일어난 후에, 팔꿉관절 폄근에 저항을 가한다. 환자가 가동범위를 통해 팔을 끝자세까지 움직일 때, 치료사는 저항을 계속 유지한다.

(B) 팔꿉관절을 완전히 폄한다.

골반 패턴 Pelvic Patterns

골반 패턴은 척추와 다리의 기능에 영향을 준다. 골반의 가동성과 안정성이 모두 필요하다. 움직임은 2개의 대각선으로 일어난다: 앞쪽 올림–뒤쪽 내림과 뒤쪽 올림–앞쪽 내림. 비록 선 자세와 같은 다른 자세에서도 수행이 가능하지만, 일반적으로 옆으로 누운 자세에서 수행된다.

임상 노트 : 골반 패턴은 많은 기능적 활동의 수행에 영향을 준다(예, 구르기 등). 골반의 내림 패턴은 다리의 체중부하와 보행에 영향을 주고, 골반의 올림 패턴은 보행(유각기), 발 내딛기, 계단오르기, 다리 들기 등에 영향을 준다.[2] 4장: 침상 가동성과 초기 몸통 조절과 11장: 이동의 숙련성 향상을 위한 중재에서 골반 패턴의 부가적인 설명을 참고한다.

임상 노트 : 골반 패턴은 다리의 움직임과 안정화에 기여하고, 허리 척추 기능에 기여한다. 구르기, 서기, 발 내딛기, 걷기와 계단 오르기 등과 같은 기능적 활동에서 골반의 안정성과 움직임이 요구된다.

앞쪽 올림–뒤쪽 내림

자세: 만약 가동범위가 허용한다면, 환자는 양쪽 다리를 60~90° 굽힘하고 옆으로 눕는다. 허리뼈는 중립위를 취하고 가쪽으로 이동되지 않아야 한다. 치료사는 환자 뒤쪽에 서서(또는 무릎 꿇은 자세) 환자의 허벅지나 무릎 지점에 위치한다. 그리고 환자의 아래쪽 어깨를 바라보면서, 움직임이 일어날 선상에 위치한다(그림 4.16 참조).

앞쪽 올림

시작: 골반을 뒤쪽 내림의 자세로 배치한다.

움직임: 골반을 위쪽과 앞쪽으로 움직인다. 몸통의 단축(옆굽힘)이 약간 일어난다. 이때 몸통의 회전이 일어나서는 안 된다.

구두 명령: *"골반을 위쪽과 어깨쪽으로 당깁니다. 자! 당기세요."*

도수접촉: 한 손은 엉덩뼈능선 위에 배치하고, 다른 손을 그 손 위에 겹친다.

뒤쪽 내림

시작: 골반을 앞쪽 올림의 자세로 배치한다.

움직임: 골반을 아래쪽과 뒤쪽으로 움직여, 뒤쪽 내림 자세로 만든다.

구두 명령: *"내 손 위에 앉듯이, 아래쪽과 뒤쪽으로 미세요."*

도수접촉: 룸브리컬 그립을 이용해 손꿈치를 궁둥뼈거친면 위에 배치한다. 다른 손을 첫 번째 손 위에 겹친다.

임상 노트 : 앞쪽 올림은 앞으로 구르기 시 사용되고, 보행의 유각기 동안 중요하게 사용된다. 뒤쪽 내림은 다리의 체중지지 시 사용하고 후기 입각기 시 사용된다. 또한, 계단 오르기와 점프 시 사용된다.[2]

뒤쪽 올림-앞쪽 내림

자세: 만약 가동범위가 허용된다면, 환자는 아래쪽 다리를 60~90° 굽힘하고 위쪽 다리의 경우는 무릎을 펴하고 엉덩관절을 20°정도 굽힘하고, 옆으로 눕는다. 치료사는 환자 뒤쪽에 서고 환자의 어깨 높이 위치한다. 그리고 움직임이 일어날 선상에 위치한다.

앞쪽 내림

시작: 골반을 뒤쪽 올림 자세로 배치한다.

움직임: 골반을 앞쪽 아래로 움직인다.

구두 명령: *"골반을 아래와 앞쪽으로 당기세요."*

도수접촉: 한 손을 엉덩관절의 큰돌기와 앞쪽에 위치한다. 다른 손은 첫 번째 손 위에 위치한다.

뒤쪽 올림

시작: 골반을 앞쪽 내림 자세로 배치한다.

움직임: 골반을 위쪽과 뒤쪽으로 움직인다. 뒤쪽 올림은 약간의 저항으로 단축된 자세에서 시작할 수 있고, 등장성 혼합을 이용해 점차 가동범위를 증가시킨다.

구두 명령: *"골반을 위쪽과 뒤쪽으로 밉니다. 자! 미세요."*

도수접촉: 손꿈치를 엉덩뼈능선 위에 배치하고, 다른 손을 그 손 위에 겹친다.

임상 노트 : 앞쪽 내림은 후기 유각기와 계단 내려갈 때 원심성 활동 시 사용된다. 뒤쪽 올림은 뒤로 걷기와 공차기 준비 동작에서 사용된다.[2]

임상 노트 : 골반 패턴을 수행할 때, 치료사는 골반과 허리뼈 사이에서 일어나는 적절한 짝운동을 보장해야 한다. 그리고 척추의 돌림이나 폄이 일어나서는 안 된다. 골반의 기울임 정도는 변화가 없이 유지해야 한다.

다리 패턴 Lower Extremity Patterns

다리 패턴은 몸쪽 관절(엉덩관절)에서 일어나는 작용이나 2가지 대각선 패턴 중의 하나를 따서 이름이 명명된다.

- 대각선 1은 엉덩관절의 굽힘-모음-가쪽돌림과 폄-벌림-안쪽돌림이 한 쌍으로 이루어진 것
- 대각선 2는 굽힘-벌림-가쪽돌림과 폄-모음-안쪽돌림이 한 쌍으로 이루어진 것

중간관절(무릎관절)은 폄된 상태로 유지될 수 있고, 또 중간의 중쇠작용을 이용하여 굽힘하거나 폄될 수도 있다. 협력근 작용을 알고 싶으면, 표 3.2를 참고하기 바란다.

"몸쪽 손"과 "먼쪽 손"은 수축하는 근육에 저항을 제공하기 위해 배치되고, 움직임의 선상에 배치된다. 치료사의 먼쪽 손은 환자의 발(발바닥이나 발등)을 잡는다. 몸쪽 손은 엉덩관절을 강조하기 위해 허벅지를 잡고, 먼쪽 관절을 강조하기 위해 종아리를 잡는다. 다리패턴은 일반적으로 바로 누운 자세 또는 앉은 자세에서 수행하나 엎드린 자세, 옆으로 누운 자세 또는 네발 자세에서 수행할 수 있다.

임상 노트 : "무릎 폄상태 유지(knee straight)" 는 패턴 동안 무릎관절을 폄 상태로 유지한다는 의미이다. "무릎 폄(knee extension)" 은 무릎관절을 굽힘에서 폄으로 움직이는 것을 의미하고, "무릎 굽힘(knee flexion)" 은 무릎관절을 폄에서 굽힘으로 움직이는 것을 의미한다.

임상 노트 : 다리의 굽힘-모음-가쪽돌림 패턴과 폄-벌림-안쪽돌림 패턴(다리 대각선 1패턴)에 대한 돌림은 팔의 대각선 1 패턴과 똑같고, 반면 굽힘-벌림-안쪽돌림과 폄-모음-가쪽돌림의 패턴(다리 대각선 2패턴)에 대한 회전은 팔의 대각선 2 패턴과 반대이다.

표 3.2 4가지 PNF 다리 패턴의 움직임 요소와 1차 협력근 요소[a]

관절/신체 분절	움직임 요소	1차 협력근 요소
	움직임 패턴: 다리의 굽힘-모음-가쪽돌림	
엉덩관절	굽힘, 모음, 가쪽돌림	큰허리근, 엉덩근, 바깥폐쇄근, 두덩근, 두덩정강근, 긴모음근, 짧은모음근, 넙다리빗근, 넙다리곧은근
무릎관절	폄 유지 굽힘 폄	넙다리네갈래근 뒤넙다리근, 두덩정강근, 장딴지근 넙다리네갈래근, 특히 안쪽넓은근
발목/발	발등굽힘과 안쪽번짐	앞정강근
발가락	폄, 안쪽치우침	긴발가락폄근, 엄지폄근
	움직임 패턴: 다리의 폄-벌림-안쪽돌림	
엉덩관절	폄, 벌림, 안쪽돌림	중간볼기근, 작은볼기근, 큰볼기근, 넙다리두갈래근
무릎관절	폄 유지 굽힘 폄	넙다리네갈래근 뒤넙다리근, 두덩정강근, 장딴지근 넙다리네갈래근, 특히 가쪽넓은근
발목/발	발바닥굽힘과 가쪽번짐	장딴지근, 가자미근, 긴종아리근, 짧은종아리근
발가락	굽힘, 가쪽치우침	발가락굽힘근, 엄지굽힘근
	움직임 패턴: 다리의 굽힘-벌림-안쪽돌림	
엉덩관절	굽힘, 벌림, 안쪽돌림	넙다리근막긴장근, 넙다리곧은근, 중간볼기근, 작은볼기근
무릎관절	폄 유지 굽힘 폄	넙다리네갈래근 뒤넙다리근, 두덩정강근, 장딴지근 넙다리네갈래근, 특히 가쪽넓은근
발목/발	발등굽힘과 가쪽번짐	짧은종아리근, 셋째 종아리근
발가락	폄, 가쪽치우침	발가락폄근, 엄지폄근
	움직임 패턴: 다리의 폄-모음-가쪽돌림	
엉덩관절	폄, 모음, 가쪽돌림	큰볼기근, 궁둥구멍근, 쌍둥이근, 속폐쇄근, 넙다리네모근, 긴모음근
무릎관절	폄 유지 굽힘 폄	넙다리네갈래근 뒤넙다리근, 두덩정강근, 장딴지근 넙다리네갈래근, 특히 안쪽넓은근
발목/발	발바닥굽힘과 안쪽번짐	장딴지근, 가자미근, 뒤정강근
발가락	굽힘, 안쪽치우침	발가락굽힘근, 엄지굽힘근

[a] 출처: Voss 등[1]과 Adler 등[2]

다리의 굽힘-모음-가쪽돌림 (무릎관절의 폄 상태 유지)

시작 자세: 누운 자세에서, 다리를 길게 늘인다(엉덩관절의 폄, 벌림, 안쪽돌림, 무릎관절의 폄, 발과 발목의 발바닥굽힘과 가쪽번짐).

움직임: 발가락을 폄하고, 발/발목을 발등굽힘과 안쪽번짐하고, 무릎을 폄한 상태로 엉덩관절을 굽힘, 모음 및 가쪽돌림 한다. 이때 다리가 몸통을 가로질러 위쪽으로 올라간다(그림 3.13).

구두 명령: *"발을 위쪽으로 당기고, 발끝치를 안쪽으로 돌리고 무릎을 폄한 상태로 다리를 들어 몸통을 가로지릅니다. 자! 위쪽으로 당기세요."*

도수접촉: 치료사의 먼쪽 손으로 발등의 앞쪽면에 저항을 가한다. 이때 발가락의 폄을 허용해야 한다. 몸쪽 손은 무릎 바로 위쪽인 허벅지의 앞-안쪽면을 잡는다.

다리의 굽힘-모음-가쪽돌림 (무릎관절의 굽힘 동작)

시작 자세: 누운 자세에서, 다리를 길게 늘인다(무릎관절의 폄 상태를 유지한 패턴과 동일하다).

움직임: 발가락을 폄하고, 발/발목을 발등굽힘과 안쪽번짐하고, 무릎을 굽힘하면서, 엉덩관절을 굽힘, 모음 및 가쪽돌림 한다(그림 3.14).

구두 명령: *"발을 위쪽으로 당기고, 발끝치를 안쪽으로 돌리고 무릎을 굽힘하면서 다리를 들어올려 몸통을 가로지릅니다. 자! 위쪽으로 당기세요."*

도수접촉: 무릎관절의 폄 상태를 유지한 패턴과 동일하다.

다리의 굽힘-모음-가쪽돌림 (무릎관절의 폄 동작)

시작 자세: 누운 자세에서, 다리를 길게 늘인다(엉덩관절의 폄, 벌림, 안쪽돌림, 무릎관절의 굽힘, 발과 발목의 발바닥굽힘과 가쪽번짐). 무릎을 90°로 굽힘하여 테이블 밖으로 내어 놓는다.

움직임: 발가락을 폄하고, 발/발목을 발등굽힘과 안쪽번짐하고, 무릎을 폄하면서, 엉덩관절을 굽힘, 모음 및 가쪽돌림 한다(그림 3.15).

구두 명령: *"발을 위쪽으로 당기고, 다리를 위쪽으로 차듯이, 다리를 들어올려 몸통을 가로지릅니다. 자! 위쪽으로 당기세요."*

도수접촉: 무릎관절의 폄 상태를 유지한 패턴과 동일하다.

임상 노트 : 무릎 관절 굽힘을 동반한 다리의 굽힘-모음-가쪽돌림 패턴은 바로 누운 자세에서 옆으로 누운 자세로 구르기를 촉진하는데 사용할 수 있다; 팔의 굽힘-모음-가쪽돌림 패턴의 팔 패턴과 다리를 동시에 사용하여 구르기 활동을 촉진하는 데 사용할 수 있다.

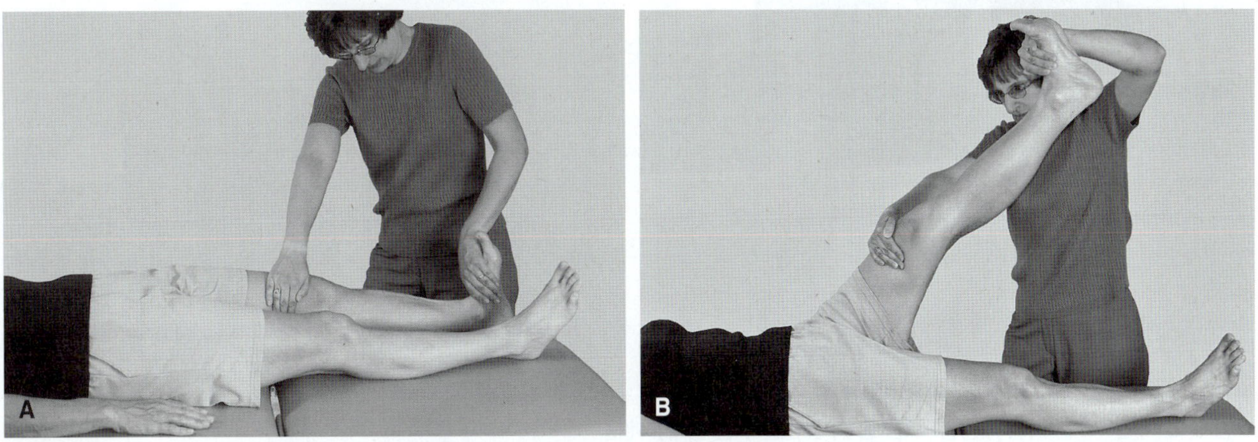

그림 3.13 누운 자세, 다리의 굽힘-모음-가쪽돌림(무릎관절의 폄 상태 유지) 패턴
(A) 시작 자세: 환자의 다리를 길게 늘인다(엉덩관절의 폄, 벌림, 안쪽돌림, 무릎관절의 폄, 발과 발목의 발바닥굽힘과 가쪽번짐). 치료사의 먼쪽 손은 환자 발의 등쪽-안쪽면을 잡는다. 몸쪽 손은 무릎 바로 위쪽인 허벅지의 앞-안쪽면에 저항을 가한다. 치료사는 초기 신장을 적용하고, 엉덩관절의 굽힘근, 모음근 및 가쪽돌림근(몸쪽 손)에 저항을 가하고, 또 발등굽힘근과 안쪽번짐근에 저항을 가한다(먼쪽 손). 환자가 가동범위를 통해 다리를 끝자세까지 움직일 때, 치료사는 저항을 계속 유지한다.
(B) 패턴 내내 무릎관절의 폄 자세를 그대로 유지한다.

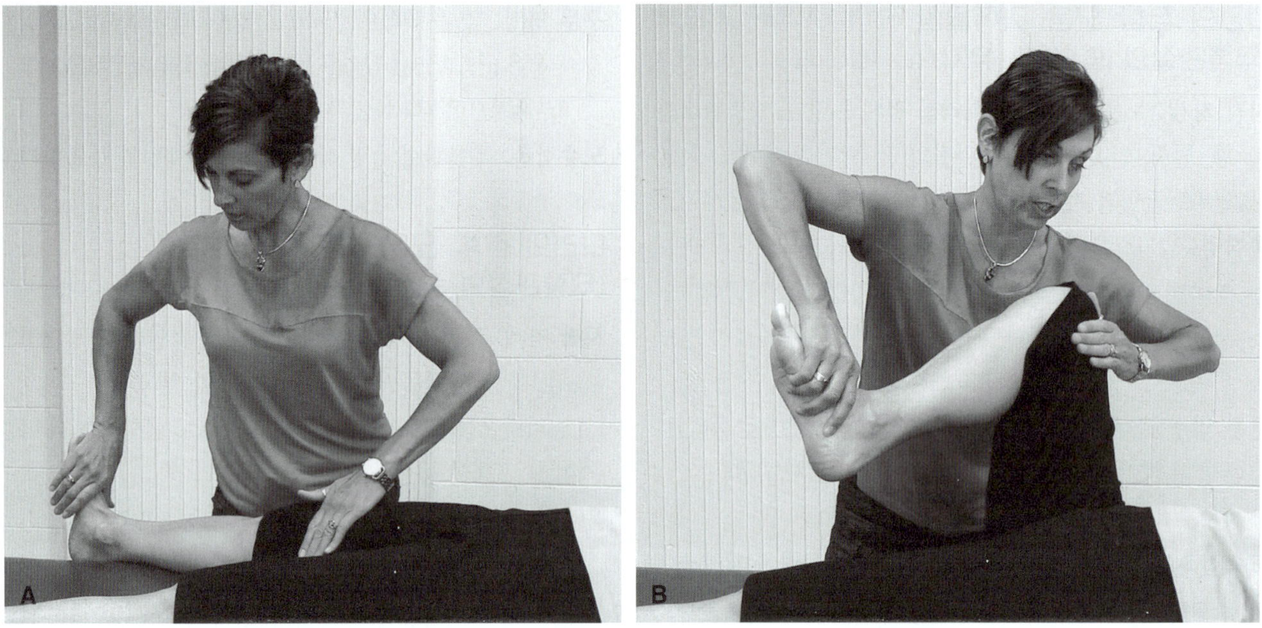

그림 3.14 누운 자세, 다리의 굽힘-모음-가쪽돌림(무릎관절의 굽힘 동작) 패턴

(A) 시작 자세: 환자의 다리를 길게 늘인다. 무릎관절의 폄 상태를 유지한 패턴과 동일하다. 치료사는 초기 신장을 적용하고, 엉덩관절의 굽힘근, 모음근 및 가쪽돌림근(몸쪽 손)에 저항을 가하고, 또 발등굽힘근과 안쪽번짐근에 저항을 가한다(먼쪽 손). 그리고 부가적으로 먼쪽 작용과 팔의 회전이 일어난 후에, 팔꿉관절 굽힘근에 저항을 가한다. 그리고 부가적으로 먼쪽 작용과 회전이 일어난 후에, 무릎관절 굽힘근에 저항을 가한다. 환자가 가동범위를 통해 다리를 끝자세까지 움직일 때, 치료사는 저항을 계속 유지한다.

(B) 무릎관절을 완전히 굽힘한다.

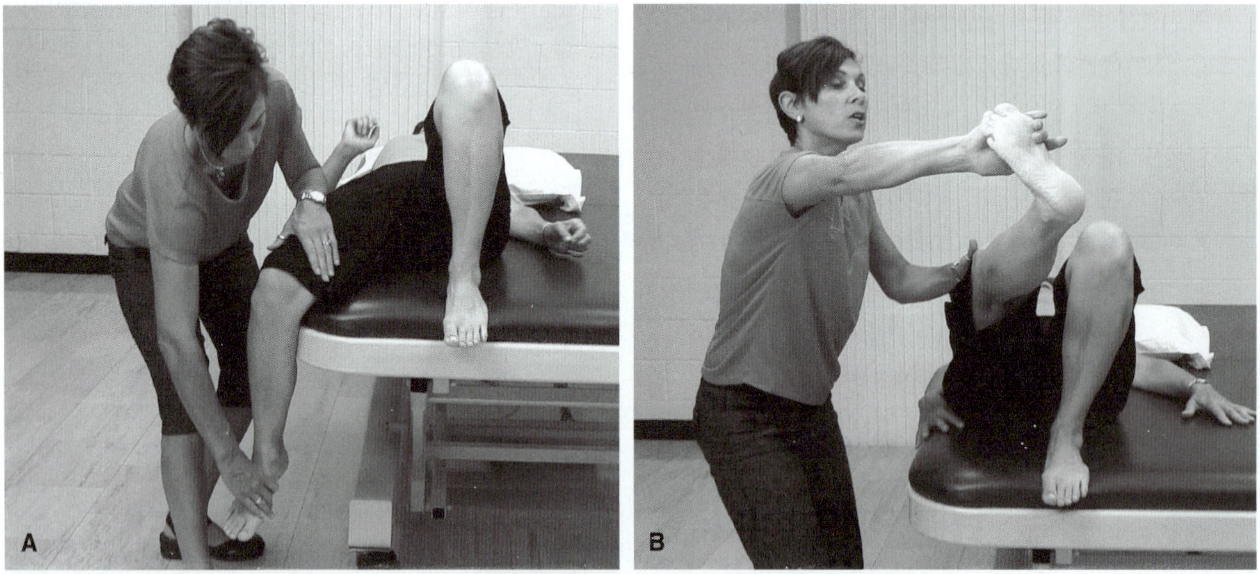

그림 3.15 누운 자세, 다리의 굽힘-모음 림(무릎관절의 폄 동작) 패턴

(A) 시작 자세: 다리는 테이블 끝 밖으로 내어 늘어난 위치를 한다(엉덩관절 벌림, 안쪽 돌림, 무릎 굽힘, 발바닥 굽힘-가쪽번짐). 치료사는 초기 신장을 적용하고, 엉덩관절의 굽힘근, 모음근 및 가쪽돌림근(몸쪽 손)에 저항을 가하고, 또 발등굽힘근과 안쪽번짐근에 저항을 가한다(먼쪽 손). 그리고 부가적으로 먼쪽 작용과 회전이 일어난 후에, 무릎관절 폄근에 저항을 가한다. 환자가 가동범위를 통해 다리를 끝자세까지 움직일 때, 치료사는 저항을 계속 유지한다.

(B) 무릎관절을 완전히 폄한다. 허리뼈를 안정화하기 위해 반대쪽 무릎을 굽힘하여 발바닥을 테이블 위에 올려놓는다.

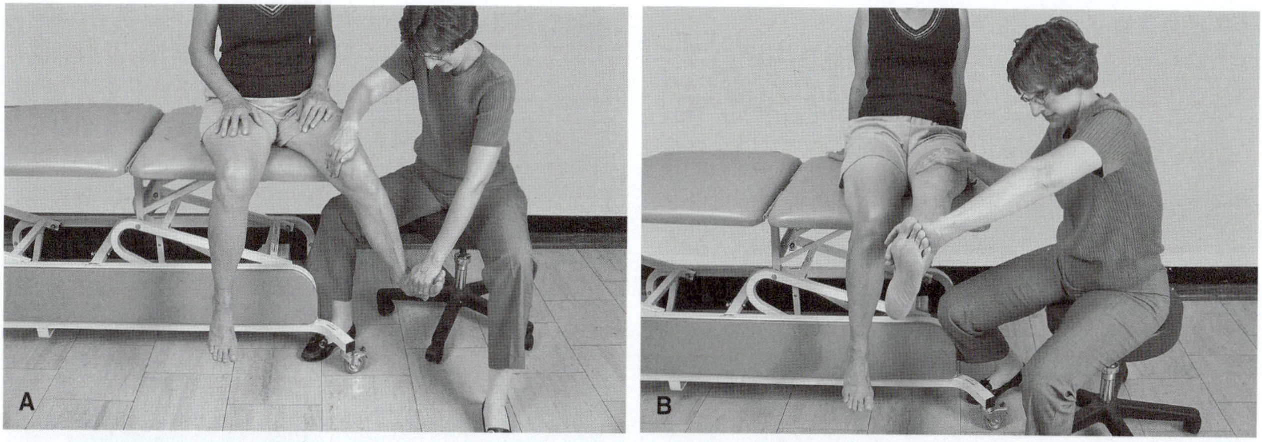

그림 3.16 앉은 자세, 다리의 굽힘-모음-가쪽돌림(무릎관절의 폄 상태 유지) 패턴

(A) 시작 자세: 다리는 늘어난 위치로 한다(엉덩관절 벌림, 무릎 굽힘, 발바닥굽힘-가쪽번짐). 치료사의 먼쪽 손은 환자 발의 등쪽-안쪽면을 잡는다. 몸쪽 손은 허벅지의 앞-안쪽면에 저항을 가한다. 치료사는 초기 신장을 적용하고, 엉덩관절의 굽힘근, 모음근 및 가쪽돌림근(몸쪽 손)에 저항을 가하고, 또 무릎관절의 폄근과 발등굽힘근과 안쪽번짐근에 저항을 가한다(먼쪽 손). 환자가 가동범위를 통해 다리를 끝자세까지 움직일 때, 치료사는 저항을 계속 유지한다.
(B) 무릎관절을 완전히 폄한다.

임상 노트 : 다리의 굽힘-모음-가쪽돌림 패턴을 앉은 자세에서 수행할 때, 치료사는 중간관절의 작용을 통한 무릎의 폄과 넙다리네갈래근의 작용을 강조할 수 있다(그림 3.16). 구두 명령: *"발을 위쪽으로 들어올리고, 다리를 돌리면서 발을 차듯이 위쪽으로 올리고, 반대쪽 다리 위로 교차합니다. 자! 다리를 들어올리세요"*.

다리의 폄-벌림-안쪽돌림 (팔꿉관절의 폄 상태 유지)

시작 자세: 누운 자세에서, 다리를 길게 늘인다(엉덩관절의 굽힘, 모음, 가쪽돌림, 무릎관절의 폄, 발/발목의 발등굽힘과 안쪽번짐).

움직임: 발/발목을 발바닥굽힘과 가쪽번짐하고, 무릎을 폄한 상태로 엉덩관절을 안쪽돌림, 폄 및 벌림하면서, 발을 아래쪽과 가쪽으로 민다(그림 3.17).

구두 명령: *"발을 아래쪽으로 밀고, 발꿈치를 가쪽으로 돌리고 무릎을 폄한 상태로 발을 아래쪽과 가쪽으로 밉니다. 자! 아래쪽으로 미세요."*

도수접촉: 치료사의 먼쪽 손으로 발과 발가락의 가쪽 바닥면에 저항을 가한다. 몸쪽 손은 오금 공간의 바로 위쪽인 허벅지의 뒤-가쪽면에 저항을 가한다.

다리의 폄-벌림-안쪽돌림 (팔꿉관절의 굽힘 동작)

시작 자세: 누운 자세에서, 다리를 길게 늘인다(무릎관절의 폄 상태를 유지한 패턴과 동일하다).

움직임: 발/발목을 발바닥굽힘과 가쪽번짐하고, 엉덩관절을 가쪽돌림, 모음 및 굽힘을 하면서, 다리를 아래쪽과 가쪽으로 민다. 엉덩관절이 움직이기 시작한 후, 무릎관절이 굽힘하며, 최종적으로 테이블 바깥으로 90°굽힘한다(그림 3.18).

구두 명령: *"발을 아래쪽으로 밀고, 다리를 회전하면서 엉덩관절을 아래쪽과 가쪽으로 밉니다. 그리고 이때 무릎을 굽힘합니다. 자! 다리를 밀면서 무릎관절을 굽힘하세요."*

도수접촉: 무릎관절의 폄 상태를 유지한 패턴과 동일하다.

다리의 폄-벌림-안쪽돌림 (팔꿉관절의 폄 동작)

시작 자세: 누운 자세에서, 다리를 길게 늘인다(엉덩관절의 굽힘, 모음, 가쪽돌림, 무릎관절의 폄, 발/발목의 발등굽힘과 안쪽번짐). 무릎관절을 90° 굽힘하여 발꿈치가 다른 다리의 무릎 위에 위치하도록 한다.

움직임: 발/발목을 발바닥굽힘과 가쪽번짐하고, 엉덩관절을 가쪽돌림, 모음 및 굽힘을 하면서, 다리를 아래쪽과 가쪽으로 민다. 엉덩관절이 움직이기 시작한 후, 무릎관절을 폄한다. 이때 엉덩관절과 무릎관절을 동시에

폄한다(그림 3.19).

구두 명령: *"발을 아래쪽으로 밀고, 엉덩관절을 아래쪽과 가쪽으로 밉니다. 그리고 이때 무릎을 폄합니다. 자! 다리를 밀면서 무릎관절을 폄하세요."*

도수접촉: 무릎관절의 폄 상태를 유지한 패턴과 동일하다.

임상 노트: 바로 누운 자세에서 엉덩관절 폄-벌림-안쪽 돌림패턴(무릎을 폄을 동반패턴과 폄 상태를 유지한 패턴)은 안정성 조절과 보행의 입각기 동안 무릎 폄 동작을 동반한 엉덩관절 폄-벌림 조절을 촉진하기 위해 사용할 수 있다. 보행의 입각기 동안 트렌델렌버그

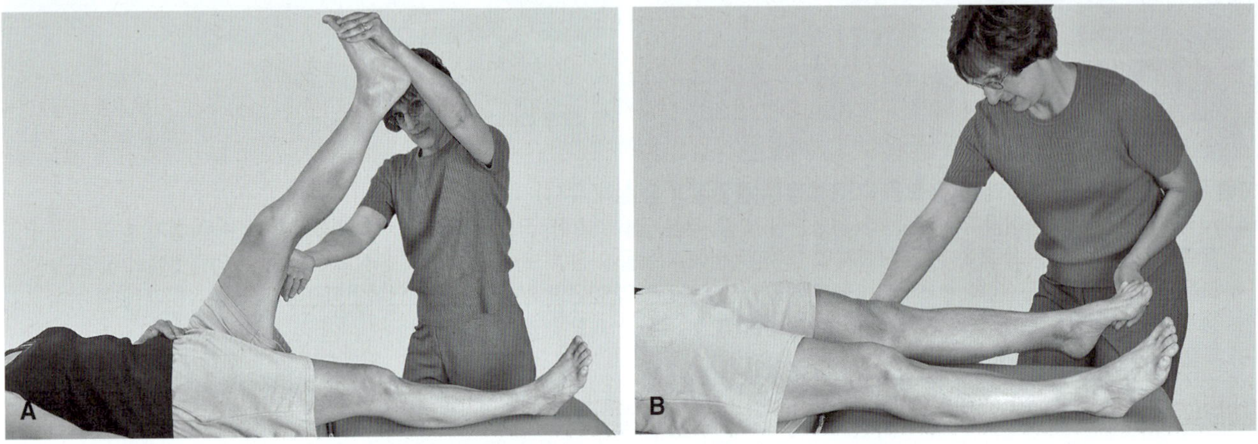

그림 3.17 누운 자세, 다리의 폄-벌림-안쪽돌림(무릎관절의 폄 상태 유지) 패턴

(A) 시작 자세: 다리를 길게 늘인다(엉덩관절의 굽힘, 모음, 가쪽돌림, 무릎관절의 폄, 발/발목의 발등굽힘과 안쪽번짐). 치료사의 먼쪽 손은 환자 발의 바닥쪽-가쪽면을 잡는다. 몸쪽 손은 환자 허벅지의 뒤가쪽면에 압박을 적용한다. 치료사는 신장을 적용하고, 엉덩관절의 폄근, 벌림근 및 안쪽돌림근에 저항을 가하고(몸쪽 손), 발목의 발바닥굽힘과 가쪽번짐근에 저항을 가한다(먼쪽 손). 환자가 가동범위를 통해 다리를 끝자세까지 움직일 때, 치료사는 저항을 계속 유지한다.

(B) 패턴 내내 무릎관절을 폄한 자세로 유지한다.

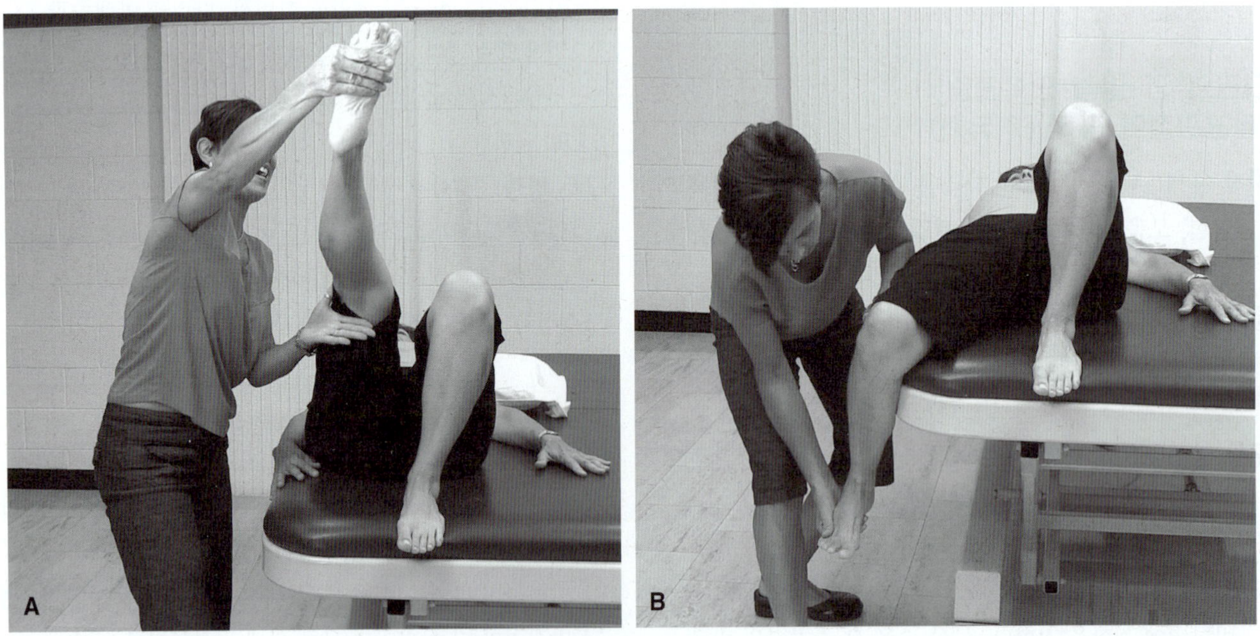

그림 3.18 누운 자세, 다리의 폄-벌림-안쪽돌림(무릎관절의 굽힘 동작) 패턴

(A) 시작 자세: 무릎관절의 폄 상태를 유지한 패턴과 동일하게 환자의 다리를 길게 늘인다. 도수접촉도 무릎관절의 폄 상태를 유지한 패턴과 동일하다. 치료사는 초기 신장을 적용하고, 엉덩관절의 폄근, 벌림근 및 안쪽돌림근(몸쪽 손)에 저항을 가하고, 또 발바닥굽힘근과 가쪽번짐근에 저항을 가한다(먼쪽 손). 그리고 부가적으로 먼쪽 작용과 회전이 일어난 후에, 무릎관절 굽힘근에 저항을 가한다. 환자가 가동범위를 통해 다리를 끝자세까지 움직일 때, 치료사는 저항을 계속 유지한다.

(B) 무릎관절을 완전히 굽힘하여 테이블 밖으로 내어놓는다.

(Trendelenburg) 편위 양성의 반대 작용에 사용할 수 있으며, 또한 옆으로 발 내딛기 동안 균형 전략을 위해 사용할 수 있다.

임상 노트: 다리의 무릎관절 굽힘 동작을 동반한 폄-벌림-안쪽돌림 패턴을 앉은 자세에서 수행할 때, 치료사는 중간관절 동작을 통한 무릎관절의 굽힘과 뒤넙다리근(특히, 안쪽뒤넙다리근)의 작용을 강조할 수 있다(그림 3.20).

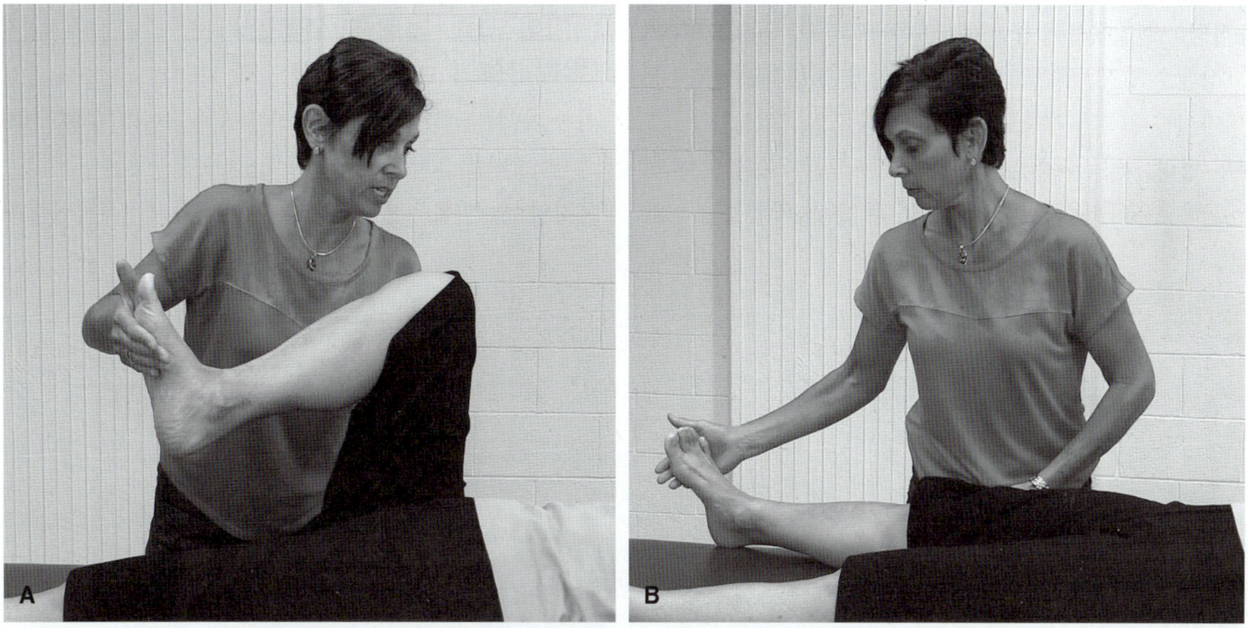

그림 3.19 누운 자세, 다리의 폄-벌림-안쪽돌림(무릎관절의 폄 동작) 패턴

(A) 시작 자세: 엉덩관절-발목-발은 무릎관절의 폄 상태를 유지한 패턴과 동일하게 환자의 다리를 길게 늘인다. 무릎관절을 굽힘한다. 도수접촉도 무릎관절의 폄 상태를 유지한 패턴과 동일하다. 치료사는 초기 신장을 적용하고, 엉덩관절의 폄근, 벌림근 및 안쪽돌림근(몸쪽 손)에 저항을 가하고, 또 발바닥굽힘근과 가쪽번짐근에 저항을 가한다(먼쪽 손). 그리고 부가적으로 먼쪽 작용과 회전이 일어난 후에, 무릎관절 폄근에 저항을 가한다. 환자가 가동범위를 통해 다리를 끝자세까지 움직일 때, 치료사는 저항을 계속 유지한다.
(B) 무릎관절을 완전히 폄한다.

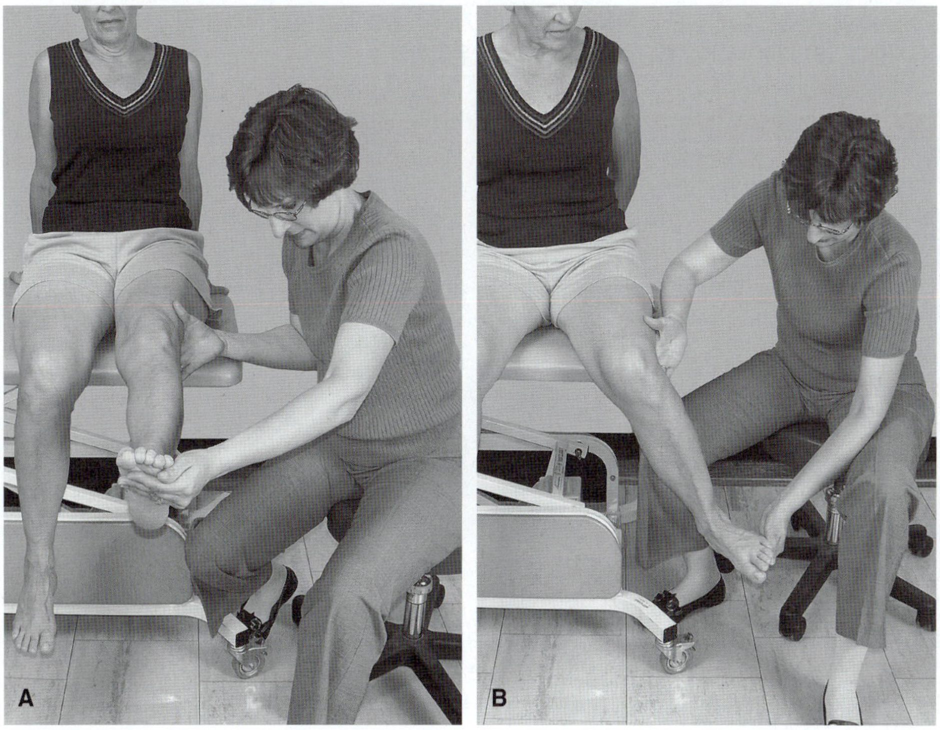

그림 3.20 앉은 자세, 다리의 폄-벌림-안쪽돌림(무릎관절의 굽힘 동작) 패턴

(A) 시작 자세: 다리를 길게 늘인다(엉덩관절 굽힘 -모음 -가쪽돌림, 무릎 폄, 발등굽힘 -안쪽번짐).
치료사의 먼쪽 손은 환자 발의 바닥쪽-가쪽면을 잡는다.
몸쪽 손은 환자 허벅지의 뒤가쪽면에 압박을 적용한다.
치료사는 신장을 적용하고, 엉덩관절의 폄근과 안쪽돌림근, 그리고 무릎관절의 굽힘근에 저항을 가하고(몸쪽 손), 발목의 발바닥굽힘과 가쪽번짐근에 저항을 가한다(먼쪽 손).
환자가 가동범위를 통해 다리를 끝자세까지 움직일 때, 치료사는 저항을 계속 유지한다.
(B) 무릎관절을 완전히 굽힘한다.

다리의 굽힘-벌림-안쪽돌림 (무릎관절의 폄 상태 유지)

시작 자세: 누운 자세에서, 다리를 길게 늘인다(엉덩관절의 폄, 모음, 가쪽돌림, 무릎관절의 폄, 발/발목의 발바닥굽힘과 안쪽번짐).

움직임: 발/발목을 발등굽힘과 가쪽번짐하고, 무릎을 편한 상태로 엉덩관절을 안쪽돌림, 굽힘 및 벌림하면서, 다리를 위쪽과 가쪽으로 들어올린다(그림 3.21).

구두 명령: *"발을 위쪽으로 들어올리고, 다리를 위쪽과 가쪽으로 들어올립니다. 자! 위쪽으로 들어올리세요."*

도수접촉: 발가락의 폄을 제한하지 않기 위해, 치료사의 먼쪽 손으로 발의 등쪽-가쪽면(발가락 선의 몸쪽)에 저항을 가한다. 몸쪽 손으로 허벅지(무릎 바로 위쪽)의 앞가쪽면에 저항을 가한다.

다리의 굽힘-벌림-안쪽돌림 (무릎관절의 굽힘 동작)

시작 자세: 누운 자세에서, 다리를 길게 늘인다(무릎관절의 폄 상태를 유지한 패턴과 동일하다).

움직임: 발/발목을 발등굽힘과 가쪽번짐 한다. 무릎관절을

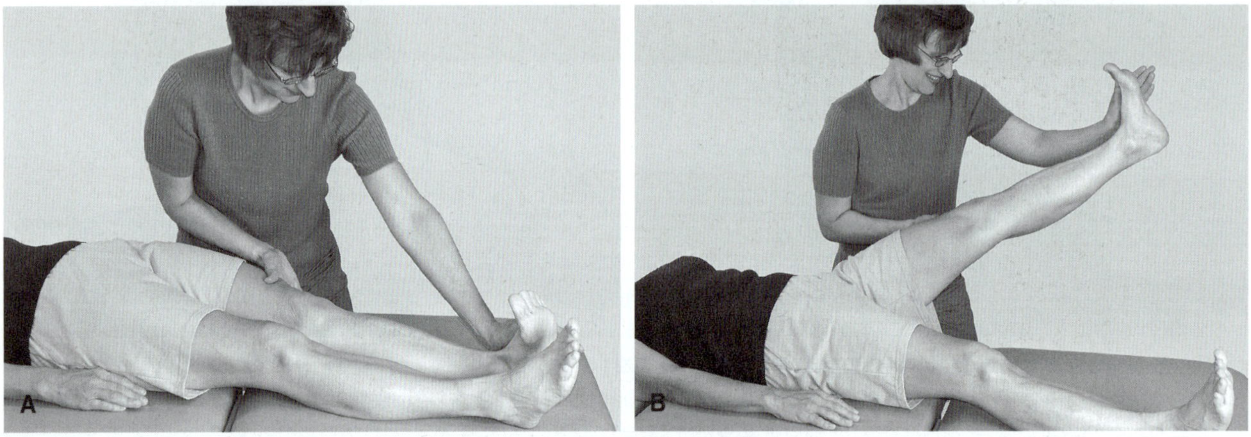

그림 3.21 누운 자세, 다리의 굽힘-벌림-안쪽돌림(무릎관절의 폄 상태 유지) 패턴
(A) 시작 자세: 다리를 길게 늘인다(엉덩관절의 폄, 모음 및 안쪽돌림, 무릎관절의 폄, 발과 발목의 발바닥굽힘과 안쪽번짐). 치료사의 먼쪽 손은 환자 발의 등쪽-가쪽면을 잡는다. 몸쪽 손은 허벅지의 앞-가쪽면에 압박을 적용한다. 치료사는 신장을 적용하고, 엉덩관절의 굽힘근, 벌림근 및 안쪽돌림근에 저항을 가하고(몸쪽 손), 발등굽힘근과 가쪽번짐근에 저항을 가한다(먼쪽 손). 부가적으로 먼쪽 작용과 회전이 일어난 후에, 무릎관절 굽힘근에 저항을 가한다. 환자가 가동범위를 통해 다리를 끝자세까지 움직일 때, 치료사는 저항을 계속 유지한다. (B) 패턴 내내 무릎관절을 편한 자세로 유지한다.

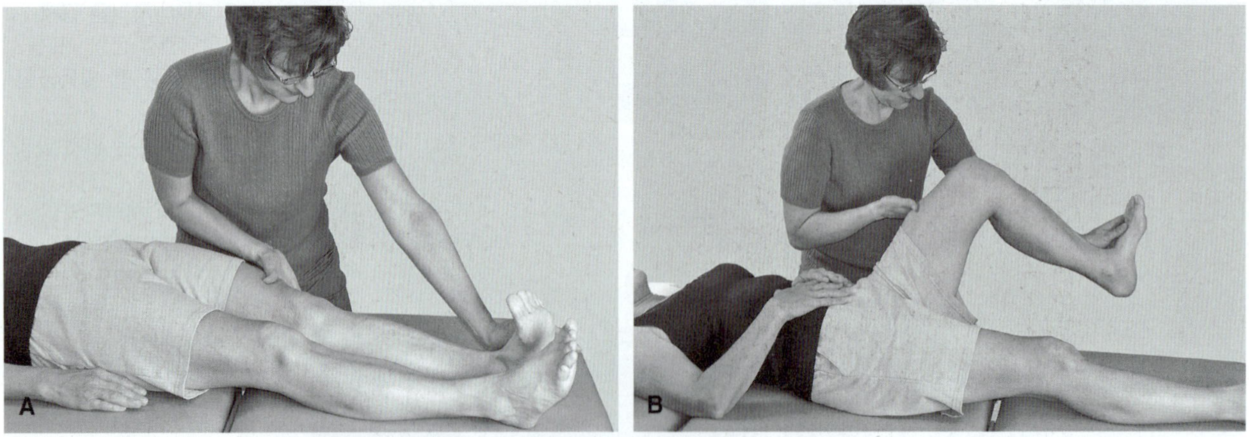

그림 3.22 누운 자세, 다리의 굽힘-벌림-안쪽돌림(무릎관절의 굽힘 동작) 패턴
(A) 시작 자세: 다리를 길게 늘인다. 무릎관절의 폄 상태를 유지한 패턴과 동일하다. 치료사의 먼쪽 손은 발의 등쪽-가쪽면을 잡는다. 몸쪽 손은 허벅지의 앞가쪽면에 저항을 적용한다. 치료사는 신장을 적용하고, 엉덩관절의 굽힘근, 벌림근 및 안쪽돌림에 저항을 가하고(몸쪽 손), 또 발목의 발등굽힘근과 가쪽번짐근에 저항을 가한다(먼쪽 손). 부가적으로 먼쪽 작용과 회전이 일어난 후에, 무릎관절 굽힘근에 저항을 가한다. 환자가 가동범위를 통해 다리를 끝자세까지 움직일 때, 치료사는 저항을 계속 유지한다.
(B) 무릎관절을 완전히 굽힘한다.

굽힘하면서 엉덩관절을 안쪽돌림, 굽힘 및 벌림한다(그림 3.22).

구두 명령: *"발을 위쪽으로 들어올리고, 무릎을 굽힘하면서 다리를 위쪽과 가쪽으로 들어올립니다. 자! 위쪽으로 들어올리세요."*

도수접촉: 무릎관절의 폄 상태를 유지한 패턴과 동일하다. 무릎 굽힘에 대한 저항은 무릎에서의 강조를 제공하는 열쇠이다.

다리의 굽힘-벌림-안쪽돌림 (무릎관절의 폄 동작)

시작 자세: 누운 자세에서, 다리를 길게 늘인다(엉덩관절의 폄, 모음과 가쪽돌림, 무릎관절의 굽힘, 그리고 다리를 테이블 밖으로 내어놓는다).

움직임: 발/발목을 발등굽힘과 가쪽번짐 한다. 무릎관절을 폄하면서 엉덩관절을 안쪽돌림, 굽힘 및 벌림한다. 그리고 다리를 위쪽과 가쪽을 들어올린다(그림 3.23).

구두 명령: *"발을 위쪽과 가쪽으로 들어올리고, 무릎을 폄하면서 다리를 위쪽과 가쪽으로 들어올립니다. 자! 위쪽으로 들어올리세요."*

도수접촉: 무릎관절의 폄 상태를 유지한 패턴과 동일하다.

임상 노트: 다리의 무릎관절 굽힘을 동반한 굽힘-벌림-안쪽돌림 패턴은 발내딛기와 밖으로 내딛기시 사용한다(예, 높은 발 내딛기, 자동차에 타기).

임상 노트: 다리의 굽힘-벌림-안쪽돌림 패턴을 앉은 자세에서 수행할 때, 중간관절의 작용을 통한 무릎의 폄과 넙다리네갈래근의 작용에 강조를 할 수 있다(그림 3.24). 발등굽힘과 가쪽번짐에 대한 강조가 필요하면, 앉은 자세가 적절한 자세일 수 있다(발목과 발의 약증을 가진 많은 환자에게서 나타나는 일반적인 문제; 예, 뇌졸중 환자). 먼쪽 회전 작용이 있으면, 몸쪽 손을 종아리의 등쪽-가쪽면에 이동하여 배치할 수 있다.

구두 명령: *"무릎을 폄하면서 발을 위쪽과 가쪽으로 들어올립니다. 자! 발을 위쪽과 가쪽으로 들어올리세요."*

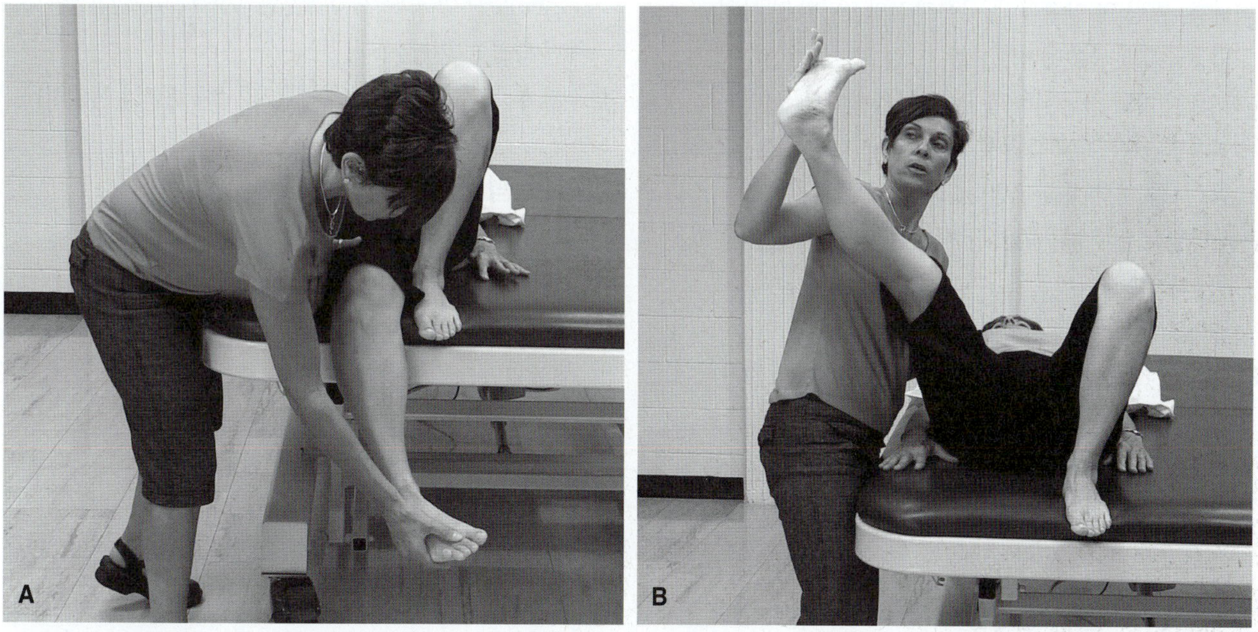

그림 3.23 누운 자세, 다리의 굽힘-벌림-안쪽돌림(무릎관절의 폄 동작) 패턴

(A) 시작 자세: 무릎관절의 폄 상태를 유지한 패턴과 동일하게 엉덩관절-발목-발을 늘어난 위치(엉덩관절 모음-가쪽돌림, 무릎 굽힘, 발바닥굽힘-안쪽번짐)에 위치한다. 치료사의 먼쪽 손은 발의 등쪽-가쪽면을 잡는다. 몸쪽 손은 허벅지의 앞가쪽면에 저항을 적용한다. 치료사는 신장을 적용하고, 엉덩관절의 굽힘근-벌림근-안쪽 돌림근(몸쪽 손)과 무릎관절의 폄근에 저항을 가하고, 또 발목의 발등굽힘근과 가쪽번짐근에 저항을 가한다(먼쪽 손). 부가적으로 먼쪽 작용과 회전이 일어난 후에, 무릎관절 폄근에 저항을 가한다. 환자가 가동범위를 통해 다리를 끝자세까지 움직일 때, 치료사는 저항을 계속 유지한다.

(B) 무릎관절을 완전히 폄한다.

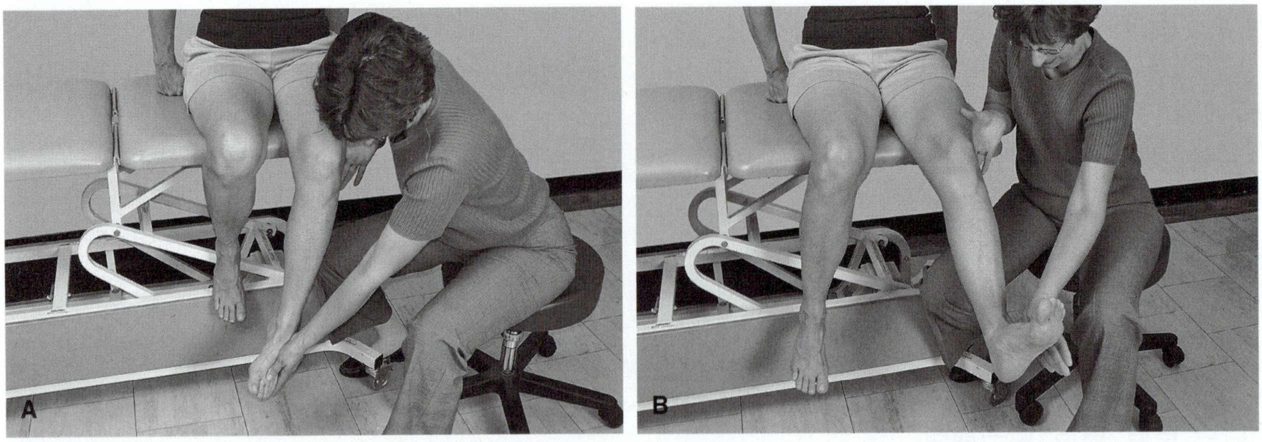

그림 3.24 앉은 자세, 다리의 굽힘–벌림–가쪽돌림(무릎관절의 폄 동작) 패턴

(A) 시작 자세: 무릎관절의 폄 상태를 유지한 패턴과 동일하게 엉덩관절–발목–발을 늘어난 위치(엉덩관절 모음, 무릎 굽힘, 발바닥굽힘–안쪽번짐)에 위치한다. 치료사의 먼쪽 손은 발의 등쪽–가쪽면을 잡는다. 몸쪽 손은 허벅지의 앞가쪽면에 저항을 적용한다. 치료사는 신장을 적용하고, 엉덩관절의 벌림근과 안쪽돌림근(몸쪽 손)과 무릎관절의 폄근에 저항을 가하고, 또 발목의 발등굽힘근과 가쪽번짐근에 저항을 가한다(먼쪽 손). 환자가 가동범위를 통해 다리를 끝자세까지 움직일 때, 치료사는 저항을 계속 유지한다.

(B) 무릎관절을 완전히 폄한다.

다리의 폄–모음–가쪽돌림 (무릎관절의 폄 상태 유지)

시작 자세: 누운 자세에서, 다리를 길게 늘인다(엉덩관절의 굽힘, 벌림 및 안쪽돌림, 무릎관절의 폄, 발/발목의 발등굽힘과 가쪽번짐).

움직임: 발가락을 굽힘하고, 발/발목을 발바닥굽힘과 안쪽번짐 한다. 무릎관절의 폄을 유지하면서 엉덩관절을 폄, 모음 및 가쪽돌림 한다(그림 3.25).

구두 명령: "*발과 발가락을 아래쪽으로 밀고, 다리를 회전하고 무릎의 폄을 유지하면서 엉덩관절을 아래쪽과 안쪽으로 밀어봅니다. 자! 다리를 미세요.*"

도수접촉: 치료사의 먼쪽 손으로 발바닥을 잡고, 발가락의 바로 몸쪽에 손가락으로 저항을 가한다(발가락 굽힘을 허용하는 것이 중요하다). 몸쪽 손으로 오금공간의 바로 위쪽인 허벅지의 안뒤쪽면에 저항을 가한다.

다리의 폄–모음–가쪽돌림 (무릎관절의 굽힘 동작)

시작 자세: 누운 자세에서, 다리를 길게 늘인다(무릎관절의 폄 상태 유지 패턴과 동일하다). 무릎을 완전히 굽힘하기 위해, 테이블 밖으로 위치한다.

움직임: 발가락을 굽힘하고, 발/발목을 발바닥굽힘과 안쪽번짐 한다. 엉덩관절을 폄하고 모음과 가쪽돌림하면서, 무릎관절을 테이블 밖으로 굽힘한다(그림 3.26).

구두 명령: "*발과 발가락을 아래쪽으로 밀고, 무릎을 굽힘하면서 엉덩관절을 아래쪽과 안쪽으로 밀어봅니다. 자! 다리를 미세요.*"

도수접촉: 무릎관절의 폄 상태를 유지한 패턴과 동일하다.

다리의 폄–모음–가쪽돌림 (무릎관절의 폄 동작)

시작 자세: 누운 자세에서, 다리를 길게 늘인다(엉덩관절의 굽힘, 벌림 및 안쪽돌림, 무릎관절의 굽힘, 발/발목의 발등굽힘과 가쪽번짐).

움직임: 발가락을 굽힘하고, 발/발목을 발바닥굽힘과 안쪽번짐 한다. 엉덩관절을 폄하고 모음과 가쪽돌림하면서, 무릎관절을 폄한다(그림 3.27).

구두 명령: "*발과 발가락을 아래쪽으로 밀고, 무릎을 폄하면서 엉덩관절을 아래쪽과 안쪽으로 밀어봅니다. 자! 다리를 미세요.*"

도수접촉: 무릎관절의 폄 상태를 유지한 패턴과 동일하다.

임상 노트 : 다리의 폄-모음-가쪽돌림 패턴은 균형 전략시 발디딤의 꼬아서 디딤과 꼬아서 걷기(braiding) 동안 사용한다.

임상 노트 : 다리의 폄-모음-가쪽돌림은 보행과 가위보행과 같은 비정상 보행 패턴에서 보일수 있다. 돌림 위치에 대한 부분만 차이를 보인다(가위 보행에서 안쪽 돌림이 가쪽돌림 대신에 보임). 신경학적 손상 환자와 강한 강직을 가진 환자에서 이러한 패턴은 금기사항이 되며, 움직임동안 안쪽돌림이 과하게 나타난다.

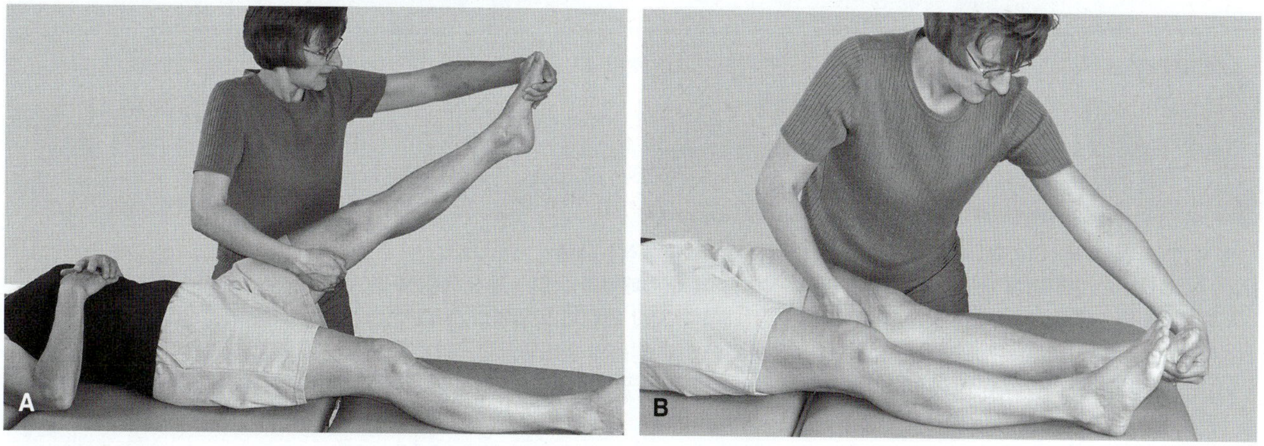

그림 3.25 누운 자세, 다리의 폄-모음-가쪽돌림(무릎관절의 폄 상태 유지) 패턴

(A) 시작 자세: 다리를 길게 늘인다(엉덩관절의 굽힘, 벌림 및 안쪽돌림, 무릎관절의 폄, 발과 발목의 발등굽힘과 가쪽번짐). 치료사의 먼쪽 손은 환자 발의 안쪽-바닥쪽을 잡는다. 몸쪽 손은 환자 허벅지의 뒤-안쪽면에 압박을 적용한다. 치료사는 신장을 적용하고, 엉덩관절의 폄근, 모음근 및 가쪽돌림근에 저항을 가하고(몸쪽 손), 발목의 발바닥굽힘근과 안쪽번짐근에 저항을 가한다(먼쪽 손). 환자가 가동범위를 통해 다리를 끝자세까지 움직일 때, 치료사는 저항을 계속 유지한다.
(B) 환자는 패턴 내내 무릎관절의 폄을 유지한다.

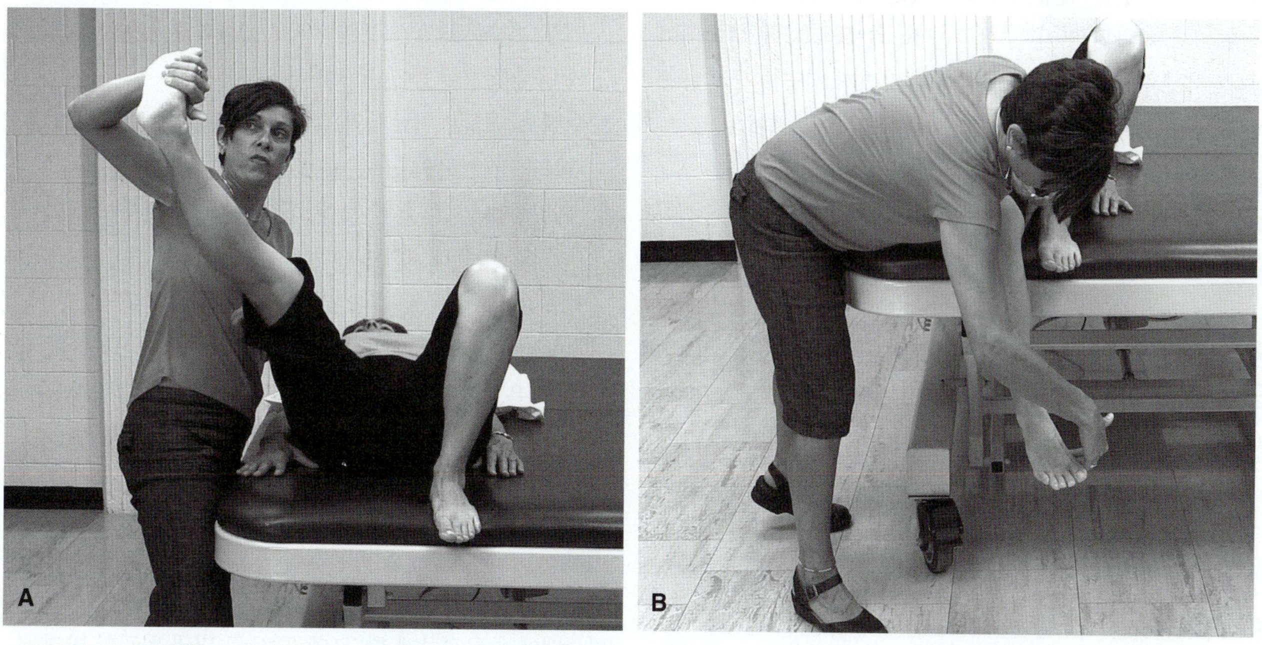

그림 3.26 누운 자세, 다리의 폄-모음-가쪽돌림(무릎관절의 굽힘 동작) 패턴

(A) 시작 자세: 무릎관절의 폄 상태를 유지한 패턴과 동일하게 다리를 늘어난 위치(엉덩관절 굽힘-벌림-안쪽돌림, 무릎 폄, 발등굽힘-가쪽번짐)에 배치한다. 도수접촉도 무릎관절의 폄 상태를 유지한 패턴과 동일하다. 치료사는 신장을 적용하고, 엉덩관절의 폄근-모음근-가쪽돌림근에 저항을 가하고(몸쪽 손), 발목의 발바닥굽힘근과 안쪽번짐근에 저항을 가한다(먼쪽 손). 그리고 부가적으로 먼쪽 작용과 회전이 일어난 후에, 무릎관절 굽힘근에 저항을 가한다. 환자가 가동범위를 통해 다리를 끝자세까지 움직일 때, 치료사는 저항을 계속 유지한다.
(B) 무릎관절을 완전히 굽힘한다.

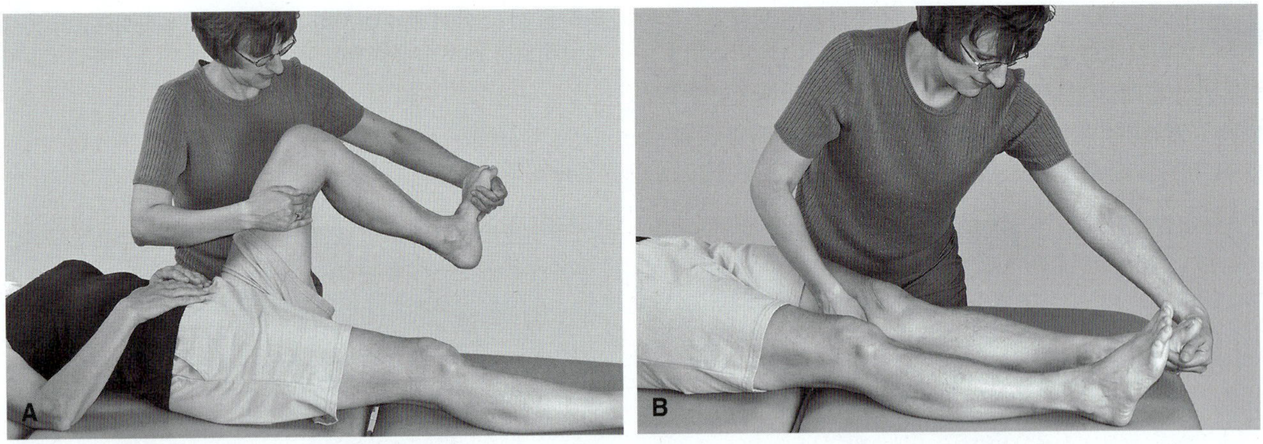

그림 3.27 누운 자세, 다리의 폄-모음-가쪽돌림(무릎관절의 폄 동작) 패턴

(A) 시작 자세: 다리를 길게 늘인다. 무릎관절의 폄 상태를 유지한 패턴과 동일하게 엉덩관절-발목-발을 위치한다. 그리고 무릎관절을 굽힘한다. 도수접촉도 무릎관절의 폄 상태를 유지한 패턴과 동일하다. 치료사는 신장을 적용하고, 엉덩관절의 폄근-모음근-가쪽돌림근에 저항을 가하고(몸쪽 손), 그리고 발목의 발바닥굽힘근과 안쪽번짐근에 저항을 가한다(먼쪽 손). 그리고 부가적으로 먼쪽 작용과 회전이 일어난 후에, 무릎관절 폄근에 저항을 가한다. 환자가 가동범위를 통해 다리를 끝자세까지 움직일 때, 치료사는 저항을 계속 유지한다.

(B) 무릎관절을 완전히 폄한다.

머리와 목 패턴 Head and Neck Patterns

머리/목의 패턴은 굽힘이나 폄이 돌림과 옆굽힘(왼쪽 또는 오른쪽)과 복합된 것이다. 협력근 요소는 표 3.3에 수록되어 있다. 저항은 움직임의 전 범위에서 가볍게 제공하거나 통증이나 과한 노력이 발생하지 않도록 유지하게 한다. 바로 누운 자세와 앉은 자세에서 일반적으로 수행하며, 옆으로 누운 자세와 팔꿉관절을 지지한 엎드린 자세에서도 사용할 수 있다.

왼쪽 돌림이 동반된 머리와 목의 굽힘, 오른쪽 돌림이 동반된 머리와 목의 폄

시작 자세: 이 패턴은 대개 앉은 자세에서 수행되지만, 다른 자세에서도 수행될 수 있다. 예를 들어, 누운 자세에서 머리를 테이블 밖으로 내어놓고, 치료사가 환자의 머리를 지지한다. 치료사는 환자의 뒤쪽에 위치한다.

움직임: 환자는 머리를 왼쪽으로 돌림하고, 목을 굽힘한다; 턱을 당겨 왼쪽 빗장뼈로 가져간다(그림 3.28). 오른쪽 돌림을 동반한 머리와 목의 폄 패턴을 하는 동안(길항근 패턴), 머리를 오른쪽으로 돌림하고, 목을 폄한다. 즉, 머리를 위쪽과 가쪽으로 들어올린다(그림 3.29).

구두 명령: *"턱을 안쪽으로 당기고, 머리를 왼쪽으로 돌림하고, 턱이 가슴에 닿을 때까지 머리를 아래쪽으로 당깁니다. 자! 이번에는 머리를 오른쪽으로 돌림하고 가슴으로부터 턱을 위쪽으로 들어올리세요."*

도수접촉: *굽힘:* 치료사의 왼손으로 아래턱의 아래쪽면을 따라 잡고, 목의 굽힘, 돌림 및 옆굽힘에 저항을 제공한다. 오른손은 돌림을 조절하기 위해 머리뼈의 뒤가쪽면에 배치한다.
폄: 치료사의 오른손으로 뒤통수뼈의 오른쪽 뒤가쪽면에 배치하고, 목의 폄과 돌림에 저항을 제공한다. 왼손을 아래턱의 위쪽면에 배치한다. 가벼운 저항을 가하고, 환자는 부담 없이 머리를 움직일 수 있다.

임상 노트 : 머리와 목패턴은 목뼈의 움직임을 강화하고, 목뼈 문제를 치료하기 위해 사용한다. 안정성을 촉진하기 위해 일반적으로 중간 범위 또는 폄상태에서 유지하게 한다(예, 앞으로 머리 위치한 반대 작용). 또한, 몸통 패턴과 조합하여 사용하여 몸통의 움직임을 강화할 수 있다(예, 앞으로 또는 뒤로 구르기).

표 3.3 머리/목 패턴의 움직임 요소와 1차 협력근 요소[a]

관절/신체 분절	움직임 요소	1차 협력근 요소
		머리와 목의 굽힘과 오른쪽 돌림
목	굽힘	머리긴근, 목긴근, 앞머리곧은근, 넓은목근, 목빗근, 앞목갈비근
	돌림	반대측: 목갈비근, 목빗근(머리를 반대쪽으로 돌림), 위등세모근 동측: 앞머리곧은근, 머리긴근, 목긴근, 아래머리빗근
	옆굽힘	목긴근, 가쪽머리곧은근, 목갈비근, 목빗근(같은쪽 어깨로 머리를 기울임)
		머리와 목의 폄과 왼쪽 돌림
	폄	뒷머리곧은근, 위머리빗근, 엉덩갈비근, 머리가장긴근, 위등세모근
	돌림	반대측: 뭇갈래근, 돌림근, 머리반가시근, 위등세모근 동측: 아랫머리빗근, 목널판근, 머리널판근
	옆굽힘	목엉덩갈비근, 머리가장긴근, 위머리빗근, 목널판근, 머리널판근, 위등세모근

[a] 출처: Voss 등[1]과 Adler 등[2]

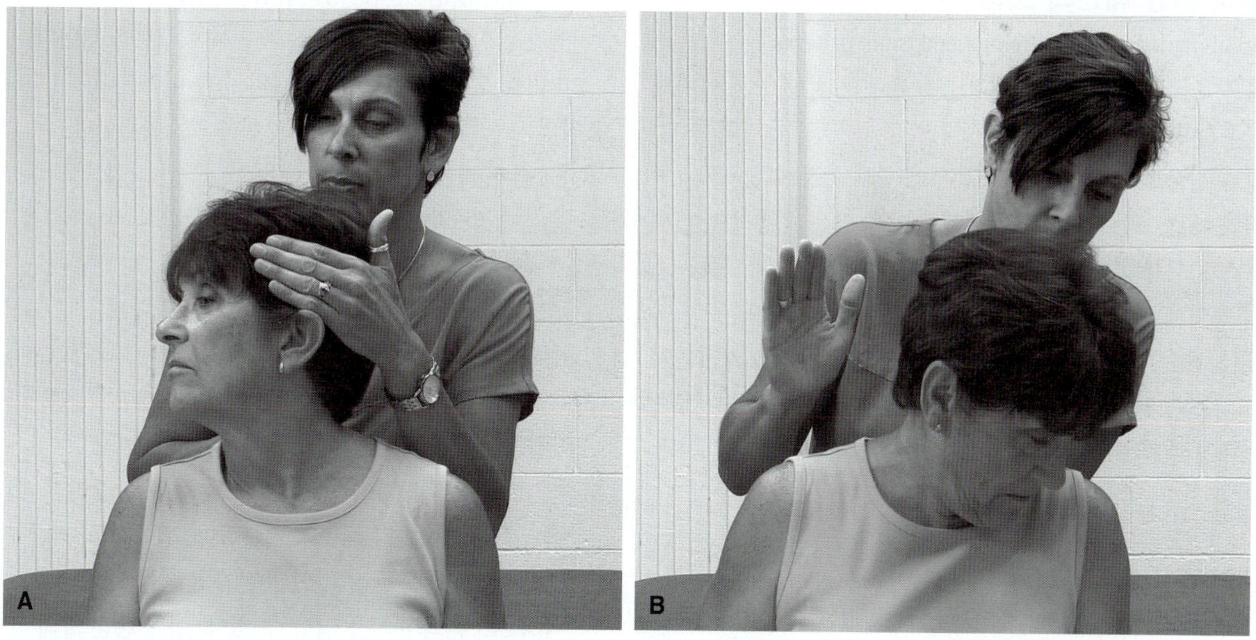

그림 3.28 왼쪽 돌림이 동반된 머리와 목의 굽힘

(A) 시작 자세: 앉은 자세. 머리를 길게 늘인다(오른쪽으로 돌림하고 폄한).

(B) 머리를 왼쪽으로 돌림하고, 목을 굽힘하고, 턱을 가슴으로 당겨 머리를 가슴으로 가져간다. 손가락을 대각선 방향으로 위치하여 턱의 왼쪽면과 머리 위쪽에 도수접촉을 한다(턱관절 통증 때문에 머리 좌측면에 손을 위치하는 다른 도수접촉이 있다). 치료사는 가벼운 신장을 적용하고, 왼쪽으로의 머리 돌림과 목의 굽힘에 저항을 가한다. 환자가 가동범위를 통해 머리를 끝자세까지 움직일 때, 치료사는 저항을 계속 유지한다.

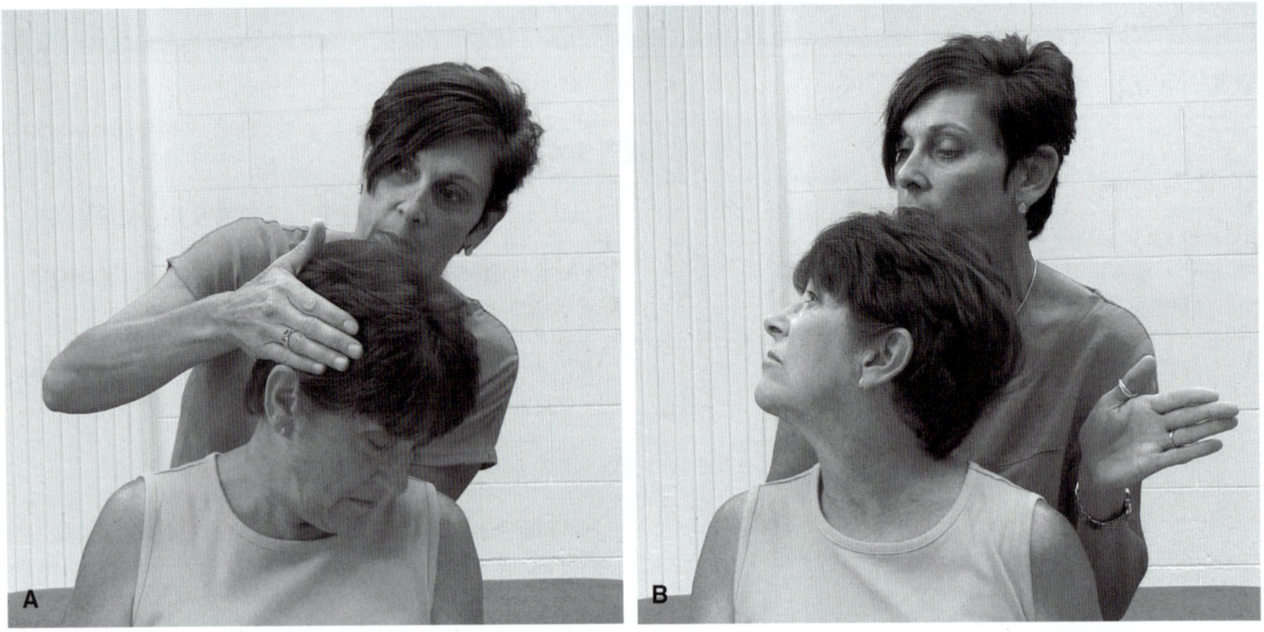

그림 3.29 오른쪽 돌림이 동반된 머리와 목의 폄
(A) 시작 자세: 앉은 자세. 머리를 길게 늘인다(왼쪽으로 돌림하고 폄함).
(B) 머리를 오른쪽으로 돌림하고, 목을 폄하고, 턱을 위쪽으로 들어올린다. 머리의 오른쪽 측면에 도수접촉 한다. 치료사는 가벼운 신장을 적용하고, 오른쪽으로의 머리 돌림과 목의 폄에 저항을 가한다. 환자가 가동범위를 통해 머리를 끝자세까지 움직일 때, 치료사는 저항을 계속 유지한다.

팔과 몸통 패턴의 조합

Combination upper extremity and trunk patterns

몸통 조절은 팔다리와 많은 기능적 활동의 정상 조절을 위해 필수적이다. 내려치기/역 내려치기나 들기/역 들기의 경우, 양측 팔을 비대칭 패턴으로 몸통과 함께 사용한다. 밀기/역 밀기 패턴 또는 양측 대칭 패턴도 양측 팔을 대칭적으로 사용하여 몸통과 함께 작용한다. 이들 패턴은 환자의 몸통 조절 능력에 따라 누운 자세, 앉은 자세, 무릎자세 또는 선 자세에서 수행될 수 있다. 환자의 무게중심이 높고 기저면이 좁을수록, 자세의 난이도 수준이 증가된다. 아래쪽 몸통 양측 비대칭 패턴은 누운 자세에서 수행된다. 협력근에 대한 내용은 표 3.4에 수록되어 있다.

내려치기 패턴 (양측 비대칭 팔 패턴으로서 목과 몸통의 굽힘과 왼쪽(또는 오른쪽) 돌림을 동반한다)

시작 자세: 앉은 자세에서, 왼팔(리드하는 팔)은 굽힘-모음-가쪽돌림과 팔꿉관절 폄의 자세를 취한다. 오른팔은 굽힘-벌림-가쪽돌림 자세를 취하고, 팔꿈치를 약간 굽힘한다. 그리고 왼손의 손목 윗부분을 잡는다. 머리를 오른쪽으로 돌려 자신의 손을 바라본다.

움직임: 머리와 몸통을 굽힘하고 왼쪽으로 돌림한다 (그림 3.30). 리드하는 왼팔을 아래쪽과 바깥으로 움직여 폄-벌림-안쪽돌림 패턴(팔꿉관절 폄 유지)을 수행한다. 오른팔도 아래쪽으로 움직여 폄-모음-안쪽돌림 패턴(팔꿉관절 폄 동작)을 수행한다.

구두 명령: *"팔을 아래쪽과 내 쪽으로 미세요. 당신의 왼쪽 무릎으로 손을 뻗고, 머리를 돌려 손을 쳐다보세요."*

도수접촉: 치료사의 도수접촉은 리드하는 편측 팔의 폄-벌림-가쪽돌림 패턴과 비슷하다. 먼쪽 손의 다른 도수접촉은 손목을 잡고 있는 환자의 손을 보조하기 위해 보조손의 손목을 잡을 수 있다. 몸쪽 손은 팔의 뒤가쪽면에 압박을 적용하거나, 환자의 이마에 배치하여 머리와 목의 움직임에 저항을 줄 수도 있다.

표 3.4 팔다리와 몸통 조합 패턴의 움직임 요소와 1차 협력근 요소[a]

관절/신체 분절	움직임 요소	1차 협력근 요소
	왼쪽 내려치기	
팔	양측 팔 비대칭 패턴	오른팔(리드하는 팔)은 폄–벌림–안쪽돌림 패턴의 작용 근육과 같고, 왼팔은 폄–모음–안쪽돌림 패턴의 작용 근육과 같다.
몸통	왼쪽으로 굽힘, 왼쪽 옆굽힘, 왼쪽 돌림	왼쪽 배바깥빗근, 오른쪽 배속빗근, 배곧은근
	오른쪽 들기	
팔	양측 팔 비대칭 패턴	왼팔(리드하는 팔)은 굽힘–벌림–가쪽돌림 패턴의 작용 근육과 같고, 오른팔은 굽힘–모음–가쪽돌림 패턴의 작용 근육과 같다.
몸통	오른쪽으로 폄, 오른쪽 옆굽힘, 오른쪽 돌림	목과 위쪽 몸통의 모든 폄근, 왼쪽 뭇갈래근과 돌림근
	양측 대칭 패턴: 몸통 폄을 위한 굽힘–벌림–가쪽돌림	
팔	양측 팔 대칭 패턴	팔의 굽힘–벌림–가쪽돌림 패턴의 작용 근육과 같다. 양측 대칭성 패턴
몸통	폄	목과 위쪽 몸통의 모든 폄근
	왼쪽 돌림을 동반한 양측 다리 굽힘 패턴	
	양측 다리 비대칭 패턴	왼쪽 다리는 굽힘–벌림–가쪽돌림 패턴(무릎 굽힘)의 작용 근육과 같고, 오른쪽 다리는 굽힘–모음–가쪽돌림 패턴의 작용 근육과 같다.
	몸통	오른쪽 배바깥빗근, 왼쪽 배속빗근, 배곧은근
	오른쪽 돌림을 동반한 양측 다리 폄 패턴	
	양측 다리 비대칭 패턴	왼쪽 다리는 폄–모음–안쪽돌림(무릎 폄)의 작용 근육과 같고, 오른쪽 다리는 폄–벌림–안쪽돌림 패턴(무릎 폄)의 작용 근육과 같다.
	몸통	아래쪽 몸통의 모든 폄근, 오른쪽 허리네모근, 왼쪽의 뭇갈래근과 돌림근

[a] 출처: Voss 등[1]과 Adler 등[2]

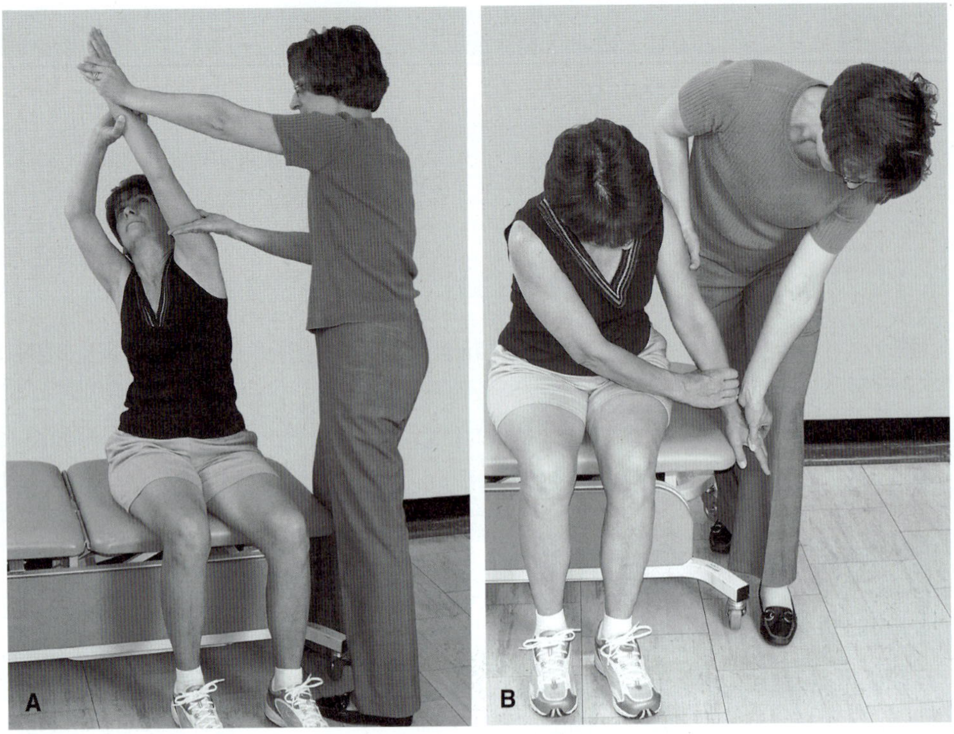

그림 3.30 앉은 자세, 내려치기(양측 비대칭 폄 패턴: 머리/몸통의 굽힘과 왼쪽 돌림 동반)
(A) 시작 자세: 양쪽 팔을 머리 위로 길게 들어올린다(리드하는 왼쪽 팔은 굽힘–모음–가쪽돌림 자세를 취하고, 보조하는 오른쪽 팔은 굽힘–벌림–가쪽돌림 자세를 취한다).

(B) 치료사는 가벼운 신장을 적용하고, 리드하는 팔이 폄–벌림–안쪽돌림 할 때 저항을 가한다. 보조팔의 손은 왼쪽 손목을 계속 잡고 있는다. 머리와 목을 왼쪽으로 돌림하고 굽힘한다. 환자가 가동범위를 통해 움직일 때, 치료사는 저항을 계속 유지하고, 왼쪽으로 체중 이동과 몸통의 굽힘과 돌림이 일어나도록 한다.

역 내려치기 패턴 (양측 비대칭 팔 패턴으로서 목과 몸통의 폄과 왼쪽(또는 오른쪽) 돌림을 동반한다)

시작 자세: 앉은 자세에서, 리드하는 팔(왼팔)은 폄–벌림–안쪽돌림과 팔꿉관절 폄의 자세를 취한다. 보조 팔(오른팔)은 폄–모음–안쪽돌림 자세를 취하고, 왼팔의 손목 위쪽을 잡는다. 머리를 돌려 자신의 손을 바라본다.

움직임: 리드하는 왼팔은 위쪽과 몸통을 가로질러, 굽힘–모음–가쪽돌림 패턴(팔꿉관절 폄 유지)으로 움직이고, 보조 팔은 굽힘–벌림–가쪽돌림 패턴으로 움직인다. 머리와 몸통은 내려치기 패턴과 반대되는 폄과 오른쪽 돌림을 한다(그림 3.31).

구두 명령: *"내 손을 잡고, 팔을 위쪽으로 들어올려 얼굴을 가로지릅니다. 이때 당신의 손을 쳐다봅니다. 자! 팔을 위쪽으로 뻗으세요."*

도수접촉: 치료사의 먼쪽 손은 리드하는 팔의 손을 잡는다. 몸쪽 손은 리드하는 팔의 앞안쪽면을 잡는다(팔의 굽힘–모음–가쪽돌림 패턴과 비슷하다).

들기 패턴 (양측 비대칭 팔 패턴으로서 목과 몸통의 폄과 오른쪽(또는 왼쪽) 돌림을 동반한다)

시작 자세: 앉은 자세에서, 리드하는 팔(왼팔)은 폄–모음–안쪽돌림과 팔꿉관절 폄의 자세를 취한다. 보조 팔(오른팔)은 폄–벌림 자세를 취하고, 왼팔의 손목을 아래쪽으로부터 잡는다. 머리를 오른쪽으로 돌려 자신의 손을 바라본다.

움직임: 리드하는 왼팔은 굽힘–벌림–가쪽돌림 패턴(팔꿉관절 폄 유지)으로 움직이고, 보조 팔은 굽힘–벌림–가쪽돌림 패턴으로 움직인다. 머리와 몸통은 폄하고 왼쪽으로 돌림한다(그림 3.32).

구두 명령: *"팔을 위쪽과 가쪽으로 들어올리고, 몸통을 돌려 당신의 손을 바라봅니다. 자! 팔을 위쪽으로 뻗으세요."*

도수접촉: 치료사의 먼쪽 손은 왼쪽 손에 저항을 가한다(C 그림은 그림 3.32에 그려져 있다). 다른 방법으로서, 머리 위쪽에 압박을 제공하고, 머리와 목의 움직임에 저항을 가한다.

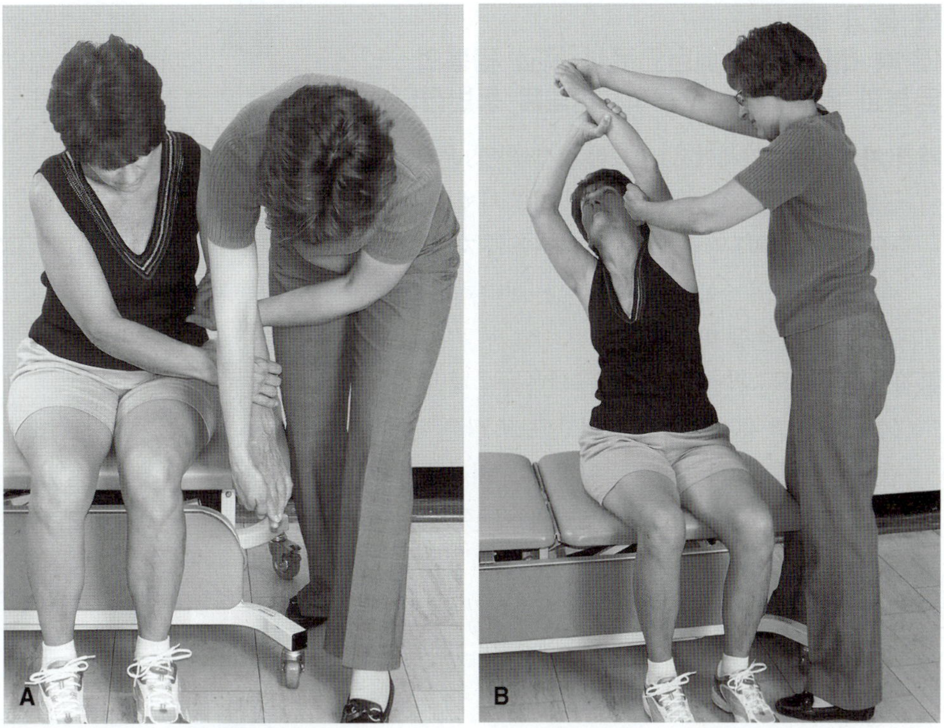

그림 3.31
앉은 자세, 역 내려치기 패턴
(A) 시작 자세: 왼쪽 측면에 양쪽 팔을 길게 배치한다(왼팔인 리드 팔을 폄-벌림-안쪽돌림으로 위치하고, 보조 팔으로 손목 위를 잡는다).

(B) 치료사는 가벼운 신장을 적용하고, 리드 팔을 굽힘-벌림-가쪽돌림할 때 저항을 가한다. 보조팔의 손은 왼쪽 손목을 계속 잡고 있는다. 환자가 움직이는 동안, 치료사는 저항을 계속 유지한다. 그리고, 오른쪽으로의 체중 이동과 몸통의 폄과 돌림이 일어나도록 한다.

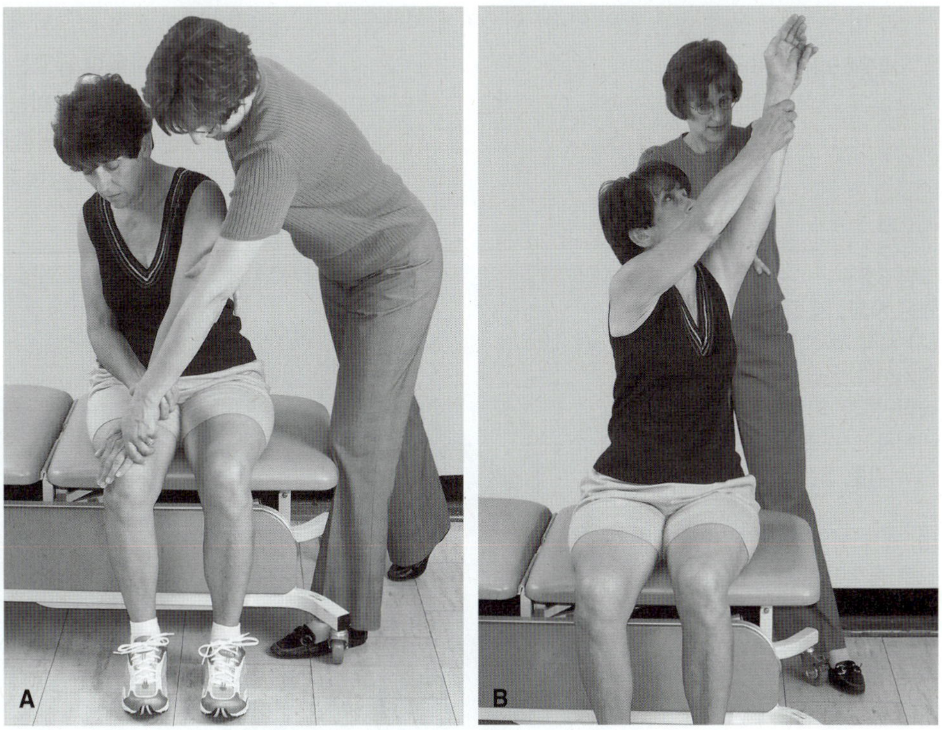

그림 3.32
앉은 자세, 들기 패턴(양측 비대칭 팔의 굽힘 패턴과 목과 머리의 폄과 왼쪽 돌림)
(A) 시작 자세: 양쪽 팔로 몸통을 가로지르고, 오른쪽 무릎 밖으로 가져간다(왼쪽 팔인 리드 팔은 폄-벌림-안쪽돌림을 하고, 보조 팔은 왼쪽 팔의 손목을 아래쪽으로부터 잡는다).

(B) 환자의 리드 팔을 굽힘-벌림-가쪽돌림으로 움직이고, 보조 팔로 손목을 잡는다. 환자에게 손을 펴고 돌림하면서 양쪽 팔을 위쪽과 바깥쪽으로 들어올리도록 주문한다. 환자가 몸통을 폄과 돌림하고, 그리고 체중을 왼쪽으로 이동할 때, 치료사는 환자 움직임에 저항을 가한다.

역 들기 패턴 (양측 비대칭 팔 패턴으로서 목과 몸통의 굽힘과 왼쪽(또는 오른쪽) 돌림을 동반한다)

시작 자세: 앉은 자세에서, 리드하는 팔(왼팔)은 굽힘–벌림–가쪽돌림과 팔꿉관절 폄의 자세를 취한다. 보조 팔(오른팔)은 굽힘–모음–가쪽돌림 자세를 취하고, 왼팔의 손목 위쪽을 잡는다. 머리를 왼쪽으로 돌려 자신의 손을 바라본다.

움직임: 리드하는 왼팔은 폄–모음–안쪽돌림 패턴(팔꿉관절 폄 유지)으로 움직이고, 보조 팔은 폄–벌림–안쪽돌림 패턴으로 움직인다. 머리와 몸통은 들기 패턴과 반대되는 방향인 굽힘과 오른쪽 돌림을 한다(그림 3.33).

구두 명령: *"내 손을 잡고, 팔을 아래쪽으로 당기면서 몸통을 가로지릅니다. 머리를 숙이면서 오른쪽으로 돌림합니다. 자! 아래쪽으로 당기면서 뻗으세요."*

도수접촉: 치료사의 오른손으로 먼쪽 그립으로 리드하는 팔(왼팔)의 손을 잡는다(팔의 폄–모음–안쪽돌림 패턴과 비슷하게). 몸쪽 손은 팔의 안쪽–뒤쪽면에 저항을 제공한다.

임상 노트: "위에서 내려치기(chop on top)" 와 "아래에서 들기(lift from underneath)" 의 어구는 환자의 보조 손이 내려치기 패턴과 들기 패턴에서 어떻게 위치하는가를 기억하는 것이 도움이 될 것이다.

임상 노트: 내려치기와 들기 패턴은 구르기, 몸통의 굽힘 또는 폄을 동반한 돌림과 뻗기(머리 위의 옆 또는 바닥)를 촉진하기 위해 사용한다. 팔 움직임과 같이 사용하면 방산과 과흐름을 통하여 몸통 움직임을 강화할 수 있다. 누운 자세에서 옆으로 누운 자세로의 이동, 옆으로 누운 자세에서 팔꿈치를 이용한 엎드린 자세로의 이동, 그리고 앉은 자세로의 이동은 내려치기 패턴을 이용으로 잘 촉진될 수 있다. 같은 환자의 경우(예, 뇌졸중 환자), 누운 자세에서 침범된 쪽으로의 옆으로 누운 자세로의 이동은 팔의 굽힘-벌림-가쪽돌림(팔꿉관절 폄 동반)을 촉진하는 들기 패턴을 이용으로 잘 촉진될 수 있다(팔의 협력근 패턴에서 벗어남).

임상 노트: 앉은 자세에서 치료사는 내려치기 패턴이나 들기 패턴을 선택한다. 내려치기(들기) 패턴이 들기(내려치기) 패턴으로 진전하는 것이 아니고, 앉은 자세의 동적 안정성 조절을 향상시키기 위해, 앞의 양쪽 패턴을 모두 사용할 필요는 없다. 각 패턴은 위쪽 몸통의 돌림과 굽힘/폄과 체중이동을 강화하고, 이들 패턴은 편측 무시를 가진 환자(예, 뇌졸중 환자)에게 모두 중요한 활동이다. 이들 패턴은 발꿈치 앉기에서 무릎 자세로의

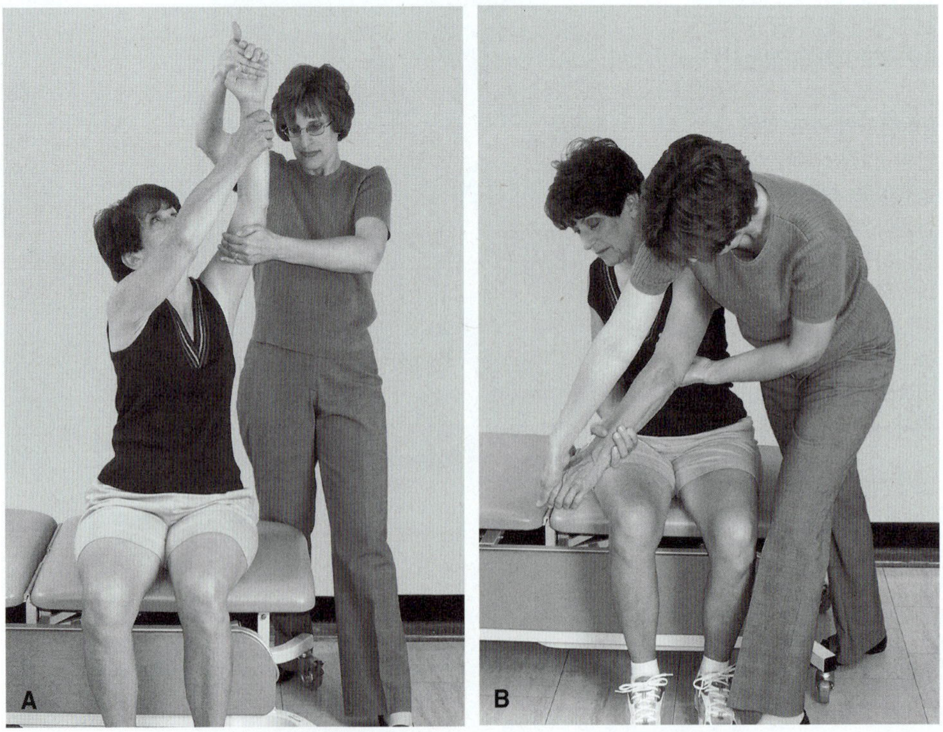

그림 3.33
앉은 자세, 역 들기 패턴
(A) 시작 자세: 양쪽 팔을 길게 위치한다(왼팔인 리드 팔을 굽힘–벌림–가쪽돌림으로 위치하고, 보조 팔로 왼쪽 손목 위를 잡는다).

(B) 리드 팔은 폄–모음–안쪽돌림으로 움직이고, 보조팔의 손은 왼쪽 손목을 잡는다. 환자에게 주먹을 쥐고, 돌림하면서 양쪽 팔을 아래쪽과 안쪽으로(몸통을 가로질러) 당기도록 주문한다. 환자가 몸통을 굽힘과 돌림하고 체중을 오른쪽으로 이동할 때, 치료사는 환자의 움직임에 저항을 가한다. 치료사는 패턴 내내 지속적인 저항을 잘 적용할 수 있도록 넓은 기저면을 사용한다.

이동과 무릎자세에서 발꿈치 앉기 자세로의 이동을 촉진하는데도 이용될 수 있다.

양측 대칭성 팔의 굽힘-벌림-가쪽돌림 (몸통 폄 동반) 패턴과 역전 패턴

시작 자세: 앉은 자세에서, 몸통을 가로질러 양쪽을 폄과 모음을 하고, 주먹을 쥔다(양측 대칭성 패턴: 폄-모음-안쪽돌림).

움직임: 주먹을 펴고, 양쪽 팔을 돌리면서 위쪽과 가쪽으로 들어올린다. 즉, 양쪽 팔을 굽힘-벌림-가쪽돌림으로 움직인다. 몸통과 목을 폄하면서 위쪽을 쳐다본다 (그림 3.34).

구두 명령: *"양 손을 펼치고, 돌림하면서 위쪽과 가쪽으로 들어올리세요. 그리고 양쪽 손을 쳐다봅니다. 이번에는 반대 동작을 합니다. 주먹을 쥐고, 몸통을 가로지르면서 아래쪽으로 팔을 당기세요."*

도수접촉: 치료사는 환자의 등쪽에 서서, 아래팔이나 위팔(팔의 길이에 따라 달라질 수 있음)의 등쪽-가쪽 면에 손을 배치하여 저항을 가한다. 역 동작을 할 때는, 환자의 양 팔을 아래쪽에서 적절하게 저항을 가하고, 시작 자세로 되돌아온다.

임상 노트 : 양측 대칭성 굽힘-벌림-가쪽돌림 패턴은 앞쪽 가슴 근육을 신장하고 돌림근띠와 함께 뒤쪽 목과 몸통 근육을 강화하여 가슴의 확장을 향상시킨다. 이 패턴은 뒤굽음증, 거북목과 둥근 어깨를 가진 환자(예, 파킨스병 환자)에게 유용하다. 향상된 호흡 조절을 위해, 양쪽 팔을 들어올릴 때 천천히 들이쉬도록 하고, 또 시작 자세로 되돌아올 때 천천히 내쉬도록 환자에게 교육시킨다. 향상된 몸통 폄 조절을 위해서는, 앉은 자세에서 이 패턴을 수행하는 것이 좋다. 이 패턴을 누운 자세나 무릎자세에서도 수행할 수 있고, 또 발꿈치 앉기에서 무릎자세로의 이동을 촉진하는데도 이 패턴을 사용할 수 있다.

밀기 패턴과 역 밀기 패턴

시작 자세: 앉은 자세에서, 몸통을 가로질러 양쪽을 굽힘과 벌림을 한다(어깨관절의 모음, 팔꿉관절의 굽힘, 아래팔의 뒤침, 손목과 손의 굽힘).

움직임: *밀기:* 양쪽 손을 펴고, 아래팔을 엎침하여 팔을 위쪽으로 뻗어 얼굴을 교차한다. 이때 팔꿈치를 폄하고, 어깨관절을 90°로 굽힘하고, 손목을 교차한다.
역 밀기: 양 손을 주먹쥐고, 아래팔을 뒤침하고, 팔꿈치를 굽힘한다. 그리고 양쪽 팔을 뒤쪽으로 당겨 몸통 옆으로 내린다(그림 3.35).

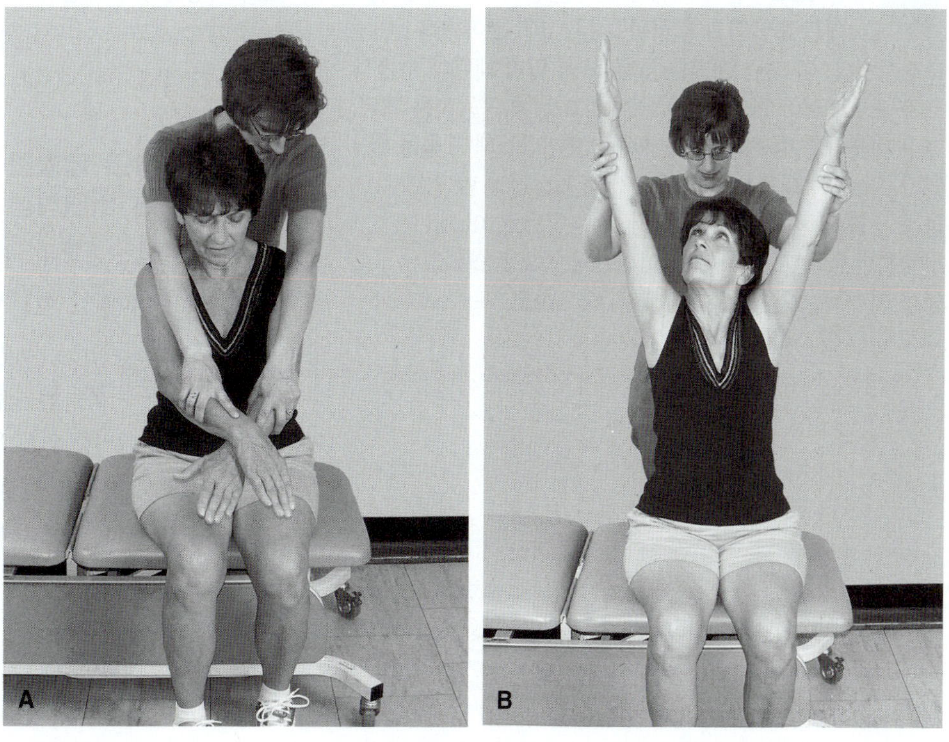

그림 3.34
앉은 자세, 양측 대칭성 팔 패턴(굽힘-벌림-가쪽돌림)
(A) 시작 자세: 환자는 양쪽 팔을 폄하고 몸통을 가로지르는 모음 자세를 취한다.
(B) 환자에게 양 손을 펴고, 양쪽 팔을 위쪽과 가쪽으로 들어올리도록 지시한다(팔과 머리 사이의 간격은 한뼘 정도이다). 환자가 위쪽 몸통을 펴하면서 양쪽 팔을 위쪽과 가쪽으로 들어올릴 때, 치료사는 이 움직임에 저항을 가한다. 치료사는 환자 뒤쪽에 위치하여, 위팔이나 아래팔에 저항을 준다. 향상된 호흡 조절을 위해, 굽힘-벌림-가쪽돌림을 할 때 천천히 들이쉬도록 하고, 폄-모음-안쪽돌림을 할 때 천천히 내쉬도록 환자에게 교육시킨다.

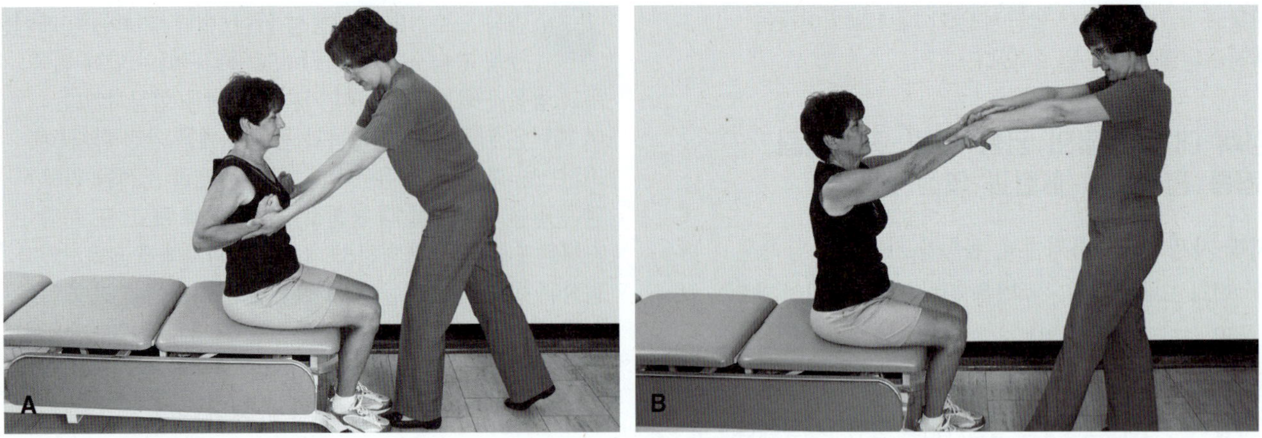

그림 3.35 앉은 자세, 밀기 패턴
(A) 시작 자세: 환자는 어깨관절을 폄과 벌림하고, 아래팔을 뒤침하고, 손을 굽힘하고, 양쪽 팔을 몸통 옆에 붙인다.
(B) 치료사는 환자에게 손을 펼치고, 팔을 돌림하면서 위쪽을 뻗고 서로 교차하도록 주문한다. 이때 환자는 팔꿈치를 폄하고 얼굴 앞에서 양쪽 손을 교차한다(밀기 자세). 치료사는 이런 움직임에 저항을 주고, 환자가 충분히 팔을 뻗을 수 있도록 자신의 체중을 뒤쪽으로 이동해야 한다. 역 밀기 동안, 치료사는 환자가 자신이 양쪽 팔을 뒤쪽으로 당길 때 저항을 가한다.

구두 명령: *"양 손을 펴고, 팔을 돌림하고 위쪽으로 밀면서 얼굴을 가로지릅니다. 이번에는 양 손을 주먹쥐고, 팔꿈치를 굽힘하면서 양 팔을 뒤쪽으로 당겨 몸통 옆에 붙이세요."*

도수접촉: 치료사는 등쪽면으로 접근하여 아래팔을 잡는다. 움직임 방향의 변화에 따라 그립이 변하지 않는다.

임상 노트 : 밀기 패턴은 얼굴을 방어하는 패턴이고, 어깨관절 굽힘과 팔꿉관절 폄, 그리고 어깨뼈 내밈을 촉진시킨다. 이 패턴은 뇌졸중 환자(역 밀기 패턴이 수동적으로 보조되어야 한다. 그 이유는 이 패턴이 공동작용 패턴과 매우 비슷하기 때문이다)의 패턴을 벗어나는데 도움을 줄 수 있다. 역 밀기 패턴은 대칭성 어깨뼈 뒷당김과 함께 위쪽 몸통 폄을 촉진하는데 이용된다. 기능적으로, 이 패턴은 구부정한 앉은 자세(머리와 어깨가 앞쪽으로 쏠리고 둥근 어깨)를 가진 환자에게 특히 중요하고, 대칭적 앉은 자세를 촉진시킨다.

다리와 몸통 패턴의 조합

Combination lower extremity and trunk patterns

몸통을 위한 양측성 다리 패턴은 양쪽 다리의 비대칭성 패턴의 조합으로 하부 몸통과 골반의 조절을 촉진한다. 이 패턴은 바로 누운 자세에서 무릎을 굽힘과 폄을 하면서 수행한다. 하부 몸통 돌림을 동반한 다리 굽힘은 시작범위에서 매우 힘든 동작이기 때문에 중간범위까지 보조를 하고 끝범위에서 저항을 제공하면서 수행한다. 허리 부위의 과폄을 유발하지 않게 하는 것이 중요하다(환자는 허리부위를 편평하게 유지하기 위해 강한 배근육 동작이 요구된다).

아래쪽 몸통의 굽힘과 왼쪽(또는 오른쪽) 돌림 동반한 양측 비대칭성 다리의 굽힘 패턴

시작 자세: 누운 자세(다리를 왼쪽으로 움직이고)에서, 양쪽 다리를 뻗고, 오른쪽 다리(폄-벌림-안쪽돌림 패턴)를 오른쪽으로 위치시키고, 왼쪽 다리(폄-모음-가쪽돌림 패턴)도 오른쪽으로 위치시킨다.

움직임: 양쪽 다리를 위쪽으로 당겨, 몸통을 가로질러 왼쪽으로 움직인다. 이때 무릎관절을 굽힘하고 발목을 발등굽힘 한다. 하부 몸통 굽힘근육을 수축하게 하면서 오른쪽(또는 왼쪽)으로 돌림과 옆굽힘을 하게 한다.

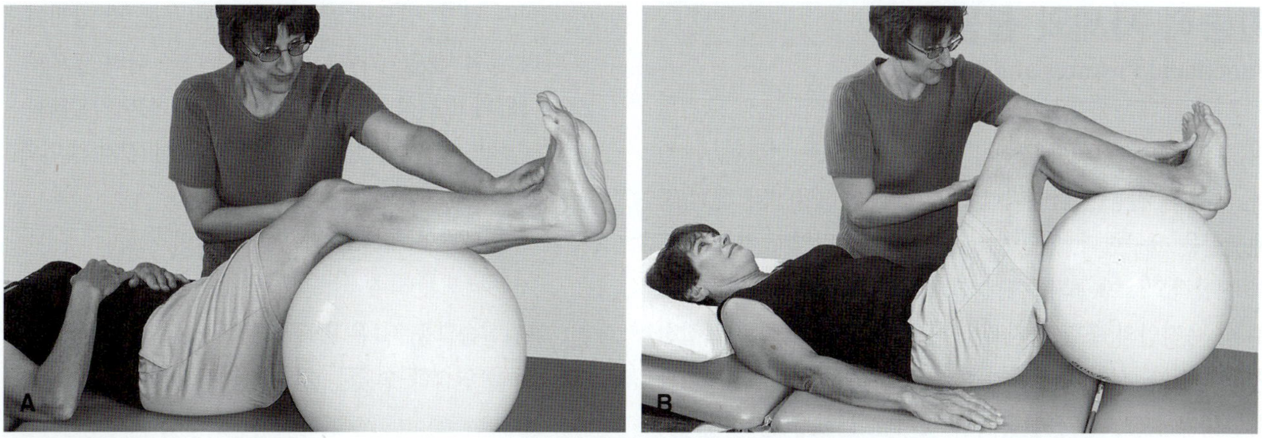

그림 3.36 누운 자세, 다리의 양측 비대성 굽힘 패턴(아래쪽 몸통 굽힘을 위한 무릎관절의 굽힘 동반): 공으로 양 발을 지지함
(A) 시작 자세: 치료사의 먼쪽 손으로 환자의 양쪽 발 등쪽-가쪽면에 저항을 가한다. 몸쪽 손은 환자 허벅지의 앞-가쪽면에 저항을 가한다.
(B) 치료사는 신장을 적용하고, 환자가 양쪽 엉덩관절을 굽힘하고 무릎을 위쪽으로 들어올리고 양 발을 위쪽으로 그리고 치료사 쪽으로 스윙할 때 양쪽 발등굽힘근에 저항을 가하고(먼쪽 손), 양쪽 허벅지에 저항을 가한다(몸쪽 손).

그림 3.36에서는, 허리에 대한 초기 노력과 스트레인을 줄여 주는 굽힘된 다리를 지지하기 위해 공을 이용하였다.

구두 명령: *"발을 뒤쪽으로 움직이고, 양쪽 무릎을 굽힘하면서 당신의 발을 위쪽과 내 쪽으로 스윙하세요."*

도수접촉: 치료사의 먼쪽 손은 양쪽 발의 등쪽-가쪽면을 잡는다. 몸쪽 손은 가까운 쪽 다리의 앞가쪽면에 저항을 가한다.

임상 노트 : 공을 사용하지 않을 때는, 몸쪽 팔을 환자의 허벅지 밑에 배치하여, 양쪽 다리의 들기를 도와준다. 그런 다음 손은 허벅지 위쪽으로 손을 변경하여 중간범위에서 끝범위에 대한 저항을 제공한다.

아래쪽 몸통의 폄과 돌림을 동반한 양측 비대칭성 다리 폄 패턴

시작 자세: 누운 자세(다리를 오른쪽으로 움직이고)에서, 양쪽 다리를 굽힘하고, 오른쪽 다리(굽힘-모음-가쪽돌림 패턴)를 왼쪽으로 위치시키고, 왼쪽 다리(굽힘-벌림-안쪽돌림 패턴)도 왼쪽으로 위치시킨다.

움직임: 양쪽 다리를 아래쪽으로 밀어 몸통을 가로질러 오른쪽으로 움직인다. 무릎관절을 폄하면서 발목을 발바닥굽힘 한다. 하부 몸통은 늘어나게 하면서 왼쪽(또는 오른쪽)으로 돌림과 옆굽힘을 하게 한다.

구두 명령: *"양 발을 아래쪽으로 내립니다. 자, 아래쪽으로 밀면서 내 쪽으로 몸통을 가로질러 미세요."*

도수접촉: 치료사의 먼쪽 손은 양쪽 발의 바닥쪽-가쪽면을 잡는다. 몸쪽 손은 환자 허벅지를 밑으로 접근하여 저항을 가한다.

기능적 자세와 활동
Functional Postures and Activities

이 장의 PNF 패턴은 기능적 자세와 활동으로 연결할 수 있다. 기능적 활동은 다양한 정도의 동적 자세조절과 정적 자세조절을 요구한다. 활동은 신체 분절, 움직임과 자세 요구가 제한적으로 요구되는 단순한 활동이 있으며, 다양한 신체 분절, 움직임의 조합과 자세조절 요구도가 증가하는 복잡한 활동이 있다. 임상가는 초기 훈련에 적절한 활동을 정확하게 확인해야 하고, 환자의 능력의 벗어남이 없는 한도 내에서 점진적으로 어떻게 진행해야 하는지 정확하게 파악하는게 필요하다. 어떠한 PNF 패턴이 자세와 활동에서 성공적으로 적용할 수 있는 예는 다음과 같다:

- 구르기(바로 누운 자세에서 엎드려 누운 자세 또는 엎드려 누운 자세에서 바로 누운 자세): 팔과 다리 패턴, 내려치기/들기, 어깨뼈/골반 패턴의 저항
- 팔꿉관절로 지지한 옆으로 누운 자세로 구르기, 팔꿉관절로 지지한 옆으로 누운 자세에서 앉기: 팔꿉관절 굽힘을 동반한 팔의 폄–벌림–안쪽돌림 패턴의 저항
- 팔꿉관절로 지지한 엎드려 누운 자세: 한쪽 팔 패턴(예, 밀기/역 밀기), 머리/목 패턴의 저항
- 네발 자세: 팔과 다리 패턴, 머리/목 패턴의 저항
- 앉기: 팔 패턴–한쪽에서 양쪽, 대칭성 또는 비대칭성, 내려치기/들기, 밀기/역 밀기; 다리 패턴–무릎 관절 동작을 강조하는 저항
- 무릎댄 자세, 뒤꿈치 닿는 자세에서 무릎댄 자세: 몸통 폄을 위한 팔 패턴–양측성 대칭 팔의 굽힘–벌림–가쪽돌림과 반전 패턴, 내려치기/들기 패턴의 저항
- 반무릎댄 자세, 무릎댄 자세에서 반무릎댄 자세: 팔 패턴, 골반/다리 패턴
- 선 자세: 팔 패턴, 내려치기/들기 패턴, 체중 이동, 발내딤기 동안의 골반 동작의 저항
- 걷기: 앞으로 걷기, 뒤로 걷기, 꼬아서 걷기, 옆으로 걷기 동안 골반 동작의 저항
- 꼬아서 걷기: 옆으로 발디딤과 교차(무릎 편 상태의 다리 굽힘–모음–가쪽돌림), 그런 다음 다시 옆으로 발디딤하고 뒤쪽 발의 발디딤(무릎 편 상태의 다리 폄–벌림–안쪽돌림)으로 구성된 복잡한 걷기 패턴의 저항
- 계단 오르기와 내려오기: 골반 동작의 저항

학생실습활동 3.1은 PNF 패턴의 임상의사결정과 임상 적용을 연습할 수 있는 기회를 제공한다.

결과 측정 Outcome Measures

중요한 것은 환자의 향상된 움직임 능력과 환자 관리의 결과를 기록하는 표준결과 측정장비를 사용하는 것이다. 측정장비는 ROM, 근력, 협응 등의 변화와 기능 활동의 향상을 기록하는데 이용된다. 도구는 다음을 포함한다:

양적 변수:

- 측각기로 측정되는 ROM[8]
- 도수근력검사에 의해 측정되는 근력[7,9]

질적 변수:

- 협응과 균형: 조절, 속도, 준비 상태[10]

기능 능력:

- FIM(Functional Independence Measure)[11,12]과 다른 기능 측정도구에 의해 측정되는 기능[13]

연구 근거 Research Evidence

포괄적인 재활 중재에서 PNF를 이용한 연구 지지는 상당히 많이 존재한다.[14,15] PNF 연구 근거는 다양한 종류와 질, 사례 연구와 예비 임상 시험, 무작위 대조군 시험 그리고 계통적 검토와 메타 분석 등 많은 연구들이 제시되고 있다. 많은 연구들은 정상 성인의 유연성 개선을 위한 특정 기법에 초점을 두고 있다.[15] 능동적 재활을 다루는 환자에서는 다양한 변수가 섞여 있으며, PNF는 치료 계획에서 하나의 중재 요소

로 간주되고 있다.

고유수용성 신경근 촉진법-촉진 신장 기법(수축-이완[CR]과 유지-이완[HR])은 연구 분야에서 가장 많은 부분을 차지하고 있다. 계통적 검토와 메타 분석에서 Borges 등은 정적 신장과 PNF 신장이 뒤넙다리근 유연성 증가에서 모두 효과가 있다고 결론지었으며, 급성 또는 만성 환자에서 두 기법 사이에서 통계적 차이가 없다고 하였다.[16] Konrad 등[17]은 세 가지 신장기법(급성 정적, 탄성, 그리고 PNF 신장)을 연구하였으며, 근육과 힘줄 조직 특성(수동적 저항 회전력)과 ROM에서 차이가 없다고 하였다. 여러 다른 연구자들은 PNF 기법이 ROM 개선에서 정적 신장보다 더 효과적임을 입증해 보였다.[18–20]

Fasen 등[21]은 무작위 통제 시도 연구를 이용해 4가지 뒤넙다리근-신장기법을 비교하였다. 이들은 PNF 능동 신장 기법이 수동 신장과 비교했을 때 4주 경에 ROM 향상을 보였다고 했다. 수동 신장 그룹(SLR)은 8주 후에, 뒤넙다리근 길이 향상을 가장 크게 보였다. Azevedo 등[22]은 수축된 근육의 표적 신장이나 표적 근육과 관련이 없는 다른 근육의 신장을 이용한 CR PNF 기법의 적용으로도 비슷한 ROM 획득을 얻었다. Youdes 등[23]은 2가지 PNF 신장기법을 비교하였다: HR과 HR-AC(길항근 수축). 이들은 신장-후 ROM이 HR-AC 이후에 가장 컸음을 발견하였다. Sheard와 Paine[24]는 ROM의 긍정적 변화를 도출해 내는데 필요한 수축력을 연구하였다. 이들은 최적의 최대 근력이 최대 수의적 등척성 수축의 64.3%임을 확인했다. Reznik 등[25]은 PNF 도수 저항을 이용한 과흐름을 촉진하여 패턴의 EMG 연구를 수행하였으며, 저항 훈련이 훈련을 하지 않은 팔다리의 반대측에 전기적 활동을 만들어내는 효과가 있다고 하였다.

근골격계 환자를 포함한 연구도 보고되고 있다. Alaca 등[26]은 무릎관절 전치환술 환자에서 기능적 회복의 PNF 효과를 연구하였으며, PNF 기법이 장기간의 기능적 회복에 긍정적 영향을 준다고 하였다. Dargo 등[27]은 앞십자인대 손상 환자에서 무릎 보호와 안정성을 개선하는데 PNF가 효과가 있다고 하였다. Boca와 Dan[28]은 앞십자인대 재건술 후 PNF 적용이 무릎 안정성의 효과가 있다고 보고하였다. Lazarou 등[29]는 PNF와 균형 훈련은 발목 염좌 환자에서 발목 ROM 개선에 효과적이라고 보고하였다. Oledzka와 Jaczewska-Bogacka[30]는 PNF가 봉우리밑 끼임 증후군 환자에서 통증 감소와 어깨관절 ROM 개선의 효과성을 입증하였다. Maichi등[31]은 PNF와 도수치료를 목뼈 골관절염 환자에 적용하여 PNF가 통증 감소와 일상활동 수행 개선에서 도수치료보다 더 효과적이라고 하였다. Anjum 등[32]은 PNF 기법이 무릎아래 절단 환자에서 전통적 근력 강화 훈련보다 이동 능력과 근력 개선에 더 효과가 있다고 하였다.

신경계 환자를 포함한 연구도 보고되고 있다. 계통적 검토에서 Gunning와 Uszynski[33]는 PNF가 뇌졸중 환자의 보행 변수에서 효과가 있다고 하였다. 연구자들은 비록 일부에서 방법론적 제한점이 있긴 하지만, PNF가 보행변수 개선에 효과적인 치료법이라고 하였다. 계통적 검토와 메타 분석에서, Guiu-Tula등[34]은 PNF가 뇌졸중 환자의 삶의 질과 기초적 일상생활활동 개선에 효과적이라고 하였다. Sneha 등[35]은 파킨슨 병 환자에서 몸통의 PNF 적용이 삶의 질과 이동성, 동적 균형에 효과적이라고 하였다. 계통적 검토와 메타 분석에서, Yitayeh와 Teshome[36]은 파킨슨병 환자의 자세 불안정성과 균형 기능이상 개선을 위한 물리치료(PNF 근력 훈련을 조합한 균형 훈련)의 효과성을 제시하였다.

요약 SUMMARY

본장은 기본 원리, 치료기법, 활동, 움직임과 기능적 활동의 협력 패턴 등을 포함한 PNF의 기본적 개념과 구성 요소를 고찰했다. 협응된 활동을 강화시키는 특별한 원리와 촉진 기법의 사용을 통해 전반적인 기능 향상은 촉진된다. 효율적인 운동학습 전략은 PNF의 중요한 부분이다. 팔다리 패턴은 자세 조절을 강화하고 기능을 향상시키기 위해 몸통 패턴과 결합된다.

학생실습활동

학생실습활동 3.1

PNF 패턴의 적용

목표: 서로 다른 팔과 다리 패턴을 확인하고, 각각의 움직임 기능의 임상적 예를 제시한다.

준비물: 높낮이 조절 가능한 치료 테이블 또는 매트

지침: 학생은 짝 또는 작은 그룹으로 활동한다. 각 학생들은 돌아가면서 환자와 치료사 역할을 한다. 각 패턴의 효과, 임상적 사용과 추가적인 사용의 토론 내용을 기록한다.

1. 정확한 기본 절차를 이용하여 각 PNF 패턴 실습: 환자 위치, 치료사 위치, 도수 접촉, 구두지시와 명령
2. 패턴을 시작하고 패턴을 강화하기 위한 적절한 신장, 저항, 압축/견인의 적용
3. 이 패턴을 수행하기 위한 적절한 자세 확인; 수행 가능한 다른 자세(예, 앉은 자세, 무릎댄 자세), 가능한 자세를 변화를 주어 패턴을 실습
4. 이 훈련을 통하여 즉각적으로 수행할 수 있는 환자의 특정 기능적 과제의 실기 확인
5. 이 훈련의 이점 토론하기
6. 이 중재를 통하여 이득이 될수 있는 잠재적 환자 집단 또는 진단명 확인하기
7. 서로 다른 패턴의 임상적 사용과 추가적인 사용, 효과의 토론 내용을 기록

감사 Acknowledgments

본 장의 준비를 위해 도움을 주신 Cristiana K. Collins와 Vicky Saliba Johnson에게 감사드립니다.

참고문헌 REFERENCES

1. Voss D, Ionta MK, Myers BJ. *Proprioceptive Neuromuscular Facilitation: Patterns and Techniques*. 3rd ed. Harper & Row; 1985.
2. Adler S, Beckers D, Buck M. *PNF in Practice*. 4th ed. Springer-Verlag; 2014.
3. Kaiser Permanente. Post-Graduate PNF Physical Therapy Training Program. Accessed May 5, 2020. www.graduate-physicaltherapy-education.kaiserpermanente.org
4. International PNF Association (IPNFA). PNF from Facilitation to Participation. Accessed December 2, 2019. www.ipnfa.org
5. Latash M, Anson J. Synergies in health and disease: Relations to adaptive changes in motor coordination. *Phys Ther*. 2006;86:1151.
6. Johnson G, Saliba Johnson V. PNF 1: The Functional Application of Proprioceptive Neuromuscular Facilitation, Course Syllabus, Version 7.9. Institute of Physical Art; 2014.
7. Avers D, Brown M. *Daniels and Worthingham's Muscle Testing: Techniques of Manual Examination and Performance*. 10th ed. Saunders; 2018.
8. Norkin C, White J. *Measurement of Joint Function – A Guide to Goniometry*. 5th ed. F.A. Davis; 2016.
9. Kendall F, et al. *Muscles: Testing and Function with Posture and Pain*. 5th ed. Lippincott Williams & Wilkins; 2005.
10. Schmitz T, O'Sullivan S. Examination of coordination and balance. In: O'Sullivan S, Schmitz T, Fulk G, eds. *Physical Rehabilitation*. 7th ed. F.A. Davis; 2019:188–226.
11. Guide for the Uniform Data Set for Medical Rehabilitation (Adult FIM), Version 5.0. State University of New York; 1996.
12. Dodds T, et al. A validation of the functional independence measurement and its performance among rehabilitation in-patients. *Arch Phys Med Rehabil*. 1993;74:531.
13. Scalzitti D. Examination of function. In: O'Sullivan S, Schmitz T, and Fulk G, eds. *Physical Rehabilitation*. 7th ed. F.A. Davis; 2019: 294–315.
14. Smedes F. Is there support for the PNF-concept? A literature search on electronic databases. Accessed January 6, 2014. www.ipnfa.org/index.php/pnf-literature/open-access?download 3
15. Smedes F, et al. The proprioceptive neuromuscular facilitation-concept: the state of evidence, a narrative review. *Phys Ther Reviews*. 2016;21(1):1–6.
16. Borges M, et al. Comparison between static stretching and proprioceptive neuromuscular facilitation on hamstring flexibility: systematic review and meta-analysis. *Europ J Physiother*. 2018;20(1):12–19.
17. Konrad A, Stafilidis S, Tilp M. Effects of acute static, ballistic, and PNF stretching exercise on the muscle and tendon tissue properties. *Scand J Med Sci Sports*. 2017;27:1070–1080.
18. Funk DC, et al. Impact of prior exercise on hamstring flexibility: a comparison of proprioceptive neuromuscular facilitation and static stretching. *J Strength Cond Res*. 2003;3:489–492.
19. Weng MC, et al. Effects of different stretching techniques on outcomes of isokinetic exercise in patients with knee osteoarthritis. *Kaohsiung J Med Sci*. 2009;6:306–315.
20. O'Hora J, et al. Efficacy of static stretching and proprioceptive neuromuscular facilitation stretch on hamstring length after a single session. *J Strength Cond Res*. 2011;6:1586.
21. Fasen JM, et al. A randomized controlled trial of hamstring stretching: comparison of four techniques. *J Strength Cond Res*. 2009;23:660.
22. Azevedo DC, et al. Uninvolved versus target muscle contraction during contract-relax proprioceptive neuromuscular facilitation stretching. *Phys Ther Sport*. 2011;3:117.
23. Youdas JW, et al. The efficacy of two modified proprioceptive neuromuscular facilitation stretching techniques in subjects with reduced hamstring muscle length. *Physiother Theory Pract*. 2010;4:240.
24. Sheard PW, Paine TJ. Optimal contraction intensity during proprioceptive neuromuscular facilitation for maximal increase of range of motion. *J Strength Cond Res*. 2010;24:416.
25. Reznik J, et al. An electromyographic investigation of the pattern of overflow facilitated by manual resistive proprioceptive neuromuscular facilitation in young healthy individuals: a preliminary study. *Physiother Theory Pract*. 2015;31(8):582–586.
26. Alaca N, Atalay A, Guven A. Comparison of the long-term effectiveness of progressive neuromuscular facilitation and continuous passive motion therapies after total knee arthroplasty. *J Phys Ther Sci*. 2015;27: 377–380.

27. Dargo L, et al. Prevention of knee and anterior cruciate ligament injuries through the use of neuromuscular and proprioceptive training: An evidence-based review. *J of Athletic*. 2017;52(12):1171–1172.
28. Boca I, Dan M. The effectiveness of proprioceptive neuromuscular facilitation techniques and hydrotherapy to improve knee stability after anterior cruciate ligament reconstruction. Abstracts from the 3rd European College of Sports and Exercise Physicians (ECOSEP) conference. Published April 25–27, 2013. http://dx.doi.org/10/1136/bjsports-2013-092558.68
29. Lazarou L, et al. Effects of two proprioceptive training programs on ankle range of motion, pain, functional and balance performance in individuals with ankle sprain. *J Back and Musculoskel Rehab.* 2018;31:437–446.
30. Oledzka M, Jaczewska-Bogacka J. Effectiveness of proprioceptive neuromuscular facilitation (PNF) in improving shoulder range of motion. A pilot study. *Ortop Traumatol Rehabil.* 2017;19(3):285–292.
31. Maichi T, et al. PNF and manual therapy treatment results of patients with cervical spine osteoarthritis. *J Back and Musculoskel Rehab.* 2017;30:1095–1101.
32. Anjum H, Amjad I, Malik A. Effectiveness of proprioceptive neuromuscular facilitation techniques as compared to traditional strength training in gait training among transtibial amputees. *J Coll Phys Surg Pak.* 2016;26(6):503–506.
33. Gunning E, Uszynski M. Effectiveness of proprioceptive neuromuscular facilitation method on gait parameters in patients with stroke: A systematic review. *Arch Phys Med & Rehab.* 2018;100 (5):980–986.
34. Guiu-Tula F, et al. The efficacy of the proprioceptive neuromuscular facilitation (PNF) approach in stroke rehabilitation to improve basic activities of living and quality of life: a systematic review and meta-analysis protocol. *BMJ Open* 2017:7(12). http://orcid.org/0000-0002-2179-2866/.
35. Sneha B, et al. Effects of trunk proprioceptive neuromuscular facilitation on dynamic balance, mobility, and quality of life in Parkinson's disease. *Parkinsonism & Related Disorders* 2016;22: E68–69. doi: heeps://doi.org/10.1016/j.parkreldis.2015.10.158.
36. Yitayeh A, Teshome T. The effectiveness of physiotherapy treatment on balance dysfunction and postural instability in persons with Parkinson's disease: a systematic review and meta-analysis. *BMC Sports Science, Medicine and Rehabilitation.* 2016;8(17). https://doi.org/10.1186/s13102-016-0042-0

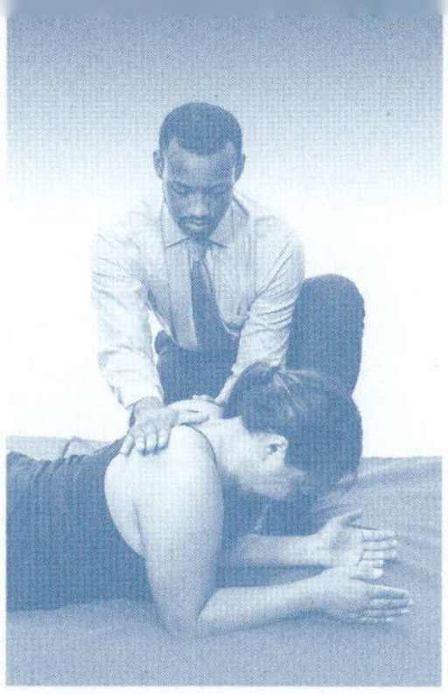

CHAPTER 4

침상 가동성 및 초기 몸통조절 개선을 위한 중재

Interventions to Improve Bed Mobility and Early Trunk Control

개요

과제 분석
검진 및 평가
침상 움직임 기술을 향상시키기 위한 자세와 기술
후크라잉 자세(누워서 무릎을 세운 자세)
- 일반적인 특성
- 전제조건 필요조건
- 과제 분석
- 중재

교각 자세
- 일반적인 특성
- 전제조건 필요조건
- 과제 분석
- 중재

스쿠팅 자세
- 일반적인 특성
- 전제조건 필요조건
- 과제 분석
- 중재

옆으로 누운 자세
- 일반적인 특성
- 과제 분석
- 중재

동적인 자세조절 활동
구르기
- 일반적인 특성
- 과제 분석
- 중재

보상적 움직임과 전략들
요약
학생실습활동

침상 가동성은 독립성을 촉진하고 위치 변화와 자기관리활동을 가능하게 하는 기능적 기술이다. 신경학적, 정형외과적 또는 심폐적 질환이든 침상의 가동성 장애는 환자뿐만 아니라 가족 및 의료 제공자에게도 어려움이 될 수 있다. 중재는 침상에서 움직일 수 있는 가장 효율적이고 통증이 없는 운동기술을 촉진하는 데 초점을 맞춘다. 이를 통해 환자는 구르기, 옷을 입을 준비를 하기 위해 자리에 앉기, 개인위생, 이동, 서 있는 자세로의 전환 등의 활동을 수행할 수 있다. 이 장에서는 침상 가동성에 대한 주요 운동 작업 요구사항과 효율성 및 독립성 향상을 촉진할 수 있는 활동, 기술 및 연습에 대한 심사 및 평가를 다룬다.

침상 가동성 기술에는 다음이 포함된다 :

- 바로 누운 자세에서 옆으로 누운 자세, 옆으로 누운 자세에서 바로 누운 자세 또는 엎드린 자세로 구르기
- 침상에서 움직임(교각 자세 및 스쿠팅)
- 바로 누운 자세 또는 옆으로 누운 자세에서 앉아 있는 상태로 이동

효율적인 신경계 및 근골격계 시스템을 가진 개인은 구르기 위해 다양한 전략과 패턴을 사용하는데, 모두 자세 간 원활한 전환이 특징이다. 신경학적 관련(예, 뇌졸중, 척수 손상[SCI]), 근골격계 손상(예, 심각한 급성 디스크 병리학, 외상, 최근 수술) 또는 광범위한 약화(예, 만성폐쇄성폐 질환, 신장질환, 만성 통증)를 가진 환자는 종종 움직임 이행 및 항중력 조절에 어려움을 나타낸다.

과제 분석 Task Analysis

과제 분석은 환자관리모델의 중요한 측면, 즉 치료 계획(Plan Of Care)의 검사, 평가 및 발달이다. 치료사는 세 가지 핵심요소와 관련된 질문을 해결해야 한다: (1)과제, (2)개별 환자의 특성 그리고 (3)환경이 운동조절 전략에 미치는 영향. 이러한 각 과제 분석 구성요소에는 치료사가 고려

하고 답변해야 하는 질문이 내재되어 있다. 2장: 운동기능을 향상시키는 중재에 과제 분석에 대한 토론을 참조한다.

또한 과제 분석을 통해 치료사는 환자가 적절한 이동 전략을 효과적으로 사용할 수 없는 것과 근본적인 장애(관절운동범위[ROM], 긴장도, 운동조절 등등) 사이의 연관성을 식별할 수 있다. 이 정보는 중재 전략의 선택을 지시하고 안내하는 동시에 추가 검사 절차의 필요성을 식별하는데 도움이 된다. 과제 분석을 수행하는 데 있어 중요한 것은 과제를 구성요소 기술로 분해할 수 있는 능력과 더불어 효율적인 자세와 움직임에 대한 지식이다. 인간의 움직임을 관찰할 때, 일반적인 걸음걸이와 같은 정상적인 움직임은 단순히 무엇을 기대해야 하는지를 이해하는 길잡이일 뿐이라는 점에 주목하는 것이 중요하다. 모든 기능적 가동성 기술에서 개인과 그들의 수명에 걸친 큰 변화는 "정상(normal)"으로 간주될 수 있다(예, 모집단에 걸쳐 나타나는 보행 특성의 상당한 변화). 이것은 움직임 체계의 전문가로서, 치료사들은 환자 개개인을 고려하면서 효율적인 움직임 체계를 복원하는 것을 목표로 해야 한다고 제안하면서, 이를 "정상적인 도전(challenge of normal)"이라고 불린다.

기능적 과제를 수행하는 동안 몸 전체에 걸쳐 코어/안정화 긴장성 근육의 자동 활성화는 조절된 움직임에 필요한 근위 안정성을 제공한다. 이러한 코어 활성화의 자동 타이밍 또는 예측된 자세조절은 효율적인 자발적 움직임에 필요한 안정성을 제공한다. 과도적인 움직임, 정적 자세조절(안정성) 및/또는 동적 자세조절(조절된 가동성, 정적-동적 조절)에 영향을 미치는 손상은 환자의 효율적인 움직임 전략을 입증하는 능력을 손상시켜 자세와 움직임을 제대로 기능하지 못하게 할 수 있다.

임상 노트 : 전통적으로 *core*라는 단어는 몸통을 가리키는데 사용되었으며 두 용어는 종종 서로 교체 사용이 가능하다. 그러나, 코어는 또한 몸통의 안정화 근육과 서로 연결된 분절을 안정화하는 근육(골반과 어깨 복합체)을 모두 포함하기 위해 더 널리 사용된다. 몸통, 골반 및 어깨 복합체 영역 각각에는 효과적인 원위부 조절 움직임을 안정성 있게 유지하기 위해 적절한 타이밍에 일차적인 움직임과 함께 상승적으로 작동해야 하는 코어 안정화근(core stabilizer)이 있다. 치료의 중요한 목표는 몸통 코어 안정화근과 상호 연결하고 있는 분절 안정화근 사이의 적절한 타이밍을 촉진하고 기능적인 작업을 가능하게 하는 것이다.

검진 및 평가
Examination and Evaluation

모든 기능적 작업과 마찬가지로 침상 가동성 기술의 물리치료 검사에는 과제의 관찰과 과제분석(신체분절의 촉진을 포함할 수 있다)뿐만 아니라 지시된 테스트와 측정(예를 들어, 관절가동범위, 도수근력검사, 운동조절, 감각검사)에서 얻은 데이터가 포함된다.

물리치료의 평가 또는 침상 가동성 검사 데이터의 해석은 운동과제 요건들의 전후 상황과 함께 수행된다: 과도적인 움직임, 안정성(정적 자세조절), 조절된 움직임(동적 자세조절), 기술(일관성 있고 매끄러운 협조 운동). 이 전후 상황은 침상의 가동성에 기재된 장애, 움직임 전략 및 기능 제한을 해결하기 위한 치료 계획(POC) 개발의 기초가 되는 임상적 추론 과정도 통지한다. 다시 말해 치료 중재는 과제 분석에서 확인된 특정 수준의 기능 부전을 대상으로 해야 하며 운동과제 요건의 전후 상황 속에서 순서를 결정해야 한다.

예를 들어, 환자와 함께 교각 자세 기술을 향상시키기 위해 재활할 경우 치료사는 먼저 엉덩관절, 무릎, 발목관절 가동범위(장애 수준) 제한을 치료해야 한다. 이를 통해 교각 자세를 취하고 최종적으로 스쿠팅 하기 위해 필요한 적절한 과도적인 움직임 이동 전략을 달성하기 위한 적절한 관절가동범위 가용성을 확인한다. 교각 자세에서는 안정성의 손상에 대처하고 나서 환자에게 그 자세(조절된 움직임) 내에서 이동하도록 지시할 필요가 있다. 적절한 과도적인 움직임, 안정성 및 조절된 움직임이 달성되면 효율적인 스쿠팅에 필요한 운동조절 전략을 촉진하는 데 무게가 실린다.

중재는 특정 손상, 움직임 전략 및 기능 제한에 따라 선택된다. 치료의 첫 번째 목표는 기능적인 침상 가동성을 위한 효율적인 움직임 체계를 복원하는 것이다. 이 장에서 논의된 고유수용성 신경근 촉진(PNF) 원칙(예, 환자 및 치료사 위치, 도수접촉(MC), 구두 명령, 움직임 패턴, 타이밍, 적절한 저항, 압축, 견인, 시각적 입력, 방산, 강화 및 빠른 스트레치)에 대한 설명은 3장에서 다룬다. 고유수용성 신경근 촉진(상자 3.1: PNF 원칙 및 기본 절차에 요약됨). 특정 PNF 기법(율동적 개시, 등장성 조합, 동적 [등장성] 반전, 안정화 [등척성] 반전 등)에 대한 설명은 3장에 요약되어 있다(상자 3.2: PNF 기법 참조).

침상 가동기술 향상을 위한 자세와 기법
Postures and Techniques to Improve Bed Mobility Skills

다음은 앉기, 서기, 걸음에 대비하여 초기 몸통 조절, 침상 가동성 기술 및 신경근육 기능을 개선하기 위한 자세와 기술을 제시한다. 운동과제 요건과 발달 진행에 대한 이해를 바탕으로 각 자세 또는 활동의 일반적인 특성 및 가동성 요건(즉, 후크라잉 자세, 교각 자세, 옆으로 누운 자세 및 구르기)이 설명된다. 중재는 필요한 운동조절 유형별로 구성된다: 과도기적 움직임(한 위치에서 다른 위치로 이동하는 능력), 정적 자세조절(안정성), 동적 자세조절(조절된 가동성, 정적-동적 조절), 기술 수준 활동(기능). (2장: 운동기능을 향상시키는 중재를 참조한다). 물리치료사 실무 지침과 일치하는 환자 결과가 임상 응용 프로그램 및 환자 예제와 함께 설명된다.

모든 활동과 기술의 적용에서 환자 자세는 원하는 운동 패턴의 촉진에 중요한 요소이다. 정렬과 자세는 신경근 조절에 직접적으로 영향을 미치며 모든 치료 중재에서 고려되어야 한다. 처음에는 조직 긴장을 최소화하기 위해 모든 신체 분절을 적절히 지지하여 환자를 가능한 한 느슨한 상태, 중립 정렬 자세에 가깝게 배치해야 한다. 중추신경계 질환에 시달렸을 수 있고 원시적 반사(상자 4.1)의 영향을 보일 수 있는 환자의 경우, 비정상적인 운동 반응이나 성향을 최소화하기 위해 자세를 지정할 수도 있다.

또 다른 중요한 일반적인 고려사항은 치료사가 적절한 신체역학을 고수하는 것이다. 치료사의 신체 위치는 개인 부상을 예방하는 데 중요하며 환자의 최상의 신경근 반응을 촉진하는데 중요하다. 환자가 원하던 또는 신체 부위의 움직임은 종종 치료사의 이미지 거울이다. 따라서 치료사는 원하는 움직임에 맞춰 직접 배치해야 하며 필요한 체중 이동을 허용하는 동적 기저면(BOS)을 확인해야 한다. 최적의 위치를 설정하면 치료사의 체중 이동이 원하는 환자 운동의 방향과 진폭에 비례하며, 적절한 저항을 효과적으로 적용할 수 있도록 촉진할 수 있다.

상자 4.1 긴장성 반사: 기능에 미치는 영향

대칭성 긴장성 미로 반사(STLR): 대칭성 긴장성 미로 반사(STLR)는 *신체 위치*에 영향을 받는 유아 및 일부 뇌손상 환자의 긴장도 변동을 유발한다(엎드린 자세 vs 바로 누운 자세). 엎드린 자세에서는 굽힘 긴장도가 증가하며, 바로 누운 자세에서는 폄 긴장도가 증가한다.

기능에 미치는 영향의 예:

- 구르기: 과도한 폄 또는 굽힘 긴장도가 구르기 동작을 방해한다(초기 옆으로 누운 자세에서 구르기는 엎드리거나 바로 누운 자세 반사의 영향을 배제하기 위해 고려될 수 있다).
- 팔꿈치로 엎드린 자세: 머리를 올리고, 척추를 펴고, 팔꿈치에 무게를 지탱하는 능력을 손상시킬 수 있다.
- 후크라잉 자세(hooklying): 하지 폄 성향은 자세의 추정과 유지를 방해한다.

비대칭성 긴장성 목 반사(ATNR): 비대칭성 긴장성 목 반사(ATNR)는 *오른쪽 또는 왼쪽 목의 회전*에 영향을 받는 유아 및 일부 뇌손상 환자에게서 긴장도의 변화를 유발한다. 목을 한쪽으로 돌리면 머리가 회전하는 쪽(턱쪽)의 상지가 폄 되고 반대쪽 상지(머리쪽)가 굽힘 된다. 영향을 최소화하려면 정상적인 머리/목(중립) 정렬을 유지해야 한다.

기능에 미치는 영향의 예:

- 구르기: 머리가 회전할 때 수반되는 폄 된 상지의 위치는 움직임을 효과적으로 차단한다(머리를 구르는 측면으로 돌리는 것은 피해야 한다).
- 네발기기 자세: 비대칭성 긴장성 목 반사(ATNR)는 머리가 반대쪽으로 회전할 경우 하나의 상지를 굽힘 시킬 수 있다.

대칭성 긴장성 목 반사(STNR): 대칭성 긴장성 목 반사(STNR)은 유아와 일부 뇌 손상 환자에게서 *머리/목의 굽힘이나 폄*에 의해 영향을 받는 긴장도의 변동을 일으킨다. 머리/목 굽힘은 상지의 굽힘과 하지의 폄을 발생시킨다. 머리/목의 폄은 상지의 폄과 하지의 굽힘을 유발한다. 정상적인 머리/목(중립) 정렬 상태를 유지해야 한다.

기능에 미치는 영향의 예:

- 구르기: 머리/목의 굽힘 또는 폄이 수반되는 구르기 촉진 전략은 움직임을 방해하므로 피해야 한다.
- 네발기기 자세: 상지가 머리/목의 굽힘으로 구부러지거나 머리/목의 폄으로 엉덩관절이 구부러질 수 있다. 상지의 기능적 분리, 기기, 네발기기 자세에서 무릎 꿇고 앉기 및 서기로의 이동 전환을 저해할 수 있다.

후크라잉 자세 (누워서 무릎을 세운 자세) Hooklying

일반적인 특성 General Characteristics

후크라잉 자세에서 환자는 양쪽 엉덩이와 무릎을 구부린 채 반듯이 누웠다. 발은 편평하고 지지하는 표면에 무게를 지탱한다. 후크라잉 자세 사이의 움직임에는 교각 자세, 스쿠팅 및 하부 몸통회전(LTR)이 포함된다. 큰 기저면과 낮은 무게중심(COM)으로 이 자세는 몸통과 엉덩이의 안정성, 몸통과 하지의 동적 자세조절(예, 하부 몸통회전 및 조절된 교각자세), 기능적인 기술(예, 침상에서의 옷 입기와 스쿠팅)을 촉진하는 데 사용될 수 있다.

능동적인 무릎 좌우 움직임(LTR)은 중앙선을 가로질러, 근육긴장항진증(예, 파킨슨병 환자, 뇌졸중 환자, SCI)을 감소시키고 편측무시 환자(예, 왼쪽 반신마비 환자)를 위한 중요한 치료 활동이 될 수 있다. 하부 몸통회전은 상부 몸통회전이나 로그롤링(Log-rolling: 통나무 같은 굴림)을 동반하지 않고 발생해야 하며, 필요한 경우 어깨를 매트 위에 위치시켜 벌림을 최소화할 수 있다. 만성 요통이 있는 환자에서 종종 억제되는 척추분절조절도 이 자세에서 다룰 수 있다(척추분절조절은 하부 몸통회전과 동일하지 않으며 후크라잉 자세의 하부 몸통회전이라는 부분에서 다루어질 것이라는 점에 유의해야 한다). 중간볼기근(예, 트렌델렌버그 보행 패턴)을 가진 환자는 이 수정된 체중지지 위치에서 엉덩관절 벌림과 폄을 활성화하기 위한 후크라잉 자세 및 교각자세 활동의 이점을 받을 수 있다. 상지(UE) 자세는 또한 후크라잉 자세에서 기저면을 바꾸기 위해 변경될 수 있다.(예, 팔을 가슴을 가로질러 접거나 손을 가슴 위로 함께 잡으면 난이도가 증가한다). 상지에서 증가된 굽힘근 긴장도를 보여주는 뇌졸중으로부터 회복 중인 환자를 위해, 양 팔꿈치를 펴고 어깨를 약 90°로 구부린 손으로 깍지 낀 자세를 사용할 수 있다.

임상 노트:

- 비정상적인 반사 활동(상자 4.1 참조)은 후크라잉 자세의 가정이나 유지를 방해할 수 있다. 바로 누운 상태에서 대칭성 긴장성 미로 반사(STLR)는 상지를 폄 쪽으로 편향시킬 수 있다. 발 볼에 압력을 가하여 양성 지지 반응을 촉진하면 상지가 폄 될 수도 있다. 발볼의 접촉을 최소화하기 위해 발뒤꿈치 아래로 내려가는 위치에서 가중치를 증가시키는 것이 폄 긴장도를 감소 시키기 위해 필요할 수 있다.
- 후크라잉 자세에서 일부 환자는 처음에 발 위치를 유지하는 데 어려움을 겪을 수 있다(즉, 발 뒤꿈치가 엉덩이에서 미끄러져 떨어짐). 이러한 상황에서는 발을 제자리에 두도록 막아야 한다(예, 치료사의 도수접촉). 양성 지지 반응이 있을 경우 발의 볼에 압력이 가해지지 않도록 주의해야 한다. 하지가 폄 되는 원인이 될 수 있다.

전제조건 필요조건 Prerequisite Requirements

엉덩관절과 무릎 굽힘이 약간 있고 발목 발바닥굽힘 움직임이 있어야 후크라잉 자세를 유지할 수 있다. 척추 중립을 만들기 위한 적절한 몸통 움직임은 후크라잉 자세 내에서 가정하고 안정화하며 기능을 위해 필요하다. 해결되지 않은 움직임 장애는 환자를 후크라잉 자세에서 지지하기 위한 적응 자세 전략이 필요할 수 있다.

과제 분석 Task Analysis

환자가 바로 누운 자세에서 후크라잉 자세를 취할 때, 치료사는 몸쪽 안정성을 위해 코어 몸통 근육의 시너지 활성화와 상지 위치에 대한 뒤넙다리근 및 엉덩관절 굽힘 활동을 관찰해야 한다.

자세를 취하고 있는 환자를 관찰함으로써 허리, 무릎, 발목 조절뿐만 아니라 핵심적인 체간 근육 기능을 판단할 수 있다. 이 자세를 가정할 때 관찰되는 공통의 결손은 다음과 같다.

- 각 하지를 굽힘으로 당기는 동안 척추를 활 모양으로 구부리거나 회전시키는 것(근위 안정성 부족을 나타냄), 엉덩관절 굽힘 및 뒤넙다리근 활동 감소를 통한 하지 움직임의 시작 함께 결합되었을 것이다.
- 반대쪽 엉덩이와 무릎을 구부리면서 무의식적으로 하나의 하지를 폄하는 것은 근위 안정성 부족을 나타낼 수도 있다(폄 된 하지로 안정화를 시도하기 위한 보상 전략).
- 최소한의 무릎 굽힘으로 발을 공중에 올리는 것(뒤넙다리근 활동의 상승적 지원 없이 엉덩관절 굽힘의 과사용을 나타냄).

중재 Interventions

후크라잉 자세 가정

후크라잉 자세를 가정할 때 원위부 조절 움직임이 발생하려면 근위부 안정성이 필요하다. 뒤넙다리근의 활성화는 골반 안정화와 후크라잉 자세를 향한 하지 운동의 시작을 도울 것이다. 뒤넙다리근에 대한 촉진 저항과 견인력은 뒤꿈치가 지지하는 표면에 유지되도록 보장하면서 이동하는 하지의 뒤꿈치를 통해 적용될 수 있다(그림 4.1). 양 방향으로 수행되는 이 전략은 하지의 움직임을 지원하기 위해 근위 안정성 증가를 촉진한다. 뒤넙다리근 반응이 감소하면 환자는 발목을 발등굽힘하도록 지시받을 수 있다(또는 약화가 있는 경우 수동적으로 발등굽힘자세를 취해야 한다). 적절한 저항은 또한 발등굽힘을 용이하게 하기 위해 사용될 수 있다. 효율적인 전략으로 자세를 능동적으로 가정하기 위해 Johnson과 Saliba Johnson은 환자에게 반대쪽 발꿈치를 엉덩이 쪽으로 미끄러뜨리려고 시도하면서 한쪽 발꿈치를 지지하는 표면(무릎을 펴고)으로 초기에 밀도록 지시할 것을 제안한다. 엉덩관절 및/또는 무릎 굽힘에 일방적인 관절가동범위 제한이 있는 환자의 경우, 반대쪽 하지가 위치하도록 촉진되는 동안 베개를 사용하여 다리를 지지할 수 있다.

후크라잉 자세 안정성

후크라잉 자세에서 안정화는(유지) 하부 몸통 불안정성 환자(예를 들어, 환자가 아래 허리 기능장애나 비대칭 몸통 조절), 허리를 안정시키지 못하는 환자(예를 들어, 엉덩관절을 벌림 약화 그리고 트렌델렌버그 보행 유형의 환자)를 안정시키고, 발로 지지한 채 무릎 굽힘 상태를 안정시킬 수 없는 환자에게 바람직하다. 후크라잉 자세에서 독립적인 정적 자세조절은 움직임 중 하부 몸통/골반 안정화를 위한 중요한 선행 기술이다.

후크라잉 자세에서 유지의 적용을 위해 치료사는 환자의 하지 한쪽에 반 무릎을 꿇은 상태로 배치된다. 환자가 초기에 자세를 유지하는데 어려움을 겪는 경우 도수접촉(MC)을 사용할 수 있다. 환자의 무릎은 안정적이고 닿지 않으며 발이 매트 표면에 닿으며 대칭적인 무게 중심에 체중 분포가 유지된다. 환자에게 능동적으로 후크라잉 자세를 유지한다고 요청한다.

더 큰 과제는 엉덩관절과 무릎 굽힘의 양(예, 60°에서 40°에서 20°)을 점진적으로 감소시킴으로써 부과될 수 있다. 엉덩관절과 무릎 굽힘이 점차 감소하기 때문에 발을 연속적으로 재배치할 때마다 유지가 요구된다. 이 동작은 범위의 다른 지점에서 선택적 무릎 조절의 발달을 촉진한다.

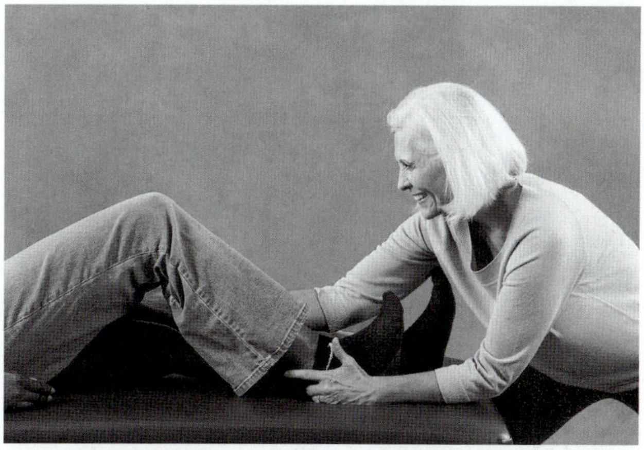

그림 4.1 후크라잉 자세의 가정에 대비하여 한쪽 엉덩이와 무릎 굽힘을 촉진(약간 저항)한다. 반대쪽 뒤꿈치를 지지하는 표면으로 밀어 안정성을 높인다.

후크라잉 자세에서 안정화 활동을 위한 구두 명령(VC)은 *"유지하시고, 무릎을 안정시키고, 발을 편평하게 하세요. 유지하세요"* 를 포함한다.

보상 전략(예, 허리 폄 및 골반 회전, 하지 벌림 및/또는 바깥쪽 돌림)은 일반적이며 비효율적인 유지 패턴을 연습하지 않도록 제거되어야 한다. 후크라잉 자세 몸통과 엉덩관절의 안정성은 결국 직립 자세와 기술 수준 활동으로 진행될 것이다. 몸통 안정성은 개인이 환경과 상호 작용할 수 있는 능력뿐만 아니라 사지 기능에 대한 기반과 지원을 제공한다.

환자가 보상 전략 없이 후크라잉 자세를 유지할 수 없는 경우, 안정화(등척성) 반전을 사용하여 근위 안정성을 높일 수 있다. 치료사는 환자를 마주 보는 한쪽에 반 무릎을 꿇고 대각선 방향으로 배치된다. 치료사는 환자에게 후크라잉 자세를 유지하도록 요청하는 동안 적절한 저항(적절하게 견인 또는 압축과 함께 결합하여)을 가한다(그림 4.2). *"유지, 움직이지 마세요"*와 같은 구두 명령(VC)을 활용해 움직이려는 의도가 없는 반응을 촉진해야 한다. 치료사의 도수접촉(MC)은 양쪽 먼 쪽 넙다리뼈와 양쪽 가까운 쪽 정강뼈 사이에서 번갈아 실시할 수 있다(그림 4.3). 치료사는 환자가 적절한 근위 안정성으로 위치를 유지할 수 있을 때까지 다양한 방향으로 등척성 수축을 번갈아가며 느리고 낮은 저항을 반복한다. 도수접촉은 반대 방향으로 적절한 저항을 가할 때 부드러운 전환을 제공해야 한다. 특히 회전에 중점을 둔 세

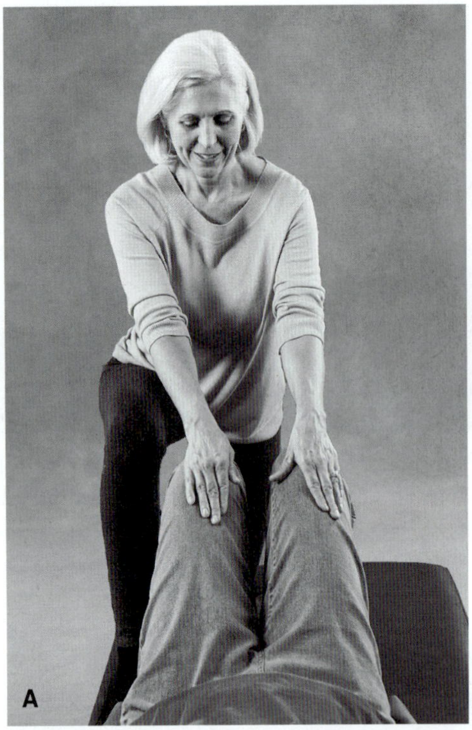

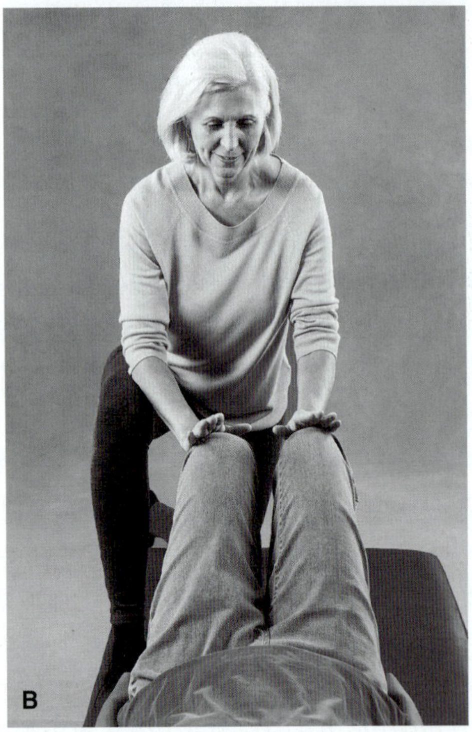

그림 4.2 안정화(등척성) 반전은 후크라잉 자세의 안정성을 높이기 위해 사용되며 (A) 견인 또는 (B) 압박과 결합할 수 있다.

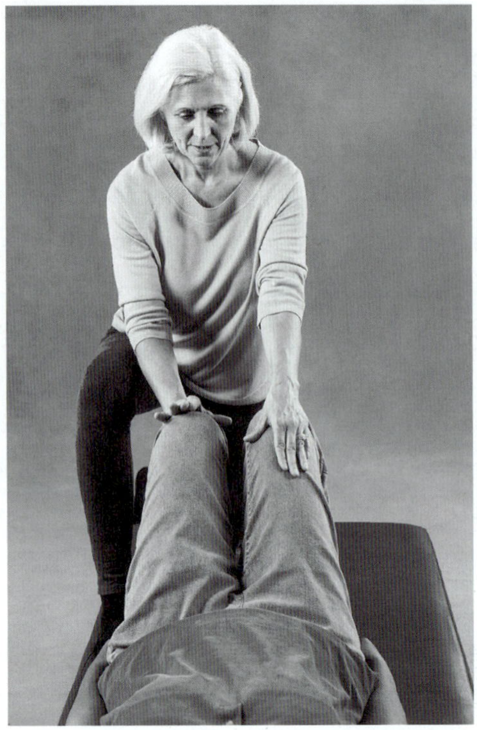

그림 4.3 안정화(등척성) 반전을 적용하여 후크라잉 자세의 안정성을 높인다.

가지 운동 평면에 걸쳐 적용할 때, 적절한 저항은 긴장성 안정화 근육의 더 강한 반응으로 이어져 향상된 안정성 조절을 제공할 것이다. 치료사의 도수접촉(MC)과 자세는 원하는 대각선 힘의 방향에 따라 달라진다. 예를 들어, 무릎의 대각선 저항은 한쪽 무릎의 먼 쪽 안쪽과 반대쪽 무릎의 가까운 쪽 바깥쪽 사이에서 교대로 도수접촉(MC)을 사용하여 적용할 수 있다. 그런 다음은 반대 방향 유지에 저항하기 위해 손 배치를 반대로 한다.

초기 저항으로 진행되기 전에 위상성 근육의 안정화에 대한 반응을 촉진하기 위해 견인 또는 압축에 초기 중점을 두어야 하며, 이는 위상성 근육을 촉진할 것이다. 적절한 저항은 먼저 약한 근육에 대한 방산을 촉진하기 위해 더 강한 부분과 더 강한 방향에 적용된다. 적절한 안정화 반응이 이루어지면, 저항은 증가하지만 필요에 따라 압축 또는 견인이 유지된다.

먼 쪽 저항은 뒤넙다리근 동원에 중점을 두고 안정성을 더욱 증진시키기 위한 진행으로 사용될 수 있다. 근위부 안정성이 달성될 때 진행으로 엉덩관절 및 무릎 굽힘 관절 가동범위의 다양한 증감에서 한쪽 유지(수정된 후크라잉 자세)를 연습할 수 있다(그림 4.4). 상지에 인가되는 적절한 저항은 몸통 안정성에 대한 방산의 발생원으로 사용될 수 있다(그림 4.5). 탄성 저항성 밴드를 환자의 허벅지 주변에 배치하여 엉덩관절 벌림의 안정성의 고유수용성 감각 자극 및 수축을 강화할 수 있다. 또는 무릎 사이에 작은 공을 두어 엉덩관절의 모음의 수축을 촉진할 수 있다.

환자가 한쪽으로 밀거나 당겨서 반응을 시작하는 경우

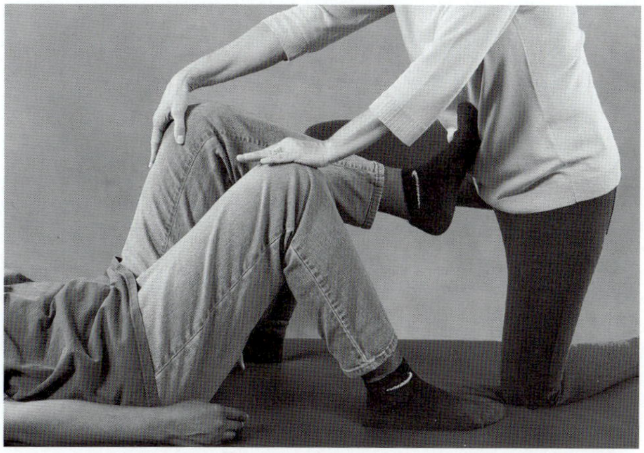

그림 4.4 교대로 도수접촉(MC)을 사용하는 한쪽 후크라잉 자세 유지(안정성)
환자가 관절가동범위의 다른 지점에서 "유지"하도록 요청받을 때 동적인 팔다리에 대한 요구 유지.

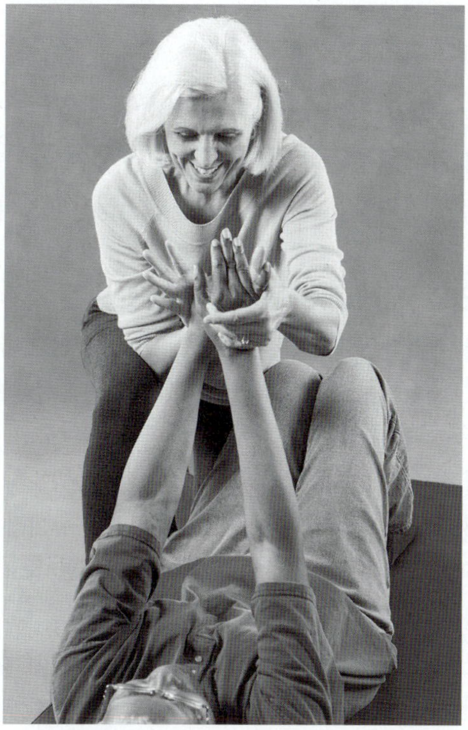

그림 4.5 몸통 안정화에 대한 방산을 촉진하기 위해 후크라잉 자세에서 상지에 안정화(등척성) 반전을 적용한다.

저항이 서서히 쌓이기 전에 환자가 밀거나 당기지 말고 안정화로 반응하도록 확인하면서 저항을 제거했다가 다시 적용해야 한다. 이렇게 천천히 증가한 적절한 저항은 환자가 적절한 타이밍과 적은 노력으로 자세를 유지할 수 있을 때까지 다양한 방향으로 반복된다. 체중이 발을 통해 고르게 분포되지 않는 경우 체중 부하를 향상시키기 위해 압축과 적절한 저항을 사용할 수 있다.

예를 들어, 체중이 줄어드는 것이 왼쪽에서 입증되는 경우, 치료사는 오른쪽 상부 몸통을 향해 대각선으로 적절한 저항을 천천히 가하면서 무릎과 발에 가까운 쪽에 위치한다.

결과

운동조절 목표 : 안정성(후크라잉 자세의 지속적인 유지)
기능적 기술 달성 : 후크라잉 자세 시 동적 자세조절 개선

후크라잉 자세에서 하부 몸통회전

하부 몸통회전이 이전에는 정적이던(후크라잉 자세) 자세로의 이동이 유도되어 운동조절 요구가 동적 자세조절(조절된 가동성)로 변경된다. 하부 몸통회전에서 무릎은 좌우로 함께 움직이며, 몸통을 길게 하고 분절된 회전을 수행한다. 이 동작은 엉덩이가 벌림/모음으로 움직이는 것으로 시작하여 골반의 회전, 그리고 마지막으로 각 척추의 회전으로 이어진다. 중립으로 돌아갈 때 역방향 분절 회전이 발생한다. 그런 다음 반대쪽으로 회전이 수행된다. 하부 몸통회전이 실제로 분절별로 발생하고 있는지 확인하기 위해 회전축에 주의를 기울여야 한다.

후크라잉 자세에서 율동적 개시

율동적 개시(RI)는 하부 몸통회전과 함께 움직임(몸통 폄 및 분절 회전 포함)을 가르치고 조절된 움직임을 용이하게 하기 위해 사용될 수 있다. 저혈압, 강직성(경련성, 경직성) 또는 통증으로 인해 안정성이 떨어지거나 부재하여 기능이 저하되고 하부 몸통회전을 시작하거나 조절할 수 없는 환자를 대상으로 한다.

환자는 두 발이 매트 위에 납작하게 올려진 채 후크라잉 자세로 있다. 치료사가 환자의 발밑에 반쯤 무릎을 꿇고 있다. 수동 및 능동 보조 구성요소의 도수접촉(MC)은 환자의 무릎 위에 있다. 처음에는 상지가 옆으로 떨어지면서 엉덩이가 움직인다. 그런 다음 골반에서 움직임이 시작되고 척추가 분절 회전한다. 율동적 개시(RI)의 저항 단계에서 도수접촉(MC)은 환자가 멀어짐에 따라 양쪽 무릎에 저항하기 위해 한쪽 무릎의 안쪽(치료사로부터 가장 가까운)과 반대쪽 무릎의 측면(치료사로부터 가장 먼)으로 변화한다. 이 순서는 반복을 통한 조절에 중점을 두고 적절한 수준의 저항(수동적, 능동적 보조, 저항)을 점진적으로 도입하면서 반복된다. 도수접촉(MC)은 원위 넙다리뼈의 안쪽과 바깥쪽 사이에서 번갈아 나타난다(그림 4.6). 견인 또는 압박을 사용

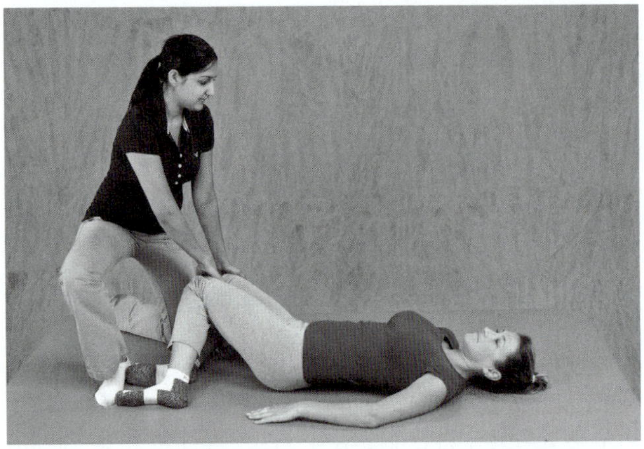

그림 4.6 하부 몸통회전, 후크라잉 자세에서 동적(등척성) 반전 사용

무릎이 좌우로 움직인다. 표시된 예에서 도수접촉은 무릎이 치료사 쪽으로 이동할 때 바깥쪽 및 안쪽 말단부위 넙다리뼈에 있다.

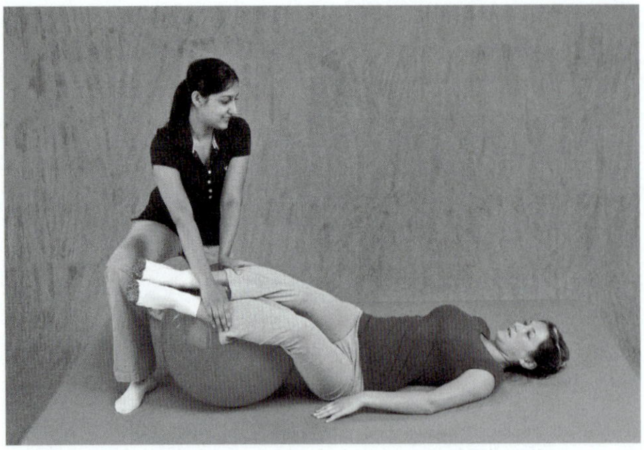

그림 4.7 후크라잉 자세, 공을 이용한 하부 몸통회전(율동적 개시의 수동적 단계)

환자의 엉덩이와 무릎이 구부러지고 공에 지지 된다. 도수접촉은 다리의 앞쪽에 있다.

하여 부분적인 척추 조절이 존재하는지 확인하면서 몸통 근육을 촉진할 수 있다.

하부 몸통회전에 대한 율동적 개시(RI)의 대체 적용은 엉덩이와 무릎을 약 70°로 구부린 공에 환자의 다리를 위치시키는 것을 포함한다(그림 4.7). 치료사는 환자의 다리 앞쪽에 도수접촉(MC)을 두고 한쪽으로 비스듬히 반 무릎을 꿇고 있다. 율동적 개시를 사용하여 치료사는 공을 천천히 좌우로 움직이며 몸통을 통해 길어지는 구성요소를 강조한다. 이러한 위치 설정은 발바닥에 대한 촉각 입력을 제거하여 과도한 양의 지지 반사의 영향을 가능한 음의 지지로 감소시킨다. 또한 볼은 환자가 좌우로 쉽게 움직일 수 있도록 하며, 상지 이완을 촉진하는 효과적인 중재이다(예, 다발성 경화증이나 뇌졸중 및 높은 수준의 신장 경련이 있는 환자의 경우). 다리를 공 위에 올려놓는 자세는 허리에 무리가 가는 것을 줄이는 데도 효과적일 수 있다.

율동적 개시는 약하거나 비정상적인 긴장도가 증가하여 통제력이 저하된 환자에게 유용하다. 긴장도가 높아진 환자의 경우 엉덩이와 무릎의 최적 굽힘보다 작은 하부 몸통회전(LTR)을 시작해야 할 수 있다. 긴장도가 감소하면 후크라잉 자세에 도달할 때까지 하지는 점차적으로 더 큰 엉덩관절과 무릎 굽힘으로 재배치될 수 있다.

환자는 단순히 무릎을 한쪽으로 떨어뜨리고 허리뼈 폄으로 골반이 회전하도록 함으로써 하부 몸통회전을 부적절하게 수행할 수 있다. 분절 이동의 적절한 타이밍과 조절이 권장되어야 한다.

결과

운동조절 목표 : 움직임(가동성) 및 이완의 시작

기능적 기술 달성 : 환자는 하부 몸통 조절을 위해 하지의 조절된 움직임과 함께 몸통의 근위 안정성을 보여준다.

후크라잉 자세에서 동적(등장성) 반전

등장성 수축을 이용한 동적 반전은 하부 몸통회전 하는 동안 안정성과 조절된 가동성을 용이하게 하는 데 사용될 수 있다. 하부 몸통과 엉덩관절 근육의 약화 및 불안정성, 조정 및 타이밍 장애(예, 운동실조 환자) 및 관절가동범위의 제한 환자에게 적합하다. 후크라잉 자세에서 하부 몸통회전은 서 있는 것과 걸음걸이에 있어 항중력 제어를 위한 중요한 선행 기술이다. 이 기술은 힘과 활성 관절가동범위를 증가시키고 길항근 그룹 간의 정상적인 전환을 촉진하기 위해 사용된다. 부드러운 움직임의 반전이 목표이다.

치료사 위치, 도수접촉 및 촉진된 움직임은 동적 반전을 통해 환자가 양쪽 무릎을 한쪽으로 함께 움직이며 매번 반복될 때마다 방향을 반대로 한다는 점을 제외하고 율동적 개시에 대해 이전에 설명한 것과 동일하다. 필요에 따라 운동 단위 출력을 촉진하기 위해 범위 내에 임의의 약한 등척성 유지를 추가할 수 있다. 유지는 일시적인 멈춤이다(환자는 "*유지*"하도록 지시된다). 그 후 길항근의 움직임 패턴이 촉진된다. 유지는 한 방향으로만 추가할 수도 있고 양방향으로 추가할 수도 있다. 후크라잉 자세에서 동적(등장성) 반전을 위한 구두 명령에는 무릎이 환자로부터 떨어질 때 "*무릎*

을 떼고 한번에 하나의 척추를 굴리듯이" 라고 한다. 무릎이 치료사 쪽으로 움직일 때, 구두 명령은 "*이제 한 번에 하나의 척추뼈를 뒤로 굴리면서 나를 향해 뒤로 당기세요.*" 이다. 동적(등장성) 반전의 성공적인 적용을 위해서는 반대되는 이동 방향 사이의 도수접촉(MC)의 변화와 함께 이행 구두 명령의 신중한 타이밍과 협응이 필요하다. 유지(등척성 수축)가 끝 범위 또는 약한 곳에서의 동적 반전에 추가되는 경우, 구두 명령(VC)은 "*유지*"가 된다.

일반적으로 더 강한 움직임 방향이 먼저 사용된다. 처음에는 견인과 낮은 저항을 강조하면서 움직임이 느리게 그리고 조절된다. 움직임은 작은범위 조절(예, 각 방향으로 1/4 범위 이동)에서 시작하여 관절가동범위(범위 증가)를 증가시켜 전체범위 조절(무릎이 양쪽 매트까지 아래로 이동)로 진행된다. 치료사는 촉진 중에 적절한 저항을 가하거나 분절 운동을 보장하면서 몸통 폄, 골반 회전 또는 비분절 회전과 같은 보상적인 움직임을 피한다.

결과

운동조절 목표 : 조절된 움직임

기능적 기술 달성 : 환자는 하부 몸통회전(몸통의 근위 안정성, 하지의 움직임 조절, 적절한 상호 억제, 부드러운 방향 반전을 가능하게 하는 연속적인 유도)을 수행한다. 하부 몸통/골반 움직임을 조절하는 것은 서 있는 것과 걸음걸이의 중요한 전제조건이다.

후크라잉 자세에 사용되는 치료 중재에 대한 지식을 적용하려면 학생실습활동 4.1을 참조한다.

교각 자세 Bridging

일반적인 특성 General Characteristics

후크라잉 자세로부터 교각 자세는 안정적이고 중립적인 위치에 있는 허리뼈와 함께 엉덩관절을 펴하고 지지하는 표면으로부터 골반을 들어 올리는 것을 말한다. 중립 위치에 도달하려면 적절한 골반 기울기에 대한 초기 지침과 편의가 필요할 수 있다. 교각 자세는 침상에서 움직이기(위치 변경), 옷을 입기 위해 그리고 앉을 준비를 위해 침상 가장자리로 이동하기 위한 중요한 전제조건이다. 또한 앉은 자세조절, 걸음걸이의 자세 단계조절, 계단 오르기 등 이후의 기능 활동을 위한 중요한 선행이다. 교각 자세는 완전히 직립된 자세의 체중 제약 없이 발과 발목을 통한 초기 체중을 지탱할 수 있다. 몸통 및 하지의 운동조절 결함이 있는 환자에게 적합한 초기 자세이다.

후크라잉 자세에서 교각 자세는 더 높은 무게 중심(COM)을 가진 큰 기저면(BOS)에서 작은 기저면(BOS)으로 능동적으로 전환해야 한다. 조절을 위해 몸통, 엉덩관절, 발목에 더 많은 요구가 가해진다. 교각 자세를 하는 동안, 하부 몸통/엉덩관절 근육(엉덩관절 벌림근, 모음근, 안쪽 회전근, 바깥쪽 회전근)은 엉덩관절 폄근이 골반을 들어 올리는 동안 엉덩관절과 하부 몸통을 안정화시키는 기능을 한다. 하중을 지탱하는 표면이 불안정하지 않은 한(예, 볼스터, 공 [부록 4A, 그림 4A.3] 참조) 교각 자세 중에 뒤넙다리근은 상대적으로 정적이어야 하며, 이 경우 뒤넙다리근은 무릎 굽힘을 유지하는 데 도움이 된다. 발은 무게를 지탱할 수 있는 위치에 있으며 발목과 발 근육은 발을 안정시킨다. 교각 자세 동안, 큰볼기근은 주로 엉덩관절 폄에 책임이 있다(적극적인 무릎 굽힘은 뒤넙다리근을 능동적인 불충분한 위치에 놓는다).

교각 자세에서 골반을 들고 있는 동안 척추가 폄 되지 않아야 하고 골반이 회전하지 않아야 한다. 큰 볼기근의 한쪽 약함(예, 편마비 환자 또는 엉덩이 골절에서 회복 중인 환자) 또는 하부 몸통을 통한 자세 안정성이 떨어지는 환자(예, 뇌졸중에서 회복 중인 환자 또는 요통 환자)는 골반이 약한 쪽으로 더 낮은 상태에서 골반 수준을 유지할 수 없을 수 있다. 치료사는 지팡이나 자를 골반을 가로질러 잡고 환자에게 이러한 회전을 시각적으로 보여줄 수 있으며, 대칭적인 골반 위치를 더욱 용이하게 하기 위해 구두 명령 및 도수접촉을 제공할 수 있다. 환자가 적절한 골반 조절을 보여줄 때까지 코어 몸통 안정화의 촉진, 엉덩근 최대치 강화, 자세 지정을 통한 기저면 증가 등 후크라잉 자세 및 교각 자세에 대한 추가적인 안정성 개입이 지시된다.

교각 자세에서의 기저면은 부과된 과제를 증가시키거나 감소시키도록 변경될 수 있다. 초기에는 기저면이 넓으면 활동이 더 쉬워질 수 있다. 이는 팔꿈치를 펴고 팔뚝을 펴고 손을 매트 위에 편 상태에서 어깨를 벌림 하거나 발을 따로 움직이면 가능하다. 과제를 증가시키기 위해, 가슴을 가로질러 상지를 접거나 어깨를 약 90°로 구부리고 팔꿈치를 펴고 함께 움켜쥔 손을 점차적으로 어깨(상지를 몸통에 더 가깝게 함)를 추가하여 기저면을 더 좁힐 수 있다. 치료사는 닫힌 사슬 어깨 폄을 통해 골반을 들어 올리기 위한 넓은등근 활용 등 몸통 폄을 위한 보상 전략이 활용되지 않는지 치료사가 자세히 관찰해야 한다. 다른 진행으로는 더 가까이 다가온 상지, 발이 엉덩이에서 더 멀리 이동(무릎 굽힘 감소), 또는 정적-동적 활동이 포함된다.

후크라잉 자세와 마찬가지로 비정상적인 반사 활동은 연결 자세의 가정이나 유지에 방해될 수 있다. 긴장성 미로 반사(STLR)의 영향으로 상지가 폄 될 수 있다(상자 4.1 참조). 발 볼에 가해지는 압력은 긍정적인 지지 반응을 유도할 수 있다. 이러한 반응을 억제하기 위해 발뒤꿈치를 통한 체중 부하가 증가하는 발뒤꿈치-아래 체중 부하 위치를 채택해야 한다. 교각 자세는 선택적 조절(엉덩관절 폄과 무릎 굽힘의 비 시너지 조합)을 촉진하며, 대량 운동 시너지의 영향을 입증하는 뇌졸중으로부터 회복 중인 환자에게 나타날 수 있다(엉덩관절 폄과 발목 발바닥굽힘 팔굽힘과 함께 확실하게 연결될 수 있는 경우).

적신호 : 교각 자세 및 등척성 활동 중에는 호흡 유지가 일반적이다. 호흡은 특히 고혈압 및/또는 심장 장애가 있는 환자의 경우 주의 깊게 관찰되어야 한다. 환자는 모든 교각 자세 중에 율동적으로 호흡하도록 권장해야 한다. 또한 조절되지 않는 고혈압이나 두개골 내 압력이 상승하는 환자(예, 급성 외상성 뇌손상 환자)의 경우 머리보다 엉덩이를 높게 올리는 것은 금지될 수 있다.

전제조건 필요조건 Prerequisite Requirements

교각 자세에는 조직 장력을 최소화하기 위해 약간의 하부 목뼈 굽힘과 흉부 및 허리뼈의 중립 정렬이 필요하다. 엉덩관절 폄, 무릎 굽힘, 그리고 약간의 발등굽힘과 발바닥굽힘 움직임이 필요하다.

과제 분석 Task Analysis

후크라잉 자세에서 교각 자세로 전환은 안정적이지만 편안한 중립 위치에서 골반에서 시작되어야 하며, 양쪽 엉덩관절 폄을 통해 움직임이 발생해야 한다. 치료사는 교각 자세를 시작하기 전에 중립 골반을 용이하게 하고 확인해야 할 수 있다(그림 4.8). 엉덩이/골반을 교각 자세 안으로 들어 올릴 때, 한쪽에서 떨어지거나 회전하지 않고 골반의 동적 자세조절(움직임 조절)이 필요하다. 상지를 통한 무게 중심은 대칭이어야 하며 편안해야 한다. 환자가 엉덩관절 굽힘의 시작 위치에서 엉덩관절 폄으로 이동하는 동안, 교각 자세는 원치 않는 허리 폄 없이 중립을 지나 엉덩관절 폄을 허용하지 않는다.

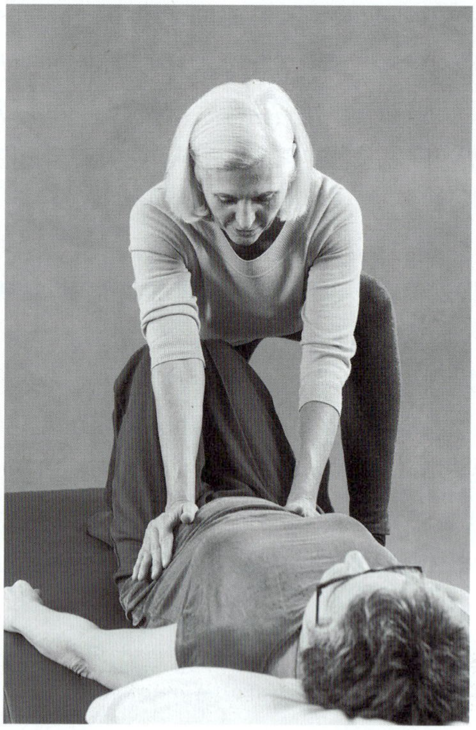

그림 4.8 교각 자세를 시작하기 전 골반 중립의 촉진
여기에 묘사된 바와 같이 도수접촉(MC)은 양측 위앞엉덩뼈가시(ASIS)보다 약간 아래에 있어 후크라잉 자세에서 교각 자세로 전환하기 전에 골반을 중립으로 향한 움직임을 촉진/저항한다.

중재 Interventions

후크라잉 자세에서 교각 자세로 전환

이 중재는 엉덩관절 폄근 및 엉덩관절 벌림근의 약화가 있는 환자에게 지시된다. 후크라잉 자세에서 교각 자세로 전환하는 것은 앉은 자세와 서서 앉는 자세 이동 및 계단 오르내리는 자세에 중요한 선행 기술이다.

교각자세 활동을 시작하기 위해 환자는 엉덩이와 무릎을 구부리고 발을 매트 위에 편 채 후크라잉 자세를 만든다. 환자가 매트 위에서 발을 편평하게 펴는 자세를 취할 수 없는 경우 접은 수건을 사용하여 발 전체를 지탱하고 체중 부하를 촉진할 수 있으며, 발뒤꿈치를 통한 체중 부하에 중점을 둘 수 있다. 약하거나 고유수용성 인식이 저하된 환자의 경우 엉덩관절/골반 올림은 원위 허벅지 도수접촉(MC)을 사용하여 양 허벅지를 통해 견인력을 가하여 다리 체중 부하를 촉진할 수 있다. 그 다음에 움직임 전환에 따른 체중 부하 증가를 위해 발을 향한 압박이 뒤따른다(그림 4.9). 구두 명령(VC)은 *"엉덩이를 잡고 무릎을 다리 쪽이나 위로 움직이면서 들어 올린다"*. 환자는 매트로부터 허리/골반을 들어 올려(동심성 수축), 엉덩관절 폄(0° 또는 약간 이하), 골반이 수평이 되고 허리뼈가 중립 위치가 될 때까지 한다. 복귀 동작의 경우 환자는 엉덩관절/골반뼈의 하강(원심성 수축)을 매트 아래로 천천히 조절한다. 환자는 중력에 저항하고 매트 위로 다시 무너지는 것을 방지하여 움직임을 조절하는 데 집중한다. 큰 볼기근을 두드리는 것(빠른 스트레칭)은 근육 수축을 자극하는 데 사용될 수 있다. 견인 및 압박은 이동 전환을 용이하게 하기위해 필요한 경우 양측 또는 한쪽으로 수행될 수 있다.

환자가 촉진 없이 교각 자세를 시작할 수 있게 되면 적절한 저항을 사용하여 신경근 반응을 강화하고 운동 학습을 촉진할 수 있다. 룸브리칼 쥐기는 치료사가 위치하는 쪽에 따라 골반의 위쪽 및 약간 안쪽 또는 바깥쪽 측면에 있다. 예를 들어, 치료사가 환자를 바라보는 오른쪽에 위치하는 경우, 오른손 접촉은 왼쪽 엉덩뼈의 안쪽 위쪽에 있고 왼손은 오른쪽 엉덩뼈의 바깥쪽 위쪽에 있다(그림 4.10). 중간 시상면에 대해 좁은 대각선을 향하도록 환자의 옆에 위치시킴으로써 치료사는 효과적으로 몸통에 더 많은 요구를 가하고 엉덩이에 더 동적으로 도전할 수 있다. 치료사는 한쪽 엉덩관절의 엉덩관절 폄근과 엉덩관절 안쪽돌림, 반대쪽 엉덩관절의 폄근과 바깥쪽 돌림근에 저항할 수 있다. 저항을 적용하면 치료사가 일방적인 체중 이동을 촉진할 수 있다. 구두 명령은 *"엉덩이를 모으고 골반을 들어 올리세요"*이며 *"나를 향해 위로 계속 들어 올리세요"*로 적절하게 진행한다.

높은 교각 자세 위치에서 안정성이 확보되면 환자는 신체 분절을 시작위치로 천천히 다시 이동하도록 지시한다(엉덩관절 폄근의 원심성 수축 조절)(그림 4.11). 이는 서 있는 자세에서 앉은 자세로의 전환에 대비하여 원심성 수축을 개선하기 위한 중요한 선행 활동이다. 이 과도기적 움직임 동안 손의 위치는 변경되지 않으며 구두 명령은 *"들어올리고 유지합니다. 유지하세요. 이제 천천히 아래로 내려오세요."* 이다.

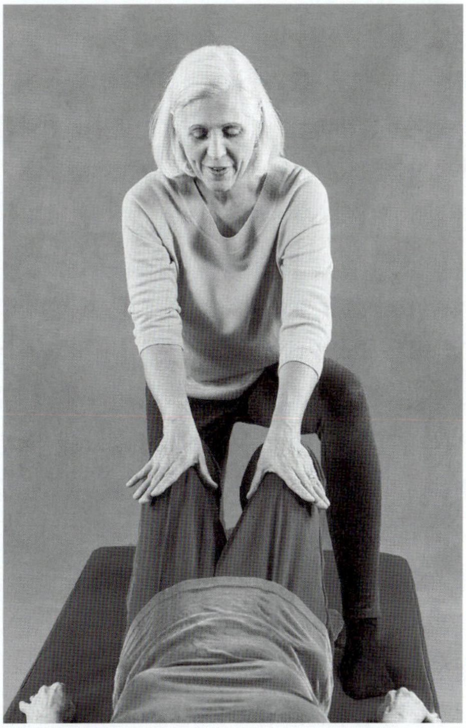

그림 4.9 엉덩관절/골반 올림(교각 자세)은 넙다리뼈를 통한 당김과 엉덩관절에서 직접 떨어진 발 쪽으로의 압박(신경 발달 기술)을 사용하여 촉진될 수 있으며 원위 넙다리뼈에 도수접촉(MC)이 있다.

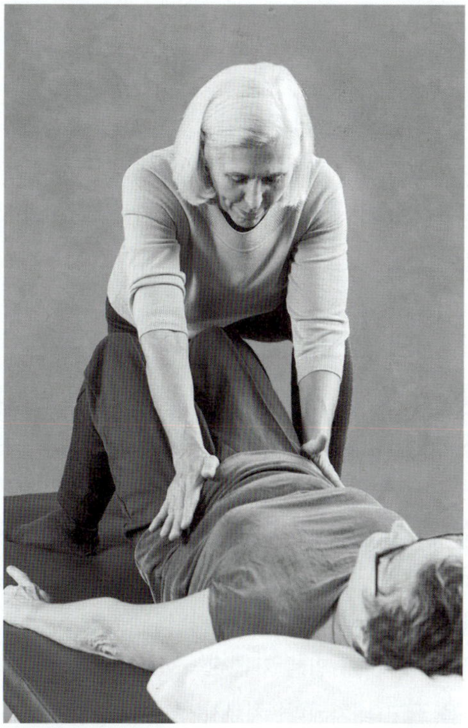

그림 4.10 후크라잉 자세에서 교각 자세로의 움직임 전환을 통해 적절한 저항 적용.

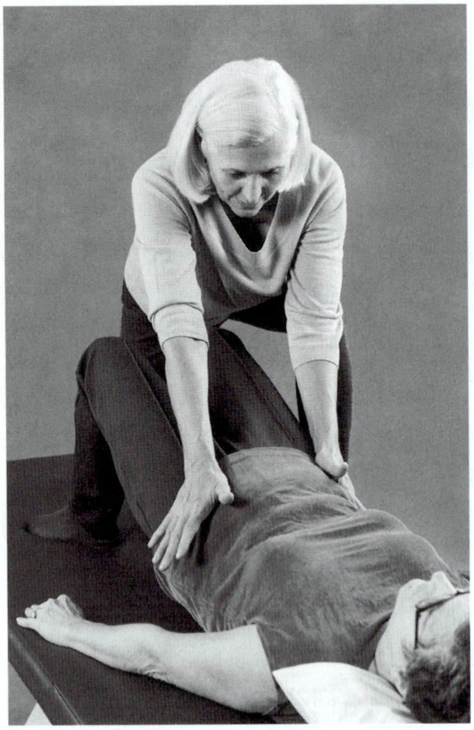

그림 4.11 등장성 결합, 교각 자세, 저항 운동, 유지
양측 도수접촉(MC)은 골반 앞쪽에 있으며 기법을 적용하는 동안 변경되지 않는다. 이 그림에서 환자가 골반을 들어 올릴 때(그리고 나서 자세[등척성 수축]을 유지) 구심성 수축에 대한 적절한 저항이 적용된다. 표시되지 않음: 환자는 적절한 저항에 대해 원심성 수축을 사용하여 원래 시작 위치로 천천히 움직인다.

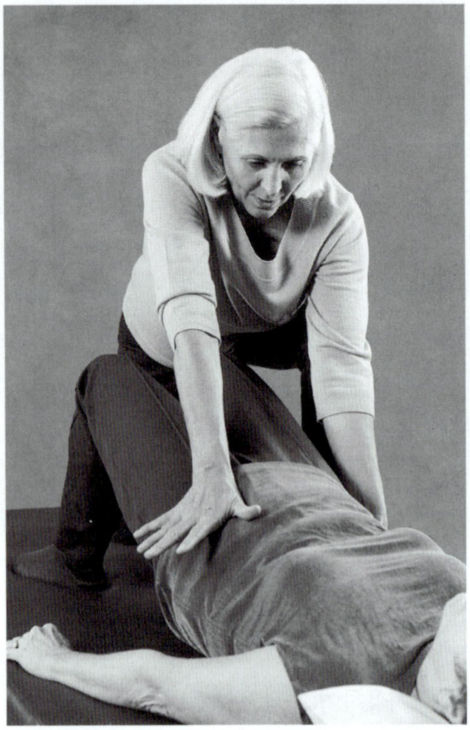

그림 4.12 교각 자세에서 안정성을 촉진하기 위해 적절한 저항을 적용하기 위해 골반에서 교대하는 전방 및 후방 대측성으로 도수접촉(MC)을 사용하여 교각 자세에서 안정화(등척성) 반전 적용(안정화 유지 단계).

결과

운동조절 목표 : 조절된 움직임

기능적 기술 달성 : 후크라잉 자세에서 교각 자세로 전환하는 능력; 엉덩관절 폄근과 바깥 돌림근의 강화된 힘과 조절

교각 자세의 안정성(정적 자세조절) 촉진

안정적(등척성) 반전은 교각 자세의 안정성을 용이하게 하는 데 사용할 수 있으며, 이는 스쿠팅 또는 기타 조절된 움직임 또는 기술 수준 활동으로 진행하기 전에 달성해야 한다. 교각 자세의 안정성은 낮은 체간과 골반 안정성, 낮은 몸통, 엉덩이 및 발목 근육의 약화, 반대되는 하부 몸통근육 그룹 간의 협응이 손상된 환자에게 나타난다. 교각 자세에서 안정화 반전을 적용하기 위해 치료사는 환자의 하지의 한쪽에 반쯤 무릎을 꿇고 배치된다. 치료사가 구두 명령(VC) "*유지하세요, 제가 당신을 움직이지 못하게 하세요*"를 사용하여 하지, 골반 또는 상지의 다양한 지점에 적절한 저항을 적용할 때 환자는 교각 자세를 유지해야 한다. 도수접촉(MC)이 전환될 때 이완이 발생하지 않도록 안정화(등척성) 반전의 적용 전반에 걸쳐 구두 명령이 제공된다. 치료사의 손 위치는 반대 방향으로 적절한 저항을 적용하는 것 사이에 원활한 전환을 제공해야 한다.

저항을 위한 도수접촉은 앞쪽(그림 4.11 참조), 뒤쪽, 중앙 또는 가쪽 골반 또는 반대쪽 앞쪽 및 뒤쪽 골반(그림 4.12), 원위 허벅지(그림 4.13A–C), 발, 손(환자 가쪽에서 매트로부터 유지한 상태에서) 또는 무릎에 도달하는 것처럼 앞쪽으로 꽉 잡은 손의 원위부를 번갈아가며 접촉할 수 있다. 바깥쪽 골반에 양쪽 도수접촉(MC)을 적용한 안쪽/바깥쪽 저항은 엉덩관절 바깥쪽 돌림근 및 안쪽 돌림근을 촉진하는 데 효과적이다. 대각선 방향으로 적용하면 저항이 몸통과 골반 및 어깨 복합체의 긴장성 안정화 근의 응답을 증가시킨다. 환자가 수축력을 증가시키면서 적절한 저항이 점진적으로 형성된다. 또한, 탄성 저항 밴드를 원위 허벅지 주위에 배치하여 측면 엉덩관절 근육(중간볼기근)의 수축을 촉진하여 방산을 통해 안정성을 더욱 촉진할 수 있다.

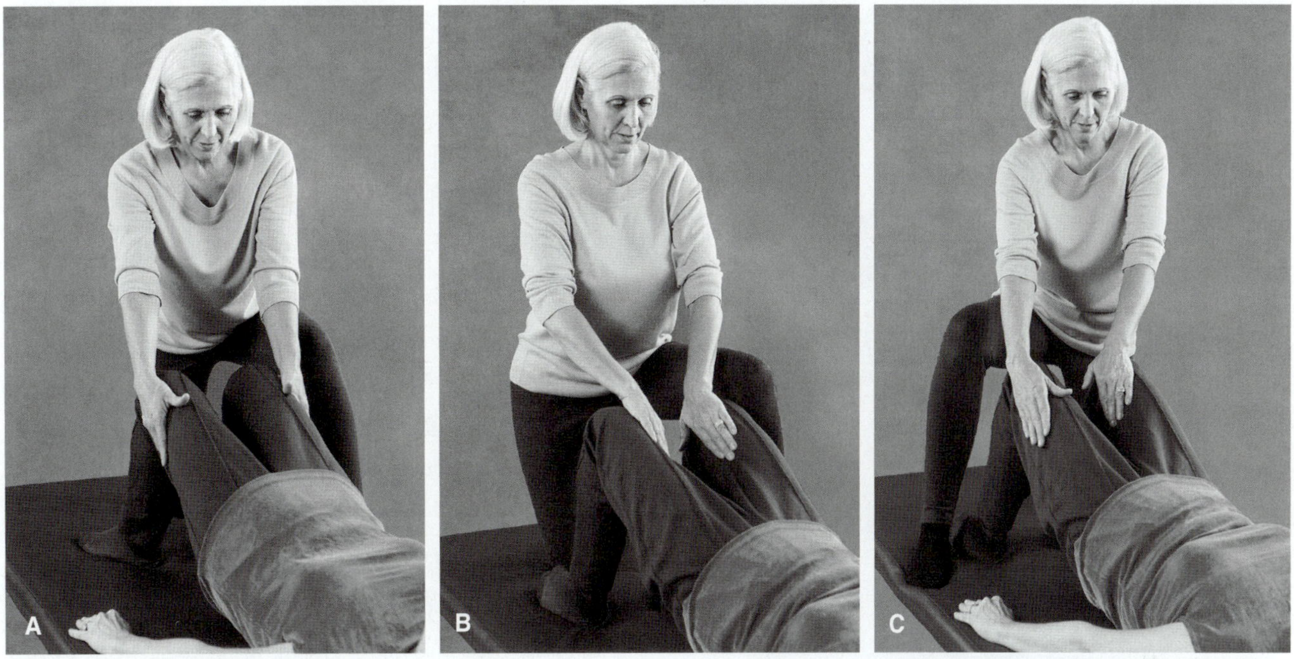

그림 4.13 교각 자세의 안정성을 촉진하기 위해 원위 허벅지에서 교대 도수접촉(MC)으로 안정화(등척성) 반전 적용
여기에 표시된 것은 원위 허벅지의 바깥쪽 (A), 안쪽 (B), 그리고 안쪽과 바깥쪽, (C) 말단 허벅지의 측면의 도수접촉(MC)이다.

결과

운동조절 목표 : 하부 몸통과 골반의 안정화

기능적 기술 달성 : 모든 방향에서 하부 몸통과 골반을 안정화 시키는 능력. 이는 직립 항중력 활동(예, 서 있기 및 이동) 중에 필요한 안정화를 위한 중요한 선행기술이다.

교각 자세 중재에 관한 지식을 적용하려면 학생실습 활동 4.2를 참조한다.

스쿠팅 자세 Scooting

일반적인 특성 General Characteristics

교각 자세(교각 장소라고도 함)에서 스쿠팅하는 것은 지지면에 전신을 재배치하는 진행과 함께 능동적인 골반의 측면 이동을 포함한다. 이 기능적 활동은 침상에서의 자세 변화에 중요하다. 스쿠팅은 하나 이상의 관절에서 협력 근육의 동시 작용을 촉진하고 몸통, 엉덩이, 발, 발목 및 상체 근육의 근력 및 조절 요구를 증가시켜 동적 자세조절(조절된 가동성 기능)의 운동 조절 요구사항을 기반으로 한다.

전제조건 필요조건 Prerequisite Requirements

교각 자세의 가동성 요구사항 외에도, 스쿠팅은 엉덩관절 모음근, 벌림근, 바깥 돌림근, 안쪽 돌림근의 적절한 가동성을 필요로 한다. 바깥쪽 몸통 굽힘근을 늘리거나 줄이는 능력은 다리를 연결하는 동안 좌우로 효과적으로 이동하는 데에도 필요하다. 몸통, 골반 및 하지에 걸친 상호 억제가 필요하며 증가 된 긴장도 및 운동조절 결함이 있는 경우 촉진되어야 할 수도 있다.

임상 노트 : 스쿠팅은 뇌졸중 및 기타 신경학적 진단에서 회복 초기 단계에 있는 환자에게 유용한 활동이다. 골반을 더 영향을 받는 쪽으로 움직이면 그 쪽의 몸통 근육이 늘어나고 신장 된다. 이 운동은 더 많이 영향을 받는 쪽의 바깥쪽 몸통 굽힘근이 단축되는 일반적인 문제를 상쇄한다. 환자의 손은 어깨를 구부리고 팔꿈치를 펴면서 함께 깍지를 수 있다. 이 위치 지정은 뇌졸중 후 상지의 일반적인 굽힘근 및 모음 자세에 효과적으로 대응한다.

과제 분석 Task Analysis

스쿠팅을 수행하기 위해 환자를 후크라잉 자세로 배치한다. 엉덩이를 위로 올리고(교각 자세) 골반을 한쪽으로 적극적으로 이동시킨 다음 새로운 위치로 내린다(그림 4.14). 그런 다음 각 하지의 위치를 변경한 다음 새 위치에 따라 상체

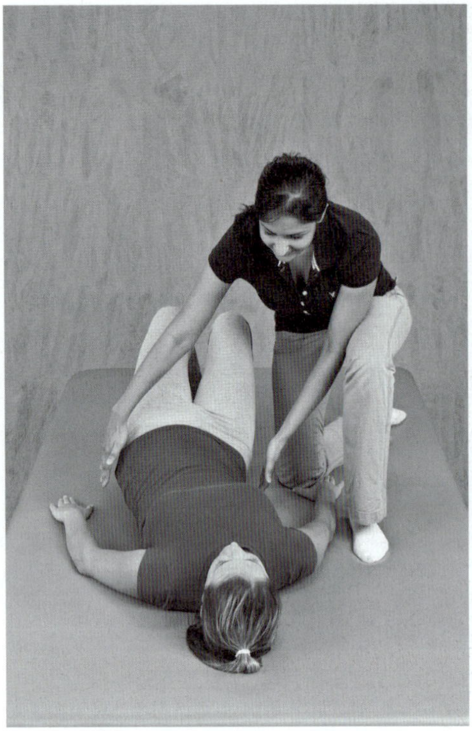

그림 4.14 교각 자세에서 몸을 움츠리면서 환자는 골반을 옆으로 한쪽으로 능동적으로 이동한다. 이 예에서 환자는 왼쪽으로 이동하고 있다. 치료사는 보호 자세로 있다. 표시되지 않음: 그런 다음 환자는 골반을 새로운 측면 위치로 내린다.

를 재배치한다. 스쿠팅을 하려면 골반을 교각 자세에서 중앙과 측면으로 활발하게 이동할 수 있는 능력이 필요하며 하나의 하지에 체중을 수용한 다음 반대쪽 하지를 들어 올리고 위치를 조정할 수 있는 충분한 근위 안정성 및 조절된 이동 기능이 필요하다. 또한 상부 몸통을 새로운 기저면을 향해 측면으로 구부리고 흉곽을 들어 올려 상체를 하부 몸통 및 하지와 정렬시킬 수 있는 기능이 필요하다.(*참고:* 교각 자세에서의 체중 이동은 보행에 필요한 골반 및 하지 바깥쪽 조절을 위한 중요한 선행 활동이다) 스쿠팅을 통해 침상 이동 능력이 향상되고 앉은 자세로의 전환을 준비하기 위해 침상 가장자리로 스쿠팅을 할 수 있다.

중재 Interventions

스쿠팅 중재는 몸통과 하지의 안정성을 개선하기 위해 표시된다(서기 및 이동과 같은 직립 항중력 활동에 필요).

율동적 개시는 교각 자세를 유지하면서 환자에게 체중 이동을 지시하는 데 사용될 수 있다. 도수 접촉은 환자가 능동적인 교각 자세를 유지하는 동안 수동적으로 골반을 측면 체중 이동으로 안내하는 데 사용된다. 치료사는 이동 방향에 따라 환자 옆에 배치된다. 체중 이동이 반복된다. 환자가 능동적-보조 운동에 대한 운동감각적 인식과 능동적 참여를 발전시키면 적절한 저항으로 진행된다. 저항이 가해질 때 치료사는 아래팔이 바닥과 평행하고 체중 이동이 촉진/저항되는 방향과 일치하도록 몸 위치를 이동한다(그림 4.15).

등장성 혼합[2]은 또한 스쿠팅에 필요한 바깥쪽(측면에서 측면으로) 체중 이동을 촉진하고 강화하는데 사용할 수 있다. 일단 환자가 교각 자세에 있게 되면, 치료사는 동심원 수축과 함께 측면 무게 이동을 용이하게/저항하고, 말단 범위에서 등척성 수축과, 증가된 운동 단위 모집을 용이하게 하기 위해 동일한 방향으로 적절한 저항을 가진 다음, 범위 초로 원심성 수축 복귀를 촉진한다. 등장성 혼합은 저항된 단방향 기술이며 무게 이동의 양쪽에 적용될 수 있다. 율동적 개시(RI) 적용에 대해 앞서 언급했듯이 치료사 위치는 측면 체중 이동 방향과 일치해야 한다. 구두 명령(VC)은 "*골반을 위로 들어 올리고 엉덩이를 내 쪽으로 밀어줍니다. 이제 여기서 유지하세요. 이제 천천히 내가 이기게 하고 당신을 반대편으로 돌려보냅니다.*" 이 순서는 운동학습과 강화를 촉진하기 위해 반복된다.

동적(등장성) 반전은 한 쪽에서 다른 쪽으로 측면 무게 이동을 더욱 용이하게 하기 위해 빠르게 이동하는데 사용될 수 있다. 치료사의 도수접촉(MC)과 아래팔은 한 방향으로의 저항된 측면 체중 이동과 반대 방향으로의 저항된 움직임과 일렬로 배치된다. 구두 명령(VC)은 "*골반을 위로 들어 올리고, 엉덩이를 나를 향해 밀고, 이제 엉덩이를 나에게서 멀리 밀어요.*"이다.

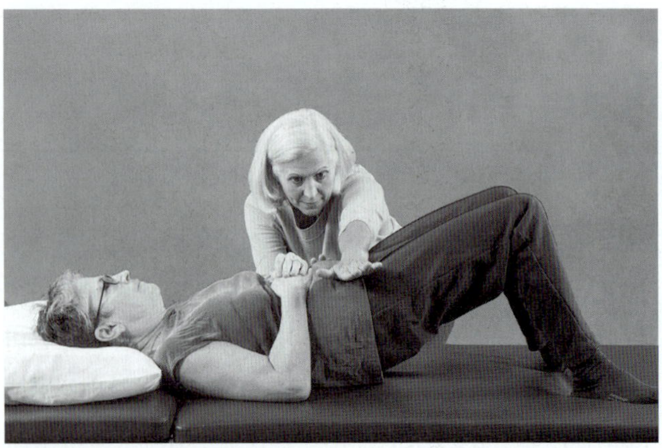

그림 4.15 스쿠팅을 준비하기 위해 교각 자세에서 좌우 체중 이동을 촉진하는데 사용되는 약간 저항된 율동적 개시 단계 치료사의 아래팔은 바닥과 평행하고 체중 이동이 촉진되는 방향과 일치한다.

결과

운동조절 목표 : 교각 자세에서 조절된 움직임 및 정적 동적 조절

기능적 기술 달성 : 항중력 활동 중 엉덩이/골반/발목을 안정시키는 능력

임상 노트 : 숙련된 교각자세 활동은 병상 이동 활동의 진행 상황에서 적절하지 않을 수 있다. 그러나 적절한 경우 직립 자세, 보행 및 계단 오르기를 위한 선행 활동으로 중요한 의미를 갖는다. 이러한 숙련된 활동은 부록 4A에 나와 있다.

옆으로 누운 자세 Sidelying

일반적인 특성 General Characteristics

옆으로 누운 자세에서 기저면(BOS)은 크고 무게 중심(COM)은 낮아서 다른 기능적 위치로의 전환을 위한 매우 안정적인 자세를 만든다. 직립 자세조절이 필요하지 않다. 맨 아래 또는 맨 위 사지를 구부리면 기저면(BOS)이 증가하여 자세의 안정성이 향상된다. 대조적으로, 사지를 펌 된 상태로 유지하는 것은 기저면(BOS)을 감소시켜 더 어렵게 만든다. 긴장성 반사 활동(긴장성 목 반사[TNR]) 및 관련 근 긴장은 옆으로 누운 자세에서 감소한다(상자 4.1 참조). 옆으로 누운 자세는 몸통, 어깨뼈, 골반의 관절가동범위(ROM) 증가, 상지 및 하지의 능동적 움직임 시작 촉진, 몸통 안정성 증진, 직립(항중력) 조절이 부족한 환자(예, 약함 또는 무질서한 운동조절)의 상호 몸통패턴을 장려하는 데 사용될 수 있다.

과제 분석 Task Analysis

환자를 옆으로 누운 자세로 배치할 때 모든 신체 부위에 걸쳐 중립 정렬을 촉진하여 조직 장력을 최소화하고 필요에 따라 신체 부위를 지지해야 한다. 지시할 때 머리와 목을 베개, 환자의 다리 사이에 놓인 베개, 그리고 몸통 바깥쪽 아래에 접은 작은 수건으로 받쳐 바깥쪽 굽힘을 방지해야 한다. 자세의 안정성을 높이려면 엉덩이와 무릎을 굽혀(70~90°) 앞쪽 기저면(BOS)을 만들어야 한다. 다양한 수준의 가동성 제한은 측면 위치의 가정을 허용하도록 수용될 수 있다.

중재 Interventions

정적 자세조절 촉진(안정성)

옆으로 누운 자세 안정성 중재는 몸통의 깊은 안정기 근육의 약화와 몸통을 안정시킬 수 없는 것으로 나타난다. 활동은 몸통을 중립으로 정렬하고 엉덩이와 무릎이 60~90° 굽힘 된 상태로 옆으로 눕는 것으로 시작된다(골반이 뒤쪽으로 굴러가지 않도록 함). 가장 낮은 상지는 편안한 위치로 구부러져야 하며, 가장 높은 상지는 환자측에서 편안한 위치에 놓여 있어야 한다. 저항은 어깨뼈와 골반의 반대 패턴에서 상호 어깨뼈와 골반 대각선에 적용되어야 한다(즉, 어깨뼈의 후방 압박과 골반의 전방 상승). 예를 들어, 치료사는 어깨뼈 말단 후방 압박(*"여기서 유지하세요"*)에 적절한 저항을 적용하는 반면, 골반 전방 상승(*"여기서 유지하세요"*)에는 적절한 저항이 동시에 적용된다(그림 4.16). 환자가 가해진 힘에 반응함에 따라 낮은 부하에서 천천히 적절한 저항이 형성된다. 몸통을 통한 동적 자세 안정성은 더 깊은 코어 체간 안정기의 촉진을 목표로 하기때문에 저항 되는 동작은 체간 안정기를 향하는 상호 체간 활성화를 촉진하는 것이어야 한다.

이 활동은 양쪽에서 반복되어야 한다.

참고: 가로면에서 상부 및 하부 몸통의 회전에 대한 저항은 피해야 한다. 이는 척추의 보다 표면적인 움직임의 활성화를 촉진하기 때문이다.

결과

운동조절 목표 : 안정화(정적 조절)

기능적 기술 달성 : 몸통 안정화 능력

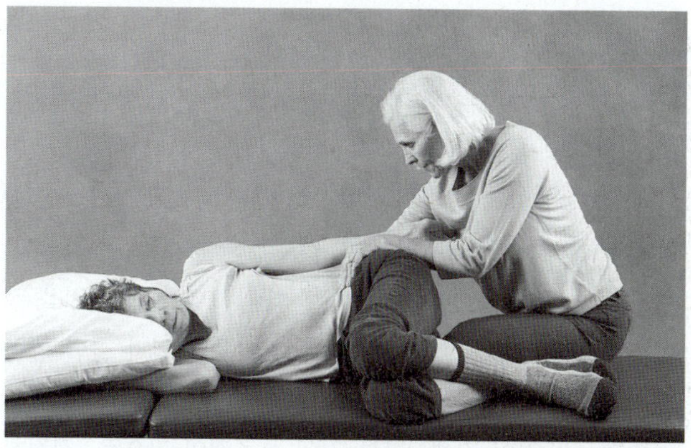

그림 4.16 옆으로 누운 자세의 안정성을 위한 안정화(등척성) 반전. 환자는 왼쪽 어깨뼈의 끝에 뒤쪽 내림과 왼쪽 골반의 앞쪽에 적절한 저항이 가해지기 때문에 "유지"한다는 지시를 받는다.

동적 자세조절 촉진
Promoting Dynamic Postural Control

상호 몸통 패턴 조합(예, 어깨뼈 뒤쪽 내림/대각선 방향의 앞쪽 내림 및 골반 앞쪽 올림/대각선 방향의 뒤쪽 내림)은 정상적인 발달 과정의 일부로 사용되는 깊이 뿌리박힌 움직임 패턴 조합이다. 이러한 패턴은 부드럽고 조절된 상반 동작 패턴을 수행할 수 없는 환자에게 적용된다. 몸통의 상반성은 침상 가동성 전환(즉, 구르기) 및 앉은 상태에서 앞으로 구르는 것과 같은 다른 기능활동뿐만 아니라 보행에 중요하다. 또한 체간조절 감소(예, 뇌졸중, 다발성 경화증, 길랭-바레 증후군, SCI 환자), 체간 긴장도 또는 강직 증가(예, 파킨슨병)와 관련된 운동조절 장애가 있는 환자의 경우 달성하기 가장 어려운 경우가 많다. 또는 통증(예, 요통). 몸통을 통한 조절된 상반 작용(상반 운동)의 촉진은 사지의 움직임을 조절하는 데 필요한 자세 안정성을 촉진한다. 상반 몸통 패턴은 척추에 큰 가동성을 요구하며 척추의 가동성을 검사하고 개선하는 데 사용될 수 있다.

임상 노트 : 상부 및 하부 몸통의 상반 패턴은 몇 가지 중요한 임상적 의미를 갖는다. 이것은 일반적으로 사지의 상호 이동 없이 몸통을 하나의 단위로 이동하는 뇌졸중 환자에게 유용한 전략이다. 골반 위치가 수축된 환자(뇌졸중에서 흔히 볼 수 있음)는 상호 간 이동의 이점을 얻을 수 있다. 또한 상하 몸통 분절의 왕복운동 없이 종종 단단한 단위로 몸통을 이동시켜 하나의 운동면에 국한된 움직임을 보이는 파킨슨병 환자에게도 효과적이다. 상반 몸통 활동은 긴장도를 정규화하는 데 효과적일 수 있으며, 보다 정상적인 움직임 패턴이 발생할 수 있다. 또한 통증이나 기능 장애의 결과로 유지 패턴이 발달하여 보호적 부동화를 초래하는 환자에게도 효과적이다.

율동적 개시는 환자에게 어깨뼈와 골반의 상반 움직임의 조정된 타이밍과 방향을 가르치는 데 사용될 수 있다. 환자는 환자의 머리를 어깨뼈와 골반 대각선과 일직선으로 향하게 환자 뒤에 치료사와 함께 옆으로 누운 자세로 눕는다. 어깨뼈와 골반의 도수접촉은 상반 대각선 패턴의 촉진을 정확하게 한다. 환자는 처음에 어깨뼈 뒤쪽 내림과 골반 앞쪽 올림의 상호 결합으로 이동한다. 천천히 그리고 적절한 타이밍으로 수동적인 것에서 능동적인 보조적인 것으로, 적절하게 저항하는 것으로, 그리고 나서 독립적인 움직임으로 나아간다. 이것은 범위의 시작 부분으로 수동적으로 돌아가는 단방향 기술이다. 그런 다음 어깨뼈 앞쪽 올림과 골반 뒤쪽 내림의 조합에 동일한 기술을 사용할 수 있다(그림 4.17). 보행 시 몸통 왕복운동을 용이하게 할 뿐만 아니라, 이것은 특히 몸통 한쪽의 단축으로 인해 균형 잡힌 앉거나 서 있는 자세를 취하기 어려운 환자에게 유용하다(예, 뇌졸중 환자). 측면 몸통 왕복운동을 위한 율동적 개시(RI)와 함께, 능동적인 상호 상·하지 패턴, 시뮬레이션 걸음걸이도 수행될 수 있다.

등장성 수축의 결합은 상호 결합 패턴을 촉진하는 또 다른 유용한 기술이다. 상호 몸통조절 및 협응을 개선하는 데 효과적이다. 또한, 등척성 수축 유지에 의해 제공되는 증가된 고유수용성 인식은 증가된 운동단위 출력을 촉진하고 움직임의 끝 범위를 가르치는 데 유용하다. 예를 들어, 치료사는 어깨뼈 뒤쪽 내림과 골반 앞쪽 올림의 끝 범위에 적절한 저항을 적용한다. 전체 운동 호를 통한 견인은 각 분절과 몸통의 긴장성 안정근을 촉진하여 어깨뼈와 골반의 효율적으로 조절된 움직임을 위한 근위 안정성을 촉진하는 데 사용해야 한다. 환자는 필요에 따라 촉진을 적용하여 끝 범위에서 등척성 유지를 수행하고 치료사가 방향을 바꾸기 위해 도수접촉(MC)을 바꿀 시간을 허용하도록 지시받는다. 일단 효율적인 등척성 반응이 달성되면 치료사는 환자에게 "*계속 유지하되 천천히 시작 위치로 다시 가져가세요*"라고 지시하면서 패턴을 원심성 수축으로 늘린다. 적절한 저항을 천천히 적용하고 환자가 견딜 수 있을 때까지 점진적으로 증가시킨다. 이것은 또한 단방향 기술이기 때문에 한 방향으로만 집중될 것이다. 어깨뼈 앞쪽 올림 및 골반 뒤쪽 내림의 조합에도 동일한 기술을 사용할 수 있다.

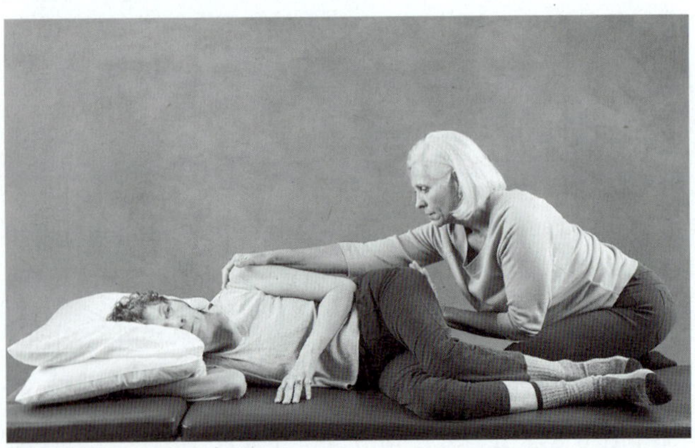

그림 4.17 위/앞쪽 어깨뼈봉우리와 왼쪽 엉덩뼈 결절에 도수접촉을 하여 어깨뼈 앞쪽 올림과 골반 뒤쪽 내림의 조합을 율동적 개시로 보여준다.

임상 노트 : 패턴 조합의 경우, 강한 부분에서 방산하여 패턴의 약한 부분을 소품으로 용이하게 하여 강조 타이밍에 따라 움직임을 촉진할 수 있다. 방산은 어깨뼈에서 골반까지, 사지로부터 몸통까지, 몸통에서 사지까지, 또는 한 끝에서 다른 끝으로 효과적으로 사용될 수 있다. 치료사가 약함을 인지할 때, 강한 부분에서는 장기 유지를 유도할 수 있고, 빠른 스트레칭으로 촉진되는 반복적인 구심성 수축은 약한 부분에서는 수행되고 적절하게 저항할 수 있다(방산의 임상 적용은 3장: 고유수용성 신경근 촉진에 설명되어 있다).

동적(등장성) 반전은 한 방향으로 능동적인 구심성 수축 움직임을 촉진하고 그 다음 역방향으로 능동적인 구심성 수축 움직임을 촉진하기 위해 등장성 수축을 사용하여 방향 간의 이완에서 이완이 없음으로 진행된다. 상호 몸통 패턴에 사용될 때, 이 기술은 효율적인 걸음걸이에 필요한 상호 동작의 부드러운 협응 반전을 촉진한다. 반대 방향으로 이동하는 구심성 수축이 촉진될 수 있도록 각 패턴의 전체 끝 범위를 달성하는 데 중점을 둔다(그림 4.18). 상반 패턴 조합 내에서 방향 반전은 조절 및 협응이 개선될 때까지 적절한 저항으로 반복된다. 측면 위치에서 상반 패턴을 사용하는 동적(등장성) 반전에 대한 구두 명령은 *"몸통을 짧게 만드세요. 이제 전환하고 몸통을 길게 만드세요."* 구두 명령은 모든 움직임과 촉진 단계(예, 빠른 스트레칭)에 따라 진정되고 느리며 율동적이여야 하며 신중하게 타이밍을 맞춰야 한다. 촉진성 빠른 스트레칭은 근육이 길어질 때, 필요에 따라 반대 방향으로 또는 약함이 감지되는 지점에서 수축 중에 사용할 수 있다. 빠른 스트레칭은 자발적 수축이 촉진되는 동안 구두 명령과 신중하게 타이밍을 맞춰야 하며 운동 단위 출력 증가를 촉진할 수 있는 적절한 저항과 결합되어야 한다.

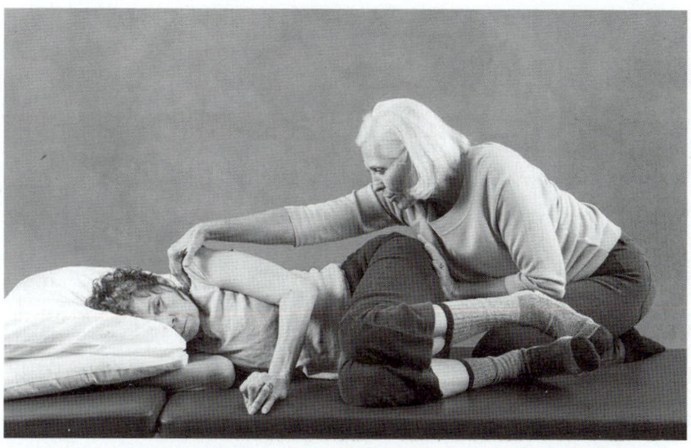

그림 4.18 골반과 어깨뼈의 상호결합을 위한 동적(등장성) 반전 적용
위/앞쪽 어깨뼈봉우리에서 도수접촉(MC)을 사용한 왼쪽 어깨뼈 앞쪽 올림 및 엉덩뼈 결절에서 도수접촉(MC)을 사용한 왼쪽 골반 뒤쪽 내림에 적절한 저항을 적용한다.
표시되지 않음: 그런 다음 움직임이 반전되고 적절한 저항이 아래쪽/안쪽 어깨뼈의 도수접촉(MC)을 사용하여 왼쪽 어깨뼈 뒤쪽 내림에 적용되고 위쪽/앞쪽 엉덩뼈능선의 도수접촉(MC)을 사용하여 왼쪽 골반 앞쪽 올림에 적용된다.

결과

운동조절 목표 : 조절된 움직임

기능적 기술 달성 : 보행을 포함한 많은 기능 활동에 필요한 골반과 어깨뼈의 상반 패턴을 수행하는 능력

옆으로 누운 자세에 대한 중재에 대한 지식을 적용하려면 학생실습활동 4.3을 참조한다.

구르기 Rolling

일반적인 특성 General Characteristics

구르기(rolling)는 발달 기술의 순서에서 달성되는 초기 기능 활동이다. 이와 같이, 몸쪽 및 중간 관절의 가동성(예, 어깨뼈, 어깨, 골반, 엉덩이 및 무릎), 몸통의 안정성, 사지, 머리 및 목의 원위 조절 가동성과 같은 더 높은 수준의 기능 활동을 위한 많은 운동조절 전제 조건을 포함하는 뿌리 깊은 활동이다. 구르기를 하면 모든 신체 분절을 통합할 수 있다. 움직임과 기능적 한계가 있는 많은 환자에게 유용한 검사 및 치료 활동이다. 초기 중재의 초점은 초기 가동성을 획득하고 상위 수준의 기능 작업에 필요한 근위 안정성 및 조절된 움직임을 포함한 구성요소 기술을 개발하는 데 있다. 구르기를 돕기 위해 사지 패턴을 적용하는 것은 패턴 내에서 사지 위치를 지정하고 이동하기에 충분한 관절가동범위(ROM)의 전제조건을 수반한다. 팔다리의 적절한 위치는 또한 사지에서 몸통 및 다른 사지로의 효율적인 조사를 위해 중요하다.

바로 누운 자세는 큰 기저면(BOS)과 낮은 무게 중심(COM)을 제공한다. 체중은 최소의 항중력 조절 요구사항을 가진 큰 신체 분절을 통해 발생한다. 그러나 바로 누운 상태에서 옆으로 누운 상태로의 이러한 전환은 중력에 의해 저항되며 코어 안정화근의 긴장도가 증가하거나 약한 환자에

게는 어려울 수 있다. 이러한 상황에서 구르기 활동은 중력에 반하여 움직이기 전에(즉, 반듯이 눕거나 옆으로 눕기 전에) 반듯이 눕거나 엎드리는 방향으로의 조절된 움직임에 초기 초점을 두고 옆으로 누운 자세에서 시작된다.

과제 분석 Task Analysis

앞서 언급했듯이, 구르기(rolling)는 정상적인 성장과 발달 중에 달성되는 초기 기능 활동이다. 이것은 위치 변화를 허용하고 긴장성 근육 안정화 조절(동적 자세 안정성에 중첩된 조절된 움직임)와 결합된 단계 근육 활동의 시너지 운동 전략이 필요하다. 이 전략은 일상생활활동 중에 수행되는 직립적이고 기능적인 활동의 토대를 마련한다. 결과적으로, 침상 가동성 기술 향상과 더 높은 수준의 기능 활동을 위한 구성요소 기술로서의 중요성 모두를 위해 구르기가 다루어진다.

구르기 과제를 분석할 때 다음 사항을 고려해야 한다.

- 바로 누운 자세에서 굴러서 옆으로 누운 자세로 하는 것이 더 좋은 전략
- 보상 전략 사용
- 팔다리, 머리와 목이 구르기 어떻게 사용되는지
- 구르기 시작을 위해 선택된 패턴
- 상체와 하체 분절을 통합하여 구르기 시작 및 완료
- 통증, 증가된 긴장도 또는 긴장성 반사의 영향의 존재(상자 4.1 참조)

구르기 과제분석에 사용되는 지식을 적용하려면 학생 실습활동 4.4를 참조한다.

구르기의 기능적 과제를 관찰하고 검토할 때, 무엇이 효율적인 구르기 패턴을 구성하는지를 고려하는 것이 중요하다. 안정적인 몸통에서 시작된 효율적인 구르기(Rolling)는 골반과 어깨 복합체 조절뿐만 아니라 머리와 목의 관련 움직임과 함께 실행되어 사지가 대단위 몸통 굽힘 또는 폄 패턴으로 당겨질 수 있다. 효율적인 구르기 전략이 부족한 환자들은 활동을 주도하는 상지/어깨/상부 몸통 분절에 의해 특징지어지는 분절 구르기 패턴을 사용하는 반면, 하지/골반/하부 몸통 분절은 그 뒤를 따르거나 그 반대이다. 대조적으로, 효율적인 구르기 패턴은 모든 신체 분절에 걸쳐 통합을 보여주며 전체 몸통을 구르기 하면서 실행된다. 상지/어깨뼈/상부 몸통과 하지/골반/하부 몸통 모두 몸쪽 안정성, 적절한 타이밍 및 협응으로 함께 작동하여 몸통과 팔다리의 움직임을 조절할 수 있다. 효율적인 머리/목 운동은 일반적으로 적절한 대단위 몸통 패턴과 결합된다. 예를 들어, 경추 굽힘은 엎드리기 위한 대단위 굽힘과 함께 발생하며, 경추 폄은 뒤로 젖히기 위한 대단위 폄과 함께 발생한다. 구르기 패턴은 환자의 운동조절 수준(과도한 가동성, 안정성, 조절된 가동성 또는 기술), 일반적인 체력 수준 및 체중 등에 따라 달라질 수 있다. 신경학적 장애와 활동 제한이 있는 환자는 전 범위에 걸쳐 부드럽게 구르기하고 이동하는 데 어려움을 보이는 경우가 많다. 다양한 보상적 및/또는 덜 효율적인 이동 전략이 관찰될 수 있다.

중재 Interventions

구르기 중재는 침상 가동성 개선, 침상의 독립적인 위치 변경 준비(예, 압박 완화) 및 하지 드레싱 및 바로 누운 자세에서 앉는 자세로의 독립적인 이동을 위한 리드업(구성요소 기술)에 기능적으로 중요하다. 또한 구르기(rolling)는 몸통 조절과 기능적 움직임 패턴(예, 사지 및 몸통 움직임의 협응)의 발달을 촉진하며 신경학적으로 중요한 환자(예, 뇌졸중 또는 높은 수준 척수 병변이 있는 환자) 또는 근골격계(예, 자동차 사고 또는 외상)환자의 흔한 매트에서의 활동에 출발점이다. 활동이 일반적으로 플랫폼 매트 위에서 시작되지만, 구르기 또한 환자가 집에서 사용할 것과 유사하게 침상 표면에서 숙달되어야 한다.

대단위 몸통 패턴

대단위 몸통 패턴 조합(대단위 굽힘 및 대단위 폄)은 몸통의 안정제를 활성화하고 효율적인 구르기(근위 안정성에 대한 조절된 움직임)를 위해 어깨뼈와 골반의 조절 및 타이밍을 촉진하는 데 사용될 수 있다. 어깨뼈 앞쪽 내림과 골반 앞쪽 올림의 조합인 대단위 굽힘은 약간의 몸통 굽힘과 함께 발생하며, 몸통의 단축(따라서 대단위 굽힘이라는 용어). 역방향, 즉 골반 뒤쪽 내림과 어깨뼈 뒤쪽 올림의 조합인 대단위 폄은 요추가 중립으로 복귀하고 몸통이 폄 되면서 발생해야 한다(대단위 폄 중에는 허리 폄이 발생하지 않아야 한다).

임상 노트 : 대단위 폄 조합은 원래 "대단위 폄" 으로 언급되었지만, Johnson과 Saliba Johnson은 요추를 통해 발생하는 움직임을 정확하게 반영하기 위해 대단위 신장(elongation)[2]이라는 용어를 만들었다.

대단위 굽힘 및 대단위 폄 촉진

율동적 개시, 등장성 수축의 조합 및 동적(등장성) 반전은 대단위 굽힘 또는 대단위 신장의 끝 범위 위치를 가르치고, 조절된 움직임을 위한 근위 안정성을 촉진하기 위한 적절한 타이밍을 촉진하고, 깊은 긴장성 체간 안정화 근육 강도와 어깨뼈와 골반의 근육을 강화시키는 효과적인 기술이다. 구르기를 용이하게 하기 위해 이러한 기술 중 하나를 사용할 때, 옆으로 누운 자세에서 치료는 시작되어야 하며, 여기서 각 대단위 굽힘 또는 폄의 구성요소를 바로 누운 자세에서 구르기에 적용하기 전에 촉진되고 통합될 수 있다.

바로 누운 자세에서 옆으로 누운 자세로 구르기

바로 누운 자세에서 옆으로 구를 때 중력의 영향은 근위 안정성(예, 신경 장애가 있는 환자)에 대한 조절된 가동성의 적절한 타이밍을 방해하는 비정상적이거나 보상적인 전략으로 이어질 수 있다. 이러한 상황에서, 대단위 굽힘과 폄은 앞에서 설명한 바와 같이 항상 바로 누울 수 있는 과정과 함께 옆으로 누운 자세로 시작되어야 한다.

임상 노트: 대각선이 대단위 패턴으로 결합되는 특성을 고려할 때, 치료사는 대각선에 맞춰 자신의 몸의 전형적인 위치를 포기해야 하며 대신 환자 뒤에 위치하여 각 아래팔 촉진되는 각 패턴과 일직선이 되도록 해야 한다.

구를 때 환자에게 머리를 돌리고 눈으로 손을 따라가도록 지시해야 한다. 환자가 움직임을 관찰하도록 하면 움직임 조절을 개선하기 위한 시각적 감각 단서의 사용이 촉진되고 머리와 목의 중재가 촉진되어 몸통이 구르기의 전반적인 움직임에 더욱 관여하게 된다. 율동적 개시는 구르기(행위상실증)를 시작할 수 없는 뇌졸중 환자와 손상된 인지 및 운동 학습(예, 외상성 뇌 손상)을 보이는 환자에게 유용한 기술이다. 초기 수동 및 능동 보조동작은 환자에게 원하는 동작을 가르치는 데 도움이 된다. 구두 명령은 차분하고, 느리고, 율동적이고, 움직임과 잘 어울려야 한다. 경련이나 경직이 있는 환자의 경우, 옆으로 누운 자세의 느린 수동 구르기 또는 진동(율동적인 회전) 움직임은 이완을 촉진하는 느리게 전정감각에 정보를 제공한다. 율동적인 회전은 몸통의 역회전 시 특히 효과적이다.

등장성 수축의 조합[2]은 바로 누운 상태에서 옆으로 누워 구르는 것을 촉진하는 이상적인 기술이다. 환자는 처음에 어깨뼈 앞쪽 내림 및 골반 앞쪽 올림 상태에서 대단위 굽힘 팔다리 범위에 안쪽에 위치한다. 대단위 굽힘의 말단 범위의 등척성 유지는 어깨뼈 앞쪽 내림을 위한 앞쪽 어깨뼈 봉우리와 골반 앞쪽 올림을 위한 위쪽/앞쪽 엉덩뼈를 도수접촉(MC)으로 용이하게 한다. 도수접촉(MC)은 치료사가 등척성 유지에서 대단위 굽힘에서 벗어나 폄 되면서 원심성 수축으로 진행되며, 그 후 대단위 굽힘으로 다시 구심성 수축이 진행됨에 따라 동일하게 유지된다. 이 순서는 관절가동범위(ROM)의 증가 및 환자가 바로 누운 상태에서 옆으로 누운 상태로 대단위 굽힘의 완전한 원심성 신장 및 구심성 수축 단축을 조절할 수 있을 때까지 계속된다(그림 4.19).

관절가동범위(ROM)의 증가를 통한 반복은 적절한 타이밍과 협응에 초점을 맞춘다. 이 활동은 환자가 바로 누운 상태에서 옆으로 누운 자세로 부드럽게 전환하면서 효율적인 대단위 굽힘을 생성할 수 있을 때까지 계속된다. 대단위 폄에 대해 같은 활동과 순서가 반복되며, 옆으로 누운 상태에서 엎드린 상태로 이동한다. 운동조절, 강도 및 지구력이 향상됨에 따라 상부 및 하지 패턴을 결합하여 적절한 저항의 더 긴 레버 암을 통해 도전을 증가시킨다(그림 4.20).

동적(등장성) 반전은 대단위 굽힘과 신장의 조절이 개선될 때 사용될 수 있다. 환자가 옆으로 누운 자세(대단위 신장을 위한 시작 위치)에서 치료사는 저항을 사용하여 범위의 시작(그림 4.21)에서 대단위 신장으로의 구심성 촉진 움직임을 용이하게 한 다음 구심성 대단위 굽힘 쪽으로 반전이 뒤따르고, 바로 누운 자세에서 엎드린 자세로 완전히 구르기 될 때까지 관절가동범위(ROM)가 증가되는 쪽으로 진행한다.

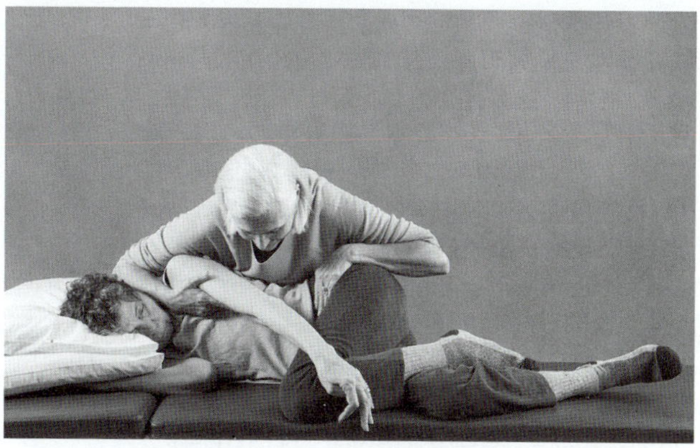

그림 4.19 대단위 굽힘을 위한 COI 적용
환자는 초기에 대단위 굽힘의 끝 범위에서 안쪽에 배치된다. 도수접촉(MC)은 어깨뼈 앞쪽 내림을 위한 앞쪽 어깨뼈 봉우리와 환자가 대단위 굽힘의 말단에서 등척성 수축으로 잡고 있을 때 골반 앞쪽 올림을 위한 위쪽/앞쪽 엉덩뼈에 있다.

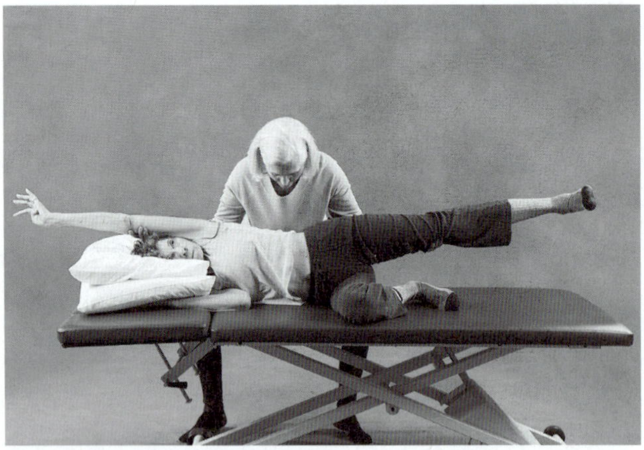

그림 4.20 대단위 신장의 끝 범위
왼쪽 상지는 어깨뼈 뒤쪽 올림과 함께 굽힘/벌림/바깥쪽 돌림(FLEX/ABD/ER)에 위치함. 적절한 저항과 당김을 적용하기 위한 도수접촉(MC)은 먼쪽/뒤쪽/바깥쪽 위팔뼈에 있다.
왼쪽 상지는 골반 뒤쪽 내림과 함께 폄/벌림/안쪽 돌림(EXT/ABD/IR)에 있다. 적절한 저항과 당김을 위한 도수접촉(MC)은 먼쪽/뒤쪽/바깥쪽 넙다리뼈에 있다.

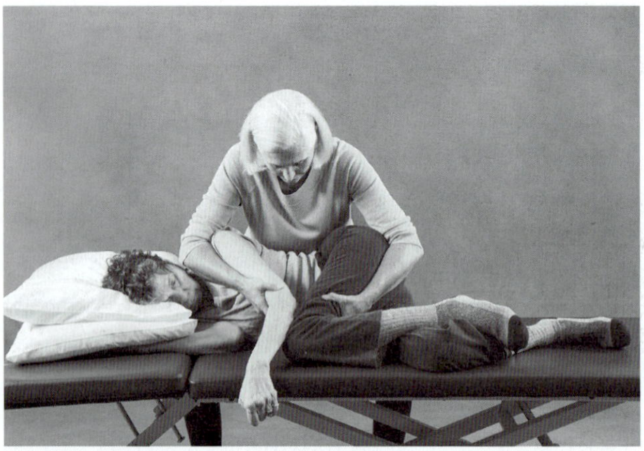

그림 4.21 대단위 굽힘은 능동적인 대단위 신장의 시작 위치이다. 환자는 왼쪽 상지가 폄/모음/안쪽 돌림(EXT/ADD/IR)에 위치한 상태에서 어깨뼈 앞쪽 내림 및 골반 앞쪽 올림이 있는 하지 굽힘/모음/바깥쪽 돌림(FLEX/ADD/ER)으로 옆으로 누워 있다. 대단위 신장으로 이동하기 위해 도수접촉(MC)은 치료사의 팔을 어깨뼈 뒤쪽 올림에 저항하기 위해 위쪽/아래쪽 어깨뼈봉우리에 있는 먼쪽 위팔뼈에 있다. 반대쪽 손은 골반 뒤쪽 내림에 저항하기 위해 치료사의 팔오금(subital fossa)이 엉덩뼈 결절(ischial tuberosity)을 감싸고 있는 원위 넙다리뼈에 있다. 환자가 움직이기 시작하면 치료사의 도수접촉(MC)은 상지 굽힘/벌림/바깥쪽 돌림(FLEX/ABD/ER)에 저항하고 당김을 적용하기 위해 먼쪽/뒤쪽/가쪽 넙다리뼈에 배치되고 하지 폄/벌림/안쪽돌림(EX/ABD/IR)에 저항하고 당김을 적용한다. 이러한 도수접촉(MC)은 치료사가 범위의 초기 부분을 통해 어깨뼈 뒤쪽 올림 및 골반 뒤쪽 내림에 저항할 수 있도록 보장하며, 대단위 신장의 완료를 위해 사지를 통한 적절한 저항과 당김을 추적한다 (그림 4.20 참조).

바로 누운 자세에서 팔꿈치로 옆으로 누운 자세로 구르기

바로 누운 상태에서 환자는 몸을 돌려 머리와 몸통을 위로 들어 올리면서 팔꿈치로 옆으로 누운 자세로 이동한다. 환자의 최하단 상지는 체중을 수용하기 위한 준비를 위해 팔꿈치와 90° 굽힘으로 사전 배치된다. 치료사는 환자가 반대쪽 상지(즉, 왼쪽 방향으로 이동하는 경우 오른쪽 상지)로 신체를 가로질러 도달하도록 지시함으로써 상부 몸통의 올림 및 회전을 촉진할 수 있다. 움직임을 용이하게 하기 위해 상지의 원위부와 앞쪽/위쪽 어깨뼈 근위부의 도수접촉(MC)을 사용하여 최상단에 적절한 저항을 적용할 수 있다. 초기 보조가 필요한 경우 치료사는 양손을 겨드랑이 아래 환자의 상단 몸통 위에 올려놓을 수 있다. 환자의 최상단 상지는 팔꿈치를 펴고 치료사의 어깨에 손을 얹은 상태로 사전 배치될 수

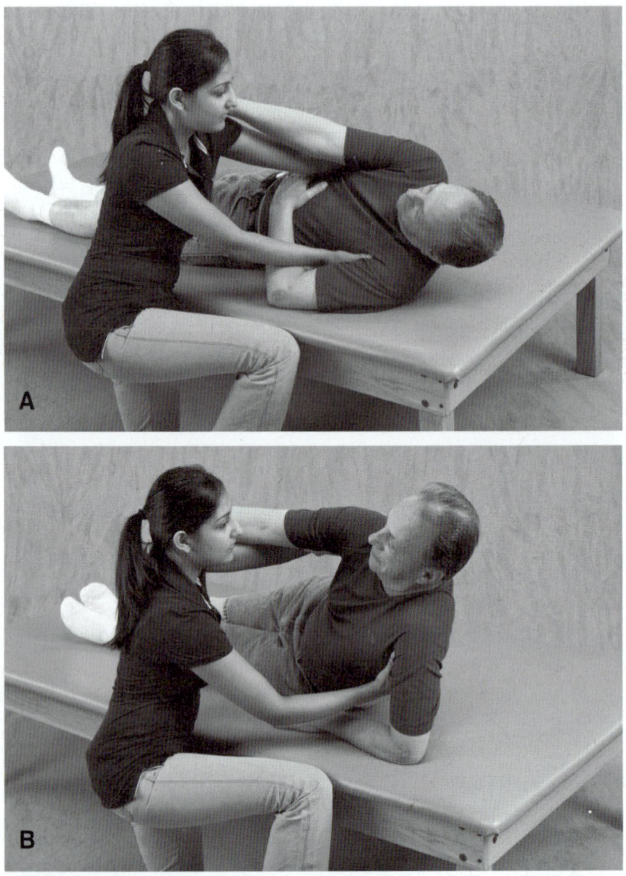

그림 4.22 치료사는 환자를 팔꿈치로 옆으로 누운 자세로 수동으로 보조한다.
(A) 환자는 몸을 돌려 머리와 윗 몸통을 들어 올리기 시작한다. 왼쪽 상지(매트에 가장 가까운)는 약 90°의 팔꿈치 굽힘으로 사전 배치된다는 점에 유의한다.
(B) 환자는 어깨 아래의 팔꿈치를 체중을 지탱하는 위치로 가져온다.

있다(그림 4.22). 필요한 경우 몸통 아래에 작은 베개나 웨지를 두어 바깥쪽 굽힘을 최소화하거나 푹 쓰러지는 것을 줄일 수 있다. 이러한 전략은 움직임을 안내하고 바로 누운 상태에서 옆으로 누운 자세로 효율적인 체중 이동을 촉진하는 데 도움이 된다.

율동적 개시는 바로 누운 상태에서 팔꿈치로 옆으로 누운 상태로의 전환을 촉진하는 데 사용될 수 있다. 환자에게 협응되고 시기 적절한 운동 전환을 지시하는 것이 목표라면 이 기법의 저항 단계는 강조되지 않으며 수동, 능동 보조 및 능동 단계에 초점을 맞춘다. 도수접촉(MC)들은 어깨뼈 및 상부 몸통 근접하게 또는 상지들 상에 원위쪽으로 배치된다. 일단 위치에 오르면, 안정화(등척성) 반전을 사용하여 몸통과 체중 지지 분절을 강조하면서 위치 내의 안정성을 촉진할 수 있다(그림 4.23).

임상 노트 : 뇌졸중으로 회복 중인 환자는 의자에 앉을 때 더 관여된 쪽으로 기울거나 옆으로 쓰러지거나 몸통에 경련이 나타날 수 있다. 이러한 자세는 몸통 유연성 상실, 몸통 조절 상실, 앉기 자세 불량 등의 원인이 된다. 옆으로 누운 자세에 들어가는 것은 몸통의 활성화와 신장을 촉진하는 동시에 팔꿈치와 어깨의 안정성을 위해 초기 체중 조절을 촉진하는 중요한 활동이다.

옆으로 누운 자세에서 환자는 큰 기저면(BOS)과 낮은 무게 중심(COM)으로 매우 안정적인 자세인 엎드린 자세(그림 4.24)로 보조할 수 있다.

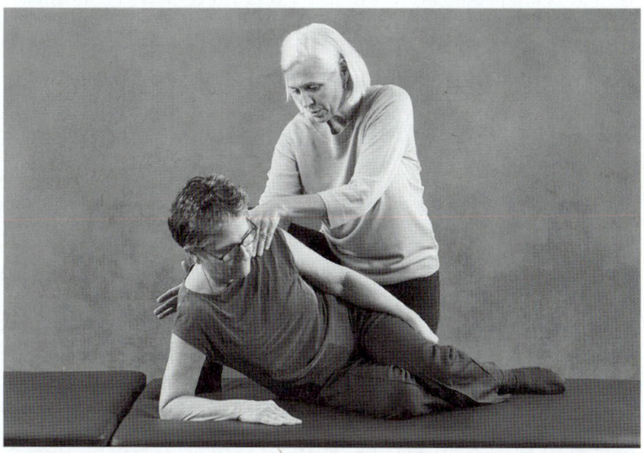

그림 4.23 오른쪽 뒤쪽 아래 어깨뼈와 왼쪽 앞쪽 위쪽 어깨뼈의 도수접촉(MC)을 사용하여 바깥쪽 팔꿈치 위치에서 안정적 반전을 적용

표시되지 않음: 그런 다음 도수접촉은 몸통 및 체중 지지 분절 전반에 걸쳐 안정성을 촉진하기 위한 목적으로 다른 신체 분절(골반, 비 체중 지지 상지, 머리 및 목)로 이동된다.

구르기: 상지와 하지 패턴

앞 절에서 논의한 바와 같이 어깨뼈와 골반은 몸통과 사지의 직접적인 연결고리이기 때문에 구르기의 능력에 결정적인 역할을 한다. 몸통을 통해 안정성을 확보할 수 있는 경우 상하지가 맞물려 보다 긴 지레팔을 형성하여 구르기의 용이성을 높일 수 있다. 따라서 상지 및/또는 하지 움직임은 안정적인 코어(원위 가동성을 위한 동적 고정)에서 발생한다. 구르기를 용이하게 하기 위해 사용되는 다양한 상하지 패턴과 패턴 조합은 상자 4.2를 참조한다. PNF 상지 및 하지 패턴을 등장성 수축의 조합과 함께 사용하면 옆으로 누운 자세로부터 반듯이 눕는데 필요한 움직임의 증가된 강도 및 조절을 촉진하는 데 효과적이다.

하지 패턴을 사용하여 등장성 수축 조합을 적용하기 위해 환자는 하지 폄/벌림/안쪽 돌림(EXT/ABD/IR)의

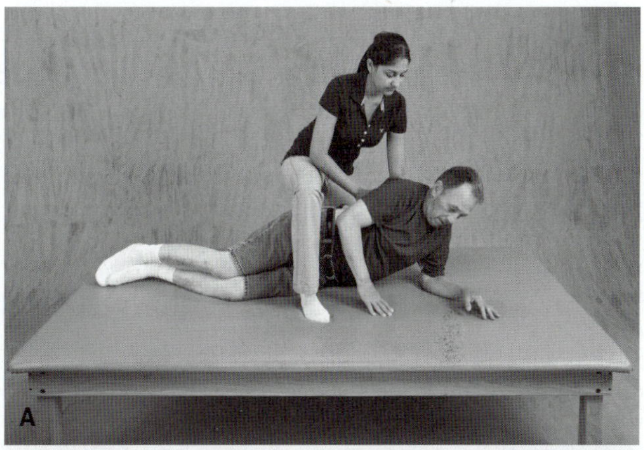

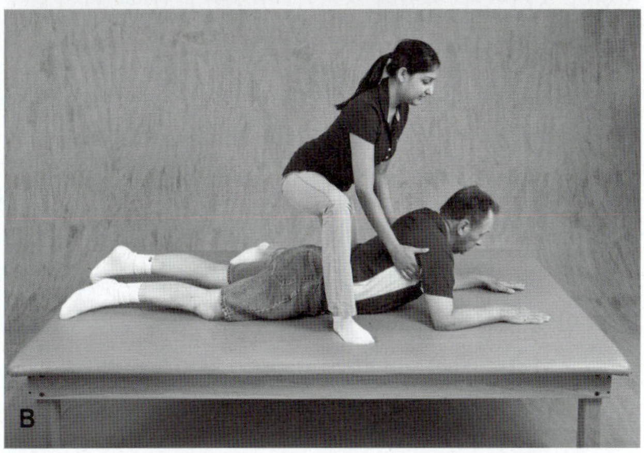

그림 4.24 환자를 옆으로 누운 자세에서 팔꿈치로 엎드린 자세로 보조할 수 있다.

(A) 시작 자세: 치료사가 상부 몸통회전에 대한 지원과 도움을 제공하고 있다.

(B) 끝 위치: 아래쪽 몸통은 팔꿈치와 팔뚝에 체중이 분포하면서 엎드린 방향으로 회전한다.

상자 4.2 구르기: 팔다리 패턴 및 패턴 조합

- 어깨뼈 앞쪽 내림 및 몸통 굽힘/회전이 있는 일방적 상지 폄/모음/안쪽 돌림(EXT/ADD/IR).
- 양쪽 상지는 어깨뼈 앞쪽 내림 및 어깨뼈 뒤쪽 내림 및 몸통 굽힘/회전과 함께 폄/모음/안쪽돌림(EXT/ABD/IR)과 결합한다. 더 강한 (더 기능적인) 상지가 다른 더 영향을 받는 상지를 폄/벌림/안쪽돌림(EXT/ABD/IR) 패턴으로 보조하기 위해 사용될 때, 이 조합을 'Chop'이라고 한다.
- 골반 앞쪽 올림과 몸통 굽힘/회전이 있는 편측 하지 굽힘/모음/바깥쪽 돌림(FLEX/ADD/ER).
- 굽힘/모음/바깥쪽 돌림(FLEX/ADD/ER)과 골반 앞쪽 올림 및 골반 뒤쪽 올림 및 몸통 굽힘/벌림/안쪽돌림 (FLEX/ABD/IR)의 쌍방향 하지 조합.
- 어깨뼈 앞쪽 내림 및 골반 앞쪽 올림 및 몸통 굽힘/돌림 및 동측 하지 굽힘/모음/바깥쪽 돌림(FLEX/ADD/ER)과 함께 상지 폄/모음/안쪽돌림(EXT/ADD/IR)의 조합

PNF 패턴은 제3장: 고유수용성 신경근 촉진에 전체적으로 설명되어 있다.

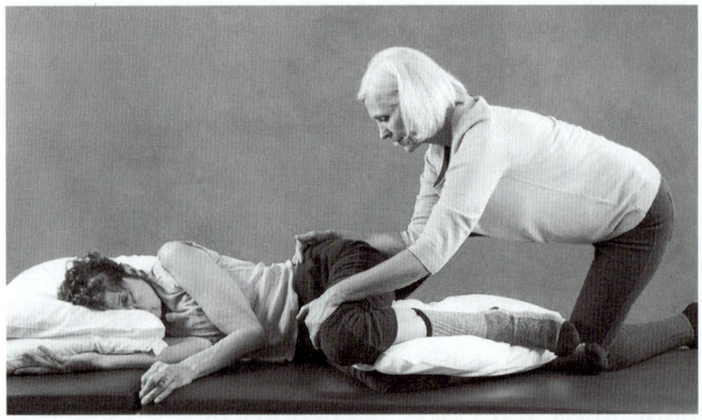

그림 4.25 COI를 적용하여 구르기 촉진
환자가 등척성 유지가 적용되는 하지 굽힘/모음/바깥쪽 돌림(FLEX/ADD/ER)의 끝 범위로 구심성 수축으로 이동했다. 표시되지 않음: 그런 다음 환자가 하지 폄 /벌림/안쪽 돌림(EXT/ABD/IR)의 시작 위치로 원심성 수축으로 돌아간다. 도수접촉(MC)은 골반과 넙다리뼈 말단에 있다.

늘린 범위에서 옆으로 누운 위치에서 시작한다. 치료사는 용이하게 하기 위해 대각선 패턴에 맞춰 배치된다. 그런 다음 환자는 등척성 유지가 적용되는 굽힘/모음/바깥쪽 돌림(FLEX/ ADD/ER)으로 구심성 수축으로 이동한다(그림 4.25). 그런 다음 환자가 폄/벌림/안쪽돌림(EXT/ABD/IR)의 시작 위치로 원심성 수축으로 돌아간다. 관절가동범위(ROM)가 하지 폄으로 들어가고 옆으로 누운 다음 누운 채로 뒤로 굴러가는 것은 환자가 통제력을 발달함에 따라 천천히 증가한다(범위의 증가). 하지를 굽힘/모음/바깥쪽 돌림(FLEX/ADD/ER)으로 이동함으로써 바로 누운 상태에서 옆으로 누운 자세 쪽으로 구르면서 진행된다. 환자의 상지는 앞으로 쉬거나 어깨에서 양측으로 구부러지고 몸통 앞에 위치할 수 있다. 대안적으로, 상지는 가장 낮은 쪽의 머리 위로 구부러지고 가장 높은 쪽의 손은 환자 옆에 놓이게 하여 비대칭적으로 배치될 수 있다.

앞서 언급한 활동을 위한 치료사의 위치 설정은 치료사가 촉진되는 사지 대각선에 맞출 것을 요구한다. 하나의 예외는 상지 폄/모음/안쪽돌림(EXT/ADD/IR) 및 하지 굽힘/모음/바깥쪽 돌림(FLEX/ADD/ER)(대단위 굽힘, 앞에서 설명한 바와 같이 바로 누운 자세에서 옆으로 누운 자세로 구르기)을 통한 구르기를 용이하게 할 때 발생한다. 이러한 대각선의 조합은 치료사가 양쪽 대각선과 동시에 일직선을 이룰 수 없으므로 치료사는 환자 뒤에 배치된다. 치료사는 환자가 다른 대각선을 통해 능동적으로 이동하는 동안 촉진되거나 저항할 수 있도록 한 대각선에 일직선으로 위치할 수도 있다. 관련된 큰 원호 운동과 필요한 무게 이동을 고려할 때, 이러한 활동은 넓은 치료 테이블이나 바닥 매트 위에서 수행하는 것이 가장 좋다.

율동적 개시는 환자에게 원하는 움직임을 지시하고, 움직임을 쉽게 시작하며, 몸통과 사지의 힘과 조율을 향상시키는 데 사용될 수 있다. 율동적 개시는 구르기 중 사지 사용에 대한 초기 운동 학습에 이상적이다. 단일 사지 패턴(상단 또는 하지)을 사용하여 측면 누름에 율동적 개시(RI)를 적용하기 위해 치료사는 적절한 저항을 적용하기 위해 원위부(상지 또는 하지)와 근위부(어깨뼈 또는 골반) 도수접촉(MC)을 사용할 수 있다. 상지와 하지 패턴의 조합을 사용하는 경우, 도수접촉(MC)은 또한 각 사지에서 근위 또는 원위일 수 있다.

근위 및 원위 도수접촉(MC)의 조합은 또한 패턴 내에서 누락된 요소들을 용이하게 하기 위해 사용될 수 있다. 도수접촉은 적절한 저항과 관절가동범위(ROM)를 통한 움직임에 따라 변화한다. 환자는 바로 누운 자세에서 엎드리는 방향으로 이동할 수 있다(어려운 과제). 또는 옆으로 눕고 엎드리는 방향으로 이동한 후 바로 누워서 시작하는 방향으로 진행할 수 있다. 구르기를 촉진하기 위한 사지의 움직임은 수동적으로 시작되고 능동 보조로 진행되며, 적절하게 저항 된다. 목표는 몸통의 안정성에 이어 적절한 타이밍으로 사지의 움직임을 조절하는 것이다. 이 과정은 관절가동범위

에서 점진적인 증가로 반복되며, 필요한 경우 빠른 스트레칭을 사용하여 원하는 방향으로 이동하거나 수축 중에 운동 단위 출력을 증가시킬 수 있다.

임상 노트 : 목 굽힘과 회전이 있는 폄 패턴도 구르기 촉진을 위해 사용될 수 있다. 옆으로 누운 자세(또는 바로 누운 자세)에서 목 굽힘과 회전을 사용하여 엎드린 자세로의 구르기를 용이하게 한다. 옆으로 누운 자세(또는 엎드린 자세)에서 목 폄 및 회전을 사용하여 바로 누운 상태로 구른다. 이러한 패턴은 제3장: 고유수용성 신경근 촉진에도 설명되어 있다.

결과

운동조절 목표 : 가동성을 조절된 움직임으로 전환

기능적 기술 달성 : 바로 누운 자세에서 엎드린 자세 그리고 뒤로 독립적으로 구르기 가능

구르기 문제를 다루는 중재에 대한 지식을 적용하려면 학생실습활동 4.5를 참조한다.

보상 움직임 전략
Compensatory Movements and Strategies

다음 단락에 요약된 전략은 환자가 능동적인 움직임을 보이지 않을 때 기능적인 침상 가동성을 달성하는 데 사용된다. 이것들은 독립적인 기능을 위해 보상 전략이 필요한 완전 척수손상 또는 진정한 약화를 가진 환자들이 종종 사용하는 전략이다. 치료 목표는 기능이며, 가동성이 조절된 적절한 근위 안정성을 이러한 환자에게 사용할 수 없다는 것을 인식하는 것이다. 이러한 상황에서 구르기는 팔 다리의 전위치(예, 한쪽 발목을 다른 쪽 발목에 교차)와 운동량을 사용하여 몸을 굴리는 데 도움이 되는 운동을 용이하게 하는 보상 운동과 전략을 사용하여 도움을 받을 수 있다. 구르기를 촉진하기 위한 보상적 중재는 반듯이 눕거나 옆으로 눕거나 작은 범위에서 더 큰 범위로, 마지막으로 완전한 관절가동범위로 진행될 수 있다. 예를 들어, 옆으로 누운 자세(처음에는 베개가 필요할 수 있음)에서 먼저 1/4바퀴를 앞으로 굴린 다음 뒤로 1/2바퀴를 돌리면서 옆으로 누운 자세에서 눕거나 엎드린 자세까지 완전히 회전한다.

운동량을 최적으로 사용하면 기능이 향상되고 구르기 달성에 필요한 노력이 줄어든다. 가속도는 머리와 목의 움직임을 사용하거나 구르기 운동의 방향으로 반대쪽 상지 또는 하지(또는 둘 다)를 위로 들어 올려 몸체를 가로질러 들어 올려 생성될 수 있다. 우측으로 구르기 위해, 좌측 상지 및/또는 좌측 하지는 위쪽 및 오른쪽으로 몸의 중앙선을 가로질러 들어 올려진다. (움직이기 전에) 팔다리를 사전 배치하는 것도 구르기 촉진을 위해 사용될 수 있다. 팔다리의 전치 배치에 적용할 전략은 상자 4.3을 참조한다. 치료사의 위치와 움직임은 환자의 이동 편의를 제한하거나 제한해서는 안 된다. 이상적으로, 치료사는 필요에 따라 움직임을 보조하기 위해 환자 뒤에 또는 앞에 배치된다. 의사소통 결함(예, 실어증)이 있는 환자 또는 시각적 또는 구두 명령에 크게 의존하는 사람들은 치료사가 앞에 위치한 것을 볼 수 있기 때문에 이점을 얻는다.

몸통이나 사지 힘이 없는 경우, 환자가 구르기의 기능적 과제를 달성하기 위한 보상 전략을 개발하는 것이 중요하다. 그러나 치료적 관점에서 치료사는 가능할 때마다 구르기 중 효율적인 원위 가동성을 위해 근위 안정성을 가르치고 촉진하는 데 초점을 맞추는 것이 중요하다. 예를 들어, 변형된 후크라잉(보상 전략) 자세에서 구르면 환자가 작업을 완료할 수 있지만, 사지가 작동할 수 있는 안정적인 몸통의 능동적 결합을 촉진하지는 않는다. 머리를 들어 올리거나, 상지를 폄/모음하거나, 구르기를 시작하는 방법으로 하지를 굽힘/모음 하여 환자에게 신경생리학적으로 가능한 한 몸통에 관여하도록 가르치는 것은 많은 기능 활동에 중요한 원위 가동성과 사용 가능한 근위 안정성 통합을 촉진할 것이다. 가능한 경우, 구르기 할 때 환자에게 팔로 당길 스트랩을 제공하는 것은 몸통에 대한 조사를 촉진하는 상지 폄/모음/안쪽 돌림(EXT/ADD/IR) 패턴을 활성화하는 데 도움이 될 수 있다.

만성 폐쇄성 폐 질환이나 울혈성 심부전과 같이 심폐에 관여하는 환자나 최근 몸통과 관련된 수술 절차를 거친 환자에게는 반듯이 눕거나 엎드린 자세가 어렵거나 금지될 수 있다. 뇌졸중으로부터 회복하는 환자는 양쪽 모두로 구르기 연습을 필요로 할 것이다: 더 영향을 받는 쪽으로 넘어가는 연습과 덜 영향을 받는 쪽으로 넘어가는 연습이 필요하다. 보다 상관된 상지는 환자가 양손을 서로 붙들고, 양 팔꿈치를 펴고, 어깨를 구부리게 함으로써(손으로 묶은 위치) 어깨를 앞으로 유지하도록 효과적으로 지지될 수 있다. 환자는 또한 관계된 손을 반대쪽 어깨로 가져가고 관계되지 않은 손

상자 4.3 구르기: 사지의 사전 배치 전략

상지

- 옆으로 누운 자세 또는 바로 누운 자세에서, 가장 낮은 상지(구르기의 방향에 가장 가까운 상지)는 몸체 아래에 갇히지 않도록 머리 위로 굽힘 될 수 있다.
- 엎드리기 쉬운 것부터, 매트에 주먹을 올리거나 손을 벌린 상태에서 어깨의 벌림과 팔꿈치 굽힘을 사용하여 몸을 옆으로 밀어 넣을 수 있다.
- 어깨 관절가동범위 제한적인 경우, 어깨가 모음 되고 손이 엉덩이 아래로 몸 가까이 들어갈 수 있다.

하지

- 발/발목이 교차 된 상태에서 하지를 사전 배치하거나 베개에 엉덩이를 위치시켜 1/4 회전하는 것은 유용한 초기 전략이다. 환자가 진행됨에 따라 베개를 제거하고 하지를 열 수 있다.
- 바로 누운 자세에서 하지는 발이 교차된 상태로 폄 될 수 있다(예, 사지마비 환자). 한쪽 발이 다른 쪽 발 위로 교차될 때, 가장 높은 발은 구르기의 방향으로 배치된다. 예를 들어, 오른쪽으로 굴릴 때, 왼발은 오른쪽 위로 교차된다(그림 4.26).
- 누운 자세에서 구르기의 방향 반대편 하지(예, 왼쪽을 향해 구르는 경우 오른쪽 하지)는 발을 지지 표면에 편평하게 하여 구르기를 옆으로 밀어 눕힌 다음, 더 엎드린 자세(예, 뇌졸중 환자)로 약 60°의 엉덩이와 무릎 굽힘에 위치할 수 있다. 하나의 하지만 구부러지기 때문에 이를 변형된 후크라잉 자세라고 한다. 이 하지 자세는 측면 위치에서 구를 때도 사용할 수 있다(그림 4.27).

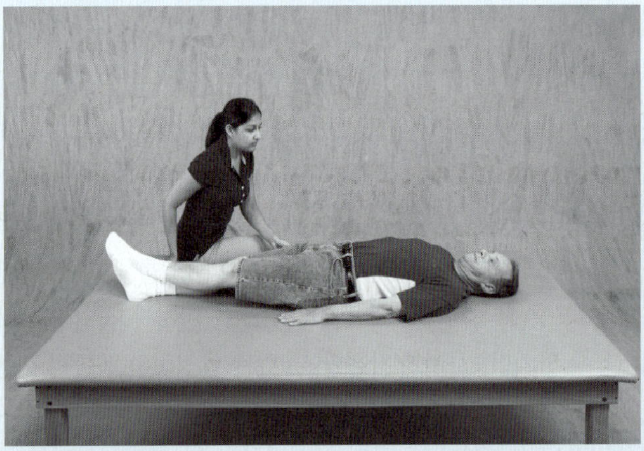

그림 4.26 환자는 무릎을 펴고 왼쪽 발을 오른쪽 위로 교차시킨 채 바로 누운 상태로 위치하여 오른쪽으로 굴러갈 준비를 한다.

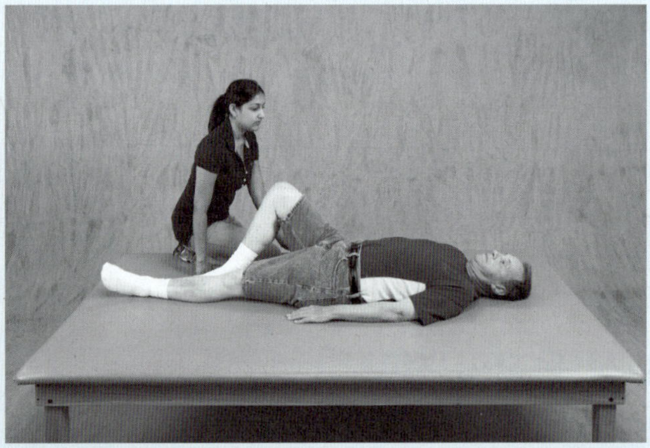

그림 4.27 변형된 후크라잉 자세에 있는 환자 오른쪽 하지는 왼쪽으로 구르기 준비를 위해 약 60°의 엉덩관절과 무릎 굽힘에 있다.

을 관계된 위팔뼈 머리의 뒤쪽 주위에 배치하여 관계된 어깨를 구르는 동안 지지하도록 가르칠 수 있다. 이 위치를 지정하면 환자는 개입되지 않은 상지를 사용하여 안전하고 중립적인 위치에서 영향을 받은 어깨와 함께 옆으로 눕거나 누워서 구르기 작업을 시작할 수 있다.

요약 SUMMARY

이 장에서는 초기 몸통 조절과 침상 가동성을 개선하기 위한 중재를 학습했다. 운동 작업 요구사항(이동 움직임, 안정성[정적 자세조절] 및 동적 자세조절[조절된 가동성])의 맥락에서, 후크라잉, 교각 자세, 옆으로 누운 자세 및 구르기의 조절을 개선하기 위한 활동과 기법이 제시되었다. 이러한 자세나 활동은 위치 변화, 스쿠팅, 옷입고 벗기, 개인위생 및 바로 누운 자세에서 앉는 자세로의 이동 전환을 포함하여 독립적인 침상 이동 기능에 대한 중요한 선행 기술을 나타낸다. 제시된 중재와 기술은 초기 몸통 조절을 개선하고 환자에게 가장 효율적이고 기능적이며 통증이 없는 침상 이동 전략을 제공하는 최우선 목표를 다룬다.

학생실습활동

학생실습활동은 후크라잉 자세, 교각 자세, 옆으로 누운 자세 및 구르기(구르기에는 과제 분석을 다루는 추가실습활동이 포함됨)에 대해 제시된 주요 치료기법과 활동을 다룬다. 또래 학생들과 중재의 이해를 명확하게 말하거나 지식과 기술들을 공유하기 위해 이러한 활동을 제공한다. 그룹의 각 학생은 토론되고 시연되는 기술이나 치료 활동에 대한 이해 또는 질문에 기여한다. 대화는 그룹이 이해의 의견일치에 도달할 때까지 계속되어야 한다.

학생실습활동 4.1

후크라잉 자세

활동과 기법

▲ 후크라잉 자세, 안정화(유지)
▲ 후크라잉 자세, 치료 공을 이용하여 하부 몸통회전(LTR)
▲ 후크라잉 자세, 율동적 개시를 이용하여 하부 몸통회전(LTR)
▲ 후크라잉 자세, 동적(등장성) 반전을 이용하여 하부 몸통회전(LTR)

목표: 후크라잉 자세에서 시연되고 설명된 활동과 기법을 수행할 수 있다.

준비물: 플랫폼 매트와 치료용 공

지침: 4~6명의 학생으로 구성된 그룹으로 위의 활동 및 기법에 나열된 각 항목을 생각한다. 그룹의 구성원은 서로 다른 역할(다음 설명)을 맡고 그룹이 새로운 활동 및/또는 기법으로 진행될 때마다 역할을 교대한다.

▲ 한 사람이 (시연을 위해) 치료사의 역할을 맡고 토론에 참여한다.
▲ 한 사람이 환자 역할을 하고(시연을 위해) 토론에 참여한다.
▲ 나머지 구성원들은 토론에 참여하고 시연 중에 도움 주는 피드백을 제공한다. 이 그룹의 구성원 중 한 명을 "사실 확인자" 로 지정하여 토론의 요소를 확인하거나(필요한 경우) 또는 의견일치에 도달할 수 없는 경우 본문 내용으로 돌아가야 한다.

소리 내어 생각하고, 브레인스토밍하고, 생각을 공유하는 것은 이 활동 동안 계속되어야 한다! 나열된 각 활동 및 기법에 대해 다음을 수행한다.

1. 환자 및 치료사의 자세 등 활동에 대해 논의한다. 어떤 위치 변화가 활동을 향상시킬 수 있는지 고려한다(예, 손발 위치 조정, 기저면을 변경하기 위한 손 배치).
2. 기술 설명, 사용 지침, 치료사 손 배치(도수접촉) 및 구두 명령을 포함하여 기술에 대해 논의한다.
3. 지정된 치료사 및 환자가 기법의 활동 및 적용을 시연한다. 시연 중 논의는 계속되어야 한다(시연이 지정된 치료사와 환자의 단독 책임이 되어서는 안 된다). 모든 그룹 구성원은 시연 내내 권장 사항, 제안 및 도움되는 피드백을 제공해야 한다. 시연 중에 활동을 다소 어렵게 만드는 전략에 대하여 논의한다.

그룹의 구성원이 활동 및 기법에 대한 연습이 필요하다고 느낄 경우, 그룹은 요청을 수용할 시간을 할당해야 한다. 의견을 제공하는 모든 그룹 구성원(권고, 제안 및 도움되는 피드백)도 이 관행에 따라야 한다.

학생실습활동 4.2

교각 자세

활동 및 기법

▲ 교각 자세, 등장성 수축의 조합을 사용하여 자세를 확인한다.
▲ 교각 자세, 등척성 수축 반전을 사용하여 안정화(정적 자세조절)
▲ 율동적 개시를 사용하여 스쿠팅
▲ 등장성 수축의 조합을 사용하여 스쿠팅
▲ 동적(등장성) 반전을 사용하여 스쿠팅
▲ 교각 자세, 한쪽 다리를 들고(부록 4A 참조)
▲ 교각 자세, 교대로 다리 들기, 제자리 걷기(부록 4A 참조)
▲ 교각 자세, 무릎을 펴고, 공을 사용하여 기저면 이동(부록 4A 참조)
▲ 공을 이용하여 움직임 변화, 수정된 교각 자세로 앉기(부록 4A참조)

목표: 교각 자세에서 설명하고 시연된 활동 및 기법을 수행할 수 있다.

준비물: 플랫폼 매트와 작은 그리고 중간 크기의 공

지침: 4~6명의 학생으로 구성된 그룹으로 위의 활동 및 기법에

나열된 각 항목을 생각한다. 그룹의 구성원은 서로 다른 역할(다음 설명)을 맡고 그룹이 새로운 활동 및/또는 기법으로 진행될 때마다 역할을 교대한다.

- ▲ 한 사람이 (시연을 위해) 치료사의 역할을 맡고 토론에 참여한다.
- ▲ 한 사람이 환자 역할을 하고(시연을 위해) 토론에 참여한다.
- ▲ 나머지 구성원들은 토론에 참여하고 시연 중에 도움 주는 피드백을 제공한다. 이 그룹의 구성원 중 한 명을 "사실 확인자" 로 지정하여 토론의 요소를 확인하거나(필요한 경우) 또는 의견일치에 도달할 수 없는 경우, 본문 내용으로 돌아가야 한다.

소리 내어 생각하고, 브레인스토밍하고, 생각을 공유하는 것은 이 활동 동안 계속되어야 한다! 나열된 각 활동 및 기법에 대해 다음을 수행한다.

1. 환자 및 치료사의 자세 등 활동에 대해 논의한다. 어떤 위치 변화가 활동을 향상시킬 수 있는지 고려한다(예, 손발 위치 조정, 기저면을 변경하기 위한 손 배치).
2. 기술 설명, 사용 지침, 치료사 손 배치(도수접촉) 및 구두 명령을 포함하여 기술에 대해 논의한다.
3. 지정된 치료사 및 환자가 기법의 활동 및 적용을 시연한다. 시연 중 논의는 계속되어야 한다(시연이 지정된 치료사와 환자의 단독 책임이 되어서는 안 된다). 모든 그룹 구성원은 시연 내내 권장 사항, 제안 및 도움되는 피드백을 제공해야 한다. 시연 중에 활동을 다소 어렵게 만드는 전략에 대하여 논의한다.

그룹의 구성원이 활동 및 기법에 대한 연습이 필요하다고 느낄 경우, 그룹은 요청을 수용할 시간을 할당해야 한다. 의견을 제공하는 모든 그룹 구성원(권고, 제안 및 도움되는 피드백)도 이 관행에 따라야 한다.

학생실습활동 4.3

옆으로 누운 자세

활동 및 기법

- ▲ 옆으로 누운 자세, 상호 몸통 및 팔다리 패턴 조합(어깨뼈 뒤쪽 내림/앞쪽 대각선 올림 골반 앞쪽 올림/뒤쪽 대각선 내림)
- ▲ 옆으로 누운 자세, 율동적 개시
- ▲ 옆으로 누운 자세, 등장성 수축의 조합
- ▲ 옆으로 누운 자세, 동적(등장성) 반전

목표: 옆으로 누운 자세에서 설명하고 시연된 활동 및 기법을 수행할 수 있다.

준비물: 플랫폼 매트

지침: 4~6명의 학생으로 구성된 그룹으로 위의 활동 및 기법에 나열된 각 항목을 생각한다. 그룹의 구성원은 서로 다른 역할(다음 설명)을 맡고 그룹이 새로운 활동 및/또는 기법으로 진행될 때마다 역할을 교대한다.

- ▲ 한 사람이 (시연을 위해) 치료사의 역할을 맡고 토론에 참여한다.
- ▲ 한 사람이 환자 역할을 하고(시연을 위해) 토론에 참여한다.
- ▲ 나머지 구성원들은 토론에 참여하고 시연 중에 도움 주는 피드백을 제공한다. 이 그룹의 구성원 중 한 명을 "사실 확인자" 로 지정하여 토론의 요소를 확인하거나(필요한 경우) 또는 의견일치에 도달할 수 없는 경우 본문 내용으로 돌아가야 한다.

소리내어 생각하고, 브레인스토밍 하고, 생각을 공유하는 것은 이 활동 동안 계속되어야 한다! 나열된 각 활동 및 기법에 대해 다음을 수행한다.

1. 환자 및 치료사의 자세 등 활동에 대해 논의한다. 어떤 위치 변화가 활동을 향상시킬 수 있는지 고려한다(예, 손발 위치 조정, 기저면을 변경하기 위한 손 배치).
2. 기술 설명, 사용 지침, 치료사 손 배치(도수접촉) 및 구두 명령을 포함하여 기술에 대해 논의한다.
3. 지정된 치료사 및 환자가 기법의 활동 및 적용을 시연한다. 시연 중 논의는 계속되어야 한다(시연이 지정된 치료사와 환자의 단독 책임이 되어서는 안 된다). 모든 그룹 구성원은 시연 내내 권장 사항, 제안 및 도움되는 피드백을 제공해야 한다. 시연 중에 활동을 다소 어렵게 만드는 전략에 대하여 논의한다.

학생실습활동 4.4

구르기 과제 분석

목표 : 구르기와 관련된 정상적인 움직임을 분석한다.

지침 : 두세 명씩 조를 짜서 참여한다. 먼저 그룹의 각 사람이 정상 속도로 여러 번 바로 누운 상태에서 엎드린 자세 그리고 엎드린 자세에서 바로 누운 자세로 매트에서 개별적으로 구르도록 한다. 그런 다음 각 사람이 각 방향으로 구르면서 움직임을 느리게 하고 속도를 빠르게 한다.

관찰 및 기록 : 다음 질문을 사용하여 분석을 안내하고 그룹에 표시된 여러 구르기 패턴 간의 변동과 유사성을 관찰하고 기록한다.

▲ 움직임은 어디서 어떻게 시작되고 종료되는가?
▲ 움직임은 어떻게 실행되는가?
  • 몸통의 역할?
  • 팔다리의 움직임의 사용? 머리와 목?
  • 방향 변화에 따라 패턴이 변화(또는 바뀜)되는가?
  • 속도 변화에 따라 패턴이 변화(또는 바뀜)되는가?
▲ 그룹 구성원들 사이에 구르기의 차이점은 무엇인가?
▲ 어떤 종류의 병리학이나 장애가 환자의 구르기 능력에 영향을 미칠 수 있는가?
▲ 어떤 보상 전략이 관찰되었는가?
▲ 구르기 움직임을 제한하거나 손상시킬 수 있는 환경 요인은 무엇인가?

학생실습활동 4.5

구르기

활동 및 기법

▲ 골반 앞쪽 올림/뒤쪽 대각선 내림과 결합된 어깨뼈 뒤쪽 내림/앞쪽 대각선 올림을 포함한 옆으로 누운 자세의 대단위 굽힘 및 대단위 신장 패턴
  • 율동적 개시를 이용한 옆으로 누운 자세에서의 대단위 굽힘 및 대단위 신장
  • 등장성 수축의 조합을 이용한 옆으로 누운 자세에서의 대단위 굽힘 및 대단위 신장
  • 동적(등장성) 반전을 이용한 옆으로 누운 자세에서의 대단위 굽힘 및 대단위 신장
▲ 바로 누운 상태에서 옆으로 구르기, 등장성 수축의 조합 사용

목표: 구르기 개선을 촉진하기 위한 활동 및 치료 중재를 연습한다.

준비물: 플랫폼 매트

지침: 4~6명의 학생으로 구성된 그룹으로 위의 활동 및 기법에 나열된 각 항목을 생각한다. 그룹의 구성원은 서로 다른 역할(다음 설명)을 맡고 그룹이 새로운 활동 및/또는 기법으로 진행될 때마다 역할을 교대한다.

▲ 한 사람이 (시연을 위해) 치료사의 역할을 맡고 토론에 참여한다.
▲ 한 사람이 환자 역할을 하고(시연을 위해) 토론에 참여한다.
▲ 나머지 구성원들은 토론에 참여하고 시연 중에 도움 주는 피드백을 제공한다. 이 그룹의 구성원 중 한 명을 "사실 확인자" 로 지정하여 토론의 요소를 확인하거나(필요한 경우) 또는 의견일치에 도달할 수 없는 경우 본문 내용으로 돌아가야 한다.

소리 내어 생각하고, 브레인스토밍하고, 생각을 공유하는 것은 이 활동 동안 계속되어야 한다! 나열된 각 활동 및 기법에 대해 다음을 수행한다.

1. 환자 및 치료사의 자세 등 활동에 대해 논의한다. 어떤 위치 변화가 활동을 향상시킬 수 있는지 고려한다(예, 손발 위치 조정, 기저면을 변경하기 위한 손 배치).
2. 기술 설명, 사용 지침, 치료사 손 배치(도수접촉) 및 구두 명령을 포함하여 기술에 대해 논의한다.
3. 지정된 치료사 및 환자가 기법의 활동 및 적용을 시연한다. 시연 중 논의는 계속되어야 한다(시연이 지정된 치료사와 환자의 단독 책임이 되어서는 안 된다). 모든 그룹 구성원은 시연 내내 권장 사항, 제안 및 도움되는 피드백을 제공해야 한다. 시연 중에 활동을 다소 어렵게 만드는 전략에 대하여 논의한다.

그룹의 구성원이 활동 및 기법에 대한 연습이 필요하다고 느낄 경우, 그룹은 요청을 수용할 시간을 할당해야 한다. 의견을 제공하는 모든 그룹 구성원(권고, 제안 및 도움되는 피드백)도 이 관행에 따라야 한다.

참고문헌 REFERENCES

1. Saliba Johnson VL, Johnson GS, Wardlaw C. Proprioceptive neuromuscular facilitation. In: Basmajian JV, Nyberg R, eds. *Rational Manual Therapies*. Williams & Wilkins; 1993:243.
2. Johnson G, Saliba Johnson V. PNF 1: The Functional Application of Proprioceptive Neuromuscular Facilitation, Course Syllabus, Version 7.9. Institute of Physical Art; 2014.
3. American Physical Therapy Association. Guide to Physical Therapist Practice, Version 3.0. American Physical Therapy Association; 2014. Accessed March 3, 2020. http://guidetoptpractice.apta.org
4. Kendall FP, et al. *Muscles: Testing and Function with Posture and Pain*. 5th ed. Lippincott Williams & Wilkins; 2005.
5. Sahrmann SA. *Diagnosis and Treatment of Movement Impairment Syndromes*. Mosby; 2002.
6. Sahrmann SA. Does postural assessment contribute to patient care? *J Orthop Sports Phys Ther*. 2002;32(8):376.
7. Claus AP, et al. Different ways to balance the spine: Subtle changes in sagittal spinal curves affect regional muscle activity. *Spine (Phila Pa 1976)*. 2009;34(6):E208.
8. O'Sullivan PB, et al. Effect of different upright sitting postures on spinal pelvic curvature and trunk muscle activation in a pain-free population. *Spine (Phila Pa 1976)*. 2006;31:E707.

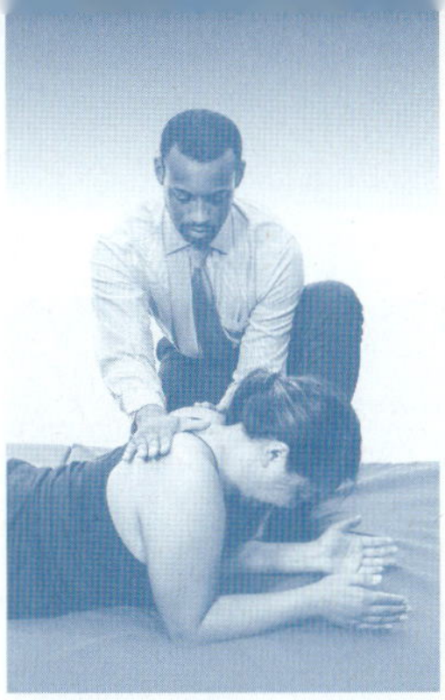

APPENDIX

4A 고 난이도 교각자세 활동

Advanced Bridging Activities

부록 4A는 서기, 걷기 및 계단 오르기 등 직립 항중력 활동에 필요한 자세조절을 더욱 촉진하기 위해 사용되는 난이도 높은 교각자세 활동을 제시한다.

교각 자세, 한 다리 들기

Bridging, Single-Leg Lifts

정적 동적 활동은 교각 자세에서 한쪽 하지 체중지지를 수반한다. 환자는 한쪽 다리(정적 사지)를 사용하여 교각 자세를 유지하면서 매트로부터 반대쪽 다리(동적 사지)를 들어 올린다. 동적 사지는 엉덩관절을 부분적으로 구부리고 무릎을 폄한 상태에서 일정하게 유지되거나(그림 4A.1), 움직임을 추가함으로써 추가 과제를 어렵게 할 수 있다(예, 전체 엉덩관절 및 무릎 굽힘에 근접하기 위해 무릎 폄과 함께 부분 엉덩관절 굽힘을 번갈아가며). 추가적인 과제는 매트에서 상지로 지지하는 부분을 제거하고 팔꿈치를 펴고 손을 마주 잡은 상태에서 어깨를 굽힘 함으로써 부과될 수 있다.

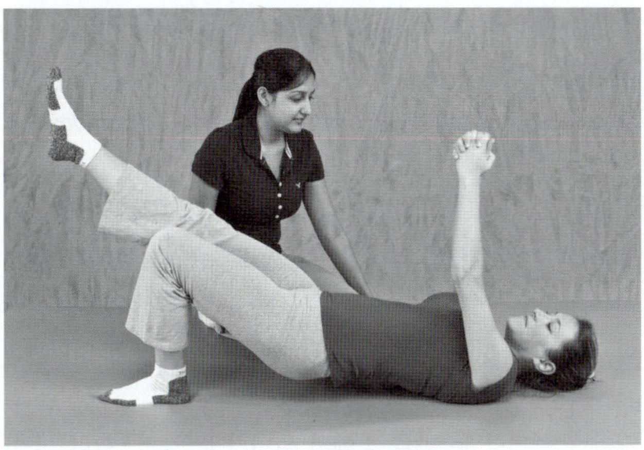

그림 4A.1 교각 자세, 정적-동적 한 다리 들기
과제는 어깨를 구부리고 양손을 모으고 팔꿈치를 펴면 증가할 수 있다.

교각 자세, 교대로 다리 들어 올리기, 제자리 걷기

Bridging, Alternating Leg Lifts, Marching in Place

이 활동은 두 다리 사이에서 정적 요소와 동적 요소를 번갈아가며 작용한다. 교각 자세에서 제자리 걷기(엉덩이 및 무릎 굽힘)는 엉덩이 및 무릎 굽힘을 사용하여 하나의 하지(동적)를 매트에서 들어 올려서 시작 위치(정적)로 되돌린다음, 동일한 패턴으로 반대쪽 하지(동적)를 즉시 들어야 한다. 불안정한 환자는 무중력 상태의 동적인 사지 측면에서 골반이 떨어지는 현상을 보일 것이다. 지팡이나 자를 골반에 배치하여 시각적 피드백을 제공하여 골반 높이를 유지하도록 도울 수 있다.

교각 자세의 정적 동적 움직임은 촉각(예, 두드림) 또는 구두 명령으로 촉진될 수 있다. 처음에는 하지를 자유롭게 하기 위해 자세의 안정성을 높여야 할 수 있다. 이는 팔다리의 위치를 통해 기저면을 증가시킴으로써 달성될 수 있다. 조절이 진행됨에 따라 상지 지지를 줄임으로써 난이도가 증가 할수 있다. 움직임의 속도 및 범위는 활동의 난이도를 증가시키기 위해 변경될 수 있다. 환자들은 걷기까지 한 다음 제자리에서 "달리기"하거나 좌우로 "달린다"고 할 수 있다. 후자의 활동은 연결 위치에 상당한 도전을 부과하며 적절한 안정성과 조절된 움직임으로 효율적인 운동조절 전략을 보여주는 환자만 수행해야 한다.

교각 자세, 공을 이용한 기저면 움직임, 무릎 폄

Bridging, Mobile BOS Using a Ball, Knees Extended

환자가 후크라잉 자세에 있는 상태에서 중간 크기의 공이 환자의 다리 아래에 놓는다. 공에 다리를 유지한 다음 환자는 골반을 들어 올려 엉덩이와 무릎을 편다(그림 4A.2).

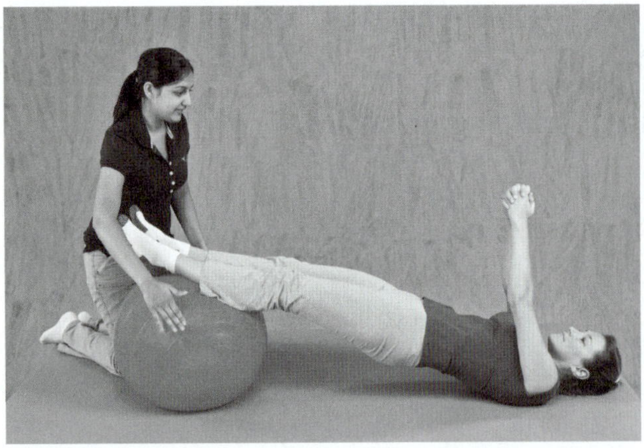

그림 4A.2 무릎을 편 상태로 움직이는 기저면에서 교각 자세.

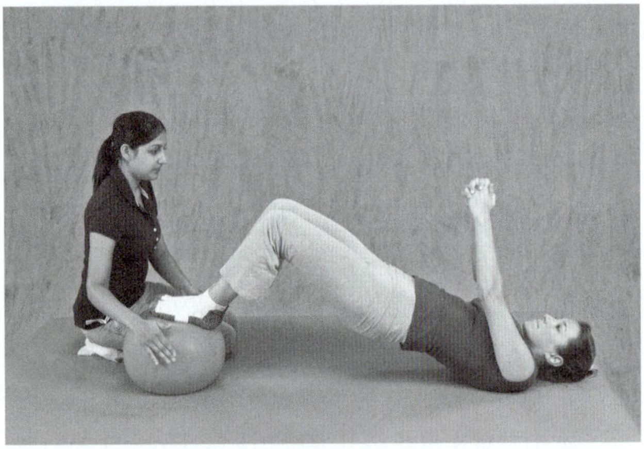

그림 4A.3 무릎을 구부린 상태로 작은 공(움직이는 기저면)에 발을 지지하고 교각 자세.

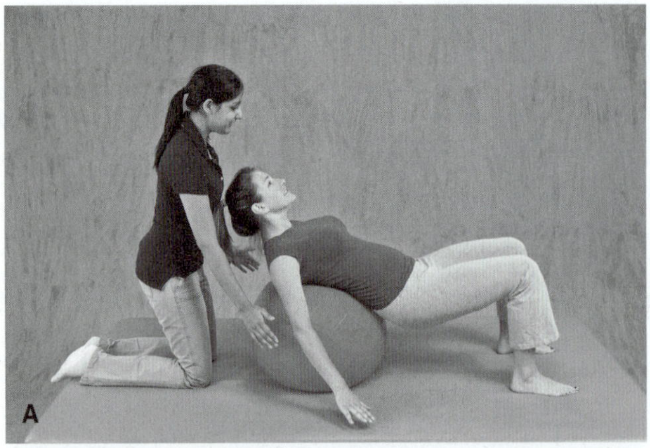

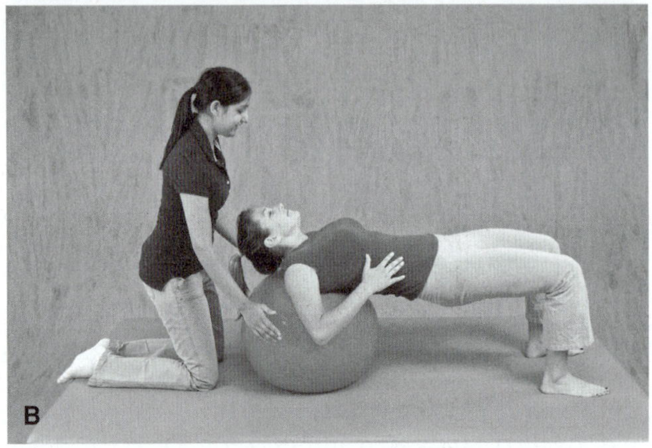

그림 4A.4 수정된 교각 자세, 공을 사용한 움직임 전환
환자는 공 위에 앉은 자세(그림에 표시되지 않음)에서 머리와 어깨가 공 위에 놓일 때까지 공에서 두 발을 "제자리 걷는다". 초기 움직임 전환 중에 팔 다리 지지가 필요할 수 있다. 이것은 (A) 필요한 경우 바닥을 지지하기 위해 환자의 손과 손가락 끝을 아래로 배치하고 (B) 안정성을 높이기 위해 팔꿈치를 볼에 "잠금"함으로써 달성될 수 있다.

이 활동은 기저면이 고정되어 있지 않기 때문에 골반 올림의 자세 과제를 크게 증가시킨다. 환자는 골반을 들어 올리는 것 외에도 공위에 다리를 안정시키고 공 위치를 유지해야 한다. 공을 발 쪽으로 더 멀리 놓을수록 활동이 더 어려워진다. 뒤넙다리근은 무릎이 폄 될 때 더 완전하게 안정화에 참여한다. 환자는 처음에 자세의 안정성을 증가시키고 조절이 증가함에 따라 매트 상의 상지 지지를 감소시키기 위해 매트 상의 사지를 사용하도록 권장해야 한다. 이 활동의 진행은 무릎을 구부린 상태에서 발을 지지하기 위해 작은 공을 사용하는 기저면 이동으로 교각 자세를 하는 것이다(그림 4A.3).

수정된 교각 자세에서 앉기, 공을 사용하여 움직임 이동

Sit to Modified Bridge Position, Movement Transitions Using a Ball

이러한 고 난이도 안정화 활동은 자세조절에 상당한 도전을 제기한다. 공에 앉는 것에서 수정된 교각 자세(공에 의해 지지 되는 상부 몸통)로 이동하는 것을 포함한다. 환자는 적당한 크기의 공 위에 앉는 것부터 시작한다. 무릎과 엉덩관절은 굽힘 한다. 엉덩이는 폄 쪽으로 움직이고 무릎 굽힘을 유지하며 공에서 두 발을 공에서 멀어지게 "걷기" 한다. 공은 머리와 어깨가 공 위에 놓일 때까지 몸통 중심을 따라 위로

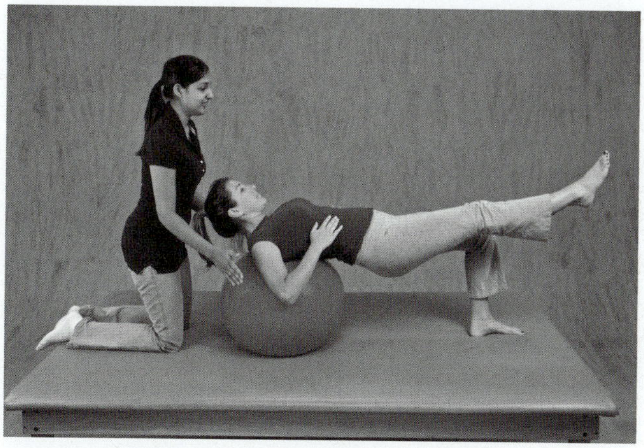

그림 4A.5 수정된 교각 자세에서 정적–동적 활동.

구른다(그림 4A.4). 환자는 골반 높이와 함께 펴 된 위치에서 엉덩이를 유지한다. 초기에는 손끝 또는 손으로 바닥을 지지할 필요가 있다. 조절이 발달함에 따라 지지가 제거된다. 또는 팔꿈치를 공에 대고 "잠금" 함으로써 추가적인 안정성을 얻을 수 있다(공에 대항하여 팔꿈치는 구부리고 펴고 모은다). 가슴을 가로질러 상지를 접은 다음 약 90°로 어깨 굽힘과 두 손을 깍지 낀 상태에서 팔꿈치를 펴는 것보다 어려운 위치로 진행할 수 있다.

수정된 교각 자세, 공에서 정적–동적 활동

Modified Bridge Position, Static-Dynamic Activities Using a Ball

수정된 교각 자세에서 정적–동적 활동은 자세조절에 대한 높은 수준의 도전을 제공하며 후기 단계 재활을 위해 필요하다(그림 4A.5). 이러한 과제에는 정적 손발이 신체를 안정시키고 교각 자세를 유지하는 동안 하나의 하지(동적 손발은 엉덩관절 굽힘 또는 무릎 폄으로 움직일 수 있음)를 들어 올리는 것이 포함될 수 있다. 그런 다음 교대로 하지를 올림(제자리 걸음)을 수행할 수 있다. 공에 한 다리로 지지를 유지하면서 추가적인 진행은 동적인 다리의 발로 알파벳 문자를 쓰는 것이다.

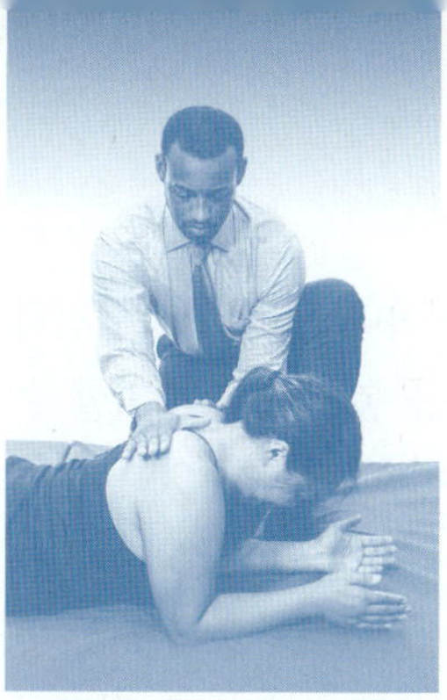

CHAPTER 5

팔꿈치로 엎드린 자세와 네발기기 자세 기술을 향상시키기 위한 중재

Interventions to Improve Prone on Elbows and Quadruped Skills

개요

팔꿈치로 엎드린 자세
- 일반적인 특성
- 자세 보조
- 안정성
- 체중 이동
- 뻗기

네발기기 자세
- 일반적인 특성
- 자세 보조
- 안정성
- 체중 이동
- 움직임 전환
- 정적-동적 조절
- 자세 내 움직임

요약

학생실습활동

이 장에서는 팔꿈치로 엎드린 자세와 네발기기 자세(두 팔과 두 다리로) 기술을 향상시키기 위한 활동, 전략 및 기술에 대하여 설명한다. 이러한 자세는 위치 변화(예, 침대 움직임, 이송) 및 보행(네발기기:crawling)에 기능적일 뿐만 아니라, 과도적인 움직임, 안정성, 조절된 움직임 및 기술과 같은 운동과제 요구사항의 맥락에서 운동조절 목표를 촉진하고 진행할 수 있는 기회를 제공한다. 각 자세의 일반적인 특성에 대한 설명이 제공된다. 중재는 특정 운동조절 목표, 즉 움직임, 안정성 및 조절된 움직임 기능에 의해 구성된다. 물리치료사 실무지침과 일치하는 환자 결과가 임상 응용 프로그램 및 환자 예제와 함께 설명된다.

일반적인 네발기기 자세와 엎드린 자세 기술을 향상시키는 중재는 구르기와 옆으로 누운 자세에서 수행된 중재를 따른다(4장: 침상 가동성 및 초기 몸통조절 개선을 위한 중재). 이 장에서 논의된 고유수용성 신경근 촉진(PNF) 원리, 사지 패턴 및 기법에 대한 설명은 3장: 고유 수용성 신경근 촉진에 제시되어 있다. 이 장에 제시된 운동학습 및 운동조절 목표 달성에 중요한 실천 전략과 근육 수축을 촉진, 활성화 또는 억제하는 기술(예, 저항, 빠른 스트레칭, 장시간 스트레칭, 압박, 견인)은 2장에 운동기능 개선을 위한 중재에서 다룬다. 운동조절 및 운동학습 개념에 대한 추가 내용은 Schmidt 외, Shumway-Cook 및 Woollacott,[5] 및 O'Sullivan의 연구를 참조한다.[6]

팔꿈치로 엎드린 자세
Prone on Elbows

일반적인 특성 General Characteristics

팔꿈치로 엎드려 있는 자세는 매우 안정적이며, 기저면(BOS)이 크고 무게 중심(COM)이 낮다. 환자는 머리와 상부 몸통을 지지하고 있는 면에서 들어 올려 팔꿈치에 무게를 지탱하는 자세를 취한다. 상지는 팔꿈치를 양쪽 대칭으로 90°로 구부리고 어깨 아래에 위치하며, 아래팔은 중립 위치에 있다. 하체는 지지하고 있는 표면과 접촉한 상태로 유지된다. 팔꿈치로 엎드린 자세는 어깨 안정성, 몸통의 이동성 및 안정성, 엉덩관절 폄 관절가동범위(ROM) 외에도 머리/목, 상부 몸통 및 상지에서 조절력을 향상시키는데 사용될 수 있다. 이 자세는 독립적 자세 변경, 네발기기 자세 활동, 바닥에서 일어서는 이동 등을 위해 중요하게 작용하는 활동이다.

큰 기저면(BOS)과 낮은 중력 중심(COM)에도 불구하고, 팔꿈치로 엎드린 자세는 본질적으로 안정성과 조절된 움직임에 도전한다. 팔꿈치로 엎드린 자세에서 몸무게는 위팔뼈를 통해 오목위팔 관절로 운반되어 오목위팔, 어깨뼈-흉부, 머리와 목 분절의 안정성을 요구한다. 팔꿈치로 엎드린 자세에서 움직임을 조절하려면(무게가 좌우로 이동, 경추와 흉추의 회전에 따른 체중 이동) 상지의 작용근/대항근 조절과 머리, 목 및 몸통의 안정성을 위해 효율적인 상호 억제가 필요하다.

팔꿈치로 엎드린 자세에서 올바른 정렬은 안정성과 조절된 움직임을 증진시키고 촉진하는 데 필수적이다. 여기에는 머리와 목을 중립으로 정렬하고 아래팔을 중립 위치로 하고 어깨 아래 팔꿈치의 위치가 좌우 대칭이 되도록 한다(그림 5.1). 몸통은 요추와 중립 정렬로 적절히 지지된 상태에서 지지하고 있는 표면에 접촉해야 한다. 베개는 요추의 과도한 폄을 방지하기 위해 몸통 아래에 위치할 수 있다.

팔꿈치로 엎드린 자세를 취하는 환자의 능력에 영향을 미치거나 저해할 수 있는 다양한 요인들이 있다. 제한된 흉부 및 경부 움직임과 제한된 엉덩관절 폄 관절가동범위(엉덩관절 굽힘근 긴장)는 이 위치의 적절한 가정을 해칠 가능성이 있다. 초기 위치 결정을 지원하기 위해 스트레칭 중재(예, 장시간 스트레칭, 수축-이완, 유지-이완) 및/또는 복부 아래에 베개를 사용하는 것이 필요할 수 있다. 어깨 통증 또는 관절가동범위 장애는 상지를 통해 부담되는 자세 및 체중의 허용오차를 제한할 수 있다. 지지대(예, 웨지 쿠션(자세유지 쿠션))는 상지의 부하를 줄이거나 필요할 때 점진적인 상지 부하를 허용하기 위해 상부 몸통 아래에 배치할 수 있다(예, 신경학적 질환이 어깨, 수술한 경험이 있는 환자 또는 몸쪽 조절이 감소된 환자).

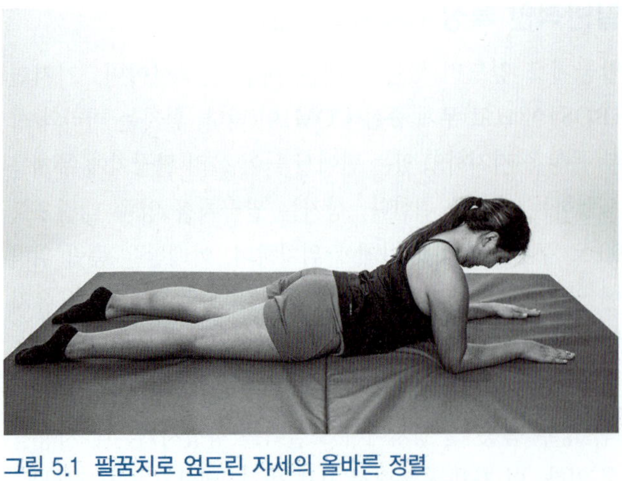

그림 5.1 팔꿈치로 엎드린 자세의 올바른 정렬
이 자세는 큰 기저면(BOS)과 낮은 무게 중심(COM)을 포함한다. 머리, 목, 요추는 어깨 바로 아래에 있는 팔꿈치의 좌우 대칭 위치와의 중립 정렬을 유지한다.

어깨뼈 및/또는 어깨 약함(예, 앞톱니근, 등세모근, 마름근 또는 내재하는 어깨 관절 안정근 근력 감소)은 팔꿈치로 엎드린 자세를 취하거나 유지하는 환자의 능력을 제한할 수 있다. 마름근과 앞톱니근의 공동적 활동은 이 자세에서 어깨뼈 익상 증후군의 예방에 핵심적이다. 어깨뼈 익상 증후군은 어깨뼈의 안쪽 모서리가 갈비우리로부터 1인치(2.5cm) 이상 돌출된 결함이다. 마름근은 갈비우리에서 어깨뼈의 필요한 안정성을 제공하여 익상 증후군 없이 앞톱니근에 의한 어깨뼈의 내밈 움직임을 조절한다. 약간의 익상 증후군이 있는 경우 치료사의 손이 어깨뼈 중간 부위에 위치하여 내밈을 촉진하여 환자가 치료사의 손 아래로 등을 부드럽게 밀어 넣도록 정보를 줄 수 있다. 안정성을 높이기 위해 환자는 여러 카운트에 대해 해당 위치를 "유지"한다는 지시를 받는다. 익상 증후군을 교정할 수 없는 경우, 팔꿈치로 엎드린 자세는 일반적으로 금지된다.

비정상적인 반사 활동은 팔꿈치로 엎드린 자세를 취하거나 유지하는 환자의 능력을 방해할 수 있다. 머리와 경부의 회전으로 비대칭 강직성 목 반사(ATNR) 반응이 나타날 수 있으며, 이로 인해 상지 굽힘에 의해 얼굴 쪽으로 상지가 폄 되어 두개골 쪽으로 무너질 수 있다. 대칭 강직성 미로 반사(STLR)의 비정상적인 영향은 엎드린 자세에서 굽힘 긴장도를 증가시켜 머리와 몸통의 폄을 감소시킬 수 있다. 상승적 패턴(일반적으로 폄/모음/안쪽돌림)의 상지 과긴장은 손이 고정된 상태에서 어깨를 모음/안쪽돌림의 비정상적인 자세로 당길 수 있을 정도로 강할 경우 팔꿈치로 엎드린 자세를 취하는 것을 방해할 수 있다. 이러한 상황에서는 긴장도를 감소시키는 자세를 가정하기 전에 율동적인 회전 움직임과 같은 적절한 기술을 나타낼 수 있다. 옆으로 누워 있는 자세에서 어깨뼈 안정화(어깨뼈 뒤쪽 내림으로 지속적인 유지) 및/또는 오목위팔 관절의 압박(approximation)을 통하여 몸쪽 안정성을 촉진하여 긴장도의 감소로 이어진다.

팔꿈치로 엎드린 자세는 팔꿈치 병리, 최근의 흉부 수술 또는 외상, 심폐 장애가 있는 환자에게 금기 사항이 될 수 있다. 팔꿈치로 엎드린 자세(예, 심장병 예방조치, 긴장도 증가, 이동성 제한 등)를 취할 수 없는 환자의 경우 팔꿈치에 체중을 싣는 상태에서 앉거나 서 있을 수 있다(팔꿈치로 기대고 서 있는 자세). 환자는 팔꿈치로 테이블 또는 탁상에 체중을 지탱하는 자세 즉, 직립 자세로 이행하기 위한 전 단계로 수정된 팔꿈치로 기대고 서 있거나 앉아 있는 자세로 있다.

자세 보조 Assist to Position

팔꿈치로 엎드린 자세로의 자세 전환 보조는 팔꿈치로 옆으로 눕거나 엎드린 자세로부터 이루어질 수 있다.

팔꿈치로 옆으로 누운 상태에서 팔꿈치로 엎드린 자세로 보조. 바로 누운 자세에서 환자는 머리와 몸통을 구르는 방향으로 올리고 옆으로 구부려 팔꿈치로 옆으로 누운 자세를 취한다. 치료사는 겨드랑이 아래 환자의 상부 몸통에 양손을 사용하여 보조를 통해 상부 몸통의 올림 및 회전을 촉진할 수 있다(그림 5.2). 환자의 가장 아래쪽 상지는 어깨가 약 90°의 굽힘과 벌림 그리고 팔꿈치는 약 90°의 굽힘으로 배치되어 있다. 팔꿈치로 옆으로 누운 자세에서 팔꿈치로 엎드린 자세로의 이동을 용이하게 하거나 안내할 수 있다. 적절한 구두 명령(VC)의 예는 "*환자분의 배 쪽으로 굴러서 팔꿈치를 아래로 가져가세요*"이다.

한쪽이 체중이 실리지 않는 약함이 있는 경우, 환자가 체중이 실리는 위치로 전환함에 따라 앞-아래 겨드랑이 부분의 도수접촉을 사용하여 오목위팔 부분과 흉곽을 지지할 수 있다. 환자의 팔꿈치가 지지하고 있는 표면에 닿기 때문에 어깨, 팔꿈치 및 아래팔의 적절한 정렬에 주의를 기울이면서 필요한 경우 계속 지지해야 한다. 치료사는 환자보다 더 높은 위치에 반 무릎을 꿇고 있거나 환자 옆에서 반 무릎을 꿇고 있다.

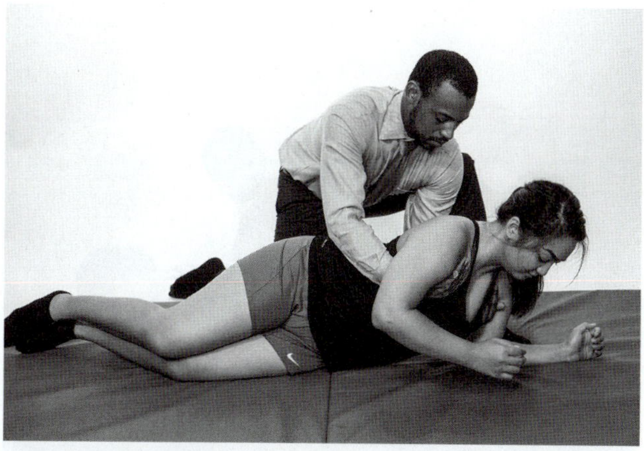

그림 5.2 한쪽 팔꿈치로 옆으로 누운 자세에서 팔꿈치로 엎드린 자세까지 보조한다.
환자가 처음에 한쪽 팔꿈치로 옆으로 누운 자세에서 팔꿈치로 엎드린 자세로의 이동은 양쪽 겨드랑이 아래 환자의 상부 몸통에 도수접촉을 사용하여 보조한다. 이러한 손 배치를 통해 치료사는 움직임을 안내하고 상부 몸통 회전을 더욱 촉진할 수 있다. 사진을 보면, 한쪽 팔꿈치로 옆으로 누워있는 쪽과 팔꿈치로 엎드려 있는 쪽의 중간 이동을 보조한다.

팔꿈치로 엎드린 자세를 취하는 역할 외에도, 팔꿈치로 옆으로 누운 자세에는 몇 가지 고유한 이점이 있다. 이것은 무게를 지탱하는 상지(어깨뼈-흉부 및 오목위팔 분절)의 안정성과 안정적인 무게를 지탱하는 상지에서 몸통의 조절된 이동성을 다룰수 있는 기회를 제공한다. 이는 체중을 지지하지 않는 상지를 사용하여 회전과 함께 굽힘 또는 폄에 도달함으로써 달성될 수 있다. 뇌졸중으로 회복된 환자는 의자에 앉아 있을 때 옆으로 기울어지거나 쓰러지거나 몸통에서 긴장도가 증가될 수 있다. 이것은 나쁜 앉은 자세와 몸통의 유연성을 잃게 하는 원인이 될 수 있다. 팔꿈치로 옆으로 누운 자세에서 구르면 더 가까이에 있는 상지에 체중을 조기에 견딜 수 있고 몸통 신장 및 안정성을 촉진할 수 있는 기회가 제공된다.

엎드려 누운 자세에서 팔꿈치로 엎드린 자세로 보조. 엎드린 자세에서 팔꿈치로 엎드린 자세로 보조 전환(그림 5.3A)의 경우, 환자는 어깨가 약 90°로 구부러지고 팔꿈치가 약 90°로 구부러지며, 아래팔은 뻗고 손바닥이 밑으로 가게 하여 엎침시키고 머리는 중립 위치에서 또는 한쪽으로 돌려 편안하게 만든다. 치료사는 환자 위로 다리 사이를 벌려 반 무릎을 꿇고 있다. 도수접촉은 겨드랑이 아래에 배치되며 환자의 흉곽 앞쪽에 고정된다(겨드랑이 부분과의 접촉을 피한다). 환자는 체중이 좌우로 이동하는 동안 머리와 상부 몸통을 들어 올리도록 안내 및 도움을 받고, 동시에 한쪽 어깨를 점차적으로 모아 체중을 지탱할 수 있도록 팔꿈치를 어깨 아래에 위치시킨다(그림 5.3B). 구두의 신호는 다음과 같다. "*고개를 들고, 몸무게를 한쪽으로 옮기고, 반대편 팔꿈치를 어깨 아래로 가져가세요. 다른 쪽도 똑같이 따라해 보세요.*"

안정성과 조절된 이동성이 개선됨에 따라 환자가 이동을 보다 효과적으로 조절할 수 있도록 안내 또는 도움의 양을 적절히 줄여야 한다. 그러나, 한쪽 약화가 있는 경우, 상당한 어깨 복합체 약화로 적절한 도수 또는 외적인 지원을 사용할 수 있으며, 자세의 안전한 가정을 방해할 수 있다. 상

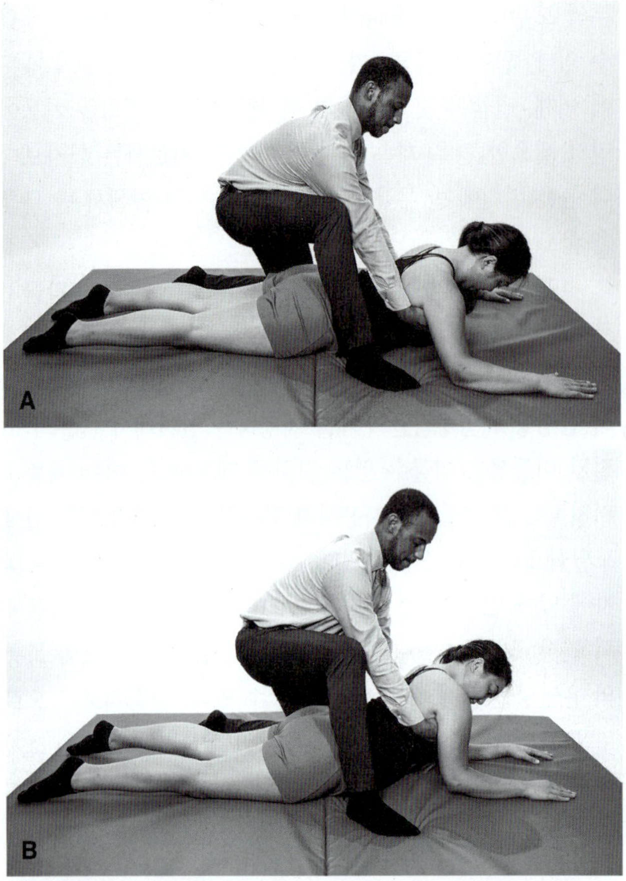

그림 5.3 자세 보조: 엎드린 자세에서 팔꿈치로 엎드린 자세
(A) 시작 위치: 환자는 어깨가 벌림되고 팔꿈치가 굽힘 하며, 아래팔은 손바닥을 편평하게 하고 엎침 시키고, 머리는 중립 위치 에 있는 자세를 취한다. 도수접촉은 겨드랑이 아래 각 팔 아래에 있으며 환자의 흉곽 앞쪽에 고정되어 있다.
(B) 자세 보조: 치료사는 환자가 머리와 상부 몸통을 들어 올릴 때 가이드와 보조를 하며, 체중을 좌우로 이동시키면서 동시에 어깨를 팔꿈치로 엎드린 자세를 취한다.

안정성 Stability

팔꿈치로 엎드린 자세에서의 초기 활동은 조절된 움직임과 기술 수준 과제에 대비하여 자세에서 안정성을 얻는 것을 목표로 한다. 환자는 팔꿈치가 어깨 아래에 있고 머리와 목이 중립으로 정렬된 상태에서 팔꿈치로 엎드린 자세로 있다. 양쪽 어깨뼈는 내밈과 들임 사이의 중간 지점에서 결합되며, 흉곽과 같은 높이로 유지돼야 한다.

안정성, 안정적 반전. 머리와 목, 어깨 복합체 부분 및 몸통의 안정성을 촉진하기 위해 어깨뼈와 상지에 적절한 저항을 가한다. 등척성 수축 유지를 통한 안정성이 목표다. 환자가 수축력을 증가시키면 저항이 점진적으로 그리고 부드럽게 증가하며, 몸통의 움직임이 보이지 않게 유지되어야 한다.

치료사는 환자의 상부 몸통 측면에 반 무릎으로 선다(그림 5.4). 척추의 중립 정렬이 유지하면서 치료사를 위한 좋은 신체 역학은 중요하다. 견인을 통해 시작되는 적절한 저항은 등척성 수축/안정화 반응을 촉진하는 데 사용된다. 어깨뼈의 안쪽/아래쪽 또는 바깥쪽/아래쪽 경계 바로 아래에 양측 도수접촉이 있는 룸브리칼 쥐기(lumbrical grip)를 사용하여 등척성 수축 아래쪽 어깨뼈 회전 패턴에 대해 적절한 저항을 적용한다.

팔꿈치로 엎드린 자세의 안정적 반전을 위한 추가 자료에서는 앞쪽 부리돌기를 통한 견인, 상지를 통한 견인, 어깨 안쪽돌림 또는 바깥쪽 돌림에 대한 저항(그림 5.5), 엎침지 긴장도의 증가 및/또는 원시 반사작용의 영향은 환자의 적절한 자세를 취하는 능력에 영향을 미칠 수 있다.(4장, 상자 4.1: 긴장성 반사: 기능에 미치는 영향) 및 보조해서 엎드린 자세로의 이동을 수행할 때 고려해야 한다.

결과

운동조절 목표: 움직임(능동적-보조적 움직임)이 조절된 움직임(능동적 움직임)으로 진행된다.

기능적인 기술 달성: 침대 이동 및 자세 변경을 위해 팔꿈치로 엎드린 자세의 독립적 가정으로 유도하는 기술

표시: 상반신 약화, 근위 안정성 저하 또는 운동조절 결여

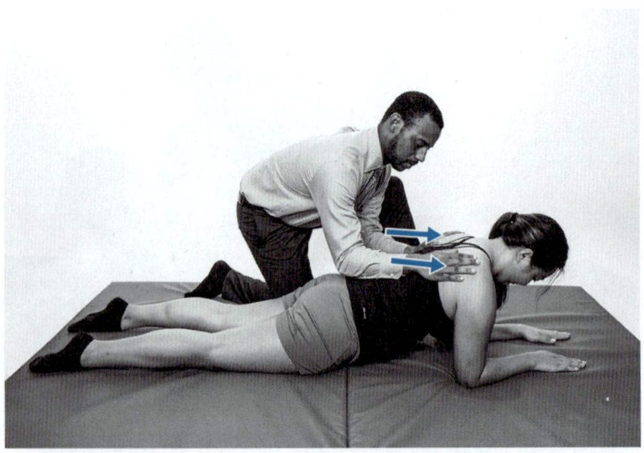

그림 5.4 안정성, 팔꿈치로 엎드린 자세에서의 안정적 반전의 적용
환자는 팔꿈치로 엎드린 자세를 하고 치료사는 환자의 몸통 옆에 반 무릎 꿇은 자세를 한다. 등척성 수축 아래쪽 어깨뼈 돌림 패턴에 적절한 저항이 가해진다. 사진을 보면 도수접촉은 한 손은 어깨뼈의 안쪽/아래쪽 모서리 바로 아래에 놓이고 다른 손은 어깨뼈의 가쪽/아래쪽 모서리 바로 아래에 놓인다 (화살표는 저항 방향을 나타낸다).

또는 뒤침에 대한 저항, 뒤통수뼈를 통한 완만한 견인을 포함하지만 이에 제한되지 않는다. 아래팔 엎침과 결합된 등척성 수축 어깨 바깥쪽 돌림에 적용되는 저항(그림 5.6)은 마름근과 앞톱니근의 상승작용이 필요한 지렛대 엎드린 자세(상자 5.1)를 모방하기 때문에 어깨뼈에 특히 효과적일 수 있다. 탄성저항밴드는 환자의 아래팔 주위에 사용할 수

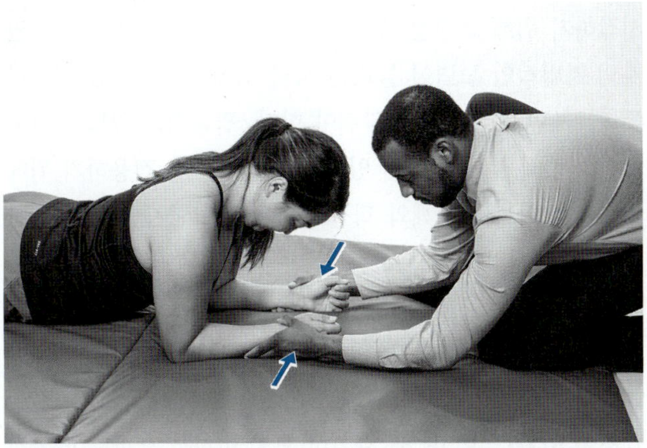

그림 5.5 안정적 반전을 사용하여 어깨 가쪽돌림에 적용된 저항은 팔꿈치로 엎드린 자세의 어깨뼈 안정성을 방산 하는 자료로 사용할 수 있다. 치료사는 환자 앞에서 양쪽 어깨 가쪽돌림에 적절한 저항을 가하기 위해 측면 원위 아래팔에 룸브리칼 쥐기를 사용한다(화살표는 저항 방향을 나타낸다).

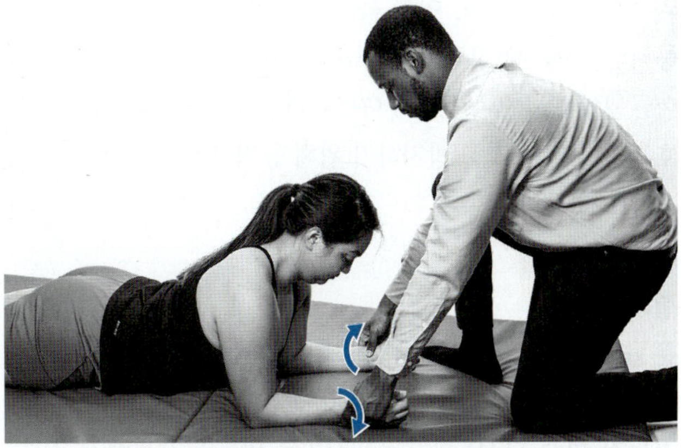

그림 5.6 팔꿈치로 엎드린 자세에서 어깨뼈의 안정성을 촉진하기 위해 안정적 반전을 사용하여 아래팔의 엎침과 함께 어깨 가쪽돌림에 저항이 적용된다. 환자의 상지는 약간의 어깨 가쪽돌림과 약간의 아래팔 엎침으로 배치된다. 치료사는 환자 앞에 반 무릎을 꿇은 자세로 배치되며, 아래팔 가쪽 먼 쪽에 룸브리칼 쥐기를 사용하여 양쪽 어깨 가쪽돌림에 적절한 저항을 가하는 동시에 아래팔 엎침을 저항한다(화살표는 저항 방향을 나타낸다).

상자 5.1 지렛대 엎드린 자세(pivot prone)

지렛대 엎드린 자세(엎드린 자세 폄)는 중력에 대한 단축된 범위의 등척성 수축과 관련된 발달 자세이다. 머리, 상지, 상부 몸통 및 하부 하지는 총 폄 패턴으로 지지면으로부터 올림 된다. 관절을 통해 체중이 지지 되지 않는다(그림 5.7A 및 B). 안정성 조절은 목표이다. 이것은 도전적인 자세이며 성인과 함께 사용하기 위해 수정될 수 있다.

손발 들어 올리기 또는 들어 올리는 조합의 패턴은 부과된 도전을 변경하거나 특정 치료 목표(예, 특정 몸통 근육의 활성화)를 충족하도록 변경될 수 있다. 예를 들어, (1) 상지와 하지는 모두 양측 대칭 패턴으로 지지면으로부터 들어 올려질 수 있고, (2) 상지 또는 하나의 하지는 한쪽 비대칭 패턴으로 들어 올려질 수 있으며, (3) 반대쪽 상지와 하지는 반대쪽 비대칭 패턴으로 들어 올려질 수 있다.

논평

- 엎드린 자세는 일반적으로 활동적인 동작으로 수행된다. 체중과 중력의 저항은 대부분의 성인에게 충분한 도전을 제공한다; 적어도 양(Fair, 3등급) 근력이 필요하다.
- 엉덩관절 굽힘 또는 요추 조임으로 인해 지렛대 엎드린 자세의 가정과 유지가 제한될 수 있다. 관절가동범위 제한이 있는 일부 환자는 복부/하부 몸통 아래에 배치되는 단단한 베개 지지대의 혜택을 받을 수 있다.
- 호흡 근육 약화 및/또는 흉벽의 압박으로 인해 심폐 관련 질환(예, 심혈관 질환, 호흡부전) 또는 호흡 근육 약화(예, 척수 손상 [SCI]) 환자에게 엎드린 자세는 금지될 수 있다.
- 대칭 강직성 미로 반사(STLR)의 영향으로 엎드려 있는 자세에서 굽힘 긴장도가 증가하고 능동적 올리기가 손상된다.

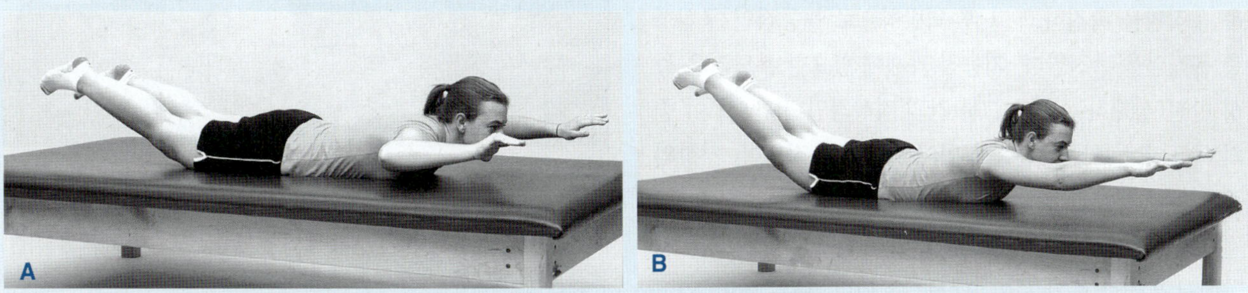

그림 5.7 서로 다른 좌우 대칭 상지 위치를 가진 지렛대 엎드린 자세
(A) 팔꿈치를 구부린 상태에서 어깨를 벌림하고, (B) 팔꿈치를 펼친 상태에서 어깨를 구부린다.

있으며, 환자가 밴드에 대항하여 유지하도록 지시하여 아래팔 부분을 유지하여 어깨 복합체 근육, 특히 회전근 근육의 적절한 고유수용감각의 부하와 안정적 작용을 증가시킨다.

구두 명령: 안정적 반전의 적용 전반에 걸쳐 환자는 어깨뼈와 상지, 머리와 목, 어깨 복합체, 그리고 몸통 부분에 걸쳐 등척성 수축, 안정적인 반응을 촉진하기 위해 "*여기를 유지하고, 저를 움직이지 못하게 하세요*"라는 요청을 받는다.

호흡이 멈추는 것을 방지하기 위해 등척성 수축 중에 율동적 호흡을 권장해야 한다.

결과

운동조절 목표: 머리와 목, 어깨 복합체 분절, 몸통의 안정화(정적 조절)

기능적 기술 달성: 환자는 팔꿈치로 엎드린 자세로 안정화(능동적인 유지) 할 수 있다.

적응증: 체중을 지지하는 자세에서 상지를 사용하기 위한 중요한 전제 조건인 오목위팔관절 및 어깨뼈 흉부 분절을 안정화시킬 수 없다. 이러한 활동은 직립된 항중력 자세(예, 앉기, 서기 및 걷기)에 대비하여 머리와 상부 몸통 조절을 더욱 개선하는 데 효과적이다.

체중이동 Weight Shifting

환자는 팔꿈치로 엎드린 자세로 있다. 측면 무게 이동이 양방향으로 용이하다. 이 활동은 조절된 움직임에 대한 수요를 통해 근위 안정성을 향상시키는 데 사용된다. 또한 침대 이동성 및 기능적 도달에 대해 반대쪽 상지를 들어 올릴 준비를 위해 하나의 상지에 대한 체중 이동 및 체중 지지를 용이하게 한다.

가쪽 무게 이동, 등장성반전. 등장성 반전은 수축 방향 사이의 이완 여부와 관계없이 한 방향으로 능동적인 구심성 수축 움직임을 촉진하고 그 후 역방향으로 능동적인 구심성 수축 움직임을 촉진한다. 기능적 과제에 필요한 부드러운 등장성 반전(상대하는 근육 그룹 간의 정상적인 전환)이 이 중재의 목표이다. 처음에는 움직임이 느리고 조절되며, 저항의 신중한 등급 부여가 강조된다; 진행에는 작은 범위 조절에서 관절가동범위 증가, 전 범위 조절 및/또는 한 방향 또는 양방향에서의 저항 증가 등이 포함될 수 있다. 구두 명령(VC)은 반대 방향으로의 이동 시작을 표시하기 위해 사용되는 구두 명령과 함께 원하는 방향으로의 이동이 계속되지 않는다. 반대쪽 근육 그룹의 효율적인 반전(연속 유도)에 중점을 둔다. 도수접촉을 변경하는 것은 움직임의 원활한 반전을 보장하기 위해 과도기적 신호("*지금, 되돌아가세요*")로 신중하게 타이밍을 잡아야 한다. 필요한 경우 어느 방향으로든 이동을 시작하기 위해 촉진성 빠른 스트레칭을 사용할 수 있다. 환자의 자발적인 노력이 늘리는 자극 위에 쌓일 수 있도록 구두 명령(VC)과 시간을 맞춰야 한다. 팔꿈치로 엎드린 자세에서 바깥쪽 무게 이동이 있는 등장성 반전을 적용하기 위해 치료사는 환자의 어깨와 직접 일직선으로 환자의 측면에 반무릎을 꿇고 있다. 치료사는 한 손을 가까운 상지(기본 저항 손)의 근위 측 위팔뼈에 놓고 한 손은 반대쪽 어깨뼈의 안쪽 모서리에 놓아서 치료사로의 체중 이동을 용이하게 한다(그림 5.8). 치료사로부터의 체중 이동을 용이하게 하기 위해, 도수접촉(MC)은 먼 쪽 상지의 몸쪽 바깥쪽 위팔뼈와 가까운 쪽 어깨뼈의 안쪽 모서리 경계로 역행한다. 구두 명령에는 치료사로의 전환: "*제가 있는 쪽으로 미세요*"; 과도기적 신호: "*이제, 되돌아가세요*"; 치료사로부터 멀어짐: "*저에게서 당기세요*"가 포함된다. 환자가 새로운 방향으로 이동할 준비가 되면 준비 신호("*지금, 되돌아가세요*")를 사용하여 환자의 주의를 새로운 움직임으로 유도한다. 구두 명령(VC)이 방향을 바꾸는 것과 동시에 치료사는 새로운 움직임의 방향에 저항하기 위해 손을 재배치한다.

등척성 유지는 체중 이동 방향의 전환 사이에 사용되

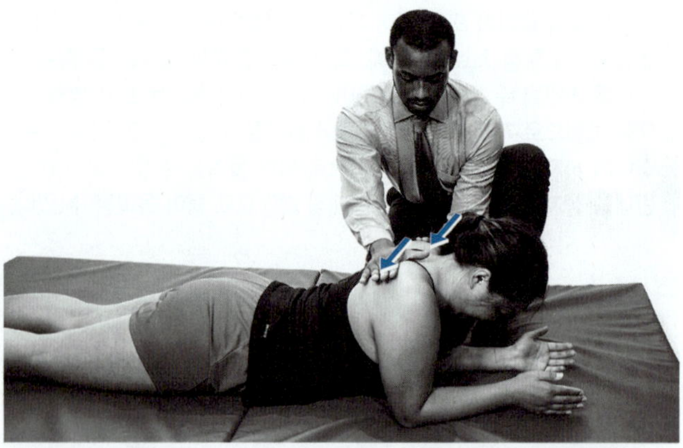

그림 5.8 팔꿈치로 엎드린 자세에서의 바깥쪽 무게 이동과 함께 등장성 반전의 적용

치료사는 반 무릎을 꿇은 상태에서 팔꿈치로 엎드린 자세를 취한 환자 옆에 앉는다. 도수접촉은 환자의 상지 근처(1차 저항)의 몸쪽 바깥쪽 위팔뼈와 반대쪽 어깨뼈의 중앙 경계에 있다. 사진을 보면 치료사 쪽으로 체중 이동을 용이하게 한다(화살표는 저항 방향을 나타낸다).

어 필요할 때 운동단위 출력을 증가시키고 안정성을 향상시키며 치료사가 반대 방향으로 이동하기 위해 도수접촉을 변경할 수 있도록 할 수 있다. 유지는 길항근 이동 패턴이 촉진되기 전에 순간적인 멈춤이다. 유지는 한 방향으로만 또는 두 방향으로 모두 추가될 수 있다. 등척성 유지는 약함이 표시된 범위 내의 모든 지점에서 사용될 수도 있다. 만약 유지(등척성 수축)가 등장성 반전에 추가된다면, 구두 명령(VC)은 *"저를 향해 밀어주세요, 여기서 유지하세요, 제 쪽으로 당겨주세요, 여기서 유지하세요, 저를 향해 밀어주세요"*이다.

팔꿈치로 엎드린 자세의 바깥쪽으로 무게 이동은 반대쪽 팔로 도달하기 위한 준비로 한쪽 상지에 대한 안정성 요구를 증가시킨다. 팔꿈치로 엎드린 자세에서 닿는 상지는 기저면을 감소시킴으로써 어깨 복합체 안정성에 대한 더 큰 도전을 촉진하는 데 사용될 수 있다. 또한 몸통의 안정성에 대한 요구도 증가한다. 모든 정적 동적 활동에서 무게 중심은 동적 팔다리를 자유롭게 움직일 수 있도록 무게를 지탱하는 사지 쪽으로 이동해야 한다.

회전과 함께 바깥쪽 무게 이동, 등장성 반전. 경추와 흉추의 회전은 팔꿈치로 엎드린 자세의 측면 무게 이동과 결합 될 수 있다. 팔꿈치로 엎드린 자세의 측면 무게 이동에 척추 회전을 추가하면 척추 회전이 필요한 기능적 작업에 대한 선행 활동인 안정성에 대한 요구가 증가한다.

치료사는 환자의 왼쪽에 반 무릎 꿇은 자세로 있다. 치료사의 왼손은 환자의 왼쪽 바깥쪽/아래쪽 어깨뼈 경계에 놓이고, 오른손은 환자의 오른쪽 오구돌기(coracoid process)에 놓인다(그림 5.9). 중립 정렬 또는 이전 오른쪽 이동에서 환자는 머리와 목을 돌려 왼쪽 팔꿈치 쪽을 내려다보면서 체중이 왼쪽으로 이동하도록 지시받는다. 치료사는 회전을 촉진하기 위해 오른쪽 어깨뼈 앞쪽 올림에 견인력을 적용하고 왼쪽 어깨뼈 뒤쪽 내림에 적절한 저항을 적용한다. 도수접촉은 반대 방향의 무게 이동과 회전에 저항하기 위해 반전된다. 구두 명령(VC)은 머리와 목을 돌려 오른쪽 팔꿈치를 향해 아래를 내려다보는 동안 오른쪽 팔꿈치로 체중 이동을 위해 제공된다. 오른쪽으로 이동 및 회전하는 구두 명령(VC): *"체중을 오른쪽으로 이동하고 고개를 돌려 오른쪽 팔꿈치를 내려다보세요."* 뒤바꿔서, 이동, 왼쪽으로 회전: *"이제 반대방향으로 체중을 왼쪽으로 옮기고 고개를 돌려 왼쪽 팔꿈치를 내려다보세요."*

등장성의 조합[7]은 팔꿈치로 엎드린 자세에서 회전하며 바깥쪽 체중 이동 또는 바깥쪽 체중 이동과 함께 사용될 수 있다. 구두 명령(VC)은 *"저를 향해 미세요"*(구심성 체중 이동), *"유지하세요"*(안정적인 유지), *"천천히 저를 이기세요"*(원심성 체중 이동은 다시 시작 위치로 이동한다).

참고: 원하는 수축의 방향과 유형에 따라 기술이 구심성 수축으로 시작되는지 원심성 수축으로 시작하는지 여부가 결정된다.

결과

운동조절 목표: 상부 몸통 및 어깨의 움직임 조절 기능

기능적 기술 달성: 환자는 팔꿈치로 엎드린 자세에서 체중을 이동할 수 있으며(오목위팔관절 및 어깨뼈 근육의 몸쪽 안정성), 체중 이동 능력은 이 위치에 있는 동안 뻗기 동작하는 데 중요한 구성요소이다.

적응증: 약함으로 인한 의존적 기능뿐 아니라 상단 몸통, 목, 어깨 근육의 조절 결손. 이러한 활동은 팔꿈치로 엎드린 자세에서의 동적 자세조절과 네발기기 자세를 가정하는 데 중요한 선행 기술이다.

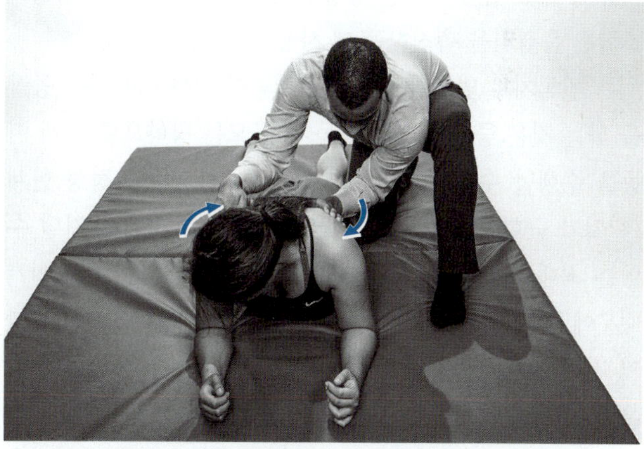

그림 5.9 팔꿈치로 엎드린 자세에서 등장성 반전을 사용한 경추 및 상부 몸통 회전에 따른 가쪽 무게 이동
치료사는 환자의 옆에 반 무릎을 꿇고 있다. 이 예에서 환자는 머리와 목을 돌려 왼쪽 팔꿈치를 향해 아래를 내려다보는 동안 오른쪽 팔꿈치에서 왼쪽 팔꿈치로 무게 이동을 시작하는 시작 위치이다. 치료사는 왼쪽 어깨뼈 뒤쪽 압박에 적절한 저항을 적용하고 오른쪽 어깨뼈 앞쪽 올림에 견인력을 적용한다. 도수접촉(MC)에는 치료사의 오른손이 환자의 오른쪽 부리돌기(견인)에, 왼손은 환자의 왼쪽 바깥쪽/아래쪽 어깨뼈 모서리(적절한 저항)에 있다. (화살표는 저항 방향을 나타낸다.)

뻗기 Reaching

상지 뻗기, 등장성 반전. 치료사는 환자의 체중이 실리는 상지의 앞쪽과 바깥쪽에 반 무릎을 꿇은 상태로 배치된다. 환자는 머리와 목이 중립 중간선 위치에 있는 상태에서 팔꿈치로 엎드린 자세를 한다. 환자는 체중을 하나의 상지로 바깥쪽 이동하도록 지시받으며, 이에 따라 체중을 지탱하고 안정성에 대한 요구를 증가시킨다. 반대쪽 상지는 체중을 받지 않는 상태이며, 처음에는 수동적으로 앞쪽으로 뻗고 중앙선 쪽으로 도달하도록 유도된 후 환자가 능동적으로 움직임을 보조할 수 있을 때까지 시작 위치로 돌아간다(율동적 개시). 치료사는 지시를 받을 경우 낮은 수준의 저항으로 갈 수 있고 저항이 부적절한 전략이나 보상을 촉진하지 않도록 할 수 있다. 저항을 적용할 경우 도수접촉(MC)은 환자와 악수하듯이 접촉될 수 있다(그림 5.10). 구두 명령: *"체중을 왼쪽 팔꿈치로 옮기고 오른쪽 팔을 중간선을 향해 밀었다가 뒤로 당깁니다."* *참고:* 가장 효율적인 반응을 촉진하기 위한 상지 PNF 패턴에 대해 적절한 저항이 제공되어야 한다. 환자가 수행함에 따라 PNF 패턴 외부의 움직임에 대한 저항력을 추가하여 기능 활동으로 돌아가는 데 도움이 되도록 해야 한다. 뻗기 활동이 끝나면 환자는 좌우로 체중을 지탱하는 팔꿈치로 엎드린 자세 시작 위치로 돌아간다. 뻗기 활동 동안 이동에 유지가 있든 없든 등장성 반전은 효율적인 안정성과 조절된 움직임을 촉진하는 데 사용될 수 있다.

팔꿈치로 엎드린 자세에서 체중이 이동하고 뻗는 동작을 하는 것은 중요한 균형 활동이다. 모든 방향으로 무게 이동을 수행할 수 있다(동적 자세조절). 환자의 안정성 한계(환자가 균형을 잃지 않고 팔꿈치로 엎드린 자세로 기댈 수 있는 최대 거리)는 균형 과정의 첫 번째 활동 중 하나이기 때문에 반드시 설정되어야 한다. 환자는 균형을 잃고 넘어지기 전에 어느 한 방향으로 얼마나 멀리 이동해야 하는지 배운다. 팔꿈치로 엎드린 자세에서 균형 조절에 도전하는 추가적인 활동으로는 상지 뻗기 및 배치 활동(콘 쌓기)과 주변을 돌아보는(좌우를 볼 수 있도록 머리 및 상부 몸통회전) 것이 있다.

반응성 균형 조절에 도전하기 위해 환자의 아래팔과 팔꿈치를 작은 공기를 주입한 돔이나 평형 보드에 지지할 수 있다. 돔 또는 보드에서 초기 균형 조절이 달성된 후, 좌우로 무게 이동이 도입될 수 있다. 머리와 상부 몸통의 바깥쪽 굽힘은 기울임에 대한 정상적인 반응이다(머리 및 상부 몸통은 올라간 쪽을 향해 회전한다).

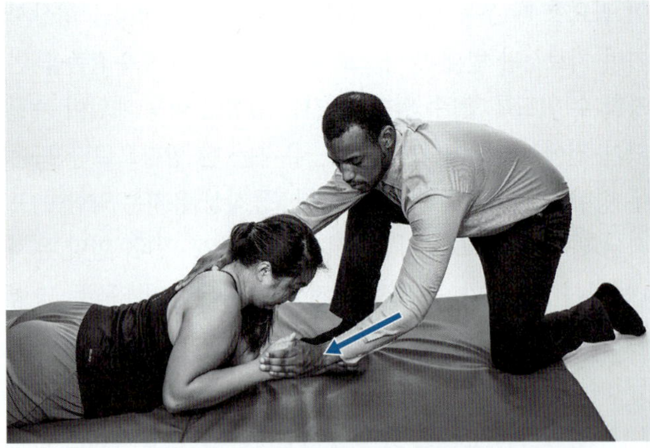

그림 5.10 상지 뻗기, 팔꿈치로 엎드린 자세에 등장성 반전 적용
치료사는 환자의 체중이 실리는 쪽에 반 무릎을 꿇고 있다. 환자는 좌측 체중을 지탱하는 상지로 이동하고 우측 상지의 체중을 해제하여 중간선(정적/동적 조절 수준)으로 이동한다. 적절한 저항을 적용하기 위해, 도수접촉(MC)들은 주먹을 쥔 손으로 뻗는다. 도수접촉(MC)은 적절한 안정성을 촉진하기 위해 체중 부하 측의 어깨뼈에 배치될 수 있다. 다음 사진을 보면 환자는 시작 위치에 있으며 앞으로 나아갈 준비를 하고 있다(화살표는 저항 방향을 나타낸다).

결과

운동조절 목표: 조절된 움직임 기능 및 상부 몸통 및 상지의 정적–동적 조절. 이 활동은 팔꿈치로 엎드린 자세에서 상지 기능을 촉진한다.

기능적 기술 달성: 환자는 상지 뻗기 및 잡기 활동의 동시 수행과 함께 팔꿈치로 엎드린 자세를 유지하는데 독립적이다. 환자는 팔꿈치로 엎드린 자세에서 기능적 균형 기술을 보여준다.

적응증. 지시 사항에는 팔꿈치로 엎드린 자세에서 조절된 움직임 기능(정적–동적 조절), 어깨 복합체 및 상부 몸통의 안정성 감소, 어깨 복합체의 근력 및/또는 조절된 움직임 감소 등이 포함된다. 또한 심각한 균형 조절 장애(예, 외상성 뇌 손상 환자 [TBI])도 포함된다. 팔꿈치로 엎드린 자세에서의 체중 이동 및 뻗기 활동은 큰 기저면을 가진 안정된 자세 내에서 균형 조절을 촉진한다. 부드럽고 울퉁불퉁한 표면(예, 매트리스)에서 환자가 침대에서 움직임을 할 수 있도록 준비한다.

팔꿈치로 엎드린 자세에 사용되는 치료 중재에 대한 지식을 적용하려면 학생실습활동 5.1을 참조한다.

네발기기 자세 Quadruped

일반적인 특성 General Characteristics

네발기기 자세(무릎 꿇고 앉은 자세 등)는 안정적이고 팔과 다리로 큰 기저면을 가진 자세이다; 무게 중심은 팔꿈치로 엎드린 자세보다 높지만 여전히 상대적으로 낮다. 어깨는 약 90°로 구부러지며, 팔꿈치는 펴지고 손은 어깨 아래에 놓인다. 엉덩이는 약 90°로 구부러지고, 무릎은 엉덩이 아래에 위치하며, 발바닥은 발바닥 굽힘 된다. 척추는 중립에 있다. 네발기기 자세의 독립적인 가정과 유지에는 머리/목, 몸통, 상지, 하부 몸통 및 하지 과도기적 움직임, 안정성 및 조절된 움직임(능동 조절 및 강도)이 필요하다.

네발기기 자세는 서서 걷기 전 또는 상지 손과 손가락 활동 전에 긴장도를 완화시키는 유용한 선행 활동일 수 있다. 넙다리네갈래근 힘줄과 손목 및 손가락 굽힘 힘줄에 대한 지속적인 압력으로 인해 억제가 발생할 수 있다.

네발기기 자세는 특히 체중이동 활동에서 균형에 대한 요구가 증가하는 것을 포함한다. 비정상적인 반사의 영향은 환자가 이 자세를 가정하고 유지하는 능력을 방해할 수 있다. 비대칭 강직성 미로 반사(ATNR)은 머리가 반대쪽으로 회전할 경우 하나의 상지를 구부릴 수 있다. 대칭 강직성 미로 반사(STNR)는 상지를 머리/목 굽힘으로 구부리거나 엉덩이를 머리/목 폄으로 구부릴 수 있다(4장, 상자 4.1: 긴장성 반사: 기능에 대한 영향).

자세 보조 Assist to Position

네발기기 자세로의 전환은 팔꿈치로 엎드린 자세나 옆으로 앉는 것 중 하나에서 이루어질 수 있다. 선택한 자세 보조 전략은 환자의 강도와 자세조절에 영향을 받는다. 네발기기 자세를 가정하는 능력 또한 바닥에서 서 있는 상태로 이동하는 데 필요한 중요한 요소이다. 네발기기 자세의 가정은 전반적인 약화(예, 다발성 경화증, 뇌성마비) 또는 편마비 관련 질환(예, 뇌졸중, 머리 외상)을 보이는 환자에게 가르치고 실천해야 한다.

팔꿈치로 엎드린 자세에서 네발기기 자세로 보조. 환자의 근력과 조절된 움직임 수준에 따라 팔꿈치로 엎드린 상태에서 네발기기 자세로의 전환하는 데 사용되는 세 가지 주요 전략이 있다. 치료사는 균형을 잃지 않고 환자의 이동을 지지하고 돕는 동시에 체중 이동이 가능하도록 역동적인 위치에 있어야 한다.

- 팔꿈치로 엎드린 자세에서 환자가 팔꿈치로 뒤로 "걷기"를 할 때 무릎이 제자리를 유지하면서 엉덩이가 무릎 위를 넘어갈 때 엉덩이를 들어 올려 엉덩이와 무릎 굽힘을 만든다. 그런 다음 환자는 체중을 한쪽으로 이동하고 반대쪽 팔꿈치를 펴서 지지하는 표면에 손을 얹은 다음 반대쪽(어깨를 약 90°로 구부리고 팔꿈치와 손목을 지지하는 표면에 손을 벌린 상태에서)에서 반복하도록 지시받는다. 치료사는 반 무릎을 꿇고, 필요에 따라 골반과 하지에 지지와 안내를 제공한다. 이 전략은 하지 약화가 있는 환자에게 최적이다.
- 팔꿈치로 엎드린 상태에서 상지는 팔꿈치 위에 있는 위치로 유지된다. 그런 다음 환자는 약 90°에 이를 때까지 엉덩이와 무릎 굽힘에 도달할 때까지 엉덩이를 들어 올리고 무릎 위에 이를 때까지 앞으로 "걷기"한다. 그런 다음 환자에게 체중을 이동하고 한 번에 한쪽 팔을 곧게 펴도록 지시한다. 치료사는 필요에 따라 상단 몸통 및 상지에 대한 지원과 안내를 제공하기 위해 반 무릎 자세로 있다. 이 접근법은 상지 약화가 존재하는 경우에 유용하다.
- 한쪽 약화가 있는 환자의 경우, 골반과 하지 또는 상단 몸통과 상지(강한 분절에서 시작)를 통해 강한 쪽으로 무게 이동 및 체중 부하를 안내하거나 촉진해야 한다. 일단 강한 쪽에서 안정되면, 환자는 약한 부분을 네발기기 자세로 이동하도록 유도되거나 촉진된다. 치료사는 필요에 따라 적절한 안정성과 안전을 보장하기 위해 공 또는 도수접촉을 통해 외부 지지를 사용할 수 있다.

옆으로 앉은 자세에서 네발기기 자세로 보조. 환자는 상부 몸통이 한쪽으로 회전하고 팔꿈치가 폄 된 상태로 양쪽 상지 무게를 지지하고 옆으로 앉아 있다. 엉덩이와 무릎은 약 90°의 굽힘으로 위치한다(그림 5.11). 치료사는 환자 뒤(하지 약화) 또는 환자 앞(상지 약화)에 반 무릎을 꿇고 있다. 치료사는 환자가 무릎 위로 체중이 이동하기 위해 하부 몸통을 회전하고 네발기기 자세로 이동할 때 골반(또는 어깨 복합체 및 상부 몸통)을 안내한다.

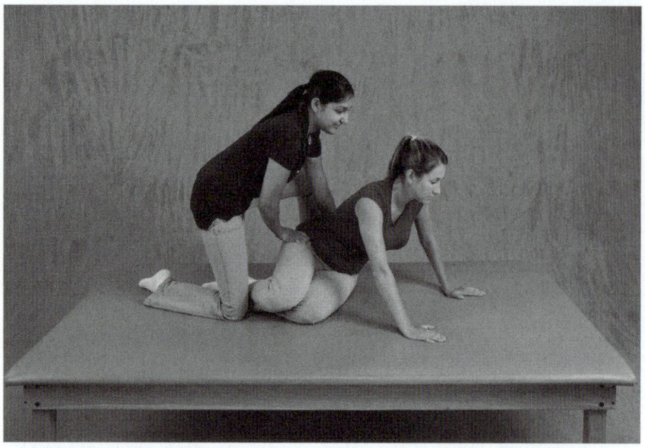

그림 5.11 옆으로 앉은 자세에서 네발기기 자세로 앉은 자세 움직임 이동 자세 보조. 사진을 보면(시작 자세): 이 움직임은 환자가 엉덩이와 무릎을 구부린 채 옆자리에 앉아 양쪽으로 폄 된 상지에서 체중을 지탱하면서 시작된다. 치료사의 도수접촉은 환자의 골반에 있다. 그런 다음 환자는 옆에서 아래쪽 체간을 회전시켜 무릎 위로 엉덩이를 움직여 네발기기 자세를 취한다. 치료사는 골반의 도수접촉(MC)을 통해 보조 또는 적절한 저항을 제공할 수 있다.

자세 보조 전략 동안, 기저면을 통한 무게 중심 이동을 네발기기 자세로 시작하기 위해 이동 초기에 더 큰 보조가 필요할 수 있다. 몸통 아래의 공이나 받침은 네발기기 자세로의 이동을 돕기 위해 사용될 수 있으며, 상당한 약화가 있는 경우(예, 편마비 환자) 몸통을 어느 정도 지지할 수 있다. 사용할 경우 공이나 받침은 몸통을 네 발로 지탱할 수 있을 정도로 커야 하지만 자세나 자세 정렬을 방해할 정도로 커서는 안 된다.

통증이나 고혈압에 이어 필요한 경우 환자는 접힌 수건 위에 손을 얹고 네발기기 자세를 취할 수 있으며, 플랫폼 매트 끝(손가락이 구부러지도록 허용) 또는 주먹으로 무게를 지탱할 수 있다. 통증, 제한된 관절가동범위 또는 어깨의 탈구로 인해 폄 된 상지를 통해 체중을 견딜 수 없는 경우, 환자는 상지가 베개가 있는 걸상 위에 위치한 상태에서 팔꿈치에 체중을 지탱하는 자세를 취할 수 있다. 네발기기 자세는 지지면의 압력으로 인한 통증이나 불편함을 줄이기 위해 베개나 쿠션을 무릎 아래에 둘 수 있다.

결과

운동조절 목표: 움직임(능동적-보조적 움직임)이 조절된 움직임(능동적 움직임)으로 진행된다.

기능적 기술 달성: 환자는 독립적으로 네발기기 자세를 취하고 유지할 수 있다.

적응증: 운동조절의 약화 또는 감소. 이러한 활동은 기기와 바닥에서 일어나는 이동에 중요한 선행 기술이다.

안정성 Stability

신체 정렬과 힘은 네발기기 자세의 안정성에 직접적인 영향을 미친다. 네발기기 자세에서의 안정 능력은 약함에 따라 2차적으로 제한될 수 있다. 어깨뼈 불안정성이 있는 경우 어깨뼈 익상 증후군이 보일 수 있다. 팔꿈치로 엎드린 자세에 대해 언급했듯이, 어깨뼈 안정근의 촉진은 도수접촉(MC)을 어깨뼈 중간에 놓고 환자에게 치료사 손이 허리 위를 부드럽게 올리고 자세를 잡도록 지시함으로써 달성될 수 있다. 척추 전만증 증가가 확인된 경우에는 허리부위 위에 도수접촉을 하여 환자에게 요추를 치료사의 손안으로 살짝 들어올려 위치를 유지하도록 요구함으로써 적절한 정렬을 달성할 수 있다.

안정적 반전은 환자에게 아무런 움직임 없이 안정적인 네발기기 자세를 "유지"하도록 요청하는 동안 다양한 위치와 방향에서 적절한 등척성 저항을 적용하는 것을 포함한다. 적절한 저항은 먼저 환자의 더 강한 분절로 향하여 약한 분절에 대한 방사를 촉진한다. 국소 반응이 촉진되면 약한 분절에 적절한 저항을 추가할 수 있다.

네발기기 자세에서 안정적 반전을 적용하기 위해 치료사는 환자의 옆이나 앞에 반 무릎을 꿇고 배치한다. 도수접촉은 상부 또는 하부 어깨뼈, 엉덩뼈 능선, 궁둥뼈 결절, 머리와 목 또는 팔다리 먼 쪽 등 다양한 신체 부위에 적용될 수 있으며, 각 부분(예, 오른쪽 윗부분 어깨뼈와 왼쪽 아랫부분 어깨뼈; 어깨뼈의 오른쪽 아래 바깥쪽 모서리 및 좌측 골반 엉덩뼈 능선[그림 5.12]에 점진적으로 적용될 수 있다. 오른쪽은 궁둥뼈 결절 및 왼쪽 상부 엉덩뼈 능선 등)은 강한 분절에서 약한 분절로 방사되는 등척성 수축을 촉진하기 위한 목적으로 운동 수행을 구축한다. 저항 방향은 각 분절에서 앞쪽/뒤쪽, 오른쪽/왼쪽, 대각선 사이에서 번갈아 나타난다. 치료사는 또한 주어진 분절에서 압축 또는 견인을 사용하여 등척성 수축을 더 증진하고 안정화된 반응을 더욱 촉진할 수 있다. 도수 접촉은 네발기기 자세에서 안정성을 높이기 위해 분절 간에 천천히 변경된다. 치료사가 한 분절에서 다른 분절로 천천히 도수접촉(MC)을 이동하면서 안정적인 반전을 사용하여 적절한 저항을 적용하면 구두 명령(VC)은 *"유지하세요, 제가 당신을 움직이지 못하게 하세요, 유지하세요."* 라고 말한다.

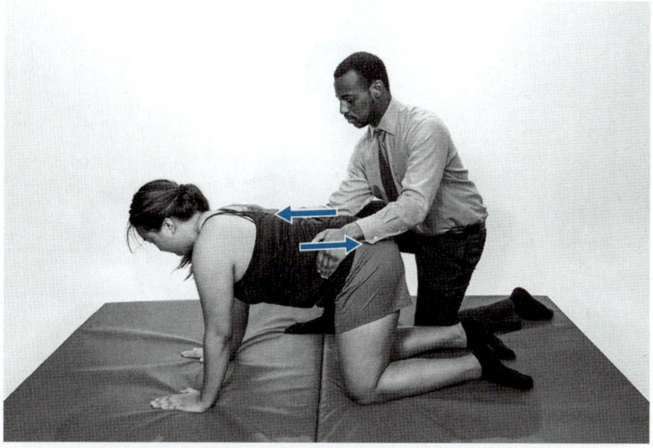

그림 5.12 네발기기 자세에 안정적 반전을 적용
치료사가 환자의 오른쪽 반 무릎을 꿇고 있다. 이 예에서 적절한 저항은 오른쪽 어깨뼈의 아래쪽 측면 경계와 왼쪽 엉덩뼈 능선에 도수접촉으로 적용된다. 도수접촉은 안정화 반응을 계속 촉진하기 위해 다른 신체 부분으로 이동한다(화살표는 저항 방향을 나타낸다).

결과

운동조절 목표: 머리와 목, 위 아래의 몸통, 어깨, 엉덩이의 안정성과 정적 조절

기능적 기술 달성: 환자는 독립적으로 안정적이게 네발기기 자세를 할 수 있다.

적응증: 약화로 인한 의존적인 기능 및 장애가 있는 운동조절이 적응증이다. 네발기기 자세는 바닥에서 일어서는 이동에 대한 독립적인 가정을 위한 중간 자세 및 앞선 기술이다.

체중 이동 Weight Shifting

환자는 머리, 목, 몸통이 중립으로 정렬된 상태에서 네발기기 자세 상태에 있다. 체중이동 활동은 대각선으로 앞쪽/뒤쪽 방향으로 일어날 수 있다. 이 조절된 움직임 활동은 환자가 기저면을 통해 무게 중심을 이동하는 동안 중립 정렬을 유지해야 하므로 몸쪽 안정성과 함께 체중 이동을 촉진한다. 움직임은 작은 범위 조절에서 시작하여 관절가동범위의 증가를 통해 진행된다. 등장성 수축 반전(isotonic reversals)은 구심성 주동근 수축 움직임에서 구심성 길항성 조절로 적절한 이동과 함께 반대 방향으로 능동적인 구심성 이동을 촉진한다. 사용 가능한 관절가동범위(조절된 움직임 활동)를 통한 무게 이동과 이동 방향의 원활한 반전이 목표이다. 움직임은 각 전환과 동시에 발생하는 방향별 도수접촉(MC)과 구두 명령(VC)을 사용하여 반대 방향으로 적절히 저항된다. 유지는 주동근과 길항근 사이의 이동에서 통합될 수 있어 이동 안정성과 이동성을 더욱 촉진할 수 있다. 도수접촉(MC)의 변화는 적절한 피부 자극을 유지하고 각 방향으로의 모든 범위의 움직임을 보장하기 위해 부드럽게 이루어져야 한다.

네발기기 자세에 등장성 반전의 적용을 위해, 치료사는 한쪽 무릎 서기 운동 촉진되는 방향과 일치한 위치에 있다. 도수접촉(MC)의 위치는 환자의 기존 근력과 운동조절에 영향을 받는다.

- 앞쪽/가쪽 무게 이동의 경우, 양측 도수접촉(MC)은 다음을 포함할 수 있다.
  - 오른쪽 엉덩뼈와 왼쪽 엉덩뼈의 윗부분이다.
  - 각 어깨의 앞쪽/위쪽 측면; 가까운 손(치료사에게 가장 가까운) 어깨는 오목위팔관절 약간 옆으로 배치되고, 먼쪽(치료사로부터 가장 먼) 어깨는 오목위팔관절에 약간 안쪽으로 배치된다 (그림 5.13).
  - 한 손은 엉덩뼈의 상부 전방 측면에, 반대 손은 어깨의 동일한 측면 앞쪽/위쪽/약간 바깥쪽 측면에 있다(그림 5.14).
- 뒤쪽/바깥쪽 체중 이동의 경우, 양측 도수접촉(MC)은 다음을 포함할 수 있다.
  - 각각 한 손은 약간 대각선 위에 위치한 궁둥뼈 결절이다.
    참고: 도수접촉(MC)이 엉덩이를 "잡거나" 항문 부위에 너무 가까이 있지 않은지 확인한다.
  - 한 손은 어깨뼈 하부의 안쪽(치료사로부터 가장 멀리 있음)에, 반대 손은 어깨뼈 하부의 바깥쪽(치료사에 가장 근접함)에 있다(그림 5.15).
  - 한 손은 어깨뼈의 아래쪽 안쪽에, 반대 손은 궁둥뼈 결절의 바깥쪽에 있다.

체중 이동은 환자에게 앞쪽/바깥쪽 또는 뒤쪽/바깥쪽 방향으로 저항을 가한 상태에서 안정화("*유지*")하도록 요청함으로써 시작된다. 일단 안정화되면 환자는 도수 저항이 있는 방향으로 천천히 밀거나 당기라는 지시를 받는다. 체중 이동의 끝 범위에 도달하면, 도수접촉(MC)이 반대 방향으로 체중 이동에 저항하도록 변경되는 동안 환자에게 "*유지*"를 지시한다. 활동은 유지 없이 무게 이동 방향을 전환하도

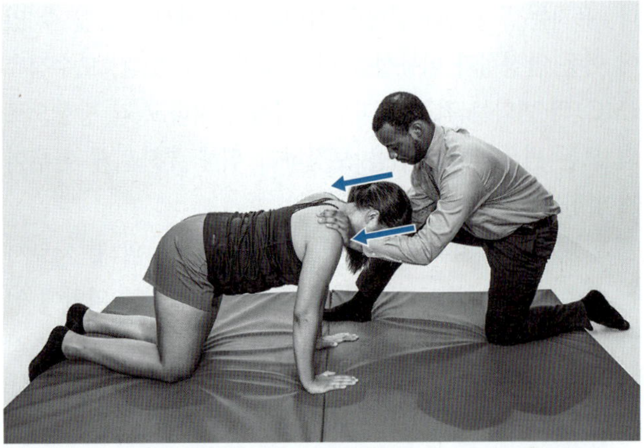

그림 5.13 네발기기 자세에서 앞쪽/바깥쪽 체중 이동은 어깨에 도수접촉(MC)과 함께 등장성 반전을 사용한다.
치료사는 환자 앞에서 비스듬히 체중 이동이 저항되는 것에 맞춰 반 무릎을 꿇고 있다. 적절한 저항을 적용하기 위한 도수접촉(MC)에는 각 어깨의 앞쪽/위쪽이 포함되며 오른손은 치료사에 가장 가까운 어깨에 있고 왼손은 치료사에서 조금 바깥쪽에 있으며 왼손은 치료사 에게서 가장 먼 어깨에 있고 손은 오목위팔 관절에 약간 안쪽에 있다(화살표는 저항 방향을 나타낸다).

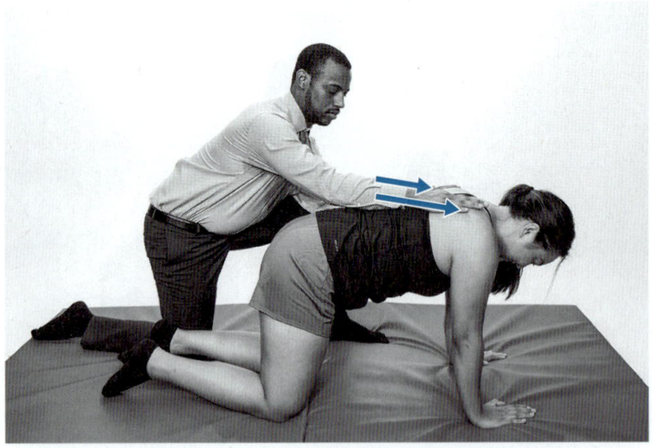

그림 5.15 어깨뼈의 도수접촉(MC)을 하며 어깨뼈의 등장성 반전을 사용하여 네발기기 자세에서 뒤쪽/바깥쪽 체중이동
치료사는 체중 이동의 대각선 방향에 맞춰 환자 옆으로 반 무릎을 꿇고 있다. 적절한 저항의 적용을 위한 도수접촉(MC)은 한 손은 어깨뼈의 아래쪽 중앙 측면에, 반대 손은 어깨뼈 근처의 아래쪽 바깥쪽 측면에 있다(화살표는 저항 방향을 나타낸다).

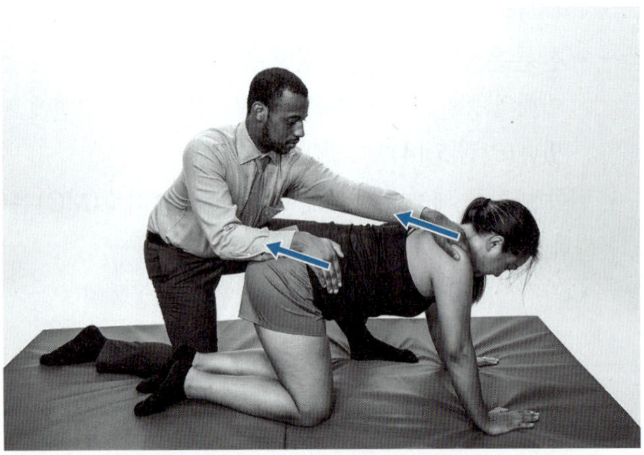

그림 5.14 엉덩뼈능선과 어깨에 도수접촉(MC)을 하여 등장성 반전을 사용하여 네발기기 자세에서 앞쪽/바깥쪽으로 무게 이동
치료사는 체중 이동의 대각선을 따라 환자 옆에 반 무릎을 꿇고 있다. 적절한 저항을 적용하기 위한 도수접촉(MC)은 엉덩뼈 능선의 위쪽/앞쪽에 한 손과 어깨의 같은 쪽 앞쪽/위쪽 한 손을 포함한다(화살표는 저항의 방향을 나타낸다).

록 진행될 수 있다. 구두 명령:

치료사 쪽으로 무게 이동: "*제 쪽으로 미세요*".

과도기적 신호: "*유지*" 그리고 나서 "*이제 저에게서 멀어지세요*".

치료사로부터 멀어지는 체중이동: "*저에게서 끌어 당기세요*".

과도기적 신호: "*유지*" 그리고 나서 "*뒤로 미세요*".

구두 명령은 도수접촉(MC)의 이동에 따라 적절하게 타이밍을 맞춰야 한다.

움직임 전환 Movement Transitions

양쪽 뒤꿈치-앉기: 율동적 개시, 등장성 수축의 조합과 등장성 반전. 뒤쪽 무게 이동을 이용하면 네발기기 자세 뒤쪽에서 뒤꿈치로 앉기 이동이 용이할 수 있다(엉덩이는 뒤꿈치와 접촉한다). 네발기기 자세로 시작하여, 환자의 손은 매트에 닿은 채로 있고, 어깨, 엉덩이, 무릎은 엉덩이가 발뒤꿈치에 닿을 때까지 더 구부러진다. 그런 다음 환자는 네발기기 자세 시작 위치로 돌아간다. 발뒤꿈치로 이동하고 다시 네발기기 자세로 전환하는 것은 율동적 개시를 사용하여 초기에 촉진될 수 있다. 치료사는 양쪽 도수접촉이 엉덩이의 상부에 있는 상태에서 환자를 뒤꿈치 앉은 자세로 안내하고, 양쪽 도수접촉(MC)이 회장(ileums)의 측면을 잡고 네발기기 자세로 돌아가 환자에게 "*저와 함께 이동해요*" 라고 지시한다. 일단 환자가 움직임과 뒤꿈치 앉은 자세에 대한 운동 감각과 고유수용감각 인식을 얻으면, 등장성 수축의 조합을 사용하여 뒤꿈치 앉은 자세 안팎으로 능동적인 움직임을 촉진할 수 있다. 도수접촉(MC)이 엉덩이의 상부에 있고 수동 저항이 꼬리 방향으로 당기는 상황에서 환자에게 "*유지하세요, 움직이지 마세요*"라고 지시함으로써 안정적 수축을 먼저 촉진한다. 적절한 안정화 반응이 이루어지면 원심성 수축에 적절한 저항이 가해지면서 구두 명령(VC)이 제공된다("*천천히 발뒤꿈치로 다시 당겨보세요*"). 일단 뒤꿈치 앉은 자세에 놓이면, 환자는 구두 명령과 함께 네발기기 자세로 돌아가라는 지시를 받는다. "*이제 다시 돌아가세요*". 이것은 환자가 안정성과 조절된 이동성을 입증하여 뒤꿈치 앉은 자세로 내려가고 효율적으로 네발기기 자세로 돌아갈 때까지 반복된다. 움직임의 반전을 더욱 용이하게 하기 위해, 도수접촉(MC)과 구두 명령을 적절히 번갈아 가며 등장성 반전으로의 진행을 수행하여 이완 없이 반대 방향으로 능동적인 구심성 수축 이동을 용이하게 할 수 있다.

치료사의 신체 위치는 촉진되는 이동 방향과 일치해야 한다. 양쪽 발뒤꿈치의 경우, 치료사는 환자의 옆이나 바로 뒤에 반 무릎을 꿇고 있다. 양쪽 도수접촉(MC)은(뒤꿈치 앉기로의 이동에 저항하기 위해) 엉덩뼈 결절(그림 5.16 참조)과 (네발기기 자세로 다시 이동하는 것에 저항하기 위해) 앞쪽/위쪽 엉덩뼈 능선 사이에서 변화한다.

하지 관절가동범위 한계를 가진 환자, 뒤꿈치 앉은 자세로 보다 점진적인 이동이 필요한 환자 또는 전체 뒤꿈치 앉은 자세에서 복귀하기 어려운 환자의 경우, 작은 공 또는 받침이 환자의 발 사이에 위치하여 환자가 발뒤꿈치 대신 공 또는 받침에 앉을 수 있도록 할 수 있다(그림 5.17). 이렇게 하면 필요한 이동 범위가 줄어든다(전체 뒤꿈치 앉은 자세에 비해). 올바른 크기의 공을 선택할 때는 주의해야 한다. 공이 너무 크면 엉덩이에 과도한 안쪽 회전을 강요한다. 또는 환자가 앉거나 기댈 수 있도록 충분히 큰 걸상을 발뒤꿈치 위에 놓을 수 있다.

임상 노트 : 상지와 하지의 조절된 이동성으로 몸쪽 안정성을 촉진할 뿐만 아니라, 네발기기 자세에서 뒤꿈치 앉은 자세로의 이동은 어깨 및 몸통 관절가동범위와 운동조절을 개선하는 데 사용될 수 있다.

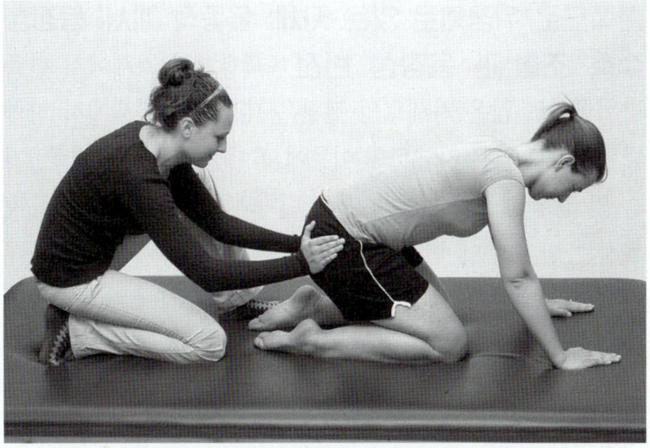

그림 5.16 양쪽 뒤꿈치 앉은 자세에서 네발기기 자세로 움직임 이동 네발기기 자세로 시작하여, 환자의 손은 어깨, 엉덩이, 무릎이 발뒤꿈치에 닿을 때까지 더 굽힘 상태로 움직인다. 치료사의 도수접촉(MC)은 발뒤꿈치 앉기로의 능동적인 움직임을 적절히 저항하기 위해 엉덩뼈 결절에 있다. 보이지 않지만 도수접촉(MC)은 변화된 후 양측으로 앞쪽/위쪽 엉덩뼈 능선에 위치하여 네발기기 자세의 시작 위치로 다시 이동하는 것에 저항을 준다.

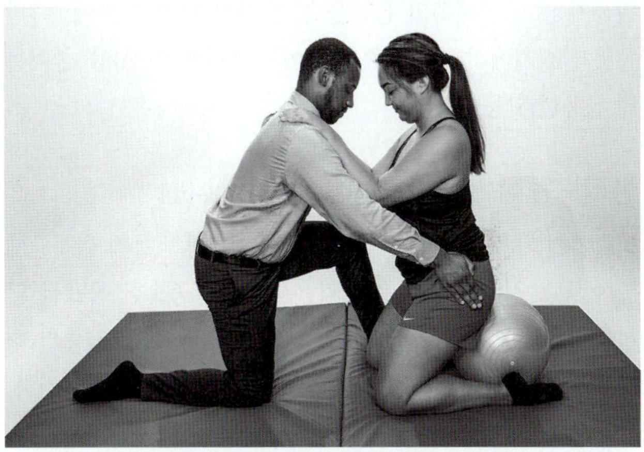

그림 5.17 공에 앉아서, 뒤꿈치로 앉는 자세로 서서히 이동 환자의 발 사이에 놓인 작은 공을 사용하여 발뒤꿈치 앉는 자세를 보다 점진적으로 가정할 수 있다. 치료사가 환자 앞에서 반 무릎을 꿇고 있다. 양쪽 도수접촉(MC)은 무릎 꿇기에서 공에 앉아 무릎 꿇기로 전환하는 동안 적절한 저항(또는 보조)을 허용하기 위해 엉덩뼈 능선에 있다. 치료사의 어깨에 환자의 상지를 배치하면 상부 몸통의 초기 안정화에 도움이 된다. 이 예에서 환자는 무릎 꿇기자세에서 공에서 변형된 뒤꿈치로 앉기 자세로 이동하는 최종 단계에 있다.

한쪽으로 뒤꿈치로 앉은 자세: 율동적 개시, 등장성 수축 조합[7]과 등장성 반전. 네발기기 자세에서 한쪽 발뒤꿈치로 앉은 자세로의 전환은 네발기기 자세에서 양쪽 발뒤꿈치로 앉은 자세로의 이동에서 이전에 설명한 전략, 기술 및 진행 과정을 다음과 같은 변화와 함께 따른다: (1) 치료사는 환자 뒤에 반 무릎을 꿇고 앉은 자세에서 가깝게 대각선으로 위치한다. (2) 환자는 네발기기 자세로 시작하여 대각선 방향으로 다시 무릎꿇고 앉은 자세의 한쪽으로 이동한 후 다시 시작 위치로 이동한다. (3) 도수접촉(MC)은 동일하지만 뒤쪽
체중 이동이 대각선으로 용이하여 환자가 한쪽 발뒤꿈치에 앉을 수 있다.

무릎 꿇고 앉은 자세에 대해 언급한 바와 같이, 하지 관절가동범위 제한이 있는 경우, 필요한 이동 범위를 줄이기 위해 발뒤꿈치 쪽에 폼 쿠션, 푹신한 발 받침, 단단한 받침 또는 웨지를 배치할 수 있다(한쪽 발뒤꿈치로 앉기와 비교). 네발기기 자세에서 한쪽 발뒤꿈치 앉기로의 이동 전환은 발뒤꿈치 앉기 반대쪽의 몸통을 길게 하고 과긴장증(예, 측면 몸통 굽힘기에서 과긴장증을 보이는 편마비 환자)을 줄이는 데 유용한 활동이다.

정적-동적 조절 Static-Dynamic Control

네발기기 자세에서 한쪽 상지 또는 하지(정적 동적 활동) 체중 이동을 사용하면 다음과 같은 몇 가지 중요한 목표를 달성할 수 있다. (1) 관련된 (정적) 팔다리에 대한 가중치 허용을 더욱 촉진하고 상호 연결 부분의 안정성을 향상시킨다. (2) 어깨, 엉덩이 및 무릎에서 관절가동범위를 증가시킨다. 그리고 (3) 왕복 운동(기어가기 및 직립 보행)에 사용되는 운동 전략의 초기 재교육을 강화한다.

모든 정적 동적 활동(이전 체중을 지탱하는 위치에서 한 팔다리를 들어 올리거나 뻗는 것)에 대해, 기저면(BOS) 감소하고 무게 중심(COM)은 동적 체중을 지탱하는 나머지 팔다리 쪽으로 이동하여 동적 체중을 들어 올리거나 뻗을 수 있게 한다. 정적 동적 활동은 움직임에 의해 부과되는 추가 요구(예, 상지 뻗기, 하지 들기)를 고려할 때 자세 안정성에 더욱 도전한다. 동적 팔다리에 저항을 적용하면 도전이 증가한다. 네발기기 자세의 정적 동적 활동은 하나의 상지 또는 하지를 들어 올리는 것에서 반대쪽 상지와 하지를 동시에 들어 올리는 것으로 진행된다(그림 5.18). 반대쪽 상지와 하지를 동시에 들어 올리는 것은 근위부 안정성에 매우 도전적

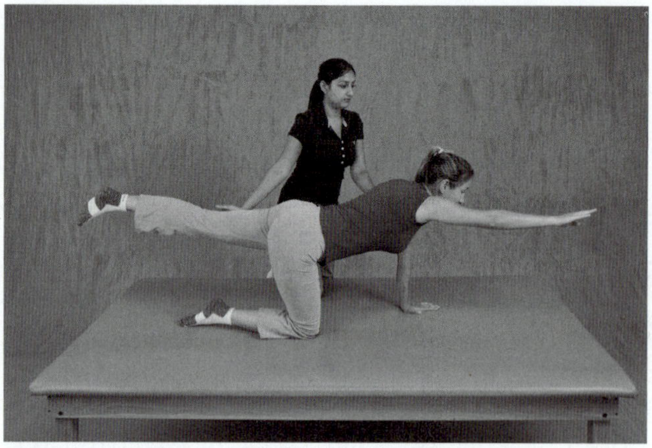

그림 5.18 네발기기 자세에서 대측성의 팔다리 올림
네발기기 자세의 경우, 정적-동적 수준의 조절을 촉진하기 위해 반대쪽 상지와 하지를 동시에 들어 올리는 것이 사용된다.

이며 안정성, 강도 및 조절 수준이 더 높은 환자만 수행해야 한다.

상지 움직임. 신경학적 상태, 부상 또는 수술에 부수되는 상지의 약화 또는 불안정성을 보이는 환자의 경우, 네발기기 자세의 팔다리 운동은 관련된 팔다리의 안정성을 촉진하는 데 사용될 수 있다. 치료사는 무릎 꿇고 앉거나 또는 반 무릎을 꿇고 앉아 상지의 측면에 위치한다. 이 자세를 취하면 치료사는 필요에 따라 더 약한 상부 부분을 지지할 수 있다. 처음에, 환자는 움직임과 자세에 대한 운동감각적 및 고유수용성감각 인식을 촉진하기 위해 덜 관여된 상지를 향해 측면으로 무게 이동을 지시하고 안내한다. 일단 움직임 전략이 이해되면, 환자는 더 관여하는 상지로 무게 이동을 유도하여 반대되는 덜 관여하는 상지가 능동적으로 비 체중 지지를 하게 되고 이동되어 동적 자세조절에 더욱 도전할 수 있을 때까지 체중 허용량을 진행하게 된다. 안정성이 향상되면 치료사는 환자의 앞쪽으로 위치를 옮긴다. 대각선(머리 쪽으로/바깥쪽) 무게 이동이 더 관여하는 상지로 용이하게 된다.
등장성 반전(isotonic reversion)은 비 체중지지된 덜 관여된 상지에서 수행되어 더 큰 안정성 요구를 촉진할 수 있다.

보다 관여된 상지의 능동적인 움직임을 용이하게 하기 위해, 치료사는 환자의 정면과 측면에 배치된다. 환자는 덜 관여하는 쪽으로 대각선(머리쪽/바깥쪽) 방향으로 체중이 이동하도록 안내된다. 일단 더 관여된 상지가 비 체중 지지되면, 율동적 개시는 등장성과 등장성 반전의 조합으로 진행되면서 팔을 들어 올리는 것을 안내하는 데 사용된다.

하지 움직임. 하지의 약함 또는 불안정성을 보이는 환자의 경우, 네발기기 자세의 하지 정적-동적 활동은 치료사가 더 관여하는 쪽의 골반 옆에 무릎을 꿇거나 반 무릎을 꿇는 자세로 시작된다(필요한 경우 더 약한 하지 쪽에 대한 지지를 허용함). 초기에 환자는 운동과 자세에 대한 운동감각적 및 고유수용감각 인식을 촉진하기 위해 덜 관여하는 쪽으로 대각선(머리쪽/바깥쪽)으로 체중이 이동하도록 지시하고 안내한다. 이동 전략이 이해되면 환자는 덜 관여된 하지가 능동적으로 비 체중 지지되고 이동할 수 있을 때까지 체중 이동 및 체중 허용량을 점차 더 관여된 하지쪽으로 진행하도록 안내된다. 더 관여된 사지의 안정성이 향상됨에 따라, 등장성 반전은 협응 향상에 사용될 수 있고(길항근의 부드러운 반전 및 다양한 이동 속도), 강도 및 관절가동범위를 향상시키는데 사용될 수 있다. 그런 다음, (운동의 학습을 촉진하기 위해) 등장성 수축의 조합의 진행(원심성 수축)과 등장성 반전(부드러운 길항근 반전)을 가진 율동적 개시(움직임 학습 촉진)를 사용하여 더 관여된 하지의 가중치를 해제하고 이동한다.

결과

운동조절 목표: 조절된 움직임 기능 및 몸통과 사지의 정적-동적 조절

기능적 기술 달성: 조절된 움직임과 정적-동적 조절(기기의 전제 조건)이 달성된다. 환자는 체중 이동을 할 수 있고 네발기기 자세의 정적-동적 활동을 수행할 수 있다.

적응증: 네발기기 자세 시 손상된 몸통 조절, 체중 이동, 체중 허용, 조절된 움직임 및 정적-동적 조절; 보행에 필요한 골반과 엉덩이의 몸쪽 조절 기능 손상

여러 연구자들이 네발기기 자세를 사용하여 선택적인 운동을 하는 동안 근전도 활성화를 조사했다. 근전도 검사가 근육 활성화의 척도를 제공하므로, 신호 진폭이 클수록 더 큰 강화 효과의 가능성을 시사한다고 가정한다. Ebert 등은 다양한 운동 동안 최대 자발적 등장성 수축(MVIC)의 백분율로 중간 볼기근 활동을 보고한 20개 연구에 대한 체계적인 검토를 수행했다. 네발기기 자세에서 엉덩관절 폄의 4가지 변형을 조사했는데, 중간에서 높은 중간볼기근의 근전도검사 활성화(22%~47% MVIC)를 나타냈다. 가장 높은 범위는 무릎 굽힘이 있는 네발기기 자세의 엉덩관절 폄(47% MVIC)과 반대쪽 팔 올림(42% MVIC)이 있는 네발기기 자세에서 직선으로 무릎 폄(42% MVIC)에 대한 비 체중 지지 팔다리에서 발견되었다.

Yoon 등은[10] 만성 요통(LBP) 환자를 대상으로 세 번의 네발기기 자세 안정화 운동 동안 복부, 등, 목 근육의 근전도검사 간 근육 활동과 활동 비율을 비교했다. 네발기기 자세의 훈련에는 한쪽 팔 들기(AR), 한쪽 다리 들기(LR), 그리고 반대쪽 팔과 다리 들기(ALR)가 포함되었다. 한쪽 다리 들기(LR) 중 오른쪽 배속빗근 활동은 한쪽 팔 들기(AR)하는 동안 보다 유의하게 큰 것으로 나타났다. 각 반대쪽 팔과 다리 들기(ALR)에 대한 양측 뭇갈래근과 허리 엉덩갈비근 활성은 한쪽 팔 들기(AR)와 한쪽 다리 들기(LR)에 비해 유의하게 컸다. 등 및 체간 근육 활동 비율은 한쪽 팔 들기(AR)에 비해 한쪽 다리 들기(LR) 및 반대쪽 팔과 다리 들기(ALR)에서 유의하게 높았다. 저자들은 네발기기 자세 안정화 운동 중 한쪽 다리 들기(LR)는 요통(LBP) 환자에게 권장되어야 하며 반대쪽 팔과 다리 들기(ALR)의 사용은 진전과 척추 안정화 능력에 따라 신중하게 사용해야 한다고 결론지었다.

Stevens의 연구[11]는 세 가지 네발기기 자세 안정화 운동 동안 건강한 피험자에게서 근전도검사 활동을 조사했다. (1) 한쪽 다리 들어 올리기, (2) 반대쪽 팔과 다리 들어 올리기, (3) 정적으로 하지 30° 엉덩이 굽힘이 있는 반대쪽 팔과 다리 들어 올리기. 모든 운동 중 가장 높은 상대적인 근육 활동(〉20% MVIC)은 동측 요추 뭇갈비근과 큰볼기근에서 발견되었다. 운동 1과 2 동안 반대쪽 배속빗근과 동측 배바깥빗근은 유사하게 높은 근육 활동 수준(20% MVIC 이상)에 도달했다. 운동 3의 경우, 넓은등근을 제외한 모든 허리 근육에서 상대적으로 높은 활동 수준이 발견되었다. 모든 운동 중 가장 낮은 활동 수준(〈10% MVIC)은 운동 1과 2의 배곧은근과 동측 배속빗근 및 반대측 큰볼기근에서 식별되었다.

자세 내 움직임 Movement Within Posture

네발기기 자세(기기) 내에서의 움직임은 몇 가지 중요한 기능적 의미를 갖는다. 보행에 필요한 상호 운동 패턴을 통합한 최초의 운동 활동 중 하나이다. 효율적인 기기 운동 전략은 팔다리 움직임(먼 쪽 움직임)에 필요한 몸쪽 안정성의 자동 활성화를 설정하는 데 기여한다. 보행 기능장애 환자 중 일부에서는 몸쪽 안정성과 먼쪽 움직임(하지 움직임) 사이

의 시너지 기능의 부족이 기기에서도 뚜렷하게 나타날 것이다. 기기는 몸통 역회전 및 상호 사지 운동이 필요하며, 이는 이동을 위한 중요한 구성요소 기술이다. 기기는 근력 향상(저항 진행), 동적 균형 반응 촉진, 조절 및 타이밍 개선에도 사용할 수 있다. 네발기기 자세 내의 움직임은 또한 바닥에서 서 있는 자세를 가정하는 중요한 구성요소이다(예, 넘어진 후 환자는 똑바로 선 자세를 취하기 전에 의자 또는 다른 단단한 지지대로 기어서 올라갈 수 있다).

기기를 시작하기 위해 환자는 네발기기 자세로 눕고 머리, 목, 몸통이 중립에 정렬된다. 환자는 상지와 하지(손과 무릎)를 사용하여 앞으로 또는 뒤로 기어간다. 4점 또는 2점 순서가 사용된다. 4점 기기 패턴은 최대 안정성을 제공하므로 처음에 자주 사용된다. 환자는 한 번에 한 팔다리만 전진시킨다(예, 왼쪽 손, 오른쪽 무릎, 그다음 오른쪽 손, 왼쪽 무릎). 이것은 동적 사지가 전진함에 따라 환자가 정적 사지로 체중을 이동하도록 요구한다. 진행이 계속되면서 순서가 반복된다.

2점 기기 패턴에서 환자는 한 손과 반대쪽 무릎을 동시에 전진시킨다(예, 왼손과 오른쪽 무릎이 함께 움직인 후 오른손과 왼쪽 무릎이 함께 움직인다). 이 순서는 계속 진행하기 위해 반복된다. 2점 패턴은 더 연속적인 이동 순서를 허용한다. 환자에 따라서는 같은 쪽 손과 무릎이 함께 움직이는 한쪽 패턴을 채택하기도 한다. 이 패턴은 반대쪽 손과 무릎이 함께 움직이는 상호적인 패턴을 선호하도록 막아야 한다.

임상 노트: 기기는 직립 운동의 흔한 조짐이지만 보행의 발달 전제 조건은 아니다. 일부 아동은 운동 발달의 정상적인 진행에 영향을 미치지 않으면서 활동에 참여하는 데 최소한의 시간을 보내거나 전혀 보내지 않는다. 문화적으로 영향을 받은 육아 습관은 운동의 발달과 기기에 소비하는 시간에도 영향을 줄 수 있다.

저항된 진행. 이 기술은 환자가 앞으로 또는 뒤로 기어가고 있는 동안 수동 저항을 적용하는 것을 포함한다. 치료사는 이동 방향에 필요한 도수접촉(MC)을 기준으로 몸을 위치시킨 채 무릎을 꿇거나 반 무릎을 꿇고 있다. PNF 하지 굽힘–모음–바깥쪽 돌림(FLEX/ADD/ER) 패턴을 사용하여 앞으로 또는 뒤로 기기에 대한 적절한 저항을 비 체중지지

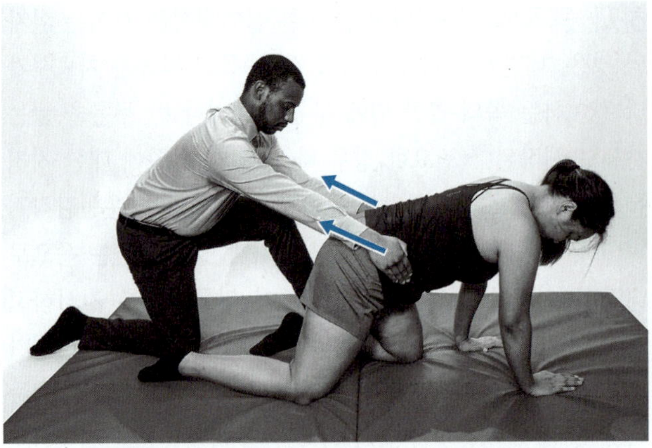

그림 5.19 등장성 반전을 사용하여 네발기기 자세의 전방 진행 저항
치료사가 환자의 뒤에 반 무릎을 꿇고 있다. 골반 각 측면의 상부에 양측으로 배치된 도수접촉(MC)을 이용하여 등장성 반전을 이용한 적절한 저항을 적용한다(화살표는 저항 방향을 나타낸다).

하지에 적용할 수 있다. 그런 다음 앞으로 기기와 뒤로 기기 사이의 등장성 반전의 적용으로 진행된다. 전방 진행을 위해, 양측 도수접촉(MC)은 (1) 골반의 각 측면의 상부 측면(그림 5.19) 또는 (2) 골반의 상부 측면의 한 손과 발의 등 측면의 반대 손을 포함할 수 있다. 후방 진행의 경우, 양쪽 도수접촉(MC)은 (1) 골반의 각 측면, 즉 엉덩뼈 결절 바로 뒤쪽, 또는 (2) 골반의 한 손은 엉덩뼈 결절 바로 뒤쪽, 그리고 반대 손은 발의 발바닥 표면에 다음을 포함할 수 있다.

환자의 운동조절이 개선됨에 따라 하지 굽힘과 폄 패턴을 번갈아 저항하여 체중을 지탱하는 사지를 적절히 이동시킬 수 있다. 하지 굽힘/모음/바깥쪽 돌림(FLEX/ADD/ER) 패턴으로 골반 앞쪽 올림의 조정 전략을 촉진하고 하지 폄/벌림/안쪽돌림(EXT/ABD/IR) 패턴으로 골반 뒤쪽 내림을 촉진하는 데 중점을 두어야 한다. 증가된 운동 모음 모집을 용이하게 하기 위해 필요에 따라 빠른 스트레칭이 포함될 수 있다. 저항된 진행은 환자의 운동 전략과 지구력을 주의 깊게 관찰해야 한다.

일부 환자들은 치료 중재로 기는 것이 너무 어린애 같다고 느끼며 거부할 수 있다. 이러한 감정은 존중되고 탐구되어야 한다. 이러한 감정은 환자가 활동의 근거를 완전히 인식하지 못하고 있음을 나타낼 수 있다. 치료사는 다른 기능적 활동에 기기와 임상적 관련성을 강조해야 한다. 발달 순서 내에서 각 위치와 활동의 관련성을 설명하면 환자의

이해와 집착이 개선된다. 예를 들어, 역회전 패턴은 보행에 중요하거나 환자가 자신을 끌어올릴 수 있는 가장 가까운 의자 또는

지지대에 도달하기 위해 낙상 후 이 기술이 필요할 수 있다.

결과

운동조절 목표: 보행에 필요한 상호 이동 패턴 및 몸통 역회전(counterrotation) 개발

기능적 기술 달성: 환자는 상호 몸통과 사지 패턴을 사용하여 네발기기 자세로 독립적으로 움직일 수 있다.

적응증: 팔다리와 몸통/골반 움직임의 타이밍 및 조절이 손상됨

네발기기 자세에 사용되는 치료 개입 중재에 대한 지식을 적용하려면 학생실습활동 5.2를 참조한다.

요약 SUMMARY

이 장에서는 팔꿈치로 엎드린 자세와 네발기기 자세 기술을 향상시키기 위한 전략, 활동 및 기술을 탐구했다. 적절한 경우 자세 사이 및 자세 내의 움직임 전환이 해결된다. 이러한 중재의 집합적 가치는 독립적인 기다림, 보행 및 바닥에서 기립 이동에 필요한 사지 및 몸통의 상호 움직임 뿐만 아니라 독립적인 침대 이동 및 이동 활동에 필요한 구성요소 기술을 개발하는 데 중요하다. 이러한 활동은 또한 부분 대 전체 관점에서 기능적 운동조절을 향상시킬 수 있는 기회를 제공한다(즉, 더 큰 기능적 작업으로 진행하면서 구성요소 기술의 숙달). 또한, 이러한 중재는 옷차림, 목욕, 식사 및 개인 위생과 같은 다양한 기능 기술에 필요한 먼 쪽 움직임과 근위부 간 안정성(자유도 제한)의 조정을 통해 기능적 이동 패턴을 촉진할 수 있는 독특한 기회를 제공한다.

학생실습활동

학생실습활동은 팔꿈치로 엎드린 자세와 네발기기 자세에서 사용되는 주요 치료 활동과 기술을 다루기 위해 고안되었다. 이러한 실습 활동은 학생 동료들과 지식과 기술을 공유하고 중재에 대한 이해를 확인하거나 명확히 할 수 있는 기회를 제공한다. 그룹의 각 학생은 토론되고 시연되는 기술이나 치료 활동에 대한 이해 또는 질문에 기여한다. 대화는 그룹이 이해의 의견 일치에 도달할 때까지 계속되어야 한다.

학생실습활동 5.1

팔꿈치로 엎드린 자세

활동과 기술

팔꿈치로 엎드린 자세: 보조 위치

▲ 팔꿈치로 옆으로 누운 자세에서 팔꿈치로 엎드린 자세로 보조
▲ 엎드린 자세에서 팔꿈치로 엎드린 자세로 보조

팔꿈치로 엎드린 자세: 안정화, 무게 이동, 그리고 뻗기

▲ 안정화, 안정적 반전
▲ 측면 체중 이동, 등장성 반전
▲ 측면 체중 이동, 등장성 조합
▲ 회전에 따른 바깥쪽 체중 이동, 등장성 반전
▲ 회전에 따른 바깥쪽 체중 이동, 등장성 조합
▲ 상지 뻗기, 등장성 반전

목표: 팔꿈치로 엎드린 자세에서 수행할 수 있는 활동과 기술을 설명하고 시연한다.

준비물: 플랫폼 매트

지침: 4-6명의 학생으로 구성된 그룹으로 작업하면서 활동 및 기술 아래에 나열된 각 항목을 고려한다. 그룹의 구성원은 각 활동과 기술을 연습하는 동안 다른 역할(아래에 설명됨)을 맡게 된다. 그룹 구성원은 새로운 활동 및/또는 기술이 진행될 때마다 역할을 교체해야 한다.

▲ 한 사람이 치료사 역할을 맡아(시연용) 토론에 참여한다.
▲ 1인이 주제/환자(시연용)가 되어 토론에 참여한다.
▲ 나머지 구성원들이 토론에 참여하고 시연 중 도와주는 피드백을 하고 있다. 이 그룹의 한 구성원은 토론의 요소를 확인하기 위해(필요한 경우) 또는 의견 일치에 도달할 수 없는 경우 텍스트 내용으로 돌아가기 위해 "사실 확인자"로 지정되어야 한다.

소리 내어 생각하고, 브레인스토밍하고, 생각을 공유하는 것은 이 활동 전반에 걸쳐 계속되어야 한다! 문단 개요의 각 항목을 고려할 때 다음이 따라야 한다.

1. 환자와 치료사 위치를 포함하여 활동에 대한 초기 논의. 기저면을 변경하기 위해 사지 또는 대상/환자 손 배치를 사전 배치하는 것을 포함하여 활동을 향상시키기 위한 위치 변경도 여기에서 고려해야 한다.
2. 설명, 사용 표시, 적절한 저항 적용을 위한 치료사 손 배치(도수접촉), 구두 명령을 포함한 기술의 초기 논의. (필요한 경우 기술에 대한 설명은 3장: 고유수용성 신경근 촉진을 참조한다.)
3. 지정된 치료사와 피험자/환자가 기술의 활동과 적용을 시연한다. 시연 중 논의는 계속되어야 한다(시연이 지정된 치료사와 피험자/환자의 단독 책임이 되어서는 안 됨). 모든 그룹 구성원은 데모 전반에 걸쳐 권장 사항, 제안 및 지원 피드백을 제공해야 한다. 시연 중 특히 중요한 것은 활동을 다소 어렵게 만드는 전략에 대한 토론이다.
4. 그룹의 구성원이 활동과 기술에 대한 추가 연습이 필요하다고 느끼는 경우 요청을 수용할 수 있는 시간을 할당해야 한다. 의견(추천, 제안 및 지원 피드백)을 제공하는 모든 그룹 구성원도 이 관행을 따라야 한다.

학생실습활동 5.2

네발기기 자세

활동과 기술

네발기기 자세: 보조 위치

- ▲ 팔꿈치로 엎드린 자세에서 뒤로 "걷는" 네발기기 자세 보조
- ▲ 무릎을 꿇고 앞으로 '걷는' 팔꿈치로 엎드린 자세에서 네발기기 자세 보조
- ▲ 상체를 한쪽으로 돌린 상태에서 옆에 앉은 상태에서 네발기기 자세 보조

네발기기 자세: 안정화, 체중 이동, 움직임 이동, 그리고 정적-동적 활동

- ▲ 안정화, 안정적 반전
- ▲ 앞쪽/바깥쪽 체중 이동, 등장성 반전
- ▲ 뒤쪽/바깥쪽 체중 이동, 등장성 반전
- ▲ 네발기기 자세와 발뒤꿈치로 앉기 간의 움직임 전환, 등장성의 율동적 개시 조합, 그리고 등장성 반전
- ▲ 네발기기 자세와 한 쪽으로 발뒤꿈치로 앉는 자세 사이의 움직임 전환, 율동적 개시, 등장성 조합, 등장성 반전
- ▲ 한쪽 팔다리에서 대측성 상지와 하지 동시로 진행하는 정적-동적 조절
- ▲ 정적-동적 조절, 상지 이동/뻗기, 등장성 및 등장성 반전의 조합으로 진행하는 율동적 개시
- ▲ 정적-동적 조절, 하지 이동, 등장성 및 등장성 반전의 조합으로 진행하는 율동적 개시

네발기기 자세: 자세 내 움직임, 저항 진행

- ▲ 기기, 4점 및 2점 시퀀스
- ▲ 기기, 전진 및 후진 진행 방지 PNF 하지 굽힘/모음/가쪽돌림 패턴이 비 체중 지지된 하지에 적용되며 등장성 반전으로 진행된다.
- ▲ 기기, 진행에 저항함. 교대 하지 굽힘 및 폄 패턴은 하지 굽힘/모음/가쪽돌림 패턴으로 골반 앞쪽 올림 및 하지 폄/벌림/안쪽돌림 패턴으로 골반 뒤쪽 내림의 조정된 전략을 용이하게 한다.

목표: 네발기기 자세로 수행할 수 있는 활동과 기술을 설명하고 시연한다.

준비물: 플랫폼 매트

지침: 4-6명의 학생으로 구성된 그룹으로 작업하면서 활동 및 기술 아래에 나열된 각 항목을 고려한다. 그룹의 구성원은 각 활동과 기술을 연습하는 동안 다른 역할(아래에 설명됨)을 맡게 된다. 그룹 구성원은 새로운 활동 및/또는 기술이 진행될 때마다 역할을 교체해야 한다.

- ▲ 한 사람이 치료사 역할을 맡아(시연용) 토론에 참여한다.
- ▲ 1인이 주제/환자(시연용)가 되어 토론에 참여한다.
- ▲ 나머지 멤버들이 토론에 참여하고 시연 중 도와주는 피드백을 하고 있다. 이 그룹의 한 구성원은 토론의 요소를 확인하기 위해(필요한 경우) 또는 합의에 도달할 수 없는 경우 텍스트 내용으로 돌아가기 위해 "사실 확인자"로 지정되어야 한다.

소리내어 생각하고, 브레인스토밍하고, 생각을 공유하는 것은 이 활동 전반에 걸쳐 계속되어야 한다! 문단 개요의 각 항목을 고려할 때 다음이 따라야 한다.

1. 환자와 치료사 위치를 포함하여 *활동*에 대한 초기 논의. 기저면을 변경하기 위해 사지 또는 대상/환자 손 배치를 사전 배치하는 것을 포함하여 활동을 향상시키기 위한 위치 변경도 여기에서 고려해야 한다.
2. 설명, 사용 표시, 적절한 저항 적용을 위한 치료사 손 배치(도수접촉), 구두 명령을 포함한 *기술*의 초기 논의.
3. 지정된 치료사와 피험자/환자가 기술의 활동과 적용을 *시연*한다. 시연 중 논의는 계속되어야 한다(시연이 지정된 치료사와 피험자/환자의 단독 책임이 되어서는 안 됨). 모든 그룹 구성원은 데모 전반에 걸쳐 권장 사항, 제안 및 도와주는 피드백을 제공해야 한다. 시연 중 특히 중요한 것은 활동을 다소 어렵게 만드는 전략에 대한 토론이다.
4. 그룹의 구성원이 활동과 기술에 대한 추가 연습이 필요하다고 느끼는 경우 요청을 수용할 수 있는 시간을 할당해야 한다. 의견(추천, 제안 및 지원 피드백)을 제공하는 모든 그룹 구성원도 이 관행을 따라야 한다.

참고문헌 REFERENCES

1. American Physical Therapy Association. Guide to Physical Therapist Practice, Version 3.0. Alexandria, VA, American Physical Therapy Association, 2014. Accessed April 8, 2020. http://guidetoptpractice.apta.org.
2. Voss DE, Ionta MK, Meyers BJ. *Proprioceptive Neuromuscular Facilitation: Patterns and Techniques*, 3rd ed. Harper & Row; 1985.
3. Adler SS, Beckers D, Buck M. *PNF in Practice: An Illustrated Guide*. 4th ed. Springer-Verlag; 2014.
4. Schmidt RA, et al. *Motor Control and Learning: A Behavioral Emphasis*. 6th ed. Human Kinetics, 2019.
5. Shumway-Cook A, Woollacott M. *Motor Control: Translating Research Into Clinical Practice*. 5th ed. Wolters Kluwer; 2017.
6. O'Sullivan SB. Strategies to improve motor function. In: O'Sullivan SB, Schmitz TJ, Fulk GD, eds. *Physical Rehabilitation*. 7th ed. F.A. Davis; 2019:361-399.
7. Johnson G, Saliba Johnson V. PNF 1: The Functional Application of Proprioceptive Neuromuscular Facilitation, Course Syllabus, Version 7.9. Institute of Physical Art; 2014.
8. Ayotte NW, et al. Electromyographical analysis of selected lower extremity muscles during 5 unilateral weight-bearing exercises. *J Orthop Sports Phys Ther*. 2007;37(2):48.
9. Ebert JR, et al. A systematic review of rehabilitation exercises to progressively load the gluteus medius. *J Sport Rehabil* 2017;26(5):418.
10. Yoon T, et al. Trunk muscle activation during different quadruped stabilization exercises in individuals with chronic low back pain. *Physiother Res Int*. 2015;20(2):126.
11. Stevens VK, et al. Electromyographic activity of trunk and hip muscles during stabilization exercises in four-point kneeling in healthy volunteers. *Eur Spine J*. 2007;16(5):711.
12. Karasik LB, et al. WEIRD walking: Cross-cultural research on motor development. *Behav Brain Sci*. 2010;33(2–3):95.

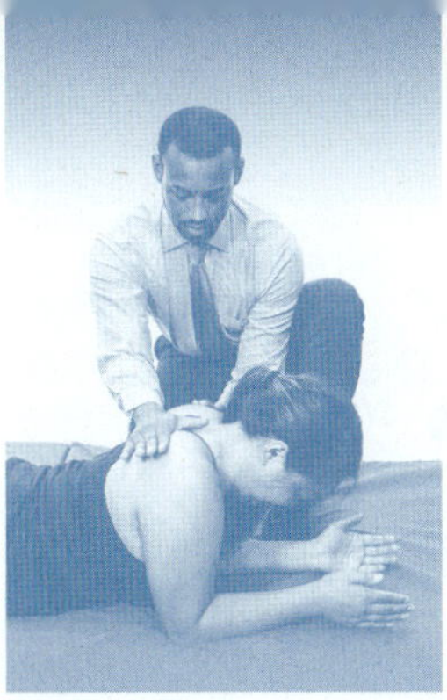

CHAPTER 6

앉기와 앉은 자세에서의 균형기술을 향상시키는 중재

Interventions to Improve Sitting and Sitting Balance Skills

개요

앉기의 생체역학
 앉은 자세에서의 일반적인 손상
앉아 있을 때 자세조절을 향상시키는 치료 전략
 운동학습 전략
앉아 있을 때 안정성을 향상시키는 중재 방법
 다양한 상지 및 하지 지지
 안정성을 향상시키기 위한 저항 적용
앉아 있을 때 동적 안정성을 향상시키기 위한 중재 방법
 앉기, 능동적인 체중 이동
 저항을 견디는 능동적인 체중 이동
 수의적인 움직임 및 과제 지향적 동작
 저항을 견디는 사지의 움직임
앉아 있을 때 움직이는 동작을 향상시키는 중재 방법
 다리를 구부리고 걸터 앉은 자세에서 스쿠팅
 다리를 길게 뻗고 앉은 자세에서 스쿠팅
 높은 테이블 위에 한쪽 다리로 서 있는 상태에서의 스쿠팅
앉아 있을 때 균형조절을 향상시키기 위한 중재 방법
 반응성 균형조절을 향상시키기 위한 중재 방법
 움직이거나 폭신한 지지면을 사용하여 균형조절을 향상시키는 방법
 컴퓨터화된 발판/피드백 훈련
 공을 이용한 활동
 적응성 균형 조절을 향상시키는 방법
앉은 자세에서의 통합 의학 운동
 앉은 자세에서의 태극권(Tai Chi)
 앉은 자세에서의 요가
앉기 능력 결과 측정
요약
학생실습활동

이 장에서는 앉기와 앉은 자세에서의 균형 능력을 향상시키는 중재 및 앉기 조절에 중점을 둔다. 앉기 조절을 제한하는 손상 및 활동 제약의 관점에서 환자의 전반적인 상태에 대한 주의 깊은 검사가 필요하다. 이 검사에는 근골격계의 정렬, 관절가동범위(range of motion, ROM), 근수행능력(힘, 파워, 지구력) 검사가 포함된다. 운동기능검사(운동 조절 및 운동 학습)는 정적 및 동적 조절에 필요한 신경근 시너지 효과, 체중 부하 상태, 자세 조절을 결정하는 데 중점을 둔다. 또한 앉은 자세에서의 균형 조절과 중추신경계(central nervous system, CNS) 감각 통합 메커니즘을 위한 감각(체성감각, 시각, 전정) 신호의 사용을 검사한다. 마지막으로, 환자는 다양한 환경(치료실, 집, 직장, 지역사회) 및 앉은 자세에서 기능적 움직임(일상생활활동, activities of daily living [ADL])을 안전하게 수행할 수 있어야 한다.

앉기의 생체 역학
Biomechanics of Sitting

앉아 있을 때 기본적으로 필요한 사항을 이해하는 것이 중요하다. 앉기는 지지면에 엉덩이, 허벅지, 발이 닿아 있으며, 적당히 높은 무게 중심(center of mass, COM)과 적당한 기저면(base of support, BOS)에서의 비교적 안정적인 자세다. 골반은 앉기에서 기초이며, 전체 축 골격의 자세 정렬에 큰 영향을 미친다. 골반의 중립 자세는 앉기에 최적이다. 골반의 중립 자세는 다음과 같은 특징이 있다. (1) 위앞엉덩뼈가시(anterior superior iliac spine, ASIS)가 위뒤엉덩뼈가시(posterior superior iliac spine, PSIS)와 수평이거나 약간 낮음(시상면), (2) 양쪽 ASIS가 수평임(관상면). 양쪽 궁둥뼈결절은 체중을 동일하게 지지하고 있어야 한다. 허리뼈는 척추 전체적으로 폄을 하고 있으면서 자연스러운 전만이 있어야 한다. 머리와 몸통은 수직이며, 머리는 "턱을 당긴(chin-in)" 자세에서 골반 위의 정중선 안에 놓여져 있다. 능동적으로 바르게 앉은 자세에서 중력선(line of gravity, LoG)은 머리와 척추의 회전축에 가깝게 지나간다. 바른 자

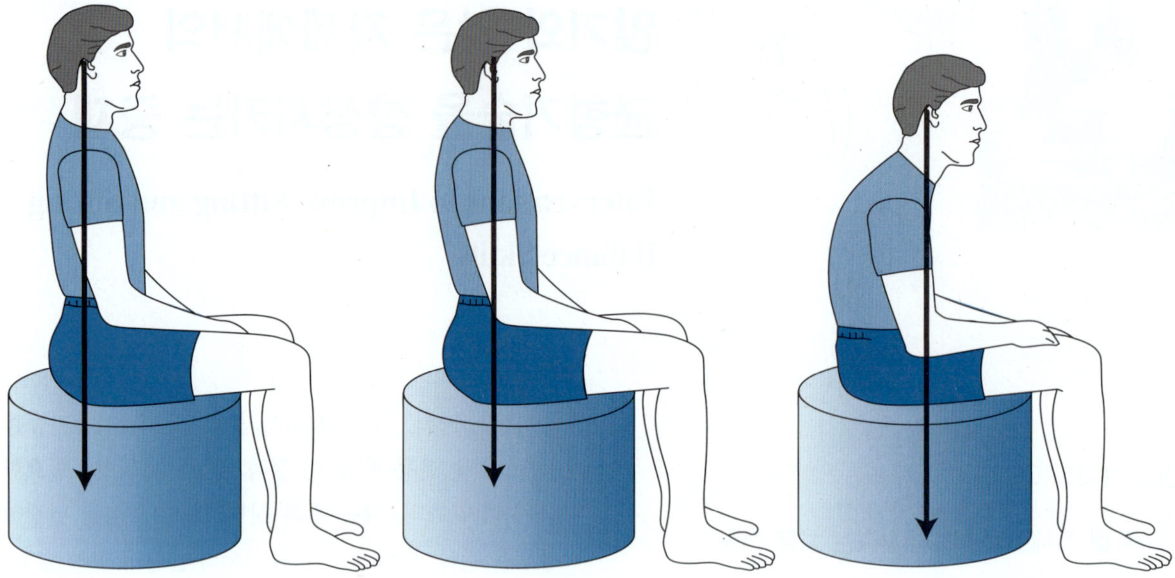

그림 6.1 시상면에서의 정상적인 자세 정렬
(A) 제일 좋은 정렬, LoG가 머리, 목, 몸통의 회전축에 가깝게 지나간다. (B) 편하게 앉은 자세일 때, LoG가 아주 약간 바뀌지만 여전히 축에 가깝게 지나간다. (C) 구부정하게 앉아 있을 때, LoG가 척추와 엉덩관절보다 훨씬 앞으로 지나간다.

세로 또는 편안하게 앉아 있을 때, LoG는 이러한 회전축보다 약간 앞쪽에 있는 반면, 구부정하게 앉아 있을 때는 LoG가 이 축보다 훨씬 앞쪽에 있다(그림 6.1).[1]

몸통의 근육은 바른 자세의 조절과 코어의 안정성을 능동적으로 유지하는데, 이는 몸통의 폄근(척주세움근)과 굽힘근(복근)의 동시 수축을 포함한다. 척주세움근은 편안하게 앉아 있거나 구부정하게 앉아 있을 때와 반대로 바르게 앉아 있을 때 가장 많이 활성화된다.[1,2] 하지(Lower extremity, LE) 근육은 몸통 및 골반을 안정시켜주는 중요한 근육이다. 발목관절의 발등굽힘 근육(앞정강근)과 엉덩관절의 굽힘근(엉덩허리근)은 몸통이 뒤로 가 있을 때 활성화되는 반면, 종아리 근육(가자미근), 무릎관절의 근육들(가쪽넓은근, 넙다리두갈래근), 엉덩관절의 폄근(큰볼기근)은 몸통이 앞으로 가는 것을 막는다. 높은 의자에서 발이 공중에 떠 있을 때, 몸통근육과 엉덩관절의 근육들로만 자세가 조절되어 안정성의 한계(limit of stability, LOS)에 훨씬 빨리 부딪히게 되므로, 발이 바닥에 닿아 있을 때보다 자세를 유지하는 것이 더 어렵다.

앉은 자세에서의 일반적인 손상
Common Impairments in Sitting

앉은 자세에서의 손상은 다 포함되지는 않더라도 골반과 척추의 정렬 손상 및 비대칭적인 체중 지지를 포함하여 광범위하게 분류될 수 있다. 이처럼 자세적인 손상들은 수축성 조직 및 결합조직의 기능 손상으로 인해 좋아지기도 하고 악화되기도 한다. 정상적인 정렬이 변하면서 신체의 다른 부분도 변하게 된다.

골반이 후방 경사된 자세에서, ASIS는 PSIS보다 높으며 허리뼈는 편평하다. 환자의 상태가 심각하다면, 뒤로 앉으면서 엉치뼈에 체중을 싣는다(엉치뼈로 앉기, sacral sitting). 이 자세는 등뼈의 굽힘 증가(등쪽 후만), 머리를 앞으로 내민 자세와 관련이 있다(그림 6.2). 수평 주시를 유지하기 위해 위쪽의 머리목 부분이 약간 폄을 하는 보상작용이 일어난다. 시간이 지나면서 이 자세는 근육과 인대의 전반적인 적응성 단축을 일으키고 반대쪽 인대와 관절의 수동적인 긴장감을 증가시킨다. 습관적으로 뒤로 기울어진 자세는 허리뼈에 굽힘 토크를 발생시켜 허리뼈 디스크의 앞쪽 가장자리에 압박을 증가시키고, 뒤쪽 섬유륜을 과도하게 늘려 수핵이 돌출될 위험을 높인다. 또한 등뼈 및 머리뼈 폄근에 가해지는 스트레스를 증가시켜 목과 허리에 통증을 유발할 수 있다.[2] 골반의 후방 경사는 척주세움근이 약하거나 뒤넙다리근이 경직된 환자에게서 흔히 볼 수 있다.

ASIS가 PSIS보다 낮을 때 골반의 전방 경사가 발생하여 허리뼈에 전만(lordosis)이 뚜렷하게 발생한다. 이는

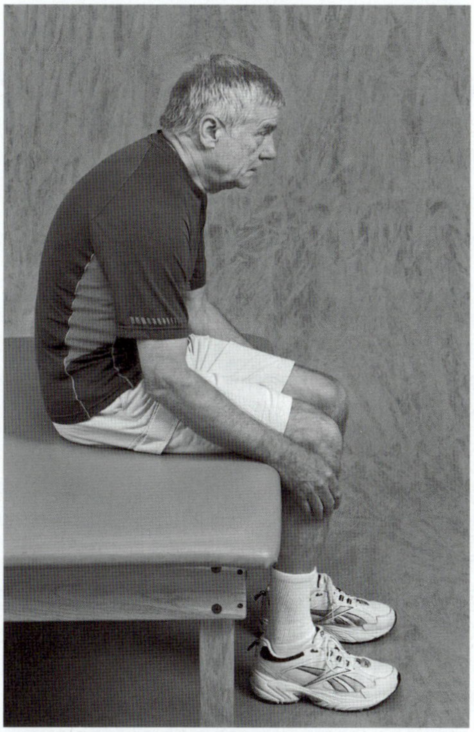

그림 6.2 앉은 자세에서의 비정상적인 정렬(구부정하게 앉은 자세) 환자는 머리를 앞으로 내밀고 있고, 등쪽의 후만이 보이며, 허리뼈가 편평하고, 골반이 후방 경사되어 있다.

일반적으로 복근 약화, 척주세움근 및 엉덩관절 굽힘근의 과활성화를 포함하여 수축성 조직에 불균형이 있는 환자에게서 흔히 나타난다.

골반의 측방 경사는 한 볼기뼈가 다른 볼기뼈보다 높을 때 관상면에서 발생한다(골반 경사). 이러한 자세로 인해 궁둥뼈결절에 체중 지지가 비대칭적으로 일어나고 이로 인한 보상작용으로 척추에 C 커브나 S 커브가 생길 수 있다. 이 커브는 근력이 비대칭적이거나 근육의 긴장도가 비대칭적인 환자(예, 뇌졸중 환자) 또는 엉덩관절의 가동성에 제한이 있는 환자에게서 볼 수 있다. 상자 6.1은 앉은 자세에서의 일반적인 손상을 요약했다.

골반 회전은 한 볼기뼈가 다른 볼기뼈보다 더 앞쪽에 있을 때 가로면에서 발생한다. 골반의 이러한 비대칭적인 정렬로 인해 척추도 돌아가거나 척추의 커브가 심해질 수 있다. 궁둥뼈 결절의 체중 지지는 일반적으로 비대칭적이다. 이 자세는 엉덩관절의 근긴장도 또는 가동성의 변화, 근력의 비대칭으로 인해 발생할 수 있다. 앉아 있는 자세의 과제 분석에 대한 지식을 적용하려면 학생실습활동 6.1을 참조하면 된다.

앉아 있을 때 자세조절을 향상시키는 치료 전략 Treatment Strategies for Improving Postural Control in Sitting

환자는 단단한 표면에서 다리를 정상 너비만큼 벌리고 엉덩관절과 무릎관절을 90°로 한 상태로 앉은 자세에서 시작한다. 환자가 거의 해낼 수 있는 활동으로 선택한다. 난이도를 달리하여 진행한다. 다음과 같은 방법으로 앉기 활동을 어렵게 만들 수 있다.

- BOS 변경
- 지지면 변경
- 다양한 감각 입력
- 상지(UE) 또는 LE를 같이 움직임
- 선행적 및 반응성 균형 조절 능력의 난이도 변경

자세 안정화의 필요 조건 및 난이도를 변경하기 위한 전략은 상자 6.2를 참조하면 된다.

상자 6.1 앉은 자세에서의 일반적인 손상

골반

- *골반의 과도한 후방 경사*는 허리뼈 커브를 편평하게 하거나 후만이 되게 하고(구부정하게 앉기 또는 *엉치뼈로 앉기*) 등뼈의 굽힘을 증가시키고(등쪽 후만) 머리가 앞으로 나오게 한다(거북목).
- *골반의 과도한 전방 경사*는 전만을 증가시키고 엉덩관절의 벌림과 가쪽돌림을 증가시킨다.
- *골반의 측방 경사는 체중 지지*를 비대칭적이게 하고 보상작용으로 척추가 C 커브 또는 S 커브가 된다.
- *골반의 회전*으로 척추도 돌아가고, 척추측만증의 커브가 심해지며, 궁둥뼈결절에 가해지는 체중 지지가 비대칭적이게 된다.

머리/위쪽 몸통의 정렬

- 평근이 약한 환자들은 대부분 *거북목 자세*이며, 등뼈가 굽어 있고(*후만*), 허리뼈가 편평하다.

앉아 있는 자세에서의 체중 지지

- 환자들은 대부분 한쪽으로 체중 지지를 많이 하는 비대칭적인 정렬이 보일 수 있다.

상자 6.2 자세 안정화의 필요 조건 및 난이도 변경

기저면

기저면을 바꾸면 자세조절이 어려워질 수 있다. 다음과 같이 서서히 난이도를 높인다:

- 다리를 길게 뻗고 앉은 자세 → 다리를 구부리고 걸터 앉은 자세
- 양쪽 UE로 지지→한쪽 UE로만 지지 → UE로 지지하지 않고 앉기
- 손을 허벅지에 놓기 → 가슴 쪽에서 팔짱끼기
- 양쪽 발을 바닥에 붙이기 → 발 떼기(예, 높은 의자에 앉기)

지지면

지지면을 바꾸면 자세조절이 어려워질 수 있다. 다음과 같이 서서히 난이도를 높인다:

- 단단한 바닥(예, 편평한 매트) → 부드럽고 말랑한 바닥(예, 패드나 보드) 또는 낮은 의자(예, 푹신한 의자)
- 고정된 지지면에 앉기 → 움직이는 지지면에 앉기(예, 편평하지 않은 패드, 워블 보드 또는 치료용 공)
- 고정된 지지면에 발을 편평하게 두고 앉기 → 움직이는 지지면에 발을 두고 앉기(예, 작은 공 또는 롤러)

감각 입력

감각 입력을 바꾸면 자세조절이 어려워질 수 있다. 다음과 같이 서서히 난이도를 높인다:

- 눈을 뜬다 → 감는다
- 환자 바로 앞에 고정된 목표물만 쳐다본다 → 고개를 돌린다(예, 위 아래, 양 옆으로)
- 거울을 사용하여 환자가 수직 및 자세 대칭에 대한 지각적 인식을 하도록 도와줌으로써 시각적인 부분을 많이 도와줄 수 있다. 수직선은 인식을 향상시킨다(예, 환자가 셔츠 앞에 테이프로 붙이거나 그린 수직선을 입고 이를 거울에 테이프로 붙인 수직선과 일치시킨다).
- 등받이가 있는 의자에 앉거나 벽에 등을 기대고 앉는 것은 체성감각 신호와 몸통에 대한 지지를 극대화하는 반면 등받이가 없는 매트나 공 위에 앉는 것은 더 어렵다.
- 벽을 옆으로 기대 앉는 것은 측면 정렬에 대한 피드백을 줄 수 있다(예, 뇌졸중 및 밀기증후군[pusher syndrome]이 있는 환자는 벽에 비환측 어깨를 기대고 앉는다). 벽에 기대지 않는 것으로 진행한다.
- 발의 체성감각 입력은 맨발로 있거나 밑창이 유연한 신발을 신어 최대화할 수 있다. 지지면에 발을 대고 있는다. 한 발만 닿는 것(다리 꼬기)에서 발을 닿지 않는 것으로 진행한다.

임상 노트 : 넓게 앉은 자세는(하지가 벌어져 있고 바깥돌림 되어 있으며, 상지로 지지하는 자세) 일반적으로 앉은 자세에서의 조절 능력이 감소된 환자에게 나타나는 보상적인 변화다.

운동학습 전략 Motor Learning Strategies

치료사는 환자에게 바르게 앉는 자세를 알려줘야 하고 자세를 취하는 ***정확함의 기준(reference of correctness)***을 알려주기 위해 이상적인 자세를 보여줘야 한다. 특정 공간 내에서 바르게 앉는 자세 및 위치에 대한 전반적인 감각 인식을 향상시키기 위해 과제의 주요 요소들(예, 골반의 중립 자세, 몸통 폄)에 환자를 집중시키는 것이 중요하다. 처음에는 환자가 과제와 그 과제의 요소들에 온전히 집중해야 한다. ***외적 피드백(Augmented feedback)***(예, 살짝 치기, 가벼운 저항, 구두 지시)은 주요 문제점(key errors)들에 집중할 수 있게 해준다. 이러한 문제점이 수정되면 과제의 특정 요소가 바르게 되면서 수행 능력이 크게 향상된다. 촉각적인 지시는 놓친 부분을 집중할 수 있게 해준다. 예를 들어, 몸통이나 목 뒷부분을 살짝 치면 폄근이 촉진되고 활성화된다. 환자가 거울 바로 앞에 앉으면 시각적인 지시를 줄 수 있다. 환자가 입은 편평한 티셔츠에 테이프로 수직선을 붙여 놓으면 환자에게 수직 위치를 알려줄 수 있다. 외적 피드백은 수행능력의 긍정적인 면을 강조할 수 있고, 이는 확실한 동기부여가 될 수 있다. 환자의 능력이 향상된다면 외적 피드백을 줄이거나 없애야 한다.[3,4]

주의 집중(Attentional focus)과 운동학습은 적절한 구두 지시로 향상시킬 수 있다. 내적 지시는 "*배 근육을 조이고 어깨를 앞으로 내미세요*"와 같이 환자의 특정한 신체 움직임에 초점을 맞춘다. 외적 지시는 움직임의 전반적인 목표와 주변 환경과의 상호 작용에 초점을 맞춘다. 예를 들어, "*매트에 있는 양쪽 엉덩이 사이에 대칭적인 압력을 가하면서 엉덩관절 위로 몸통을 유지하세요*"라고 할 수 있다. 외적 지시를 사용할 때 더 큰 운동 효율성, 자동성, 유지를 입증한 연구 결과가 있다.[5,6] 추천하는 구두 지시에 관한 사항은 상자 6.3에 나와 있다.

반복적인 연습으로 인지 모니터링 수준은 운동학습이 진행됨에 따라 감소한다. 자율적인 학습 수준에서 자세 반응은 일상적인 자세조절에 대한 의식적인 생각이 거의 없이 대부분 자동이다. 이 조절 수준은 이중 과제(dual-tasking)를 사용하여 검사할 수 있다. 즉 앉은 자세를 유지하면서 보조

상자 6.3 구두 지시 추천

내적 지시

- *"키가 커지게 앉으세요. 머리를 위로 들고 턱을 당긴 상태에서 어깨를 엉덩이 위로 보낸 상태를 유지하세요."*
- *"배와 등 근육을 조이고, 머리를 들어 올리고, 등을 곧게 펴세요."*
- *"체중을 왼쪽(또는 오른쪽) 엉덩이로 옮기세요."*

외적 지시

- *"앉아 있는 로커 보드를 안정적으로 유지하고 체중 균형을 유지하세요."*
- *"키가 커지게 앉으세요. 바로 앞에 있는 시계(또는 다른 물체)에 초점을 맞추세요."*
- *"앉아 있는 디스크(또는 공)을 가능한 안정적으로 유지하세요."*
- *"가능한 안정적으로 앞에 있는 공을 똑바로 잡으세요."*
- *"당신의 머리 꼭대기에 당신을 똑바로 잡아당기는 끈이 달린 꼭두각시라고 상상해보세요."*

과제(운동 또는 인지)를 수행하는 능력이다.[7] 환자에게 앉아 있는 동안 ***이차운동과제***(예, 주전자에서 컵으로 물 붓기) 또는 보조 인지 과제(100에서 7로 거꾸로 세기)를 수행하라고 한다.

적신호 : 자세 정렬을 개선하기 위해 거울을 사용하는 것은 시각-지각 공간 결손이 있는 환자에게 금기다(예, 일부 뇌졸중 또는 외상성 뇌 손상[traumatic brain injury, TBI] 환자에게서 볼 수 있는 수직 방향 감각 상실 또는 공간 내 위치 결손).

임상 노트 : 앉은 자세가 불안정한 환자는 처음 앉은 자세에서 넘어지는 것에 대한 두려움과 불안이 증가할 수 있다. 치료사가 환자에게 자신감을 심어주기 위해 불안정성과 낙상을 통제하는 능력이 있다는 것을 보여주는 것이 중요하다. 손상의 정도가 심한 환자를 돕기 위해 두 명의 치료사가 필요할 수 있다(예, TBI 환자가 처음 앉을 때). 이 때 환자는 편평한 매트의 가장자리에 걸터 앉고 한 치료사는 환자의 바로 앞에, 다른 치료사는 환자의 뒤에 앉는다. 환자의 앞에 있는 치료사는 환자의 무릎 바깥쪽을 움직이지 못하게 막고 고정할 수 있다(그림 6.3). 이러한 과정은 BOS를 넓혀서 환자를 도와줄 수 있다. 환자의 뒤에 있는 치료사는 치료용 공 위에 앉을 수 있다. 공은 허리뼈를 지탱하고 바른 자세를 유지하기 위해 사용된다. 치료사의 팔을 치료사의 무릎 위에 올려서 환자를 지탱할 수 있다(그림 6.4).

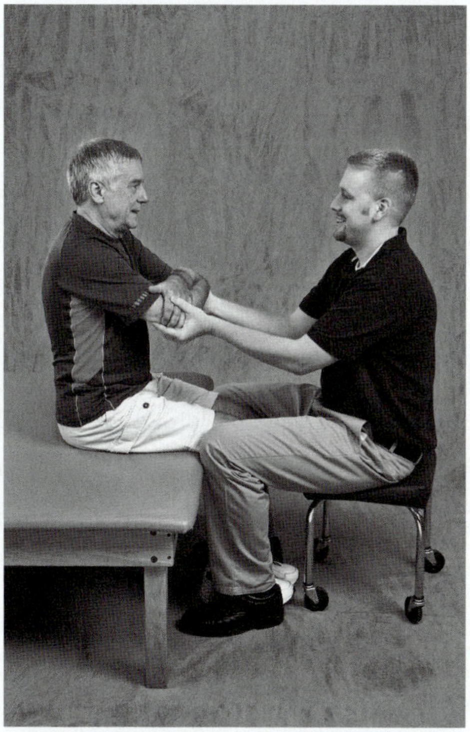

그림 6.3 앞에 앉은 자세에서의 초기 안정화
치료사는 환자의 무릎 주위에 치료사의 양 무릎을 놓고 고정하여 환자를 앞에서 안정시킨다. 환자의 팔은 치료사가 부드럽게 잡는다. 그림 6.2와 비교한 직립자세의 개선에 주목한다.

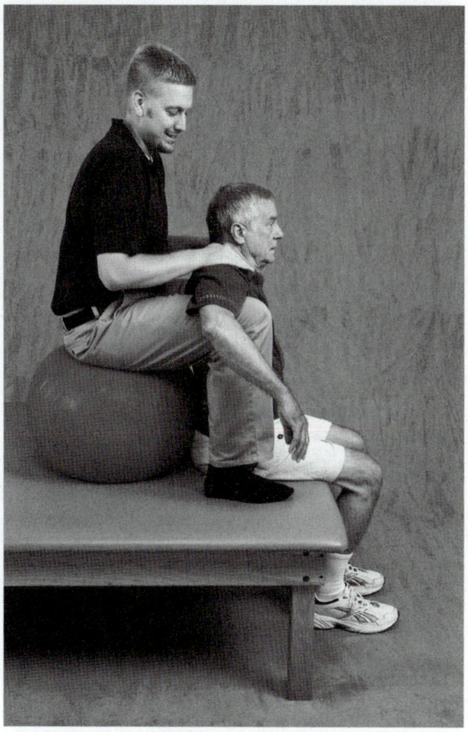

그림 6.4 뒤에 앉은 자세에서의 초기 안정화
치료사는 치료 공에 앉아 환자를 뒤에서 안정시킨다. 공은 환자의 허리뼈를 지지하는 데 사용된다. 환자의 UE는 치료사의 무릎 위에 놓거나 손을 깍지 낀 채로 정면에서 똑바로 유지할 수 있다.

앉아 있을 때 안정성을 향상시키는 중재 방법
Interventions to Improve Stability in Sitting

바르게 앉은 자세를 유지하려면 안정성(정적인 자세조절)이 필요하다. 안정성 조절은 검사할 때 중요한 요소는 바르게 앉은 자세를 유지하는 능력과 오랫동안 자세를 유지하는 능력이다. 예를 들어, 30초 동안만 앉을 수 있고 이후엔 통제력을 잃고 한쪽으로 넘어지는 환자는 앉아 있을 때 안정성이 좋지 않은(poor) 반면, 몸통을 움직이지 않은 채로 5분 이상 앉을 수 있는 환자는 앉아 있을 때 안정성이 좋다고(good) 볼 수 있다. 안정성 조절을 검사하는 기타 조절 변수에는 자세 동요의 정도(최소여야 함), 자세 정렬의 중심을 유지하는 능력, 상지의 도움 없이 앉아 있는 능력, 매트의 가장자리를 잡지 않고 앉거나 무릎을 강제로 구부려 매트 가장자리에 발을 걸지 않고 앉을 수 있는 능력이 있다.

환자에게 머리와 몸통을 수직으로 두고, 골반은 중립 자세, 엉덩관절과 무릎관절은 90°로 구부리고, 발은 바닥에 편평하게 두고 앉으라고 한다. 자세는 대칭적이며 엉덩이와 발에 동일한 체중을 실어준다. 필요한 정도에 따라 환자의 상지로 지탱한다. 어깨는 벌림 및 폄을 하고, 팔꿈치와 손목은 손을 펴서 옆에 둔다(그림 6.5A).

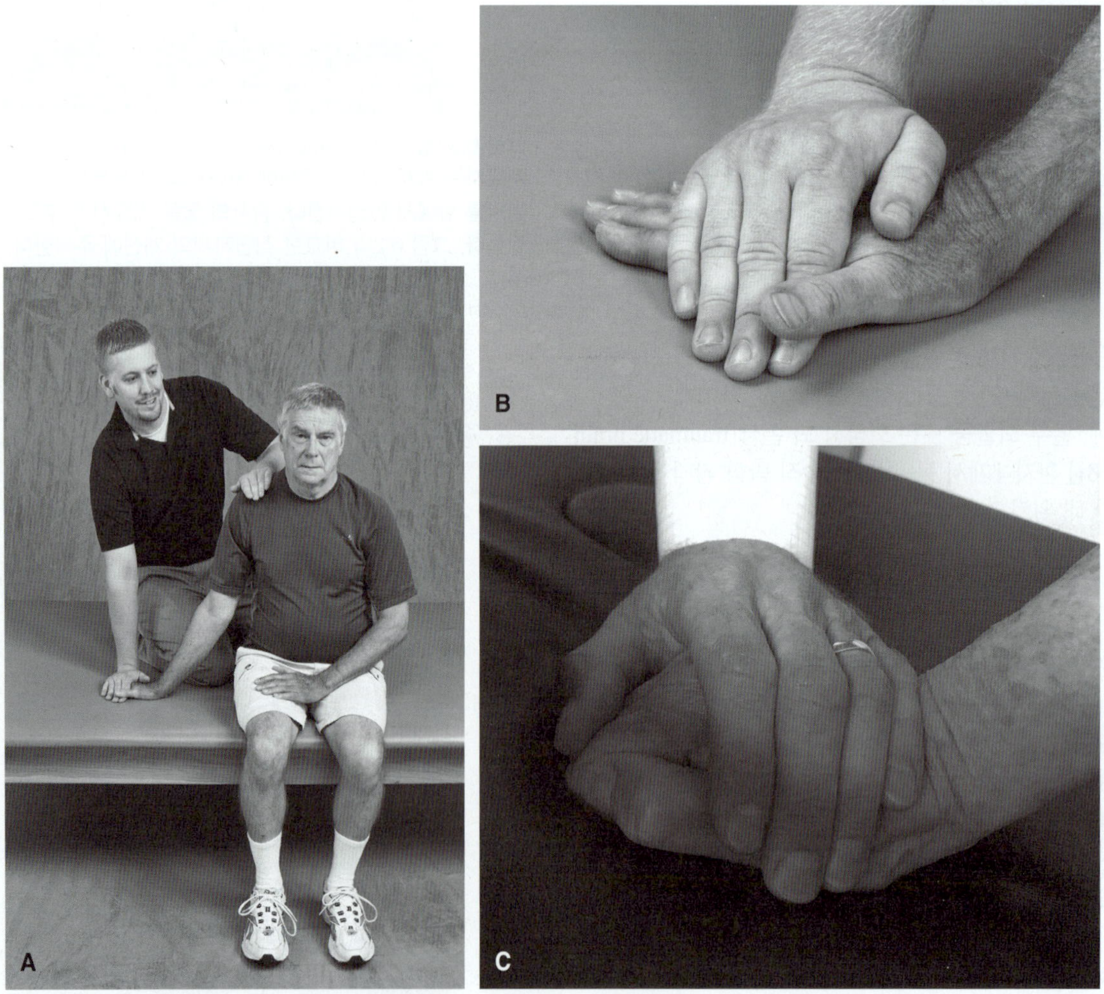

그림 6.5 한쪽 UE로 지지하며 앉은 환자
(A) 환자의 오른쪽 어깨는 벌림 및 가쪽돌림하고, 팔꿈치는 폄, 손목과 손가락은 펴져 있다. 치료사는 어깨와 손의 자세를 취하는 것을 도와준다. 이는 UE 굽힘근–모음근 경직이 있는 환자에게 유용한 자세다. (B) 손 자세의 클로즈업. 엄지손가락을 벌린 상태에서 손가락을 편다. (C) 손가락은 건고정술 잡기(tenodesis grasp)를 유지하기 위해 굽힘 상태로 지탱한다.

임상 노트 : 상지의 체중지지 자세는 뇌졸중 또는 TBI 환자에게서 흔히 발생하는 UE 굽힘근-모음근 경직을 줄여주는 데 유용한 자세다. 처음에는 완만한 회전(즉, ***율동적 회전[rhythmic rotation]***)과 함께 느리고 수동적인 움직임을 사용하여 경직된 UE를 원래 위치로 되돌릴 수 있다. 위팔세갈래근을 더 자극해주면(살짝 치거나 두드리기)환자가 팔꿈치를 편 자세를 더 잘 유지할 수 있다. 엄지손가락을 벌린 자세에서 손가락을 편다(그림 6.5B). 손등을 살짝 두드려서 손을 벌리게 도와줄 수 있다.

임상 노트 : 어깨가 불안정한 환자(예, 뇌졸중으로 인해 어깨가 이완되거나 아탈구된 환자)는 상지를 펴서 체중 지지와 압박을 편하게 하기도 한다. 이렇게 발생하는 고유수용성 부하는 어깨 주변의 근육을 안정화시키는 작용을 증가시킨다. 필요에 따라 치료사는 팔꿈치를 안정화시키면서 어깨의 윗부분을 아래쪽으로 가볍게 압박하여 추가 자극을 줄 수 있다.

임상 노트 : UE 마비로 인해 팔꿈치가 불안정한 환자는(예, 척수 손상(spinal cord injury, SCI) 환자 및 위팔세갈래근이 완전 마비된 C6 완전 사지마비 환자) 견갑대(shoulder girdle) 근육으로 UE의 편 자세를 유지할 수 있다. 먼저 환자는 아래팔을 엎침, 어깨를 바깥돌림하면서 완전히 편다. 이 자세에서 UE에 체중을 실을 때, 환자는 어깨를 구부리기 위해 앞쪽 삼각근을 수축하고(닫힌 사슬 운동), 이로 인해 팔꿈치를 펴게 된다. 그 다음에는 팔꿈치 폄을 유지하기 위해 어깨 내림을 빠르게 한다. 이러한 동작은 폄, 바깥돌림을 하면서 UE를 안정화시킨다. 치료사는 건고정술 잡기(tenodesis grasp)를 유지하기 위해 체중을 지지하는 동안 환자의 손가락을(손가락뼈사이관절) 구부린 채로 유지해야 하는 것을 명심해야 한다(그림 6.5C).

다양한 상지 및 하지 지지

Varying UE and LE Support

BOS를 수정하고 UE나 LE로 지지하는 정도를 변경하여 안정성 조절의 난이도를 변경할 수 있다. 환자는 양쪽 UE로 지지하고 앉은 자세에서(손을 편평하게 두거나 주먹을 쥔 상태로) 시작하여, 한쪽 UE로만 지지하기, UE로 지지하지 않고 앉기로 난이도를 높일 수 있다. 처음에는 양쪽 발과 허벅지를 지지면과 붙여서 앉는 것으로 시작하여, 한쪽 다리 꼬고 앉기(한쪽 발만 지지면에 붙어 있음), 높은 테이블에서(앉는 면을 높임) 두 발은 떠 있는 채로 허벅지랑 엉덩이만 지지면에 붙어 있기로 난이도를 높일 수 있다.

BOS 변경하기: 다리를 길게 뻗고 앉은 자세, 다리를 구부리고 걸터 앉은 자세, 다리를 옆으로 놓고 앉은 자세

다리를 길게 뻗고 앉은 자세는 SCI 환자나 몸통 근육이 제한적인 환자와 같이 앉기 조절이 제한적인 환자의 초기 앉기 조절을 향상시키는 데 중요한 자세다. 환자가 골반을 중립으로 놓고 앉기 위해서는 뒤넙다리근의 적절한 범위(90~110°)가 필요하다. 뒤넙다리근의 관절가동범위가 감소되면 골반의 후방 경사가 일어나 엉치뼈로 앉게 되고 아래 허리 근육이 과도하게 늘어나게 된다(그림 6.6). 처음에는 BOS를 최대한 넓히기 위해 손을 환자의 뒤에 놓는다(손바닥을 바닥에 둔 채로 어깨, 팔꿈치, 손목을 펴서 체중을 지지함). 조절을 더 잘하게 되면 손을 앞쪽에 놓다가 마지막에는 엉덩이 옆에 두는데 이로 인해 자세가 달라지고 안정성을 위해 필요한 사항들이 많아진다. 그 다음 매트의 가장자리에서 무릎을 구부리고 발은 지지면에 닿은 채로 앉아 있는 동작으로 진행한다.

다리를 옆으로 놓고 앉은 자세에서는 환자가 LE를 구부리고 반대쪽 다리는 밑으로 넣은 상태로 한쪽 엉덩이로만 앉는다. 이 자세는 체중을 지지하는 쪽의 몸통을 늘려주기 때문에, 몸통 근육에 경직이 있는 환자들에게 유용하다(예, 뇌졸중 환자). 더 손상된 UE로 체중을 부하할 때, 팔꿈치, 손목, 손가락 굽힘근이 지속적으로 늘어난다(그림 6.7). 대안으로, 손을 깍지 낀 자세에서(양쪽 팔꿈치는 펴고 어깨는 구부리고 손은 깍지 낌) 양쪽 UE를 몸통 앞에 둔다.

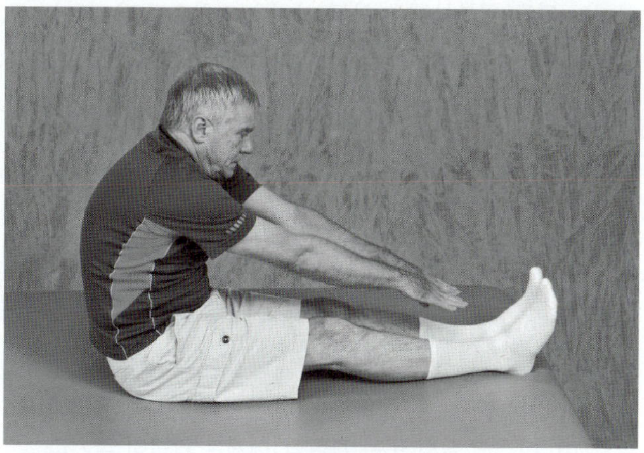

그림 6.6 다리를 길게 뻗고 앉은 자세
환자는 무릎을 펴고 길게 뻗고 앉은 자세를 취한다. 이 환자는 결과적으로 골반의 후방 경사가 일어나 엉치뼈로 앉게 되며 뒤넙다리근이 타이트해진다.

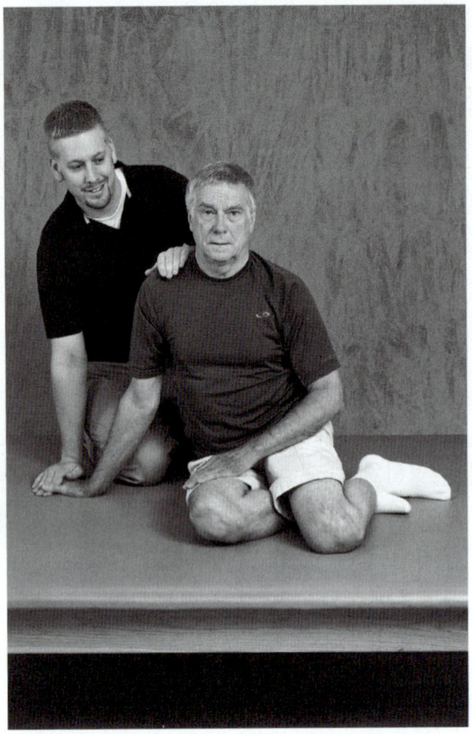

그림 6.7 옆으로 앉는 자세
무릎을 구부리고 반대쪽 다리는 밑으로 넣은 상태로 옆으로 앉는 자세를 취한다. 체중은 오른쪽 엉덩이와 오른쪽 UE에 더 많이 실려서 이 부위들이 펴지고 체중을 지지하게 된다. 이 자세로 앉으면 몸통 가쪽의 굽힘근, 팔꿈치 · 손목 · 손가락 굽힘근이 늘어난다. 이 스트레칭은 이러한 근육에 경직과 단축이 있는 뇌졸중 환자에게 도움이 될 수 있다.

안정성을 향상시키기 위한 저항 적용

Applying Resistance to Promote Stability

머리와 몸통 윗부분에 가하는 가벼운 저항으로 유지하는 근육을 촉진하고 활성화시킬 수 있다. 일반적으로 굽힘근보다 폄근이 더 약하다. 조절을 더 잘하게 되면 저항을 점차 줄이고 환자가 능동적으로 유지하는 것으로 진행한다.

임상 노트: 척추에 가하는 가벼운 압박(관절 압박)은 자세유지근(postural stabilizer)을 자극할 수 있다. 치료사는 양손을 환자의 어깨에 대고 아래 방향으로 부드럽게 누른다. 척추 기형이 있거나 바르게 앉은 자세를 취할 수 없는 환자(예, 골다공증 및 후만증 환자), 급성 통증 환자(예, 디스크 질환 또는 관절염)에게는 압박이 금기다. 이에 대한 대안책으로 치료사가 환자를 공 위에 앉혀서 부드럽게 위아래로 움직여 폄근을 활성화시킬 수 있고, 척추의 관절 고유수용체를 활성화하여 안정성을 향상시킬 수 있다.

고유수용성 신경근 촉진법(proprioceptive neuromuscular facilitation, PNF)의 기법 중 하나인 ***안정적 반전(stabilizing reversals)***을 사용할 수도 있다. 치료사가 먼저 한 방향으로 저항을 가하고, 그 다음 반대 방향으로 저항을 가하는 동안 환자에게 앉은 자세를 유지하라고 한다.

저항을 양 옆으로(안쪽–바깥쪽) 가할 때, 치료사의 손 위치는 마치 위쪽 몸통을 옆으로 밀어서 치료사와 멀어지듯이 어깨뼈의 모서리(border)에 놓은 다음(그림 6.8), 위쪽 몸통을 치료사 쪽으로 당긴다. 저항을 앞뒤로 가할 때에는 환자의 앞에 앉은 치료사가 위쪽 몸통을 뒤로 밀었다가 치료사 쪽인 앞으로 당기는 것처럼 저항을 가한다. 손은 먼저 위쪽 몸통의 앞에 놓았다가 뒤에 놓는 식으로 번갈아 가며 놓는다. 저항은 매우 가벼운 저항에서 시작하여 중등도의 저항으로 난이도를 점차 높인다. 처음에는 약간만 움직일 수 있고, 점차 유지하는 것으로 진행한다. 구두 지시(Verbal cues, VCs)는 "*제 손을 밀고 움직이지 않게 버티세요*"라고 한다.

치료사는 반대쪽 근육에 저항을 가하기 위해 손을 움직이기

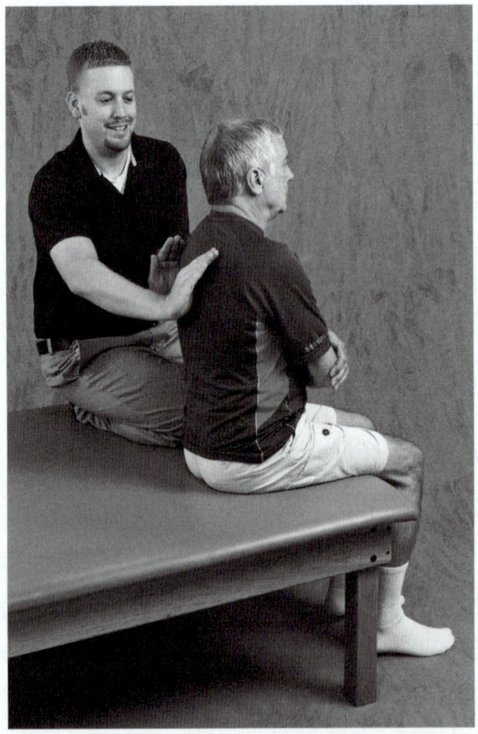

그림 6.8 안정적 반전을 사용하여 유지하는 앉은 자세
환자는 바닥에 발을 편평하게 대고 앉고 UE는 가슴 앞에서 교차시킨다. 치료사는 가쪽에 저항을 가하면서 환자는 작은 범위에서만 움직일 수 있고, 이후 움직이지 않고 유지하는 것으로 진행한다. 왼손은 어깨뼈의 모서리(border)에 놓고, 오른손은 반대쪽 몸통의 어깨뼈의 척추연(vertebral border)에 놓는다. 그 다음 손을 반대로 놓고 반대 방향으로 저항을 가한다.

전에 이러한 단계에서의 지시를 한다(*"반대쪽으로 밀리지 않게 버티세요"*). 이 과정을 통해 환자가 적절한 선행적 자세조절을 할 수 있다. 치료사의 위치는 적용해야 하는 힘의 선에 따라 달라진다.

PNF 기법인 ***율동적 안정화(rhythmic stabilization)*** 도 사용할 수 있다. 치료사가 위쪽 몸통에 회전 저항을 가하는 동안 환자에게 앉은 자세를 유지하라고 한다. 한 손은 앞으로 밀고 있는 한 쪽의 뒤쪽 몸통에 두고(어깨뼈의 아래쪽 겨드랑이 모서리), 다른 손은 뒤로 당기고 있는 반대쪽 몸통 위쪽에 놓는다(그림 6.9). 그런 다음 뒤쪽에 놓은 손은 앞-위 몸통 쪽으로 움직이고, 앞쪽에 놓은 손은 뒤쪽 몸통 쪽으로 움직여서 반대쪽으로 저항을 가한다(각 손은 몸통의 같은 쪽에 놓는다). 움직여서는 안 된다. 율동적 안정화에서의 VCs는 *"움직이지 말고 버티세요. 제가 움직여도 버티세요."*

임상 노트: 안정성을 향상시키는 중재는 다양한 기능적 활동(예, 옷 입기, 꾸미기, 화장실 가기, 먹기)과 이후의 이동 훈련을 위해 중요한 선행 과제다.

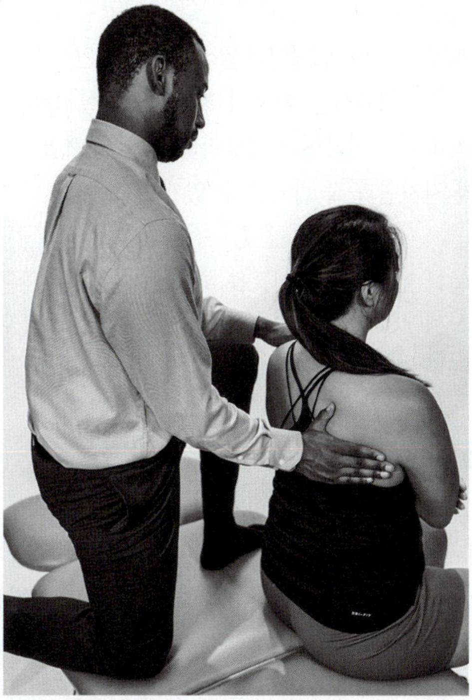

그림 6.9 율동적 안정화를 사용하여 유지하는 앉은 자세
환자는 바닥에 발을 편평하게 대고 앉고 UE는 가슴 앞에서 교차시킨다. 치료사는 왼손으로 앞쪽 위쪽 몸통을 뒤로 당기고, 오른손으로 아래 어깨뼈를 앞으로 민다. 환자는 움직이려는 모든 저항에 대항하고 안정적으로 유지한다.

결과

운동조절 목표: 앉아 있는 자세에서의 안정성 및 자세 정렬 향상

기능적 목표: 특정 시간(예, 3분, 5분) 동안 거의 흔들리지 않고 균형을 잃지 않으면서 독립적으로 앉은 자세를 유지한다.

앉아 있을 때 동적 안정성을 향상시키기 위한 중재 방법
Interventions to Improve Dynamic Stability in Sitting

앉아 있을 때 자세의 안정성을 유지하면서 자세를 바꾸거나(예, 체중 이동, 돌기) 팔다리를 움직이기(예, 손 뻗기, 들어 올리기) 위해서는 동적 안정성(동적인 자세조절)이 필요하다. 이러한 움직임으로 인해 COM이 흔들리고 바르게 앉는 자세를 유지하기 위해 균형에 대한 선행적 자세조절이 필요하다. 처음에는 환자가 자세조절 및 움직임을 잘 마치기 위해 필요한 과제의 주요 요소에 집중한다(예, *"체중을 왼쪽 엉덩이로 옮기고 손으로 공을 잡으세요"*). 연습량이 늘어나면 자세조절이 좀 더 자동으로 이루어진다.

앉기, 능동적인 체중 이동
Sitting, Active Weight Shifts

환자에게 양 옆으로, 앞뒤로, 몸통을 돌려 대각선으로 체중 이동을 하라고 한다. 안정성의 제한에 대한 재교육이 첫 번째 목표 중 하나다. 환자에게 조절할 수 있는 범위 내에서 한 방향으로 가능한 멀리 체중을 이동하라고 한 다음 가운데로 다시 돌아온다. 처음에는 체중이 작은 범위에서만 이동되다가 점차 늘어난다(즉 ***움직임 범위 증가 [increments of range]***).

임상 노트: 실조증이 있는 환자는(예, 소뇌 병변) 너무 많이 움직여서 오래 버티기가(안정성 유지) 힘들다. 치료할 때 체중 이동을 넓은 범위에서 시작하여 점차 작은 범위로 진행한다(***움직임 범위 감소 [decrements of range]***). 안정성 또는 유지하는 것이 최종 목표다.

임상 노트: UE 굽힘근의 긴장도가 감소된 환자들은(예, 뇌졸중이나 TBI 환자) 팔꿈치를 펴고 손을 펴서 체중을 지지한 채로 체중을 앞뒤로 이동하는 것이 좋다. 흔드는 동작은 손과(손목 및 손가락의 굽힘근)

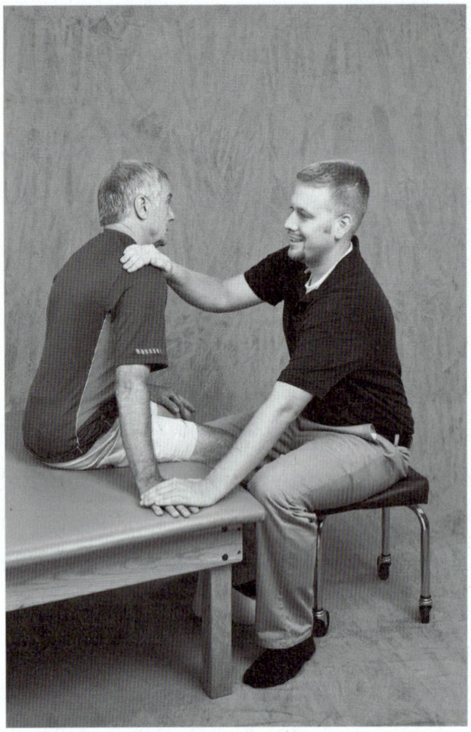

그림 6.10 앉아서 UE로 지탱하며 체중 지지
환자는 바닥에 두 발을 편평하게 놓고 앉아 오른쪽 UE를 펴고 체중을 지탱한다. 치료사는 손가락 굽힘을 방지하기 위해 환자의 손끝을 잡고 있고, 오른손은 어깨 위에 올려서 압축을 적용한다. 체중 이동은 환자의 오른쪽 UE의 이완을 향상시킨다.

팔꿈치의 (팔꿈치의 굽힘근) 경직된 근육을 이완되게 해주는데, 이는 오랜 시간동안 늘어나는(prolonged stretch) 메커니즘과 느린 전정 자극의 이완 효과를 통해 일어난다(그림 6.10).

큰 공을 사용해 체중 이동을 촉진할 수 있다. 환자는 어깨를 굽히고, 팔꿈치를 펴고, 손은 공의 앞부분에 놓고 앉는다. 이에 대한 대안으로는 더 작은 공을 환자의 앞에 있는 테이블 위에 놓는다. 환자에게 공을 앞뒤로, 양 옆으로 천천히 움직이라고 한다. 처음에는 치료사가 움직임의 범위와 속도를 조절해주기 위해 공의 반대쪽에 선다. 이는 여러 장점이 있다, 공으로 UE를 지탱할 수 있고 경직된 UE를(예, 뇌졸중 환자) 억제시키는 자세를 만들 수 있다. 또한 환자가 앞으로 넘어질 것이라는 두려움을 느끼지 못하기 때문에 앞으로 체중 이동을 하면서 발생하는 불안을 감소시킬 수도 있다. 공을 사용하여 움직임을 간단하게 도와줄 수 있다. 타이트하고 제한적인 어깨에 가하는 수동적인 ROM 동작을 불안해하는 환자의 어깨 ROM을 앞뒤로 움직이는 동작으로 증진시킬 수도 있다(그림 6.11)

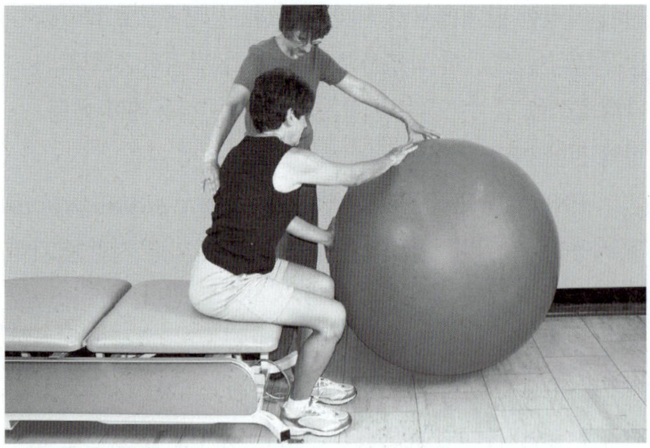

그림 6.11 앉아서 공 위에 손을 놓은 채로 체중 이동
환자는 두 발을 바닥에 편평하게 놓고 두 손을 큰 치료용 공 위에 놓고 앉아 있는다. 치료사는 환자에게 공을 왼쪽으로 굴리라고 한다. 환자가 공을 그쪽으로 움직일 때 위쪽 몸통도 돌아간다. 그 다음 활동을 반대쪽으로 반복한다.

위쪽 몸통의 회전은 대부분의 환자들에게(예, 대부분의 회전 동작이 어려운 파킨슨병 환자) 어려운 움직임이다. 앞에 둔 큰 공에 팔을 쭉 뻗고 손을 놓은 상태에서 환자는 공을 한쪽으로 움직인 다음 다른 쪽으로 움직인다. 또는 환자에게 팔을 쭉 뻗고 손을 깍지 낀 채로 손을 한쪽으로 움직인 다음, 다른 쪽으로 움직이라고 한다. *"몸과 손을 한쪽으로 돌려서 시계[또는 어떤 목표물]와 일직선이 되게 한 다음, 반대쪽으로 돌리세요."* 치료사는 환자의 자세를 잘 살펴보고 환자가 몸통을 똑바로 유지하면서 엉덩이(양쪽 궁둥뼈결절) 및 허벅지가 지지면과 잘 접촉할 수 있게 알려준다.

임상 노트 : 체중 이동을 촉진하는 중재는 앉은 자세에서 하는 어려운 균형 활동, 압력 완화, 이동을 위한 중요한 선행 활동이다.

저항을 견디는 능동적인 체중 이동
Active Weight Shifts Against Resistance

PNF 기법인 동적 반전을 사용할 수 있다. 환자가 앞뒤 또는 양 옆으로 움직일 때 점진적인 저항을 수동으로 적용할 수 있다. 환자 뒤에 앉은 치료사는 손 위치를 번갈아 가며 놓는데, 처음에는 위쪽 몸통을 앞으로 당기는 것을 저항하기 위해 양손을 몸통의 양쪽 앞 위쪽에 뒀다가(그림 6.12A), 뒤로 저항을 주기 위해 몸통의 뒤 위쪽에 양손을 둔다(그림 6.12B). 양 옆으로 저항을 주려면 손을 겨드랑이 아래, 몸통의 위 바깥쪽에 두고, 다른 손은 몸통 반대쪽인 어깨뼈의 안

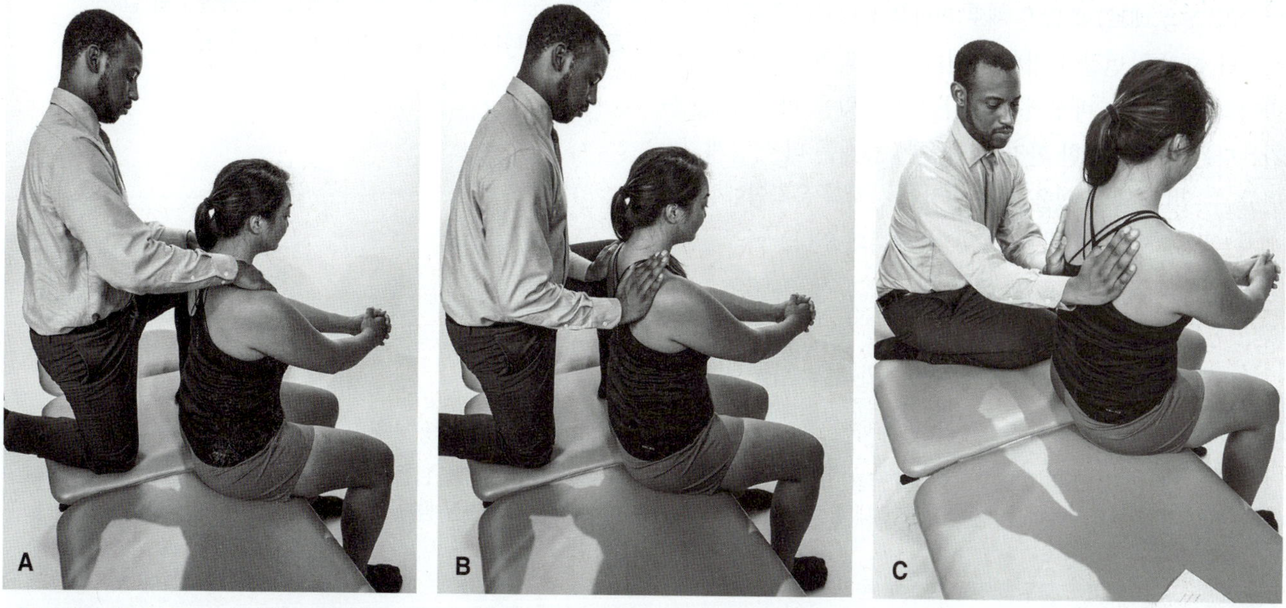

그림 6.12 앉아서 동적 반전을 이용한 체중 이동
환자는 앞뒤, 옆으로의 체중 이동에 대한 가벼운 저항 운동을 한다. UE는 앞에 놓은 채로 어깨는 구부리고, 팔꿈치는 펴고, 손은 깍지를 낀다. 치료사는 움직임을 향상시키기 위해 가벼운 스트레칭과 저항을 가한다. (A) 치료사가 몸통의 앞쪽에 손을 대고 저항을 가하면 환자는 앞으로 움직인 다음, (B) 몸통의 뒤쪽에 저항을 가하면 뒤로 움직인다. (C) 가쪽으로 체중 이동을 하는 경우, 환자가 치료사와 멀어지는 오른쪽으로 몸을 기울이기 시작한다. 환자가 왼쪽으로 움직일 때 치료사는 몸통의 왼쪽, 즉 오른쪽 어깨뼈의 안쪽 모서리에 저항을 가한다. 끝 자세는(그림에는 없음) 환자가 왼쪽으로 이동해 있다.

쪽 모서리에 둔다(그림 6.12C). 바깥쪽 어깨(위팔뼈)에 직접 저항하는 것을 피하는 것이 중요하다. 움직임의 방향을 알려주기 위한 일반적인 지시나("*지금*") 타이밍이 잘 맞는 VCs는("*당기세요*" 또는 "*미세요*") 부드러운 길항근 반전이 촉진된다. 빠른 스트레칭은 반대 움직임을 시작하기 위해 사용된다. 작은 범위를 조절하는 것에서부터 큰 범위를 조절하는 것으로 진행한다(움직이는 범위 증가). 체중 이동은 대각선 및 대각선/회전 방향으로도 저항할 수 있다. 환자가 한쪽으로 움직이는 데 어려움이 있는 경우(예, 뇌졸중이 있는 환자), 한 방향 또는 양방향으로 움직이다가 멈추는 것을 추가할 수 있다. 잠깐 멈추는 것은 일시적인 일시 중지다(1 세는 동안 멈춤). 그 다음에는 길항근 수축이 촉진된다.

수의적인 움직임 및 과제 지향적 동작

Voluntary Movements and Task-Oriented Practice

UE나 LE의 능동적 움직임으로 동적인 자세조절 및 선행적 균형 조절을 촉진할 수 있다. 사지를 개별적으로 또는 같이 움직일 수 있다(예, 양측을 대칭적으로, 양측 비대칭적으로, 교차해서). 치료사는 목표물을 제공할 수 있다(예, "*손을 뻗어서 제 손을 터치해보세요*" 또는 "*바구니에 공을 던져보세요*"). 손을 뻗는 동작은 팔 길이만 한 물건으로 시작해서 팔 길이보다 긴 물건으로 진행될 수 있으므로 체중 이동이 필요하다. 이러한 기술을 향상시키기 위한 다양한 연습 전략에는 뻗는 거리 늘리기, 속도 변경하기, 앉은 상태에서 BOS를 감소시키거나 변경하기, 물건의 무게 및 크기 늘리기, 사지의 여러 부분 사용하기, 시간 제한 추가하기가 포함된다. 환자의 피로도가 증가하여 자세조절을 적절하게 하지 못하거나 균형을 잃기 시작하면 활동을 계속하기 전에 사지의 움직임의 속도나 범위를 줄이거나 쉬라고 한다. 과제 중심 치료를 강조하면 실제 상황과 환경(예, 물병에서 유리잔으로 물 붓기, 빨래한 옷 접기)에서 연습했던 활동을 잘 활용할 수 있다. 환자는 예정된 치료시간 외에도 이러한 움직임을 연습하는 것이 좋다. 활동 일기를 사용하여 치료시간 외에 한 움직임을 기록하는 것도 유용하다.

수의적으로 팔과 다리를 움직이면서(한쪽, 양쪽, 교차적으로) 앉아 있는 것은 몸통 조절을 개선하고, 축 회전을 촉진하며, 척추의 유연성을 개선할 수 있고,[8] 보행에 필요한 기능적 가동성을 촉진하기 위해 사용되는 유용한 예비 중재다.[9,10] 예를 들어, 환자는 발을 바닥에 편평하게 놓고 고정된 바닥(플랫폼 매트)에 앉은 채로 저항을 견디거나 능동적으로 팔이나 다리를 번갈아 가며 올린다. 움직임의 속도와 범위, 바닥의 안정성을 바꾸거나 시각적인 입력을 바꿔서(눈을 감는다든지 더 복잡한 환경을 제공함) 중재를 더 어렵게 만들 수 있다. 앉아 있을 때 수의적인 사지의 움직임에 대한 예시는 상자 6.4의 그림 6.13~6.16에 나와 있다.

임상 노트 : 교차적인 팔과 다리의 훈련과 관련된 순서 및 운동조절은 소뇌성 운동실조와 같은 질환에서 나타나는 협응 장애에 유용하다.

상자 6.4 앉아 있을 때 수의적인 사지의 움직임에 대한 예시

상지의 움직임

- 한쪽 또는 양쪽 UE를 앞으로(어깨관절 굽힘) 또는 옆으로(어깨관절 벌림) 들어 올리기: 조리대나 탁자 위에 놓인 물건 쪽으로 뻗기
- 한쪽 또는 양쪽 UE 모두 머리 위로 들어 올리기: 높은 선반에 있는 물건 쪽으로 뻗기
- 환자가 손을 뻗을 수 있는 범위 내에 있거나 이 범위를 넘는 다양한 위치로 콘 쌓기(그림 6.13).
- 바닥이나 작은 발판에서 물건(예, 컵, 책)을 집기 위해 앞으로 또는 옆으로 손 뻗기(그림 6.14).
- 양손으로 과제하기(예, 물병의 물을 유리잔에 붓기, 테이블 위에 있는 세탁물 접기, 쟁반 들기 [그림 6.15])
- 공 활동:
  - 양손으로 공을 들어올려 대각선 위로 몸을 가로질러 움직이기
  - 공 튀기기
  - 치료사에게 공을 던지고 다시 받기
  - 작은 공, 풍선, 스카프 던지고 받기

하지의 움직임

- 한쪽 무릎을 앞으로 내밀어 완전히 편 다음 구부리기
- 제자리 걸음, 양쪽 무릎을 교대로 들어 올리기
- 양발을 대칭적으로 또는 번갈아 가면서 발가락 올리기 및 발뒤꿈치 올리기
- 바닥에서 한 발을 떼고 발가락으로 원을 그리거나 발로 알파벳 글자 "쓰기"
- 한쪽 다리를 다른 쪽 다리 위로 꼬아 올린 다음 다른 쪽 다리도 반복하기(그림 6.16)

사지의 움직임

- 양쪽 UE로는 팔꿉관절 굽힘 및 폄을 번갈아 하면서, 양쪽 LE로는 무릎관절 폄과 굽힘을 번갈아 한다.

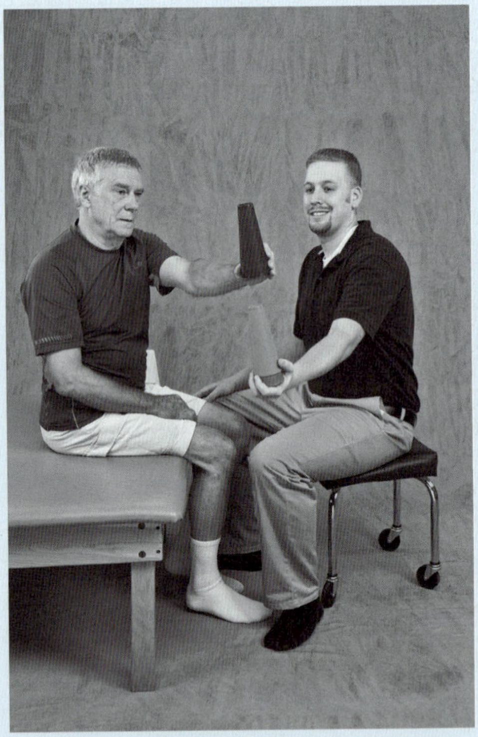

그림 6.13 앉아서 콘 쌓기를 이용한 뻗기
환자는 UE로 뻗고, 쥐고, 놓으면서 위쪽 몸통의 회전을 연습한다. 치료사는 쌓는 콘의 위치를 바꾸면서 체중 이동과 움직임의 양을 변화시킨다. 비대칭으로 앉는 환자(예, 뇌졸중 환자)는 더 손상된 쪽으로 체중을 이동하도록 권장할 수 있다.

상자 6.4 앉아 있을 때 수의적인 사지의 움직임에 대한 예시 (계속)

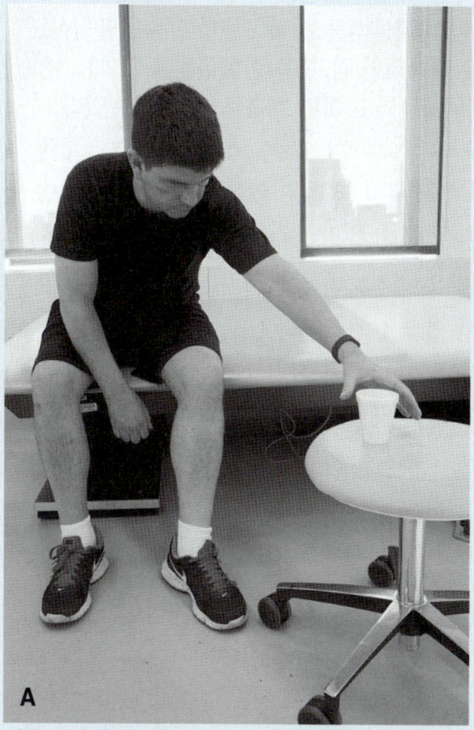

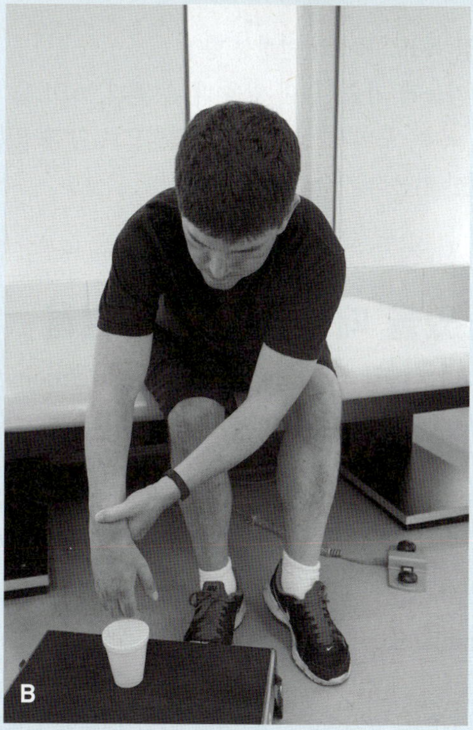

그림 6.14 앉아서 옆으로 손 뻗기
뇌졸중 및 오른쪽 편마비 환자는 작은 의자에 놓인 컵을 집기 위해 옆, 아래로 손을 뻗는다.
(A) 처음에는 덜 손상된 손으로, 그 다음에는
(B) 편마비 쪽 손을 도와서 집는다.

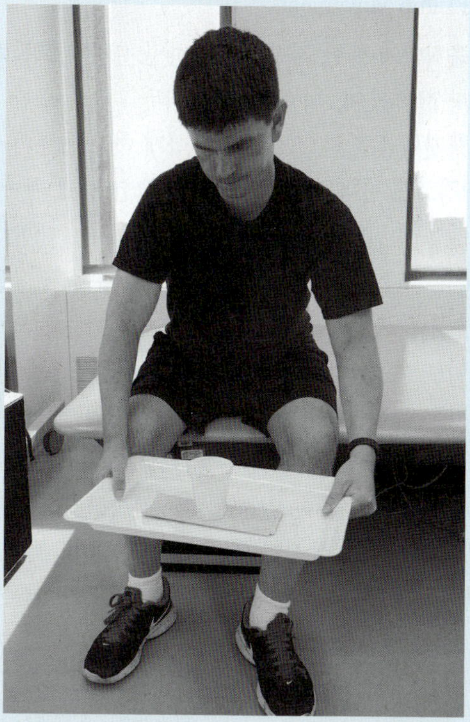

그림 6.15 앉아서 접시 들어 올리기 뇌졸중 및 오른쪽 편마비 환자는 물컵을 쏟지 않고 접시 들어 올리기를 연습한다.

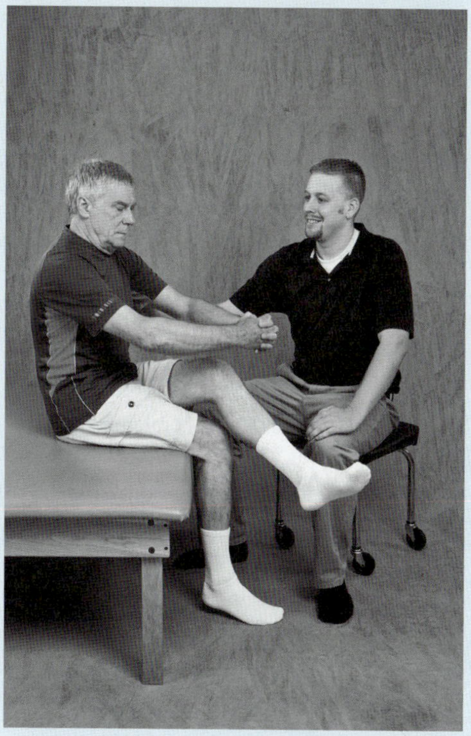

그림 6.16 앉아서 동적인 LE의 움직임 환자는 왼쪽 다리를 오른쪽 다리 위로 꼬고 푸는 연습을 한다. 이 동작은 고정된 쪽으로 체중을 이동해야 하고 움직이는 쪽으로는 체중 지지를 하지 않아야 한다. UE는 앞에 놓은 채로 어깨는 구부리고, 팔꿈치는 펴고, 손은 깍지를 낀다. 이는 아래쪽 몸통과 골반에서 동적 조정이 일어나게 하고 환자가 위쪽 몸통을 사용하지 않게 한다.

저항을 견디는 사지의 움직임
Resisted Limb Movements

사지의 움직임에 대한 저항을 추가하면 사지의 조절력이 강화되고 향상된다(예, 뇌 손상 후 약화된 환자). 또한 환자의 주의를 사지의 움직임 조절에 집중하게 하고 몸통의 움직임을 덜 신경쓰게 한다. 이는 앉는 데 필요한 자세 메커니즘의 자동 조절을 촉진하는 데 도움을 준다. 사지에 대한 저항은 가벼운 커프, 탄성 좋은 저항 밴드, 풀리, 수동 저항으로 줄 수 있다. 치료사는 일반적으로 한쪽만 움직이는 것으로 시작하여 같이(양쪽, 교차적으로) 움직이는 것으로 진행한다. 저항을 견디는 움직임에서 저항의 수준은 UE의 근력이 아니라 몸통을 안정화하고 똑바로 앉은 상태를 유지하는 능력으로 결정된다. 안정화시킬 수 있는 능력이 부족하면 저항을 금지할 수 있으며 다시 능동적인 움직임을 해야 한다.

한쪽에만 하는 PNF 패턴은 동적인 조절이 부족하거나 체중 부하 및 지지를 위해 한쪽 사지가 필요할 때 초기에 자주 사용된다. 조절 능력이 향상되면 더 어려운 양쪽 패턴으로 진행한다. 앉은 자세에서 몸통 조절의 난이도를 높이는데 효과적으로 사용할 수 있는 패턴에는 내려치기/역내려치기(그림 3.30, 3.31 참조) 및 들기/역들기(그림 3.32, 3.33 참조)가 있다. 둘 다 양쪽 UE의 비대칭 패턴이 합쳐진 몸통의 움직임(회전하면서 폄 또는 회전하면서 굽힘). 또한, 체중이 한쪽(엉덩이)에서 다른 쪽으로 이동한다. 몸통 움직임의 조절력과 범위를 향상시키기 위해 같이 움직이는 팔을 사용하는 데 중점을 둔다. 패턴과 기술에 대한 설명은 3장: 고유수용성 신경근 촉진법을 참조하면 된다.

임상 노트 : 더 손상된 쪽의 내려치기 패턴은 같은쪽 반맹(homonymous hemianopsia) 및 편측무시(unilateral neglect)가 있거나 정중선을 넘는 것이 어려운 뇌졸중 환자에게 유용하다. 덜 손상된 쪽으로의 들기 패턴은 마비된 쪽 UE의 굽힘 시너지를 치료하는 데에 유용하다.

앉아 있을 때의 동적인 자세조절을 향상시키는 데 자주 사용되는 또 다른 PNF 패턴은 위쪽 몸통을 펴면서 하는 양쪽의 대칭적인 UE 굽힘/벌림/바깥돌림이다(그림 3.34 참조). 게다가 이 자세는 가슴을 펴주고 몸통 폄의 전체 범위를 늘려준다.

임상 노트 : 상지의 양쪽으로 대칭적인 굽힘/벌림/바깥벌림은 기능적인 후만 및 둥근, 앞으로 나온 어깨에 유용하다(예, 파킨슨병 환자). 환자에게 굽힘/벌림/바깥돌림을 할 때 *"천천히 숨을 들이쉬고"*, 양쪽으로 대칭적인 폄/모음/안쪽돌림을 할 때 *"천천히 숨을 내쉬세요"* 라고 하면 호흡을 개선할 수 있다.

밀기/역밀기 패턴은 앉은 자세에서 동적인 안정성을 촉진하는 데에도 사용할 수 있다(그림 3.35 참조). 손은 펴고 아래팔은 엎침하면서 팔꿈치는 펴고 어깨는 90° 이상 구부리면서 얼굴을 가로질러 UE를 같이 움직인다. 이는 얼굴을 보호하는 패턴이며 어깨뼈를 내밀면서(scapular protraction) 어깨의 굽힘과 팔꿈치의 폄을 촉진한다. 당기기 또는 역밀기에서는 손은 쥐고 아래팔은 뒤침하면서 팔꿈치는 구부리고 어깨는 펴며 팔을 뒤로, 옆으로 당긴다. 역밀기(당기기 패턴) 자세를 유지하는 것은 대칭적인 어깨뼈의 모음, 몸통의 폄, 몸통의 바른 자세를 촉진하는 데 유용한 활동이다.

결과

운동조절 목표: 동적인 안정성 향상

달성한 기능적 기술: 앉아 있을 때 손 뻗기, ADL을 (예, 목욕, 꾸미기, 옷 입기) 독립적으로 할 수 있는 적절한 기능적 기술

앉아 있을 때 이행성 움직임을 향상시키는 중재 방법 Interventions to Improve Transitional Mobility in Sitting

이행성 움직임은 한 자세에서 다른 자세로 몸을 움직이는 능력이다. 스쿠팅을 하는 동안 몸은 앉아 있는 자세에서 앞뒤로 움직인다. 성공적인 스쿠팅의 핵심은 안정적인(정적) 쪽에 무게를 옮기는 것이다. 이렇게 하면 골반을 앞으로(또는 뒤로) 움직이기 전에 움직이는(동적) 쪽에는 무게가 실리지 않는다. UE는 지지면에서 떨어져 있기 때문에 UE로 밀어내거나 도와주지는 않는다. 스쿠팅은 침대에서의 독립적인 이동과 독립적으로 앉았다 일어나는 움직임(일어서기 전에 앉은 자리의 가장자리까지 앞으로 이동)을 위한 중요한 선행적 활동이다.

다리를 구부리고 걸터 앉은 자세에서 스쿠팅
Scooting in the Short-Sitting Position

환자는 매트 가장자리에 앉고 두 발은 바닥에 편평하게 놓는다. 환자는 자신의 엉덩이로 앞이나 뒤로 움직이는 연습을 한다("엉덩이 걸음"). 치료사는 처음에 움직임에 대한 구두 지시를 할 수 있다(예, "체중을 오른쪽으로 옮긴 다음, 왼쪽 [골반과 허벅지]을 앞으로 움직이면서 앞으로 오세요"). 치료사가 마찰력을 줄이기 위해 움직이는 쪽의 허벅지를 들어 올리고 받쳐주면서 도와줄 수 있다. 움직이는 쪽의 움직임은 무릎 앞쪽(무릎뼈를 피하여 위쪽 정강뼈에 손을 댐)이나 엉덩이 뒤쪽에서 가볍게 저항을 가하여 뒤쪽으로의 움직임을 향상시킬 수도 있다. 환자에게 양 팔꿈치를 펴고 UE를 앞에 둔 상태에서 손을 깍지 끼라고 한다(그림 6.17). 이는 위쪽 몸통이 옆으로 움직이는 것을 제한하고 아래쪽 몸통과 골반으로의 움직임이 단독으로 일어나게 하는 데 도움이 된다. 환자에게 *"손을 앞에 두고, 스쿠팅을 하는 동안 손이 좌우로 움직이지 않게 하세요"*라고 한다.

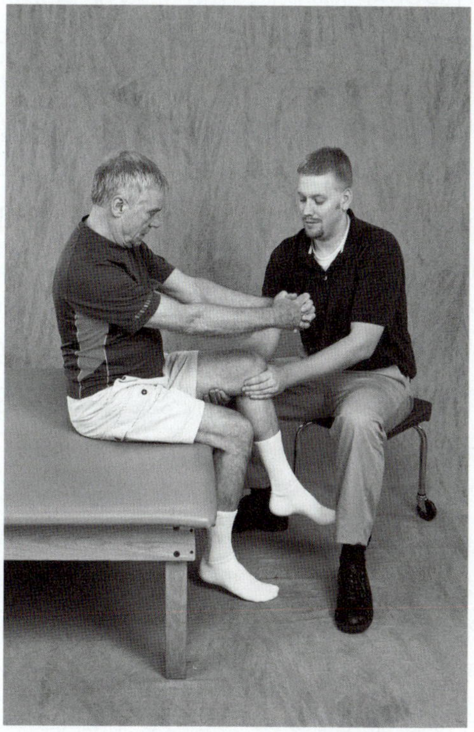

그림 6.17 다리를 구부리고 걸터 앉은 자세에서 스쿠팅
환자는 양손을 깍지 낀 채로 앞을 보고 앉는다(팔꿉관절 폄, 어깨관절 굽힘). 환자는 반대쪽 다리를 앞으로 움직이면서 체중을 한쪽으로 이동하는 연습을 한다. 치료사는 환자에게 움직임에 대해 지시하고 다리가 앞쪽으로 잘 움직이게 하기 위해서 움직이는 다리로 체중을 싣지 않게 하고 저항을 가한다. 그런 다음 환자는 반대쪽으로 체중을 이동하고 반대쪽 다리를 앞으로 움직이며 매트 가장자리까지 앞으로 스쿠팅한다.

다리를 길게 뻗고 앉은 자세에서 스쿠팅
Scooting in the Long-Sitting Position

다리를 길게 뻗고 앉은 자세에서의 스쿠팅은 처음에 넓어진 BOS가 필요할 수 있는 환자(예, SCI 환자)에게 자주 사용된다. 천장뼈로 앉는 것을 피하고 허리의 근육이 과하게 늘어나는 것을 막기 위해 뒤넙다리근의 적절한 범위(예, 하지 직거상 시 90~100°)가 필요하다. 환자가 다리를 뻗고 앉은 상태에서 치료사는 환자의 발 쪽에 있으면서 두 발을 매트에서 들어서 움직임을 도와 주고 LE의 마찰력을 줄인다. 환자에게 한쪽으로 움직이면서 반대쪽 골반을 앞으로 움직이라고 한다. 그런 다음 환자가 앞으로 가면 반대쪽도 똑같이 한다. *"체중을 한쪽으로 옮긴 다음 반대쪽 골반을 앞으로 옮겨주세요."* 짧게 구부리고 앉은 자세에서의 스쿠팅과 같이 환자의 손은 앞에서 깍지를 끼고 있거나 움직일 때 균형을 유지하기 위해 옆에 둘 수 있다.

높은 테이블 위에 한쪽 다리로 서 있는 상태에서의 스쿠팅
Scooting Off a High Table Into Supported Unilateral Standing

환자는 두 발을 바닥에서 떼고 높은 테이블에 앉는다. 환자에게 테이블 가장자리 쪽으로 가라고 한다(그림 6.18A). 그런 다음 환자는 움직이는 쪽의 엉덩이와 무릎을 펴면서 같은쪽의 골반을 앞으로 돌린다. 환자는 바닥에 발을 놓고 다른 쪽 엉덩이는 테이블 위에 놓는다(테이블에 반쯤 앉음)(그림 6.18B). 이 동작은 대칭적인 체중 부하가 힘든 환자(예, 체중의 대부분을 비환측 쪽에 두는 뇌졸중 환자)의 손상된 LE에 체중 부하를 촉진하는 데 유용하다. 올바른 자세를 유지하기 위해서는 치료 테이블의 적절한 높이가 중요하므로 이 동작을 위해서는 높이 조절이 가능한 테이블이 필요하다.

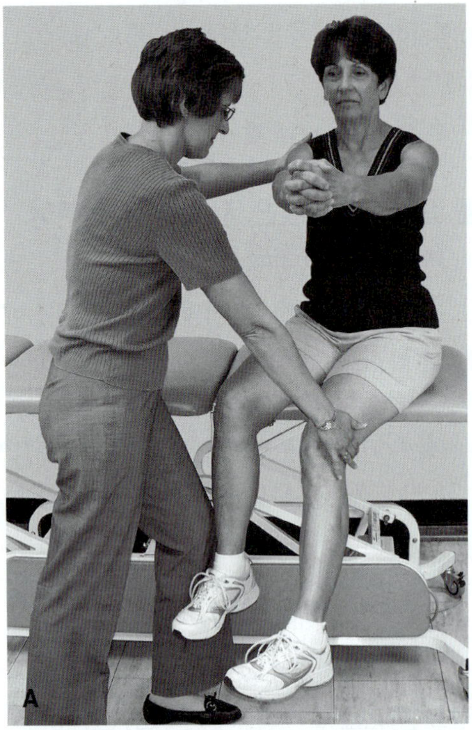

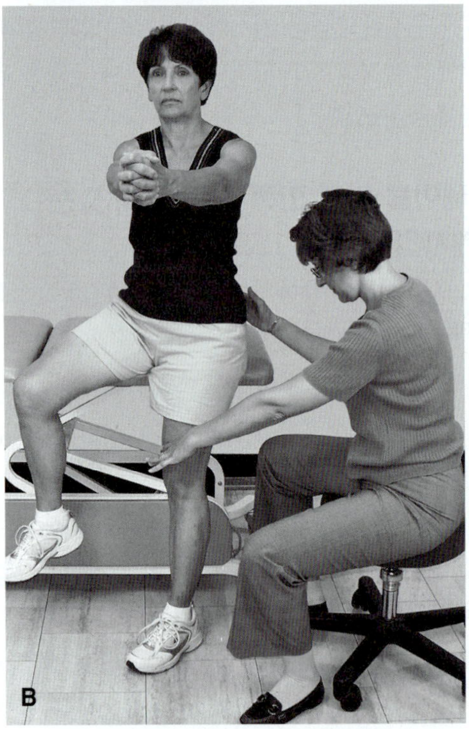

그림 6.18 높은 테이블 위에 한쪽 다리로 서 있는 상태에서의 스쿠팅 (A) 환자는 양손을 깍지 낀 채로 앞을 보고 앉는다(팔꿉관절 폄, 어깨관절 굽힘). 환자는 한쪽 다리를 앞으로 움직이면서 체중을 반대쪽으로 이동하는 연습을 한다. 치료사는 환자에게 움직임에 대해 지시하고 다리가 앞쪽으로 잘 움직이게 하기 위해서 움직이는 다리로 체중을 싣지 않게 하고 저항을 가한다. 그런 다음 환자는 반대쪽으로 체중을 이동하고 반대쪽 다리를 앞으로 움직이며 테이블 가장자리까지 앞으로 스쿠팅한다. (B) 그런 다음 환자는 테이블에 한쪽 엉덩이를 놓은 채로 하나의 LE로 체중 지지를(지탱하며 서 있기) 하기 위해 움직인다. 치료사는 폄을 강화시키기 위해 넙다리네갈래근에 가벼운 압력을 가한다. 서 있는 높이를 적절하게 하려면 높이 조절이 가능한 테이블이 필요하다.

앉아 있을 때 균형조절을 향상시키기 위한 중재 방법

Interventions to Improve Balance Control in Sitting

균형이란 어떤 환경에서 몸의 정렬과 방향을 조절하면서 BOS 내에서 COM을 유지하는 능력으로 정의된다. 균형 조절은 함께 움직이는 다양한 신체 시스템의 작용으로 이루어진다. 여기에는 감각계(시각, 체성감각, 전정기관, CNS의 감각 통합 작용), 근골격계(근육 시너지), 근신경계(자세에 따른 긴장도, 자동 자세 시너지, 예측성·반응성·적응성 메커니즘), 인지/지각체계(내적 표상, 감각 정보 해석, 운동 계획)가 있다.

반응성 균형(reactive balance) 조절은 예상치 못한 문제에 직면했을 때 균형을 유지하거나 회복하는 능력을 말하며 피드백 중심의 조정을 기초로 한다. 여기에는 수동으로 적용하는 동요(COM의 동요)와 바닥의 동요와 같은 지지면의 변화(BOS의 동요)가 포함된다. ***자세 고정(postural fixation)*** 반응은 외력(예, 동요나 작은 반응)에 대항하는 신체를 안정화시킨다. ***기울이는 반응(tilting reactions)***은 지지면의 변화에 따라 BOS 내에서 COM의 위치를 변경시킨다(예, 흔들림 보드 위에 앉아 있을 때). ***예측성 균형(anticipatory balance)*** 조절을 통해 CNS는 수의적인 움직임에 앞서 신경계를 수정(미리 설정)할 수 있다. CNS의 중추 세트 또는 전반적인 준비 상태는 이전에 알았던 내용, 이전의 경험, 균형 경험의 맥락을 기반으로 한 피드포워드 조절의 영향을 받는다. 예를 들어, 공을 잡을 때의 환자의 반응은 공이 부풀려졌을 때와 무게가 실렸을 때(예, 3파운드[1.36kg]) 매우 다른 결과가 나온다. ***적응성 균형(anticipatory balance)*** 조절은 변화하는 과제 및 환경의 요구사항과 관련하여 자세 반응을 조정하거나 수정하는 능력이다. 이전의 경험(학습)은 개인의 적응력에 영향을 미치고 전략 선택을 형성한다.[7] 균형 조절의 모든 측면이 스스로 시작한 활동을 수행할 때, 불안정 및 교정 작용이 일어날 때, 낙상을 방지하기 위한 반응성 반응이 일어날 때 최적으로 기능한다.

균형 조절 및 손상의 기능적 결과(예, 기능적 수행능력 및 낙상 이력)에 영향을 미치는 체계들에 대한 꼼꼼한 검사를 기반으로 중재를 선택한다. 대부분의 환자들에게 균형 훈련은 다면적인 프로그램이다. 보통 앉은 자세에서 시작하여 COM을 높이고 BOS를 줄여 난이도를 높이는 다른 직립 자세(예, 무릎 꿇기 자세나 서 있는 자세)로 진행된다. 더 심하게 손상된 환자(예, TBI 또는 SCI 환자)는 앉은 자세에서 균형을 잡기 위해 많은 시간을 보낼 수 있다. 비교적 덜 손상된 다른 환자의 경우 앉아 있는 자세에서의 균형 훈련은 조금만 하고 직립 자세에서의 균형 훈련에 더 중점을 둔다. 다음 섹션에서는 앉은 자세에서의 전략과 훈련 활동이 나올 것이다.

반응성 균형조절을 향상시키기 위한 중재 방법 Interventions to Promote Reactive Balance Control

환자는 바닥에 발을 편평하게 놓고 움직이지 않는 표면(편평한 매트)에 앉는다. 치료사의 손으로 다양한 방향, 즉 앞뒤, 좌우, 대각선으로 조금씩 ***도수적 동요***를 가한다. 치료사의 손은 어깨나 UE가 아니라 몸통에 있어야 한다. 환자의 자세가 COM 가까이로 오거나 상지의 LOS 근처 또는 이를 지나서 움직여지면 보호 폄 반응(protective extension reaction)이 시작될 수 있다. 이들은 앞뒤로 움직이는 것보다 옆으로 움직일 때 더 쉽게 활성화된다. 자세 반응이 적절하게 나타날 수 있게 하는 것이 중요하다. 예를 들어, 뒤로 움직이면 몸통과 엉덩관절의 굽힘근이 활성화된다. 앞으로 움직이면 몸통과 엉덩관절의 폄근이 활성화된다. 환자의 반응이 부적절하면(즉, 적절한 반동이나 적절한 타이밍이 부족) 치료사는 환자가 잘 움직일 수 있도록 말이나 손으로 알려줘야 할 수도 있다. 그러고 나서 환자가 스스로 하는 것으로 진행할 수 있다. 동요는 환자의 조절 수준에 적합해야 한다. 동요를 부드럽게 적용하는 것이 중요하다. 균형 반응을 자극하기 위해서 과한 힘이 필요하지 않다. 치료사는 동요를 적용하는 동안 난이도를 높이거나 낮추기 위해 BOS를 변경할 수 있다. 예측할 수 있는 동요(*"뒤로 밀리지 마세요"*, *"앞으로 당겨지지 마세요"*)에서부터 시작해서 사전 지시 없이 예측할 수 없는 동요로 진행한다. 첫 번째 상황에서는 예측성 및 반응성 조절 메커니즘이 모두 활성화되는 반면, 두 번째에서는 주로 반응성 조절 메커니즘이 사용된다.

임상 노트 : 환자의 능력을 알고 환자의 반응 능력을 예측하는 것이 중요하다. 환자의 능력보다 심한 동요는 불안전한 훈련 환경을 조성할 뿐만 아니라 낙상에 대한 불안과 두려움을 유발할 수 있다. 자세 고정은 이러한 상황에서 나타날 수 있는 반응이며 종종 소뇌성 운동실조증 환자에게서 나타날 수 있다. 반응을 조정하여 환자의 향상된 능력에 적합한 난이도를 높이는 것도 마찬가지로 중요하다.

움직이거나 푹신한 지지면을 사용하여 균형조절을 향상시키는 방법 Promoting Balance Control Using Mobile and Compliant Surfaces

워블 보드(Rocker Board) 또는 밸런스 패드(Inflated Disc)

환자의 BOS를 변경시키고 자세 메커니즘을 사용하게 만들기 위해 움직이는 표면에서의 활동들을(워블 보드, 밸런스 패드, 치료용 공) 적용할 수 있다. 워블 보드(평형 보드)로 다양한 동작들을 할 수 있다. 동작들의 종류와 양은 보드의 디자인에 따라 결정된다. 바닥에 커브 모양으로 두면(양방향) 두 방향으로 움직일 수 있다. 바닥에 돔 모양으로 두면 모든 방향으로 움직일 수 있다. 이러한 커브의 정도나 돔의 크기가 모든 방향에서 일어나는 동작의 양을 결정한다. 커브가 심하거나 돔이 높으면 보드에서의 움직임이 커진다. 사용되는 보드의 유형은 환자의 능력과 허용되는 움직임의 유형 및 범위에 따라 다르다.

부풀어 있는 판은 앉아 있을 때 환자의 엉덩이 아래에 놓는 돔 모양의 쿠션이다. 모든 방향으로 제한적인 움직임을 할 수 있다(그림 6.19A). 주입한 공기를 뺀다거나(부드러운 패드보다 단단한 패드가 더 어려움) BOS를 변경하여(그림 6.19B) 난이도를 조절할 수 있다.

워블 보드나 패드에 앉을 때 바닥 위에 있는 환자의 발은 편평해야 한다. 키가 작은 환자는 편평한 매트에 앉을 때 발판이나 의자가 필요할 수 있다. 초기 활동에는 환자가 균형을 잡고 앉은 자세, 중앙에 앉은 자세, 정렬을 잘 맞춰 앉은 자세를 유지하도록 하는 것들이 있다. 그런 다음 패드 위에서 다양한 방향으로 움직인다거나 보드를 기울이는 등 능동적으로 체중을 이동하는 것으로 진행할 수 있다. 환자가 시작한 이러한 움직임들은 LOS를 탐색하고 예측성 및 반응성 균형 메커니즘을 모두 자극한다.

컴퓨터화된 발판/피드백 훈련 Computerized Platform/Feedback Training

컴퓨터화된 발판 시스템은 환자에게 압력 중심의 측정에 대한 피드백을 줄 수 있다. 환자는 발판에 앉아 몸을 움직이지 않게 유지하고(정렬의 중심에 집중) 몸을 모든 방향으로 움직인다(LOS에 집중). 압력 중심의 이동을 나타내는 시각적 피드백이 모니터에 나타난다. 이러한 장치는 서 있는 균형을 향상시키기 위해 사용되는 컴퓨터 장치와 유사하다.

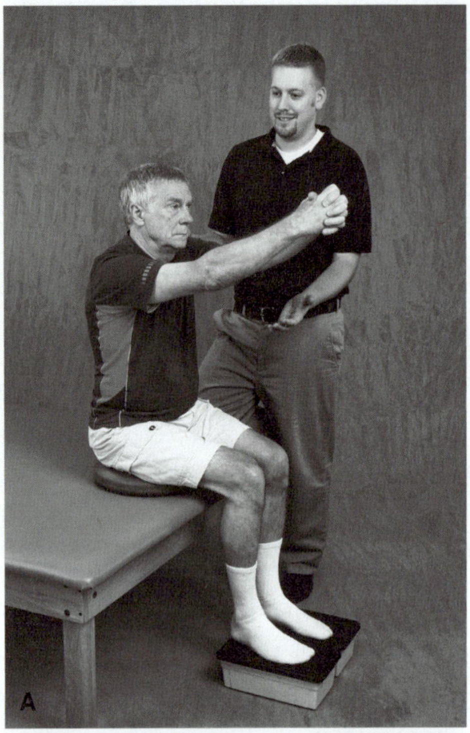

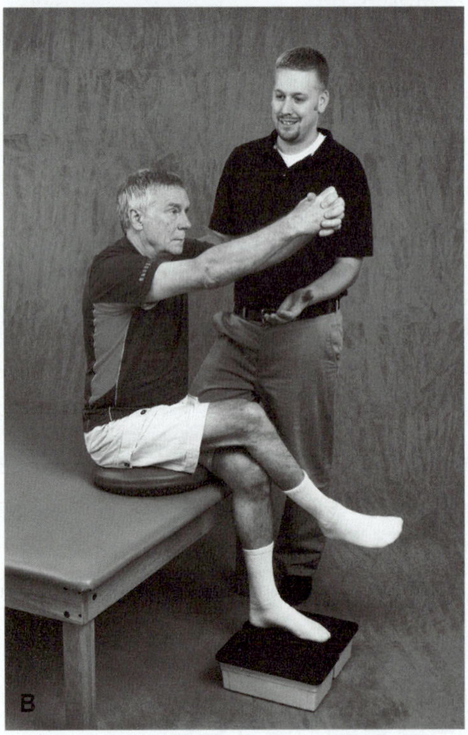

그림 6.19 부풀어 있는 판 위에 앉아서 유지하기
환자는 부풀어 있는 판에 앉아서 두 발은 작은 발판 위에 편평하게 둔다.

(A) 환자는 양손을 깍지 낀 채로 앞을 보고 앉는다(팔꿉관절 폄, 어깨관절 굽힘). 치료사는 환자에게 안정된 자세(중앙 정렬)를 유지하라고 한다.

(B) 그런 다음 환자는 오른쪽 다리를 왼쪽 위로 꼬면서 균형을 유지하라고 한다. 이 동작은 환자의 BOS를 줄이고 균형에 대한 난이도를 증가시킨다.

공을 이용한 활동 Ball Activities

균형 반응을 촉진하기 위해 치료용 공을 사용할 수 있다. 공 위에 앉아 있는 것은 내적 피드백 메커니즘(시각, 고유수용성 감각, 전정감각 입력)을 통한 자세조절을 용이하게 하고 반응성 및 적응성 자세조절을 어렵게 한다. 공을 사용함으로써 재활 프로그램을 색다르게 느껴질 수 있고 그룹 수업에 쉽게 적응할 수 있다. 환자는 처음에 불안감을 느낄 수 있으므로 주의 깊게 지켜봐야 한다. 치료사는 환자 바로 뒤에 앉아 환자와 치료사가 동일 선상에 있게 하거나(그림 6.20) 치료사가 앞에서 환자를 안정화시킬 수 있다. 환자가 매우 불안정한 경우 처음에는 공이 어떤 방향으로든 움직이지 않게 하는 플로어 링(floor ring)에 공을 놓을 수 있다. 타일 바닥 위에서 공기가 완전히 채워진 공보다 공기가 약간 덜 채워져 있고 부드러운 매트 위에 있는 공이 덜 굴러간다. 처음에 치료사는 환자에게 올바른 움직임을 알려주거나 환자를 안정

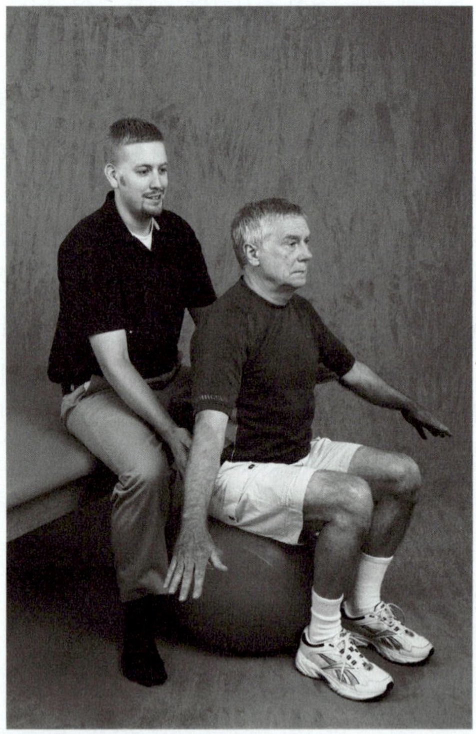

그림 6.20 공 위에 앉아 유지하기
처음에 환자가 치료용 공 위에 앉을 때 치료사는 매트(최대 안전을 위해) 또는 다른 공 위에 앉아 환자와 같이 있거나 환자를 뒤에서 지탱해줄 수 있다. 치료사는 양손을 환자의 엉덩이 근처에 두고 있지만 환자나 공을 잡지 않는다. 환자에게 공에서 안정된 자세를 유지하라고 한다. 엉덩관절과 무릎관절은 90°로 구부리고 발은 벌어져 있으면서 양쪽 UE는 옆쪽에 낮은 위치에서 보호하는 자세로 유지한다.

상자 6.5 공 크기 가이드라인

환자 키	공 크기
5피트 0인치 미만	45cm
5피트 0인치~5피트 7인치	55cm
5피트 8인치~6피트 3인치	65cm
6피트 3인치 초과	75cm

시키기 위해 손으로 신호를 주거나 도와줄 수 있고 VC를 줄 수도 있다. 조절력이 향상되면 능동적인 조절이 나타날 수 있고, 치료사는 환자에게 손을 뗀다.

바르게 앉은 자세를 유지하려면 올바른 크기의 공을 선택하는 것이 중요하다. 환자가 공 위에 앉을 때 엉덩이와 무릎은 90°로 구부리고 있고(*90-90 규칙 [the 90-90 rule]*) 무릎은 발 위에 있어야 한다. 발은 바닥에 편평하게 놓여 있어야 하고 엉덩이 너비만큼 벌어져 있어야 한다. 환자의 키에 맞는 올바른 공 크기를 선택하기 위해 참고할 수 있는 가이드라인은 상자 6.5에 나와 있다.

임상 노트 : 앉아 있을 때 엉덩관절 굽힘이 제한된 환자(예, 엉덩관절 전치환술 환자)는 엉덩관절의 각도를 줄이기 위해 특대형 공을 사용하는 것이 좋다. 과체중이나 비만인 환자는 표면적이 더 넓은 큰 공이 필요할 수 있다.

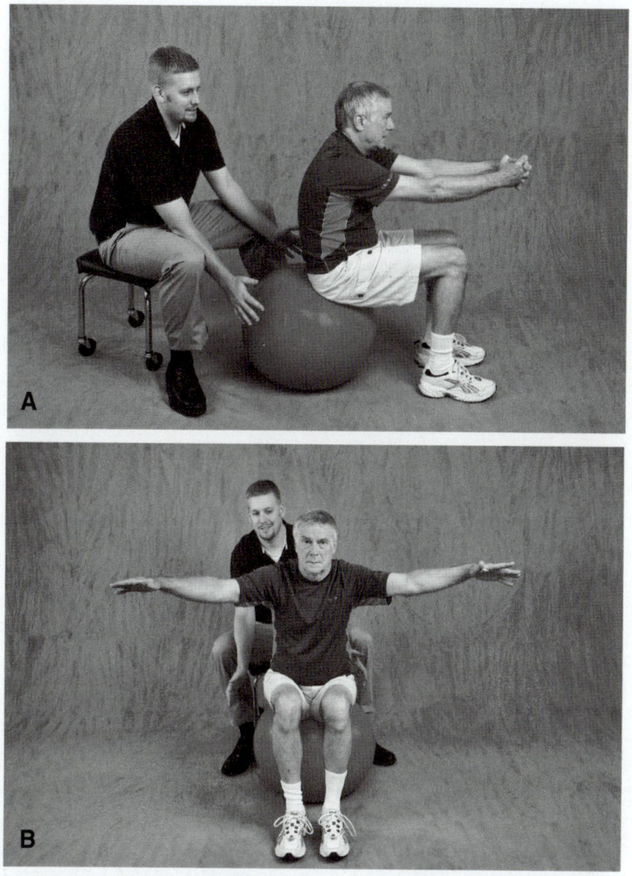

그림 6.21 공 위에 앉아 유지하기
(A) 환자는 공 위에서 양손을 깍지 낀 채로 앞을 보고(팔꿉관절 폄, 어깨관절 굽힘) 안정적으로 앉아 있는 상태를 유지한다. *참고:* 이 환자의 가동성 제한으로 인해 후만 자세가 발생한다.
(B) 추가적인 균형 조절을 위해 어깨를 옆으로 벌리고 팔꿈치를 편 상태를 유지하라고 할 수 있다.

움직이지 않는 공을 사용한 활동

처음에 환자에게 앉아 있을 때 중립 자세를 유지하라고 한다(발가락과 무릎은 앞쪽을 가리키고, 발은 엉덩이 너비로 벌리고, 무릎은 발 위에 놓고, 골반은 중립 위치). 환자에게 다음과 같이 지시한다. *"키가 커지게 앉고 그 자세를 유지하세요. 공이 어떤 방향으로도 굴러가지 않게 하세요."* 한쪽으로 치우치면 불안정해지고 공이 움직인다. 부드럽게 튕기면서 누르는 것은 바른 자세를 유지하는 데에 도움이 될 수 있다. 처음에는 환자의 손을 무릎 위에 놓을 수 있다(최대 안정성 자세). 조절력이 향상되면 환자에게 UE를 위에 놓으라고 한다(예, 어깨관절은 구부리고 팔꿉관절은 펴고 손은 앞에서 깍지 낀 자세)(그림 6.21A). 또는 어깨관절은 벌리고 팔꿉관절은 편 상태로 팔을 옆으로 뻗을 수도 있다(그림 6.21B). 이러한 자세를 통해 UE를 사용하여 공에서 균형을 잡을 수 있다. 또한 환자에게 시각적인 목표물에 집중하라고 하여, 안정화 반응을 향상시킬 수 있다.

움직이는 공을 사용한 활동

움직이는 공을 사용한 활동은 환자가 정적인 조절을 할 수 있는 후에만 시도해야 한다. 앞서 논의한 바와 같이 몸통과 팔다리의 움직임을 추가하려면 예측성 및 반응성 조절이 필요하다. 예시는 상자 6.6에 있고, 그림 6.22~6.33에 나와 있다.

상자 6.6 움직이는 공을 사용한 활동

골반과 몸통의 움직임

- *골반의 앞/뒤 이동.* 환자는 골반의 전방경사, 후방경사를 사용하여 공을 앞뒤로 굴리고 잠시 유지한 다음, 다시 골반의 중립 자세로 돌아간다(그림 6.22).
- *가쪽 체중 이동.* 환자는 골반을 M/L 쪽으로 이동시키면서 공을 좌우로 굴린 다음(그림 6.23), 다시 골반의 중립 자세로 돌아간다.
- *골반 시계.* 환자는 먼저 시계 방향으로, 그 다음에는 반시계 방향으로 골반 작용을 사용하여 공을 완전한 원 모양으로 회전시킨다.
- *몸통의 가쪽 회전.* 환자는 양쪽 UE를 바깥쪽으로 펴고 가능한 왼쪽으로 멀리 회전한(비틀기) 다음 정중선으로 돌아가고, 그 다음 오른쪽으로 비튼다. 이러한 회전은 머리/목 회전과 같이 할 수 있다("둘러 보는 것처럼"). 또한 몸통의 회전은 작은 공을 들고도 할 수 있다(그림 6.24).
- *몸통의 대각선 방향 회전.* 환자는 바닥이나 작은 의자에 있는 작은 공을 위로 들어 올리고 몸을 가로질러 반대쪽으로 들어 올린다.

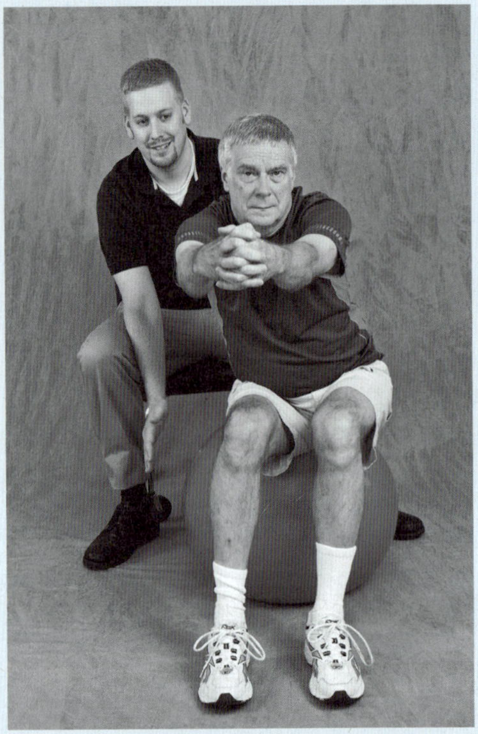

그림 6.23 앉아서 골반의 가쪽 체중 이동 환자는 공 위에서 양손을 깍지 낀 채로 앞을 본다(팔꿉관절 폄, 어깨관절 굽힘). 머리, 위쪽 몸통, UE는 안정적으로 앉아 있는 상태를 유지한다. 치료사는 환자에게 골반의 움직임을 사용하여 공을 좌우로 굴리라고 한다(가쪽 경사).

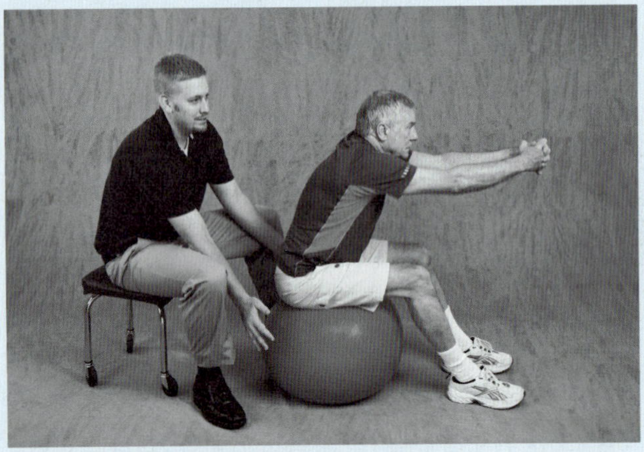

그림 6.22 앉아서 골반 앞-뒤로 이동 환자는 공 위에서 양손을 깍지 낀 채로 앞을 본다(팔꿉관절 폄, 어깨관절 굽힘). 머리, 위쪽 몸통, UE는 안정적으로 앉아 있는 상태를 유지한다. 치료사는 환자에게 골반의 움직임을 사용하여 공을 앞뒤로 굴리라고 한다(뒤쪽 또는 후방경사, 앞쪽 또는 전방경사).

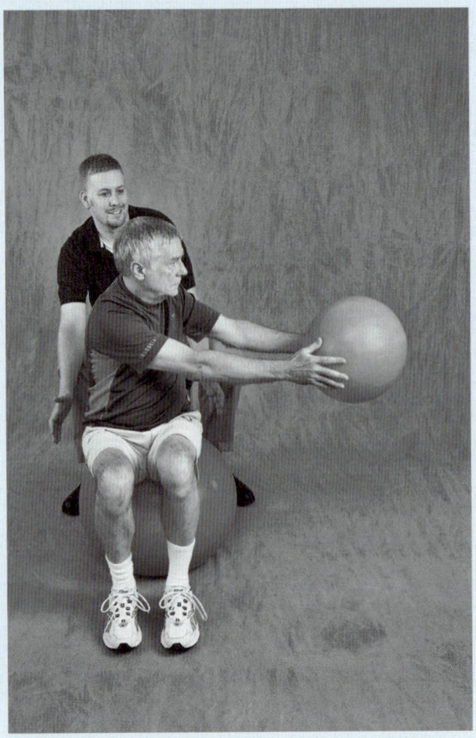

그림 6.24 공 위에 앉아서 머리 및 몸통 회전 환자는 작은 공을 잡고 앉아 있는 안정성을 유지하면서 머리와 몸통을 왼쪽으로 돌린다. 그런 다음 반대쪽으로 비틀면서 공을 새로운 방향으로 가능한 멀리 움직인다.

상자 6.6 움직이는 공을 사용한 활동 *(계속)*

상지의 움직임

- *UE 들어 올리기.* 환자는 한쪽 UE를 앞으로 수평으로 또는 머리 위로 들어 올린 다음 돌아온다. 반대쪽 UE로도 반복할 수 있다.
- *UE 양쪽 대칭적으로 들어 올리기.* 환자는 팔꿈치를 펴거나(그림 6.25A) 구부린 상태에서(그림 6.25B) 머리 위로 뻗는다. 두 가지 모두 가슴 근육이 늘어나서 가슴을 펴고 위쪽 몸통의 폄을 촉진한다.
- *UE 원 돌리기.* 환자는 양쪽 UE를 바깥쪽에 두고 먼저 앞으로(시계 방향) 회전한 다음 뒤로 회전한다(시계 반대 방향).
- *공 잡기 및 던지기.* 환자는 패스하기, 목표물에 공을 던지고 받기, 잡기를 연습한다(그림 6.26A 및 B). 발은 균형에 대한 난이도를 증가시키기 위해 바닥이나 부풀어 있는 판에 편평하게 놓을 수 있다(그림 6.27).

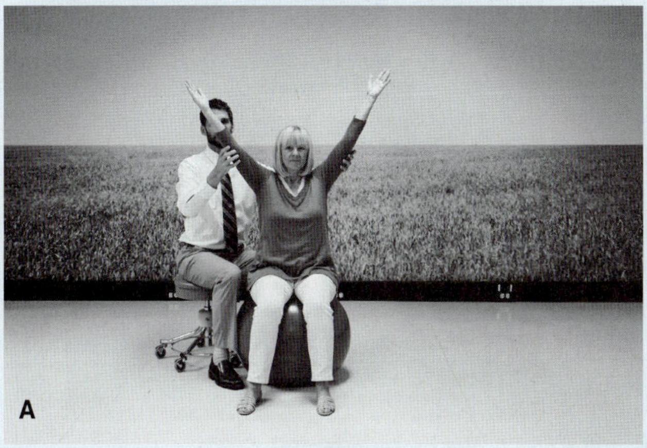
A

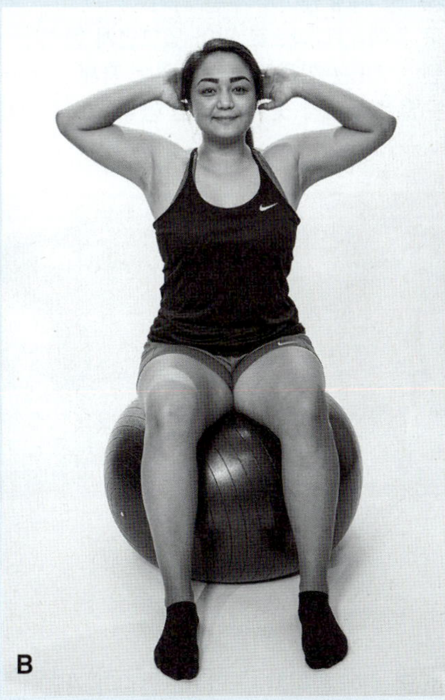
B

그림 6.25 공 위에 앉아서 팔꿈치를 편 상태로 양쪽 대칭적으로 머리 위로 들어 올리기 이 패턴은 가슴 근육이 늘어나서 가슴을 펴고 위쪽 몸통의 폄을 촉진한다. 이 기법은 (A) 팔꿈치를 펴거나 (B) 구부려서 할 수 있다.

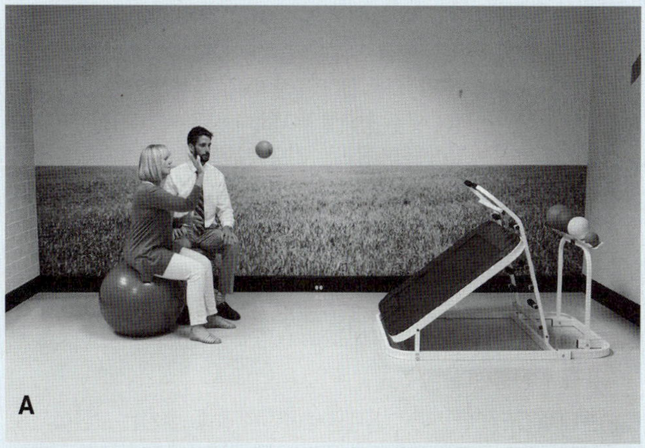
A

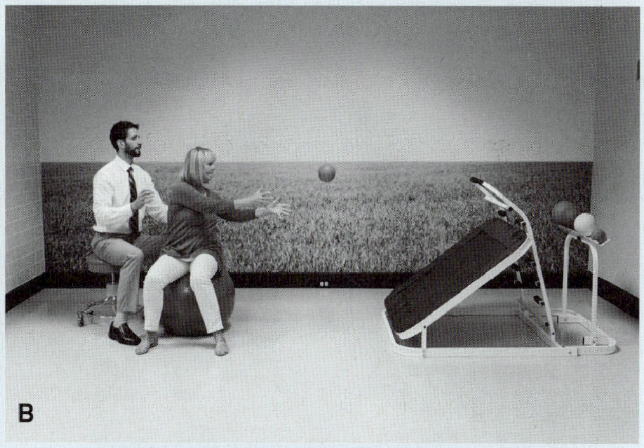
B

그림 6.26 공 위에 앉아서 작은 공 던지고 받기
(A) 환자는 앉아 있는 안정성을 유지하면서 작은 공을 목표물에 던진 다음 튀어서 되돌아오는 공을 잡는다.
(B) 치료사는 환자를 한쪽으로 돌려서 던지는 방향을 바꿔주고 공을 던지고 잡게 한다.

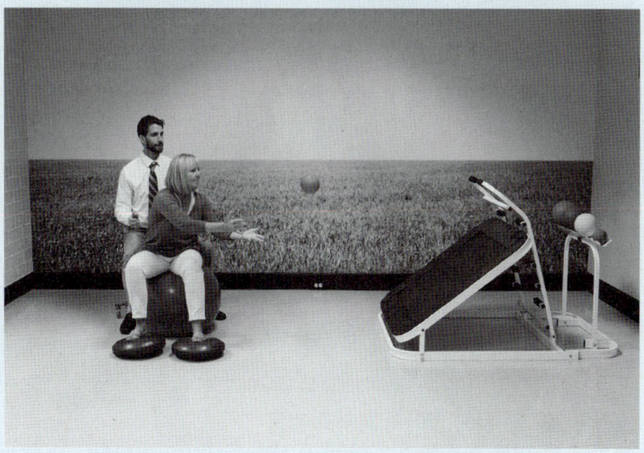

그림 6.27 공 위에 앉아서 공을 목표물에 던진 다음 튀어서 되돌아오는 공 잡기
양 발을 부풀어 있는 판에 놓으면 동적인 균형의 난이도를 증가시킨다.

상자 6.6 움직이는 공을 사용한 활동 *(계속)*

하지의 움직임

- *발뒤꿈치 및 발가락 들어 올리기.* 환자는 바닥에 발가락을 붙인 상태에서 양쪽 발뒤꿈치를 들어 올린 다음, 다시 돌아가고 발뒤꿈치는 바닥에 닿은 상태를 유지하며 양쪽 발가락을 들어올린다. 번갈아 들어 올리는 것으로 진행할 수 있다.
- *무릎 들어 올리기.* 환자는 엉덩관절을 굽히면서 한쪽 LE를 들어 올리고 잠시 유지한 다음, 다시 중립 자세로 돌아간다. 반대쪽 LE로도 반복할 수 있다.
- *제자리 걸음(무릎 들어 올리기 대체).* 환자는 리드미컬하게 제자리 걸음을 한다. 처음에는 천천히, 그 다음에는 점점 더 빠르게 진행한다.
- *반대쪽 UE/LE를 들어 올리면서 제자리 걸음.* 환자는 오른쪽 UE와 왼쪽 무릎을 올렸다가 내린 다음, 왼쪽 UE와 오른쪽 무릎으로 반복한다(그림 6.28).
- *무릎 펴기.* 환자는 무릎을 곧게 펴고 발을 앞으로 놓은 상태에서 3까지 세다가 제자리로 돌아온다(그림 6.29). 이 활동은 위쪽 몸통 회전과 함께 반대쪽 무릎과 팔꿈치를 번갈아 펴는 것으로 진행할 수 있다(그림 6.30).

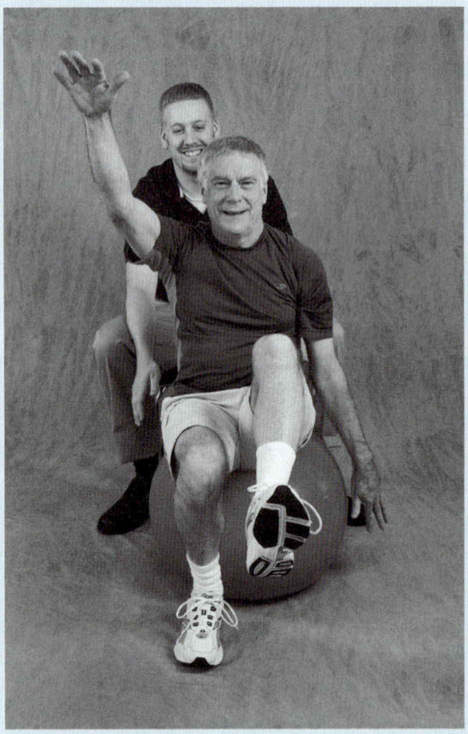

그림 6.28 공 위에 앉아서 제자리 걸음
환자는 공 위에 안정적으로 앉아 있으면서 제자리 걸음을 한다(엉덩관절 및 무릎관절 굽힘을 번갈아 함). 이러한 움직임은 상호적인 UE 움직임과 같이 할 수 있다(어깨관절 굽힘 및 폄). 이는 공 위에 앉아 있으면서 상당한 동적 안정성이 필요한 사지 움직임 패턴이다.

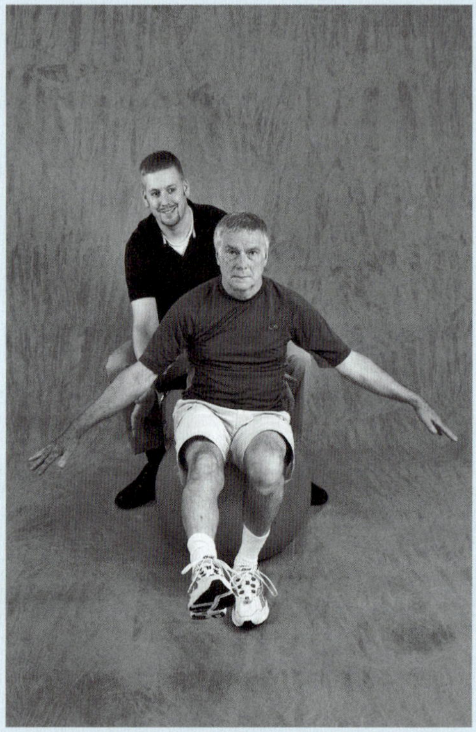

그림 6.29 공 위에 앉아서 무릎 펴기
환자는 공 위에 안정적으로 앉아 있으면서 한 발을 들어 올리고 무릎을 편다. UE는 가쪽에서 보호하는 자세로 둔다. 이 동작은 움직이는 발로 글자나 숫자를 쓰는 동작으로 진행할 수 있다

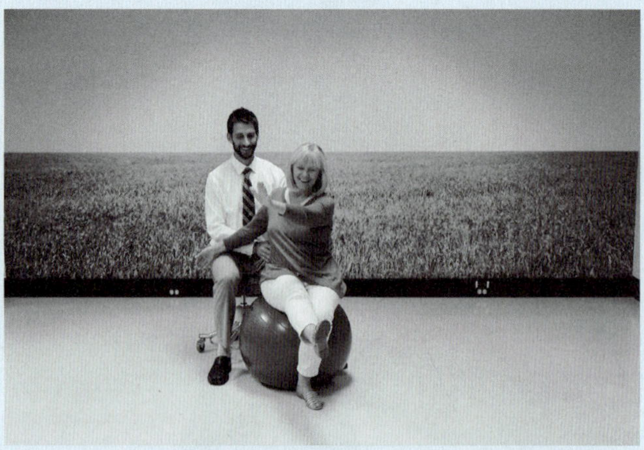

그림 6.30 공 위에 앉아서 LE와 UE 번갈아 가면서 들어 올리기
환자는 한쪽 무릎을 펴면서 반대쪽 UE를 들어 올리고, 한쪽 발은 바닥에 닿아 있으면서 위쪽 몸통은 돌린다.

상자 6.6 움직이는 공을 사용한 활동 *(계속)*

- *발목 움직임과 함께 무릎관절 폄*(움직이는 발로 한 공간에 원 그리기 또는 알파벳 쓰기)
- *UE를 머리 위로 올리면서 엉덩관절 굽힘 번갈아 하기.* 발은 부풀어 있는 판에 놓는다(그림 6.31)
- *옆으로 발 딛기.* 환자는 엉덩관절 벌림과 무릎관절 폄을 하면서 LE를 옆으로 움직이고(그림 6.32), 잠시 유지한 다음 되돌아온다. 이 동작은 무릎관절을 구부리면서 엉덩관절을 벌리는 것으로 진행할 수 있으며, 공에 반쯤 앉아 있는 상태에서 한쪽만 무릎 꿇은 자세로 움직인다(수정된 반 무릎 자세).
- *공 차기.* 작은 공을 환자 쪽으로 굴린 다음 치료사에게 다시 발로 차게 한다.

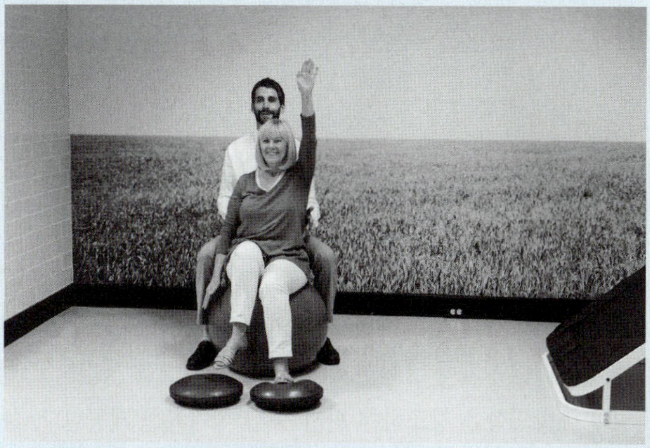

그림 6.31 공 위에 앉아서 UE를 번갈아 들어 올리면서 엉덩관절 굽힘 환자는 발을 판 위에 놓고 한쪽 무릎을 펴면서 반대쪽 UE를 들어올린다.

사지 활동

- *점핑 잭(팔 벌려 뛰기).* 환자는 양쪽 UE를 머리 위로 들어 올리고 손뼉을 친 다음 시작 자세(손을 공 옆에 둠)로 되돌아온다. 이 동작은 공 튀기기, 무릎을 굽혔다 펴기 같은 동작과 같이 할 수 있다(그림 6.33).

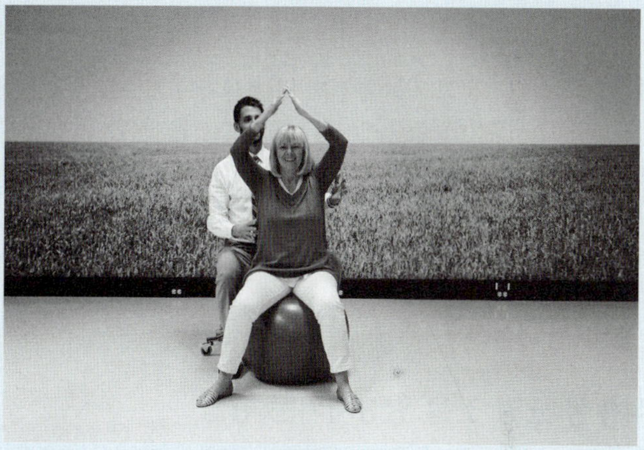

그림 6.33 공 위에 앉아서 점핑 잭
환자는 양쪽 LE의 상호 교차적인 엉덩관절 벌림/모음을 하면서 양쪽 UE를 머리 위로 올려 박수를 치는 점핑 잭을 한다.

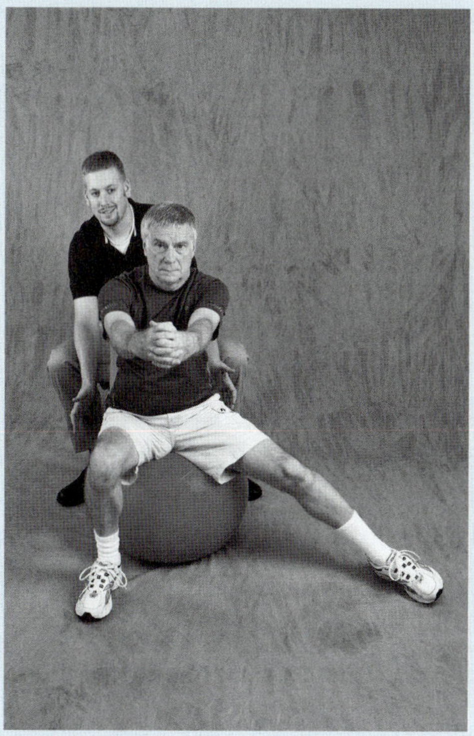

그림 6.32 공 위에 앉아서 옆으로 발 딛기
환자는 공 위에 안정적으로 앉아 있으면서 한쪽 LE의 엉덩관절을 벌리고 무릎관절은 펴면서 옆으로 발을 딛는다. UE는 양손을 깍지 낀 채로 앞에 둔다(팔꿉관절 폄, 어깨관절 굽힘).

임상 노트 : 골반 훈련을 할 때 환자가 상체를 능동적으로 안정화시키는 것이 중요하며, 이는 상체를 기울여서 움직이려는 것을 막는다. 환자가 두 UE를 안정적으로 유지할 수 있게 하면 능동적인 안정화가 가능하다(예, 두 손을 깍지 끼거나 다른 공을 잡기). 환자에게 *"상체를 그대로 유지하세요. 앞에 있는 목표물을 향해 손을 똑바로 뻗으세요."* 라고 지시한다.

임상 노트 : 공을 사용한 활동들을 면밀히 모니터링하고 환자를 안전하게 하기 위해 수정해야 한다. 치료사는 주의를 기울여야 하고 적절한 보호 기술을 사용해야 한다. 일부 환자의 경우(예, TBI 및 소뇌성 운동실조증 환자), 안전벨트나 머리 위에 있는 하네스를 사용해야 할 수 있다. 이러한 예방 수단들을 통해 균형에 문제가 있는 환자는 치료사의 수동적인 도움 없이 치료할 수 있다.

적신호 : 전정 기능 부전이 있는 환자는 치료용 공에서 활동하는 동안 현기증, 메스꺼움, 불안 등이 심해질 수 있다. 이러한 환자는 활동 중 이런 변화에 대해 주의 깊게 모니터링 해야 하며 난이도를 할 수 있는 수준으로 낮춰야 한다. 손상이 심한 일부 환자의 경우 공을 사용한 활동들이 금기일 수 있다.

적응성 균형 조절 향상시키는 방법
Promoting Adaptive Balance Control

적응성 균형 조절은 과제나 환경적 요구사항을 수정하거나 변경하여 향상시킬 수 있다. 예시는 상자 6.7에 나와 있다.

결과

운동조절 목표: 앉아 있는 균형 조절 향상

달성한 기능적 기술: 앉아 있을 때 적절한 기능적 균형 기술이 나타나고 독립적인 ADL이 가능함

앉은 자세와 앉은 자세에서의 균형 조절을 향상시키는 기술과 전략에 초점을 맞추려면 학생실습활동 6.2를 참조하면 된다. 중재 선택 임상의사결정기술을 보여주면서 임상문제를 해결하려면 학생실습활동 6.3을 참조하면 된다.

앉은 자세에서의 통합성 의학적 운동
Seated Integrative Medicine Exercises

통합의학은 고대의 지혜와 현재의 최선의 치료를 결합하여 정신, 마음, 신체를 포함한 환자 전체의 건강을 생각하고 웰빙과 예방의학을 강조하는 환자 중심의 치료를 제공한다. 통합 의학을 위한 학술건강센터 컨소시엄에서는 통합 의학을 "의사와 환자 사이의 관계의 중요성을 재확인하고, 환자 전체에 초점을 맞추며, 근거를 통해 정보를 받아들이고, 최적의 건강과 치유를 위해 적절한 모든 치료 접근법, 의료 전문가 및 분야들을 활용하는 의료 행위"라고 정의한다.[11]

마음/신체 운동의 임상적 이점은 잘 문서화되어 있다.[12-14] 태극권과 요가는 재활에서 활용할 수 있는 흥미롭고 재미있는 통합 운동의 한 예시다. 이러한 운동들은 치료사 대 환자 1:1로 또는 그룹 수업으로 할 수 있다. 개별적인 치료기 때문에 수동적인 신호 및 VC가 환자의 특정 요구사항

상자 6.7 적응성 균형 조절을 향상시키는 전략

- **지지면 및 체성 감각 입력 수정:** 편평한 매트에 앉기에서 단단한 고무 패드, 부풀어 있는 판, 공에 앉기로 진행한다. 발 아래의 표면은 끈적끈적한 매트(요가 매트)에서 타일 바닥, 부풀어 있는 판, 작은 공으로 진행한다.
- **시각 입력 수정:** 눈을 뜬 상태에서 눈을 감는 상태로 진행한다.
- **BOS 수정:** 발 넓게 벌리기에서 발 모으기, 한쪽 다리 꼬기, 움직이는 표면(부풀어 있는 판 또는 공)에 발 놓기로 진행한다. UE로 지탱하는 것에서 지탱하지 않는 것으로 수정한다(예, UE로 앞을 잡거나 옆을 잡거나 팔짱낌)
- **사지 움직임 수정:** 한쪽 사지의 움직임에서 양쪽 사지 움직임, 사지 움직임을 조합한 것으로 진행한다(예, 사지 활동, 움직임의 방향과 범위 수정), 저항의 양 추가/변경.
- **활동 수정:** 속도, 범위, 반복 횟수를 늘린다.
- **활동 속도 조절:** 외부의 리드미컬한 타이밍 장치를 사용한다(예, 메트로놈 또는 특정 음악 비트가 있는 개인용 청취 기기).
- **이중 과제 사용:** 이차적인 운동 또는 인지 과제를 추가한다(예, 물컵이 든 쟁반을 잡고 앉아 있거나 100에서 3씩 거꾸로 세기).
- **환경 수정:** 폐쇄된 환경에서(예, 일부 TBI 환자에게 주의가 산만하지 않은 조용한 방) 개방된 환경(분주한 치료실 또는 체육관), 가정 환경 시뮬레이션으로 진행한다.

에 맞게 조정되고 낙상 위험이 있는 환자를 면밀히 보호할 수 있다. 그룹 수업은 사회화 및 도움의 기회가 풍부한 환경을 제공한다.

앉은 자세에서의 태극권 Seated Tai Chi

태극권은 신체 인식, 유연성, 힘, 균형을 강조하는 느리고 신중한 움직임과 자세의 한 형태로 구성된 고대 중국 무술이다. 현재 및 새로운 연구에 의하면 이 운동 스타일은 운동 장애가 있는 환자에게 상당한 기능적 및 심리사회적 영향을 미칠 수 있다. 태극권의 기능적 이점에는 균형 향상, 기능적 이동성 향상, 보행 지구력 증가가 있다.[15–17]

통증 및 스트레스 감소를 포함하여 태극권의 심리적 사회적 이점이 많이 있다.[18,19] 만성 쇠약성 질환은 환자와 가족 구성원 및 간병인에게까지 질병에 관한 부담을 주는 것으로 알려져 있다.[20] 가족, 친구, 간병인의 사회적 참여를 장려하는 프로그램은 환자와 환자 주변 모두의 건강 및 웰빙의 향상과 관련이 있으며, 구조화된 운동 프로그램이 완료된 후에도 환자의 순응도와 지속적인 운동 순응도를 향상시킨다. 파킨슨병 환자와 환자의 주변인(보통 가족이나 친구)들을 위한 통합 수업과 함께 태극권 "친구" 프로그램은 결과적으로 환자와 주변인들의 신체적, 심리적, 사회적인 부분들에 긍정적인 변화를 일으켰다.[12] 부록 6A: 앉아서 하는 태극권 순서는 관절 통증, 약화, 균형 문제로 인해 서 있는 운동을 할 수 없는 환자에게 적합한 샘플 태극권 운동을 보여준다. 이 순서는 앉은 자세에서의 체중 이동, 균형, 유연성, 근력 훈련을 강조한다. 이는 개별적인 치료 또는 가정에서의 운동 계획(home exercise plan, HEP)의 일부로, 또는 사회화를 촉진하기 위한 그룹 수업에서 수행할 수 있다.

앉은 자세에서의 요가 Seated Yoga

요가는 육체적, 정신적, 영적인 신체를 연결하는 수단으로 인도에서 개발되었다. 요가에는 다양한 스타일이 있다. 대부분은 정렬, 유연성, 근력, 균형, 호흡 인식을 강조하는 일련의 신체적 자세(아사나라고 함)와 호흡 조절(프라나야마라고 함)을 같이 시행한다. 여러 환자들에게 요가 운동이 좋다고 밝혀져 있다.[21–26] 부록 6B: 후기 파킨슨병을 위한 앉아서 하는 요가 순서는 환자의 자세, 유연성, 코어 안정성을 개선하기 위한 좌식 요가 운동의 예시다. 이는 개별적인 치료 또는 HEP의 일부로, 또는 사회화를 촉진하기 위한 그룹 수업에서 수행할 수 있다.

앉기 능력 결과 측정
Outcome Measures of Sitting Ability

환자의 앉아 있는 능력과 치료 계획의 결과를 문서화하기 위해 표준화된 결과 측정을 사용하는 것이 중요하다. 예를 들어, 급성 뇌졸중 환자를 위한 ***이동성 척도(Mobility Scale for Acute Stroke Patients)***[27] 및 ***뇌졸중 환자의 자세 평가(Postural Assessment for Stroke Patients)***[28,29] 같이 일부 측정 도구들은 장애에 따라 다르다. 재활에서 가장 일반적으로 사용되는 측정 중 하나인 ***기능적 독립성 측정(Functional Independent Measure)***[30,31]은 모든 장애에서 사용할 수 있는 적절하고 일반적인 결과 측정 도구이다. 사용할 도구를 평가할 때 다음을 포함하여 측정되는 변수를 이해하는 것이 중요하다.

- *기술적 변수:* 환자의 의존성 또는 독립성 수준(환자가 필요로 하는 도움의 양), 어려움·피로도·통증, 시간에 따른 변동, 약물 수준, 환경적 영향
- *양적변수:* 환자가 앉은 자세를 유지할 수 있는 시간 및 앉은 상태에서 활동을 완료하는 데 필요한 시간(예, 몸통이나 사지의 움직임)
- *질적변수:* 자세를 유지하는 안정성, BOS 변경에 대한 반응으로서의 안정성, 자세를 유지하기 위한 손 지지대 사용, 체중 이동 및 사지 움직임의 용이성, 움직임의 전반적인 협응, 어려운 것을 받아들이고 자세를 유지하는 능력

표 6.1에서는 앉아 있는 능력의 결과를 측정하는 표준적인 도구를 볼 수 있다.

표 6.1 앉아 있는 능력의 결과 측정

측정 도구	특정 항목
Berg Balance Test(BBT)[32-35]	앉았다 일어나기 지지하지 않고 앉기
Trunk Control Test[36]	침대 가장자리에 앉기 바닥에서 발 떼기 누웠다 앉기
Duke Mobility Skills Profile[37]	지지하지 않고 앉기 앉아서 물건 향해 손 뻗기 의자에서 일어나기 침대에서 의자로 이동하기
Trunk Impairment Scale[38]	정적인 앉기 가쪽으로 기울이기 가쪽 골반 경사 몸통 회전
Postural Assessment for Stroke Patients(PASS)[28,29]	바닥에 발을 붙이고 지지하지 않고 앉기 누웠다 앉기 앉았다 눕기 앉았다 일어나기 일어났다 앉기
Mobility Scale for Acute Stroke Patients[27]	누웠다 앉기 지지하지 않고 앉기 앉았다 일어나기
Fugl-Meyer Assessment-Balance Subscale[39-41]	지지하지 않고 앉기
Rivermead Mobility Index[42,43]	누웠다 앉기 지지하지 않고 앉기 앉았다 일어나기
Motor Assessment Scale[44]	지지하고 앉은 자세에서 UE 활동
Modified Functional Reach[45]	앉은 자세에서 앞으로 뻗는 거리
Performance-Oriented Mobility Assessment-Balance Subscale(POMA)[46]	지지하고 앉은 자세에서 UE 활동 앉은 자세에서 앞으로 뻗는 거리

표 6.1 앉아 있는 능력의 결과 측정 *(계속)*

측정 도구	특정 항목
Function in Sitting Test(FIST)[47]	정적인 자세로 앉기 앞으로 뻗기 바닥에서 물건 집어 올리기 손상되지 않은 UE로 가쪽으로 뻗기 손상된 UE로 가쪽으로 뻗기 손상되지 않은 UE로 뒤에 있는 물건 집어 올리기 눈 감은 채로 앉기 앞에서 찌르기 뒤에서 찌르기 앞으로 스쿠팅 옆에서 찌르기 손상된 UE로 뒤에 있는 물건 집어 올리기 손상된 발을 바닥에서 들어 올리기 뒤로 스쿠팅(2 인치) 옆으로 스쿠팅(2 인치) 고개를 "아니오"라고 흔들기
Functional Independence Measure(FIM)[30,31]	목욕하기 옷 입기 화장실 가기 이동: 침대-의자, 휠체어, 화장실, 욕조, 샤워실
Barthel Index[48,49]	목욕하기 옷 입기 화장실에서의 이동 침대-의자 이동

요약 SUMMARY

이 장에서는 앉은 자세와 앉은 자세에서의 균형 조절에 필요한 사항들에 대해 나와 있다. 정적 및 동적 조절과 반응성, 예측성, 적응성 균형 기술을 촉진하는 중재가 나와 있다.

기능적 수행을 향상시키기 위해서는 다양한 운동과 활동을 사용하여 조절의 난이도를 점진적으로 증가시키면서 환자의 안전을 보장하는 것이 중요하다.

적절한 임상의사결정은 각 환자의 앉아 있는 능력 및 앉아 있을 때의 균형 기술을 향상시키기 위해 가장 적절한 활동과 기술을 아는 데에 도움이 된다. 이 장에서 설명하는 많은 중재들은 기능을 개선하기 위한 가정에서의 운동 계획(HEP)을 세우는 기초를 다져줄 것이다. 설명된 중재 방법 중 일부는 물리치료사의 숙련된 기술이 필요하지만, 대부분의 경우 환자(자가 관리 전략), 가족, 환자의 치료에 참여하는 다른 사람이 사용하는 HEP에 포함시키기 위해 수정하거나 조정할 수 있다.

학생실습활동

학생실습활동 6.1

앉아 있는 자세의 과제 분석

목표: 앉아 있는 자세의 과제 분석

준비물: 높이가 조절 가능한 편평한 매트나 치료 테이블, 돔 모양의 워블 보드

지침: 2~3명씩 그룹을 만들어 연습을 한다. 각자 매트 위에서 처음에는 매트 끝에 걸터 앉은 다음(무릎관절은 구부리고 발은 바닥에 놓음), 이후 다리를 길게 뻗고 앉는다(무릎관절 폄). 그런 다음 각 자세마다 LOS로 체중을 이동한다. 마지막으로 딱딱한 표면에 놓인 돔 모양의 워블 보드에 앉는다. 보드의 중앙에 앉은 다음(기울이지 않고), BOS를 감소시켜서 워블 보드에 앉는다(다리 꼬기, 발을 바닥에 두지 않고 높은 의자에 앉기).

관찰 및 기록: 각 그룹을 대표하는 다양한 앉아 있기 패턴 간의 변화와 유사성을 관찰하고 기록하며, 치료사의 분석을 지도하기 위해 다음과 같은 질문을 한다.

1. 정상적으로 앉아 있는 정렬은 무엇이었는가?
2. 다리를 걸터 앉은 자세와 길게 뻗고 앉은 자세 사이에 무슨 차이가 있었는가? 이러한 차이 왜 나타나는지에 대해 설명한다.
3. LOS 내에서의 체중 이동 시, 각 방향으로의 체중 이동이 대칭적인가?
4. 워블 보드 위에 앉아 있을 때 보드 위에서 중심 정렬을 얼마나 성공적으로 유지할 수 있는가(땅을 짚지 않고)? UE의 자세는 어떠한가? 다리를 꼬았을 때 어떤 변화가 있었는가? 높은 의자에 앉을 때 양 발이 땅에서 언제 떨어지는가?
5. 어떤 유형의 병리/장애가 환자의 앉아 있는 능력에 영향을 미칠 수 있는가?
6. 필요한 보상 전략은 무엇인가?
7. 서 있기를 제한하거나 손상시키는 환경적 요인은 무엇인가? 어떤 수정이 필요한가?

학생실습활동 6.2

앉은 자세와 앉은 자세에서의 균형조절을 향상시키는 기술과 전략

목표: 앉은 자세와 앉은 자세에서의 균형 조절을 향상시키는 중재를 선택하고 실행한다.

준비물: 편평한 매트, 치료 테이블, 치료용 공, 콘, 풍선, 물병과 유리컵

지침: 4~6명씩 그룹을 만들어 연습을 하고, 이 챕터의 마지막쯤에 나오는 앉아서 하는 활동들을 고려한다. 그룹원은 각각 다른 역할을 맡게 되며(설명된 대로), 새로운 활동으로 진행할 때마다 역할을 바꾼다.

▲ 한 사람은 치료사 역할을 맡아(시연용) 토론에 참여한다.
▲ 한 사람은 환자를 맡아(시연용) 토론에 참여한다.
▲ 나머지 사람들은 활동의 과제 분석과 질문 토론에 참여한다. 이 그룹의 한 사람은 토론 요소를 확인하여 본문으로 돌아가는 "사실 확인자"로 지정되어야 한다(필요한 경우 또는 합의에 도달할 수 없는 경우)

이 활동 전반에 걸쳐 소리내어 생각하고, 브레인스토밍하고, 생각을 공유하는 것을 계속해야 한다! 각 활동마다 다음의 요소들을 수행한다.

1. 환자와 치료사 위치를 포함한 활동에 대해 논의한다. 활동을 향상시킬 수 있는 자세 변화가 무엇인지 생각해보자(예, 사지 자세 미리 취해 놓기, BOS를 변경하기 위한 손의 위치)
2. 설명, 적응증, 치료사의 손의 위치(수동 접촉), VC를 포함한 기법에 대해 논의한다.
3. 역할을 맡은 치료사와 환자가 기법의 활동과 적용을 시연한다. 모든 그룹원은 시연의 전반에 걸쳐 추천, 제안, 의견을 지지하는 피드백을 제시해야 한다.
4. 활동을 다소 어렵게 만드는 전략에 대해 논의한다. 창의력을 발휘하라! 이 챕터에서 배운 지식을 활용해 독창적인 중재를 만든다.

▲ 앉아서 유지하기
  • 안정적 반전
  • 율동적 안정화
▲ 앉아서 체중 이동, 콘 쌓기
▲ 앉아서 체중 이동, 동적 반전
▲ 앉아서 동적 반전을 사용하여 PNF의 UE 패턴 적용
  • 내려치기/역내려치기
  • 들기/역들기
  • 대칭적인 양쪽 밀기/당기기
  • 대칭적인 양쪽 굽힘/벌림/바깥돌림, 율동적 개시
▲ 앉아서 수동 섭동
▲ 앉아서 공을 이용한 활동
  • 골반 이동(앞-뒤, 좌우, 회전[골반 시계])

- UE 들어 올리기(한쪽, 대칭적인 양쪽, 비대칭적인 양쪽, 제자리걸음 하며 상호 교차적으로)
- LE 들어 올리기(엉덩관절 굽힘, 무릎관절 폄, 발목 돌리기 또는 글자 쓰기, 옆으로 발 뻗기, 발뒤꿈치 올리기, 발가락 올리기)
- 머리 및 몸통 회전(가쪽 돌림, 대각선 방향으로 돌림)
- 제자리걸음(반대쪽 UE 및 LE 들어 올리기)
- 점핑잭(머리 위로 UE 들어 올리며 뛰기)
- 공 던지고 받기(부푼 공, 무게감 있는 공), 풍선 치기
- 굴러가는 공 차기

▲ 이중 과제 활동, 공에 앉아 있으면서 동시에 컵에 물 붓기, 100에서 7씩 거꾸로 세기

▲ 다리를 걸터 앉은 자세와 길게 뻗고 앉은 자세에서 도움을 받아 스쿠팅

▲ 높은 테이블에서 스쿠팅을 사용해 수정된 서 있기로 바꾸기

학생실습활동 6.3

앉아 있는 조절을 향상시키기 위한 적절한 중재 선택

목표: 앉아 있는 조절을 향상시키기 위한 치료적 중재를 선택하고 실행한다.

지침: 다음 4가지 사례 각각에 대해 제공된 임상 정보를 활용하여 질문에 답한다. 각각 처음 3번의 치료 동안 앉아 있는 자세의 조절을 개선하기 위해 적절한 치료적 중재 3개를 개발한다.

사례 1: 오토바이 사고로 인한 외상성 넙다리뼈절단 환자

ROM : BLE 엉덩관절 폄 0~-5°

도수 근력 검사 : BLE 큰볼기근 3+/5, 중간볼기근 3+/5, 안쪽 복근 3/5

자세 : 과도한 허리 전만과 함께 골반 전방경사

균형 : Modified Functional Reach Test=7인치

기능 : 앉아 있을 때 다양한 면에서 불안정이 보인다. 근력, ROM, 자세 및 균형 소실로 인해 의지 착용 후 보행 훈련으로의 진행이 영향을 받는다.

질문:

1. 이 환자가 다리를 길게 뻗고 앉아 있을 때 어떤 모습을 보일 것이라고 예상하는가?
2. 이 환자가 지지하지 않고 앉은 자세의 조절을 유지하는 데 얼마나 성공할 것으로 예상하는가?

중재:

1.

2.

3.

사례 2: 뇌졸중 환자(오른쪽 뇌졸중)

ROM: 왼쪽(L) 어깨관절 ER 0~5°, 벌림 0~50°, L 엉덩관절 ER 0~5°, 벌림 0~15°

도수 근력 검사: L 어깨관절 ER 3/5, 복근 3/5, L 큰볼기근 3/5

자세: L 어깨관절 굽힘근 및 모음근의 경직과 아탈구, L 엉덩관절 안쪽돌림(IR)근 및 모음근의 경직

균형: Function in Sitting Test(FIST)=앞으로 뻗기 2/4, 바닥에서 물건 집기 0/4, 손상된 UE로 가쪽으로 뻗기 1/4

기능: 먹을 때 왼쪽으로 구부러지고 가쪽 불안정

질문:

1. 이 환자가 지지하지 않고 앉아 있을 때 어떤 모습을 보일 것이라고 예상하는가?
2. 이 환자가 앉아서 대칭적으로 체중 지지를 할 때 얼마나 성공할 것으로 예상하는가?

중재:

1.

2.

3.

사례 3: 환자는 현역 군인으로서 급조 폭발물로 인해 신체의 70%에 2~3° 의 화상을 입었다. 현재 보충용 산소로 삽관 중이다.

ROM: BUE, BLE, 몸통 전반에 현저한 ROM 제한이 있다.

도수 근력 검사: 가자미근 3+/5, 넙다리두갈래근 3+/5, 큰볼기근 3+/5

자세: 앞으로 구부러진 척추

균형: 버그 균형 검사 = 앉았다 일어나기 0/4, 0/4 발을 바닥에 붙인 채로 지지하지 않고 앉아 있기

기능: 갈비뼈 사이의 흉부 확장 감소, 1회환기량 감소, 분비물 제거 저하

질문:

1. 앉아 있을 때 이 환자의 골반이 어디에 있을 것이라고 예상하는가?
2. 이 환자가 BUE를 들어 올릴 때 얼마나 성공할 것으로 예상하는가?

중재:

1.

2.

3.

사례 4: 파킨슨병 환자

ROM: BUE 어깨관절 굽힘 0~110°, ER 0~20°, BLE 하지직거상 0~70°, 엉덩관절 IR 0~10°, ER 0~20°

도수 근력 검사: 척추세움근 2/5

자세: 기능적 후만, 엉치뼈로 앉기

균형: Barthel Index=먹기 5/10, 꾸미기 0/5, 옷 입기 5/10

기능: 몸통 회전 감소, 머리와 몸통의 분리된 움직임 감소, 침대 끝에 앉아서 양말과 신발을 신을 때 중등도의 도움, 안전벨트를 혼자 할 수 없음

질문:

1. 몸통과 엉덩관절에서 보일 것으로 예상되는 가동성 손상은 무엇인가?
2. 이 환자가 스쿠팅을 얼마나 성공할 것으로 예상하는가?

중재:

1.

2.

3.

abd: 벌림(abduction), add: 모음(adduction), BLE: 양쪽 하지(bilateral lower extremities), BUE: 양쪽 상지(bilateral upper extremities), ext: 폄(extension), ER: 바깥돌림(external rotation), flex: 굽힘(flexion), IR: 안쪽돌림(internal rotation), L: 왼쪽(left), R: 오른쪽(right)

참고문헌 REFERENCES

1. Levangie P, Norkin C, Lewek, M. *Joint Structure & Function*. 6th ed. F.A. Davis; 2019.
2. Neumann D. *Kinesiology of the Musculoskeletal System*, 3rd ed. Mosby Elsevier Science; 2017.
3. Schmidt R, Winstein C, Zelaznik H, Lee T, Wulf G. *Motor Control and Learning: A Behavioral Emphasis*, 6th ed. Human Kinetics; 2018.
4. Magill R, David A. *Motor Learning and Control: Concepts and Applications.* 12th ed. McGraw-Hill; 2021.
5. Wulf G. Attentional focus and motor learning: a review of 15 years. *Int Rev Sport Exer Psychol*. 2013;6:77.
6. Sturmberg C, et al. Attentional focus of feedback and instructions in treatment of musculoskeletal dysfunction: a systematic review. *Manual Ther*. 2013;18:458.
7. Shumway-Cook A, Woollacott M. Motor Control—Translating Research into Clinical Practice. 5th ed. Lippincott Williams & Wilkins; 2017.
8. Schenkman M, et al. Exercise to improve spinal flexibility and function for people with Parkinson's disease: a randomized, controlled trial. *J Am Geriatr Soc*. 1998;46:1207-1216.
9. Hass C, et al. Concurrent improvements in cardiorespiratory and muscle fitness in response to total body recumbent stepping in humans. *Eur J Appl Physiol.* 2001;85:157-163.
10. Page S, et al. Resistance-based, reciprocal upper and lower limb locomotor training in chronic stroke: a randomized, controlled crossover study. *Clin Rehabil.* 2008;22:610-617.
11. The Consortium of Academic Health Centers for Integrative Medicine. About us. Accessed July 6, 2014. www.imconsortium.org/about/home.html
12. Klein P, Rivers L. Tai chi for individuals with Parkinson's disease and their support partners: program evaluation. *J Neurol Phys Ther.* 2006;30:22-27.
13. Raub J. Psychophysiologic effects of hatha yoga on musculoskeletal and cardiopulmonary function: a literature review. *J Altern Complement Med*. 2002;8:797-812.
14. Wang C, Collet J, Lau J. The effect of tai chi on health outcomes in patients with chronic conditions: a systematic review. *Arch Internal Med*. 2004;164:493-501.
15. Hackney M, Earhart G. Tai chi improves balance and mobility in people with Parkinson's disease. *Gait Posture.* 2008;28:456-460.
16. Hackney M, et al. Effects of tango on functional mobility in Parkinson's disease: a preliminary study. *J Neurol Phys Ther*. 2007;31:173-179.
17. Li F, et al. Tai chi-based exercise for older adults with Parkinson's disease: a pilot-program evaluation. *J Aging Phys Act*. 2007;15:139-151.
18. Esch T, et al. Mind/body techniques for physiological and psychological stress reduction: stress management via tai chi training—a pilot study. *Med Sci Monit.* 2007;13:CR488-CR497.
19. Ghaffari B, Kluger B. Mechanisms for alternative treatments in Parkinson's disease: acupuncture, tai chi, and other treatments. *Curr Neurol Neurosci Rep*. 2014;14:451.
20. Hodgson J, Garcia K, Tyndall L. Parkinson's disease and the couple relationship: a qualitative analysis. *Fam Syst Health*. 2004;22:101.
21. Ebnezar J, et al. Effect of an integrated approach of yoga therapy on quality of life in osteoarthritis of the knee joint: a randomized control study. *Int J Yoga*. 2011;4:55-63.
22. Ebnezar J, et al. Effect of integrated yoga therapy on pain, morning stiffness and anxiety in osteoarthritis of the knee joint: a randomized control study. *Int J Yoga.* 2012;5:28-36.
23. Ebnezar J, et al. Effects of an integrated approach of hatha yoga therapy on functional disability, pain, and flexibility in osteoarthritis of the knee joint: a randomized controlled study. *J Altern Complement Med*. 2012;18:463-472.
24. Garfinkel M, et al. Yoga-based intervention for carpal tunnel syndrome: a randomized trial. *JAMA*. 1998;280:1601-1603.
25. Evans S, et al. Impact of iyengar yoga on quality of life in young women with rheumatoid arthritis. *Clin J Pain*. 2013;29:988-997.
26. Tekur P, et al. Effect of short-term intensive yoga program on pain, functional disability and spinal flexibility in chronic low back pain: a randomized control study. *J Altern Complement Med*. 2008;14:637-644.
27. Simondson J, Goldie P, Greenwood K. The mobility scale for acute stroke patients: concurrent validity. *Clin Rehabil*. 2003;17:558-564.
28. Benaim C, et al. Validation of a standardized assessment of postural control in stroke patients: the Postural Assessment Scale for Stroke Patients (PASS). *Stroke*. 1999;30:1862.
29. Pyoria O, et al. Validity of the postural control and balance for stroke test. *Physiother Res Int*. 2007;12:162.
30. Guide for the Uniform Data Set for Medical Rehabilitation (Adult FIM), Version 4.0. State University of New York; 1993.
31. Dodds T, et al. A validation of the Functional Independence Measurement and its performance among rehabilitation in-patients. *Arch Phys Med Rehabil*. 1993;74:531.
32. Berg K, et al. Measuring balance in the elderly: preliminary development of an instrument. *Physiother Can*. 1989;41:304.
33. Berg K, et al. Measuring balance in the elderly: validation of an instrument. *Can J Public Health* 1992;83:S7.
34. Berg K, Wood-Dauphinee S, Williams J. The balance scale: reliability assessment with elderly residents and patients with an acute stroke. *Scand J Rehabil Med*. 1999;27:27.
35. Blum L, Korner-Bitensky N. Usefulness of the Berg Balance Scale in stroke rehabilitation: a systematic review. *Phys Ther.* 2008;88:559-566.
36. Hsieh C, et al. Trunk control as an early predictor of comprehensive activities of daily living function in stroke patients. *Stroke*. 2002;33:2626-2630.
37. Duncan P. Duke *Mobility Skills Profile*. Center for Human Aging, Duke University; 1989.
38. Verheyden G, Nieuwboer A, Mertin J. The Trunk Impairment Scale: a new tool to measure motor impairment of the trunk after stroke. *Clin Rehabil*. 2004;18:326-334.
39. Fugl-Meyer A, et al. The post-stroke hemiplegic patient: a method for evaluation and performance. *Scand J Rehabil Med.* 1975;7:13.
40. Fugl-Meyer A. Post-stroke hemiplegia assessment of physical properties. *Scand J Rehabil Med*. 1980;63:85.
41. Gladstone D, Danells C, Black S. The Fugl-Myer assessment of motor recovery after stroke: a critical review of its measurement properties. *Neurorehabil Neural Repair*. 2002;16:232.
42. Collen F, et al. The Rivermead Mobility Index: a further development of the Rivermead Motor Assessment. *Int Disabil Stud.* 1991;13:50-54.
43. Duncan P, Jorgensen H, Wade D. Outcome measures in acute stroke trials: a systematic review and some recommendations to improve practice. *Stroke.* 2000;31:1429-1438.
44. Carr J, et al. Investigation of a new motor assessment scale for stroke patients. *Phys Ther*. 1985;65:175-180.
45. Tsang Y, Mak M. Sit-and-reach test can predict mobility of patients recovering from acute stroke. *Arch Phy Med Rehabil*. 2004;85:94-98.
46. Tinetti M. Performance-oriented assessment of mobility problems in elderly patients. *J Am Geriatr Soc.* 1986;34:119.
47. Gorman S, et al. Development and validation of the Function in Sitting Test in adults with acute stroke. *J Neurol Phys Ther.* 2010;34:150-160.
48. Granger C, et al. Stroke rehabilitation analysis of repeated Barthel Index measures. *Arch Phys Med Rehabil*. 1979;60:14.
49. Mahoney F, Barthel D. Functional evaluation: The Barthel Index. *Maryland State Med J*. 1965;14:61.

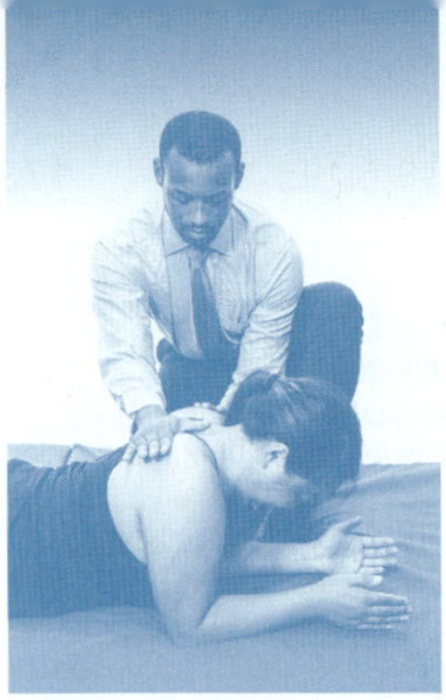

APPENDIX 6A

앉아서 하는 태극권 순서

Seated Tai Chi Sequence

준비

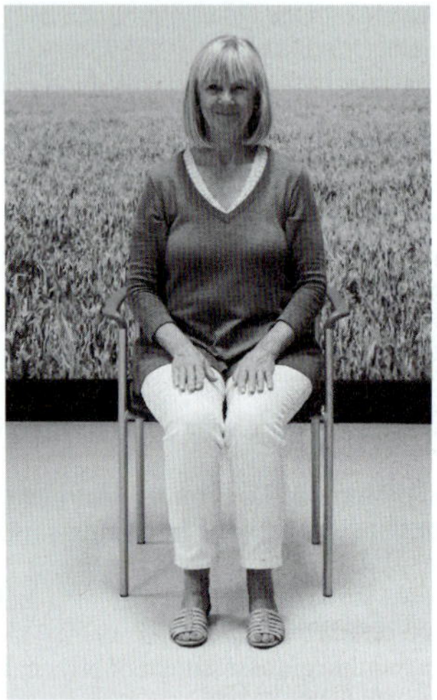

앉은 자세에서 시작하며(의자 앞에 신체가 있음), 편하고 바르게 앉는다.

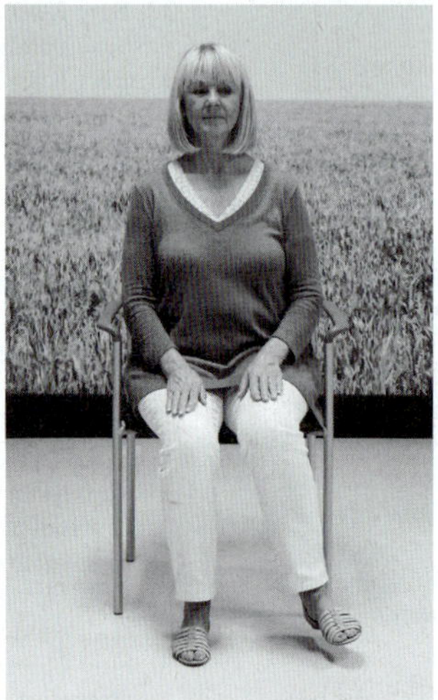

오른쪽의 체중을 빼고 왼쪽 다리를 밖으로 딛는다.

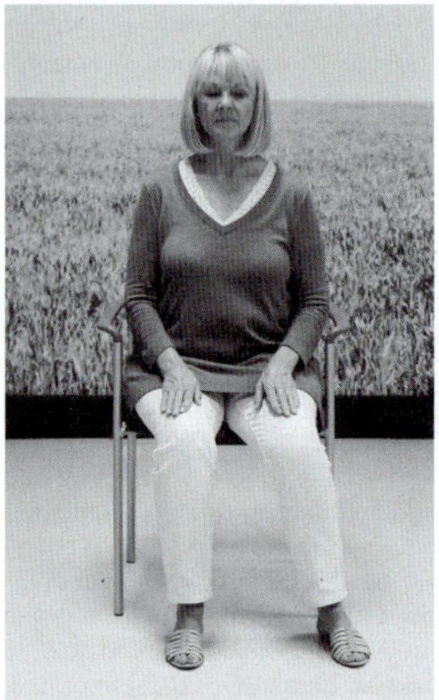

발을 어깨 너비만큼 벌리고 앉는다.

손 올리기

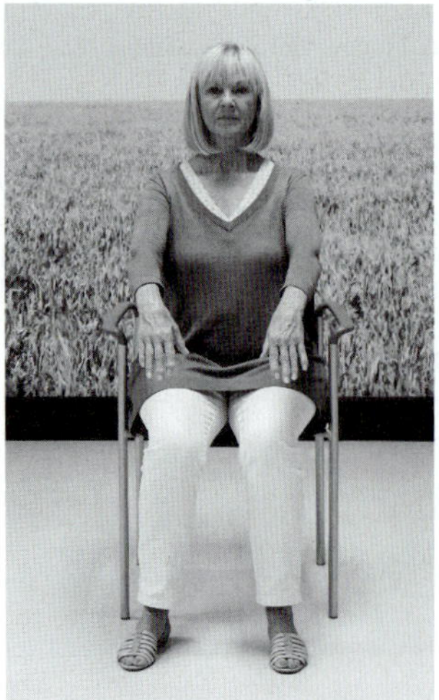

손목과 팔을 위로 띄우면서 팔을 부드럽게 든다.

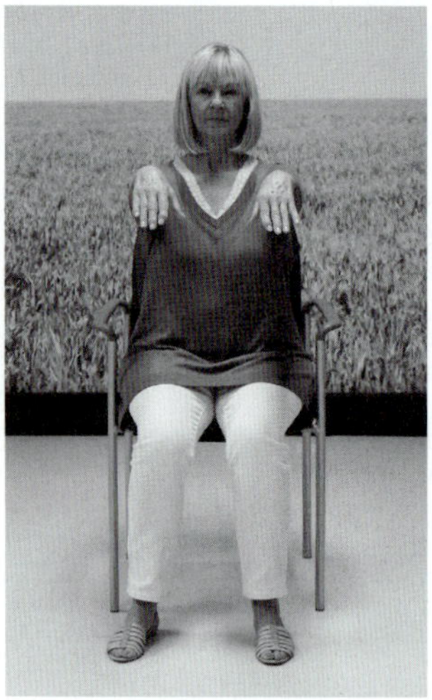

손을 어깨 높이만큼 올린다.

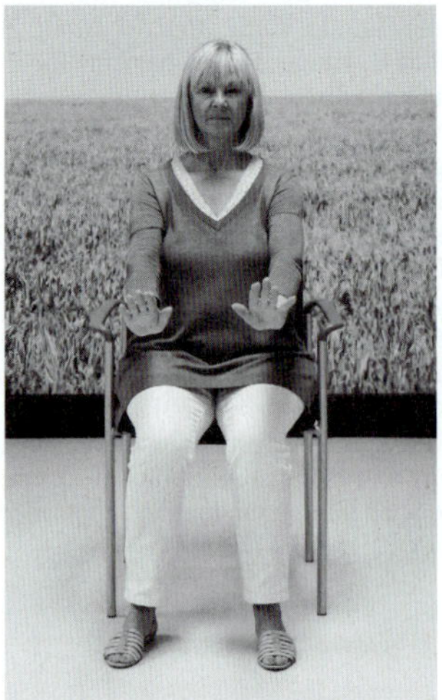

손을 아래로 허벅지 쪽으로 천천히 내린다.

공 잡기

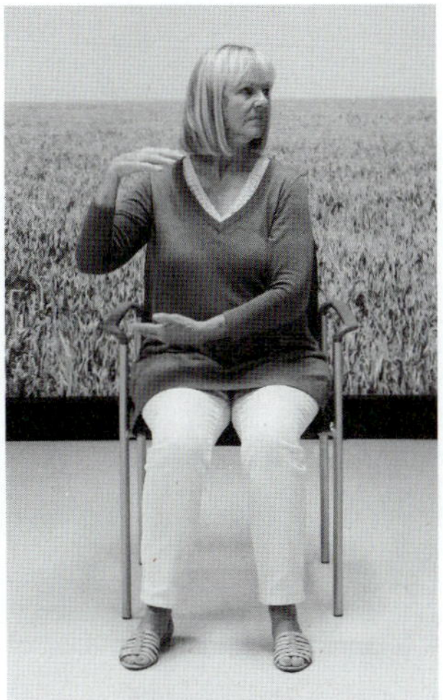

몸통을 약간 오른쪽으로 돌리면서 공을 오른쪽으로 잡는다. 왼쪽을 쳐다본다.

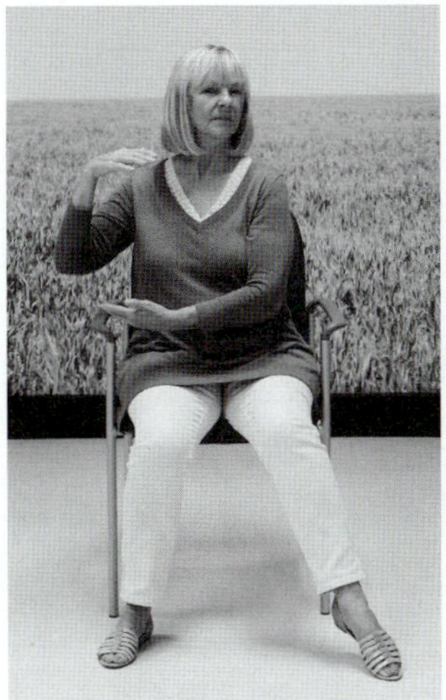

왼쪽으로 발을 보내고 발가락으로 딛는다.

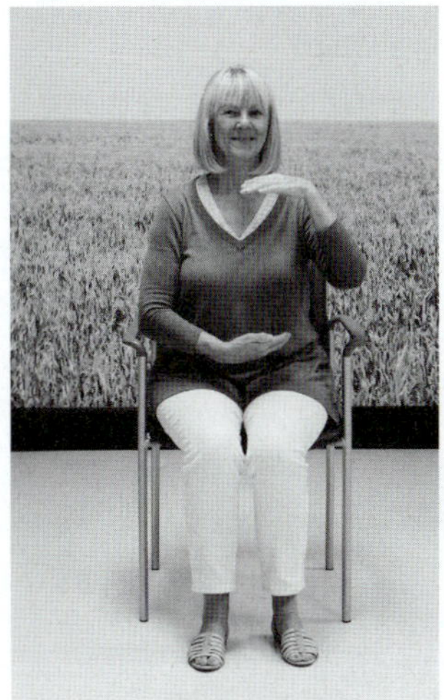

다시 오른쪽 안으로 발을 보낸다. 공을 왼쪽으로 잡는다.

반대쪽으로 공 잡기 단계 반복

야마분종(Part the Wild Horse's Mane)

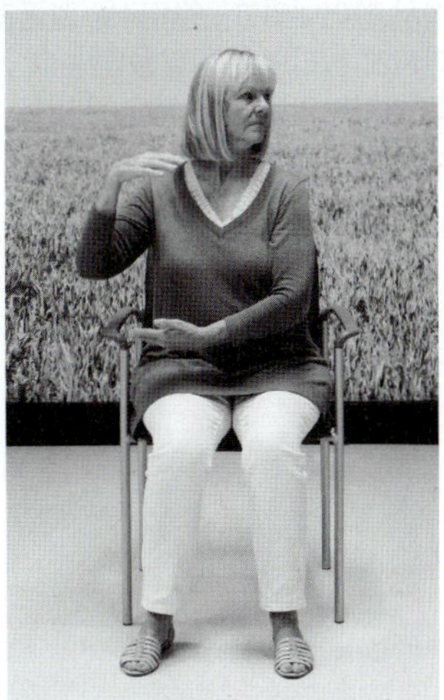

몸통을 약간 오른쪽으로 돌리면서 공을 오른쪽으로 잡는다. 왼쪽을 쳐다본다.

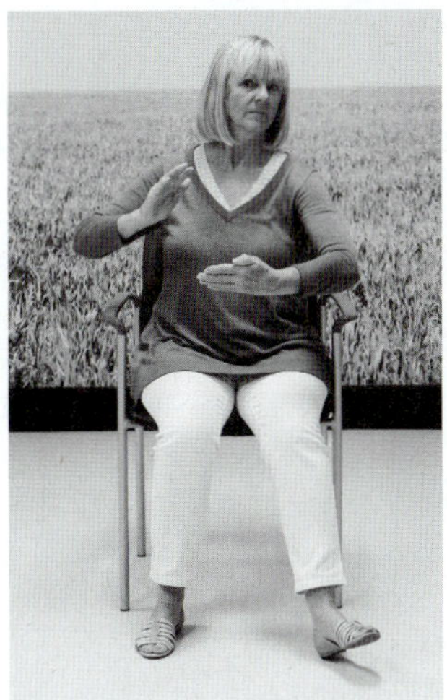

왼쪽으로 발을 보내고 발뒤꿈치로 딛는다. 말갈기가 갈라지는 것처럼 손이 반대쪽 손을 스쳐 지나간다.

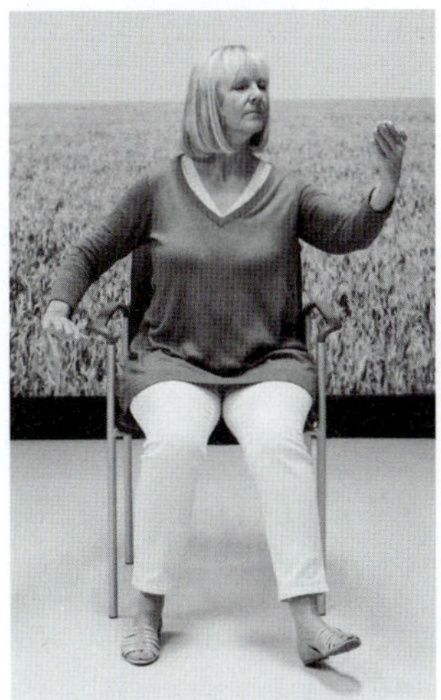

뻗은 팔을 멀리 보내고 체중을 왼쪽으로 옮긴다.

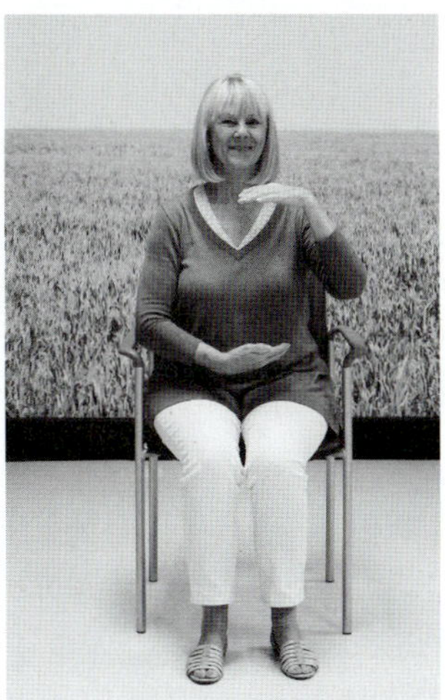

발을 다시 오른쪽 안으로 보낸다. 공을 왼쪽으로 잡는다.

반대쪽으로 야마분종 반복

단편(Single Whip)

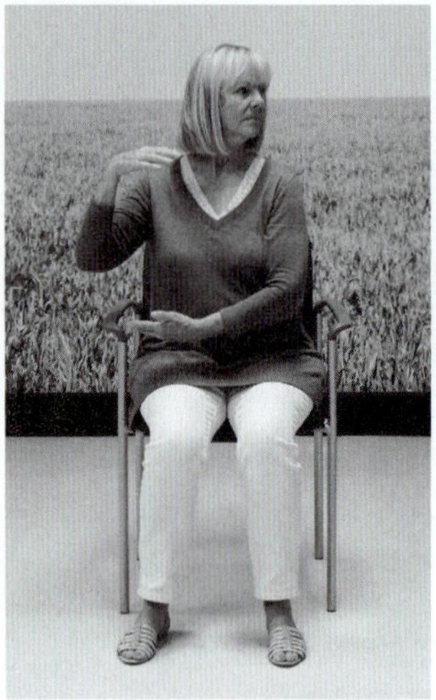

몸통을 약간 오른쪽으로 돌리면서 공을 오른쪽으로 잡는다. 왼쪽을 쳐다본다.

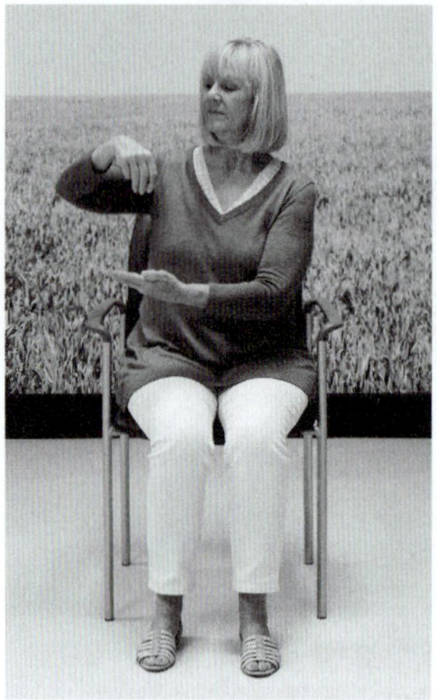

오른손을 이완시켜 아래로 향하게 한 다음, 손끝을 엄지에 댄다.

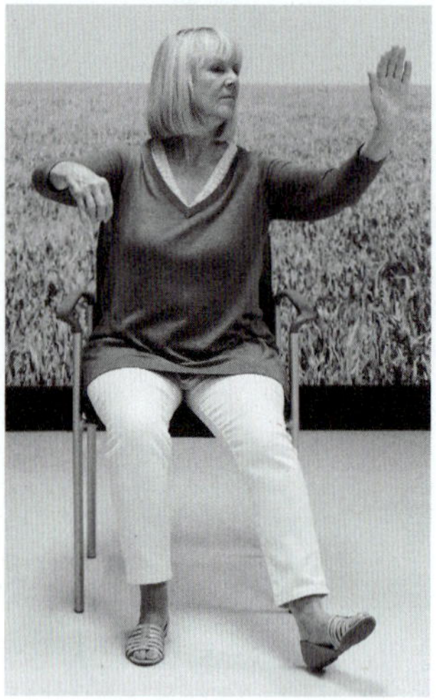

뻗은 오른쪽 팔을 바깥쪽으로 보내면서 왼쪽 발뒤꿈치의 체중을 빼고 발의 공 위에서 돌린다. 왼쪽으로 발을 딛고 왼손의 손바닥을 얼굴 쪽에서 쓸어내리고, 손바닥을 얼굴과 멀어지게 돌리면서 왼팔을 뻗는다. 왼쪽 발가락의 체중을 빼고 왼발을 똑바로 앞으로 돌린다.

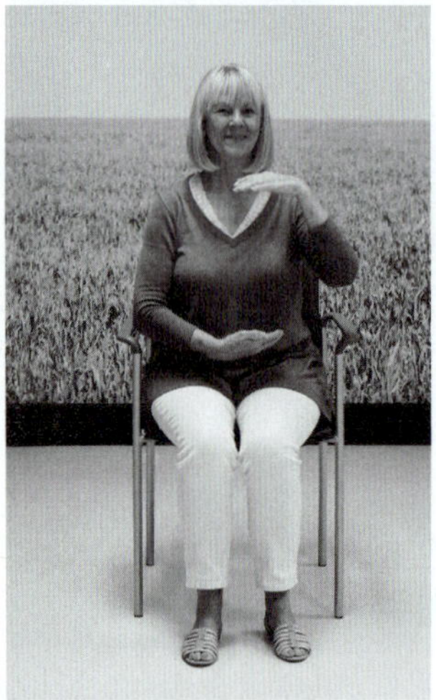

오른발을 다시 안으로 보낸다. 공을 왼쪽으로 잡는다.

반대쪽으로 단편 반복

마무리하는 자세

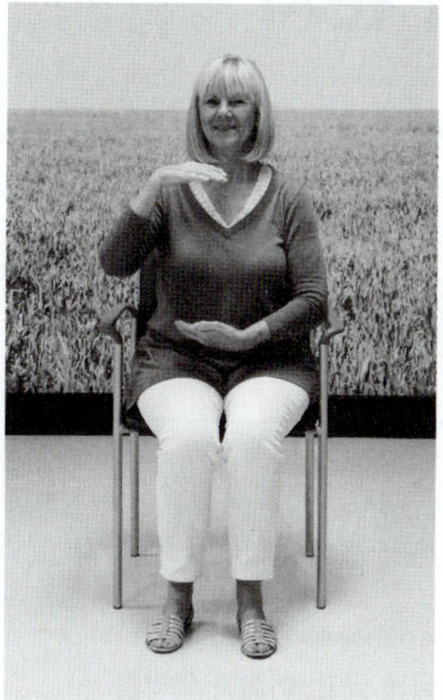

공을 오른쪽으로 잡는다. 발은 어깨 너비만큼 벌린다.

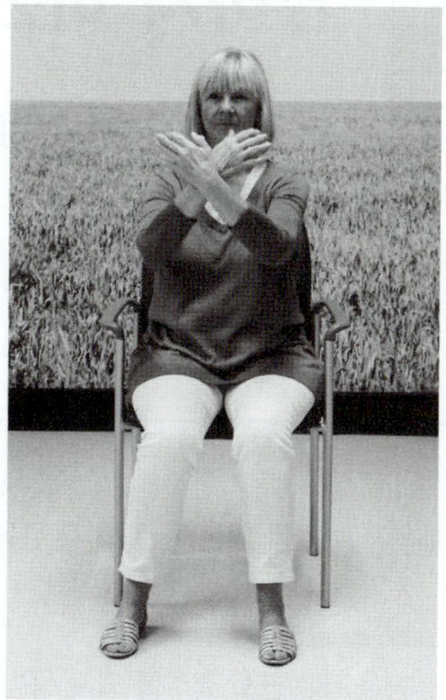

손목을 심장 높이에서 교차시키고, 손바닥은 얼굴 쪽을 향한다.

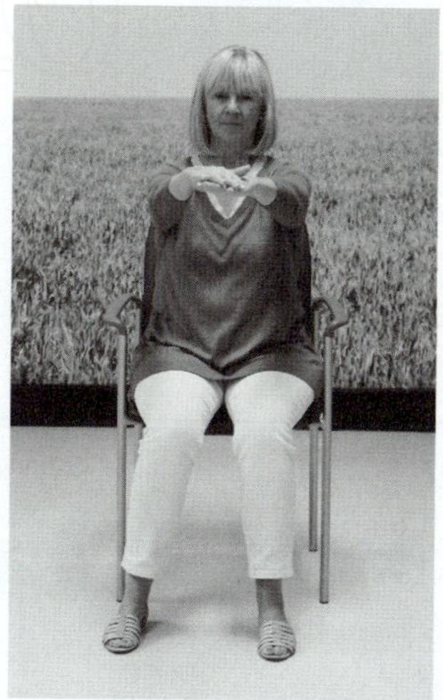

손목의 교차를 풀고 팔꿈치를 편다. 팔을 내려 놓고, 손바닥은 허벅지를 향한다.

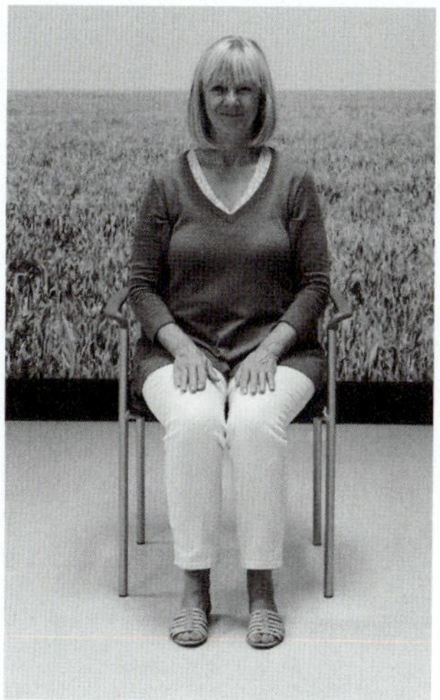

다리를 모으고 편하고 바르게 앉는다.

Edward W Bezkor, DPT, OCS, MTC. Adapted from Li F. Transforming traditional Tai Ji Quan techniques into integrative movement therapy—tai ji quan: moving for better balance. J Sport Health Sci. 2014;3(1):9–15.에서 각색됨.

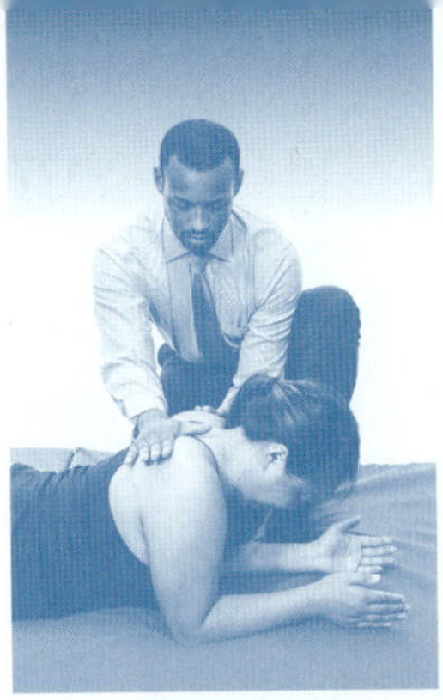

APPENDIX

6B

후기 파킨슨병을 위한 앉아서 하는 요가 순서

Seated Yoga Sequence for Late Parkinson's Disease

앉아서 하는 고양이 자세(Marjaryasana)

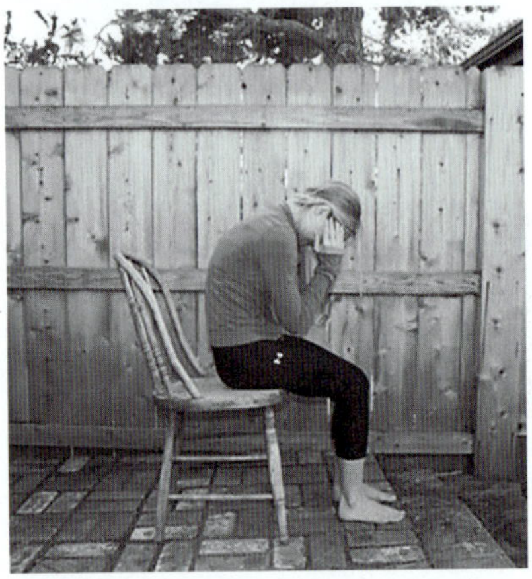

1. 의자에 걸터 앉은 채로(의자 앞에 몸이 있음) 두 손을 머리 옆에 놓고 키가 커지게 앉아서 시작한다.

2. 숨을 내쉬면서 척추를 의자 등받이 쪽으로 둥글게 말고, 어깨와 머리를 앞으로 가져오면서 팔꿈치를 모은다. 5초 동안 유지한다.

앉아서 하는 소 자세(Bitilasana)

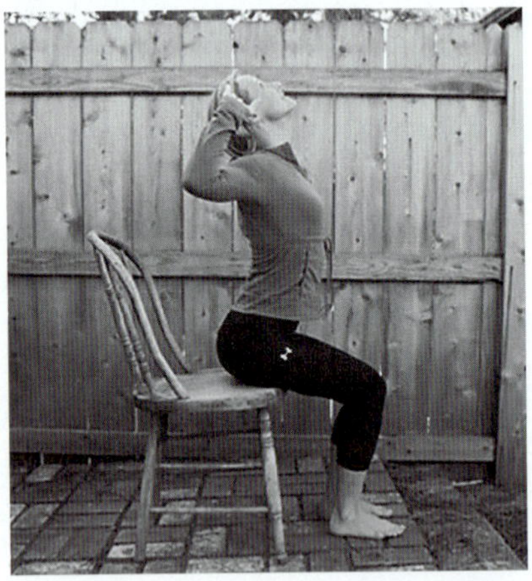

숨을 들이마시면서 등을 구부리고 하늘을 올려다본다. 가슴을 펴고 팔꿈치를 넓게 벌린다. 5초 동안 유지한다.

앉아서 하는 빗장 자세(Parighasana)

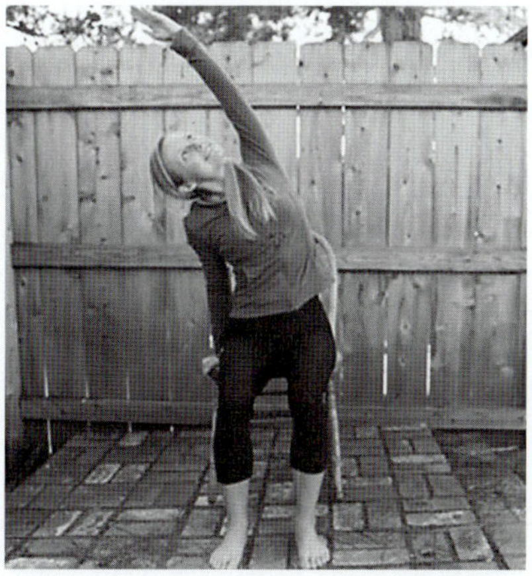

1. 오른손을 의자에 놓고 왼팔을 하늘로 들고 손바닥이 안쪽을 향하게 하여 키가 커지게 앉아서 시작한다.
2. 깊게 숨을 들이마신다.
3. 숨을 내쉬면서 몸통을 오른쪽으로 구부리고 왼손을 올려다본다. 5초 동안 유지한다.
4. 반대쪽도 반복한다.

앉아서 하는 허리 비틀기(Ardha Matsyendrasana)

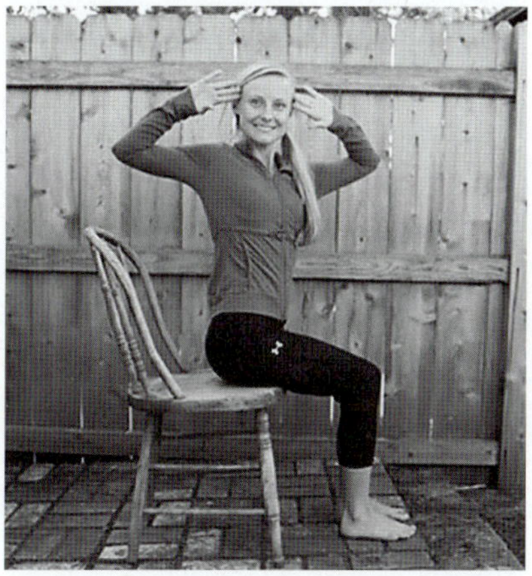

1. 두 손을 머리 옆에 놓고 키가 커지게 앉아서 시작한다.
2. 깊게 숨을 들이마신다.
3. 숨을 내쉬면서 한쪽으로 몸통을 돌린다. 5초 동안 유지한다.
4. 반대쪽도 반복한다.

앉아서 하는 비둘기 자세(Eka Pada Rajakapotasana)

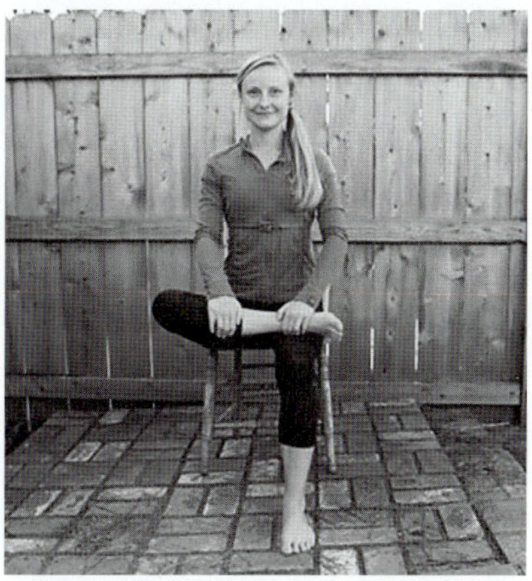

1. 다리를 꼬아서 오른쪽 발목을 왼쪽 무릎 위에 놓고 키가 커지게 앉아서 시작한다.
2. 숨을 내쉬면서 척추를 길게 유지한 채로 엉덩관절에서 앞으로 숙인다. 5초 동안 유지한다.
3. 반대쪽도 반복한다.
   수정: 환자가 가동성 제한으로 인해 자세를 취할 수 없는 경우 발을 바닥에 놓고 왼쪽(L) 무릎을 펴고 오른쪽(R) 발목을 무릎에서 먼 쪽의 정강이 위에 놓는다.

Edward W Bezkor, DPT, OCS, MTC, CAFS. Adapted from yoga asanas by Yogi Swatmarama, compiler of the Hatha Yoga Pradipika in 15th century CE. Reference: Hatha Yoga Pradipika. Yoga Publications Trust; 2000. ISBN 978-81-85787-38-1.에서 각색됨.

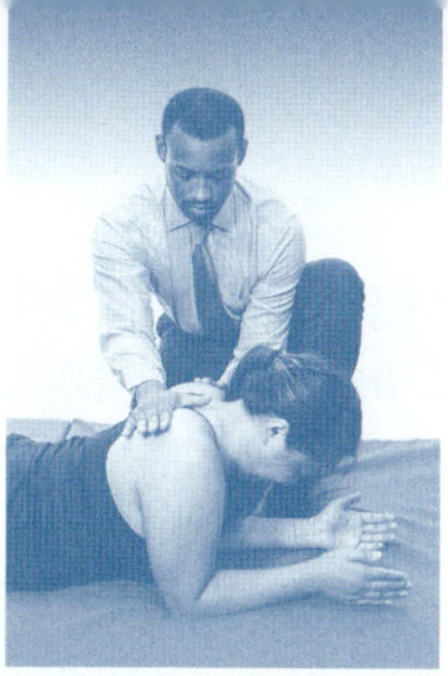

CHAPTER 7

중간몸통과 엉덩관절 조절능력 증진을 위한 중재: 무릎서기와 반-무릎서기 자세의 기술들

Interventions to Improve Intermediate Trunk and Hip Control: Kneeling and Half-Kneeling Skills

개요

무릎서기 자세
- 일반적 특성
- 전제 조건
- 몸통과 엉덩관절 조절능력 증진을 위한 중재
- 움직임 전환: 발 뒤꿈치로 앉기 또는 옆으로 앉기와 무릎서기
- 무릎으로 한 발 걷기와 무릎 걷기
- 무릎서기 자세에서의 균형조절 증가를 위한 전략들
- 실기와 피드백

반-무릎서기 자세
- 일반적 특성
- 몸통과 엉덩관절 조절능력 증진을 위한 중재
- 반-무릎서기 자세: 대각선 체중이동
- 움직임 전환: 반-무릎서기에서 일어서기

요약

학생실습활동

본 장은 무릎서기를 이용하여 중간몸통과 엉덩관절의 조절을 향상시키는 중재에 초점을 맞춘다. 무릎서기는 무릎관절과 발목관절을 조절하지 않고도 몸통과 엉덩관절의 조절 향상을 달성하는데 이점을 가진다. 원래 무릎서기는 항중력 자세로서 서기 자세의 중요한 사전 단계이다. 예를 들어, 무릎서기는 특히 초기의 똑바른 자세 조절을 발달시키는데 유용할 뿐만 아니라, 서기 자세에 요구되는 엉덩관절 폄과 벌림의 안정화를 촉진하는데 유용하다. 무릎서기는 서기 자세에서 일어날 수 있는 넘어짐에 대한 환자의 걱정과 두려움을 감소된다. 무릎서기의 활동은 바닥에서 서기 자세로의 독자적 이동을 위한 중요한 리드-업 스킬도 제공한다.

본 장에서 설명되는 자세는 ***무릎서기***(그림 7.1A)와 ***반무릎서기***(그림 7.1B)이다. 무릎서기 자세에서는, 양쪽 엉덩관절은 무릎관절과 위쪽 정강이뼈에 1차적으로 양쪽에 체중-부하와 함께 폄 되고, 지지면에 놓인 다리와 발은 쉬게 된다. 이것은 서 있는 것보다 더 넓은 기저면(BOS)을 생성하지만, 반-무릎서기 자세만큼 넓지는 않다. 반-무릎서기 자세에서는, 한 쪽 엉덩관절은 무릎관절과 위쪽 정강이 뼈에 체중-부하와 함께 펴진 상태로 유지되고, 반대쪽 엉덩관절과 무릎은 약 90°로 굽혀진 상태가 된다. 지지면의 앞 쪽에 놓인 발에 체중-부하가 일어난다. 무릎서기와 반-무릎서기 자세에서는, 무게중심(COM)의 높이는 중간이다.

임상 노트 : 심각한 작은 뇌 기능이상과 운동실조 (예, 외상성 뇌손상[TBI], 다발성경화증[MS], 또는 작은 뇌 퇴행)환자들에게 이러한 보다 안정적인 자세를 연습하는 것이 좋다. 이런 환자들을 위하여, 무릎서기와 반-무릎서기 자세는 바르게 서기 자세를 준비하는 전환 활동으로 기능적으로 중요하다.

무릎서기 Kneeling

일반적 특성 General Characteristics

무릎서기 자세는, 무게중심점은 중간이다; 이것은 바르게 누운 자세 또는 엎드린 자세보다 높고 선 자세보다는 낮다. 무릎서기 자세는, 몸통을 바르게 세우는 것을 유지하고 엉덩관절의 조절을 위해 무릎의 조절력은 감소하고 발과 발목의 조절력은 요구되지 않는다. 기저면은 다리와 발의 상대적인 길이에 영향을 받고 무게중심점은 뒤쪽에 위치한다. 이와 같이, 이 자세는 앞쪽보다 뒤쪽이 더 안정적이다. 상대적인 전방불안정성으로 인해, 몸통과 엉덩관절 폄근들은 자세를 유지하기 위하여 무게중심점을 앞쪽으로 이동하여 보상해야

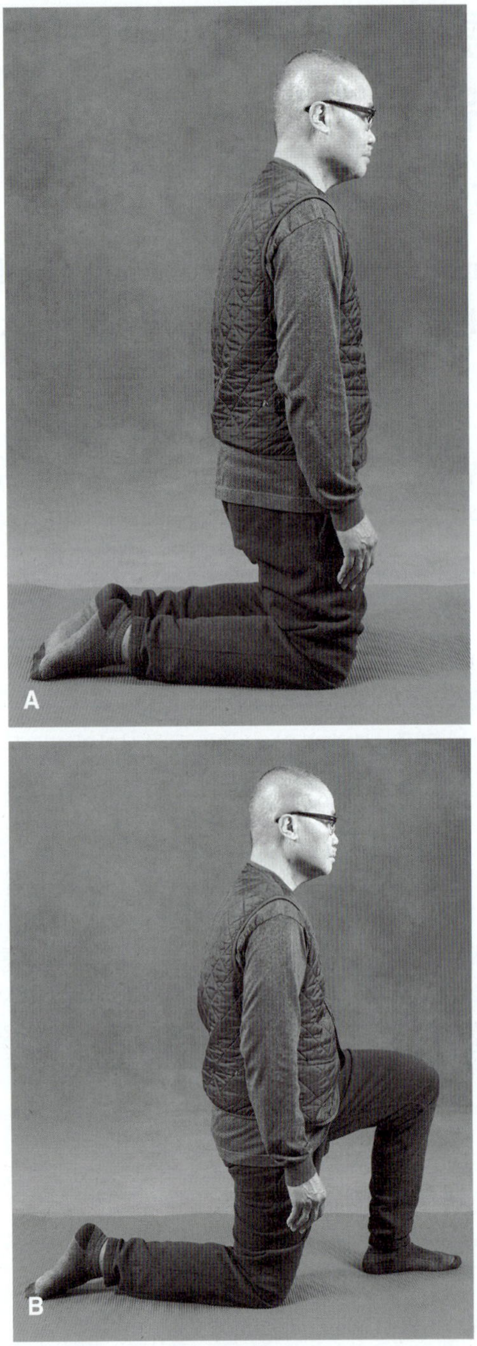

그림 7.1 무릎서기 자세와 반-무릎서기 자세

(A) 무릎서기. 양쪽 엉덩관절이 폄 되고, 무릎과 위쪽 종아리에 체중이 부하되고 BOS는 좁은 편이다.

(B) 반무릎서기. 한쪽 엉덩관절은 폄 되고, 무릎과 위쪽 종아리에 체중이 가해진다. 그리고 반대쪽 엉덩관절과 무릎관절은 약 90° 굽힘 되고 약간의 엉덩관절의 벌림이 일어난다. 체중은 앞으로 내민 발에 가해진다. BOS는 넓은 편이고, 앞쪽 다리와 뒤쪽 다리가 이루는 대각선 방향으로 각을 형성한다.

한다. 이것은 안전을 위해 매우 중요한데 환자가 보상 능력이 없는 경우(예, 몸통 및 엉덩관절 폄근 약화), 앞쪽으로 변위가 일어나 환자는 앞으로 넘어지는 원인이 될 수 있다. 그러나, 환자가 부주의로 조절력을 잃을 경우, 매트까지의 거리가 짧거나 치료사의 보호로 접촉해 있으면, 넘어질 가능성이 낮다. 무릎서기 자세는 자세를 바르게 세우기 위해 머리, 몸통, 그리고 엉덩관절 근육들을 포함한다. 머리와 몸통은 정상적인 허리뼈, 등뼈, 그리고 목뼈의 커브와 함께 수직적인 중심방향으로 유지하고, 골반은 수평방향이다. 무릎서기 자세에서 체중 부하는 엉덩관절과 무릎, 그리고 정강이뼈 상부를 통해 이루어진다. 양쪽 엉덩관절은 폄하고 무릎관절은 거의 90°로 고정된다. 이 자세는 보행에 필요한 무릎관절 굽힘과 함께 엉덩관절 폄의 상위 하지(LE) 패턴(교각운동 중의 시작)을 나타낸다(즉, 말기입각기 단계).

무릎서기 자세를 오래 유지하게 되면 넙다리네갈래근에 양측으로 작용하는 강력한 억제영향(슬개건에 대한 억제 압력)이 나타난다. 따라서 이 자세는 넙다리네갈래근 경직이 있는 환자의 긴장을 완화하기 위해 유용한 중재이다. 이 자세의 고유한 억제 영향으로 인해 무릎서기 자세는 하지의 폄근 경직 및/또는 가위 걸음패턴이 있는 환자의 서기 자세 및 보행활동 이전에 중요한 중재가 될 수 있다.

비정상적으로 굽힘근 시너지 영향이 강한 환자(예, 뇌졸중 환자)는 무릎 굽힘근과 함께 엉덩관절 굽힘근을 동원하는 경향으로 엉덩관절 폄을 유지하는 데 어려움이 있을 것이다. 이런 경우에는, 치료사가 환자의 엉덩관절 폄을 도와줄 수 있다(능동 보조). 몸통의 손상이 많은 운동실조증 환자의 경우에는 무릎서기 자세에서 무게가 실리는 조끼를 사용하면 자세조절을 증진시키는 것에 이점이 있을 수 있다. 무릎서기 자세에서는 구부린 자세(예, 파킨슨병 환자)가 있는 환자의 정렬을 개선하기 위하여 몸통과 엉덩관절 폄근들을 촉진할 수 있다.

무릎서기 자세에서 발목이 발등굽힘쪽으로 강하게 당기는 환자의 경우, 작은 베개나 수건을 발등 아래에 놓아 발가락에 가해지는 압력을 완화시켜 줄 수 있다. 또는, 발바닥굽힘 운동범위(ROM)에 제한이 있는 환자의 경우 발목/발이 플랫폼 매트의 가장자리 위에 놓을 수 있다. 장기간 자세로 인해 무릎이 불편하거나 통증이 있는 환자는 접힌 수건이나 발포쿠션과 같이 보다 탄력이 있는 표면에서 시행하는 것이 도움이 된다(그림 7.2). 대안점은 불편함을 피하거나 줄

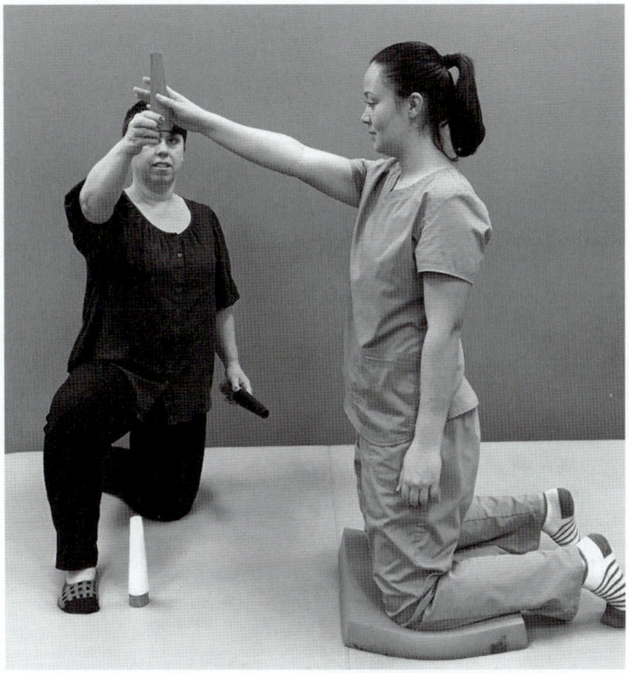

그림 7.2 폼 위에서의 무릎서기 자세: 뻗기와 쌓기
환자는 쿠션이 있는 폼 위에서 무릎서기 자세를 취하고 치료사는 환자 앞에서 콘을 들고 있는다. 치료사는 콘의 위치를 변경하여 다양한 방향으로의 체중 이동을 만들어낸다. 이 활동은 콘을 쌓는 것을 포함하여 점진적으로 진행한다. 초기에, 높이가 있는 지면에 콘을 쌓고(작은 테이블이나 또는 판을 앞에 놓는다) 서서히 낮은 면으로 진행한 다음 바닥에 놓는 것으로 진행한다.

이기 위해 치료 세션동안 무릎을 꿇을 때 더 짧은 시간 시행하는 것이다.

적신호 : 류마티스 관절염이나 무릎에 영향을 미치는 골관절염이 있는 환자, 무릎관절이 불안정한 환자, 정강이 뼈 결절의 골단염이 있는 환자, 최근 무릎 수술에서 회복중인 환자와 같은 일부 환자에게는 무릎서기 자세가 금기일 수 있다.

사전 요건 Prerequisite Requirements

무릎서기 운동을 하기 전에, 치료사는 중요한 몇 가지 전제 조건을 고려해야 한다. 엉덩관절 폄의 ROM은 필수적이다; 만약 ROM에 제한이 있다면(예, 엉덩관절 굽힘 구축), 엉덩관절을 폄할 수 있는 환자의 능력이 제약을 받을 수 있다. 거의 90° 정도의 적절한 무릎관절 굽힘의 ROM이 필요하다. 머리와 몸통을 똑바로 유지하고 엉덩관절을 폄하기 위해서는, 몸통 폄근과 엉덩관절 폄근이 충분히 강해야 한다. 특히 이들 근육의 근력은 무릎서기가 갖고 있는 앞쪽 불안정성을 줄여주는데 중요한 역할을 한다. 비록 무릎서기가 자세와 균형 조절(COM을 BOS 안에 유지하는 능력)을 향상하는데 중요한 기회를 제공하지만, 적절한 안정성(정적 자세조절)이 초기의 똑바른 자세를 유지하는데 필수적이다.

무릎서기에서 중간 몸통과 엉덩관절의 조절을 향상시키는 중재

Interventions to Improve Intermediate Trunk and Hip Control in Kneeling

무릎서기: 자세 보조

무릎서기를 도와주는 자세 보조의 움직임(물리치료사에 의해 제공되는 신체적 보조)은 양쪽 발꿈치 앉기 자세로부터 효율적으로 달성될 수 있으며, 이때 환자의 손을 앞에 놓인 공 위에 올려놓는다(그림 7.3A). 치료사는 환자 뒤쪽에 위치하여 엉덩관절의 폄을 도와주고, 환자가 똑바른 무릎서기를 취하면 관절압축의 힘을 적용한다(그림 7.3B). 다른 방법으로는, 환자와 치료사가 서로 마주보고 발꿈치 앉기 자세를 취한다. 치료사는 한 손을 환자의 겨드랑이 밑으로 통과해 위쪽 몸통의 뒤쪽에 놓고, 다른 손은 엉덩이/골반 뒤쪽에 배치한다. 이런 손 배치는 환자의 몸통을 똑바로 유지하는데 도움을 줄 뿐만 아니라, 환자의 엉덩관절을 앞쪽으로 이동하는데도 도움을 준다. 이때 환자는 양손을 치료사의 어깨 위에 올려놓는데, 이런 손의 배치는 원하는 움직임 방향으로 몸통을 가이드하는데 도움을 줄 것이다. 구두 명령은 다음과 같다: *"몸을 위로 들어올려, 무릎서기를 하도록 앞쪽으로 엉덩이를 가져가세요"*. 또 다른 보조 위치 접근 방식은 환자가 무릎 꿇고 앉고 치료사가 반 무릎을 꿇은 상태에서 앞쪽에 위치한다. 도수접촉(MC)은 환자의 어깨를 굴곡하고 전완/손을 치료사의 어깨/상체에 놓은 상태에서 좌골 결절에 양측으로 잡도록 한다. 환자 팔(UE)의 이러한 위치는 이동 전환 동안 몸통 정렬을 유지하는 데 도움이 된다(그림 7.4A). 전환하는 동안, 치료사는 환자가 앞으로 움직이고 무릎서기 자세로 나아갈 수 있도록 뒤쪽으로 몸을 기울여준다(그림 7.4B).

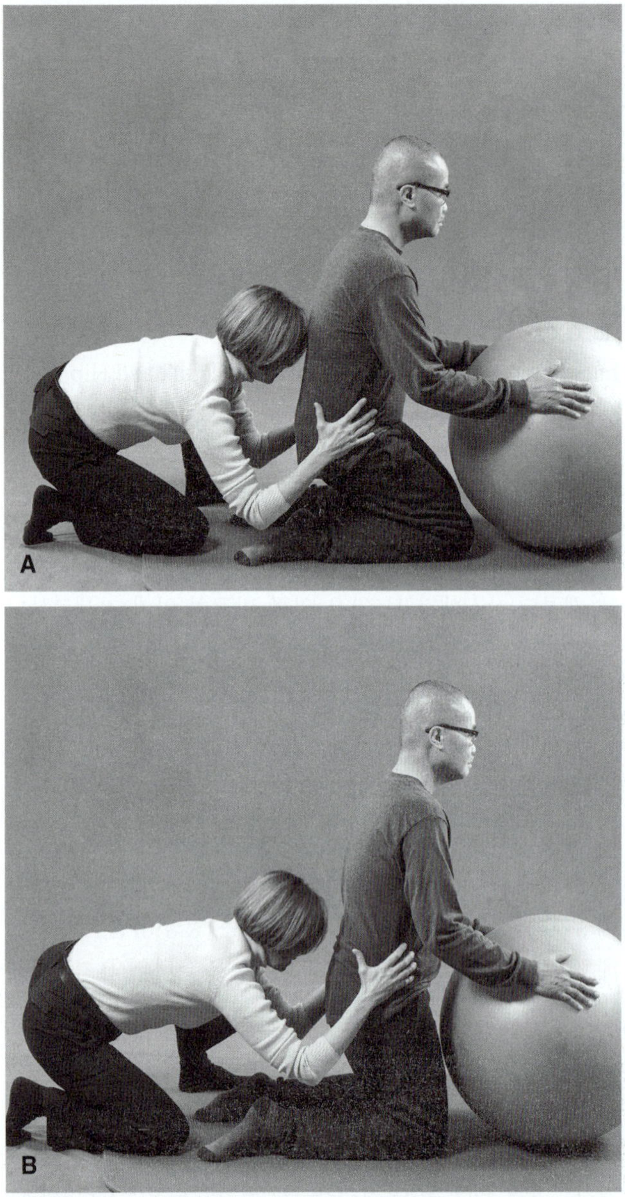

그림 7.3 발꿈치 앉기에서 무릎서기로 이동할 때의 뒤쪽에 위치한 치료사 자세 보조
환자는 발꿈치 앉기를 한 상태에서 공을 양손으로 잡는다.
(A) 치료사는 뒤쪽에서 환자의 움직임 전환을 돕고,
(B) 자세가 달성되면 압축(안정화)의 힘을 적용한다.

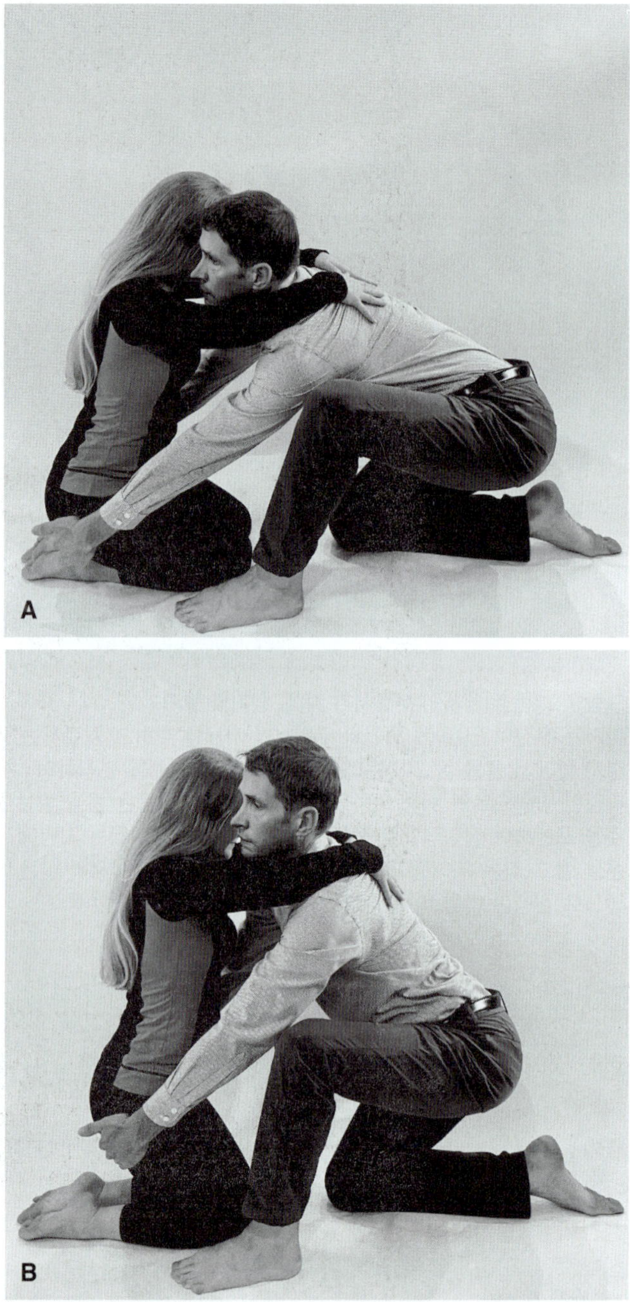

그림 7.4 발꿈치 앉기에서 무릎서기로 이동할 때의 자세 보조
(A) 시작 자세: 치료사는 두 손을 환자의 궁둥뼈 결절을 잡고 환자는 치료사의 어깨나 위 몸통에 손이나 아래팔을 올려놓는다.
(B) 중간범위 자세: 환자가 앞으로 이동하여 무릎 꿇는자세로 올 수 있도록 치료사는 뒤로 이동한다.
끝 자세(그림 없음): 환자는 무릎 꿇고 바로서기 자세를 취한다.

무릎서기: 자세 유지

초기 중재는 주로 안정성(정적 자세조절)에 초점을 맞춘다. 정적 자세조절은 휴식(움직임 없이)시 BOS 내에 COM을 고정하여 자세 안정화를 유지하는 능력이다. 환자는 무릎서기를 하고 자세를 능동적으로 유지한다. 초기에는 자세 정렬에 집중한다. 머리와 몸통이 수직과 대칭을 이루어야 하고, 정상적인 등뼈와 허리뼈의 만곡을 가져야 한다. 그리고 골반도 수평을 이루어야 한다. 양쪽 엉덩관절은 폄 되고, 양쪽 무릎관절은 90°로 굽힘 되어야 한다. 양쪽 무릎은 편안한 벌림을 하고, 양쪽 무릎에 대칭적인 체중부하가 이루어져야 한다. 종아리와 발이 지지면 위에 놓이고, 발목관절은 발바닥 굽힘을 한다.

무릎서기의 안정성을 위해, 치료사는 환자를 마주보고 반무릎서기를 취하여 환자를 보호할 수 있다. 만약 환자가 초기 자세를 유지하기 어렵다면, 치료사는 환자를 보호하고 돕기 위해 도수접촉을 사용할 수 있다. 효율적인 손 배치는 한 손을 겨드랑이 밑을 통과한 후 위쪽 몸통의 뒤쪽면에 배치하고, 다른 손을 반대쪽 엉덩관절/골반의 뒤쪽에 배치하는 것이다. 다른 손 배치로는 치료사의 양손을 엉덩이/골반의 가쪽면에 각각 배치한다. 환자의 양손을 치료사의 어깨 위에 올려놓을 수 있다. 만약 치료사가 환자 뒤쪽에 위치하여 골반에 손을 올려놓고 지지를 하고 있다면, 환자의 양손을 공 위에 올려놓는다(그림 7.3B 참고). 조절능력이 증가하면, 도수접촉을 하지 않는다. 치료사의 어깨 위에 올려진 양손 중 한 손을 내려 터치-다운(touch-down) 지지를 한다. 터치-다운 지지를 위해, 치료사는 환자 앞쪽에서 계속 반무릎서기를 취한다. 자세 안정성이 유지되는 동안 필요하다면 지지를 제공하기 위해, 팔꿈치를 굽힘하고, 아래팔을 뒤침하고, 손을 펌한다(앞쪽에 놓인 공이 터치-다운 지지를 위해 이용된다). 자세 유지를 장려하고 똑바른 자세 정렬을 촉진하고 체중 분배를 균등하게 하기 위해 다음과 같은 구두 명령을 준다: "*무릎서기를 유지하세요. 머리와 몸통을 똑바로 위치시키고, 양쪽 무릎에 체중을 균등하게 배분하세요. 이 자세를 그대로 유지하세요.*" 거울을 이용하면 시각적인 자세 정렬에 피드백을 줄 수 있다.

무릎서기 자세를 유지하는 초기에는, 환자가 근력약화나 불안정성이 있을 수 있어 양손을 이용하여 지지해주면 도움이 될 수 있다. 언급한 바와 같이, 이것은 공(표 7.1, 그림 1)을 사용하거나 팔뚝이나 손(어깨를 굴곡하고 팔꿈치를 편 상태)에 체중을 지지하기 위해 환자 앞에 적절한 크기의 지지대(또는 의자)를 수직으로 배치하여 수행할 수 있다. 이를 위한 대안으로, 환자의 양쪽에 배치된 지지대(또는 의자)를 사용하여 지지를 제공할 수 있고, 이를 위해 매트 옆의 벽이나 벽도 효과적으로 사용할 수 있다.

안정성을 촉진시키는 저항의 적용

PNF 기법인 안정화 반전이 안정성을 촉진하기 위해 사용될 수 있다. 저항은 정적 무릎서기 자세 동안 상호 반대쪽 근육에 주어진다. 3장의 PNF기법에 대한 설명을 참고한다.

환자는 무릎 꿇는 자세에서 작용근과 길항근 그룹에 교대로 등척성 수축에 대한 적절한 저항이 가해지면 그 자세를 유지해야 한다(그림 7.5). 안정화 반전은 특정 부위 또는 두 개의 분리된 분절(예, 어깨뼈 및 골반)에 적용할 수 있다. 낮은 저항으로 시작하여 점점 강해질 때까지 등척성 안정화 유지를 실시한다. 도수 입력은 항상 저항과 압축의 결합이나 견인과 저항의 결합 형태로 이루어진다. 안정성을 촉진하기 위해서는, 견인이나 압축이 덜 일어나는 선형 저항을 제공해야 한다. 최대의 저항에 도달할 때까지 일반적으로 적절한 저항은 먼저 강한 움직임의 방향(작용근)쪽으로 적용된다. 환자가 작용근으로 저항을 완전하게 하게 되면, 준비 구두 명령은 저항의 변화를 나타낸다. 한 손으로 계속 저항을 주면서, 다른 손을 대항근에 저항을 주도록 위치를 바꾼다. 길항근이 수축을 하면, 다른 손도 길항근에 저항을 주기 위해 이동시킨다. 목표는 지속적인 유지이다. 저항의 방향을 알려주기 위한 구두 명령은 다음과 같다: "*자세를 유지하세요. 뒤쪽으로 밀리지 마세요*", 그리고 전이성 큐로 방향을 바꾸기 위한 구두 명령은 다음과 같다: "*이번에는 앞쪽으로 밀리지 마세요*".

율동적 안정화 기법이 이용될 수 있다. 상호 반대 근육(예, 위쪽 몸통 굽힘근과 아래쪽 몸통 폄근[그림 7.6], 위쪽 몸통 폄근과 아래쪽 몸통 굽힘근, 몸통 돌림근도 활성화된다)에 적절한 저항을 동시에 적용할 때, 움직이지 않고 무릎서기를 유지하도록 주문한다. 환자가 적용된 힘에 반응하면, 양쪽 도수접촉을 통해 저항을 점차 증가시킨다. 비록 움직임이 일어나지 않지만, 위쪽 몸통과 아래쪽 몸통이 반대 방향으로 비틀리거나 돌림되듯이 저항이 적용된다. 저항의 방향이 바뀔 때도 이완하지 않아야 한다. 목표는 길항근의 공동수축이다. 구두 명령은 다음과 같다. "*내 힘에 밀리지 마세요. 자세를 유지하세요. 다른 방향으로도 밀리지 마세요.*" 환자의 무릎을 앞으로 내민 자세(한 쪽 무릎을 다른 무릎보다 약간 앞에 두고)에 위치시키고 대각선에 적절한 저항을 줄 수 있다. 이러한 중재를 수행할 때 탄성저항밴드를 고유수용성 입력을 증가시키고 바깥쪽 엉덩관절 근육(예, 중간볼기근)의 수축을 촉진하기 위해 허벅지 원위부 주위에 둘 수 있다. 만약 안정성이 떨어지는 경우, 안정화 반응을 증가시키기 위해 어깨 또는 골반의 상단에 가벼운 압박을 줄 수 있다.

결과

운동조절 목표: 안정성(정적 자세조절)

기능적 기술 달성: 똑바른 무릎서기 동안 안정화할 수 있는 환자의 능력

표 7.1 무릎서기와 균형 조절을 강화하는 공 활동

A. 정적 자세 유지

초점은 능동적 유지 동안 BOS 내에 COM을 유지하면서 자세 정렬과 균등한 체중부하이다. 앞쪽에 놓인 공 위에 양손을 배치하고(시작 자세), 대칭적인 무릎서기 자세를 취한다(그림 1).

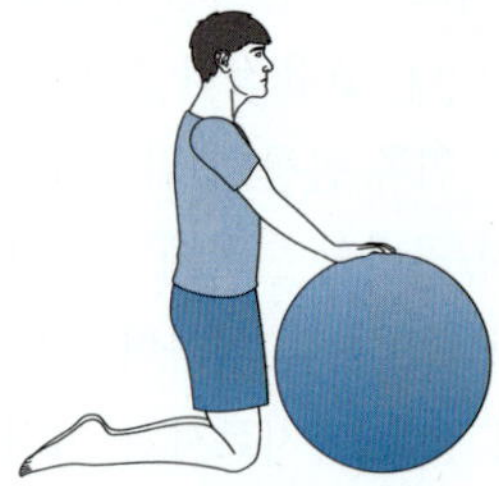

그림 1

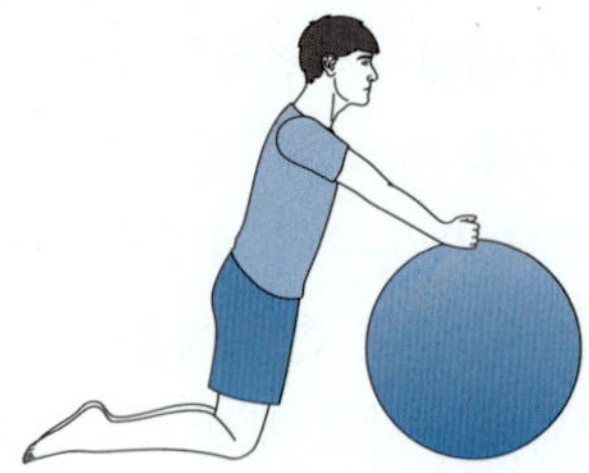

그림 2

B. 체중 이동

무릎서기에서 안쪽/가쪽으로 체중이동하기 위해, 환자는 능동적으로 골반을 좌우로 이동한다. 앞뒤 이동은 공을 앞뒤로 굴림으로서 이루어진다. 대각선 이동의 경우는, 한쪽 무릎을 앞쪽으로 내민 무릎서기에서 작은 범위에서부터 큰 범위로 점차 진전한다. 그리고 마지막에는 완전 ROM으로 수행한다.

C. 정적 동적 조절

이 활동은 팔의 지지가 감소된 무릎서기 자세를 유지한다. 처음에는 한쪽 팔(그림 3)이나 다리만 자유롭게 움직이고, 그 다음에는 한쪽 팔과 한쪽 다리를 동시에 움직이는 것으로 진전한다(그림 4).

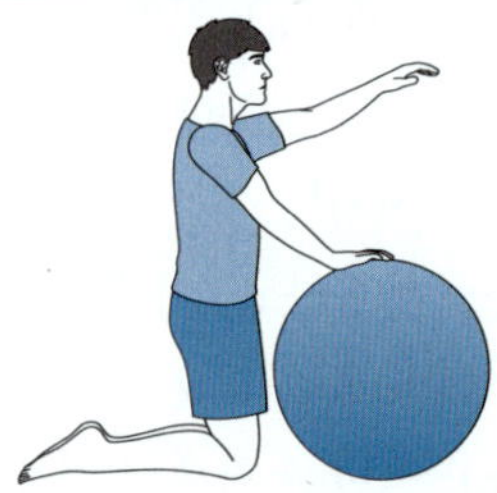

그림 3

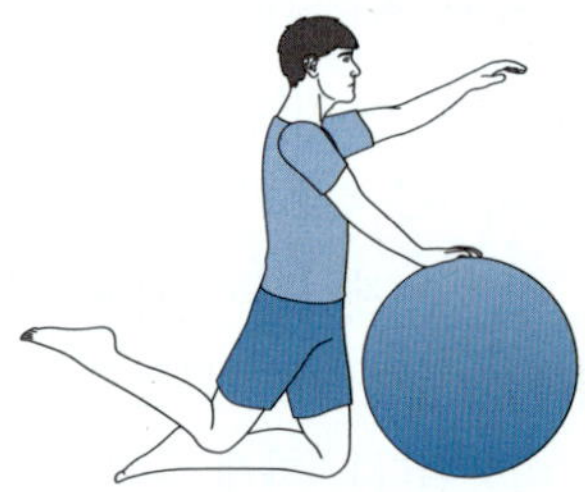

그림 4

D. 몸통을 펴하기

무릎서기에서, 몸통을 굽힘하여 공 위에 올려놓고, 양손을 머리 뒤에 배치한다(그림 5). 그 다음 몸통을 폄 한다(그림 6). 만약 이런 동작을 할 수 없다면, 양손으로 공을 잡고서 위의 동작을 실시하고, 그 다음 팔짱을 끼고 수행하고, 그 다음 양손을 머리 뒤에 배치하고 수행한다.

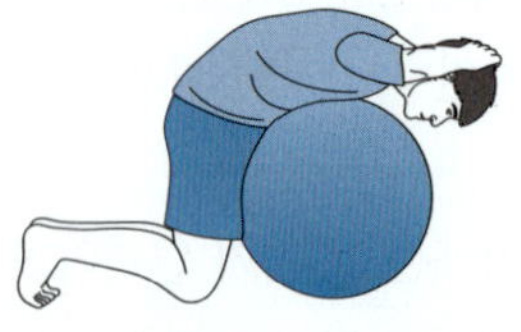

그림 5

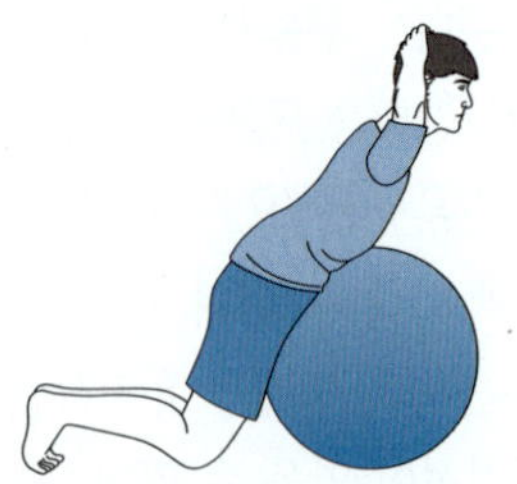

그림 6

E. 엉덩관절과 무릎관절을 펴하기

무릎서기에서, 공 위에 아래팔이 놓이도록 몸통을 굽힘한다(그림 7). 엉덩관절과 무릎관절을 폄할 때 공을 약간 앞쪽으로 굴린다(그림 8). 초기에는 양 발과 팔꿈치를 넓게 벌리고(BOS를 증가하고), 나중에는 양 발과 양쪽 팔꿈치를 함께 붙여서 수행한다(BOS를 좁혀서).

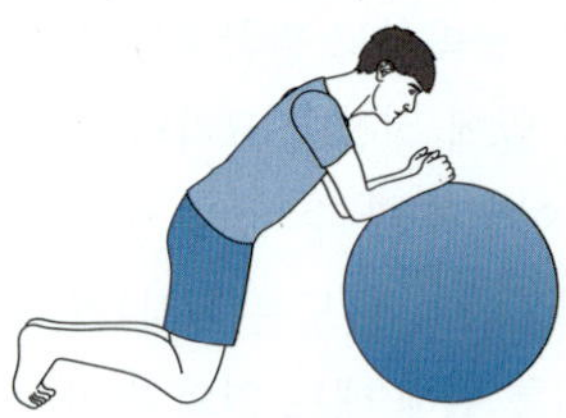

그림 7

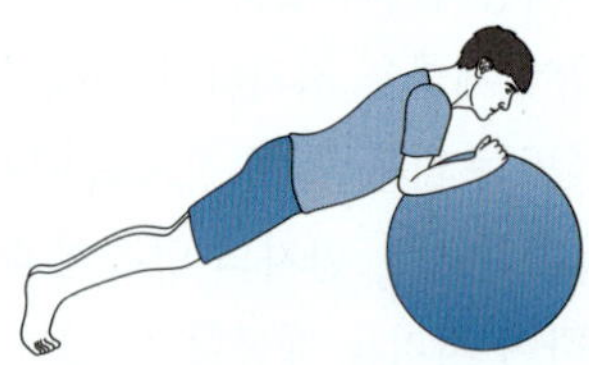

그림 8

F. 몸통, 엉덩관절, 무릎관절을 펴하기(공에 손을 짚고)

무릎서기에서, 공 위에 손이 놓이도록 몸통을 굽힘한다(그림 9). 몸통, 엉덩관절과 무릎관절을 폄할 때 팔꿈치를 폄한다(그림 10). 처음에는 양 발과 양손을 넓게 벌리고(BOS를 증가하고), 나중에는 양 발과 양손을 함께 붙여서 수행하고(BOS를 좁혀서), 맨 마지막에는 팔을 지지하지 않고 수행한다(아래 그림 참고).

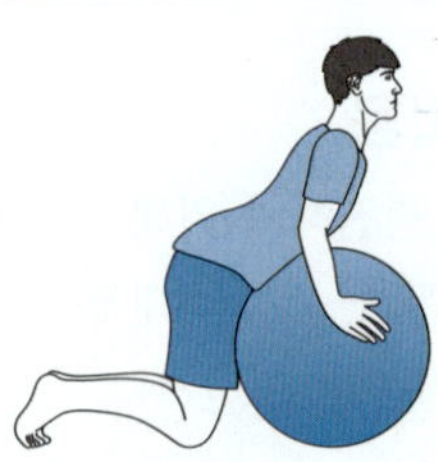

그림 9

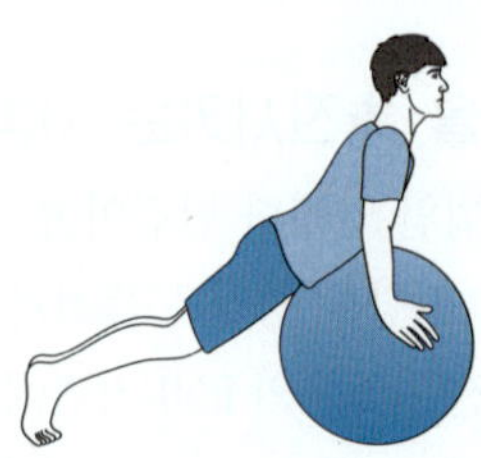

그림 10

표 7.1 무릎서기와 균형 조절을 강화하는 공 활동 (계속)

G. 몸통, 엉덩관절, 무릎관절을 펴하기(손을 짚지 않고)

무릎서기에서, 어깨관절을 굽힘하고 팔꿉관절을 폄하여, 공 위에 몸통이 놓이도록 앞쪽으로 굽힘한다(그림 11). 그 다음, 몸통, 엉덩관절, 무릎관절을 폄한다(그림 12). 다른 방법으로는, 팔짱을 끼거나, 머리 뒤로 손을 배치하거나, 양손에 막대를 잡고 수행한다. 초기에는 양 발을 넓게 벌리고 수행하며, 나중에는 양 발을 함께 모으고 수행한다.

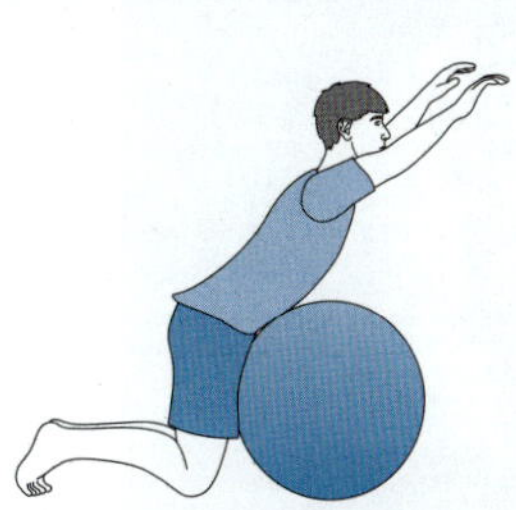
그림 11

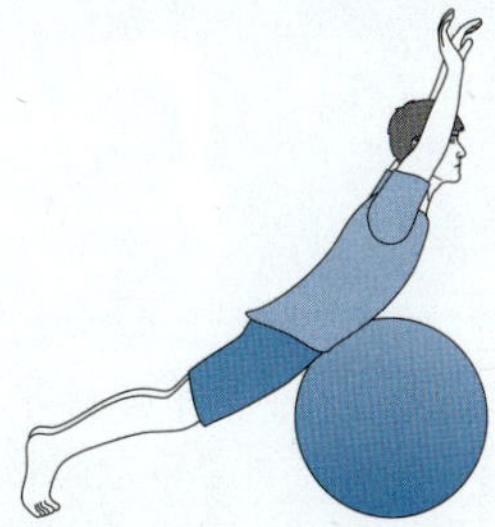
그림 12

H. 앞쪽 구르기

이 활동은 무릎서기 자세를 취한 후, 어깨관절을 굽힘하고, 팔꿉관절을 펴하고, 주먹을 쥐거나 양손을 깍지 껴서 앞쪽에 놓인 공 위에 올려놓은 자세로 시작한다(그림 13). 공이 앞쪽으로 움직이면, 어깨관절이 더 굽힘 되고 엉덩관절이 더욱 폄된다(그림 14). 초점은 몸통과 골반의 정렬과 조절이다. 진전은 공이 몸으로부터 더 많이 떨어지는 완전한 ROM으로 진행하는 것이다.

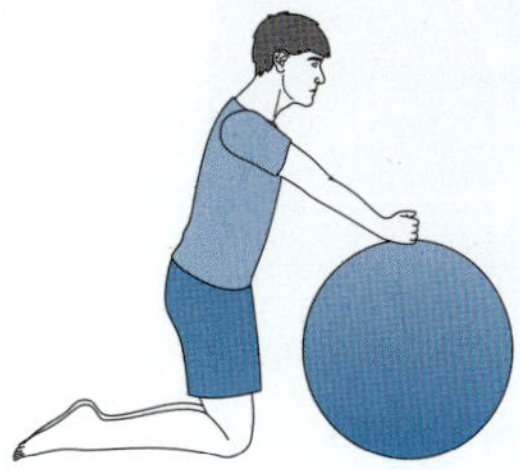
그림 13

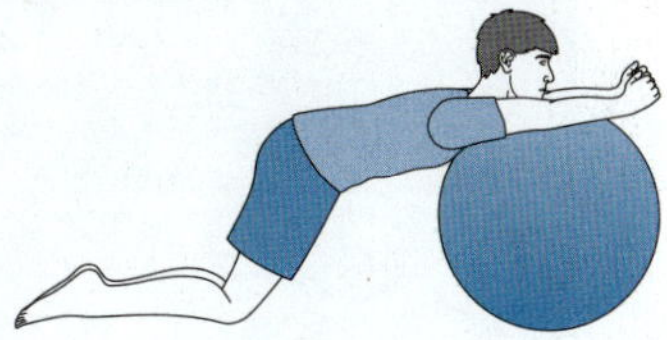
그림 14

I. 공 위에 무릎서기

벽 옆에서 시작하거나 방의 모서리에서 시작한다. 초기의 활동은 양손을 지지한 상태에서 시작하고, 나중에는 한 팔만 지지한다(그림 15). 팔을 지지하지 않는 쪽으로 진전하고(그림 16), 그 다음에는 능동 운동을 수행하고, 무게를 들고 운동하는 저항 운동으로 진전한다(그림17). 무게를 한 손으로 드는 경우(그림 17)에서 양쪽 손(그림 18)으로 무게를 드는 경우로 진전한다. 맨 나중에는 어깨 위로 나무막대를 걸치고 몸통을 돌림한다(그림 19).

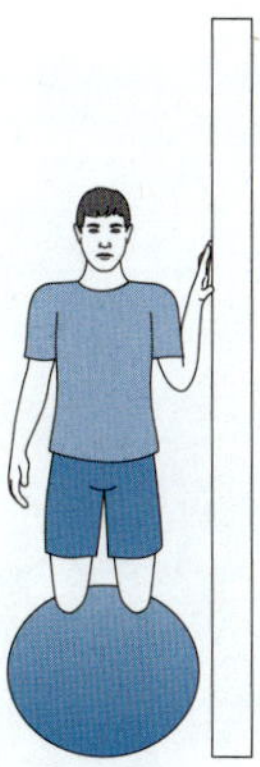
그림 15

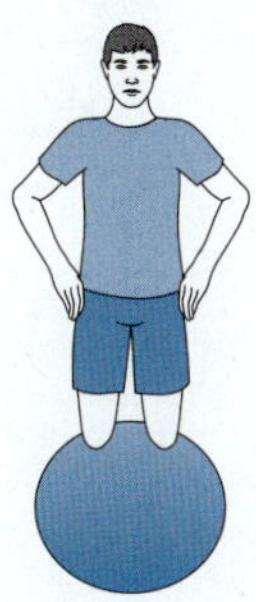
그림 16

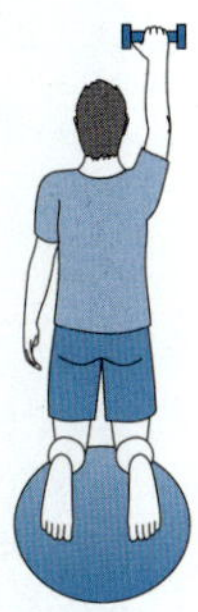
그림 17

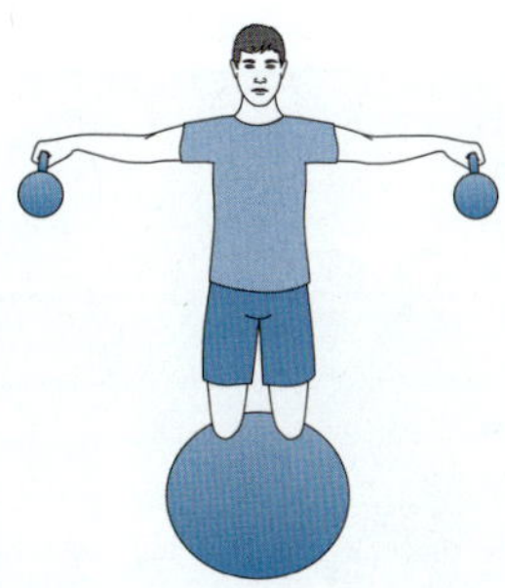
그림 18

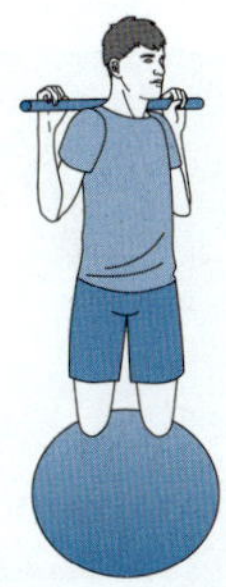
그림 19

노트: 무릎서기의 활동 동안, 탄성 밴드를 먼쪽 허벅지에 배치하여 고유수용성 감각 피드백을 증가시키고, 가쪽 엉덩관절 근육(중간볼기근)의 수축을 촉진시킨다.

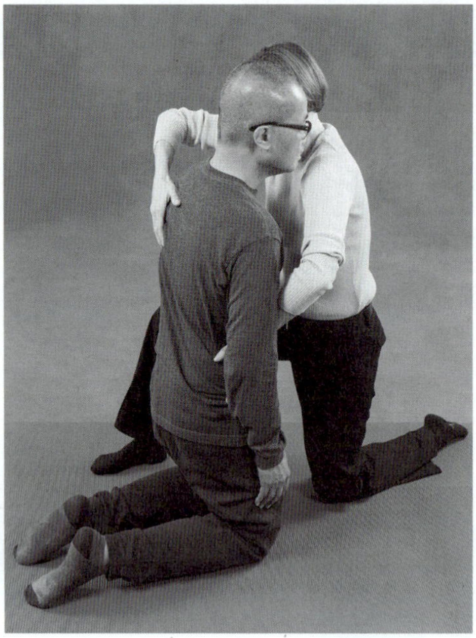

그림 7.5 무릎서기에서의 안정화 반전(등척성 수축)
치료사는 한 손을 골반을 뒤쪽/아래쪽 방향으로 압축하기 위해 배치하고, 다른 손을 어깨뼈의 뒤쪽/아래쪽/안쪽 가장자리에 배치하여 어깨뼈의 뒤쪽 내림에 저항을 주고 견인을 적용한다. 뒤쪽 BOS가 상대적으로 크다. 그림에는 없지만, (1) 어깨뼈 앞쪽내림에 저항을 주고 견인하기 위해 손을 배치할 수도 있다. (2) 대각선 방향을 이용한 저항을 위해 팔에 손을 배치할 수도 있다. (3) 체중부하는 팔다리와 몸통의 안정성을 촉진하기 위해 머리/목에 배치할 수도 있다. 압축과 견인은 도수접촉을 통한 1차 입력 벡터이고, 앞쪽 BOS가 작기 때문에 저항을 비교적 약하게 제공한다.

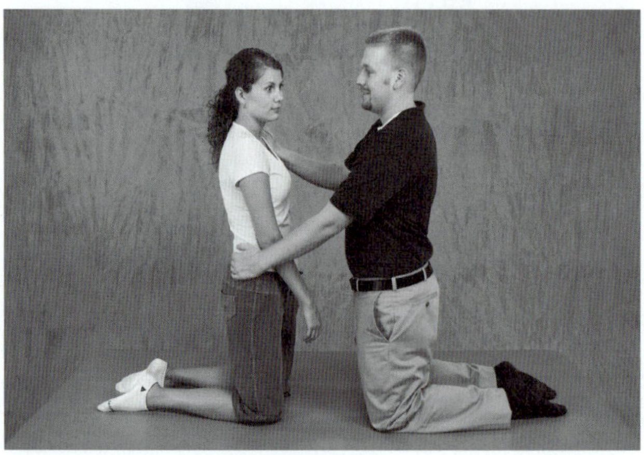

그림 7.6 무릎서기에서의 율동적 안정화
위쪽 몸통 굽힘근과 돌림근에 저항을 주기 위해, 치료사는 한 손을 위쪽 몸통/어깨뼈의 앞쪽에 배치하고, 아래쪽 몸통 폄근과 돌림근에 저항을 주기 위해, 다른 손을 아래쪽 몸통의 뒤쪽에 배치한다. 그림으로 볼 수 없지만, 도수접촉을 바꾸어서 위쪽 몸통의 폄근에 저항을 주기 위해, 위쪽 몸통/어깨뼈의 뒤쪽면에 한 손을 배치하고, 아래쪽 몸통의 굽힘근에 저항을 주기 위해 다른 손을 반대쪽 골반의 앞쪽에 배치한다.

무릎서기: 체중이동

동적 자세조절(통제된 가동성)은 신체의 분절이 움직이는 동안에 자세 안정성을 유지하는 능력이다. 무릎서기의 체중이동은 BOS내의 COM 변위로 인하여 지속적으로 자세를 조정하는 것이다. 무릎(먼쪽 분절)은 고정되고, 골반(몸쪽 분절)이 움직인다. 적은 움직임 범위 조절에서 시작하여 ROM(ROM의 증가)을 증가시켜 전체 범위 조절로 진행한다. 관절 압축과 고유수용성 자극이 관절 안정화(공동수축)를 더욱 증가한다. 무릎서기 자세가 움직이는 동안 안정되어야 하기 때문에, 체중이동이 동적 균형을 향상시킨다.
지속적인 자세 조정은 연습으로 통해 자동화될 수 있다.

무릎서기 자세에서 체중이동은 다리의 회전으로 촉진할 수 있다. 환자는 무릎서기 자세를 하고 치료사는 환자의 뒤에 위치하여 무릎 꿇고 앉고, 도수접촉은 두 다리의 원위부를 잡는다. 체중이동은 다리를 시계방향으로 부드럽게 굴려 체중을 오른쪽으로 이동하거나 시계 반대방향으로 돌려 체중을 왼쪽으로 이동하여 촉진할 수 있다(그림 7.7). 능동 뻗기 활동(그림 7.2 참고)은 모든 방향이나 불안정 방향으로의 체중이동을 위해 이용될 수 있다. 모든 방향이나 불안정한 방향(예, 편마비 환자)으로의 체중이동을 촉진시킨다. 치료사는 환자에게 표적물(*팔을 뻗어 내 손에 닿아 보세요*)을

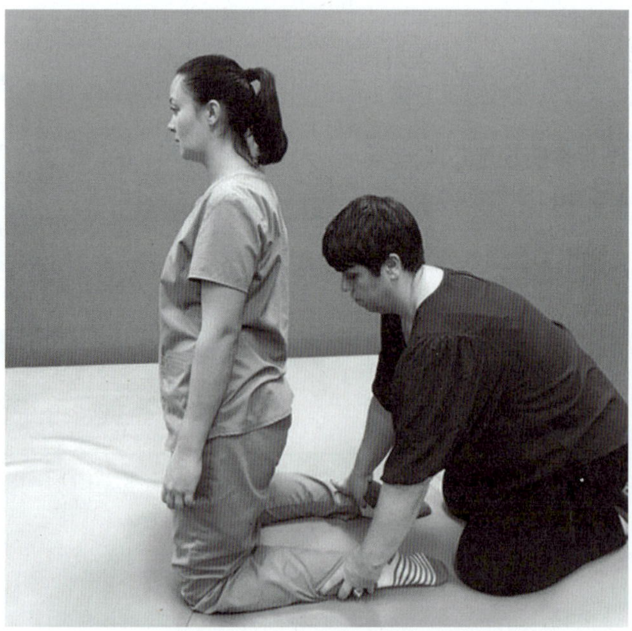

그림 7.7 다리의 회전을 이용한 무릎서기 자세에서의 체중이동 촉진
치료사는 무릎서기 자세를 취한 환자의 뒤에 위치한다. 도수접촉은 양쪽 발의 원위부를 잡는다. 치료사는 양쪽 다리에 부드럽게 회전을 줌으로써 체중이동을 촉진한다.

제공하거나, 뻗기를 촉진하는 원뿔 쌓기나 수건 정리와 같은 기능적 과제를 이용한다. 앞쪽에 놓인 큰 공 위에 환자의 양손을 올려놓게 한 후, 환자로 하여금 공을 앞뒤 또는 대각선 방향으로 움직이는 것을 연습하도록 한다(표 7.1의 그림 2). 이것은 환자의 어깨관절 굽힘 ROM을 증가시키는데 유용한 방법이다.

체중이동을 촉진하는 저항의 적용

체중이동 동안 저항을 제공하기 위해 동적 반전을 이용할 수 있다. 치료사는 환자의 앞쪽에서 대각선 방향으로 무릎서기나 반무릎서기를 취한다. 양손의 도수접촉을 골반에 배치한다. 환자가 움직임을 알 수 있도록 여러 번 움직임을 반복해서 알려준다. 체중을 이동하는 동안, 비교적 가벼운 저항을 사용한다. 다른 방법으로는, 도수접촉을 골반/반대쪽 위쪽 몸통에 각각 배치하거나 양손을 위쪽 몸통에 배치한다.

무릎서기의 안쪽/가쪽 체중이동을 위해, 환자가 치료사(환자의 앞쪽에서 대각선으로 위치한)로부터 멀어지는 이동을 할 때, 치료사는 먼쪽의 골반에 적절한 저항을 적용한다. 이완(휴식) 없이, 움직임을 반전시키고, 치료사쪽으로 환자가 체중을 이동할 때 반대쪽 골반에 적절한 저항을 가한다. 안쪽/가쪽 이동은 환자가 이동하는 쪽의 측면 어깨에 적절한 저항을 가한 다음 반대방향으로 연습할 수 있다. 앞뒤 체중이동을 위하여(그림 7.8), 어깨의 앞쪽과 뒤쪽을 이완없이 번갈아 저항을 적용한다. 구두 명령을 통해 움직임 방향을 알려주고, 환자에게 방향의 변화를 알려준다("*나에게 멀어지세요. 이번에는 내 쪽으로 오세요*"). 근력과 능동 ROM을 증가시키고 상호 반대 근육 사이의 정상 전이를 촉진하기 위해 동적 반전을 이용한다. 부드러운 움직임의 반전이 목표이다.

대각선 체중이동을 위해, 환자는 한쪽 다리를 내민 무릎서기를 취한다. 환자가 앞쪽 무릎 쪽으로 대각선으로 체중을 앞쪽으로 이동할 때 골반에 저항을 가하고, 그 다음 뒤쪽 무릎 쪽으로 체중을 이동한다(그림 7.9). 구두 명령은 다음과 같다. "*뒤쪽으로 체중을 이동하세요. 이번에는 앞쪽으로 체중을 이동하세요.*" 근육의 촉진을 위해 전상장골극(ASIS)에 빠른 수축을 줄 수 있다.

무릎서기 자세에서 체중이동과 골반회전은 체중이동과 정상 보행에 필요한 체중이동과 골반 움직임을 위한 중요한 리드-업 기술이다. 골반 돌림의 조절이 부족한 환자의 경우에는, 대각선 이동이 골반 돌림과 결합된다. 환자는 한쪽 다리를 앞쪽으로 내민 무릎서기를 취한다. 골반이 반대쪽으로 돌림하는 동안 앞쪽 무릎인 대각선의 앞쪽 방향으로 환자가 체중을 이동할 때 치료사는 골반에 저항을 가한다. 그 다음, 환자는 골반을 뒤쪽으로 돌림하면서 뒤쪽 무릎쪽인 뒤쪽

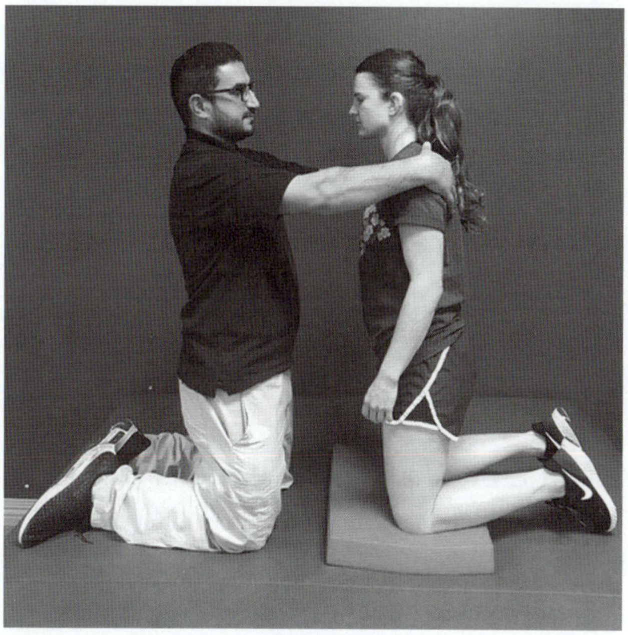

그림 7.8 앞뒤 방향의 역동적(등장성) 반전
환자는 폼에 무릎서기 자세를 하고 치료사는 앞에 위치한다. 치료사는 적절한 저항을 이완없이 어깨측면의 앞과 뒤쪽에 교대적으로 적용한다(그림 참고). 반대방향에 대한 준비 구두 명령을 준다.
노트: 무릎서기 자세에서는 BOS가 COM보다 대체로 뒤쪽에 위치하기 때문에 적은 부하의 저항을 이용한다. 목적은 부드러운 길항근의 반전이다.

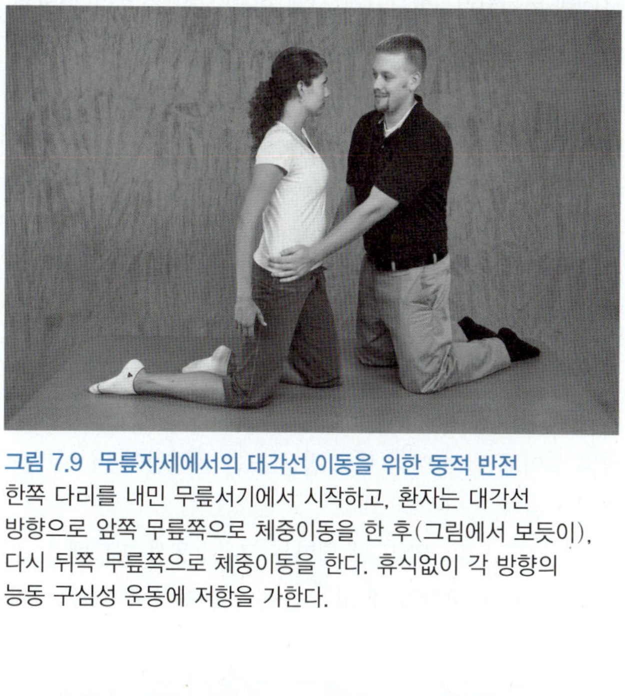

그림 7.9 무릎자세에서의 대각선 이동을 위한 동적 반전
한쪽 다리를 내민 무릎서기에서 시작하고, 환자는 대각선 방향으로 앞쪽 무릎쪽으로 체중이동을 한 후(그림에서 보듯이), 다시 뒤쪽 무릎쪽으로 체중이동을 한다. 휴식없이 각 방향의 능동 구심성 운동에 저항을 가한다.

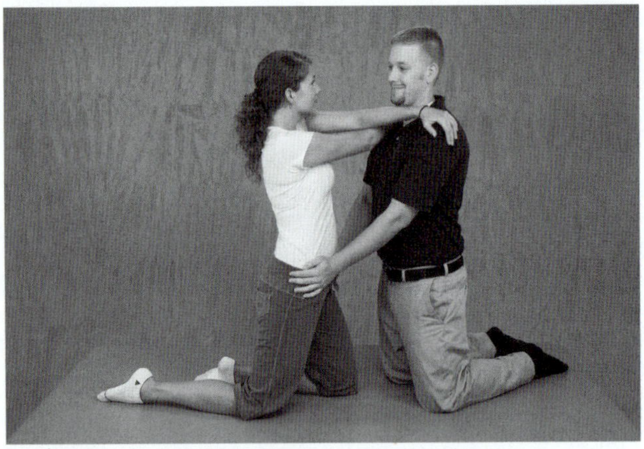

그림 7.10 동적 반전, 골반돌림이 동반된 대각선 이동
환자는 반대측의 골반을 앞쪽돌림하면서 앞쪽 무릎 쪽으로 체중을 이동하고, 그 다음 골반을 뒤쪽으로 돌림하면서, 뒤쪽 무릎 쪽으로 체중을 이동한다. 본 예에서, 환자는 위쪽 몸통의 움직임을 막기 위해(골반 움직임과 분리하기 위해), 팔을 교차시켜 치료사의 어깨 위에 올려놓는다. 이때 환자의 팔꿈치는 폄 된다.

의 대각선 방향으로 체중을 이동한다. 구두 명령은 다음과 같다. *"앞쪽으로 이동하면서 돌림하세요. 이번에는 뒤쪽으로 이동하면서 돌림하세요"*

어떤 환자의 경우에는 골반을 앞쪽(또는 뒤쪽)으로 돌림할 때, 위쪽 몸통을 앞쪽(또는 뒤쪽)으로 움직여, 동측 몸통 패턴을 일으킨다. 이런 경우에는 환자에게 양쪽 팔을 교차시켜 치료사의 어깨 위에 올리도록 지시하여, 골반 움직임의 독립을 촉진시킨다(그림 7.10). 치료사는 환자에게 팔꿈치를 폄하도록 하고, 체중을 이동할 때 골반을 앞뒤만 움직이도록 지시한다. 치료사의 어깨 위에 놓인 환자의 교차된 팔은 위쪽 몸통을 제자리에 고정시키고, 골반의 독립된 움직임을 촉진시킨다. 다른 방법으로는, 위쪽 몸통의 회전을 방지하기 위하여 벽에 팔을 지지하는 것이다.

폼 큐션과 탄성밴드는 무릎서기 자세에서 저항에 대항하여 자세조절을 유지하는데 어려움을 증가시킬 수 있다(그림 7.11). 환자는 치료사가 잡고 있는(또는 고정된) 탄성밴드를 양쪽으로 쥐고 있는 동안 폼 큐션에 무릎서기 자세를 하고 있는다. 치료사는 환자의 자세조절을 유지하는 능력에 따라 팔의 움직임의 방향과 범위를 결정한다. 일반적으로, 지레 팔의 길이로 인해 머리 뒤로 팔을 드는 움직임이 더 어려운 과제가 된다.

점진적으로, PNF 팔 패턴은 고유수용성 피드백을 증가시키고 측면 고관절 및 코어 근육의 수축을 촉진함으로써

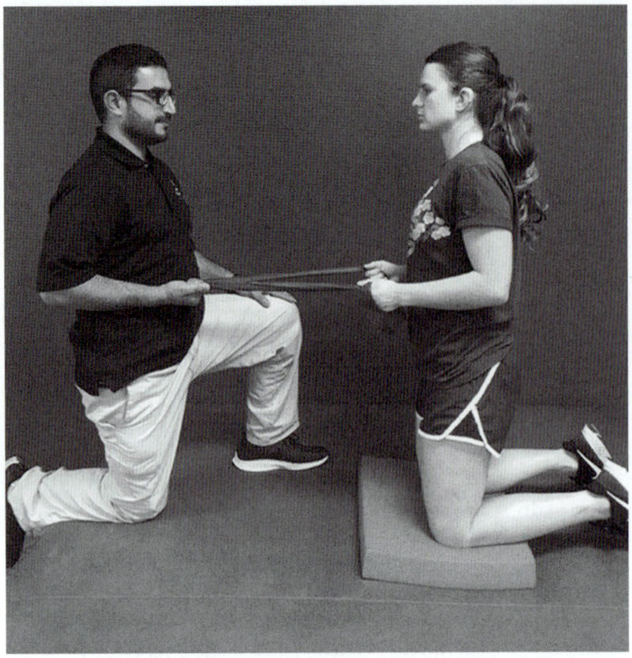

그림 7.11 저항에 대항하여 자세조절 유지
환자는 폼 위에 무릎서기 자세를 하고 치료사가 잡은 양손으로 고정된 탄성밴드를 잡는다. 팔꿈치를 구부린 상태에서 환자는 자세와 균형을 유지하면서 어깨 폄(노젓기)을 한다. 이 활동은 다양한 팔 움직임을 이용하여 운동할 수 있다.

무릎서기 자세 조절을 증가시키기 위해 원위부 허벅지 주위에 탄성저항밴드를 놓고 수행할 수 있다. 다양한 방향에서 공을 던지고 잡는 것은 체중이동에 더 시도하게 하고 향상시키는 데 사용할 수 있다.

결과

운동조절 목표: 동적 자세조절

기능적 기술 달성: 환자는 무릎서기에서 혼자 힘으로 체중을 이동할 수 있다.

움직임 전환: 발꿈치 앉기, 옆으로 앉기와 무릎서기 Movement Transitions: Heel-Sitting or Side-Sitting and Kneeling

발꿈치 앉기, 옆으로 앉기 및 무릎서기 사이의 움직임은 원심성 수축을 잘 하지 못하는 환자(천천히 앉지 못하거나, 천천히 계단을 내려가지 못하는)를 위한 중요한 리드-업 활동이다. 앉은 자세에서 선 자세로의 이동과 마찬가지로, 앞쪽 몸통 굽힘(즉, 환자에게 앞쪽으로 몸을 숙이라고 주문했을 때)이 똑바른 무릎서기를 성공적으로 취하는데 중요하다. 치료사는 환자에게 몸을 천천히 내림하는 것을 강조해야 한다.

움직임 전환을 촉진하는 저항의 적용

움직임 전환은 양쪽 발꿈치 앉기(궁둥이가 발꿈치에 닿는)에서 무릎서기로 이루어지고, 다시 반대 동작을 한다. 움직임 전환 동안 적절한 저항을 주기 위해 등장성 혼합을 이용할 수 있다. 환자는 앞에 놓인 공 위에 양손을 올려놓고, 발꿈치 앉기를 취한다. 치료사는 대각선 방향으로 환자 뒤쪽에 위치하여 골반에 도수접촉을 한다(그림 7.12A). 다른 방법으로는, 치료사가 환자 앞쪽에서 대각선 방향으로 발꿈치 앉기를 하고, 환자는 양손을 깍지 끼고 앞으로 뻗는다. 등장성 혼합을 적용하는 동안 도수접촉을 바꾸지 않는다. 환자가 원하는 움직임 전환을 이해할 수 있도록 보조 또는 가이드 움직임을 여러 번 반복할 수 있다.

완전한 폄을 달성하기 위해, 환자는 먼저 몸통을 앞쪽으로 굽힌한 후 양쪽 엉덩관절을 폄함으로써 무릎서기로 일어선다(구심성 단계)(그림 7.12B). 그런 다음, 환자는 저항에 대항해 무릎서기를 유지한다(등척성 단계). 안정성이 달성되면, 움직임을 전환한다. 환자는 몸통을 앞으로 굽힘하고(COM을 앞쪽으로 이동하고), 엉덩이가 발꿈치에 닿을 때까지 천천히 엉덩관절과 무릎관절을 굽힘하면서 저항에 대항하며 신체의 하부를 조절하여 내려놓는다(편심성 단계). 구두 명령은 움직임의 각 단계별로 제공한다. *"일어서세요"*. *"자! 자세를 유지하세요"*, *"천천히 앉으세요"*

임상 노트 : 발꿈치 앉기를 원하는 환자나 발꿈치 앉기로부터 일어서기가 어려운 환자의 경우, 양쪽 발 사이에 작은 공을 배치하여 그 위에 앉도록 할 수 있다(그림 7.13). 이것은 움직임의 범위를 줄일 수 있다(전환 발꿈치 앉기와 비교해서).

옆으로 앉기에서 무릎서기, 또는 반대 동작으로의 움직임 전환을 할 때, 저항을 주기 위해 등장성 혼합을 이용할 수 있다. 환자는 양손을 깍지 껴서 치료사의 어깨 위에 올려놓고, 옆으로 앉는다(그림 7.14). 치료사는 환자 앞쪽에 위치하여 환자의 골반 앞쪽에 도수접촉을 한다(도수접촉은 변하지 않는다). 저항에 대항하여, 환자는 먼저 옆으로 앉은 자세에서 무릎서기로 일어선다(구심성 단계). 그리고 무릎서기 자세를 유지한다(등척성 단계). 그 다음, 안정성이 달성되면, 환자는 아래쪽 몸통을 굽힘과 한쪽으로 돌림하면서

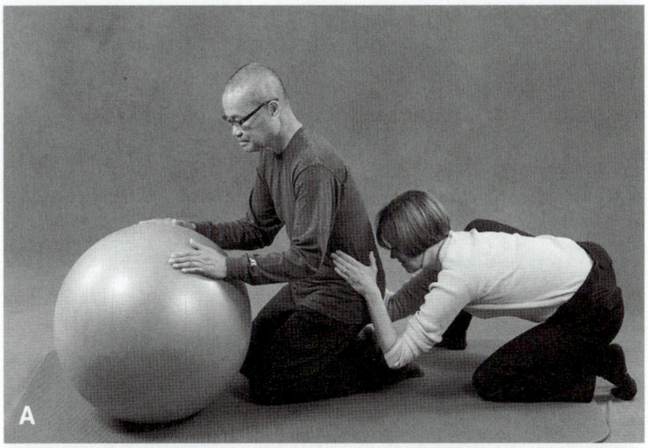

A

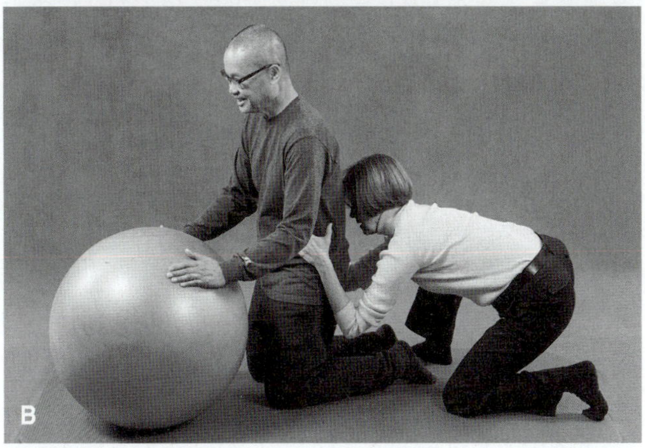

B

그림 7.12 양쪽 발꿈치 앉기에서 무릎서기로의 이동 때 등장성 혼합을 적용한다.

(A) 발꿈치 앉기에서 무릎서기로 이동하는 구심성 운동에 저항을 가한다.

(B) 무릎서기가 이루어지면, 환자는 지속적인 저항에 이겨내고 자세를 유지해야 한다(등척성 단계). 사진에는 없지만, 무릎서기에 발꿈치 앉기로의 원심성 운동을 할 때도 저항을 제공한다.

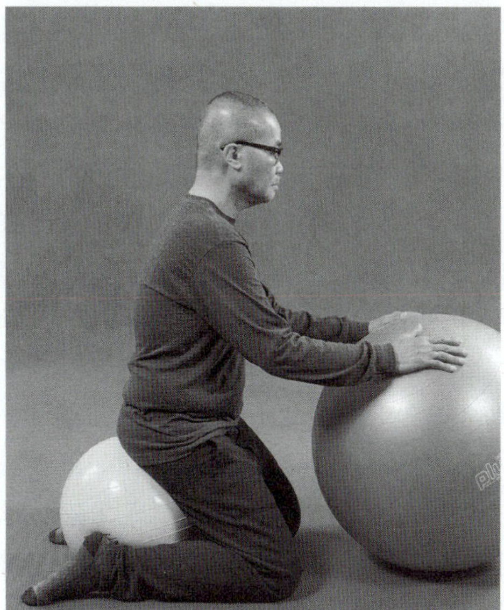

그림 7.13 공을 이용한 발꿈치 앉기

환자의 양쪽 발 사이에 작은 공 위를 배치하여 발꿈치 앉기를 더 쉽게 한다.

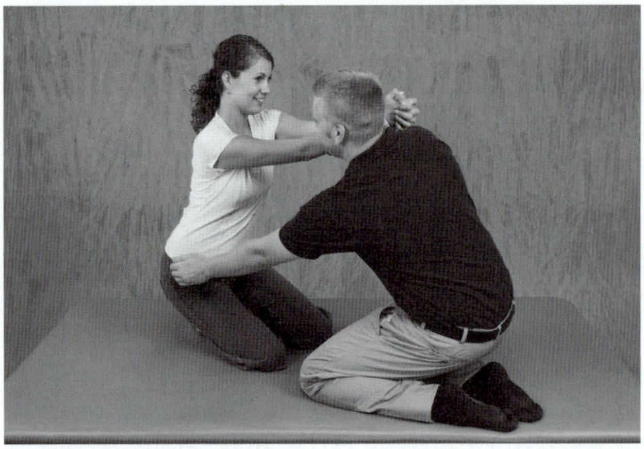

그림 7.14 옆으로 앉기와 무릎서기 사이의 움직임 전환 때의 등장성 혼합의 적용

환자는 옆으로 앉기 자세에서 시작한다. 사진에는 없지만, 환자가 무릎서기로 일어설 때 지속적인 저항을 가한다(구심성 단계). 무릎서기에서 안정을 취한다(등척성 단계). 안정성이 달성되면, 저항을 대항해 천천히 옆으로 서기로 되돌아온다(원심성 단계).

양쪽 엉덩이를 천천히 저항에 대항하여 내림하여 옆으로 앉은 자세로 되돌아간다(원심성 단계). 한쪽 몸통이 길게 늘어난다. 환자는 자신의 팔이 치료사의 어깨 위에 유지되도록 머리와 위쪽 몸통을 약간 돌림해야 한다. 구두 명령은 움직임의 각 단계별로 제공한다. "*일어서세요*", "*자! 자세를 유지하세요*", "*천천히 앉으세요.*"

저항은 범위의 다른 부분에서 다양하게 준다. 환자가 발뒤꿈치 위에 무릎 꿇고 앉거나 옆으로 앉은 자세에서 무릎서기 자세로 움직일 때, 저항은 중력의 영향이 최대인 초기 및 중간 범위에서 최소로 적용한다. 또한 환자의 엉덩관절 폄근을 강조하기 위해 적은 범위에서 움직이고 저항은 무릎서기 자세로의 전환이 끝날 때까지 더해준다. 반대의 움직임에서는, 저항은 처음에 환자가 무릎 꿇고 앉은 자세 또는 옆으로 앉는 자세를 시작하면서 가장 크고 중력의 최대 효과가 유지되는 중간 및 끝 범위에서 최소화된다. 무릎서기에서 옆으로 앉기로의 이동은 아랫몸통/골반의 가동성이 부족한 환자에게 매우 유용한 활동이다(예, 급성 허리통증이나 몸통 옆굽힘근이 단축된 뇌졸중 환자). 뇌졸중 환자의 경우, 침범이 심한 쪽으로의 옆으로 앉기는 그쪽 몸통 옆굽힘근을 신장시키거나 근육의 경직을 감소시킬 수 있다. 엉덩관절 폄근이 약하거나 하부 몸통/엉덩관절 유연성이 감소된 환자는 완전히 옆으로 앉는 자세로 내려가거나 올라가지 못할 수 있다. 이러한 상황에서 환자는 사용 가능한 범위내에서만 이동하도록 하거나 범위를 줄이고 앉을 수 있는 플랫폼을 제공하기 위해 옆에 놓인 쿠션이나 단단한 지지대에 앉도록 지시할 수 있다. 옆으로 앉는 자세에서 요방형근의 과신장은 피해야 한다.

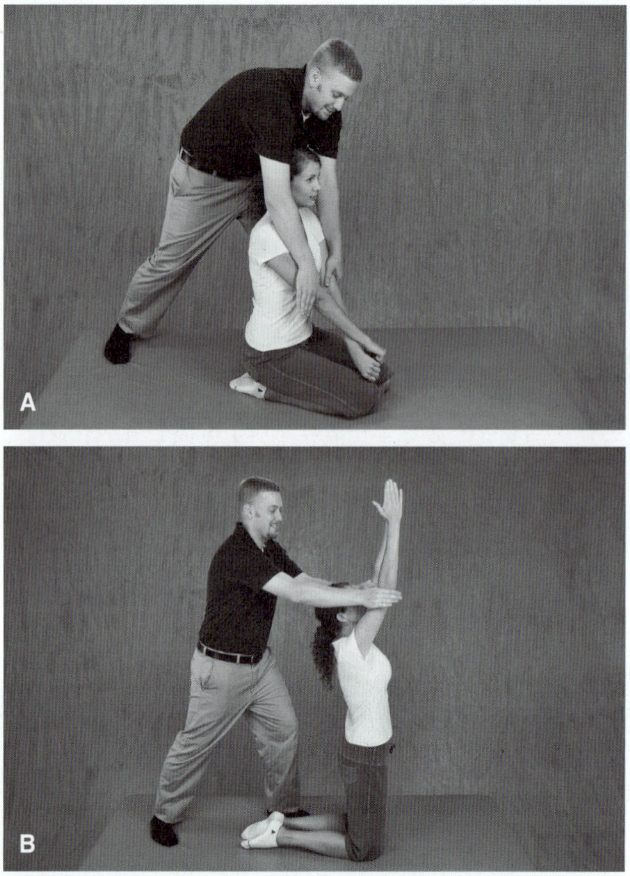

그림 7.15 동적 반전, 양쪽 발꿈치 앉기에서 무릎서기로의 이동

(A) 시작 자세: 발꿈치 앉기이고, 폄/모음/안쪽돌림 패턴.
(B) 끝 자세: 무릎서기이고, 굽힘/벌림/가쪽돌림 패턴 자세.

발꿈치 앉기와 무릎서기 사이의 움직임 전환은 동적 반전을 이용한 양측 대칭성 팔 패턴으로 수행될 수 있다. 환자는 머리와 몸통을 중립위로 정렬하고 발꿈치 앉기 자세를 취한다. 치료사는 동적 BOS를 제공하기 위해 환자 뒤쪽에 위치하고(그림 7.15A), 위팔의 먼쪽 부위에 도수접촉을 한다. 환자의 팔 자세는 어깨관절의 폄, 모음 및 안쪽돌림, 팔꿉관절의 폄과 아래팔의 엎침, 그리고 주먹 쥐기이고, 양 팔을 교차한다(그림 7.15B). 치료사는 동적 반전과 팔의 굽힘/벌림/가쪽돌림 패턴을 이용하여, 환자가 무릎서기로 이동하는 동안 지속적인 저항을 적용한다. 이때 환자의 동작은 어깨관절의 굽힘/벌림/가쪽돌림, 팔꿉관절의 폄, 아래팔의 뒤침, 손목과 손가락의 폄이다(그림 7.15B). 구두 명령은 "*손을 펴고, 팔을 돌리면서 가쪽과 위쪽으로 들어올리세요. 이와 동시에 무릎서기로 이동하세요*" 환자는 팔의 폄/모음/안쪽돌

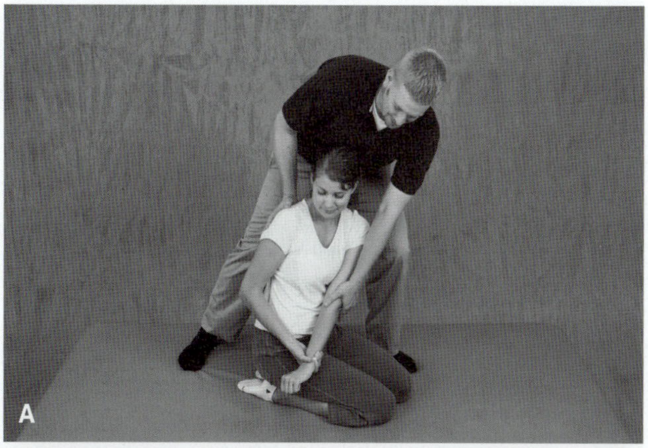

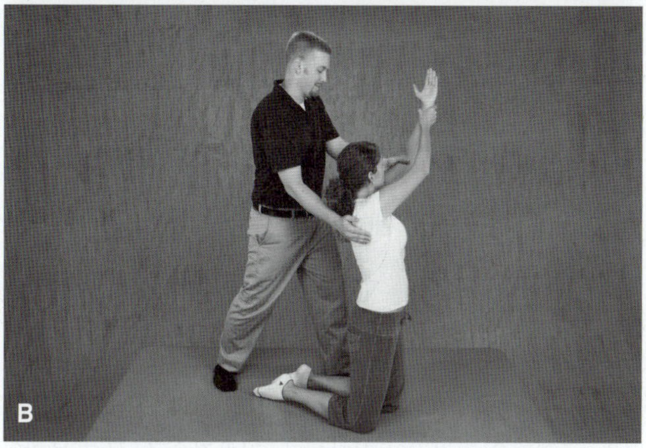

그림 7.16 발꿈치 앉기와 무릎서기 사이의 움직임 전환을 위해 역들기 패턴과 들기 패턴을 이용하고 동적 반전을 적용한다. (A) 역들기 패턴 자세: 리드 팔은 폄/모음/안쪽돌림 자세이고, 발꿈치 앉기를 취한다. (B) 환자가 무릎서기를 할 때 리드 팔을 들기 패턴(굽힘/벌림/가쪽돌림)으로 움직인다.

림 패턴을 하면서 발꿈치 앉기로 되돌아간다. 구두 명령은 "*주먹을 쥐고, 돌림하면서 팔을 아래쪽과 안쪽으로 교차하면서 내림하세요. 이와 동시에 발꿈치 앉기로 되돌아가세요*" 무릎서기로 이동할 때는 위쪽 몸통 폄근이 동원되고, 발꿈치 앉기로 되돌아갈 때는 몸통 굽힘근이 동원된다.

PNF의 들기 패턴(굽힘/벌림/가쪽돌림)과 역들기 패턴(폄/모음/안쪽돌림)과 동적 반전도 발꿈치 앉기와 무릎서기 사이의 움직임 전환에 이용될 수 있다. 환자는 발꿈치 앉기에서 시작한다. 치료사는 환자 뒤쪽에 위치하고, 동적 BOS를 제공하기 위해 다리를 약간 벌린다. 시작 자세로서, 환자의 리드 팔은 역들기(폄/모음/안쪽돌림) 패턴 자세를 취한다: 어깨관절의 폄/모음/안쪽돌림, 아래팔의 엎침, 주먹 쥔 손. 보조팔의 손은 리드 팔의 손목 밑으로 들어가서 손목을 잡는다(그림 7.16A). 치료사의 손 배치는 리드 팔에 적용하고, 돌림이 일어날 수 있도록 느슨하게 잡는다. 환자는 들기 패턴을 이용하여 발꿈치 앉기에서 무릎서기로 이동한다. 이때 리드 팔은 굽힘/벌림/가쪽돌림 패턴(팔꿉관절의 폄, 아래팔의 뒤침, 그리고 손 펴기)을 한다(그림 7.16B). 구두 명령은 "*팔을 위쪽과 가쪽으로 들어올리세요. 무릎서기를 할 때 손바닥을 쳐다보세요*" 반대 패턴의 구심성 운동에 가해지는 저항도 계속 이루어져야 하고, 들기 패턴과 역들기 패턴 사이의 움직임 전환을 할 때 반대 구두 명령을 제공한다.

환자가 발꿈치 앉기를 취할 때 목 굽힘과 몸통 돌림(들기 패턴의 반대 방향)과 함께, 리드 팔을 폄/모음/안쪽돌림으로 가져간다. 구두 명령은 "*주먹을 쥐고, 팔을 아래쪽과 안쪽으로 내림하세요. 그리고 발꿈치 앉기로 돌아가세요.*"

움직임 전환의 강조는 위쪽 몸통 돌림근, 폄근(무릎서기를 할 때) 및 굽힘근(발꿈치 앉기를 할 때) 등의 동원이다. 이런 패턴이 몸통의 정중선을 가로지르기 때문에, 편측 무시를 가진 환자(예, 뇌졸중 환자)에게 유용할 수 있다. 이들 활동은 똑바른 서기 자세(바닥에서 일어서기)를 위한 중요한 리드-업 스킬이다. 내려치기와 역내려치기 패턴도 이용될 수 있다.

움직임 전환이 PNF의 양측 대칭성 팔 들기 패턴(굽힘/벌림/가쪽돌림)과 혼합될 때, ROM 내에서 근력이 일정하지 않기 때문에 저항을 조심스럽게 점진시켜야 한다. 저항 때문에 환자의 무릎서기 이동이 제한되어서는 안 된다. 환자가 원하는 방향으로 움직일 수 있도록 교육시키기 위해, 초기에는 팔을 수동운동이나 능동보조운동을 한다. 처음에는 움직임이 느리고 통제되어야 한다. 약증 환자의 경우에는, 중력만을 대항하는 능동운동이 좋다. 그런 다음, 치료사는 초기에는 가벼운 저항을 제공하고, 환자가 완전한 무릎서기를 취할 수 있을 때 저항을 증가시킨다. 뇌졸중 환자의 경우에는, 팔의 움직임을 시작하기 전에 어깨뼈의 가동성이 먼저 보장되는 것이 중요하다.

결과

운동조절 목표: 동적 자세조절

기능적 기술 달성: 환자는 환자 힘으로 무릎서기를 할 수 있다.

무릎 스텝핑과 무릎 보행

Kneel-Stepping and Kneel-Walking

무릎 스텝핑은 한쪽 무릎(체중부하 쪽)으로의 체중이동과 앞쪽 움직임을 하는 반대쪽(비체중부하 쪽) 다리의 엉덩관절 하이킹과 골반 앞쪽돌림을 필요로 한다. 그런 다음, 동측 다리(비체중부하 쪽)를 뒤쪽으로 내딛는 반전 움직임을 수행한다. 구두 명령은 "*오른쪽으로 체중을 이동하고, 왼쪽 무릎을 앞쪽으로 내딛으세요. 그리고 오른쪽으로 체중이동하고 왼쪽 무릎을 뒤쪽으로 움직이세요.*" 앞쪽과 뒤쪽으로의 동적 무릎 스텝을 시행할 때 가벼운 스트레칭과 저항을 적용하여 골반 회전을 촉진하고 압축을 통해 안정화 반응을 촉진할 수 있다. 측면 무릎 스텝핑도 연습할 수 있다.

동적 다리는 무릎 스텝핑의 시작 전에 부하를 받지 않아야 하고(체중부하되지 않음), 체중 이동은 동적 무릎에 충분히 부하를 주지 않아야 한다(체중부하되지 않음). 체중부하되지 않은 다리를 앞으로 나아가게 하기 위해 회전 요소가 필요하기 때문에 골반 회전과 함께 체중 이동이 강조된다. 어려움을 겪고 있는 환자의 경우, 무릎서기 자세에서 무게를 줄이고 연습할 수 있다. 팔의 지지대나 치료사의 어깨에 손을 얹은 상태에서 환자는 정적 다리로 체중을 옮기고 반대쪽 엉덩관절을 높이며 부하없이/동적 다리를 부드럽게 회전시키도록 한다(엉덩관절 안쪽돌림 및 가쪽돌림).

무릎 보행시, 환자는 양쪽 무릎에 체중을 부하하고, 작은 보폭으로 앞쪽이나 뒤쪽으로 움직인다. 무릎 보행은 두발 보행(서서 걷는)을 위한 선행 활동이다.

치료사는 환자 앞에서 무릎서기를 하고, 환자와 함께 움직인다. 만약 환자가 불안정하면, 양손을 치료사의 어깨 위에 올리도록 한다. 그리고 불안정이 좋아지면 팔의 지지를 제거한다. 환자가 앞쪽과 뒤쪽으로 무릎 보행을 할 때 체중이동과 골반 돌림을 함께 연습하도록 하고, 촉각 자극을 주기 위해 치료사는 환자의 골반에 도수접촉을 적용한다. 구두 명령 또는 촉각 자극은 움직임의 순서와 타이밍에 강조할 수 있다.

환자가 잘 따라오면, 저항 무릎보행으로 진전한다. 적절한 저항을 제공하고 움직임을 촉진하기 위해 환자의 골반 부위에 도수접촉을 적용한다. 체중 수용, 골반 돌림, 아래쪽 몸통 움직임, 안정성(체중부하쪽 무릎), 앞쪽(또는 뒤쪽) 전진 등을 촉진시키기 위해, 저항, 신장, 압축 등이 이용될 수 있다. 환자가 앞쪽으로 무릎 보행을 할 때 치료사는 환자의 움직임과 동시에 뒤쪽으로 무릎 보행을 한다(그림 7.17). 다른 방법의 저항 전진은 환자가 공 위에 양손을 올리고, 치료사는 환자 뒤쪽에 위치하는 방법이다. 저항은 골반(그림 7.18A)이나 발목(그림 7.18B)에 적용될 수 있다. 또는 저항 밴드를 허벅지 원위부 주위에 배치하여 강도를 증

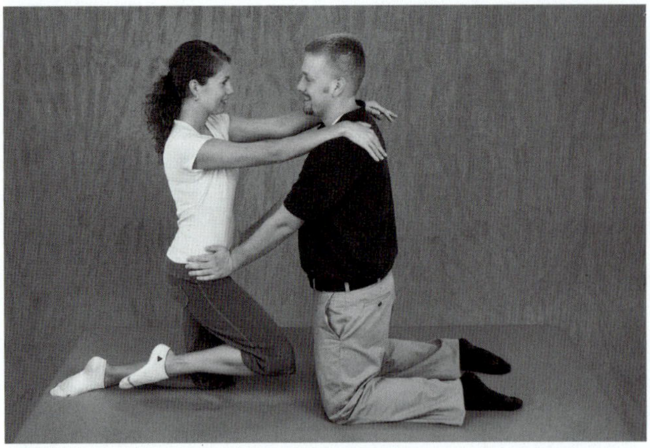

그림 7.17 치료사와 환자는 서로 마주보고, 앞쪽 전진의 저항 운동 치료사는 양손을 환자의 골반 부위에 배치하고 앞쪽 전진에 적절한 저항을 제공한다. 앞쪽 보행을 할 때는 골반의 앞쪽 부위에 저항을 주고, 뒤쪽 보행을 할 때는 골반의 뒤쪽 부위에 저항을 준다. 환자의 타이밍, 모멘텀, 협응 등을 방해하지 않을 만큼 가벼운 저항을 제공한다. 체중부하 쪽 다리로 체중을 이동할 때 안정화 반응을 돕기 위해 관절 압축을 골반의 위쪽에서 아래쪽으로 가할 수 있다.

가시킬 수 있다. 뒤쪽 보행도 연습한다. 저항 적용의 주요 요소는 주의깊은 점진적인 저항이다. 일반적으로, 무릎 보행의 저항은 골반의 적절한 움직임 타이밍을 촉진시킬 뿐만 아니라, 모멘텀, 협응 및 운동 속도를 방해하지 않는 상대적으로 약한 저항이다. 무릎 보행의 전반적인 타이밍과 움직임(저항을 이기고)은 적절한 구두 명령으로 촉진될 수 있다. "*오른쪽 무릎부터 움직입니다. 내 저항을 이기고 앞쪽으로 움직이세요. 계속 걸어갑니다.*"

무릎 보행은 극소수의 환자에게 제공되는 활동이다. 양측 엉덩관절 폄근 경직을 가진 환자(TBI 환자 또는 뇌성마비 환자)는 무릎 보행을 통해 좋은 효과를 볼 수 있다. 몸통과 엉덩관절의 조절 훈련을 할 때, 무릎 폄근에 억제 기법을 적용한다. 엉덩관절을 조절할 수 있는 불완전 하지마비 환자(말총 손상 환자)는 무릎 보행 훈련을 통해 좋은 효과를 볼 수 있다. 정강이뼈 절단환자들에게 무릎서기 보행을 시행하면 동적 자세조절을 요구하는 보조기를 이용하여 걷기를 위한 선행활동을 강조할 수 있다. 이런 활동을 위해, 보조장비(예, 매트 목발)가 적절하게 이용될 수도 있다. 무릎 보행은 일반적으로 노인 환자에게 적용되지 않고, 뚜렷한 무릎 관절이나 엉덩관절 병리를 가진 환자에게도 금기증이다(심각한 관절염 변화).

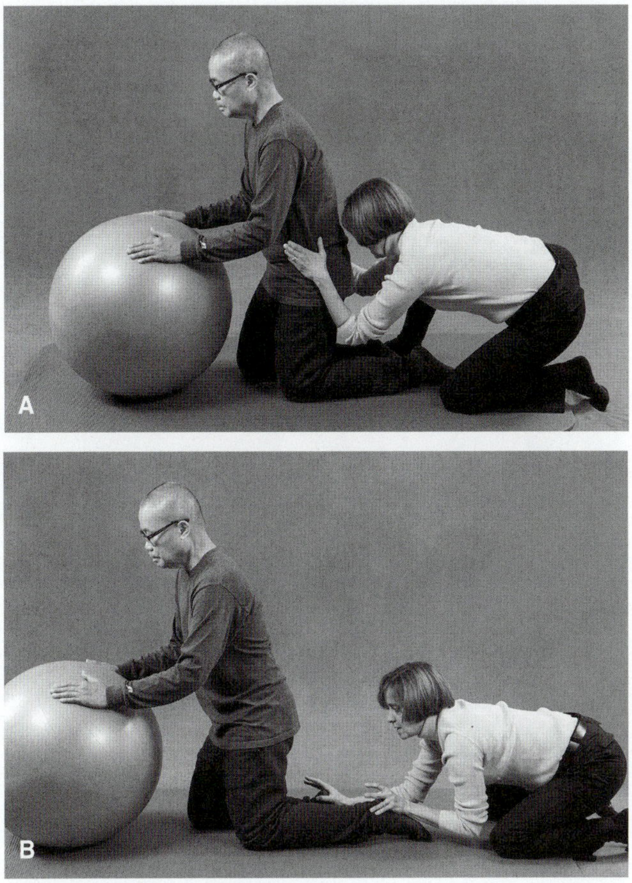

그림 7.18 앞쪽으로 전진할 때의 저항
환자가 공 위에 양손을 올려놓고 앞쪽으로 전진할 때, 적절한 저항이 골반(A)에 적용될 수 있고, 또 발목(B)에 적용될 수도 있다. 앞쪽으로 전진하기 위해, 환자는 공을 앞쪽으로 굴림해야 한다.

적신호 : 환자나 클라이언트와 상호작용할 때, 최고의 우선순위는 안전이다. 비록 안전성을 확보하기 위해 치료사의 적절한 보호와 함께 중재가 매트 위에서 이루어진다 하더라도, 부가적인 주의를 요하는 상황이 있다. 보행 벨트의 사용은 초기 움직임 전환(예, 발꿈치 앉기에서 무릎서기) 동안이나 무릎 보행과 같은 앞쪽 또는 뒤쪽의 전진 동안에 적절할 수 있다. 갈고리-고리 조임장치가 달린 보호 벨트도 비싸지 않고 사용하기 쉽다. 이들 벨트도 완전한 안전성을 보장해 주지 못하지만, 높은 COM과 좁은 BOS를 가진 활동을 할 때 환자에게 자신감을 불어넣어 줄 수 있다.

결과

운동조절 목표: 스킬

기능적 기술 달성: 환자는 상호 몸통과 팔다리 패턴을 이용하여 혼자 힘으로 무릎서기를 할 수 있다.

무릎서기의 균형조절을 향상시키는 전략

Strategies to Improve Balance Control in Kneeling

앞에서 제시된 몇몇 활동들은 무릎서기에서의 균형 조절을 향상시키기 위한 초기 중재이다. 그러나 동적 자세 반응에 뚜렷한 손상을 가진 환자들은 신체 분절의 움직임이 겹쳤을 때 무릎서기 자세의 안정성과 방향을 조절할 수 없을 것이다. 중재의 선택은 검사와 측정에서 얻어진 데이터와 불균형에 영향을 주는 손상의 확인을 바탕으로 이루어진다.

무릎서기의 균형을 향상시키는 전략은 앞에서 설명된 여러 활동과 함께 시작된다: 정적 유지(그림 7.19A), 체중이동을 통한 전진(그림 7.19B), 모든 방향의 기능적 뻗기 활동(동적 자세조절). ***정적 자세조절***(안정성)은 똑바른 무릎서기를 유지하는데 필수적이다. ***동적 자세조절***은 무릎서기에서 수행되는 움직임(체중이동과 뻗기 활동)의 조절에 필요하다. 안정성(표 7.1의 그림 1), 체중이동(표 7.1의 그림 2), 그리고 뻗기 활동이 동반된 체중이동(표 7.1의 그림 3과 그림 4)도 치료용 공을 이용해 촉진될 수 있다.

예상성 균형 조절은 수의적 움직임을 동반하는 사전의 자세 조절에 필요하다. 예상성 균형을 어렵게 만드는 활동의 예로는 모든 방향으로의 자세 요동 연습(궤적 범위를 점차 증가시키면서), 주변 둘러보기(몸통 돌림과 머리 돌림으로), 팔 뻗기 등이 있다. 무릎서기 자세의 균형 연습도 처음에는 눈을 뜨고 실시하다가 나중에는 눈을 감고 실시하는 쪽으로 진행할 수 있다.

반응성 균형 조절은 COM 변화나 지지면 변화에 반응하여 조절할 때 필수적이다. 무릎서기의 반응성 균형 조절을 어렵게 하는 활동으로는, 환자의 COM을 방해하는 도수동요를 적용하거나, 순응성 표면(BOSU 돔, 볼록 원반, 폼 쿠션 등), 경사면(예, 흔들판), 치료용 공 위에서의 무릎서기처럼 환자의 BOS를 방해하는 활동이다(표 7.1의 그림 15–19). 반응성 균형 조절은 무릎서기에서 서기 자세로 움직일 때, 서기 자세를 유지할 때, 또는 보행을 할 때 요구되는 환경적 동요에 빠르고 효율적인 적응을 할 수 있도록 한다.

치료사에 의한 도수동요는 COM을 BOS 범위 밖에서 부드럽게 변위시킨다. 도수동요는 COM이 BOS 안으로 되돌아가는(평형 상태) 특정 방향의 운동 반응을 환자에게 제공한다. 치료사는 환자 옆에 무릎서기를 취한다(환자에 대한 치료사의 자세에 의해 동요의 방향이 결정될 것이다). 도수접촉은 보호 자세와 몸통에 적용되는 힘 사이에서 변할 수 있다. 반응성 조절을 어렵게 만드는 장비 사용하거나 초기

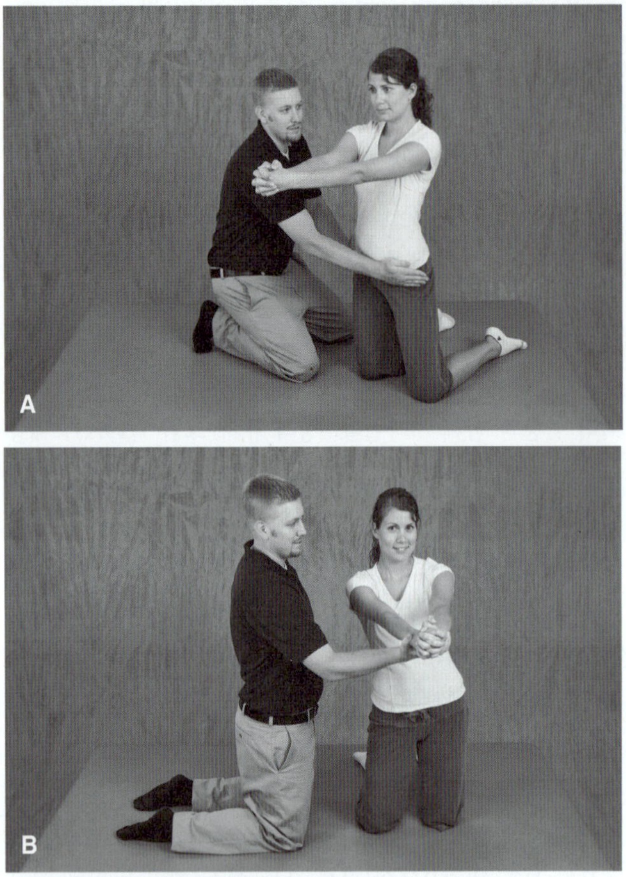

그림 7.19 (A) 무릎서기의 능동 자세 유지
이런 활동은 자세 조절(안정성)을 촉진시킨다. 만약 필요하다면, 도수접촉을 골반에 배치하여 자세를 유지하는데 도울 수 있다.
(B) 무릎서기의 안쪽/가쪽 체중이동
이런 활동은 동적 자세조절을 촉진한다. 체중이동을 할 때 무릎서기가 안정되어야 한다. 필요하다면, 초기에 도수접촉을 이용하여 체중이동 동안 정중앙 자세의 유지를 촉진한다.

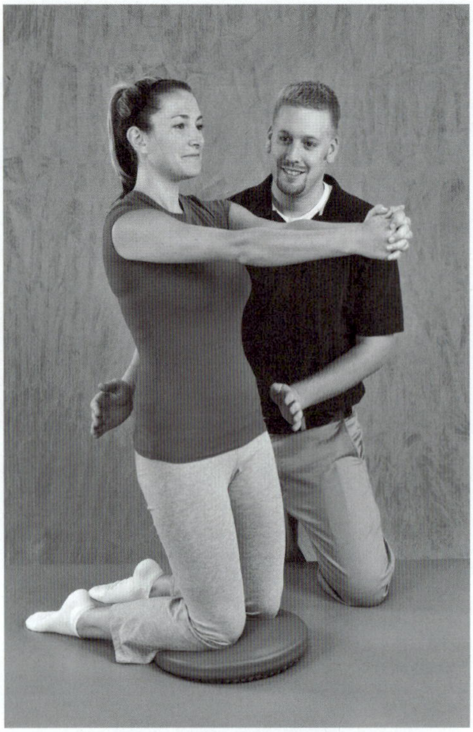

그림 7.20 볼록 원반 위의 무릎서기
처음에는 환자가 무릎서기 자세를 유지한다. 그 다음, 환자는 여러 방향(앞/뒤, 또는 안쪽/가쪽)으로 능동적 체중이동을 한다.

동요를 적용할 때, 보행 벨트가 적절할 수 있다.

중요한 고려사항은 환자가 LOS를 인지하고 변위 방향에 대한 적절한 반응을 이용하는 것이다. 무릎서기 때 뒤쪽 변위가 있다면, 몸통 굽힘근과 엉덩관절 굽힘근의 활동이 요구된다. 앞쪽 변위가 일어난다면, 엉덩관절과 몸통의 폄근이 활성화된다. 가쪽 변위는 머리와 몸통의 반대쪽 경사를 필요로 할 것이다. 돌림 변위(몸통의 비틀림과 변위)는 복합적인 몸통 움직임을 필요로 할 것이다. 만약 COM이 LOS 밖으로 이동하면, 양쪽 팔의 보호성 폄이 일어날 것이다. 만약 환자의 반응이 부적절하거나 부족하면, 치료사는 특정 방향의 움직임 반응을 위해 구두나 도수로 이루어지는 유도 연습을 중재할 것이다. 만약 움직임이 비정상이거나 과도하면(예, 코어 근육을 사용하지 않고, 과도한 팔 움직임을 이용해 변위를 관리하는 경우), 중재가 꼭 필요하다. 그런 다음 환자는 능동운동으로 진전한다.

자세 동요는 ROM과 속도 조절이 가능한 환자에게 적절하게 적용되어야 한다(반응시간). 중요한 것은 변화되고 비대칭 도수접촉을 이용하여 부드러운 동요를 적용하는 것이다. 강한 자세동요는 좋지 못하다. 강한 동요는 환자를 뻣뻣하게 만들어 활동의 목적을 얻지 못한다. 강한 동요는 균형 반응을 자극할 수 없다. 치료사는 활동의 난이도를 증가시키거나 감소시키기 위해 동요가 적용되는 위치뿐 아니라 환자의 BOS를 변화시킬 수 있다(양쪽 무릎의 간격을 벌리거나 좁게 하여 움직이고 신체의 다른 위치에서 동요 적용).

안정성을 더 증가시키기 위하여 BOS를 변화시켜 볼록 원반을 이용할 수 있다. 환자는 볼록 원반 위에서 양쪽 무릎의 간격을 편안하게 벌림하고, 발목을 발바닥굽힘하여 무릎서기를 취한다. 이때 발은 매트나 바닥 위에 놓인다. 환자는 양손을 깍지 끼고 어깨관절을 90° 굽힘하고, 팔꿉관절을 펌하여 앞쪽으로 쭉 뻗는다(그림 7.20). 치료사는 환자를 보호하기 위해 환자 측면에서 무릎서기나 반무릎서기를 취한다. 초기에는 환자는 균형잡힌 무릎서기를 유지함으로써 자세를 유

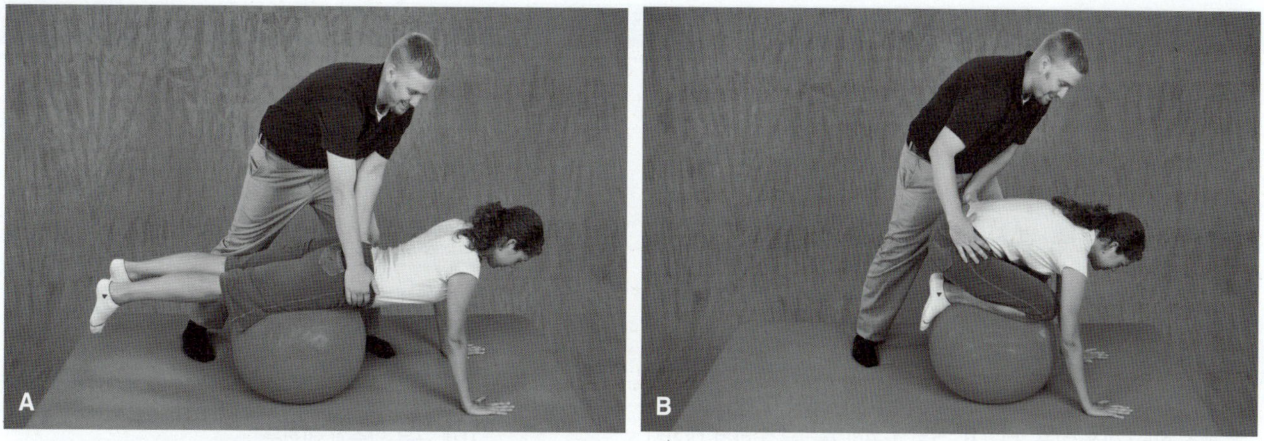

그림 7.21 공 위에서 네발자세에서 무릎서기로 이동
초기 시작 자세 (사진에는 없음); 환자는 몸통을 충분히 볼 위에 올려놓고 네발자세를 취한다.
(A) 환자는 공이 허벅지 쪽으로 움직이도록 하고, 엉덩관절과 무릎관절이 폄 되도록 공 위에서 양손을 앞쪽으로 이동한다.
(B) 공이 허벅지 위에 놓이면, 환자는 엉덩관절과 무릎관절을 굽힘하여 종아리가 공 위에 놓이도록 하고 치료사의 도수접촉은 골반에 한다.

지한다. 그런 다음, 환자는 균형 반응을 자극하기 위해 여러 방향으로 움직이는 능동적인 체중이동을 실시한다(예, 안쪽/가쪽, 앞/뒤).

환자에 의해 이루어지는 균형의 훈련은 피드포워드 조절(자세 활동의 예상성 조절)과 피드백 조절(반응에 의해 생산되는 정보)을 자극한다. 난이도를 높이는 진전으로는 높이가 더 높은 볼록 원반(BOSU 균형훈련도구)으로 진행하는 것이다. 돔이 높은 경우에는, 무릎이 1차 지지이다. 양발이 지지면에 닿지 않고, BOS를 감소시킨다. 환자의 눈을 뜬 상태와 감고 있는 상태를 교대로 하거나 환경의 다른 목표지점을 반복적으로 바라보게 하면 시도하는 과제를 더 어렵게 할 수 있다.

치료용 공을 이용해 BOS를 변화시킬 수 있다. 몸통, 엉덩관절, 무릎관절 및 팔의 근력과 조절을 향상시키고(표 7.1의 그림 5–14), 또 엉덩관절과 몸통 근육의 안정화 반응과 균형을 향상시키기 위해(표 7.1의 그림 15–19), 치료용 공을 이용할 수도 있다. 근력과 몸통 근육 반응을 향상시키는 다른 공 활동은 엎드린 자세에서 발꿈치 앉기 자세로의 움직임 전환이다. 이런 움직임 전환을 위해, 치료사는 환자 옆에 위치하여 환자를 보호하고, 만약 접촉 보호가 필요하다면, 도수접촉을 골반에 적용한다. 환자는 공 위에서 네발자세를 취한다(공은 환자의 위쪽 몸통을 충분히 지지할 수 있는 크기의 공이어야 한다). 환자는 공이 허벅지에 놓일 때까지 양 팔을 이용해 앞쪽으로 움직인다(그림 7.21A). 그런 다음 환자는 엉덩관절과 무릎관절을 굽힘하여 무릎을 가슴쪽으로 가져가고, 종아리가 공 위에 놓이도록 한다. 환자는 공 위에서 발꿈치 앉기 자세를 취한다. 이때 환자는 양 팔을 앞쪽으로 뻗어 바닥 위에 내려놓고 체중부하한다(그림 7.21B). 이번에는 원래 자세로 동작을 반전한다. 처음에는 치료사가 환자의 골반을 안정화시키거나 들어올려줌으로서 환자의 동작을 보조할 수 있다. 환자는 능동운동으로 진전한다. 이런 활동의 다른 진전은 양쪽 무릎을 한쪽으로 즉, 비대칭적으로 가져오는 활동이다(공 위에서 옆으로 앉기를 취할 때처럼, 양쪽 무릎을 대각선 방향(한쪽 어깨 쪽으로)으로 움직인다). 무릎서기에서 중간몸통과 엉덩관절의 조절을 향상시키는 중재들이 표 7.2에 요약되어 있다.

결과

운동조절 목표: 동적 자세조절

기능적 기술 달성: 환자는 무릎서기 자세에서 기능적 균형을 가진다.

적신호 : 공을 이용한 몇몇 무릎서기 활동은 매우 어렵고, 상당한 좋은 아래쪽 몸통 유연성과 자세 조절을 필요로 한다. 중요한 것은 환자의 반응을 주의깊게 관찰하는 것이고, 적절한 안전 주의와 보호 전략을 사용하는 것이다.

표 72 중간몸통과 엉덩관절의 조절을 향상시키는 중재의 진전과 환자의 적응증

무릎서기를 이용한 중재의 진전	환자의 적응증
• 자세 보조(신체적 보조) • 지지를 위한 초기의 팔 사용 • 보조의 점진적 감소, 팔 지지 및 구두 명령	무릎서기 자세를 취할 수 없는 경우
• 능동 보조적 자세 유지 • 유지에 대한 저항운동: 안정화 반전, 율동적 안정화	정적 자세조절(안정성)의 감소 무릎의 폄근 긴장도 증가 머리/목 및 몸통조절 감소
• 체중 이동: 안쪽/가쪽, 대각선, 그리고 골반 돌림을 동반한 대각선 • 저항 운동: 동적(등장성) 반전 • 능동적 뻗기 • 능동적 뻗기하면 볼에 체중싣기	자세 근육 약증과 비협응 상호 자세 근육 사이의 전환을 할 수 없는 경우

• 발꿈치 앉기, 옆으로 앉기와 무릎서기 사이의 움직임 전환
  • 저항 운동: 등장성 혼합
• 양측 대칭성 팔 패턴(폄/모음/안쪽돌림 패턴과 굽힘/벌림/가쪽돌림 패턴)을 이용한 발꿈치 앉기와 무릎서기 사이의 움직임 전환
  • 저항 운동: 동적(등장성) 반전
• 역들기(폄/모음/안쪽돌림) 패턴과 들기(굽힘/벌림/가쪽돌림) 패턴을 이용한 발꿈치 앉기와 무릎서기 사이의 움직임 전환
  • 저항 운동: 동적 반전
	자세 근육 약증
	움직임 전환 동안의 원심성 조절능력 부족
	나쁜 동적 자세조절

• 무릎 스텝핑(앞쪽과 뒤쪽)
  • 가벼운 신장과 도수 저항은 동적 무릎 쪽의 골반돌림을 촉진시킨다.
  • 압축은 체중부하쪽 무릎의 안정화 반응을 촉진시킨다.
• 무릎보행 (앞쪽과 뒤쪽): 두발 걷기를 위한 선행활동
  • 저항 운동: 가벼운 저항(촉진)
  • 신장(골반 돌림)
  • 압축(안정성)
	손상된 타이밍, 협응, 골반과 아래쪽 몸통 분절의 조절

무릎서기 자세에서 균형조절능력 증가를 위한 추가적인 중재들 • 눈 뜨고 감으며 점점 어렵게 하는 활동들 • 능동 자세 유지와 체중 이동 • LOS까지 모든 방향으로의 자세 요동(궤적을 점차 증가시킴) • 모든 방향으로 팔 뻗기 • 도수 동요 • 순응성 표면(예, 볼록 원반, 폼) 위에서의 무릎서기 • 경사면(예, 흔들판) 위에서의 무릎서기 • 치료용 공 위에서의 무릎서기(표 7.1의 그림 15–19 참고)	

연습과 피드백 Practice and Feedback

연습과 피드백은 운동 학습에 중요한 역할을 한다. 연습 전략과 피드백 기전에 대한 물리치료사의 선택은 중간몸통과 엉덩관절의 조절(무릎서기)을 향상시키도록 고안된 중재의 결과에 직접적인 영향을 준다. 구두와 시각의 정확성 기준이 초기에 환자에게 제공되어야 한다. 이것은 자세의 핵심요소에 초점을 맞출 것이고, 무릎서기에서 수행되는 자세와 움직임의 정확성에 대한 감각 피드백을 강화할 것이다.

연습과 피드백의 통합이 환자에 따라 달라질 수 있다는 것이 중요한 고려사항이다. 예를 들어, TBI처럼, 여러 계통에 문제가 있는 환자는 발목 골절(trimalleolar fracture) 환자보다는 연습과 피드백에 있어 매우 다른 접근법을 필요로 할 것이다. 그래서 모드(피드백의 종류), 강도(얼마나 자주 사용할 것인지) 및 스케줄(언제 제공할 것인지) 등과 같은 피드백 계획을 개발할 때, 여러 요소를 고려해야 한다. 피드백의 다른 중요한 요소로는 운동 학습의 단계(인지 단계, 연합 단계, 자동 단계), 동기화, 집중, 그리고 내적 피드백(실제 움직임에 의해 제공되는) 또는 외적 피드백(구두 명령이나 도수접촉과 같은 외적 요인에 의해 제공되는) 인지 등이 있다.

연습의 필수 요소는 무릎서기나 움직임(무릎서기내에서 일어나는)을 정확하게 연습하도록 환자를 보장하는 것이다. 잘못된 연습은 바람직한 자세나 움직임을 배우기 전에 학습되지 않아야 하는 잘못된 결과를 초래한다. 연습의 다른 주요 요소로서, 분배(연습시간과 휴식시간의 간격), 다양성(연습해야 할 과제), 순서(과제의 순서), 그리고 환경 구축(닫힌 환경과 열린 환경) 등이 있다. 운동학습을 강화하는 전략에 대해 알고 싶으면, 2장을 참고하기 바란다.

반무릎서기 Half-Kneeling

일반적인 특징 General Characteristics

반무릎서기를 취할 때, COM의 높이는 무릎서기 때와 같지만, BOS가 넓어지고 앞뒤 다리 사이의 대각선 BOS를 갖는다. 한쪽 다리의 엉덩관절은 폄한 채 체중을 부하하고, 반대쪽 다리는 엉덩관절과 무릎관절을 90°로 굽힘하고, 발바닥을 지지면에 놓는다(그림 7.1B 참고). 무릎서기와 비교해 볼 때, 반무릎서기는 체중부하쪽 엉덩관절에 더 큰 하중과 안정성이 요구된다. 또한 무릎서기 자세와 비교할 때 골반에 더 큰 안정성이 필요하며 골반이 떨어지거나 기울어지는 것을 방지한다. 반무릎서기는 앞쪽 다리의 발목 안정화 반응과 움직임을 촉진하기 위해 이용되고, 또 발을 통한 고유수용성 감각을 향상시키고자 할 때 이용된다. 반무릎서기는 무릎서기에서 선 자세로의 자세 변경을 위한 선행 활동이다.

반무릎서기는 큰 BOS로 인해 무릎서기보다 안정적이다. 반무릎서기는 똑바른 자세 조절을 위해 머리, 몸통, 엉덩관절 등의 근육이 참여해야 한다. 반무릎서기 시 머리와 몸통은 정중앙 위치에서 수직으로 정렬되어야 하고, 허리뼈와 등뼈 그리고 목뼈가 정상 만곡을 가져야 한다. 뒤쪽 다리의 엉덩관절은 완전히 폄 되어야 하고, 앞쪽 다리는 90° 굽힘 되어 있어야 하며, 골반은 정면을 바라봐야 한다. 무릎서기와 마찬가지로, 똑바른 자세를 유지하기 위해서는 정적 자세조절이 필요하다. 반무릎서기에서 수행되는 움직임(체중이동이나 뻗기)을 조절하기 위해서는 동적 자세조절이 필요하다. COM의 변화(동요)나 지지면의 변화(기울어짐)에 대한 반응을 조절하기 위해서는 반응성 균형조절이 필요하다. 수의적 움직임을 동반하는 사전의 자세 조절을 위해 예상성 균형 조절이 필요하다.

반무릎서기로 자세를 유지하고 체중을 이동하는 활동은 앞쪽 발에 대한 체중부하의 기회를 제공한다. 발목과 발의 근육을 효율적으로 가동시키기 위해, 반무릎서기를 이용할 수도 있다(예, 발목손상을 당한 환자). 이런 비대칭성 다리 자세는 다리의 대칭성 패턴을 깨뜨리는데 이용된다. 반무릎서기는 경직성 양하지 마비환자(뇌성마비)에게도 유용하게 적용될 수 있다. 무릎서기와 마찬가지로, 장시간의 압박이 뒤쪽 다리 넙다리네갈래근의 억제에 영향을 준다. 앞쪽 다리의 넙다리네갈래근에 대한 억제성 압박이 없다.

임상 노트: 무릎서기와 마찬가지로, 반무릎서기도 어떤 환자는 금기증이다. 무릎에 영향을 주는 류마티스성 관절염과 골관절염을 가진 환자, 무릎관절 불안정을 가진 환자, 또는 최근 엉덩관절, 무릎 또는 발목수술을 받은 환자.

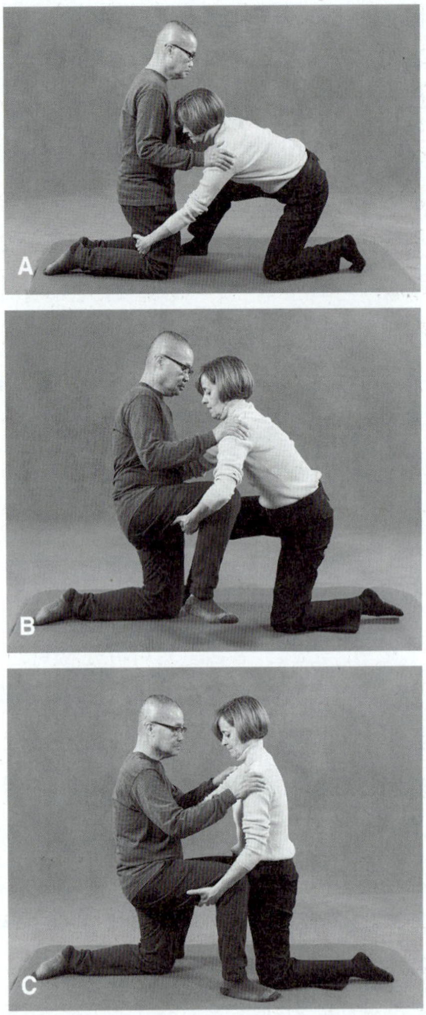

그림 7.22 반무릎서기, 무릎서기에서 반무릎서기 자세의 보조 (A) 시작 자세, (B) 중간 자세, (C) 끝 자세 무릎서기에서 반무릎서기로 이동할 때의 자세 보조. 고정 다리의 도수접촉은 골반 부위로서, 체중이동을 돕는다. 반대쪽 손은 동적 다리의 허벅지 뒤쪽에 배치하고, 앞쪽으로 움직이는 것을 돕는다.

반무릎서기에서 중간몸통과 엉덩관절의 조절을 향상시키는 중재 Interventions to Improve Intermediate Trunk and Hip Control in Half-Kneeling

반무릎서기: 자세-보조

반무릎서기로의 움직임 전환을 위한 자세 보조는 무릎서기로부터 효율적으로 달성될 수 있다. 이런 움직임 전환은 바닥에서 서기 자세로의 독자적 전환을 위한 중요한 리드-업 스킬이다. 무릎서기로부터, 환자는 한쪽 다리의 엉덩관절과 무릎관절 굽힘하여 앞쪽으로 가져가서 발바닥을 지지면에 배치한다. 반대쪽 다리의 무릎은 그대로 체중부하를 해야 한다. 치료사는 환자 앞에서 반무릎서기를 취하고, 환자는 양

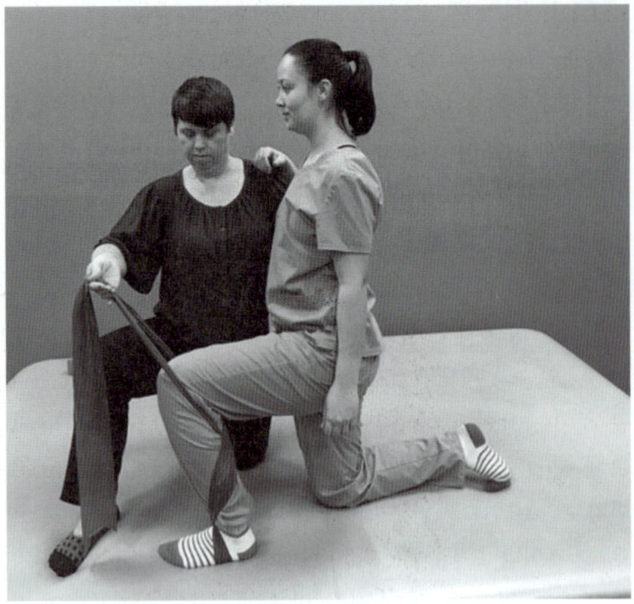

그림 7.23 무릎서기 자세에서 탄성밴드를 이용한 반무릎서기 자세의 보조 탄성밴드는 무릎서기에서 반무릎서기로 이동하는 동안 발목의 발등굽힘과 엉덩관절 및 무릎의 굽힘을 돕기 위해 발목의 앞쪽과 위쪽 다리의 뒤쪽에서 교차하는 발과 아래쪽 다리를 감싸고 있다.

손을 치료사의 어깨 위로 올려놓는다(그림 7.22). 도수접촉은 뒤쪽 다리의 골반과 앞쪽 다리(동적 다리)의 허벅지 뒤쪽에 배치된다. 치료사는 움직이지 않는 동측의 다리쪽 골반을 약간 뒤쪽으로 돌림해 줌으로서 그쪽 다리로 체중이동하는 것을 돕는다. 이것은 동적 다리를 비부하하여 움직임을 촉진시킨다. 환자의 양손을 치료사의 어깨 위에 배치하는 것(가벼운 지지를 위해)은 초기 연습 동안 자세의 안정성 요구를 감소시킨다. 이번에는 팔을 지지하지 않는 쪽으로 진전한다. 반무릎서기를 취할 때, 앞쪽 다리와 뒤쪽 다리의 위치를 바꾸는 연습도 해야 한다. 엉덩관절 굽힘근 또는 발목 발등굽힘근이 약한 환자의 경우 탄성 밴드를 반무릎서기로의 전환을 돕기 위해 사용할 수 있다(그림 7.23). 고정 다리 쪽으로의 체중이동을 유도하고 동적 다리를 앞쪽으로 이동하기 위한 구두 명령은 다음과 같다. "*왼쪽(또는 오른쪽)으로 체중을 이동하시고, 오른쪽(또는 왼쪽) 무릎을 들어올려 앞쪽으로 이동하세요*".

반무릎서기: 자세유지

이런 활동은 반무릎서기의 정적 자세조절(안정성)에 초점을 맞추고 있다. 환자는 반무릎서기를 하고, 앞쪽다리의 발과 뒤쪽다리의 무릎에 체중을 균등하게 배분하고 능동적으로 자세를 유지한다. 머리와 몸통을 똑바르게 유지하고, 신체를

움직이지 않고 COM을 BOS 내에 유지함으로써 자세를 정렬한다(움직임 없음).

환자가 반무릎서기에서 자세 유지를 연습할 때, 치료사도 환자 앞쪽에서 반무릎서기 자세(거울에 반사된 자세처럼)를 취한다(환자와 치료사의 다리 위치는 서로 반대이다). 뒤쪽다리의 도수접촉은 겨드랑이 밑을 통과해 위쪽 몸통의 뒤쪽면이고, 앞쪽다리의 도수접촉은 엉덩관절/골반의 가쪽면이다. 다른 도수접촉 방법으로는, 치료사의 양손을 엉덩관절/골반의 양쪽 측면에 배치하는 것이다. 초기 연습 때 자세 안정성의 요구를 줄이기 위해, 환자의 양손을 앞쪽다리의 무릎위에 올려놓고 지지한다. 양손을 치료사의 어깨 위에 올려놓을 수도 있다. 진전은 한쪽 팔만 치료사의 어깨 위로 올려놓는 쪽으로 이루어지고, 그리고 필요하다면 터치-다운의 지지 쪽으로 진전이 이루어진다. 최종적인 진전은 팔의 지지를 이용하지 않는 것이다. 무릎서기와 마찬가지로, 터치-다운 지지를 제공하기 위해, 치료사가 환자 앞에 위치해야 한다. 환자는 팔꿈치의 굽힘, 아래팔의 뒤침 및 손의 폄침으로 지지를 하면서, 정적 자세조절을 이룬다. 머리와 몸통을 똑바른 자세로 유지하고, 뒤쪽 다리의 무릎과 앞쪽다리의 발에 체중이 균등하게 배분되도록 구두 명령을 제공한다. *"자세를 유지하세요. 머리와 몸통을 똑바로 하시고, 뒤쪽다리의 무릎과 앞쪽다리의 발에 체중을 균등하게 분배하세요".*

안정성을 촉진하는 저항의 적용

안정성을 촉진하기 위해 안정화 반전 기법을 사용할 수 있다. 왜냐하면 반무릎서기의 BOS가 대각선으로 형성되어 있기 때문에, 저항을 BOS라인에 대각선 방향으로만 적용한다. 저항은 비교적 정적 반무릎서기 내에서 상호 근육에 대각선 방향으로 적용된다. 앞뒤로 저항을 주는 안정화 반전의 적용을 위해, 환자에게 반무릎서기를 유지하도록 주문한다. 치료사도 환자와 마주보면서 반무릎서기를 취한다. 도수접촉은 골반의 앞쪽면과 뒤쪽면 사이에서 반전된다. 방향의 전환을 의미하는 전이성 구두 명령을 제공한다. 처음에는 골반을 뒤쪽다리의 무릎 쪽인 뒤쪽 대각선 방향으로 밀듯이, 골반에 저항을 가한다(그림 7.24A). 그 다음 앞쪽다리 쪽인 앞쪽으로 골반을 당기듯이 반전한다. 목표는 지속적인 유지이다. 저항의 방향을 알려주기 위해 구두 명령을 제공한다. *"자세를 유지하세요. 내가 뒤쪽으로 밀 때 밀리지 마세요"* 그 다음, 전이성 명령을 통해 방향의 변화를 알려주기 위해 구두 명령을 제공한다. *"자! 이번에는 내가 앞쪽으로 당길 때 당겨지지 않도록 자세를 유지하세요"* 이런 활동의 난이도를 증가시키는 방법으로서, 앞쪽다리의 발 밑에 볼록 원반을 배치하는 것이다(그림 7.24B). 이것은 앞쪽다리의 발과 발목의 조절능력을 향상시킨다. 율동적 안정화 기법도 반무릎서기의 안정성을 촉진하는데 이용될 수 있다. 앞쪽으로 당겨지는 골반의 경우에는 골반 뒤쪽에 한 손을 배치하고, 다른 손을 반대쪽 몸통의 앞쪽에 배치한다. 구두 명령은 다음과 같다.
"내 힘에 밀리지 마세요. 자세를 유지하세요. 내가 반대쪽 방향으로도 힘을 적용하는데, 내 힘에 밀리지 마세요".

결과

운동조절 목표: 안정성(정적 자세조절)

기능적 기술 달성: 환자는 혼자 힘으로 반무릎서기에서 안정성을 유지할 수 있다.

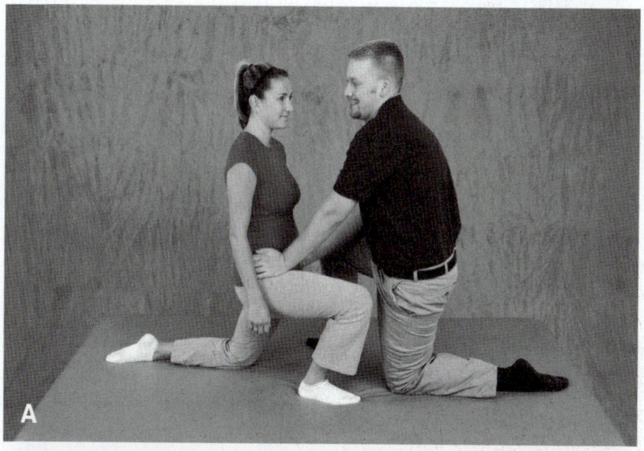

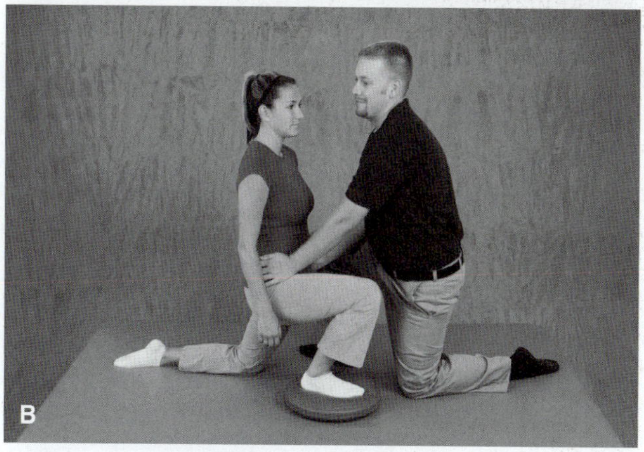

그림 7.24 반무릎서기에서의 안정화 반전

(A) 치료사가 저항을 뒤로 제공하는 동안 환자에게 반무릎서기 자세를 유지하도록 주문한다. 뒤쪽다리의 무릎 쪽으로 저항을 주기 위해 골반 앞쪽에 손을 배치한다(저항은 움직임을 방해할 만큼 충분해야 한다). 사진에서 볼 수 없지만, 앞쪽다리 쪽으로 저항을 주기 위해, 골반의 뒤쪽에 손을 배치한다.

(B) 난이도를 높이는 진전의 한 방법으로서, 볼록 원반 위에 앞쪽다리의 발을 올려놓고 실시한다.

반무릎서기: 대각선 체중이동

Half-Kneeling: Diagonal Weight Shifting

환자는 능동 체중이동을 앞쪽 다리쪽으로 대각선 방향으로 수행하고, 그 다음 뒤쪽 다리쪽으로 수행한다.

대각선 체중이동을 촉진시키는 저항의 적용

대각선 체중이동을 촉진하기 위해 동적 반전을 이용할 수 있다. 환자와 치료사는 반무릎서기를 취한다. 치료사는 환자 앞에서 거울에 비친 자세처럼 대각선 방향으로 반무릎서기를 취한다. 환자가 멈춤없이 대각선 방향의 앞쪽과 뒤쪽으로 체중을 이동하는 동안, 치료사는 구심성 운동에 지속적인 저항을 가한다. 환자가 대각선 방향으로 앞쪽과 뒤쪽으로 움직일 때 치료사는 환자의 움직임 방향에 따라 도수접촉을 바꾼다: 앞쪽으로 움직일 때는 골반의 앞쪽에 배치하고, 뒤쪽으로 움직일 때는 골반의 뒤쪽에 배치한다. 상호 근육 사이의 부드러운 전이를 달성하는 것이 목적이다. 체중이동의 변화를 알려주기 위해, 그리고 환자에게 방향을 바꾸어야 하는 것을 알려주기 위해 다음과 같이 구두 명령을 제공한다.

"내 쪽에서 멀어지세요. 자! 이번에는 내 쪽으로 오세요"

반무릎서기를 하는 동안 팔의 움직임을 사용하여 자세조절에 대한 추가적인 시도를 할 수 있다. 탄성밴드는 어깨 굽힘 및 벌림 또는 팔꿈치 굽힘에 대한 부드러운 저항을 주는데 사용할 수 있다. 웨이트 볼을 사용하여 반무릎서기를 하고 체중이동과 동적 자세조절을 증가시킬 수 있다. 환자는 양손으로 공을 잡고 자세를 유지하면서 여러 방향(예, 앞으로(그림 7.25), 옆으로, 머리위로)으로 뻗는다.

반앉은 자세/반무릎서기

공 위의 반앉은 자세/반무릎서기는 동적-정적 조절을 향상하기 위해 이용될 수 있다. 환자는 엉덩관절과 무릎관절을 90°로 굽힘하고 중간 크기의 공 위에 앉는다. 이때 발바닥을 지면에 붙인다. 치료사는 환자를 보호하기 위해 환자 측면의 약간 뒤쪽에서 무릎서기나 반무릎서기를 취한다. 환자는 한쪽으로 체중이동을 하고, 동적 움직임을 위해 한쪽 다리를 부분적으로 비체중부하한다. 환자는 부분적으로 비체중부하된 다리를 반무릎서기 자세로 움직인다. 환자가 반앉은 자세/반무릎서기를 취할 때 그 공은 환자 밑에 위치해야 한다(부분적 지지)(그림 7.26). 그런 다음, 원래 자세로 다시 움직임을 반전한다. 환자에게 다른 움직임을 연습하도록 주문하고, 반무릎서기로 움직이고, 그런 다음 다시 앉은 자세를 취하고, 이번에는 반대쪽의 반무릎서기를 취하도록 함으로서, 정적-동적 자세조절의 난이도를 증가시킬 수 있다. 팔을 이용해서도 난이도를 증가시킬 수 있다. 처음에는 지지를 위해 양손을 무릎 위에 올려놓는 것이고, 그 다음은 팔짱을 끼는 것이고, 마지막으로는 양손을 깍지끼고 앞으로 뻗는 자세이다(그림 7.26 참고).

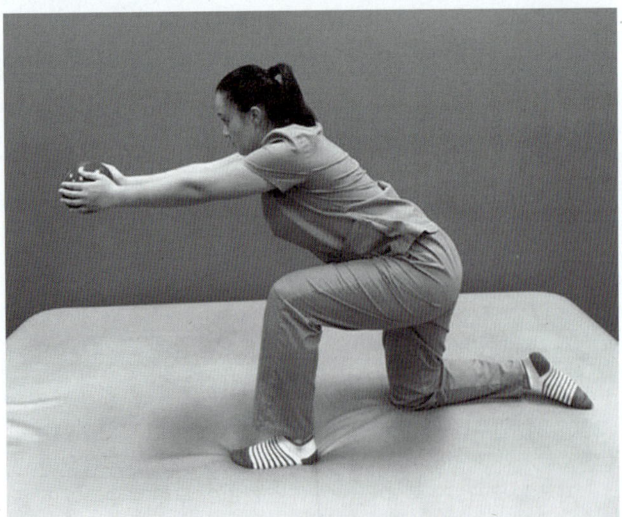

그림 7.25 웨이트 볼을 이용한 반무릎서기에서의 뻗기 활동
환자는 두 손으로 웨이트 볼을 잡고 반무릎서기를 한다. 환자는 자세의 안정성과 방향을 유지하면서 앞으로(사진 첨부), 양쪽으로, 머리 위로 여러 방향으로 손을 뻗도록 지시를 받는다.

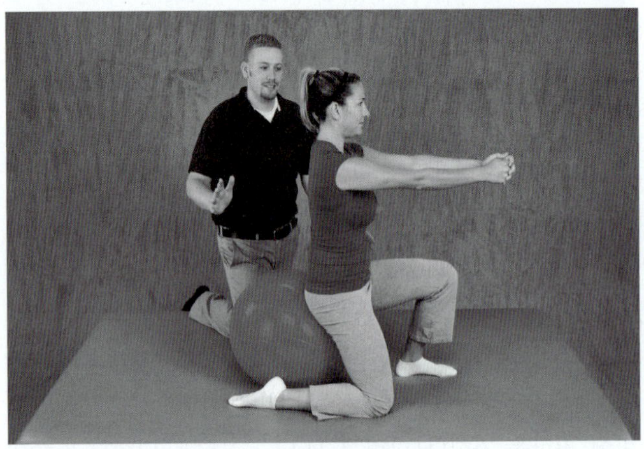

그림 7.26 공 위의 반앉은 자세/반무릎서기
시작 자세: 환자는 공 위에 앉는다(사진에는 없음). 환자는 공 위에서 한쪽으로 체중을 이동시키고, 반무릎서기를 위해 반대쪽 동적 다리를 비체중부하시킨다. 환자는 어깨관절을 굽힘하고, 팔꿉관절을 펴하고, 양손을 깍지끼고 앞으로 뻗는다. 운동의 진전은 한쪽으로 반무릎서기를 한 후, 다시 공 위에 앉고, 그 다음 반대쪽 다리로 반무릎서기한다.

결과

운동조절 목표: 동적 자세조절

기능적 기술 달성: 반무릎서기에서 체중을 이동할 때, 향상된 정적–동적 조절

움직임 전환: 반무릎서기에서 선 자세

Movement Transitions: Half-Kneeling to Standing

반무릎서기에서 서기로의 보조적인 움직임 전환을 위해, 환자와 치료사는 서로 마주보고 반무릎서기를 취한다. 환자는 양손을 치료사의 어깨 위에 올려놓고, 치료사는 도수접촉을 고정 다리의 골반과 동적 다리의 먼쪽 허벅지에 배치한다.

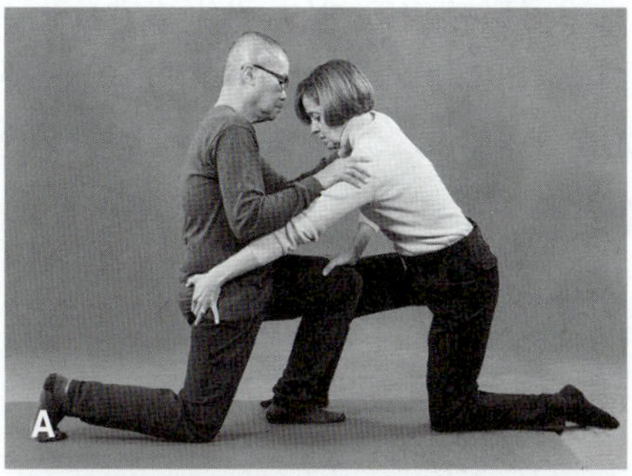

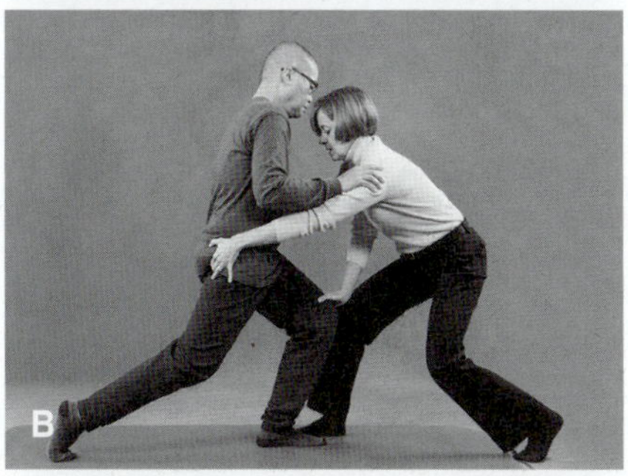

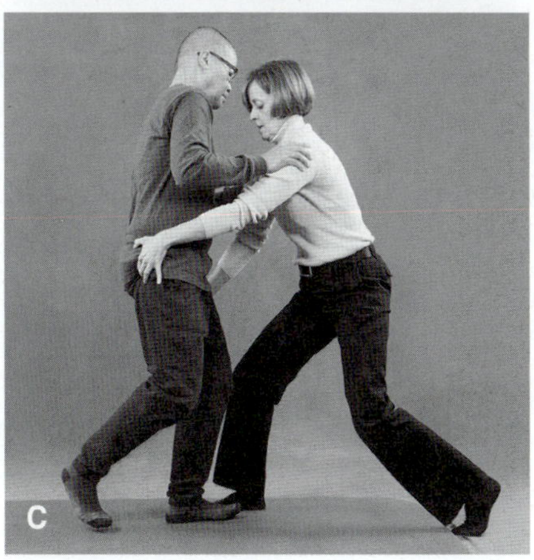

그림 7.27 반무릎서기에서 서기로의 보조적 움직임 전환
움직임 초기 단계의 도수접촉은 고정 다리의 골반과 동적 다리의 먼쪽 허벅지이지만, 환자가 똑바른 서기 자세를 취할 때는 양손의 도수접촉 부위는 골반이다.

환자는 고정 다리쪽으로 먼저 체중을 이동시킨다(그림 7.27A). 그 다음 몸통을 굽힘과 돌림을 하고, 앞쪽다리의 발 쪽으로 체중을 대각선 방향으로 이동시킨다(그림 7.27B). 그런 다음 환자는 엉덩관절과 무릎관절을 펴하여 일어선다(그림 7.27C). 움직임의 마지막 단계에서는, 양쪽 골반에 도수접촉을 배치한다.

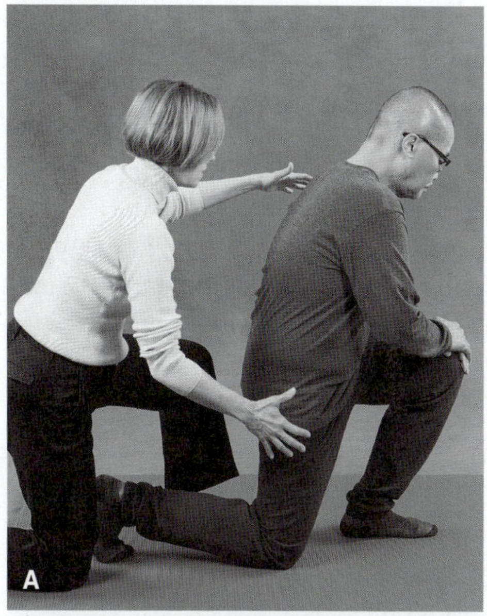

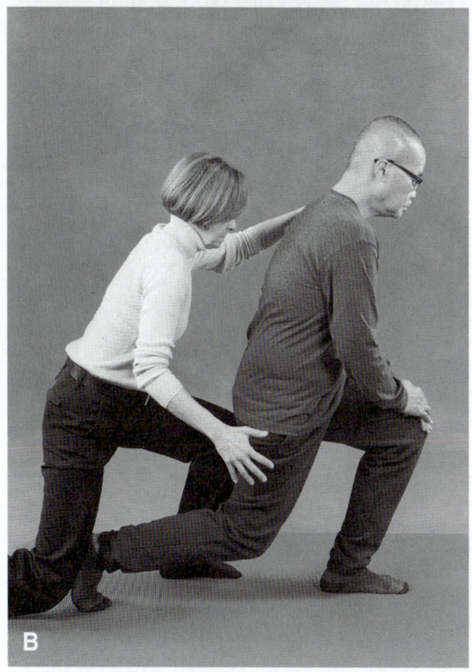

그림 7.28 움직임 전환, 반무릎서기에서 서기
치료사는 환자 뒤에 위치하여 보호 자세를 취한다.
(A) 환자는 앞쪽다리의 발 쪽으로 체중을 대각선 방향으로 이동시킨다. (B) 그런 다음, 환자는 양손으로 무릎을 지지하면서 엉덩관절과 무릎관절을 펴하여 일어서기를 한다. 그림에는 없지만, 그런 다음 환자는 일어선 자세에서 양 발을 함께 모은다.

운동의 진전은 치료사가 환자 뒤쪽에 위치하여 보호 자세를 취하는 것이다. 환자는 반무릎서기를 취한다. 그리고 환자는 양손을 앞쪽다리의 무릎 위에 배치하고, 양손으로 무릎을 밀어서 일어서는 것을 돕는다(그림 7.28). 이렇게 일어설 때 양손을 깍지 끼고 앞으로 뻗을 수도 있다. 이런 자세는 앞쪽다리로 체중을 이동하는데 도움을 준다. 이런 움직임 전환은 환자의 앞쪽에 의자나 낮은 테이블을 배치하여 연습할 수도 있다. 환자는 앞에 놓인 의자나 테이블을 손으로 지지하여 일어서기를 한다. 그 다음에는, 팔을 이용하지 않고 반무릎서기에서 서기 자세로 이동하는 것을 연습하는 쪽으로 진전한다.

임상 노트 : 반무릎서기에서 서기 자세로의 움직임 전환의 연습은 환자가 선 자세와 보행에서의 조절을 달성한 후에 일반적으로 취해지는 후반기 활동이다. 기능적으로 볼 때 이런 활동은 환자가 넘어지다가 다시 선 자세를 독립적으로 취할 수 있도록 하는 중요한 활동이다.

결과

운동조절 목표: 동적 자세조절

기능적 기술 달성: 환자는 바닥에서 혼자 힘으로 일어설 수 있다.

학생실습활동 7.1은 무릎서기 자세에서 치료중재의 분석에 초점을 두었고 학생실습활동 7.2는 무릎서기 자세에서 치료중재의 선택과 적용을 다룬다.

요약 SUMMARY

본 장은 무릎서기와 반무릎서기를 이용하여 중간몸통과 엉덩관절의 조절을 강화하는 중재를 다루었다. 이들 자세는 서기의 추가요구사항 없이 중간 몸통과 엉덩이 조절을 향상시킬 수 있는 기회를 제공한다. 무릎서기와 반무릎서기는 골반 돌림, 정적 및 동적 똑바른 자세조절, 반응성 균형조절과 예상성 균형조절, 몸통과 팔다리의 상호 패턴을 포함하는 서기와 보행에 요구되는 리드-업 스킬을 발달시킬 수 있는 중요한 자세이다. 이들 자세가 서기 자세에 비해 상대적으로 낮은 COM과 감소된 자유도를 가지고 있고, 환자의 안정성이 높기 때문에, 서기로의 이동을 훈련할 때 효율적인 자세이다.

학생실습활동

학생실습활동 7.1

무릎서기 자세에서 치료중재의 분석

목적: 무릎서기와 반무릎서기의 자세 안정성과 반응성 균형 조절을 향상시키는 치료중재의 분석

준비물: 플랫폼 매트, 큰 공, 볼록 원반

학습그룹크기: 4-6명

1. 플랫폼 매트나 바닥을 이용하여, 그룹의 각 구성원은 무릎서기와 반무릎서기 사이를 교대로 바꾸어 본다; 각 자세를 적어도 45초간 유지하는 연습을 한다. 그 다음, 같은 활동을 반복하지만, 모든 방향(앞/뒤, 안쪽/가쪽, 대각선)으로 부드러운 요동을 제공한다. 자세를 요동시킬 때 처음에는 적은 운동범위로 시작하다가, 그 범위를 점차 늘인다. LOS 내에서 조심스럽게 자세 흔들림의 궤적을 유지한다. 자세를 바꿀 때, 각 자세에 요구되는 자세 안정성에 집중을 한다. 활동을 마무리할 때, 각 자세의 상대적 안정성에 대한 개별적인 느낌을 비교대조하기 위해, 전체 그룹을 소집한다.

질문:

- ▲ 어떤 자세가 가장 안전한가?
- ▲ 각 자세에서, 어느 방향의 자세 요동이 가장 안전하게 느껴지고, 또는 가장 불안하게 느껴졌는가?

2. 무릎서기와 반무릎서기 사이의 자세 교대를 다시 한번 수행해 보고, 자세 안정성의 요구에 집중한다. 각 자세에서, 다음과 같이 팔의 자세를 바꾸어본다(팔 자세를 적어도 20초 이상 유지한다): (1) 팔을 몸통 옆에 붙인다; (2) 팔짱을 낀다; (3) 팔꿈치를 펴고 어깨를 90° 굽힌다; (4) 팔꿈치를 펴고 양손을 깍지 끼고 어깨를 90° 굽힌다. 각 팔이 위치하는 동안에 눈을 뜨고(EO), 눈을 감는다(EC). 활동을 마무리 할 때, 팔 자세를 바꿀 때와 시각 입력에 대한 개별적인 느낌을 비교 대조하기 위해, 전체 그룹을 소집한다.

질문:

- ▲ 팔 자세를 바꿀 때 자세 안정성 요구의 변화에 대해 무엇을 배웠는가?
- ▲ 주어진 각 자세에서, 어떤 팔 자세가 자세 안정성을 취하는데 가장 어려웠고, 어떤 자세가 가장 쉬웠는가?
- ▲ 시각 변화(눈 뜨고, 또는 눈 감고)를 주었을 때 자세 안정성 요구의 변화에 대해 무엇을 배웠는가?
- ▲ 이런 활동이 임상적으로 어떤 통찰력을 제공하는가?

3. 이 활동은 도수동요의 적용과 반응성 균형조절의 관찰을 포함한다. 치료사에 의해 적용된 도수동요는 BOS 내의 부드러운 COM 변위이다. 반응성 균형 조절은 서기와 걷기 동안에 요구되는 환경적 동요에 대한 빠르고 효율적인 반응을 허용한다. 한 명 이상의 그룹 구성원이 환자의 역할을 한다. 그리고 다른 한 명은 도수동요를 적용하는 치료사 역할을 한다. 환자는 무릎 밑에 볼록 원반(균형훈련을 위한 BOSU)을 배치하고 무릎서기를 한다. 치료사도 무릎서기를 취한다. 치료사의 도수접촉은 보호적인 자세와 몸통 변위의 힘 적용에 따라 바뀐다. 만약 한 명 이상이 환자 역할을 한다면, 치료사는 움직임 반응을 주의깊게 관찰하기 위해, 각 환자의 몸통에 부드러운 앞, 뒤, 가쪽으로의 자세동요를 제공해야 한다.

질문:

- ▲ 어떤 움직임 반응이 BOS 내로 COM를 재위치시키기 위해 이용되었는가? 특별한 움직임 방향이 있었는가?
- ▲ 팔의 보호성 폄 반응이 나타났는가? 만약 나타났다면, BOS 내의 COM 위치에 어떤 의미를 부여하는가?
- ▲ 뒤쪽 변위를 할 때, 어떤 근육군이 활성화되었는가 (이 질문은 환자의 답을 원한다)?
- ▲ 앞쪽 변위를 할 때, 어떤 근육군이 활성화되었는가?
- ▲ 가쪽 변위 동안, 어떤 보상작용이 관찰되었는가?

학생실습활동 7.2

무릎서기 자세에서 치료중재의 선택과 적용

목적: 환자의 적응증을 바탕으로 무릎서기에서의 수행할 수 있는 활동과 기술을 설명하고 실행한다.

준비물: 플랫폼 매트, 큰 공, 볼록 원반(예, BOSU 원반)

학습그룹크기: 4-6명

지침: 아래에 4개의 환자 적응증이 있고, 무릎서기를 이용해 설명한다.

환자 적응증:

▲ 무릎서기를 취할 수 없는 경우

▲ 자세 근육의 약증, 움직임 전환을 할 때 원심성으로 체중을 조절할 수 없는 경우, 나쁜 동적 자세조절.

▲ 손상된 균형 조절

▲ 몸통과 엉덩관절 폄근의 약증

1. 토론을 하지 않고, 그룹의 각 구성원은 환자의 문제를 해결하기 위해 중재 선택을 개별적으로 선택하고 기록한다. 이것은 다음을 포함할 것이다:
   - 선택된 자세나 활동(환자와 치료사의 자세를 포함해)
   - 만약 적절하다면, 기법은 저항의 적용, 사용의 타당성, 그리고 환자에게 제공되는 치료사의 손배치와 지시사항과 구두 명령 등을 위해 선택된다. 필요한 경우 PNF기법에 대한 설명은 3장:고유수용성 신경근촉진법을 참고한다.
   - 선택된 중재가 어떻게 진행될 것인가?

2. 모든 구성원들은 선택된 중재를 공유하고, 비교하고 대조하기 위해 소집된다. 사고구술방법, 브레인스토밍, 사고 공유 등은 이런 활동 내내 지속적으로 이루어져야 한다. 1개 이상의 중재가 단일 환자 적응증을 해결하기 위해 적절할 수 있다. 토론의 요소를 확인하거나 만약 동의가 이루어지지 않으면, 아이디를 지지하거나 거절하는데 타당한 본장의 내용으로 되돌아간다.

3. 그런 다음, 선택된 중재를 시연해 본다. 그룹의 각 학생들은 중재에 대해 공부를 한다. 그리고 지식에 대한 의견이 합의될 때까지 계속 대화를 해야 한다. 그룹의 각 구성원은 다양한 역할을 하고(아래에 기술된), 새로운 환자 적응증으로 진전할 때마다 역할을 바꾼다.
   - 한 명은 치료사의 역할을 하며, 토론에 참여한다.
   - 한 명은 대상자/환자의 역할을 하며, 토론에 참여한다.
   - 나머지 구성원들은 시연을 한 후, 토의에 참여하고, 피드백을 제공한다.

4. 토론 후 시연을 한다. 모든 구성원은 시연에 대한 지지적 피드백, 권장사항 및 제안을 제공해야 한다. 특별히 중요한 것은 시연된 중재가 어떻게 진전할 것인지에 대해 토론하는 것이다.

참고문헌 REFERENCES

1. Adler S, Beckers D, Buck M. *PNF in Practice: An Illustrated Guide*. 4th ed. Springer-Verlag; 2014.
2. Saliba VL, Johnson GS, Wardlaw C. Proprioceptive neuromuscular facilitation. In: Basmajian JV, Nyberg R, eds. *Rational Manual Therapies*. Williams & Wilkins; 1993:243.
3. Johnson G, Saliba Johnson V. PNF 1: The Functional Application of Proprioceptive Neuromuscular Facilitation, Course Syllabus, Version 7.9, Institute of Physical Art; 2014.
4. Shumway-Cook A, Woollacott M. *Motor Control–Translating Research Into Clinical Practice*. 5th ed. Wolters Kluwer; 2017.
5. Schmidt RA, et al. *Motor Control and Learning: A Behavioral Emphasis*. 6th ed. Human Kinetics; 2019.

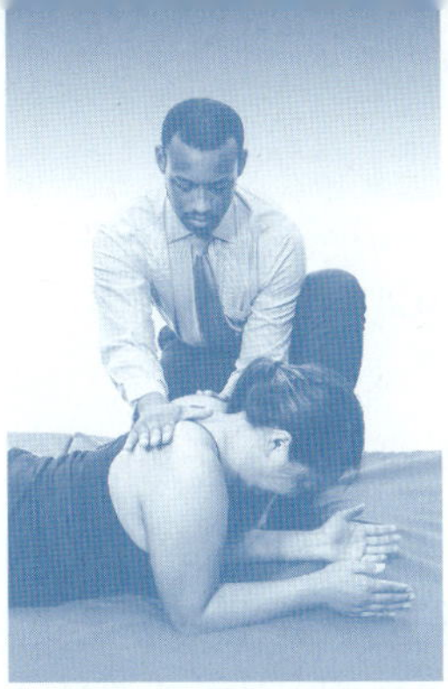

CHAPTER

8

이동스킬을 향상시키는 중재

Interventions to Improve Transfers

개요

소개
앉은 자세에서 서기/선 자세에서 앉기 이동
생체 역학: 앉은 자세에서 서기/선 자세에서 앉기 이동들
과제 분석: 앉은 자세에서 서기/선 자세에서 앉기 이동
중재 전략: 앉은 자세에서 서기/선 자세에서 앉기 이동
선 자세에서 앉기 이동들
휠체어로 가는/휠체어에서 나오는 이동
바닥에서 일어나고 앉기 이동
생체 역학과 과제 분석: 바닥에서 앉고 일어나는 것들
중재 단계: 바닥에서 앉고 일어나는 것들
앉기-피벗 이동(Sit-pivot transfer)
생체 역학: 앉기-피벗 이동
중재 전략: 앉기-피벗 이동
지면에서 휠체어로의 이동
정면으로의 접근
측면으로의 접근
이동능력을 평가하기 위한 결과측정
임상추론 요약
요약
학생실습활동

소개 Introduction

손상이나 질병으로 인해 재활을 받는 많은 사람들에게 앉기에서 서기, 또는 다른 지면으로의 이동 능력(transfer)은 필수적인 기술이다. 앉기에서 서기의 이동이나 침상에서 휠체어로의 이동은 사람이 이동을 시작할 수 있는 위치에 놓이게 하고, 환경과 상호작용할 수 있게 만든다. 다양한 형태의 이동이 있지만, 가장 기본적인 이동은 앉기에서 서기(또는 서기에서 앉기)로의 이동(그림 8.1)이다. 그리고 이것은 다른 이동에 대한 기반이 된다. 다리로 체중부하를 할 수 없거나 설 수 없는 사람(예, 완전 척수손상환자[SCI])은 앉은 자세 축 돌림(sitting pivot) 기법을 이용하여, 한 표면에서 휠체어로 이동할 수 있다(그림 8.2). 선 자세에서 바닥으로 앉기

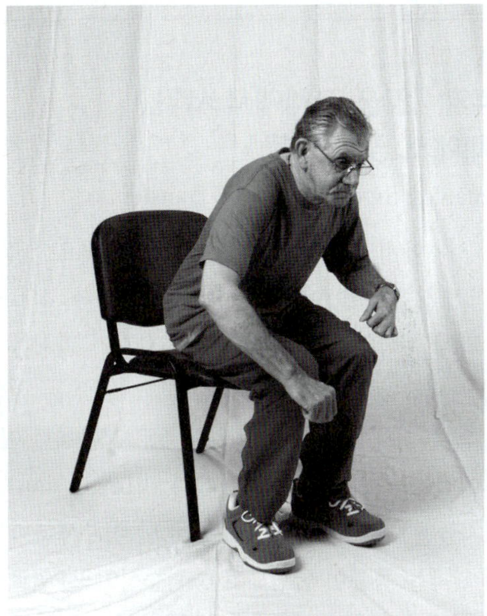

그림 8.1 뇌졸중 환자(좌측 편마비)가 앉기에서 서기로 이동하고 있다.

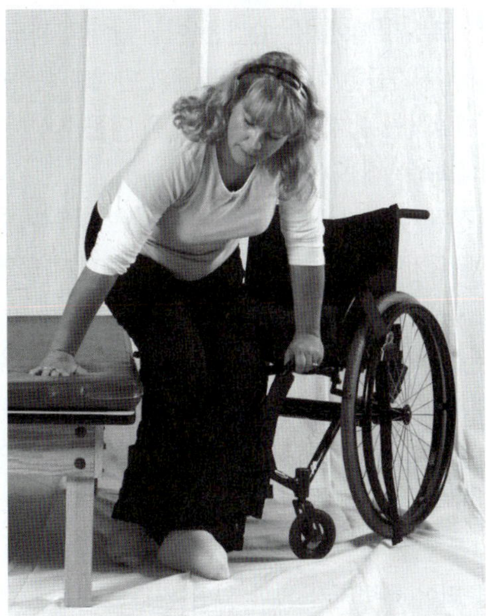

그림 8.2 T12 불완전 척수손상환자가 휠체어에서 매트로 이동하고 있다.

와 바닥에서 일어나는 능력 또한 기능적 독립성을 향상시키는 중요한 기술이다. 본 장은 이러한 이동 스킬을 수행하는 사람의 능력을 향상시키기 위해 사용되는 다양한 훈련 전략을 제시하고 있다.

앉은 자세에서 서기 / 선 자세에서 앉기 이동 Sit to/from Stand Transfers

생체역학 : 앉은 자세에서 서기 / 선 자세에서 앉기 이동
Biomechanics: Sit to/from Stand Transfers

앉기 ↔ 서기에서 성공적인 이동을 하는데 필요한 정상적인 생체역학적 부분을 잘 이해하는 것이 중요하다. 치료사는 이 정보를 과제 분석의 일부로 사용하여 환자가 과제를 수행하는 방식을 비교하고 기능 제한을 유발할 수 있는 손상을 식별한다. 앉은 자세에서 서기 이동은 주로 2 단계로 이루어진다: 폄 이전(pre-extension) 단계와 폄(extension) 단계[1]; 일부 저자들은 이를 세 단계 또는 네 단계로 세분화했다.[2-5] 폄 이전 단계는 몸통이 굽힘되고 중력중심이 발 위로 이동하여 신체 질량이 앞쪽이나 수평으로 움직이는 단계이고, 폄 단계는 무릎, 엉덩이 및 몸통이 바로 선 자세로 폄 작용을 하여 신체 질량이 수직으로 이동하는 단계이다. 허벅지가 앉아 있던 좌석으로부터 떨어지는 순간은 이들 단계의 과도기 시점이다. 일부 저자들은 이 시점을 별개의 단계로 분리하였다.[5] 이러한 개별적인 단계로 분류하는 것은 이동을 생체 역학적으로 체계화하는데 도움이 된다.

안정된 앉기 자세에서의 신체 질량은 대부분 허벅지와 엉덩이에 위치한다(그림 8.3A). 폄 이전 단계 동안, 상체(머리와 몸통)는 엉덩관절을 중심으로 앞쪽으로 이동하고, 정강이는 발목관절을 중심으로 앞쪽 이동(발등굽힘)한다(그림 8.3B). 건강한 사람의 성공적인 이동 동안 몸통 앞쪽 굽힘은 초당 87°의 속도로 22°에서 39°[6,7] 사이로 다양하다.[8] 몸통과 머리가 앞으로 구부려지면 신체질량이 앞쪽으로 이동하고, 무릎을 펴는 단계가 시작되면서 엉덩관절과 발목관절이 폄 되어 허벅지가 앉아 있던 지면으로부터 떨어진다(그림 8.3C). 폄 단계의 시작 때 좌석으로부터 신체 질량을 들어올리기 위해서는 근육의 강한 수축이 일어나야 한다(약 신체 질량의 1.1배).[3,9,10] 폄 단계의 나머지 단계 동안(그림 8.3D), 무릎관절, 엉덩관절, 발목관절과 몸통 폄이 계속 일어나 몸을 바른 자세로 세운다.

폄 이전 단계를 시작하기 위해 어떤 근육이 활성화되는지 명확하지 않다[3](그림 8.3B). 그러나 어깨 굽힘근, 목 굽힘근 또는 기타 심부근육 등이 작용할 수 있다. 몸통 폄근, 복부 근육 및 앞정강근은 자세 안정자로 활성화되어 몸통이 엉덩이 앞으로 구부려지는 동안 움직임을 제어한다.[3,11] 이 근육들은 이동 내내 안정자 역할을 계속한다. 폄 단계(그림 8.3D) 동안, 엉덩이 폄근(큰볼기근), 무릎 폄근(넙다리곧은근, 가쪽넓은근, 안쪽넓은근), 무릎 굽힘근(엉덩이 폄근으로도 작용하는 넙다리두갈래근)이 활성화되어 몸을 일으켜 세운다.[3,11] 폄 단계 동안 몸통 폄근, 복근, 앞정강근, 가자미근은 자세 안정자 역할을 한다.[3] 이러한 근육들의 좌우대칭은 절대적으로 필요한 것은 아니지만 안전하고 일관된 기립 자세로의 전환을 위해 중요한 요소이다.[9]

일반적으로 사람이 앉기에서 서기로 이동할 때 일반적으로 두 가지 기본 전략을 이용한다: 모멘텀-이동 전략(momentum-transfer strategy)과 제로 모멘텀 전략(zero momentum strategy).[2] 모멘텀-이동 전략은 몸통과 머리가 앞쪽으로 이동할 때 COM이 발쪽으로 이동하는 앞쪽 모멘텀이 발생한다. 그 다음, 몸통의 앞쪽 움직임을 제어하기 위해 몸통폄근이 원심성으로 수축한다. 그런 다음, 몸을 수직으로 들어 올리기 위해 다리의 폄근 들이 강한 구심성 수축을 한다.

제로 모멘텀 전략은 COM이 발의 BOS 안에 들어갈 때까지 몸통의 앞쪽 굽힘을 일으킨다. 그 다음, 신체 질량을 수직으로 들어올려 서기 자세를 취한다. 제로 모멘텀 전략은 모멘텀-이동 전략보다 더 안정적이지만, 더 큰 힘을 필요로 한다. 이 전략을 이용하는 다리 약증 환자는 팔의 미는 힘을 이용하기 때문에, 팔걸이가 달린 의자를 필요로 한다. 모멘텀-이동 전략은 큰 힘이 필요하지 않는데, 그 이유는 다리가 들어 올려질 때 신체가 움직이는 상태이기 때문이다. 그러나 과도기 동안에는 안정성이 떨어진다.

서기에서 앉기 이동은 앉기에서 서기 이동과 비슷하고, 단지 동작이 역순일 뿐이다. 그러나 근수축의 시기와 유형이 달라진다. 서기에서 앉기로 이동할 때, 신체질량은 뒤쪽과 아래쪽으로 움직인다. 엉덩관절, 무릎관절 및 발목관절의 굽힘이 다리 폄근들의 원심성 수축에 의해 통제된다. 부가적으로, 환자는 자신이 앉아야 할 좌석을 직접 볼 수가 없다.

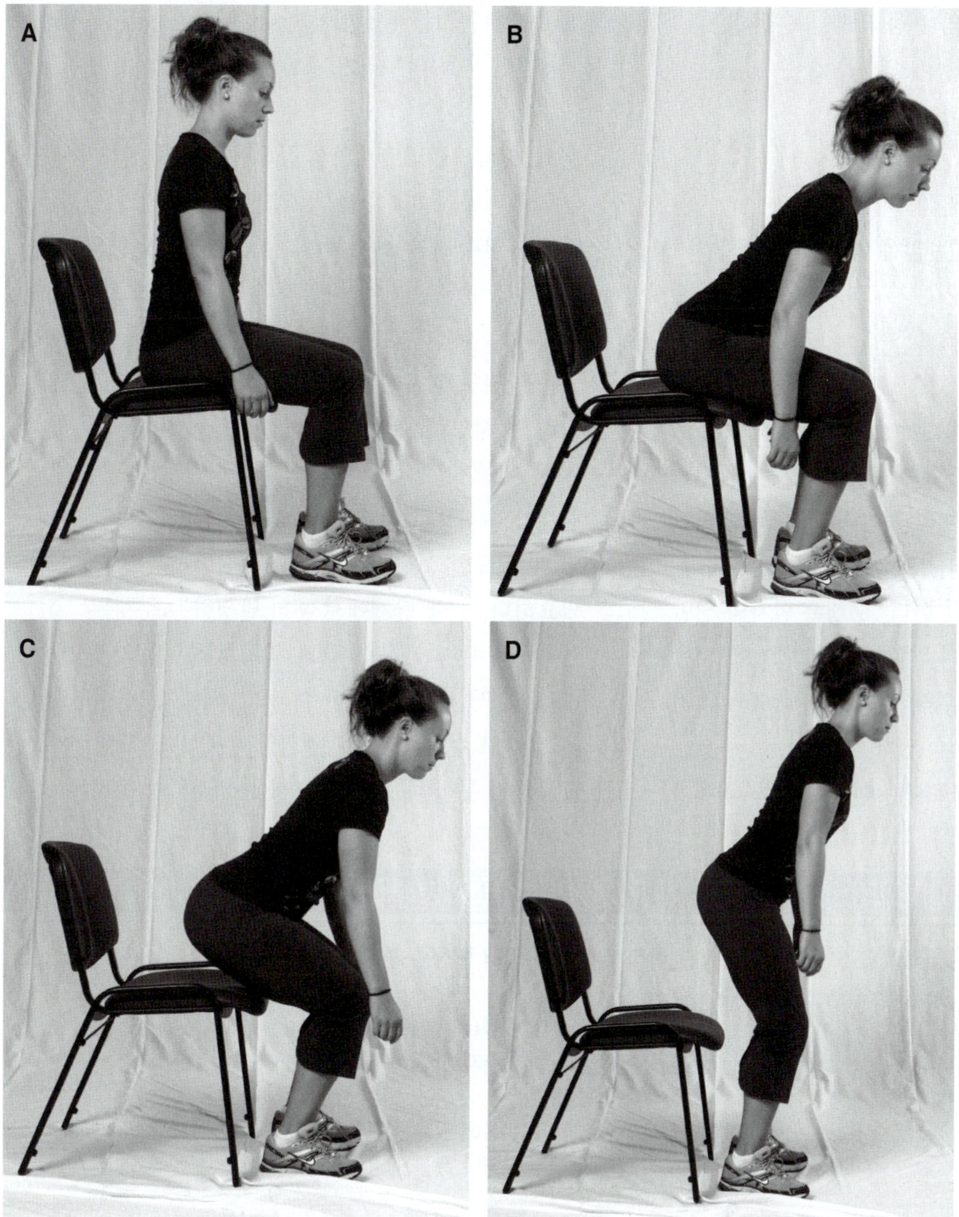

그림 8.3
(A) 서기 자세로 이동하기 전의 초기 앉은 자세. 상체의 수직을 유지하고, 골반은 중립위를 유지한다.
(B) 폄 이전 단계, 엉덩관절을 중심으로 몸통이 앞쪽으로 굽힘하고, 발목관절을 중심으로 종아리가 앞쪽 굽힘할 때, 신체질량이 앞쪽으로 이동한다. 위쪽 몸통을 폄하고 골반을 중립위를 유지하는 것은 신체질량을 발 위쪽으로 수평 이동하는 중요한 역할을 한다.
(C) 허벅지가 좌석으로부터 떨어질 때, 폄 단계가 시작한다.
(D) 폄 단계 동안, 똑바른 서기 자세를 취하기 위해 엉덩관절과 무릎관절이 폄 된다.

과제분석: 앉은 자세에서 서기 이동과 선 자세에서 앉기 이동

Task Analysis: Sit to/from Stand Transfer

신경물리치료학회(ANPT)가 설립한 테스크포스팀(task force)은 신경학적 건강상태를 가진 환자들을 위한 운동시스템 진단 프레임워크 개발을 모색 중이다.[12] 앉기/일어서기는 환자의 운동 기능을 관찰하기 위해 테스크포스팀이 식별한 핵심기능 활동 중 하나이다. 비판적 관찰 기술을 사용하여 움직임을 분석하는 것은 환자가 과제를 수행하는 방법과 과제 수행에서 어려움의 원인을 조사한다. 또한 환자의 이동능력을 향상시킬 수 있는 과제 지향적 중재를 개발하는 토대로서 작용한다. 치료사는 신체구조 및 기능손상에 대한 검사와 환자의 움직임 수행방법을 분석하여 과제수행의 어려움에 기여하는 요인을 결정할 수 있다. 이러한 정보를 바탕으로, 치료사는 운동학습을 강화하고 환자 수행을 향상시키는 관리계획(POC)을 개발할 수 있다. ANPT 테스크포스 작업이 아직 진행 중이기 때문에 앉기/서기의 이동과 관련된 운동기능 장애를 진단하기 위한 결정적인 프로세스를 사용할 수 없다. 독자는 관련 정보를 업데이트 하기 위해 ANPT 웹사이트와 전문 문헌을 참조해야 한다.

운동 과제는 일반적으로 4 단계로 나누어질 수 있다: 초기 상태, 운동 시작, 운동 실행, 운동 마무리(표 8.1).[13]

초기 상태의 점검은 환자의 자세와 운동 과제를 수행하는 환경을 다룬다. 앉기에서 서기 이동에 영향을 줄 수 있는 자세의 비정상 요소는 다음과 같다:

- 비대칭적인 체중부하(그림 8.4)
- 등뼈 뒤 굽음 증을 증가시키는 앉은 자세에서의 골반 뒤쪽경사(그림 8.5)
- 발의 부적절한 배치(그림 8.6)

이동의 환경적 요소도 점검해야 한다. 환경적 요소로는 좌석표면(딱딱한지, 쿠션이 있는지), 좌석의 높이, 지면(타일 또는 카펫트), 조명, 팔걸이와 등받이의 유무, 그리고 소음과 같은 환경 문제 등이 있다. 또한 움직임의 목표나 움직임이 수행되는 상황을 고려해야 한다. 수행은 환자의 전반적인 목표에 따라 달라질 수 있다. 예를 들어, 아침에 처음 일어날 때와 초인종에 응답하기 위해 빨리 일어날 때의 앉기에서 서기의 이동은 완전히 다를 수 있다.

초기 상태를 점검한 후, 치료사는 환자가 운동 과제를 어떻게 수행하는지를 관찰해야 한다. 여기에는 운동 시작, 운동 실행 및 운동 마무리가 포함된다.

- *운동 시작*. 시작 단계의 성공적인 수행을 위해 몸통을 앞으로 기울여 하지 사이 동일한 체중 지지가 될 수 있도록 한다. 앉기에서 서기 이동을 시작할 때의 일반적인 문제는 시작 지연과 잘못된 방향으로 움직이는 것이다. 예를 들어, 타이밍 판단에 어려움이 있는 환자들은 움직임을 성공적으로 시작하기 전 여러 번 시도할 수 있다.
- *운동 실행*. 운동실행 단계의 성공적인 수행을 위해 신체가 수직으로 서 있는 상태로 이동하는 동안 다리를 펼 때 필요한 순서의 부드럽고 적절한 타이밍 제어가 필요하다. 실행 단계에서 흔히 발생하는 문제는 심부근육 및 하지근력 약화, 앞쪽 체중이동의 불가능(그림 8.7), 움직임 패턴 순서의 실수(예, 전진 모멘텀을 멈추고 수직이동으로 전환할 수 없음), 느린 속도, 균등하지 못한 체중부하, 균형을 유지하지 못하는 경우

표 8.1 앉은 자세에서 서기 이동과 선 자세에서 앉기 이동을 위한 과제분석과 발생하는 흔한 난제

이동 과제의 4단계	과제분석의 요소	신경학적 질환자에 의해 발생한 흔한 난제
초기 상태	• 시작 자세 • 환경 조건	• 너무 앞쪽으로 내민 발(예, 발등굽힘 감소) • 골반 뒤쪽경사로 앉은 자세 • 등뼈 뒤굽음 증가 • 좌석 표면의 너무 뒤쪽에 앉은 경우 • 좌석 높이가 너무 낮거나 푹신한 경우
운동 시작	• 타이밍 • 방향	• 시작 지연 • 움직임을 시작하는데 여러 시도가 필요한 경우 • 너무 빠르게 움직이는 경우 • 효율적이 못한 움직임의 방향
운동 실행	• 방향 • 속도 • 부드러움 • 체중이동 • 수직 들기 • 균형	• 근력/파워 부족 • 근육 활성이 적절하지 못한 순서로 일어남(예, 너무 빨리 굽힘하는 경우) • 앞쪽으로 체중이동이 완전하지 못함 • 엉덩관절 굽힘을 하지 않고, 몸통 굽힘으로 앞쪽 체중이동 • 덜 손상된 쪽으로 체중이 너무 많이 이동함 • 속도가 너무 느림. 폄 단계에 도움을 주지 못하는 불충분한 모멘텀 • 넘어짐에 대한 두려움
운동 마무리	• 타이밍 • 안정성 • 정확성	• 과하거나 미숙한 운동 마무리 • 움직임을 전환할 준비가 되지 않음

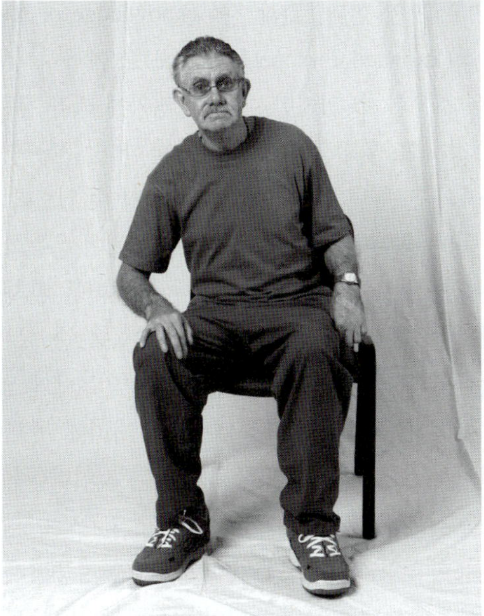

그림 8.4 뇌졸중 환자(좌측마비)는 덜 마비된 쪽(우측)으로 체중을 더 많이 이동한다.

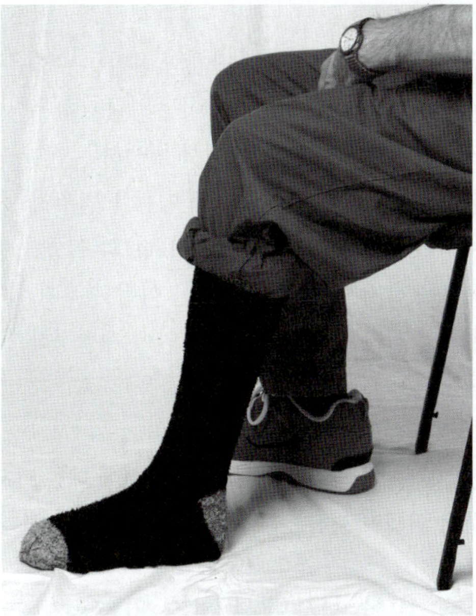

그림 8.6 환자의 왼발이 너무 앞으로 나와 있다. 이것은 폄 이전 단계에서 신체질량을 앞쪽으로 이동하기 어렵게 만들고, 폄 단계에서는 왼쪽다리를 효율적으로 푸쉬-업 할 수 없게 만든다. 장딴지근-가자미근의 구축이나 뒤넙다리근의 약증 때문에 발을 뒤쪽으로 당김 할 수 없다.

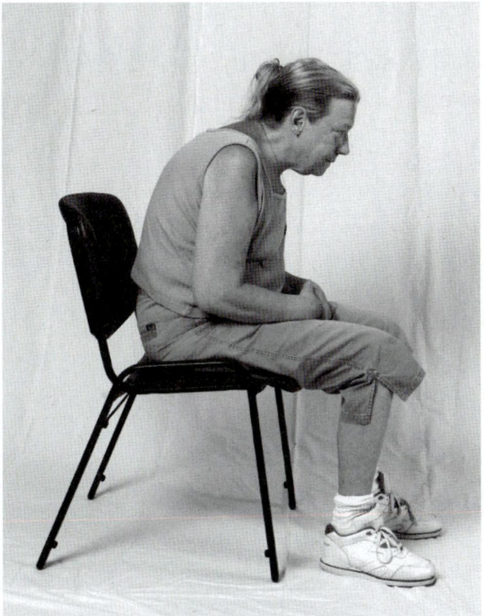

그림 8.5 뇌졸중 환자(우측마비)는 등뼈를 많이 굽힘하고 골반을 뒤쪽으로 경사하고 앉는다. 이 자세는 폄 이전 단계 동안, 신체질량을 수평으로 이동시키기 어려운 자세이다. 환자가 일어서려고 폄을 시도할 때, 대부분의 신체질량이 너무 뒤쪽에 위치한다. 이 자세는 뒤쪽으로 균형을 잃게 만들고, 일어서려고 할 때 뒤쪽으로 넘어지게 만든다. 이런 환자는 서기 자세를 취하려 할 때 많은 노력과 근력을 필요로 한다.

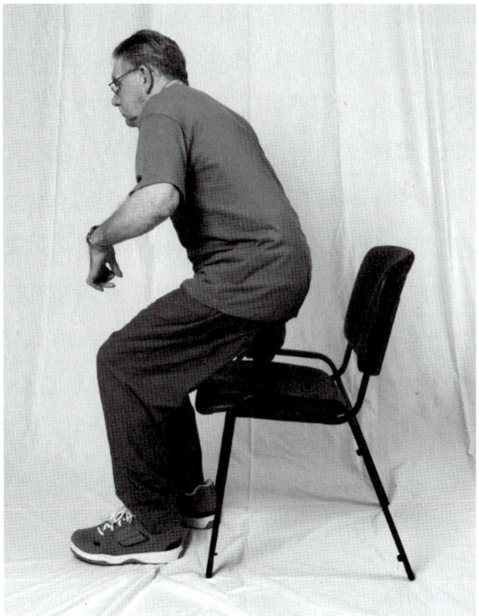

그림 8.7 뇌졸중 환자(좌측마비)는 폄 이전 단계 때 체중을 앞쪽으로 이동하지 못한다. 그는 오른손으로 팔걸이를 아래로 누르면서 체중을 앞으로 이동시키는 보상 동작을 한다.

등이 있다.

- *운동 마무리.* 운동 마무리 단계의 올바른 수행은 균형 잡히고 안정적인 선 자세에서 이동을 종료하는 것을 포함한다. 운동 마무리 단계에서 발생하는 흔한 문제로는 적절한 위치와 시간에 이동을 멈추지 못하는 경우(overshooting or undershooting)와 이동을 종료한 후 균형을 잡지 못하는 경우이다. 이런 경우가 발생하면, 환자는 COM을 BOS 안에 재설정하기 위해 발을 내딛는다(즉, 스테핑 전략 사용).

앉은 자세에서 서기/선 자세에서 앉기에 대한 과제 분석을 적용하기 위해 학생실습활동 8.1 및 8.2를 참조한다.

중재 전략: 앉은 자세에서 서기 이동과 선 자세에서 앉기 이동

Intervention Strategies: Sit to/from Stand Transfer

다양한 중재전략을 사용하여 환자가 앉은 상태에서 서 있는 상태로 전환하는 능력을 향상시킬 수 있다. 과제별 훈련, 점진적 저항 운동, 점진적 저항운동과 결합한 유산소 운동, 심상(mental imagery) 및 도수치료 모두 무릎관절과 고관절염, 고관절 골절, 파킨슨병, 뇌졸중을 비롯한 다양한 환자군에서 이동 능력을 향상시키는 것으로 나타났다.[14–21] 선택한 특정 중재에 대해 적합한 처방을 하는 것이 중요하다. 치료사는 과제 분석과 신체 구조와 기능의 검사로부터 얻어진 정보와, 환자 목표에 대한 지식을 기반으로 포괄적이고 효율적인 중재 프로그램을 설계한다. 집중적이고 과제지향적인 재활 프로그램은 운동과 기능적 부분의 회복을 향상시키는 사용 의존성 신경학적 재구성을 유도하는데도 꼭 필요하다. 집중적이고 과제지향적인 중재와 운동학습(2장–운동기능을 향상시키는 중재 참고)을 강화하는 전략의 결합은 관리 계획(POC)의 토대가 된다.

환경

치료사는 환자가 성공할 수 있도록 보상 운동 전략을 최소화하는 한편, 이동 연습 환경을 설정해야 한다. 이것은 대개 딱딱하고 높이 올린 좌석의 사용을 필요로 한다. 높낮이를 조절할 수 있는 매트가 초기 실습 때 이상적이다(그림 8.8). 치료사는 환자에 맞는 의자 높이를 설정해야 하지만, 환자가 과도한 보상작용 없이 이동을 수행할 수 있는 높이 이어야 한다. 부가적으로 중재는 조용하고 조명이 적절한 닫힌 공간에서 이루어져야 한다. 결과 지식(knowledge of results)과 수행 지식(knowledge of performance)을 제공하기 위해 구두명령을 사용할 수 있지만, 시간의 경과에 따라 감소되어야 하고, 특정 시도 횟수 후에 요약되어야 한다. 구두 명령은 환자가 과제와 전반적인 운동 목표에 집중할 수 있도록 만든다. 그러나 어떤 경우에는 너무 많은 구두 명령이 운동학습을 방해할 수 있으므로 적게 사용되어야 한다. 이들 환자를 위한 다른 방법은 2차 운동 목표내의 표적 운동을 숨기는 활동을 연습하는 것이다. 이것의 한 예는 클라이언트에게 앉기에서 서기로 이동하여 물체를 잡을 수 있는 거리에 물체를 놓고 팔을 뻗어서 그 물체를 잡도록 장려하는 것이다(예, 작업대 위의 컵을 잡기 위해 뻗는).

운동학습의 후반기 단계(연합단계와 자동단계) 동안, 움직임을 수행하는 환자의 능력이 향상함에 따라, 환경은 가정이나 지역사회에서 접할 수 있는 조건을 보다 현실적으로 반영하여 환경을 설정해야 한다. 이것은 환자나 보호자에게 집안 환경, 지역사회 환경에 관해 구체적인 세부사항을 묻는 것을 수반한다. 기립과 관련하여 환경에서 일어날 수 있는 일반적인 임상질문은 다음과 같다.

- 침실 설정(높이, 표면, 가구 등 주변 환경)
- 주방 또는 거실에 설치된 의자(높이, 표면, 팔걸이, 안정성 수준–바퀴 굴림)

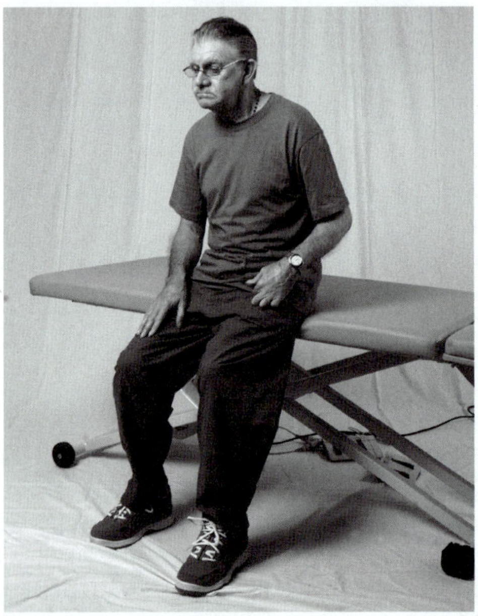

그림 8.8 높낮이를 조절할 수 있는 테이블(또는 매트)이 좌석의 높이를 조절하기 위해 이용될 수 있다. 환자의 능력이 향상됨에 따라, 테이블의 높이를 더 낮추어, 이동의 수행을 어렵게 만든다.

• 차량 설정(높이 및 시트 유형)

연습환경이 보다 현실적이어야 하지만, 환자의 능력 향상에 따라 환경을 바꾸어 운동 수행을 어렵게 만들어야 한다. 특별한 중재전략으로는 다양한 좌석 표면(그림 8.9 A–C)을 이용하거나, 외적 위험요인이 많은 열린 공간에서 움직임 이동을 실시한다. 이런 운동학습의 마지막 단계에서는 구두명령을 가급적 적용하지 않는다. 만약 난관에 부딪히면, 환자는 문제를 일으키는 위치와 원인을 식별하고 문제를 해결하기 위한 전략을 시행할 수 있도록 해야 한다.

임상 노트 : 초기에는, 적절한 높이(대개 정상보다 높은 의자)의 딱딱한 좌석 표면을 이용해야 한다. 표준 높이의 의자로 진전하고, 그 다음 다양한 표면을 가진 의자(예, 소파, 침대, 변기 및 스툴)로 진전한다. 환경은 닫힌 환경에서 열린 환경으로 진전하며, 환자의 특정 이동 목표를 포함해야 한다.

자세

좌석의 앞쪽 부분에서 똑바른 앉기 자세를 취한다. 이때 체중을 균등히 분배하고, 골반을 중립위 또는 약간 앞쪽 경사지게 하고, 발을 무릎보다 뒤쪽에 배치하는 것(약 15° 발등굽힘)이 가장 이상적이다(그림 8.10). 거울을 사용하면 스스

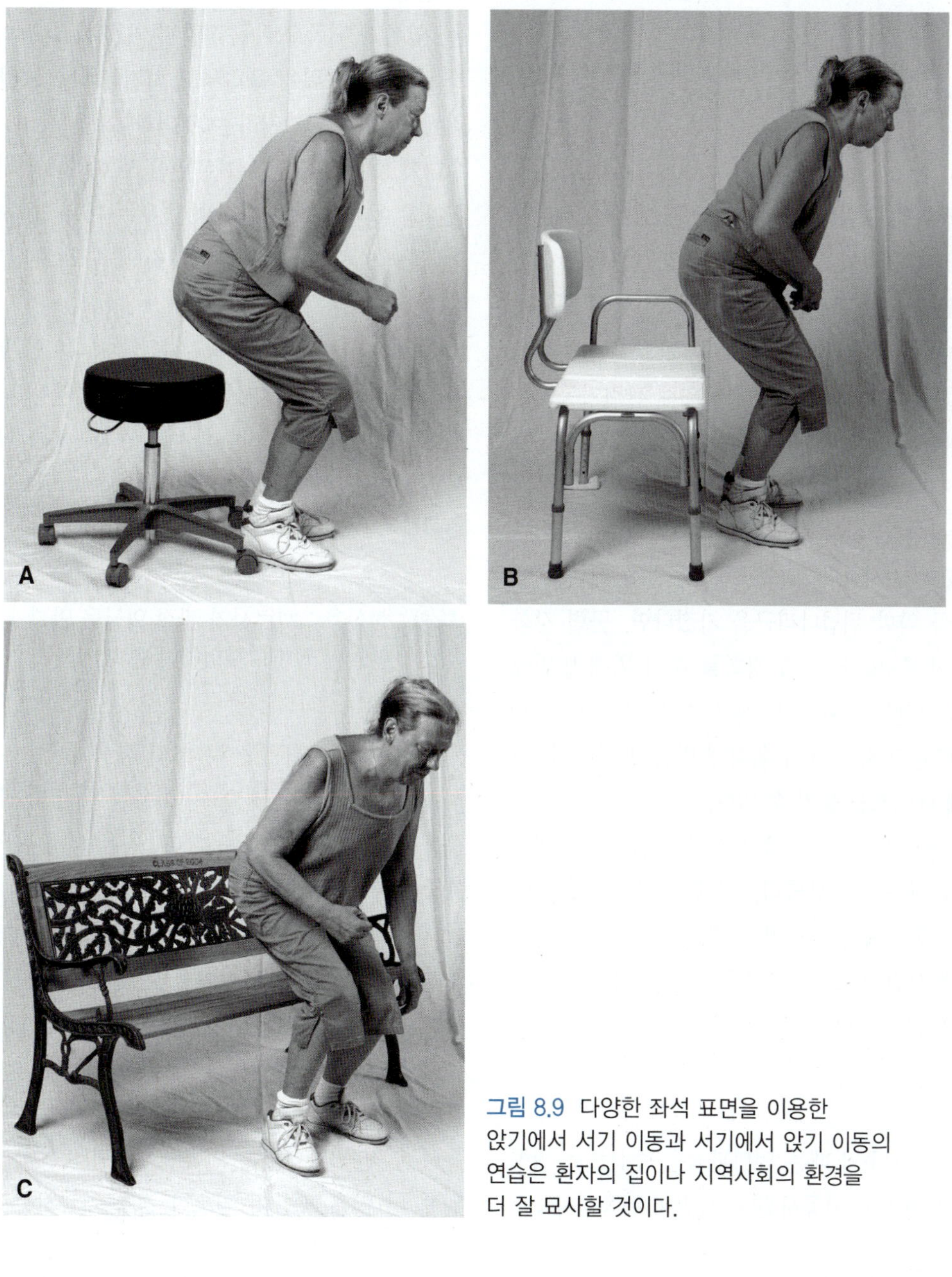

그림 8.9 다양한 좌석 표면을 이용한 앉기에서 서기 이동과 서기에서 앉기 이동의 연습은 환자의 집이나 지역사회의 환경을 더 잘 묘사할 것이다.

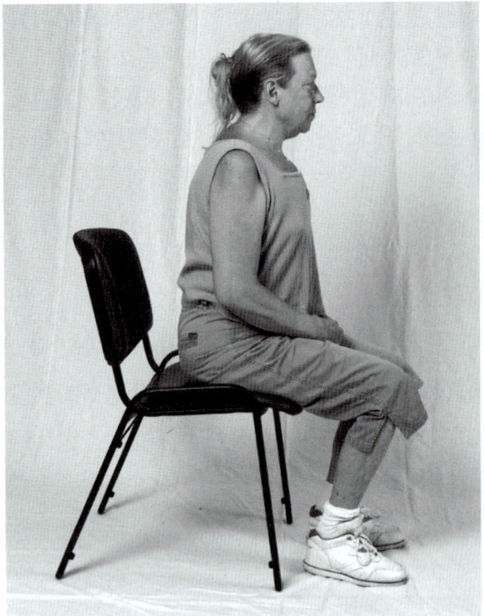

그림 8.10 발목을 약간 무릎의 뒤쪽으로 한 위치는 펌 이전 단계에서 환자의 체중을 수평으로 이동시키는데 도움을 준다.

로 자세 교정을 하는데 도움이 될 수 있지만, 초기에 치료사의 구두 명령 및 도수접촉이 성공적인 예비 조건을 보장하기 위해 필요할 수 있다. 발목관절의 ROM 제한은 발의 배치를 어렵게 만든다. 이런 상황일 때, 장딴지근-가자미근을 스트레칭하거나, 관절주머니를 스트레칭하기 위해 관절가동술을 적용한다. 스트레칭은 앉은 자세나 선 자세 모두에서 수행될 수 있다(그림 8.11A-C). 적어도 30초간 스트레칭을 유지하고, 5-10회 반복한다. 환자에게 하루에 여러 번 이런 스트레칭을 혼자 하도록 지시한다. 만약 환자가 발을 제대로 배치할 수 없을 만큼 약한 뒤넙다리근을 가졌다면, 근력 강화 프로그램을 수행할 수 있다. 근력 강화를 하기 위해 발밑에 타월을 배치하여 마찰을 줄이거나, 작은 스케이트보드를 사용한다(그림 8.12). 환자가 표적 위치에 발을 배치할 수 있도록 지면 바닥에 테이프를 붙일 수 있다.

6장에서 이동을 위한 초기 앉기 자세를 강화하기 위해 고안된 다양한 중재를 제공하였다. 위에서 언급되었듯이, 이상적인 앉기 자세는 똑바르게 펌 된 위쪽 몸통, 중립위 또는 약간 앞쪽 경사진 골반, 그리고 무릎 뒤쪽에 놓인 발(약 15° 발등굽힘)의 위치이다.

운동 실행

앉기에서 서기 이동의 초기 때는 엉덩관절을 중심으로 위쪽 몸통을 굽힘하여 앞쪽으로 이동시킨다. 골반이 뒤쪽경사(엉치뼈 앉기)되고, 뒤굽음증이 증가되고, 앞쪽으로 몸을 기울일 때 넘어지는 두려움을 갖는 환자는 엉덩관절을 굽힘할 때 등뼈의 뒤굽음증을 증가시킴으로서 그들의 몸통을 앞쪽으로 가져갈 것이다. 이것은 머리를 앞쪽으로 가져가지만, 효율적으로 신체질량을 앞으로 이동시킬 수 없다(그림 8.13). 이런 자세에서 서기는 체중이 너무 뒤쪽에 위치하고, 지면 바닥을 제대로 쳐다볼 수 없기 때문 이동하는 데 어려움을 가진다.

연습의 주요 요소는 위쪽 몸통을 발 위로 이동시키는 것이다(예, 위쪽 몸통의 폄과 엉덩관절의 굽힘). 환자에게 팔짱을 끼도록 지시하고, 치료사는 환자의 팔을 잡고 엉덩관절을 굽힘시킨다. 이 방법은 위쪽 몸통의 폄을 유지하고 위쪽 몸통의 굽힘을 최소화시킨다(그림 8.14). 다른 방법으로는, 앞쪽과 뒤쪽으로 움직일 수 있도록 환자의 양 팔을 바퀴가 달린 선반 위에 올려놓고 지지하거나(그림 8.15), 큰 공 위에 올려놓고 지지하는 것이다(그림 8.16). 이런 중재를 수행할 때는 환자의 어깨관절을 보호해야 한다. 특히 뇌졸중 환자와 어깨 아탈구 환자의 경우는 더욱 그러하다. 필요하다면, 밑에서 어깨를 손으로 지지해 줌으로써 관절 보호가 될 수 있다(그림 8.17)

치료사는 위팔을 당겨 보조해서는 안 된다. 종아리가 발 위에서 앞쪽으로 이동될 수 있도록 환자의 발이 안정적으로 고정될 필요가 있다. 환자의 능력이 향상함에 따라, 치료사의 도움은 점차 줄어들고, 결국에는 어떤 도움도 필요 없을 것이다.

적신호 : 치료사가 관절 외상을 막기 위해 어깨를 핸들링 할 때, 주의해야 한다.

위에서 언급했듯이, 초기 학습단계에서는 더 높은 좌석표면(예, 업다운 매트)이 이용될 수 있다. 특히 이것은 약증을 가진 환자에게 유용하다. 높은 의자는 약한 쪽 다리에 체중을 부하시킬 수 있고, 비 손상 측 다리의 보상성 과부하를 최소화할 수 있다. 약증 때문에 일어설 수 없는 환자를 위해, 치료사는 환자의 무릎을 아랫방향과 약간 뒤쪽으로 밀 수 있다(그림 8.18). 이런 작용은 발을 고정하는데 도움을 준다. 다른 손은 골반이나 상부몸통에 놓고 몸통의 앞쪽이동을 유도할 수 있다. 치료사의 자세는 종아리가 앞쪽으로 이동하는 것을 막아서는 안 된다(그림 8.19). 안전한 이동을 위해 더 많은 도움이 필요한 경우 치료사는 다른 전문가의

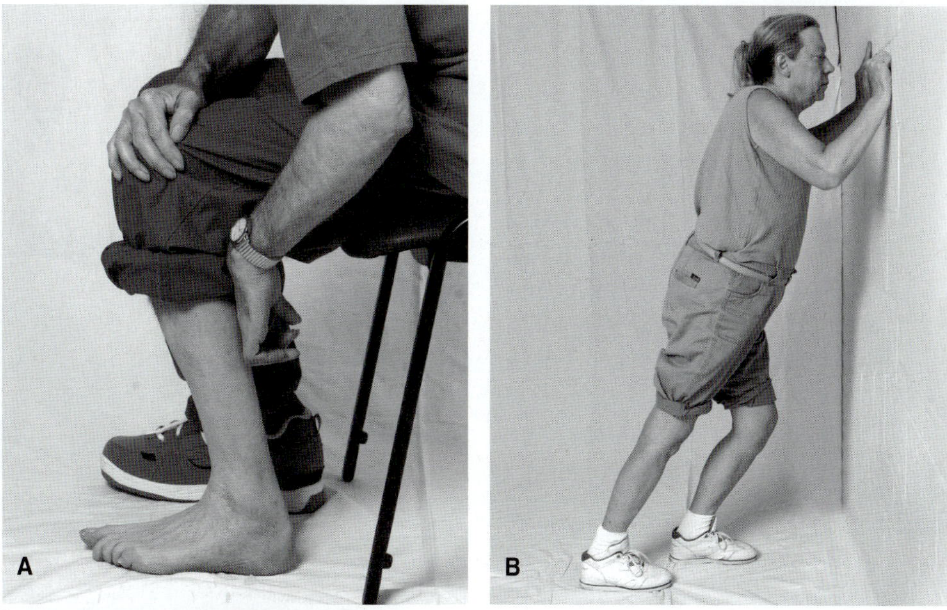

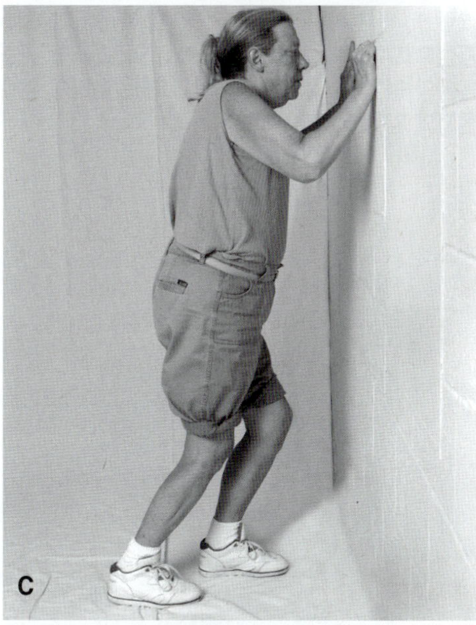

그림 8.11 가자미근과 장딴지근을 스트레칭한다.
(A) 앉은 자세에서 가자미근 스트레칭하기.
(B) 선 자세에서, 무릎을 펴고 장딴지근 스트레칭하기;
(C) 선 자세에서 무릎을 굽힘하고, 가자미근 스트레칭하기.

신체적 도움 또는 기립장비를 요구할 수 있다. 여기에는 평행봉에서 일어나는 것을 연습하거나 기립기 또는 유압식 리프트의 사용이 포함될 수 있다.

환자가 일어설 때, 환자가 눈을 맞출 수 있도록 시각적 표적물을 제공한다. 시각 표적물은 앞쪽에 위치하고 환자의 눈높이(섰을 때)에 있어야 한다. 표적물의 사용은 환자가 체중을 앞쪽으로 이동할 때 위쪽 몸통의 폄을 유지시킬 뿐만 아니라, 자세 정렬과 수직 방향에 대한 감각을 제공한다. 그리고 시각 표적물은 환자가 발을 쳐다보지 않도록 만든다.

손상 쪽 다리에 체중부하를 증가시키는 다른 전략들은 상자 8.1과 그림 8.20을 참조한다.

코멘트

- 약증을 가진 환자는 초기에 대칭적 체중부하를 촉진할 수 있도록 높은 좌석을 이용할 수 있다.
- 손상 측 무릎에 도수 보조를 적용하여 환자의 폄을 돕는다.
- 환자를 돕거나 보호할 때, 치료사의 위치가 환자의 앞쪽 체중이동을 방해해서는 안 된다.
- 환자 위쪽 몸통의 폄을 촉진하기 위해 시각적 표적물을 사용한다.

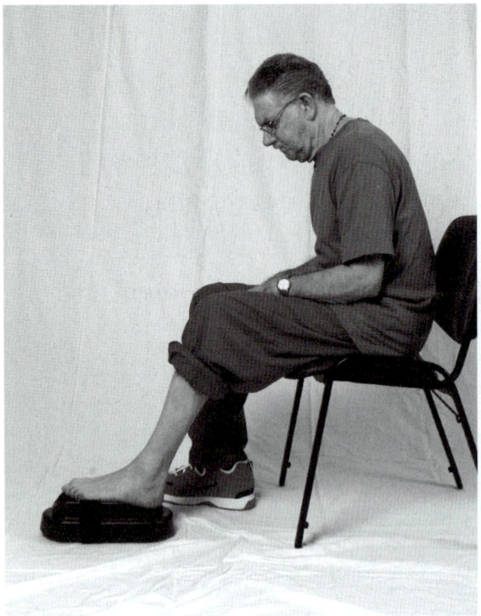

그림 8.12 발과 지면 사이의 마찰을 줄이기 위해, 스케이트보드를 발밑에 놓는다. 이 방법을 통해, 발을 올바른 위치에 쉽게 배치할 수 있다. 환자는 이 방법을 가정 프로그램의 한 요소로서 이용할 수 있다.

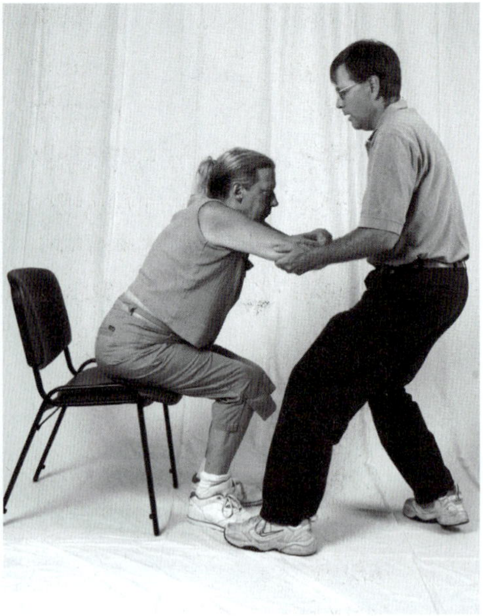

그림 8.14 환자는 팔짱을 낀다. 폄 이전 단계에서 엉덩관절을 중심으로 아래쪽 몸통이 앞쪽으로 이동할 때, 환자는 위쪽 몸통의 폄을 유지한다. 이때 치료사는 환자의 앞쪽에 서서 환자의 앞쪽 이동을 도와준다.

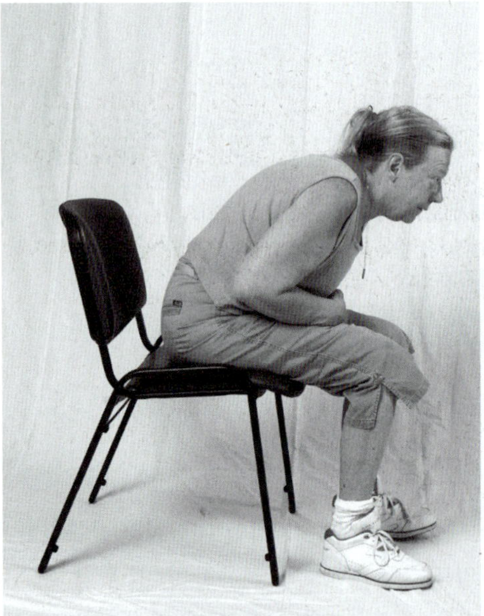

그림 8.13 환자는 등뼈를 더욱 굽힘하고 골반을 뒤쪽경사지게 함으로서 머리를 앞으로 가져간다. 환자는 뒤쪽으로 균형을 잃을 수 있었을 것이고, 이 자세에서 서기를 시도할 때 뒤로 넘어질 것이다.

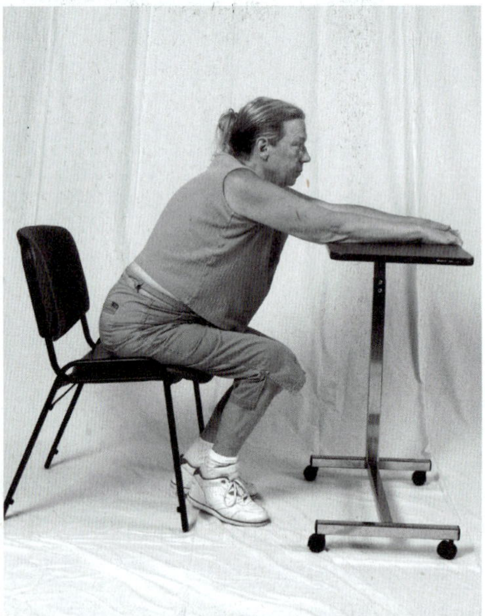

그림 8.15 폄 이전 단계 동안, 엉덩관절을 중심으로 아래쪽 몸통이 앞쪽으로 이동할 때, 바퀴달린 선반을 이용해 환자 위쪽 몸통의 폄을 도와줄 수 있다. 이것은 신체질량이 앞쪽으로 수평 이동하는 것을 효율적으로 돕는다.

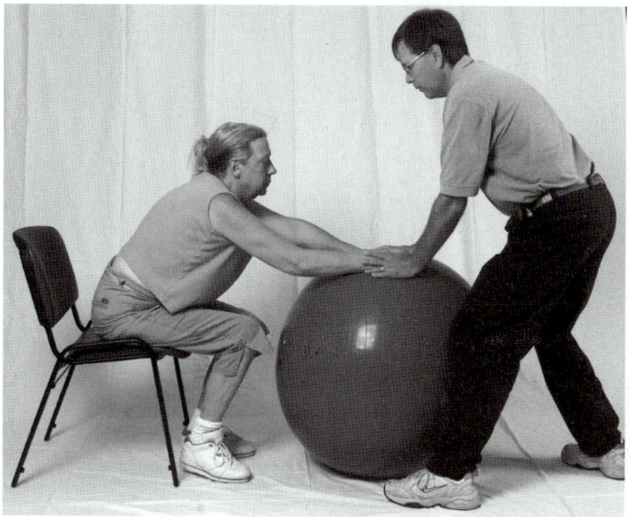

그림 8.16 펌 이전 단계에서 환자가 신체질량을 앞쪽으로 이동하는 것을 배울 때, 치료용 공이 도움을 줄 수 있다. 이때 환자는 위쪽 몸통을 폄한 상태로 엉덩관절을 중심으로 몸통을 앞쪽으로 돌림한다.

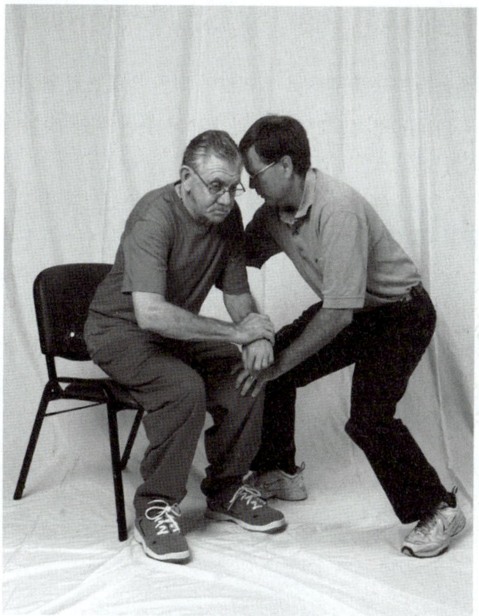

그림 8.18 치료사는 환자의 무릎을 아래쪽과 약간 뒤쪽으로 압박함으로써 환자를 돕는다. 이것은 환자의 발을 고정하는 역할을 하고, 무릎을 폄하는데 도움을 준다. 치료사는 반대쪽 손으로 몸통을 앞쪽으로 굽힘한다.

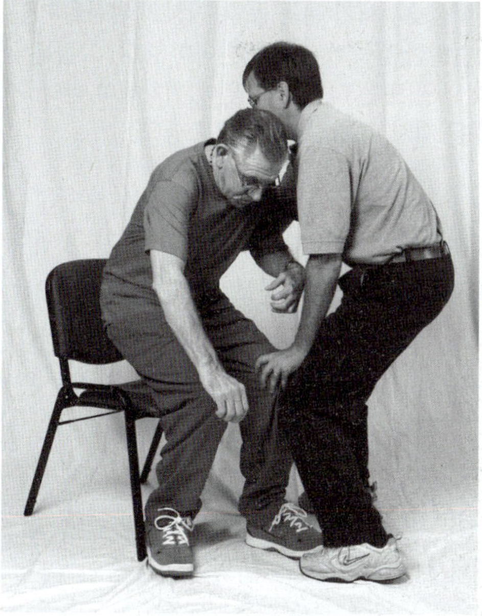

그림 8.17 뇌졸중 환자(좌측 마비)가 치료사의 도수지지를 받는 어깨의 아탈구를 가지고 있다. 환자가 일어서는 것을 도와줄 때, 치료사는 절대로 환자의 어깨관절을 당겨서는 안 된다.

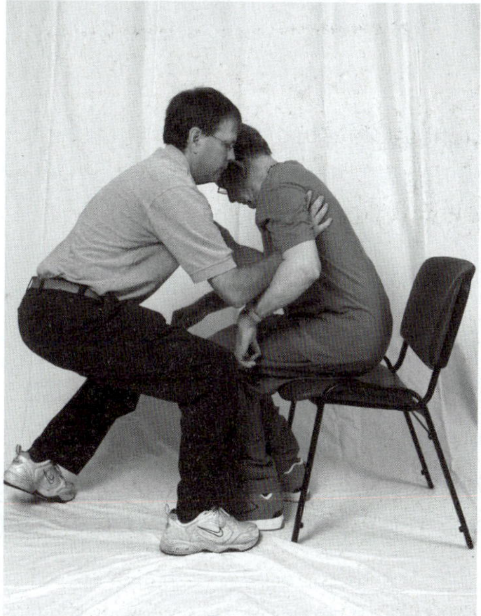

그림 8.19 치료사가 환자의 일어서기를 도와줄 때, 환자에게 너무 가까이 붙어서는 안 되는데, 그 이유는 몸통과 하지의 앞쪽 이동을 차단할 수 있기 때문이다. 이런 자세는 환자의 일어서기를 어렵게 만들 뿐만 아니라, 치료사에게도 더 많은 힘이 들도록 만든다. 사진은 앉기에서 서기 이동을 돕는 적절한 자세를 보여준다.

상자 8.1 손상 측 하지의 부하를 늘리는 전략

- 비 손상측 다리를 손상측 다리보다 약간 앞쪽으로 배치한다.
- 낮은 블록이나 계단과 같은, 약간 높은 표면 위에 비 손상측을 올려놓는다(그림 8.20).
- 양쪽 다리에 걸리는 체중부하의 정도를 눈으로 확인하는 힘판을 이용한다.
- 앉은 자세에서 서기 이동 동안 심하게 침범된 쪽으로 단순한 뻗기(Reaching) 과제(뻗기와 서기)를 수행하도록 한다.

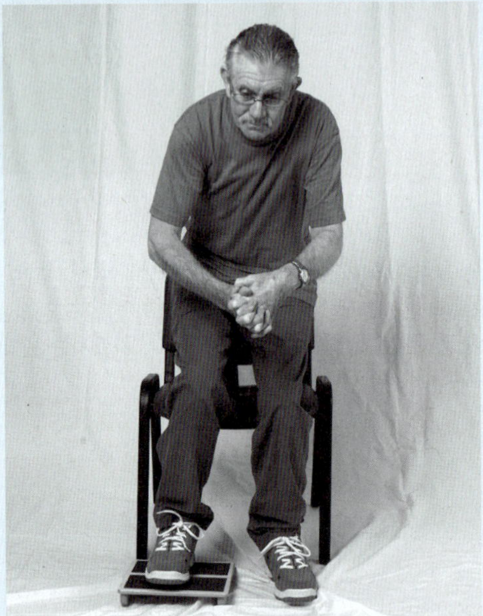

그림 8.20 비 손상 측 발밑에 낮은 발판을 배치하면, 손상 측에 더 많은 체중이 실린다. 이런 방법은 일어서기를 할 때, 비 손상 측 다리에 의지하는 의도를 감소시키고, 심한 쪽 다리를 강화시킨다.

반복적인 과제 지향적 연습과 근력 강화

이동(transfer)과 같은 기능적 과제를 연습할 충분한 기회는 환자가 환경 내에서의 기술유지와 운동학습을 향상시키는 데 매우 중요하다. 앉기 ↔ 서기의 반복 연습(하루에 11–14번)은 팔을 사용하지 않는 독립적 이동 능력과 재활 프로그램에 참여하는 뇌졸중 환자의 삶의 질과 신체 가동성을 향상시키는 것으로 알려져 있다.[25] 여러 번의 반복 연습은 앉기 ↔ 서기 이동을 향상시키는 중재 전략의 주요 요소이다.

다리의 근력 강화훈련은 과제 지향적 움직임과 무게를 이용한 점진적 저항운동을 통해 이루어질 수 있다. 일반적으로 근력 강화운동은 1주일에 2–3번 수행되어야 하며, 이때 환자는 최대 10회 반복으로 10회씩 2–3 세트로 운동해야 한다.

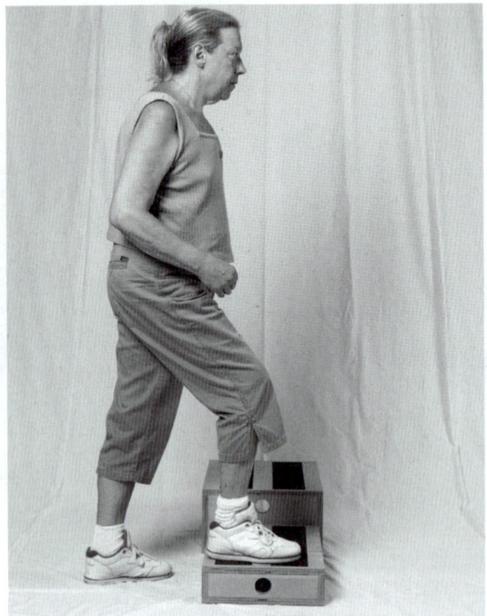

그림 8.21 환자가 계단 오르기를 연습하고 있다. 환자의 다리 근력이 증가함에 따라, 계단의 높이를 증가시킬 수 있다. 이런 연습은 도로의 연석 오르기와 계단 오르기와 같은 기능적 활동에 도움을 준다.

적신호 : 서기 운동 동안, 낙상의 위험을 가진 환자는 면밀한 감독과 보호를 받아야 한다. 그들은 균형을 위해 벽, 레일 또는 다른 물체 옆에 위치해야 한다. 가벼운 터치-다운 지지(손가락끝 지지)도 좋다.

서기에서 이루어지는 과제 지향적 근력강화 중재로는, 부분 월 스쿼트 운동, 계단 오르내리기(그림 8.21), 부분적 런지(그림 8.22) 등이 있다(10장–서기 자세와 서기 균형 스킬을 향상시키는 중재 참고). 점진적 저항운동은 발목 웨이트, 웨이트 커프, 도르래를 이용한 웨이트, 또는 등속성 운동기구 등으로 수행될 수 있고, 또 레그 프레스, 일반적인 체육시설에서의 스쿼트, 무릎관절의 폄과 굽힘, 선 자세에서 발목 웨이트를 달고 엉덩관절 폄과 벌림 등이 있다.

코멘트

- 반복 연습은 운동학습에 필수적이다.
- 근력강화훈련은 과제 지향적 움직임이나 점진적 저항훈련을 통해 달성될 수 있다.

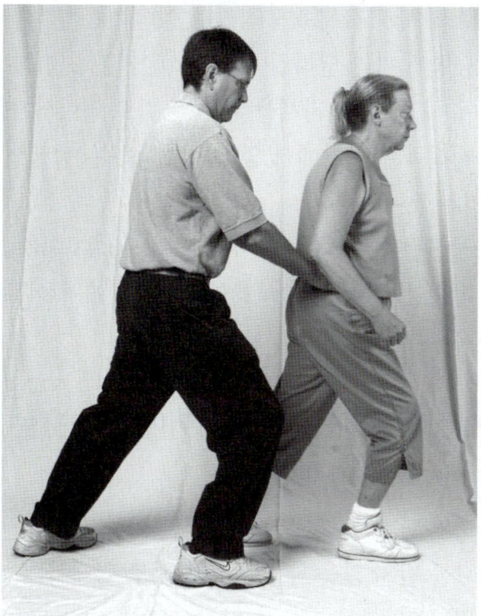

그림 8.22 환자가 부분 런지를 연습하고 있다. 환자의 근력이 증가하면, 앞으로 내딛는 보폭길이와 엉덩관절과 무릎관절의 굽힘정도를 증가시킬 수 있다. 이런 연습은 도로의 연석 오르기와 계단 오르기와 같은 기능적 활동에 도움을 준다.

앉기에서 서기와 서기에서 앉기의 스킬 연습

환자가 기본 이동 스킬을 완전히 익히고, 운동학습의 연합 단계와 자동화 단계에 있다면, 기술 습득을 촉진하는 중재를 고안해야 한다. 여러 종류의 좌석 표면들을 환자가 무작위로 이동할 수 있는 "이동 코스(transfer course)"를 설정할 수 있다. 환자가 다른 좌석으로 이동할 때 짧은 거리를 걷도록 이동 코스를 고안해야 한다(그림 8.23).

환자의 실제 환경에 맞는 복잡한 과제로 진전하기 위해, 이중과제 또는 다중과제도 이용할 수 있다. 이런 시나리오에서, 환자는 물건을 들고 이동하는 연습을 한다. 양 팔이나 한 팔로 물건을 들 수 있다. 예를 들어, 환자에게 물이 담긴 컵(그림 8.24A)이나 물건이 올려진 쟁반(그림 8.24B)을 들고 이동하도록 지시할 수 있다. 그리고 환자에게 100에서 "7"씩 계속 빼는 계산이나, 알파벳과 일치하는 동물의 이름을 말하게 하는 것과 같은, 인지 과제의 수행을 할 수 있다. 치료사는 환자의 이동을 어렵게 만들기 위해, 환자가 이동을 수행하는 동안, 팔의 과제와 인지 과제 모두를 수행하도록 지시할 수도 있다.

운동의 속도 또한 훈련 동안 수정되어야 하는 과제의 중요한 변수이다. 예를 들어, 앉아서 일어서기 검사(이동 능력의 결과측정 단락의 설명 참조)가 연습 동안에 운동의 속도뿐만 아니라 과제에 대한 집중을 촉진시키기 위해 이용될 수 있다. 이것은 임상결정에 대한 정보를 알려줄 뿐만 아니라 클라이언트를 위한 행동 강화로서 작용할 것이다.

환경 조건도 수정될 수 있다. 바닥 표면을 양탄자나 촘촘한 폼으로 바꿀 수 있다. 화장실을 사용하기 위해 자다가 일어날 때와 비슷한 환경인 조명이 없거나 낮은 밝기에서도 이동 연습을 할 수 있도록 조명을 교체할 수 있다. 다양한 소음을 제공할 수도 있다. 초기에 이용된 중재 전략과 마찬가지로, 반복 연습이 운동학습을 강화하는 열쇠이다.

코멘트

- 환자는 무작위의 다양한 좌석 표면으로 이동하는 것을 연습해야 한다.
- 연습할 때 다른 운동 과제와 인지 과제를 결합할 수 있다.
- 연습 전략은 조명이나 바닥표면과 같은, 환경의 변화를 포함시켜야 한다.

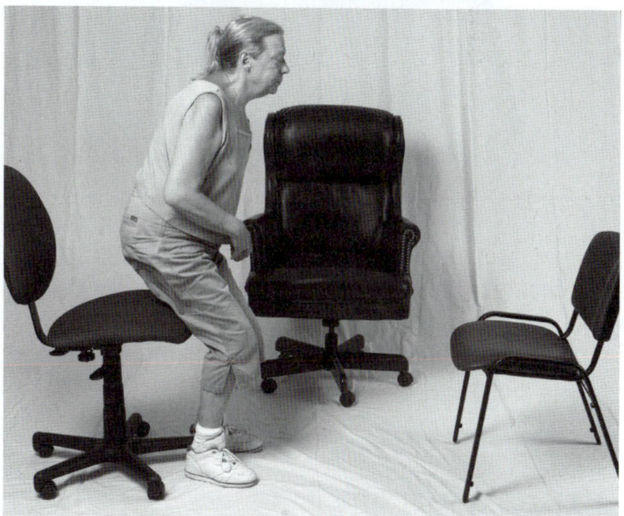

그림 8.23 다양한 좌석 표면을 이용하여 "이동 코스"를 원형, 반원형(사진), 또는 직선으로 설계할 수 있다. 이동 코스는 앉을 자석 사이의 거리를 짧게 하는 식으로 배열되어야 한다. 이런 방법은 환자의 집이나 지역사회의 이동 기술을 발달시키는데 도움을 줄 뿐만 아니라, 운동학습을 강화시킨다.

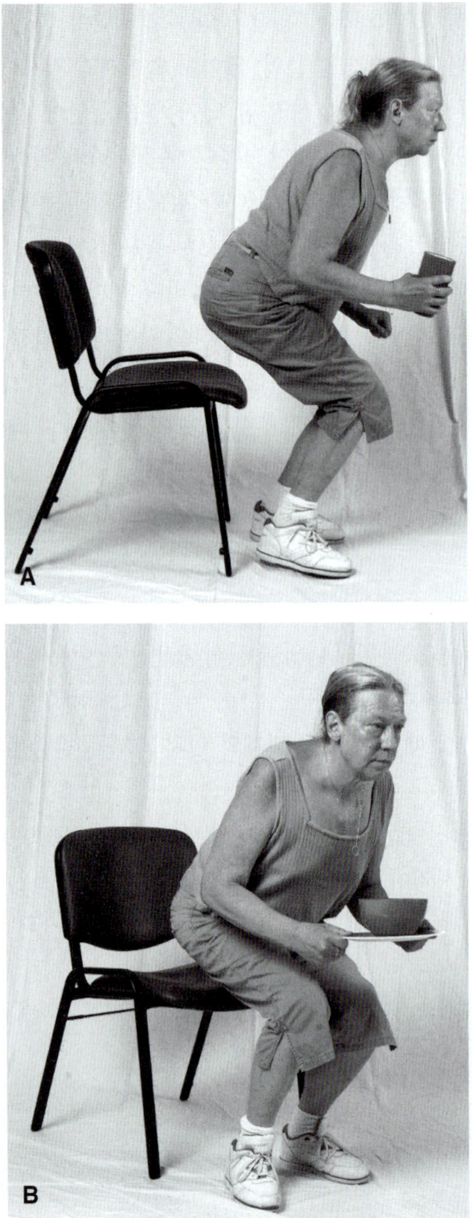

그림 8.24 물이 담긴 컵(A)이나 물건이 올려진 쟁반(B)을 들고 일어서기를 한다. 이중 과제 수행을 할 때, 환자는 조절을 통해 컵이나 쟁반 안의 내용물이 쏟아지지 않도록 한다. 이것은 환자로 하여금 물컵이나 쟁반에 집중하면서 이동할 수 있도록 연습하는 것이다.

선 자세에서 앉기 이동

Stand-to-Sit Transfers

연습을 할 때, 선 자세에서 앉기로의 이동도 강조되어야 한다. 이것을 효율적으로 수행하는 하나의 방법으로는, 환자로 하여금 조절하며 서기에서 앉기로 이동하는 것이다. 이것은 환자가 중간지점까지 내려갔을 때 동작을 멈추게 하고, 1-3초 동안 그 자세를 유지하게 함으로써 이루어질 수 있다. 그리고 다시 서기 자세로 움직인다. 내려가는 범위나 속도는 환자의 능력에 따라 달라질 수 있다. 환자는 천천히 앉기 동작을 해야 하고, 앉은 자세를 취한 후 바로 일어서기를 한다. 이런 중재전략은 서기에서 앉기로 이동하는 원심성 조절을 향상시키는 것이다.

학생실습활동 8.3을 참조하여 임상 의사결정 및 중재전략을 필요로 하는 환자 사례의 앉기 ↔ 서기 이동에 관한 지식을 적용한다.

휠체어로 가는 이동과 휠체어에서 나오는 이동

Transfers to/from a Wheelchair

재활의 초기 단계 동안, 특히 응급시설이나 재활병원의 환자들은 치료를 받지 않을 때 이동 목적으로 휠체어를 사용하는 경우가 많다. 휠체어 이동시 안전 측면에 대한 교육은 매우 중요하다. 어떤 환자들은, 특히 인지문제를 가진 환자나 휠체어를 사용해 본 적이 없는 환자들은 이동을 할 때 휠체어를 안전하게 위치시키기 위해 필요한 단계를 정확하게 알 수 없을 것이다. 환자의 상황과 인지 능력에 따라 달라지겠지만 안전한 이동을 위해 휠체어 조작 순서를 적어 휠체어 팔걸이에 부착한다. 휠체어 이동의 순서는 상자 8.2를 참조한다.

휠체어 사용에 대한 정보 없이도 환자에게 필요한 단계를 기억하도록 하는 방법처럼, 모든 앉기에서 서기 이동에 이용될 수 있는 비슷한 일반 목록을 개발한다.

상자 8.2 휠체어 이동의 순서

- 휠체어의 위치 정하기
- 잠금장치 관리하기
- 발판 관리하기
- 휠체어 가장자리로의 스쿠팅(Scooting)
- 양 발을 벌려서 무릎 뒤에 배치하는 것
- 등뼈를 곧게 펴고 앉는 것
- 코가 발가락 위로 가도록 앞쪽으로 몸통 숙이기
- 팔걸이를 밀면서 일어서기
- 다른 표면 쪽으로 몸을 90°로 돌림하고, 종아리 뒤쪽에 있는 표면을 느끼기
- 천천히 그리고 안전하게 앉기

바닥에서 일어나고 앉기 이동
Stand to / from Floor Transfers

생체역학 및 과제분석: 바닥에서 일어나고 앉기 이동 Biomechanics and Task Analysis: Stand to/from Floor Transfers

바닥에서의 이동은 일상생활의 많은 활동과 직업으로 복귀에 필요한 기능적 이동 능력이다. 또한 사망률, 낙상위험 및 ADL 의존도에 대해 정확히 예측 가능한 인자이기도 하다. 많은 노인들은 부상을 입지 않은 낙상에도 다시 일어나지 못한다. 이는 앉고 일어서기 동작보다 더 높은 수준의 능력을 요구한다. 이러한 유형의 이동 능력은 평가해야 하는 중요한 기능적 과제이며, 한계를 해결하기 위해 중재를 설계해야 한다.

건강한 노년층에 대한 관찰 분석에서 바닥에서 일어서기 이동을 달성하기 위해 다양한 운동 전략을 확인하였다. 비대칭 옆으로 앉은 자세에서 반 무릎선 자세로 회전, 네발 자세 푸쉬-업, 대칭적 앉기 및 발 구르기, 비대칭 전략이 가장 많이 관찰되었다. 바닥에서의 기립을 수행하기 위해 올바른 움직임 전략은 없지만, 치료사는 환자의 안전과 두려움을 고려하여 가장 성공적인 움직임 전략을 결정하는데 도움이 되는 다양한 방법에 대해 알고 있어야 한다.

앉기/서기 이동에서 설명한 바와 동일한 과제분석 과정을 사용하여 환자가 바닥에서의 이동을 수행하는 방법을 분석하고 움직임에 대한 문제와 원인을 식별하면 중재 개발에 도움이 될수 있다.

다음은 각각의 움직임 단계에 대한 과제 분석을 안내하는 질문들이다.

- *초기 조건:* 환자는 처음 어떠한 자세로 있습니까? 그/그녀가 앉거나 누워 있는 표면은 무엇입니까? 필요한 경우 환자에게 도움을 주기 위해 사용할 수 있는 가구가 가까이 있습니까?
- *개시:* 어느 방향으로 움직임이 시작됩니까? 움직임의 시작이 늦거나 빠릅니까? 환자가 움직임을 시작하기 위해 여러 번 시도해야 합니까?
- *실행:* 환자가 한번의 시도로 동작을 완료할 수 있습니까? 환자는 어떤 운동 전략을 사용합니까? 환자가 다른 사람이나 기구의 도움이 필요합니까? 환자가 동작을 수행하는 데 많은 노력이 필요합니까?
- *종료:* 환자가 과제를 완료하고 똑바로 서 있을 수 있습니까? 환자가 서 있을 때 안정되어 있습니까?

중재 전략: 바닥에서의 앉고 일어서기 이동
Intervention Strategies: Stand to/from Floor Transfers

바닥에서의 앉고 일어서는 이동 기술을 위한 중재 전략 선택을 구체적으로 안내하는 연구는 거의 없다. 일반적으로 바닥에서 일어나는 이동과 관련된 이동성과 근력 제한이 더 심하거나 두려움 정도가 높은 환자는 바닥에서 일어나기 이전에 먼저 의자에서 바닥으로/ 바닥에서 의자로 이동하는 작업을 먼저 수행한다. 바닥에서 서기 이동을 수행하기 위한 기본 구성이 되는 몇 가지 자세와 움직임이 있다. 여기에는 무릎 선 자세(Kneeling), 반 무릎 선 자세(Half Kneeling), 네발기기 자세(Quadruped)가 포함된다. 이런 특정 자세는 환자가 사용하는 움직임 전략과 환자가 바닥에서 올라 일어서려는 목표/ 이유에 따라 달라질 수 있다.

환자가 바닥에서 일어선 후 시행할 기능적 과제를 이해하면 바닥에서 앉고 일어서는 이동에서 어떤 유형을 선택할지 결정하는데 도움이 된다. 예를 들어, 작업이 바닥에서 양말을 집는 것이라면 반 무릎 선 자세를 유지하는 것을 선택할 가능성이 가장 높은 반면, 작업이 그 또는 그녀의 자녀와 바닥에서 노는 것이라면 끝 자세는 길게 앉은 자세(Long sit), 옆으로 앉은 자세(Side sit) 또는 서클싯(circle sit)이 될 수 있다. 상자 8.3은 서 있는 상태에서 바닥으로 이동하는 몇 가지 일반적인 방법을 보여준다.

이는 바닥에서 서 있는 상태로 이동하기 위해 반대로 적용할 수 있다. 그림 8.25 A-F는 바닥에서 서 있는 자세로 이동하기 위해 하나의 움직임 전략을 보여주고 있다. 옆으로 앉은 자세에서 환자는 네발기기 자세, 길게 앉은 자세, 엎드린 자세, 다리를 꼬고 앉은 자세 또는 누운 자세와 같은 기능

상자 8.3 선 자세에서 바닥으로 앉기

- 선 자세 → 반 무릎 선 자세로 이동 → 반 무릎 선 자세 → 옆으로 앉은 자세
- 선 자세 → 반 무릎 선 자세로 이동 → 반 무릎 선 자세 → 무릎 선 자세로 이동 → 무릎 선 자세 → 옆으로 앉은 자세
- 선 자세 → 바닥 앞쪽에 손을 대고 스쿼트 자세 → 쭈그려 앉기 → 옆으로 앉은 자세
- 선 자세 → 바닥 옆쪽에 손을 대고 스쿼트 자세 → 쭈그려 앉기 → 옆으로 앉은 자세
- 선 자세 → 쭈그려 앉기 → 네발기기 자세

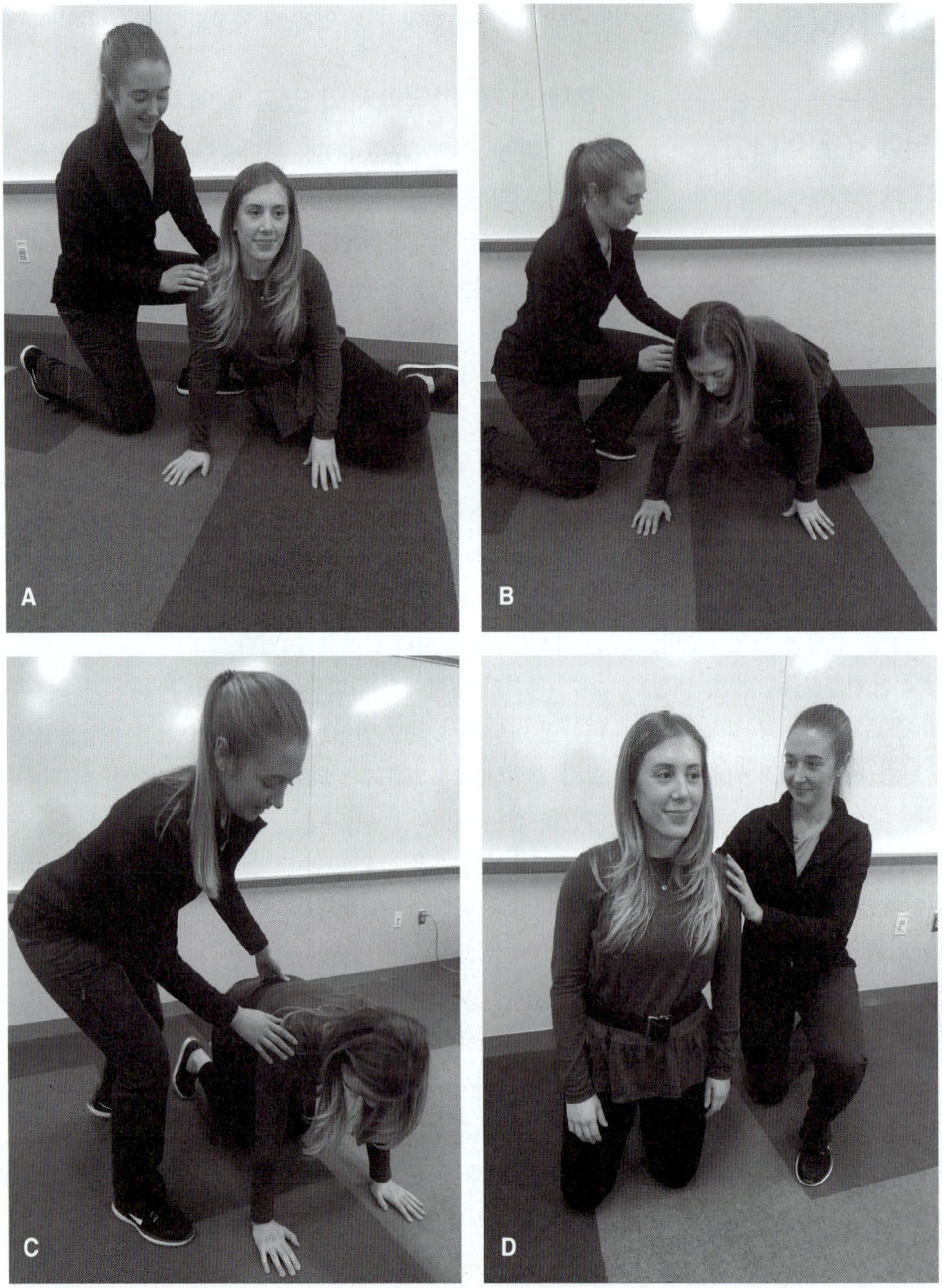

그림 8.25 바닥에서 일어서기 이동.
(A) 옆으로 앉은자세에서 시작
(B) 옆으로 앉은 자세에서 네발기기 자세로 이동
(C) 네발기기 자세
(D) 무릎 선 자세

적 작업에 따라 여러 가지의 이동을 선택할 수 있다. 일부 환자는 옆으로 앉은 자세를 건너 뛰고 스쿼트 자세에서 네발기기 자세로 바로 이동할 수 있다.

바닥에서 앉고 일어서는 이동에서 근력 또는 균형능력이 손상되었거나 두려움과 불안이 높은 경우, 받침대 또는 가구와 같은 외적인 안정화 힘을 사용하는 것으로 수정되어 시행될 수 있다. 그림 8.26 A-D 는 환자가 서 있는 상태에서 바닥으로 이동을 돕기 위해 가구를 사용하는 방법을 보여준다. 이 환자는 왼쪽 편마비가 있으며 예전에 낙상으로 인한 왼쪽 슬개골 골절이 있다. 이로 인해 그녀는 왼쪽으로 체중을 실을 수 없으며 무릎 선 자세 또는 옆으로 앉은 자세로의 이동을 할 수 없다. 환자의 이동 능력이 향상됨에 따라 안정화 요소를 제거하거나 고정된 도구 대신 치료용 볼 등으로 교체하는 것과 같이 더욱 어렵게 할 수 있다.

5장: 팔꿈치로 엎드린 자세와 네발기기 자세 기술을 향상시키기 위한 중재 및 7장: 중간몸통과 엉덩관절 조절능력 증진을 위한 중재: 무릎서기와 자세와 반 무릎서기 기술은 선 자세에서 바닥으로 이동하는 과제를 성공적으로 수행하

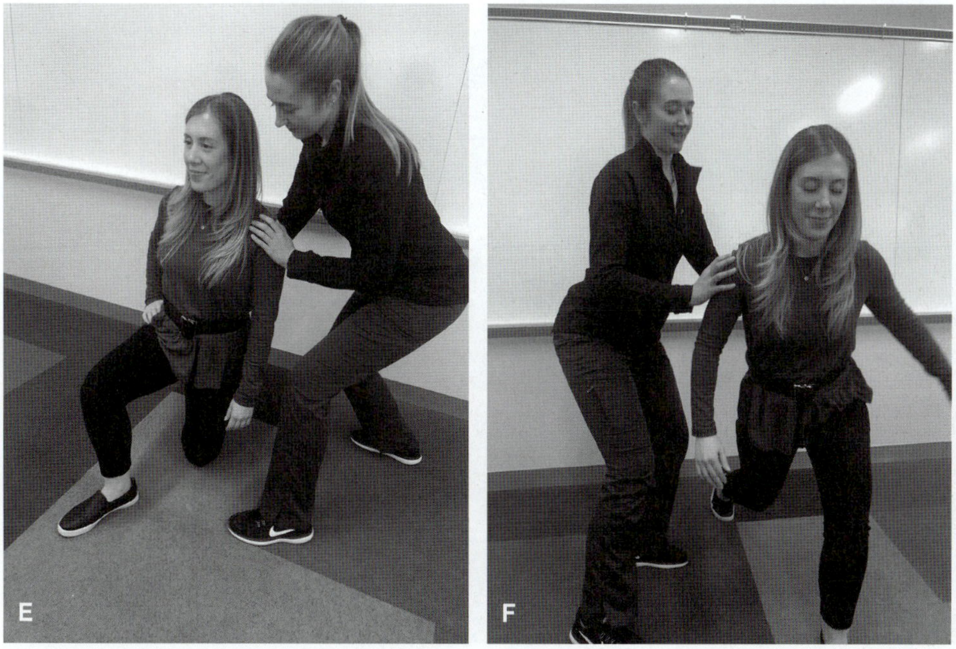

그림 8.25 (계속)
(E) 반 무릎 선 자세
(F) 반 무릎 선 자세에서 서기로의 이동

기 위한 구성요소 역할을 한다. 학생실습활동 8.4를 참조하여 선 자세에서 바닥으로의 이동에 대한 과제 분석과 과제 지향 중재를 설계한다.

최종 목표가 바닥에서 선 자세로 이동이라면 구성요소가 되는 기술이 완전히 숙달되지 않았더라도 전체 과제를 연습하는 것이 중요하다. 환자의 이동능력이 향상하게 되면 그에 따른 환경을 수정하여 더 어렵게 할 수 있다.

- 표면(카펫, 잔디, 시멘트 바닥, 폼 매트)
- 폐쇄된 환경 vs 개방된 환경(조용한 재활센터 vs 지역사회 외부)
- 주의력 요구의 변화(개인을 둘러싼 많은 소음 또는 움직임)

바닥에서 앉고 일어서는 이동에서 기능적 과제는 다음과 같이 변경하여 진행할 수 있다.

- 바닥에 앉았다가 세탁물을 꽉 잡은 상태에서 일어나기
- 바닥에서 작은 애완동물 들어올리기
- 인지적 이중과제 통합

이 장의 앞 부분에서 논의된 반복 연습 및 그 외 운동학습 전략도 통합되어야 한다. 바닥에서 앉고 일어서는 동작을 개선하기 위한 중재를 개발하고 구현하기 위해 이 지식을 적용하려면 학생실습활동 8.5를 참조한다.

적신호 : 안전을 위해 보행 벨트를 사용하고 특히 바닥에서 일어나는 이동시 가능한 경우, 신체적 도움을 줄 다른 치료사를 대기시킨다. 물리적 지원은 일반적으로 바닥에서 일어나는 이동에 더 많이 필요하지만 중력의 영향 또는 환자의 공포도가 높은 경우 서 있는 자세에서 바닥으로 이동하는 경우에도 필요할 수 있다.

앉기 피벗 이동 Sit Pivot Transfers

SCI 환자, 다발성 경화증 환자, 척추갈림증 환자 등과 같이, 집이나 지역사회에서 이동 수단으로 휠체어를 사용하는 사람은 종종 팔만 이용하여 휠체어에 앉거나 휠체어에서 다른 장소를 움직인다. 완전 SCI 환자의 경우에는, 대개 손상 레벨이 이동에 대한 기능적 능력을 결정한다. 손상 레벨이 낮을수록, 더 쉽고 다양한 이동을 할 수 있다. 운동기능 레벨 이외의 요소도 독립적 앉기-피벗 이동 능력에 영향을 줄 것이다. 이들 요소로는 체중, 경직, 통증, ROM 및 신체치수 등의 특성 등이 있다.

C6 완전척수손상환자(미국척수손상협회)는 돌림근띠, 어깨세모근 및 위팔두갈래근이 완전히 보존되어 있고, 또 큰원근, 큰가슴근 및 넓은등근이 부분적으로 잔존하여 동일 평면 사이를 혼자 힘으로 앉기-돌림 이동할 수 있고,

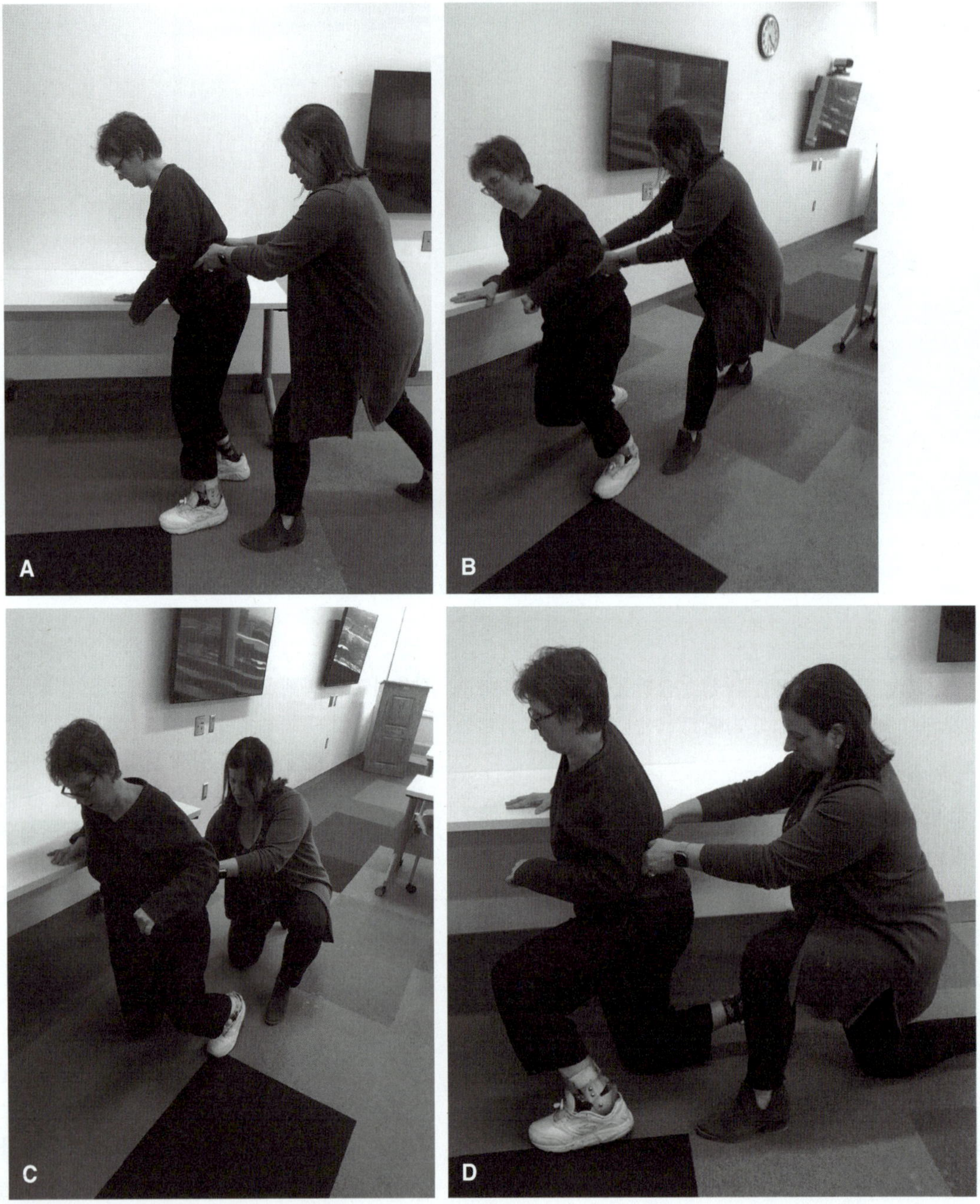

그림 8.26 변형된 선 자세에서 바닥으로 앉기의 이동.
(A) 지지를 하기 위해 손상되지 않은 쪽을 가구 가까이 선 자세.
(B) 체중지지와 손상되지 않은 쪽의 상지를 통해 지지하면서 바닥으로 이동.
(C) 가구에 상지를 지지한 자세에서 손상되지 않은 쪽 무릎을 바닥으로 이동.
(D) 손상되지 않은 쪽 체중지지 하며 반 무릎 꿇은 자세. 이 환자는 왼쪽 편마비 외에도 왼쪽 슬개골 골절이 있어 통증으로 인해 왼쪽 무릎으로 체중을 지지하거나 옆으로 앉은 자세가 불가능하다.

위팔세갈래근의 기능이 없으면, 어깨관절을 가쪽돌림하고, 팔꿉관절과 손목을 펌하고, 아래팔을 뒤침 함으로써 팔꿉관절을 폄으로 고정시킬 수 있다. 이것을 달성하기 위해, 환자는 먼저 아래팔을 뒤침한 채 어깨관절을 폄한다. 일단 손바닥이 매트에 닿으면 팔이 닫힌 사슬에 있어 팔꿈치가 펴지면서 위팔이 구부러진다. 환자는 앞쪽 어깨세모근, 어깨 가쪽돌림근 및 큰가슴근을 수축함으로써 닫힌사슬을 이용해 어떻게 팔꿉관절의 폄을 조절하는지 배운다. 환자는 팔꿉관절의 잠김을 피해야 하는데, 그 이유는 팔꿉관절의 잠김이 반복되면 관절을 손상시킬 수 있기 때문이다. 이동하기 위해 이런 자세로부터 몸통과 엉덩이를 들어 올리려면, 환자는 어깨뼈를 내밈과 내림해야 한다. 체중부하를 할 때 힘줄작용 그립(tenodesis grip)을 보존하기 위해 환자는 손가락을 굽힘해야 하고, 또 가능하면 손목을 중립위로 배치해야 한다.(6장: 앉기와 앉은 자세에서의 균형 기술을 향상시키는 중재, 그림 6.5C 참조.)

생체역학: 앉기 피벗 이동

Biomechanics: Sit Pivot Transfer

앉기에서 서기 이동과는 달리, SCI 환자(또는 비슷한 장애를 가진 환자)가 휠체어로 이동을 할 때 앉기-피벗 이동을 어떻게 수행하는지에 대한 연구는 많지 않다. Perry 등은 앉기-피벗이동을 3 단계로 나누었다: 준비 단계, 들기 단계, 내림 단계. 준비 단계는 몸통을 앞쪽으로 굽힘하여 가쪽으로 기울어지고, 후속 팔(trailing arm) 쪽으로 돌림하는 단계이다(그림 8.27A). 들기 단계는 좌석으로부터 엉덩이를 들어 올리는 것부터 시작해서, 두 좌석 사이의 거리 절반에 해당되는 지점까지 이르는 기간이다(그림 8.27B). 내림 단계는 절반지점 이후부터 엉덩이가 다른 좌석에 닿을 때까지 몸통을 내림하는 기간이다(그림 8.27C).

준비 단계는 몸통을 앞쪽 굽힘하여 체중을 엉덩이에서 손 쪽으로 이동하는 단계이며, 이때 양쪽 어깨가 손 앞쪽으로 이동하게 된다. 어깨가 손보다 앞쪽에 위치하도록 몸통을 앞쪽으로 굽힘하는 능력은 앉기-돌림 이동의 중요한 요소이다. 후속 손(trailing hand)은 위쪽 허벅지 근처인 엉덩관절 바로 앞쪽에 배치한다. 엉덩이와 허벅지가 이동할 공간을 확보하기 위해, 위쪽 허벅지로부터 선도 손(leading hand)을 멀리 배치한다. 위쪽 몸통이 표적 이동 좌석으로부터 멀어지도록 위쪽 몸통을 후속 손 쪽으로 돌림한다. 종종 환자가 이동할 표적 좌석을 쳐다보기를 원하기 때문에, 초기에는 이런 동작을 하기가 어렵다.

들기 단계는 몸통과 엉덩이를 좌석으로부터 들어 올리는 것이다. 아래쪽 몸통을 선도 손(lead hand) 쪽으로 이동시키고, 위쪽 몸통은 후속 손(trailing hand) 쪽으로 돌림 한다. 내림 단계 동안에는 몸통과 엉덩이를 좌석으로부터 계속 들어 올린 상태에서, 몸통을 후속 손 쪽으로 돌림하면서, 자신의 몸을 좌석으로 내려놓는다. 후속 손에서 발생된 최대 힘은 엉덩이를 좌석으로부터 들어올리기 직전에 일어난다. 가장 큰 힘은 선도 손보다는 후속 손에서 일어난다. 그래서 선도 팔은 약증이 있거나 통증이 있는 어깨 쪽의 팔을 사용해야 한다.[30,31]

중재 전략: 앉기 피벗 이동

Intervention Strategies: Sit Pivot Transfer

주의사항과 리드-업 스킬

휠체어로 이동하기 위해 또는 휠체어에서 다른 위치로 이동하기 위해, 앉기-피벗 이동을 이용하는 많은 사람들은 피부가 손상될 위험을 가진다. 이동하는 동안 피부에 가해지는 전단력을 피해야 한다. 환자는 좌석 표면 위를 활주하는 것 대신에 몸을 들어 올리는 것을 배워야 한다. 여러 번의 작은 들기와 돌림이 좌석 표면을 활주하는 것보다 더 낫다. 재활 프로그램의 초기 단계에서 외상성 SCI 환자는 회복에 대한 과도한 스트레스와 척추의 불안정 골절 등 많은 정형외과적 주의사항을 가질 것이다. 이들 주의사항은 엄격하게 준수되어야 한다. 앞에서 언급했듯이, C7 레벨 이상의 척수손상 환자는 그들의 손으로 체중부하를 할 때 손가락을 굽힘해야 한다. 손가락 굽힘은 긴 손가락 굽힘근을 타이트 하게 유지하여 힘줄 작용 그립(tenodesis grip)을 사용할 수 있도록 하며, 손목과 손가락의 폄을 이용하게 만든다.

환자의 기술과 능력이 부족하거나 재활 초기인 환자는 휠체어와 환자 사이 표면 간격을 좁히기 위해 이동보드를 사용할 수 있다(그림 8.28 A-D). 이동보드는 보다 편평한 표면을 제공하여 지지대 균형을 유지하고 피부의 불균일한 압력을 줄여준다. 이동보드는 환자가 최대한 높이 들어 올려 회전할 필요가 없어 처음에는 이동 시 불안이나 두려움을 줄이는데 도움이 될 수 있다. 그러나 가능한 경우 환자들은 이러한 보드 없이 이동을 배우고 수행해야 한다. 이는 더 큰 독립성을 촉진한다. 이동보드는 또한 피부 손상을 일으키는 원인이 될 수 있다.

휠체어로 이동하거나 휠체어에서 다른 곳을 이동하기 위한 준비로서, 많은 리드-업 스킬이 요구되며, 표 8.2에 리드-업 스킬을 요약하였다.

적신호 : 이동하는 동안, 피부 손상을 막기 위해 전단력을 피해야 한다. 치유되고 있지만 여전히 불안정한 척추 골절부위에 과도한 힘이 가해지지 않도록 정형외과적 주의사항을 준수해야 한다.

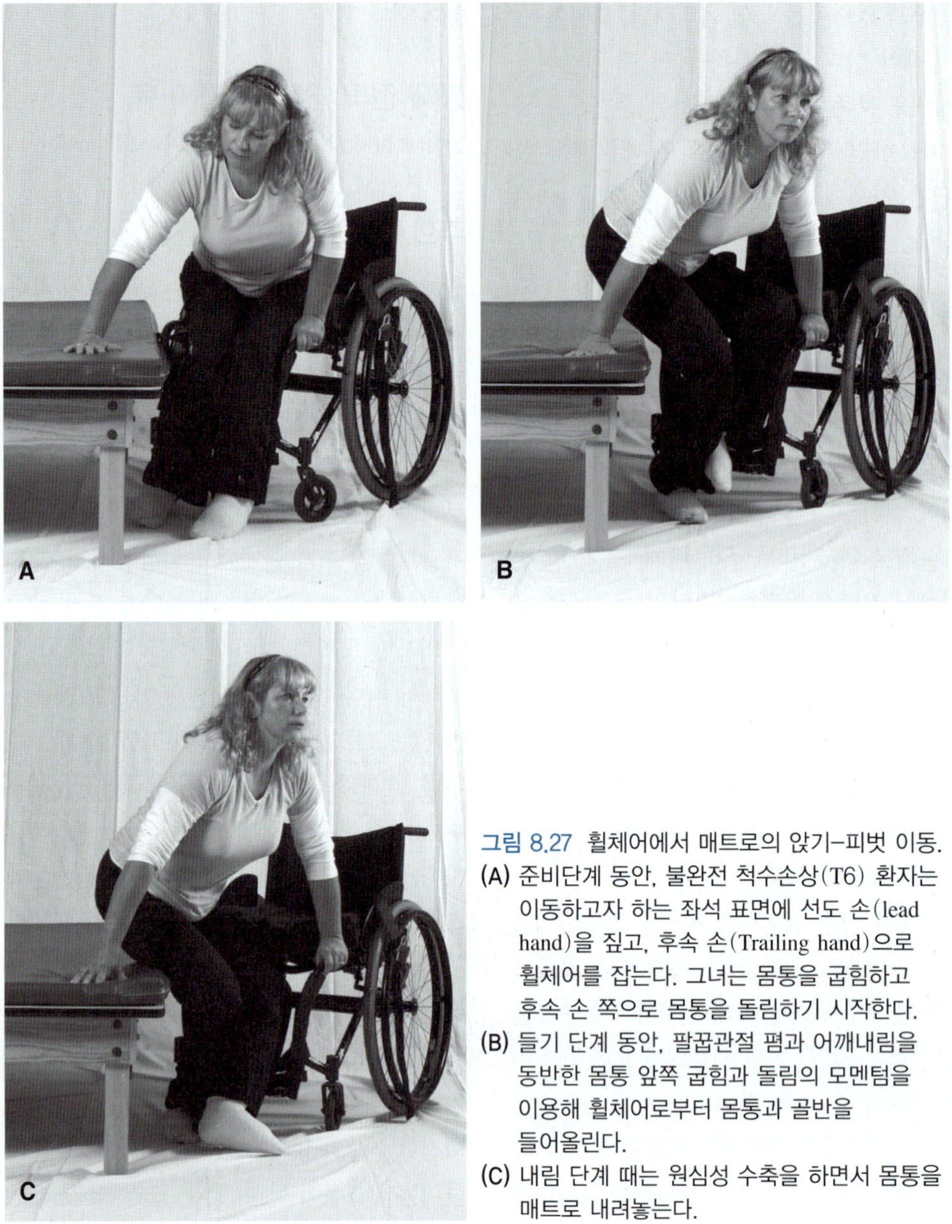

그림 8.27 휠체어에서 매트로의 앉기-피벗 이동. (A) 준비단계 동안, 불완전 척수손상(T6) 환자는 이동하고자 하는 좌석 표면에 선도 손(lead hand)을 짚고, 후속 손(Trailing hand)으로 휠체어를 잡는다. 그녀는 몸통을 굽힘하고 후속 손 쪽으로 몸통을 돌림하기 시작한다. (B) 들기 단계 동안, 팔꿉관절 폄과 어깨내림을 동반한 몸통 앞쪽 굽힘과 돌림의 모멘텀을 이용해 휠체어로부터 몸통과 골반을 들어올린다. (C) 내림 단계 때는 원심성 수축을 하면서 몸통을 매트로 내려놓는다.

과제-지향적 균형과 근력 활동

앉기-피벗 이동을 잘하기 위한 중재 전략에 대한 연구는 많지 않다. 여기에 제시된 중재들은 과제 지향적 균형과 근력 강화 전략을 바탕으로 하고 있다. 중요한 것은 다양한 움직임 전략을 연습해야 하고, 한 가지의 접근법을 모든 환자에게 적용해서는 안 된다. 손 배치, 발 배치, 또는 몸통 굽힘/돌림의 방향 등을 약간씩 변형시키는 것이 환자로 하여금 이동을 보다 효율적으로 수행하게 하거나 독립적으로 수행할 수 있게 만드는 것이다. 환자는 효율적이고 안전한 접근법을 찾기 위해 많은 노력을 해야 한다.

짧게 앉은 자세 균형과 관련된 독립성과 자신감은 독립적 앉기-피벗 이동에 가장 중요한 사전 스킬이다. 안정된 앉기 자세를 유지하는 능력에 자신감이 없는 환자는 독립적으로 안정된 이동 스킬과 적절한 기법을 발전시킬 수 없을 것이다. 만약 환자가 짧게 앉은 자세에 안전감과 자신감을 갖지 못하면, 다른 좌석으로 이동하는 자신의 능력에도 자신감을 갖지 못할 것이다.

적절한 길이의 뒤넙다리근을 가진 SCI 환자를 위한 앉

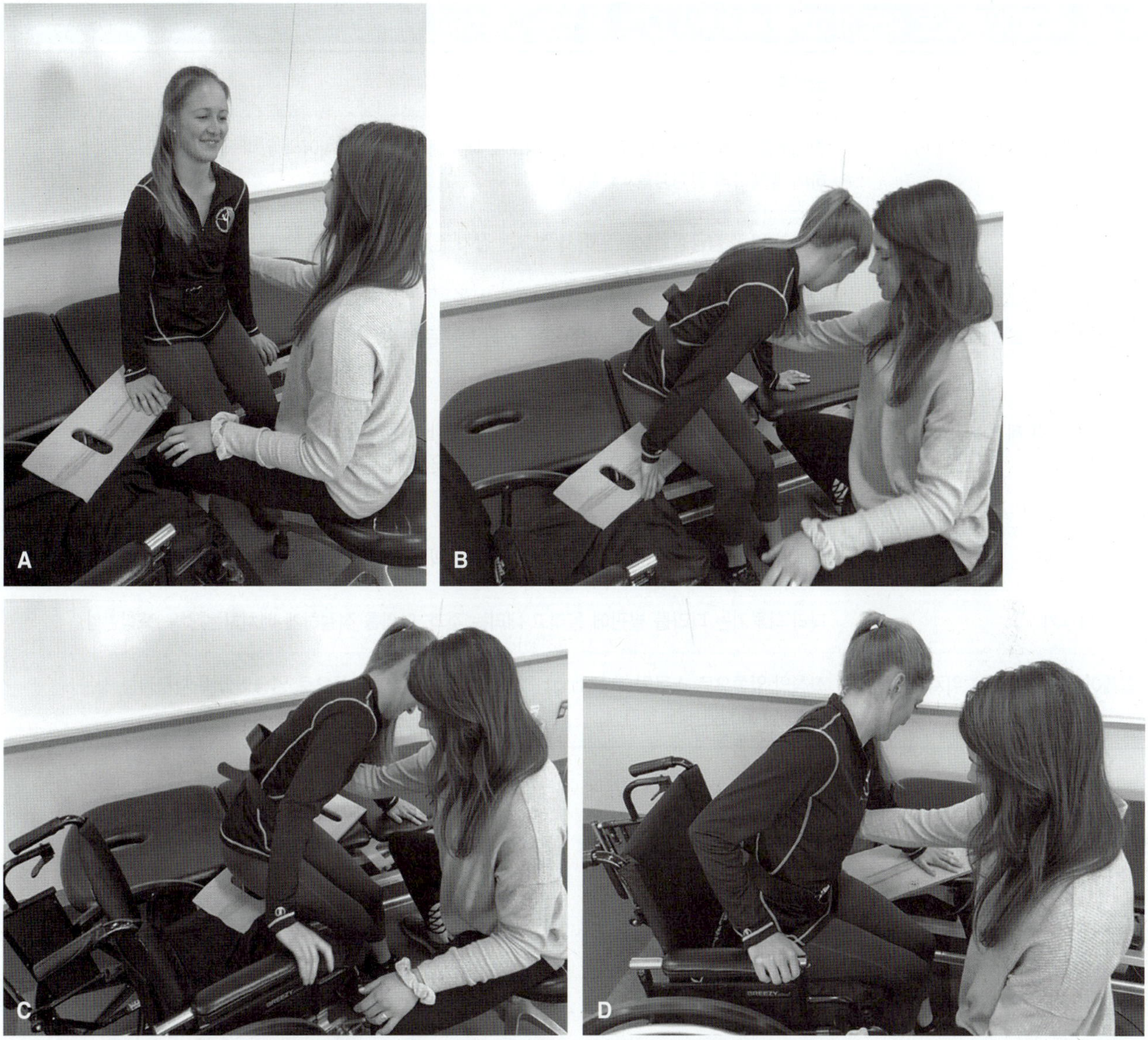

그림 8.28 이동보드를 이용한 매트에서 휠체어로의 앉기 피벗 이동.
(A) 이동보드는 환자가 앉은 표면(매트)과 환자가 이동하는 표면(휠체어) 사이 간격을 메우도록 놓는다.
(B) 및 (C) 이동을 돕기 위해 머리-엉덩이 관계를 사용하여 환자는 이동보드를 따라 들어 올렸다가 다시 앉는다.
(D) 환자가 휠체어를 탄 후 이동판을 제거한다. 이동보드를 사용하여 이동 시 피부에 전단력이 가해지지 않도록 주의해야 한다.

기 균형 훈련은 더 안정적인 자세인 길게 앉은 자세(long sitting)에서 시작해야 하지만 짧게 앉은 자세(short sitting)로 빠르게 진전되어야 한다. 그러나 길게 앉은 자세를 취할 때 중요한 주의사항은 허리 근육과 뒤넙다리근의 과도한 신장을 피하는 것이다. 중간 등뼈 이상의 척수손상 환자의 경우, 허리 근육의 긴장이 앉은 자세를 취할 때 아래쪽 몸통과 골반의 안정성을 제공할 수 있다. 그 환자는 약 90°의 수동 SLR (Straight Leg Raise) ROM을 유지해야 한다.

처음에, 짧게 앉은 자세 정적 균형 활동을 연습해야 하고, 그 다음 동적 활동으로 진전하고, 맨 나중에는 짧게 앉은 자세의 안정성 한계(LOS)를 확인하고 검사를 통해 편안한지를 느껴보아야 한다. 짧게 앉은 자세에서 균형에 대한 중재를 할 때, 치료사는 환자가 자신의 균형 능력에 자신감을 가질 때까지 면밀하게 감독하고 보조해야 한다. 환자의 기능이 향상하면, 치료사는 난이도를 높이기 위해 보조가 없는 중재로 진전해야 한다. 짧게 앉은 자세 균형을 촉진시키는 중재 활동은 6장(앉기와 앉은 자세에서의 균형기술을 향상시키는 중재)에서 설명되었다. 서기-돌림 이동을 향상시키

표 8.2 휠체어 쪽으로 이동하고, 휠체어에서 다른 장소로 이동하기 위한 리드-업 스킬

리드-업 스킬	코멘트
휠체어 위치 정하기	휠체어를 표적 이동 표면과 20-30°각도로 배치해야 한다. 휠체어의 앞바퀴를 뒤쪽으로 향하도록 하여 휠체어의 안정성을 더 높인다.
바퀴 잠그기	다양한 바퀴 잠금장치(예, 밀어서 잠그는 장치, 당겨서 잠그는 장치, 또는 가위 잠금장치 등)를 이용할 수 있다.
팔걸이의 제거와 재배치	팔걸이 스타일이 다양하다. 어떤 것은 스윙 형태로서 옆으로 위치를 변경시키는 것이고, 다른 것은 완전히 제거할 수 있는 것도 있다.
다리받침대의 제거와 재배치	어떤 환자들은 발판 위에 발을 올려놓고 이동한다. 다른 환자들은 다리 받침대를 제거하고, 발을 지면 위에 내려놓고 이동한다. 안정성을 제공하기 위해, 허벅지는 이동하고자 하는 표면과 같은 높이로 하거나 약간 높게 해야 한다.
이동보드 관리	손상 레벨이 높은 척수손상 환자는 안전한 이동과 독립적 이동을 위해 이동보드를 사용할 수 있다.
다리 다루기	다리 다루기는 다리를 발판에 올리고 내리는 것과, 다리를 적절하게 배치하는 것도 포함한다.
휠체어안에서의 신체 위치 관리	좌석의 앞쪽으로 스쿠팅(scooting) 하기. 휠체어 좌석의 앞쪽으로 엉덩이를 위치시키는 것은 리드-업 스킬에 중요하다.

는 특별한 중재 활동은 다음과 같다:

- 환자의 LOS 까지 앞, 뒤, 좌, 우로 몸을 능동적으로 기울인다. 환자가 낙상을 예방하고 안전하게 이런 활동을 할 수 있을 때까지 면밀하게 환자를 감독하고 보조해야 한다.
- 앉은 자세에서 푸쉬-업을 한다(푸쉬-업 바의 사용 유무에 관계없이). 위에서 설명되었듯이, 움직임의 주요 요소는 척추를 곧게 하고 엉덩관절을 굽힘하는 것이다(그림 8.29)
- 푸쉬-업한 후, 좌우로 엉덩이를 옮긴다. 머리와 몸통을 앞쪽으로 기울이고, 스쿠팅(scooting)하는 쪽과 반대되는 방향으로 몸통을 돌림해야 한다.

엎드린 자세나 네발자세의 활동도 앉기-피벗 이동에 필요한 주요 근육을 강화하는데 유용하다. 팔꿈치를 대고 엎드린 자세도 위팔세갈래근의 작용 없이 이동하는 동안 몸을 들어 올리는 어깨내림근을 강화하는데 유용하다. 팔꿈치를 대고 엎드린 자세와 네발자세에서 수행될 수 있는 활동은 상자 8.4를 참조한다.

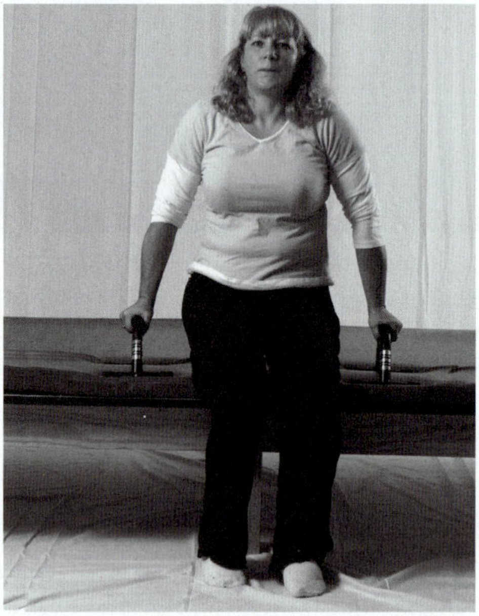

그림 8.29 짧게 앉은 자세에서 푸쉬-업 바 또는 블록을 이용한 푸쉬-업은 휠체어 이동에 꼭 필요한 위팔세갈래근과 어깨내림근을 강화시키는 과제지향적인 운동이다.

상자 8.4 앉기 피벗 이동 강화훈련

- 팔꿈치를 대고 엎드린 자세에서의 푸쉬-업(그림 8.30)
- 엎드린 자세에서의 어깨뼈 뒤 당김(그림 8.31)
- 팔꿈치를 대고 엎드린 자세에서의 어깨뼈 뒤 당김과 아래쪽 돌림
- 네발자세에서의 푸쉬-업; 비록 중간 등뼈 이상의 척수손상 환자의 경우, 치료사가 과도한 허리뼈 앞굽음증을 막기 위해 (도수접촉 또는 공으로) 아래쪽 몸통을 지지해야 할 수도 있다.

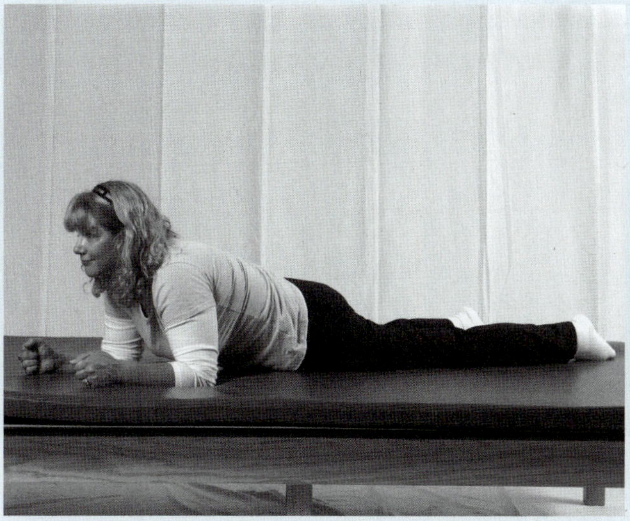

그림 8.30 팔꿈치를 대고 엎드린 자세에서 실시되는 푸쉬-업은 앞톱니근을 강화시킨다. 진전에 따라, 환자에게 턱을 당기고 어깨와 위쪽 가슴우리를 들어올리도록 지시함으로써 푸쉬-업의 높이를 증가시킬 수 있다.

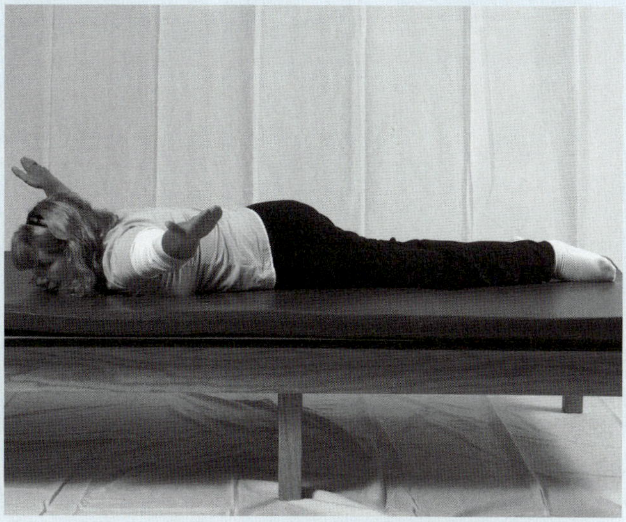

그림 8.31 엎드린 자세에서의 어깨뼈 뒤 당김 운동은 중간등세모근과 아래등세모근, 마름근을 강화시키는데 이용된다.

앉기 피벗 이동 스킬

환자가 짧은 앉기 균형에 자신감을 가지면, 이동 훈련은 이동 기술을 학습하는 데 초점을 맞추어야 한다. 이동 기법의 기술 발달은 근력보다 더 중요하다. 적절한 기법은 근력을 덜 필요로 할 것이고, 장기간 동안 팔 관절에 작용하는 반복적인 힘을 덜 사용하여 과 사용 손상의 위험을 감소시킬 것이다.

이동 연습을 시작할 때, 치료사는 환자가 이동 스킬을 학습하는데 집중할 수 있는 환경을 초기에 설정해야 한다. 이것은 이동 표면(transfer surface)에 휠체어를 어떤 각도로 배치해야 할 것인지를 알려준다: 이때 이동 표면의 높이는 휠체어의 높이와 같은 것이 좋고, 발판을 제거하고, 휠체어 잠금 장치를 적용하고, 휠체어 좌석의 앞쪽으로 스쿠팅 하는 것을 돕는 것들이 포함될 수 있다. 초기 훈련 동안 환경의 사전 설정은 환자의 에너지를 보존해 주고, 실제 이동에 대한 학습에 집중시켜 줄 수 있다. 훈련의 중요한 목적은 환자에게 맞는 난이도로 환경과 중재를 설정하는 것이고, 또 환자가 이동 스킬을 성공적으로 학습하여 자신감을 갖도록 하는 것이다.

환자의 초기 자세는 3점 자세와 비슷해야 한다. 선도 손은 몸으로부터 멀리 이동시켜 매트의 가장자리에 위치해야 하고, 이때 이동하려는 표면에 있는 어깨관절은 약간 안쪽 돌림되어야 한다. 뒤따르는 손은 환자의 몸 가까이에 위치한다. 환자의 엉덩이가 3점 자세의 중간 위치이다. 환자는 몸통과 머리를 아래쪽과 앞쪽으로 숙여, 팔 쪽으로 체중을 이동시킨다. 그리고 이동할 쪽과 반대되는 쪽(뒤따르는 손)으로 몸통을 돌림한다. 팔 쪽으로 체중을 이동시키는 앞쪽과 아래쪽의 몸통 숙임과 어깨뼈의 내밈은 하체를 위쪽으로 들어 올릴 수 있게 한다. 위쪽 몸통과 머리를 뒤따르는 손 쪽으로 돌림 하는 것은 하체를 리드 손 쪽(이동하고자 하는 쪽)으로 돌림하게 한다. 환자는 신체를 선도 손보다 약간 뒤쪽이나 근처로 이동시키고, 뒤따르는 손 쪽으로 머리를 돌림한다(그림 8.32 A-C).

치료사는 환자의 앞쪽에 위치하여 이동을 적절하게 촉진해야 한다. 치료사의 한 손(환자가 이동하고자 하는 쪽에 가까운 손)은 환자 어깨뼈 가쪽 가장자리를 따라 뒤쪽면에

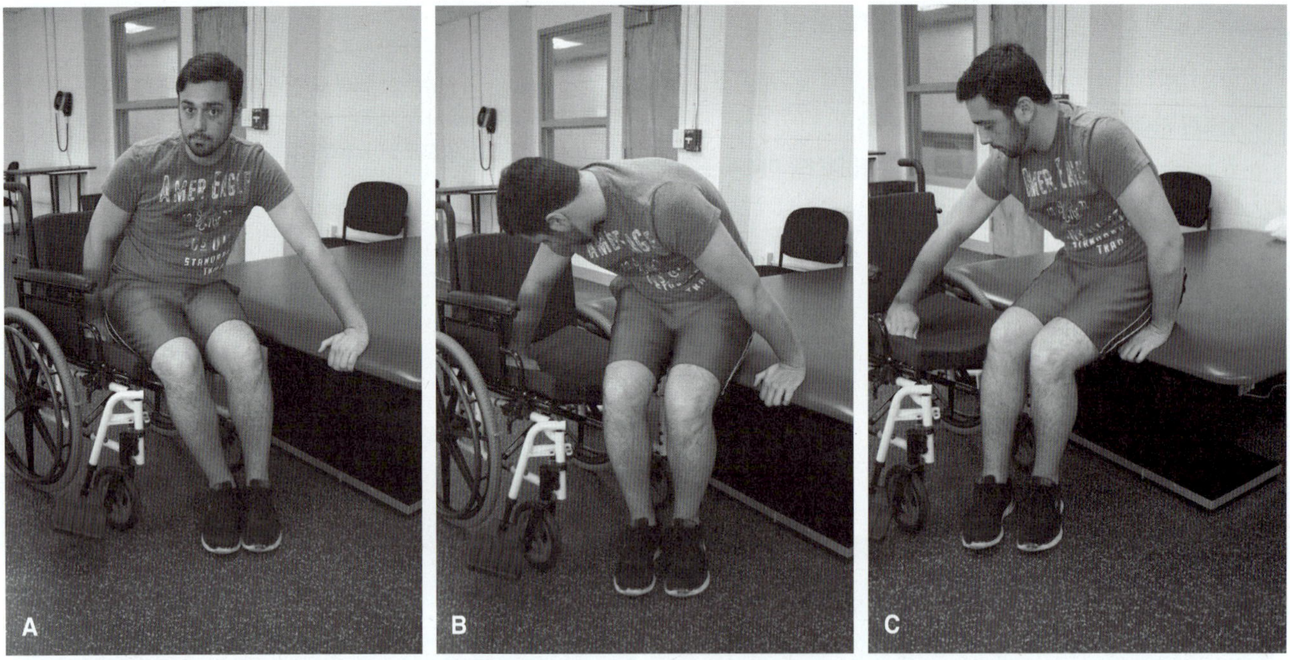

그림 8.32
(A) 이동을 위한 초기 자세. 선도 팔은 약간 안쪽 돌림되고, 환자는 몸통이 약간 돌림되도록 다리를 배치한다.
(B) 환자는 엉덩관절을 앞쪽으로 굽힘하고, 뒤따르는 팔 쪽으로 몸통을 돌림시킨다. 이런 자세는 몸통을 들어 올리는 데 도움을 준다.
(C) 환자는 머리를 뒤따르는 팔 쪽으로 돌림하여 자신의 몸을 리드 팔 쪽으로 이동시킨다.

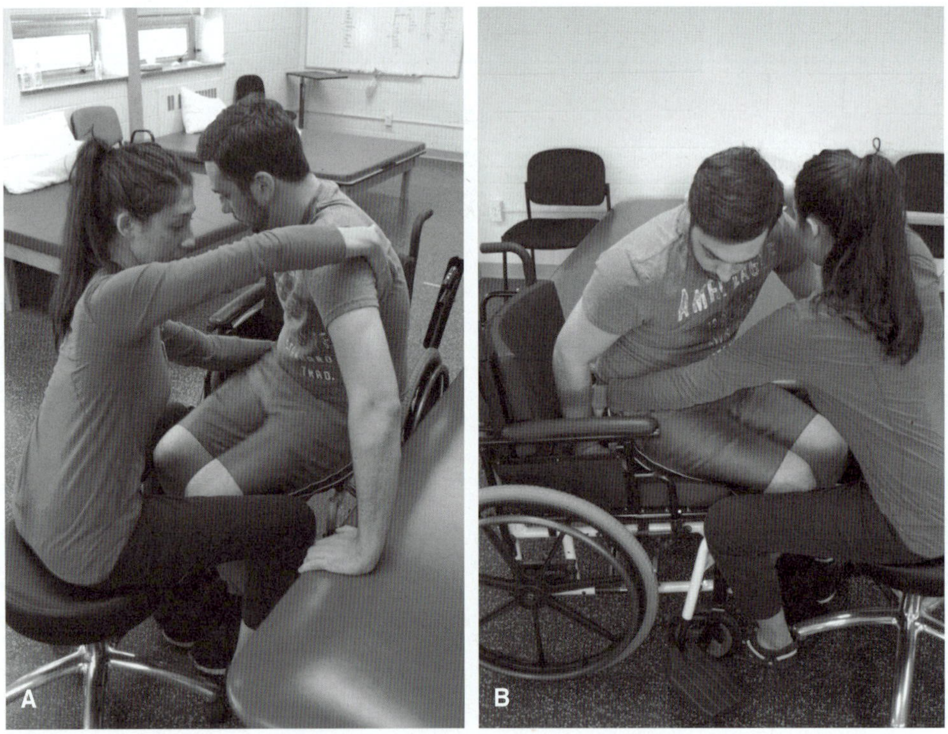

그림 8.33
(A) 치료사의 한 손을 환자의 어깨뼈 가쪽 가장자리를 따라 어깨 뒤쪽에 배치한다. 이 손은 환자의 몸통과 머리의 굽힘과 돌림을 유도한다. 치료사의 다리는 환자의 무릎과 함께 이동하는 방향을 유도할 수 있다.
(B) 치료사의 다른 손을 환자의 뒤따르는 손 근처인 엉덩이 부위에 배치한다. 이런 손 배치는 몸통/균형의 지지를 제공하고, 몸을 들어 올리는 데 도움을 준다.

배치되어야 한다. 이 손은 환자의 대각선 몸통 움직임(표면에서 회전과 앞쪽/아래쪽 움직임)을 촉진시킨다. 치료사의 다른 손은 뒤따르는 손 쪽의 엉덩이 밑에 배치되고, 아래팔과 손목은 엉덩이 가쪽면에 배치된다. 이 손은 하체를 들어올리는 데 도움을 주고, 균형 지지를 제공해 준다(그림 8.33 A,B).(앉기 피벗 이동의 주요 개념은 상자 8.5를 참조한다.)

이것은 환자를 위한 새로운 운동 과제이므로 운동 학습을 촉진하기 위해 한 세션에서 여러 번 이동이 수행되는 등 연습이 많이 필요하다. 학습 환경은 도전적이어야 하지만 환자가 성공을 경험할 수 있도록 설정해야 한다.

상자 8.5 앉기 피벗 이동의 주요 개념

- 짧은 앉은 자세에 대한 자신감과 독립성은 매우 중요하다.
- 스킬이 근력보다 더 중요하다.
- 머리-엉덩관절의 관계를 교육시킨다. 머리와 위쪽 몸통은 골반과 다리와 반대되는 방향으로 움직인다. 예를 들어, 환자가 왼쪽으로 이동하고자 할 때, 머리를 앞쪽, 아래쪽 그리고 오른쪽으로 움직여야 하체를 들어올려 왼쪽으로 이동시키기가 쉽다.
- 몸통을 가능하면 곧게 유지하고, 엉덩관절을 굽힌다.
- 성공을 위한 환경을 설정한다.
- 신체를 적절한 방법으로 재 위치시킨다. 환자의 리드 손은 멀리 떨어진 이동하고자 하는 표면에 배치하고, 어깨관절을 약간 안쪽돌림하고, 아래팔을 엎침 한다. 뒤따르는 손을 엉덩이 근처에 배치한다. 양 발을 바닥에 내려놓고, 몸통을 뒤따르는 손 쪽으로 약간 돌림한다. 후속 팔이 주된 작용을 하고, 만약 한쪽 팔이 약하거나 통증이 있다면, 그 팔을 리드 팔로 이용한다.
- 이것은 환자를 위한 새로운 운동과제이기 때문에 연습을 많이 해야 하고, 운동학습을 촉진하기 위해 많은 이동을 수행해야 한다. 학습 환경은 난이도에 맞게 설정되어야 하지만, 환자가 성공을 할 수 있는 난이도이어야 한다.

앉기 피벗 이동 : 다양한 표면

환자는 휠체어 높이와 비교해 다양한 높이와 다양한 표면으로 이동하는 것을 연습해야 한다. 이들 이동은 일반적으로 소파, 변기, 욕조, 샤워 의자, 자동차로의 이동이다. 이동에 사용되는 기법들은 앞에서 설명된 것과 같다. 휠체어 높이와 표적 이동 표면의 높이가 너무 큰 차이를 보이거나 높은 표면으로 이동할 때는, 환자는 엉덩이를 높은 표면 위에 올려놓기 위해 머리와 몸통을 더 많이 앞쪽 굽힘과 돌림하여 큰

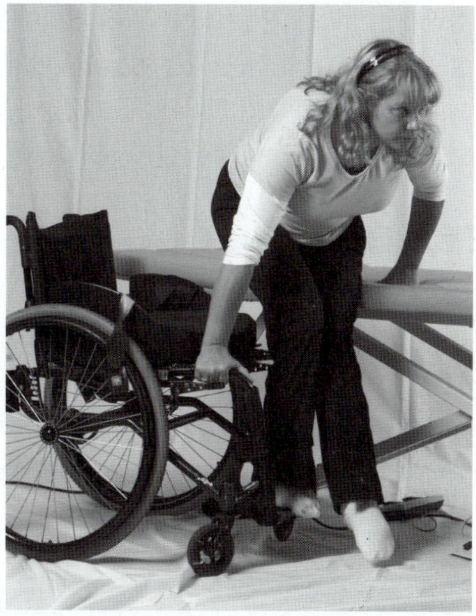

그림 8.34 표면이 높은 쪽으로 이동할 때, 환자는 평상시보다 더 많은 앞쪽굽힘과 돌림을 해야 높은 표면 위로 자신의 몸을 들어올리는 모멘텀을 가질 것이다.

모멘텀과 힘을 얻어야 한다(그림 8.34). 반대로 낮은 표면으로 이동할 때는, 내림의 조절을 배워야 한다.

앉기 피벗 이동기술을 향상시키기 위한 근력강화

커프 웨이트, 탄성밴드, 프리 웨이트, 도르래 또는 기타 운동 장비를 사용하여 주요 근육그룹을 강화하는 것도 중재 프로그램의 중요한 구성요소이다. 환자는 최대 10회 반복으로 2~3세트 수행해야 한다. 목표로 삼아야 하는 주요 근육그룹은 다음과 같다: 팔꿈치 폄근, 큰가슴근, 어깨 세모근, 어깨 외회전근, 어깨 밑근, 앞톱니근.

바닥에서 휠체어 이동

Floor-to-Wheelchair Transfers

지면과 휠체어 사이의 움직임 전환 능력은 매우 중요한 기술이다. 많은 환자들은 휠체어를 이용하여 많은 주요 활동을 수행한다(수영장으로 들어가고, 바닥에서 아이들과 함께 놀이를 하는 것과 같은). 환자들이 휠체어에서 낙상하려 하지 않겠지만, 가끔씩 낙상하는 경우가 발생한다. 그때 다시 휠체어로 올라갈 수 있는 능력은 매우 중요하다. 지면에서 휠

체어로 올라가는 방법은 기본적으로 2가지 방법이다: 정면으로의 접근과 측면으로의 접근. 가능하면, 휠체어의 앞바퀴를 뒤쪽으로 향하도록 하여 긴 휠베이스를 제공한다. 앞바퀴를 뒤쪽으로 배치하는 것이 더 좋은 안정성을 갖는다.

정면으로의 접근법 Forward Approach

초기에 환자는 휠체어의 앞쪽에서 옆으로 앉기를 취한다. 양쪽 무릎을 앞바퀴 사이에 배치한다. 한 손은 바닥을 짚고, 다른 손은 휠체어의 가장자리에 올려 놓는다(그림 8.35A). 환자는 양손을 동시에 누르면서 엉덩이를 지면으로부터 들어 올려, 휠체어를 마주보고 무릎서기 자세를 취한다(그림 8.35B). 무릎서기 자세에서, 환자는 휠체어의 좌석을 아래쪽으로 누르면서 엉덩이를 휠체어 좌석보다 더 높게 들어 올린다(그림 8.35C). 팔걸이를 이용할 수 있으면, 지렛대 길이가 길어짐으로 몸을 더 높게 들어 올릴 수 있을 것이다. 엉덩이를 높게 들어 올렸다면, 환자는 휠체어에 앉을 수 있도록 몸통을 돌림한다(그림 8.35D). 한 손은 휠체어 쿠션 정중선 가까이에 위치하고 다른 손은 휠체어 가쪽 모서리를 잡는다. 이것은 이동하는 동안 더 큰 들어 올림과 돌림을 허용한다.

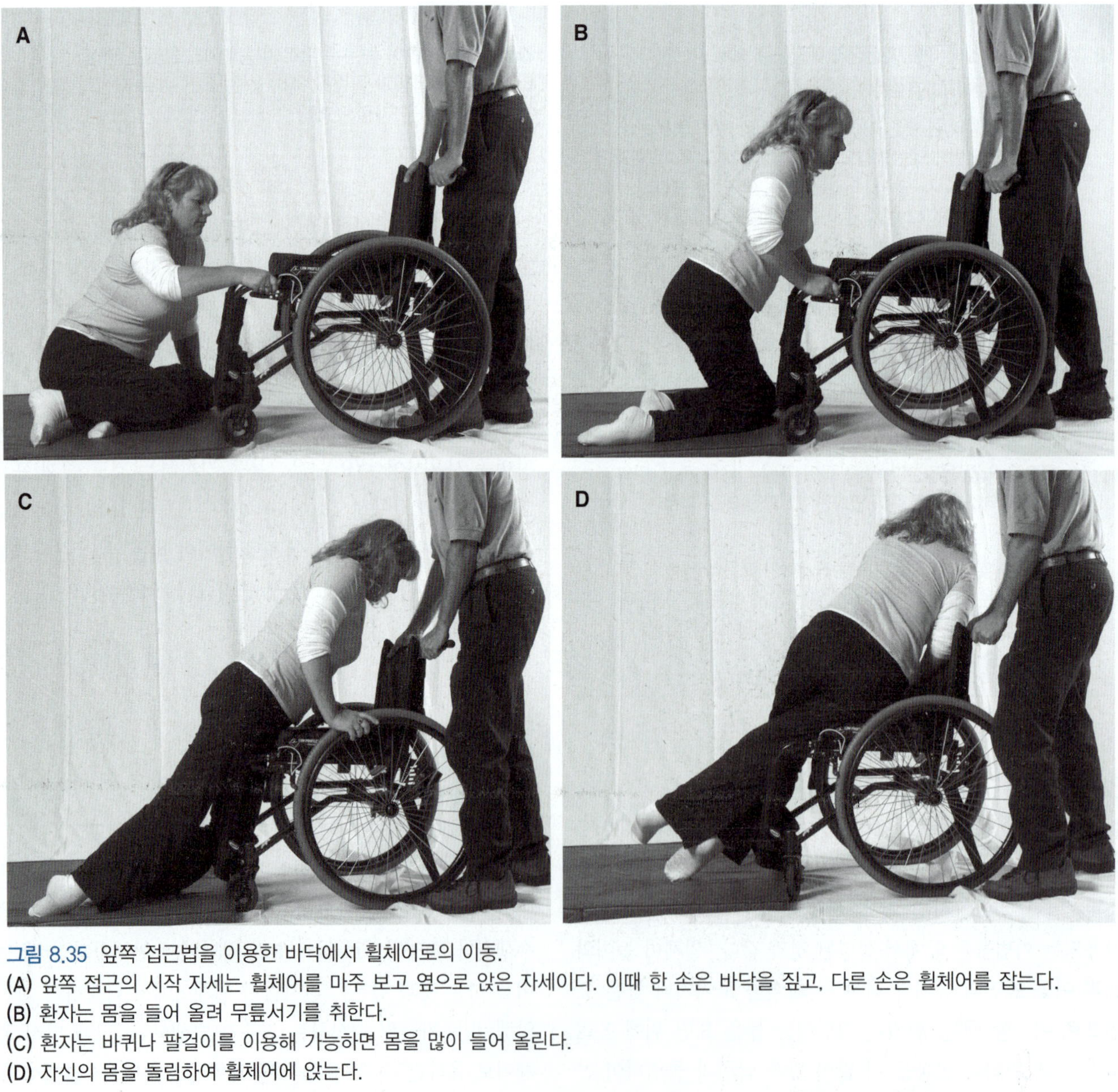

그림 8.35 앞쪽 접근법을 이용한 바닥에서 휠체어로의 이동.
(A) 앞쪽 접근의 시작 자세는 휠체어를 마주 보고 옆으로 앉은 자세이다. 이때 한 손은 바닥을 짚고, 다른 손은 휠체어를 잡는다.
(B) 환자는 몸을 들어 올려 무릎서기를 취한다.
(C) 환자는 바퀴나 팔걸이를 이용해 가능하면 몸을 많이 들어 올린다.
(D) 자신의 몸을 돌림하여 휠체어에 앉는다.

측면으로의 접근법 Sideward Approach

이 기법은 상당히 많은 기술과 뒤넙다리근의 유연성을 필요로 하지만, 정면으로의 접근법보다 큰 근력을 요하지 않는다. 환자는 휠체어의 앞쪽에서 대각선 방향으로 앉고, 한 손은 휠체어의 좌석에, 다른 손은 바닥에 놓는다(그림 8.36A). 그 다음, 환자는 머리와 몸통을 돌림하면서 휠체어 위로 엉덩이를 들어 올린다. 이때 몸통과 머리의 돌림 방향은 바닥에 배치된 손 쪽이다(그림 8.36B). 엉덩이를 휠체어 위로 들어 올릴 수 있도록 이런 동작을 빠르고 강하게 수행해야 한다. 그 다음, 환자의 바닥에 놓인 손을 자신의 허벅지 위에 올려놓는다. 환자는 휠체어에 완전히 앉을 때까지 손을 점차 허벅지 위쪽으로 옮겨간다(그림 8.36C).

이동 능력의 결과 측정 Outcome Measures to Assess Transfer Ability

환자의 이동 능력을 기록하기 위해 중요한 것은 표준화된 결과측정 도구를 사용하는 것이다. 이동 능력을 측정하는 방법 중 가장 많이 사용되는 것 중의 하나는 기능적 독립 측정(FIM)[32,33]의 이동 단락[34-36]이다. FIM은 환자가 이동할 때 요구되는 신체 보조의 양을 측정하고 있으며, 7점 척도이다. 척도의 범위는 1점에서 7점까지이고, 1점은 완전 도움이고, 7점은 독립 또는 도움이 필요 없는 경우이다. 이동 스킬을 검사하는 다른 표준화된 측정 도구로는, 운동평가척도(Motor Assessment Scale),[37] Berg 균형 척도,[38,39] 휠체어 스킬 검사

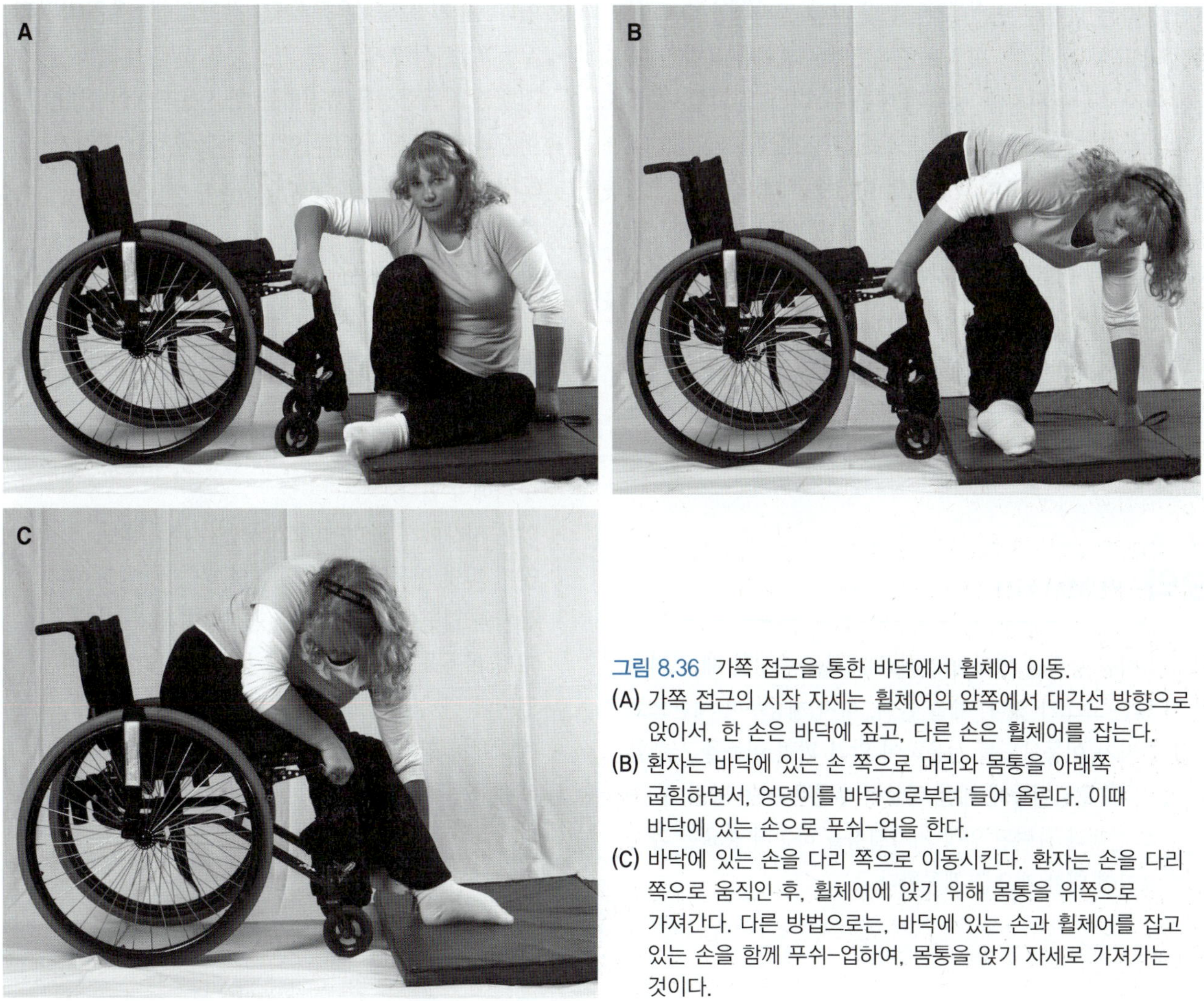

그림 8.36 가쪽 접근을 통한 바닥에서 휠체어 이동.
(A) 가쪽 접근의 시작 자세는 휠체어의 앞쪽에서 대각선 방향으로 앉아서, 한 손은 바닥에 짚고, 다른 손은 휠체어를 잡는다.
(B) 환자는 바닥에 있는 손 쪽으로 머리와 몸통을 아래쪽 굽힘하면서, 엉덩이를 바닥으로부터 들어 올린다. 이때 바닥에 있는 손으로 푸쉬-업을 한다.
(C) 바닥에 있는 손을 다리 쪽으로 이동시킨다. 환자는 손을 다리 쪽으로 움직인 후, 휠체어에 앉기 위해 몸통을 위쪽으로 가져간다. 다른 방법으로는, 바닥에 있는 손과 휠체어를 잡고 있는 손을 함께 푸쉬-업하여, 몸통을 앉기 자세로 가져가는 것이다.

(Wheelchair Skill Test)[40,41] 및 Rivermead 운동 평가,[42] Amputee Mobility Predictor[43] 등이 있다. 이들 모든 도구는 신체 보조의 양과 움직임의 질을 기준으로 하고 있다.

이동 능력을 측정하는 다른 방법은 앉기에서 서기 검사(sit-to-stand, STS)이다. 이 검사에는 두 가지 변형이 있다. 첫 번째는 앉기에서 서기로의 이동을 연속적으로 5번 수행할 때 걸리는 시간을 측정하는 것(five times sit-to-stand)이고 5번의 이동을 완료하는 데 걸리는 총 시간을 기록한다. 두 번째는 30초 동안 환자가 앉기에서 서기로의 이동을 몇 번 할 수 있는가를 측정하는 것(30-second sit-to-stand)이고, 30초 동안 완료된 총 기립수를 기록한다.[49,50] 이 두 가지 시험 모두에서 환자는 팔짱을 끼고 의자에 앉는다. 환자는 상지를 사용하지 않고 가능한 한 빨리 일어나 앉도록 하며 환자는 각 반복 동안 완전히 앉고 일어서야 한다. 5회 기립 검사는 파킨슨 병,[51] 고관절 및 무릎 골관절염(OA),[52] 전정 및 균형 장애[53,54] 및 뇌졸중을[55] 앓은 환자를 포함한 다양한 환자 집단에서 이동 능력에 대한 유효하고 신뢰할 수 있는 검사이고[56] 30초 기립 테스트는 골관절염 환자와 노인의 이동 능력에 대한 유효하고 신뢰할 수 있는 테스트이다.[49,50,57]

앉았다 일어서기 테스트와 유사하게 바닥 이동 테스트는 도움 없이 어떤 방법을 사용하여 환자가 서서 바닥에 앉았다가 다시 일어서는 데 걸리는 시간을 측정하여 바닥 이동 능력을 평가한다. 바닥 이동 테스트는 노인과[27] 뇌졸중 병력이 있는 환자[58]의 바닥 이동 능력을 평가하는 유효하고 신뢰할 수 있는 방법이다.

요약 SUMMARY

환자의 이동 능력을 평가하고 치료 계획을 수립할 때 고려해야 할 많은 요소가 있다. 예를 들어, 하지 체중부하 제한으로 인해 환자가 이동보드를 사용하여 앉기 피벗 이동을 시행할 수 있다. 표 8.3 이동에 대한 임상적 추론은 이동 방법 및 중재 전략 선택과 관련된 임상 의사결정을 하는데 중요한 환자 관련 요인에 대한 개요를 제공한다.

요약 SUMMARY

본 장은 이동 능력을 향상시키는 POC(Plan Of Care)를 개발하고 실행하는 전략을 제시하였다. 과제 분석은 기능적 움직임 패턴을 분석하는 토대로서 작용한다. 과제 분석의 결과는 과제 지향적 중재를 개발하는데 이용된다. 환경과 과제는 환자의 도전을 어렵게 만들고, 운동학습을 강화하고, 신경가소성 변화를 촉진하는 쪽으로 구축되어야 한다. 반복도 관리계획(POC)의 중요한 요소이다.

- 앉은 자세에서 일어나는 이동에는 *폄 이전단계*와 *폄* 두 가지 주요한 단계가 있다.
- *과제 분석*은 기능적 움직임 패턴을 분석하고 과제 지향적인 중재를 하기 위한 기초 역할이다.
- 과제 분석의 일부인 이동과제에는 네 가지 구성요소가 있다: *초기 상태, 운동시작, 운동실행, 운동마무리.*
- *운동학습 전략* 및 *신경 가소성의 원리*는 중재를 진행하고 독립성을 촉진하는 데 사용되어야 한다.
- 이중과제 전략을 포함하여 *환경*과 *과제*는 환자가 도전할 수 있도록 설정해야 한다.
- 반복은 중요하다.
- 환자의 *인지* 및 *안전 의식*은 목표 및 중재 전략과 목표를 정할 때 중요한 고려 사항이다.
- 앉기 피벗 이동에는 3개의 중요한 단계가 있다: *준비 단계, 들어올리기 단계, 내림 단계.*
- 앉기 피벗 이동에서 *피부가 손상되지 않도록* 주의해야 한다.
- 앉은 자세에서 균형에 대한 *자신감*과 *기술*은 앉기 피벗 이동의 독립성을 향상하는 데 중요하다.
- 상지와 엉덩이는 *삼각형*을 형성하며 앉은 자세에서 피벗 이동을 위해 리드 손은 몸에서 멀리 떨어져 있어야 하며 뒤따르는 손은 몸에 가까워야 한다.
- 바닥에서 휠체어로 이동하는데는 *앞쪽 접근*과 *측면 접근* 두 가지 주요 전략이 있다.

표 8.3 이동에 대한 임상적 추론

환자에 관련된 요인	예시	이동 유형 및 중재전략 선택에 대한 영향
인지	**기억력 결핍** **주의력 결핍** **순서화** **이중-과제**	• 이동과제를 더 작은 파트로 나눈다. • 간단한 서면 지시 또는 그림/비디오 제공 • 집중을 위해 폐쇄된 환경에서 수행 • 신체적 능력이 있는 경우, 순서를 지정하는 단계가 더 적은 이동을 선택 • 환자의 이동과제 또는 중재의 순서를 정하기 위해 구두로 사전 교육 • 처음에는 이중 과제 없이 이동에만 집중 • 반복 및 운동 학습 전략
행동 또는 영향	**충동적 행동 폭발**	• 폐쇄된 환경에서 수행 • 속도를 늦추기 위한 구두지시 • 덜 복잡한 이동 과제 또는 중재전략 선택
시각적 또는 지각적	**시야 소실** **흐릿한 시야** **공간 지향적 지각 무시 : 신체 무시**	• 이용할 수 있는 시각적 영역 내에서 이동과제 시행 • 주변 환경 살피기 • 지각 결핍에 대한 구두 또는 신체적 신호제공 • 폐쇄된 환경에서 수행
의사소통	**실어증**	• 이동 지침 간소화(한 단계) • 이동 과제의 단계를 세분화 • 이동과제 수행에 더 많은 시간 제공
근골격	**ROM 제한** **통증** **체중-지지**	• 과제 내에서 ROM 중재 시행 • 체중부하 또는 통증으로 인한 움직임 제한을 위해 이동을 수정 • 환자가 이동 과제 수행 동안 체중지지를 유지할 수 없는 경우 즉, 이동보드를 사용하거나 앉기 피벗 이동에서 하지로 체중지지가 안되는 경우 이동유형을 수정한다.
균형	**앉은 자세 또는 선 자세에서 이동 중 동적균형의 결핍**	• 안전을 위해 보행 벨트 사용 • 교육을 받은 다른 직원의 도움을 받아 이동 수행 • 환자가 균형 자격요건을 충족하지 않는 경우, 이동 유형 수정 • 환경으로부터 외부 안정화 사용(보조 장치) • 6장과 10장의 앉고 서 있는 균형을 개선하기 위한 중재를 통합
힘	**하지, 몸통, 상지의 힘** **운동조절 손상**	• 안전을 위해 보행 벨트 사용 • 교육을 받은 다른 직원의 도움을 받아 이동 수행 • 환자의 힘이 충분하지 않은 경우 이동 유형 수정 • 환경으로부터 외부 안정화 사용(보조 장치) • 과제 내에서 근력에 대한 중재 시행

학생실습활동

학생실습활동 8.1

앉은 자세에서 서기 이동과 선 자세에서 앉기 이동의 과제 분석

목적: 건강한 사람의 앉기에서 서기 이동을 분석한다.

준비물: 팔걸이가 없는 보통 높이의 의자, 팔걸이가 없는 낮은 높이의 의자, 발목 발 보조기(AFO), 작은 공

지침: 3-4명을 한 그룹으로 배정한다. 그룹의 구성원은 서로 다른 역할을 맡으며 새 연습 항목으로 진행될 때마다 역할을 교대한다.

- ▲ 한 사람은 환자/주체 역할(시연을 위해)을 하고, 토론에 참여한다.
- ▲ 나머지 구성원들은 토의와 활동 과제 분석에 참여하고, 시연 동안 피드백을 제공한다. 합의에 도달할 수 없는 경우 이 그룹의 한 구성원은 논의 요소(필요한 경우)를 확인하기 위해 텍스트 내용으로 돌아가기 위한 "사실 확인자"로 지정되어야 한다.

절차/질문:

피험자/환자가 다음을 수행하도록 한다.

1. 팔걸이가 없는 보통 높이의 의자(좌석 높이가 약 17.5인치 [44.45㎝])에서 앉기 ↔ 서기 이동을 3-5번 수행한다.
   a. 대상자의 초기 앉기 정렬은 어떠한가?
   b. 어떤 전략을 이용했는가?
   c. 타이밍, 방향 및 움직임의 부드러움은 어떠했는가?
   d. 운동 도중과 운동 끝에서의 자세 안정성과 균형이 적절했는가?

2. 팔걸이가 없는 낮은 높이의 의자(16인치[40.64㎝] 미만)에서 앉기 ↔ 서기 이동을 3-5번 수행한다.
   a. 보통 높이의 의자와 비교했을 때, 전략의 변화가 있었는가?
   b. 사용된 움직임 패턴에서 무엇이 달랐는가?
   c. 환자의 노력이 더 필요했는가? 아니면 덜 필요했는가?

3. 다른 3가지 초기 상태로, 팔걸이가 없는 일반 의자에서 앉기 ↔ 서기 이동을 수행한다: 허벅지와 몸통의 각도가 90° 인 자세, 몸통을 앞으로 30° 굽힘한 자세, 몸통을 앞으로 60° 굽힘한 자세.
   a. 3가지 다른 시작 자세에서 일어서기를 할 때 움직임 패턴에서 어떤 차이가 있었는가?
   b. 일어서기를 할 때 힘이 가장 적게 든 자세는 무엇인가?
   c. 이동을 마무리할 때 어떤 시작 자세가 가장 안정적이었는가?

4. 팔걸이가 없는 일반 의자에서 앉기 ↔ 서기 이동을 수행한다. 이때 발밑에 공기가 차 있는 작은 공(6-8인치 [15.25-20.32㎝])을 배치한다.
   a. 발밑에 공을 배치하지 않고 수행했을 때와 움직임 패턴이 어떻게 달랐는가?
   b. 이동을 하는 도중이나 마무리 때 자세 안정성이 변했는가?
   c. 이동 동안 어느 쪽 다리에 더 많은 힘이 들어갔는가?

5. 팔걸이가 없는 일반 의자에서 앉기 ↔ 서기 이동을 수행한다. 이때 한 발은 무릎 뒤쪽에 배치하고(15° 발등굽힘), 다른 발은 4가지 배치로 한다: 15° 발등굽힘, 중립위(무릎 밑에 발을 배치함, 그림 8.37A), 15° 발바닥굽힘(그림 8.37B), 그리고 AFO 착용(그림 8.37C).
   a. 4 가지 조건으로 이동을 했을 때, 움직임 패턴이 어떻게 달랐는가?
   b. 어떤 조건이 가장 힘이 들었는가?
   c. 각 조건에서 어느 쪽 다리에 더 많은 힘이 들어갔는가?

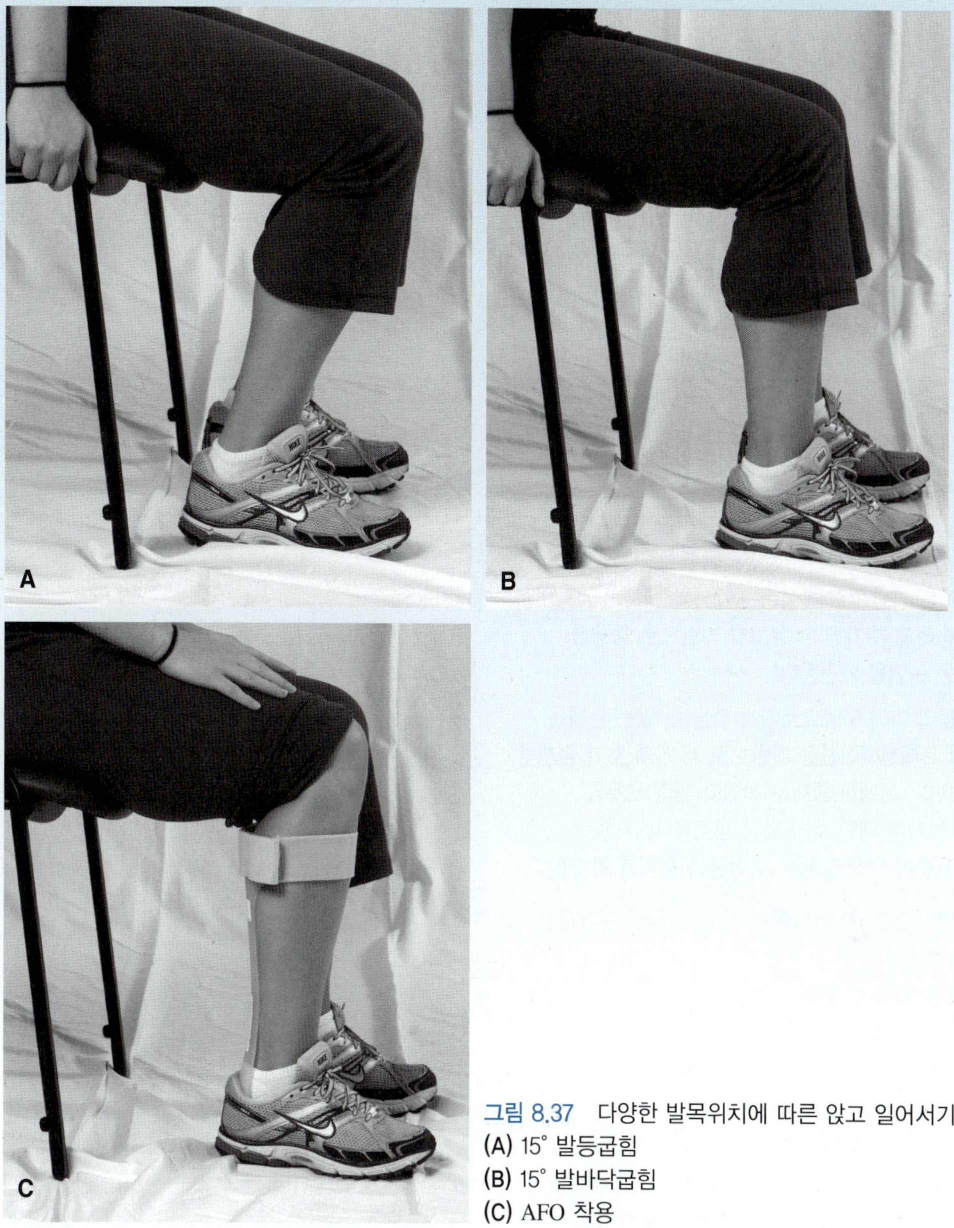

그림 8.37 다양한 발목위치에 따른 앉고 일어서기 이동.
(A) 15° 발등굽힘
(B) 15° 발바닥굽힘
(C) AFO 착용

학생실습활동 8.2

비정상적인 앉은 자세에서 서기 이동과 선 자세에서 앉기 이동의 과제 분석

목적: 운동 시스템 손상이 있는 환자의 앉았다 일어서기 이동을 분석한다.

지침: 3~4명의 학생으로 구성된 그룹에서 표 8.1에 요약된 작업 분석 모델을 사용하여 앉은 자세에서 서는 움직임을 분석한다. 추가로, 학생들에게 앉았다 서기 동작에 어려움을 일으킬 수 있는 특정 장애를 식별하게 한다. 그런 다음 큰 그룹으로 모여 토론하고 각 그룹간의 공통점과 차이점을 검토한다.

질문:

이동과제의 네 단계 및 일반적으로 직면하는 어려움에 대해서는 표 8.1을 참조한다.

1. 초기 상태를 설명한다. 시작 자세, 좌석 표면과 같은 환경 조건에 대한 관찰이 핵심요소로 포함될 수 있다.
2. 이동에 대한 시작에 대해 설명한다. 움직임의 방향과 타이밍에 이상이 있었는가?
3. 동작의 실행을 설명한다. 속도, 방향, 균형, 수직으로 들어 올림 및 체중 이동 등이 핵심요소로 포함될 수 있다.
4. 움직임의 종료에 대해 설명한다. 타이밍, 안정성, 정확성이 핵심 요소로 포함될 수 있다.
5. 일어서는 과제에 영향을 미칠 수 있는 장애를 식별한다.
6. 과제 내에서 나타난 이동의 어려움과 잠재적 장애의 우선 순위를 정한다. 당신은 학생 치료사로서 어떤 특정한 요소를 먼저 언급할 것이며, 그 이유는 무엇인가?

학생실습활동 8.3

앉았다 일어서기를 개선하기 위한 임상적 의사결정 및 중재

목적: 제시된 사례를 기반으로 적절한 중재를 선택하여 임상의사결정기술을 연습하고 추가 임상 정보를 기반으로 중재를 변경하거나 이동 능력을 개선한다.

지침: 환자가 이동의 여러 구성요소에서 겪을 수 있는 문제를 식별한다. 사례 프레젠테이션을 기반으로 세 가지 초기 중재를 선택하고 기록한다. 선택한 중재는 작업과 환경 모두를 다루어야 하며 환자에 대한 추가 임상 정보를 제공하는 임상의사결정 질문에 답하고 동료 학생들과 중재를 연습한다.

사례: 뇌졸중 병력이 있는 환자(뇌혈관 사고, 중등도 실어증을 동반한 오른쪽 편마비)

인지: 3 단계 명령을 따를 수 있음

PROM: 오른쪽 하지 중립에서 5° 발등굽힘

MMT: 오른쪽 큰볼기근 3/5. R 넙다리네갈래근 3/5, 앞정강근 2/5

운동 기능: 하지의 Fugl-Meyer: 21/34

앉은 자세: 왼쪽 골반과 왼쪽 상지로 체중부하가 증가되어 있음. 오른쪽 발이 왼쪽 발보다 2 인치 정도 앞에 위치, 증가된 등뼈 뒤 굽음증 및 증가된 골반 뒤 기울임

균형: Postural Assessment Scale for Stroke Patients (PASS) = 15/36

이동 기능: 환자는 18인치 높이의 매트 표면에서 앉기 ↔ 서기 이동을 수행하는데 중간 정도의 도움이 필요하고 주로 오른쪽 발로 체중을 옮기는 왼쪽 상지의 푸쉬 업(push-up) 도움이 필요하다. 선 자세에서 앉기는 감독이 필요하며 천천히 앉을 수 있게 구두 명령이 필요하다.

질문:

1. 환자가 이동의 초기 조건 부분에서 어떤 어려움을 겪을 수 있는가?
2. 환자가 이동을 시작할 때 어떤 어려움을 겪을 수 있는가?
3. 환자가 이동을 실행할 때 어떤 어려움을 겪을 수 있는가?
4. 환자가 이동을 마무리할 때 어떤 어려움을 겪을 수 있는가?

이 환자에게 할 수 있는 3가지 중재를 나열한다.

1.

2.

3.

질문: 다음 추가 임상 정보를 바탕으로 중재를 변경하고 설명한다. 이동을 위한 임상 추론 기술과 관련된 아이디어는 표 8.3을 참조한다.

▲ 환자는 오른쪽 동측 반맹증(오른쪽 시야 절단)으로 내원.
▲ 환자는 한 단계의 명령만 일관되게 따를 수 있다.
▲ 환자는 새로운 학습 활동에 대한 제한된 기억력을 보인다.

학생실습활동 8.4

바닥에서 앉았다 일어서기를 개선하기 위한 과제분석 및 과제 지향적 중재

목적: 과제 지향접근법을 사용하여 바닥에서 앉기 ↔ 서기 이동을 위한 과제분석 및 기능적 중재를 연습한다.

준비물: 깨끗한 바닥, 의자 또는 매트, 청소도구와 같은 기능적 물건 또는 과제 지향적 중재를 위한 ADL 물건

지침: 3-4명이 한 그룹으로 활동한다. 학생들은 각자의 선호하는 움직임 전략 방식으로 바닥에서 앉고 일어서는 과정을 수행한다. 그런 다음 학생들에게 바닥에서 앉기 ↔ 서기 이동을 하는 데 사용할 수 있는 여러 이동 전략을 연습하게 한다. 그런 다음 각 학생들은 바닥에서 이동하는데 필요한 과제 지향적 중재를 개발하고 보여주며 토의하도록 한다.

관찰 및 기록: 바닥에서 앉기 ↔ 서기 이동을 하는 학생들 사이의 움직임 전략의 변화를 관찰하고 기록한다. 특정 학생이 선호하는 운동 전략은 무엇이며 그 이유는 무엇인가?

중재: 각각의 바닥에서 앉기 ↔ 서기 이동 전략에 대해 그룹에서 브레인스토밍(brainstorming)하고 환자 vs 치료사가 번갈아가며 연습한다.

학생실습활동 8.5

바닥에서 앉고 일어서는 이동을 위한 임상의사결정

목적: 다음 사례 프레젠테이션을 보고, 적절한 중재를 선택하여 임상 의사결정 기술을 연습하고 추가 임상정보를 기반으로 이동 능력을 개선하거나 중재를 변경한다.

지침: 사례 프레젠테이션을 기반으로 세 가지 초기중재를 선택하고 기록한다. 선택한 중재는 작업과 환경 모두를 다뤄야 한다. 환자에 관한 추가 임상정보를 제공하는 임상의사결정 질문에 답한다.

사례: 다발성 경화증 환자

인지: 단기 기억력 결핍은 없으나 이중과제 움직임에 대한 어려움

PROM : PROM 제한 없음

MMT: 양쪽 하지 4/5 이지만, 피로할 경우 왼쪽 하지 3/5

운동 기능: 오른쪽 움직임을 분별할 수 있으나 피로한 경우 왼쪽 움직임을 분별하는 데 약간의 어려움이 있다.
왼쪽 상하지의 굽힘근 군에서 경직증가, modified Ashworth Scale 1+

균형: Berg Balance score 40/56

이동 기능: 환자는 이동하는데 중간 정도의 도움이 필요함.
바닥에서 앉기 ↔ 서기 이동에 대한 두려움, 피로도, 근력 및 운동기능 손상으로 인해 외적인 도움이 필요하다.

중재:

1.

2.

3.

질문: 다음 추가 임상정보를 바탕으로 중재를 변경하고 설명한다. 이동을 위한 임상 추론기술과 관련된 아이디어는 이 장의 끝에 있는 표 8.3을 참조한다.

▲ 환자는 바닥에서의 이동에 대한 높은 수준의 두려움을 보인다.
▲ 환자는 여러 단계의 운동 과제를 순서대로 수행하는데 어려움을 보인다.
▲ 환자는 장시간 무릎 선 자세에서 체중부하로 오른쪽 무릎 (4/10) 의 통증을 보인다.
▲ 환자는 피로할 때 오른쪽 상단 1/4 시야결손을 보인다.

참고문헌 REFERENCES

1. Shepherd RB, Gentile AM. Sit-to-stand: Functional relationship between upper body and lower limb segments. *Hum Move Sci.* 1994;13(6):817-840.
2. Schenkman M, Berger RA, Riley PO, Mann RW, Hodge WA. Whole-body movements during rising to standing from sitting. *Phys Ther.* 1990;70(10):638-648; discussion 648-651.
3. Millington PJ, Myklebust BM, Shambes GM. Biomechanical analysis of the sit-to-stand motion in elderly persons. *Arch Phys Med Rehabil.* 1992;73(7):609-617.
4. Kralj A, Jaeger RJ, Munih M. Analysis of standing up and sitting down in humans: definitions and normative data presentation. *J Biomech.* 1990;23(11):1123-1138.
5. Roebroeck ME, Doorenbosch CA, Harlaar J, Jacobs R, Lankhorst GJ. Biomechanics and muscular activity during sit-to-stand transfer. *Clin Biomech.* 1994;9(4):235-244.
6. Dubost V, Beauchet O, Manckoundia P, Herrmann F, Mourey F. Decreased trunk angular displacement during sitting down: an early feature of aging. *Phys Ther.* 2005;85(5):404-412.
7. Ganea R, Paraschiv-Ionescu A, Bula C, Rochat S, Aminian K. Multi-parametric evaluation of sit-to-stand and stand-to-sit transitions in elderly people. *Med Eng Phys.* 2011;33(9):1086-1093.
8. Ikeda ER, Schenkman ML, Riley PO, Hodge WA. Influence of age on dynamics of rising from a chair. *Phys Ther.* 1991;71(6):473-481.
9. Burnett DR, Campbell-Kyureghyan NH, Cerrito PB, Quesada PM. Symmetry of ground reaction forces and muscle activity in asymptomatic subjects during walking, sit-to-stand, and stand-to-sit tasks. *J Electromyogr Kinesiol.* 2011;21(4):610-615.
10. Houck J, Kneiss J, Bukata SV, Puzas JE. Analysis of vertical ground reaction force variables during a Sit to Stand task in participants recovering from a hip fracture. *Clin Biomech.* 2011;26(5):470-476.
11. Goulart FR, Valls-Solé J. Patterned electromyographic activity in the sit-to-stand movement. *Clin Neurophys.* 1999;110(9):1634-1640.
12. Hedman LD, Quinn L, Gill-Body K, et al. White paper: movement system diagnoses in neurologic physical therapy. *J Neurol Phys Ther.* 2018;42(2):110-117.
13. Hedman LD, Rogers MW, Hanke TA. Neurologic professional education: linking the foundation science of motor control with physical therapy interventions for movement dysfunction. *J Neurol Phys Ther.* 1996;20(1):9-13.
14. Bove AM, Baker N, Livengood H, et al. Task-specific training for adults with chronic knee pain: a case series. *J Orthop Sports Phys Ther.* 2017;47(8):548-556.
15. Canuto Wanderley FA, Oliveira NL, Marques E, Moreira P, Oliveira J, Carvalho J. Aerobic versus resistance training effects on health-related quality of life, body composition, and function of older adults. *J Appl Gerontol.* 2015;34(3):NP143-NP165.
16. Okoro T, Whitaker R, Gardner A, Maddison P, Andrew JG, Lemmey A. Does an early home-based progressive resistance training program improve function following total hip replacement? Results of a randomized controlled study. *BMC Musculoskelet Disord.* 2016;17:173.
17. Prodoehl J, Rafferty MR, David FJ, et al. Two-year exercise program improves physical function in Parkinson's disease: the PRET-PD randomized clinical trial. *Neurorehabil Neural Repair.* 2015;29(2):112-122.
18. Sousa N, Mendes R, Abrantes C, Sampaio J, Oliveira J. Effectiveness of combined exercise training to improve functional fitness in older adults: a randomized controlled trial. *Geriatr Gerontol Int.* 2014;14(4):892-898.
19. Sylliaas H, Brovold T, Wyller TB, Bergland A. Progressive strength training in older patients after hip fracture: a randomised controlled trial. *Age Ageing.* 2011;40(2):221-227.
20. Guttman A, Burstin A, Brown R, Bril S, Dickstein R. Motor imagery practice for improving sit to stand and reaching to grasp in individuals with poststroke hemiparesis. *Top Stroke Rehabil.* 19(4):306-319.
21. Beselga C, Neto F, Alburquerque-Sendin F, Hall T, Oliveira-Campelo N. Immediate effects of hip mobilization with movement in patients with hip osteoarthritis: A randomised controlled trial. *Man Ther.* 2016;22:80-85.
22. Harvey RL. Motor recovery after stroke: new directions in scientific inquiry. *Phys Med Rehabil Clin N Am.* 2003;14(1 Suppl):S1-5.
23. Nudo RJ. Functional and structural plasticity in motor cortex: implications for stroke recovery. *Phys Med Rehabil Clin N Am.* 2003;14(1 Suppl):S57-76.
24. Kleim JA, Jones TA. Principles of experience-dependent neural plasticity: implications for rehabilitation after brain damage. *J Speech Lang Hear Res.* 2008;51(1):S225-239.
25. Barreca S, Sigouin CS, Lambert C, Ansley B. Effects of extra training on the ability of stroke survivors to perform an independent sit-to-stand: a randomized controlled trial. *J Geriatr Phys Ther.* 2004;27(2):59-64.
26. Brito LB, Ricardo DR, Araujo DS, Ramos PS, Myers J, Araujo CG. Ability to sit and rise from the floor as a predictor of all-cause mortality. *Eur J Prev Cardiol.* 2014;21(7):892-898.
27. Ardali G, States RA, Brody LT, Godwin EM. Characteristics of older adults who are unable to perform a floor transfer: considerations for clinical decision-making. *J Geriatr Phys Ther.* 2018.
28. Tinetti ME, Liu WL, Claus EB. Predictors and prognosis of inability to get up after falls among elderly persons. *JAMA.* 1993;269(1):65-70.
29. Bohannon RW, Lusardi MM. Getting up from the floor. Determinants and techniques among healthy older adults. *Physiother Theo Pract.* 2004;20(4):233-241.
30. Perry J, Gronley JK, Newsam CJ, Reyes ML, Mulroy SJ. Electromyographic analysis of the shoulder muscles during depression transfers in subjects with low-level paraplegia. *Arch Phys Med Rehabil.* 1996;77(4):350-355.
31. Forslund EB, Granstrom A, Levi R, Westgren N, Hirschfeld H. Transfer from table to wheelchair in men and women with spinal cord injury: coordination of body movement and arm forces. *Spinal Cord.* 2007;45(1):41-48.
32. Stineman MG, Shea JA, Jette A, et al. The Functional Independence Measure: tests of scaling assumptions, structure, and reliability across 20 diverse impairment categories. *Arch Phys Med Rehabil.* 1996;77(11):1101-1108.
33. Ottenbacher KJ, Hsu Y, Granger CV, Fiedler RC. The reliability of the functional independence measure: a quantitative review. *Arch Phys Med Rehabil.* 1996;77(12):1226-1232.
34. Mahoney FI, Barthel DW. Functional Evaluation: The Barthel Index. *Md State Med J.* 1965;14:61-65.
35. Uyttenboogaart M, Luijckx GJ, Vroomen PC, Stewart RE, De Keyser J. Measuring disability in stroke: relationship between the modified Rankin scale and the Barthel index. *J Neurol.* 2007;254(8):1113-1117.
36. Kwon S, Hartzema AG, Duncan PW, Min-Lai S. Disability measures in stroke: relationship among the Barthel Index, the Functional Independence Measure, and the Modified Rankin Scale. *Stroke.* 2004;35(4):918-923.
37. Carr JH, Shepherd RB, Nordholm L, Lynne D. Investigation of a new motor assessment scale for stroke patients. *Phys Ther.* 1985;65(2):175-180.
38. Berg K, Wood-Dauphinee S, Williams JI. The Balance Scale: reliability assessment with elderly residents and patients with an acute stroke. *Scand J Rehabil Med.* 1995;27(1):27-36.
39. Berg KO, Wood-Dauphinee SL, Williams JI, Maki B. Measuring balance in the elderly: validation of an instrument. *Can J Public Health.* 1992;83 Suppl 2:S7-11.
40. Kirby RL, Dupuis DJ, Macphee AH, et al. The wheelchair skills test (version 2.4): measurement properties. *Arch Phys Med Rehabil.* 2004;85(5):794-804.
41. Kirby RL, Swuste J, Dupuis DJ, MacLeod DA, Monroe R. The Wheelchair Skills Test: a pilot study of a new outcome measure. *Arch Phys Med Rehabil.* 2002;83(1):10-18.
42. Lincoln N, Leadbitter D. Assessment of motor function in stroke patients. *Physiotherapy.* 1979;65(2):48-51.
43. Gailey RS, Roach KE, Applegate EB, et al. The amputee mobility predictor: an instrument to assess determinants of the lower-limb amputee's ability to ambulate. *Arch Phys Med Rehabil.* 2002;83(5):613-627.
44. Bohannon RW. Knee extension strength and body weight determine sit-to-stand independence after stroke. *Physiother Theory Pract.* 2007;23(5):291-297.
45. Bohannon RW. Reference values for the five-repetition sit-to-stand test: a descriptive meta-analysis of data from elders. *Percept Mot Skills.* 2006;103(1):215-222.

46. Bohannon RW. Sit-to-stand test for measuring performance of lower extremity muscles. *Percept Mot Skills.* 1995;80(1):163-166.
47. Bohannon RW, Shove ME, Barreca SR, Masters LM, Sigouin CS. Five-repetition sit-to-stand test performance by community-dwelling adults: a preliminary investigation of times, determinants, and relationship with self-reported physical performance. *Isokinet Exerc Sci.* 2007;15(2):77-81.
48. Eriksrud O, Bohannon RW. Relationship of knee extension force to independence in sit-to-stand performance in patients receiving acute rehabilitation. *Phys Ther.* 2003;83(6):544-551.
49. Gill S, McBurney H. Reliability of performance-based measures in people awaiting joint replacement surgery of the hip or knee. *Physiother Res Int.* 2008;13(3):141-152.
50. Gill SD, de Morton NA, Mc Burney H. An investigation of the validity of six measures of physical function in people awaiting joint replacement surgery of the hip or knee. *Clin Rehabil.* 2012;26(10):945-951.
51. Duncan RP, Leddy AL, Earhart GM. Five times sit-to-stand test performance in Parkinson's disease. *Arch Phys Med Rehabil.* 2011;92(9):1431-1436.
52. Lin YC, Davey RC, Cochrane T. Tests for physical function of the elderly with knee and hip osteoarthritis. *Scand J Med Sci Sports.* 2001;11(5):280-286.
53. Meretta BM, Whitney SL, Marchetti GF, Sparto PJ, Muirhead RJ. The five times sit to stand test: responsiveness to change and concurrent validity in adults undergoing vestibular rehabilitation. *J Vestib Res.* 2006;16(4-5):233-243.
54. Whitney SL, Wrisley DM, Marchetti GF, Gee MA, Redfern MS, Furman JM. Clinical measurement of sit-to-stand performance in people with balance disorders: validity of data for the Five-Times-Sit-to-Stand Test. *Phys Ther.* 2005;85(10):1034-1045.
55. Mong Y, Teo TW, Ng SS. 5-repetition sit-to-stand test in subjects with chronic stroke: reliability and validity. *Arch Phys Med Rehabil.* 2010;91(3):407-413.
56. Tiedemann A, Shimada H, Sherrington C, Murray S, Lord S. The comparative ability of eight functional mobility tests for predicting falls in community-dwelling older people. *Age Ageing.* 2008;37(4):430-435.
57. Rikli RE, Jones CJ. Development and validation of criterion-referenced clinically relevant fitness standards for maintaining physical independence in later years. *Gerontologist.* 2013;53(2): 255-267.
58. Ng SS, Fong SS, Chan CW, et al. Floor transfer test for assessing people with chronic stroke. *J Rehabil Med.* 2015;47(6):489-494.

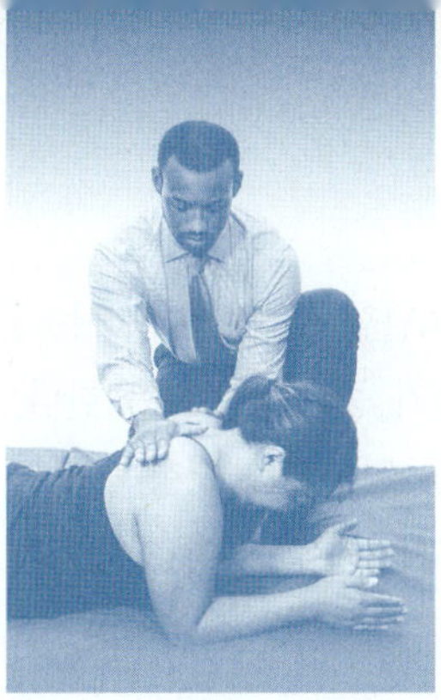

CHAPTER 9

수동휠체어 기술을 향상시키는 중재들

Interventions to Improve Manual Wheelchair Skills

개요

휠체어의 구성
추진
문을 통과하는 스킬
  휠체어 사용자가 밀어서 열 수 있는 문의 통과
  휠체어 사용자가 자기 쪽으로 당겨서 열수 있는 문의 통과
응급 탈출
계단
휠라이
  고르지 못한 지면을 통과할 때의 휠라이
가파른 언덕과 경사로
  올라갈 때
  내려갈 때
경계석
  올라갈 때
  내려갈 때
홉핑
에스컬레이터
결과 측정
학생실습활동

척수 손상이 있는 개인들과 같이 수동 휠체어를 주요 이동수단으로 사용하는 경우, 그들의 집과 지역 사회의 다양한 장애물들과 지형 위를 주행하는 휠체어의 추진과 조작능력은 기능적 독립, 지역사회 참여 및 삶의 질을 위해 필수적이다.[1,2] 가정이나 지역사회의 환경에서 수동 휠체어를 독립적으로 추진하려면 사용자는 추진, 문 통과, 응급 탈출, 휠라이, 그리고 가파른 언덕, 경사로 및 경계석을 올라가고 내려오는 기본적인 휠체어 이동스킬을 수행할 수 있어야 한다. 적절한 휠체어 구성과 스킬을 수행하는 동안의 적절한 기법은 에너지 효율, 손상예방 및 안전에 중요한 역할을 한다. 물리치료사는 이러한 스킬의 운동학습을 촉진하기 위한 적절한 교육 전략을 가지고 있어야 한다.

휠체어의 구성

Wheelchair Configuration

휠체어는 시간제 사용자와 전일제 사용자에 따라 사이즈와 모양이 다르게 구성된다. 휠체어를 가끔식 사용하는 것 이상으로 사용하는 사람들의 휠체어는 좌석의 넓이, 깊이, 등받이 높이, 발판 길이를 정확히 측정해야 한다. 전일제 사용자의 경우, 개인 맞춤형 휠체어로 특별 제작되어야 한다.[3] 크기 조정 후에는 휠체어와 사용자의 동적 안정성을 보장해야 한다. 휠체어는 사용자의 신체 기능과 구조, 활동과 참여의 요구에 따라 구성되어야 한다.[4]

사용자가 일정시간 동안 보행을 하는 사람이라면, 휠체어는 앉은 자세에서 서기 활동을 쉽게 수행할 수 있도록 구성되어야 한다. 이 경우, 휠체어는 무릎관절의 굽힘과 정강이뼈 앞쪽 경사로 발을 놓을 수 있도록 휠체어의 발판이 스윙되거나 위로 접힐 수 있어야 한다. 종종 약간 높은 좌석 높이도 활동에 유리할 수 있다. 시간제 사용자가 발로 휠체어를 추진할 경우, 좌석은 약간 더 짧고, 낮아질 필요가 있다. 발판은 탈착식이어야 하며, 휠체어를 사용할 때 발판이 지면에 닿지 않으려면 사용자의 종아리보다 약간 짧게 설정될 필요가 있다. 이동 도우미의 도움을 받는 환자의 휠체어는 밀기 핸들이 있어야 하고, 약간 더 긴 휠베이스와 큰 앞바퀴를 가져야 할 것이다. 또 휠체어는 케인(등받이를 지지해주는 수직관형 막대)에 뒤쪽 밴드를 가진 높은 등받이를 뒤쪽으로 기울일 수 있어 사용자에게 더 좋은 자세와 편안함을 허용할 수 있어야 한다.

지역사회에서 사용자가 독립적으로 사용할 휠체어는 적절한 밀기 기전과 동적 안정성이 있어야 한다. 신경지배를 받는 몸통근육을 가진 사람과 신경지배를 받지 않는 몸통근육을 가진 사람에게 요구되는 휠체어의 구성은 근본적인 차이

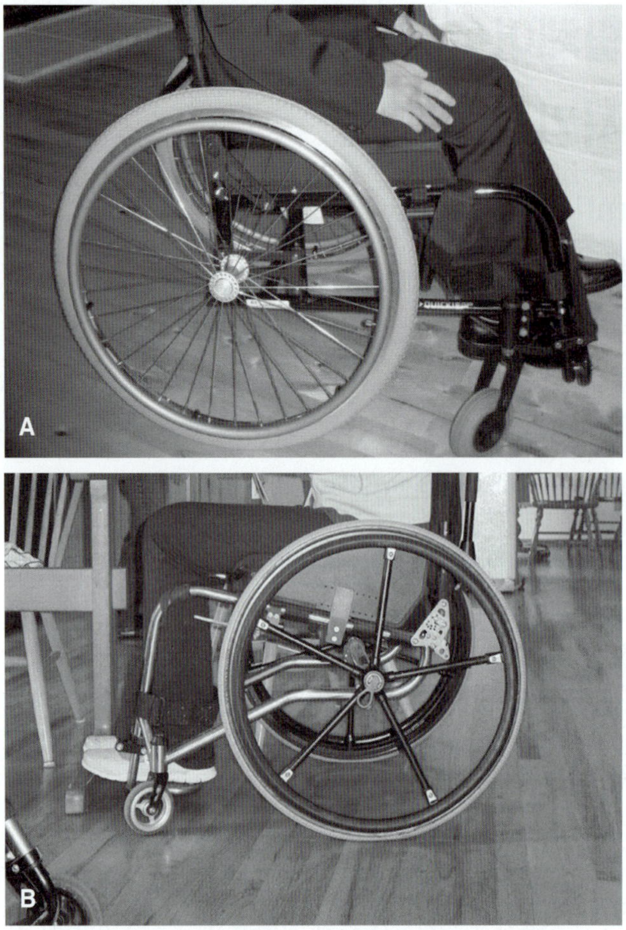

그림 9.1 휠체어의 구성 (A) 5°의 좌석 각도를 가진 휠체어. (B) 수직 등받이와 14°의 좌석 각도를 가진 휠체어.

가 있다. 하지(LE)절단 또는 허리마비가 있는 사용자는 최소의 좌석 각도(수평 위 각도)의 휠체어에 앉는 것이 가장 좋다: 약 5° 또는 0.08 기울기(그림 9.1A). 등받이는 상지(UE)동작이나 몸통돌림을 방해하지 않으면서 허리를 지지해야 한다.

몸통마비를 가진 사용자의 경우, 좌석의 기울기(14°, 0.25 기울기)가 더 커야 하고 등받이가 예각(90° 미만)을 이루어져야 한다.[5] 등받이는 낮아야 하며, 허리를 지지해야 하지만 팔 기능을 방해해서는 안 된다. 적절한 등받이 높이는 T10 높이로 조절되어야 하며, 수직 또는 수직보다 5° 미만이어야 한다(그림 9.1B). 등받이가 뒤쪽으로 너무 기울어지면(5° 이상) 휠체어가 뒤쪽으로 불안정해지고, 사용자의 골반이 뒤쪽 경사되어 밀기 기전(push mechanism)을 제대로 할 수 없을 것이다.

밀기 기전을 최적화하기 위해서는, 사용자가 어깨관절의 폄이나 올림 없이 긴 추진 스트로크를 하고, 또 충분한 원호를 가지고 뒤쪽 바퀴에 더 쉽게 도달할 수 있어야 하는데 여기에 좌석높이(쿠션 높이를 포함)가 중요한 역할을 한다. 밀기의 원호는 뒤쪽 차축의 수평면상 위치에도 영향을 받는다. 뒤쪽 차축을 앞쪽으로 배치하면 사용자의 손이 휠체어의 뒷바퀴에 더 쉽게 도달하여 휠라이 수행이 더 쉬워진다. 뒤쪽 차축의 위치 변화는 휠베이스에도 영향을 준다(또는 앞바퀴 위치). 긴 휠베이스는 더 좋은 안정성과 궤적을 생성하여 앞으로 추진할 때 휠체어의 직전 이동을 잘 유지하지만, 회전하기 어렵고 앞바퀴 들어올리기(예, 휠라이 수행)가 더 어려워진다. 긴 휠베이스의 안정성은 가파른 경사를 더 쉽게 주행할 수 있도록 만든다. 덜 안정적이긴 하지만 짧은 휠베이스는 경계석에 올라가는 필요한 휠라이를 더 쉽게 만든다. 상지 보호[3,6]와 관련된 문헌에 따르면 사용자가 균형을 유지하면서 조절할 수 있는 위치는 차축의 가장 앞쪽 위치가 최적이었다. 사용자가 똑바로 앉은 자세를 취할 때, 어깨가 약간 앞쪽에 위치한 자세가 좋은 시작 자세이며, 차축의 위치로 이것을 조절할 수 있다. 이것은 좌석의 앞쪽과 뒤쪽 바닥 사이의 차이에 의해 만들어지는 좌석의 뒤쪽 기울기(수평면 위쪽으로의 경사)정도와 균형을 이루어야 한다. 사용자가 똑바른 앉은 자세를 취하고 팔을 이완된 상태에서 아래로 내려뜨렸을 때, 차축은 손가락 끝과 손바닥 사이에 위치해야 한다.

휠체어의 정렬과 구성의 중요한 점은 어깨의 과다 폄 또는 올림과 손목의 과도한 움직임이 없이 달성되어야 한다. 너무 낮은 뒤쪽 좌석과 바닥 높이는 추진을 할 때 큰 운동범위(ROM)를 필요로 하므로 근육뼈대계의 손상을 초래될 수 있다. 너무 높은 뒤쪽 좌석과 바닥의 높이도 손상 위험을 증가시킬 수 있는데, 밀기의 원호를 짧게 만들어 많은 추진 스트로크를 필요로 하기 때문이다.

일반적으로, 앞바퀴가 작을수록 구르기에 대한 저항이 감소하지만, 장애물에 대한 조작을 어렵게 만든다. 큰 앞바퀴(6~8인치[15.24~20.32cm])는 적절한 발위치를 지정하는데 방해가 되며, 팔이나 발로 추진하는 환자에게는 권장하지 않는다.

추진 Propulsion

휠체어를 추진하는데 필요한 스트로크는 2단계로 나눠질 수 있다: 밀기 단계와 회복 단계. 밀기 단계는 사용자의 손이 휠체어를 추진하기 위해 핸드림을 통해 힘을 가할 때 일어난다. 회복 단계는 사용자의 손이 핸드림으로부터 떨어진 후, 다음 밀기 단계를 위해 핸드림에 재 배치할 때 일어난다. 밀기 단계를 위한 운동패턴은 휠체어 핸드림의 움직임에 의해 제한된다. 회복 단계에서 4가지 일반적인 움직임 패턴이 확인되었다. : ***원호(arching), 반원(semicircular), 단일 고리(single looping over propulsion)(SLOP)과 이중 고리(double looping over propulsion)(DLOP)***[7](상자 9.1 : 회복단계 운동 패턴 참조).

원호와 SLOP 패턴은 오버림(overrim) 추진스트로크로 분류되는 반면 반원과 DLOP 패턴은 언더림(underrim) 추진스트로크로 분류된다. 반원과 DLOP 패턴은 가장 좋은 어깨 역학과 긴 밀기 범위를 제공한다. 그러나 한 스트로크 패턴이 다른 유형보다 효율적이고 상지 손상 위험을 감소시킨다는 근거는 명확하지 않다.[8] 휠체어 추진 스킬을 가르칠 때의 주요 목표는 상지 부상 위험을 최소화 하는 패턴을 사용하는 것이다. 부상 위험을 줄이려면 휠체어가 적절하게 구성되어야 하고(이전 논의 참조), 사용자는 밀기 단계와 회복 단계 동안 극단적인 운동범위(예, 추진 사이클 시작지점에

상자 9.1 회복단계 운동 패턴

- **원호 패턴:** 다음 밀기를 위해 손을 뒤쪽으로 가져가는 밀기(즉, 어깨 폄)의 반대 방향에서 손이 핸드림을 가깝게 따라간다.
- **반원 패턴:** 다른 밀기를 준비하기 위해 손을 뒤쪽으로 가져가는 어깨관절의 폄을 할 때, 손을 핸드림 밑으로 떨어뜨린다.
- **단일고리(SLOP) 패턴:** 다음 밀기를 위해 손을 뒤쪽으로 가져가는 어깨관절을 폄을 할 때, 손을 핸드림 위에 건다.
- **이중고리(DLOP) 패턴:** 밀기를 한 후 손을 핸드림 위로 가져가고, 다음 밀기를 위해 손을 뒤쪽으로 가져가는 어깨관절의 폄을 할 때, 핸드림 밑으로 다시 고리를 건다(그림 9.2).

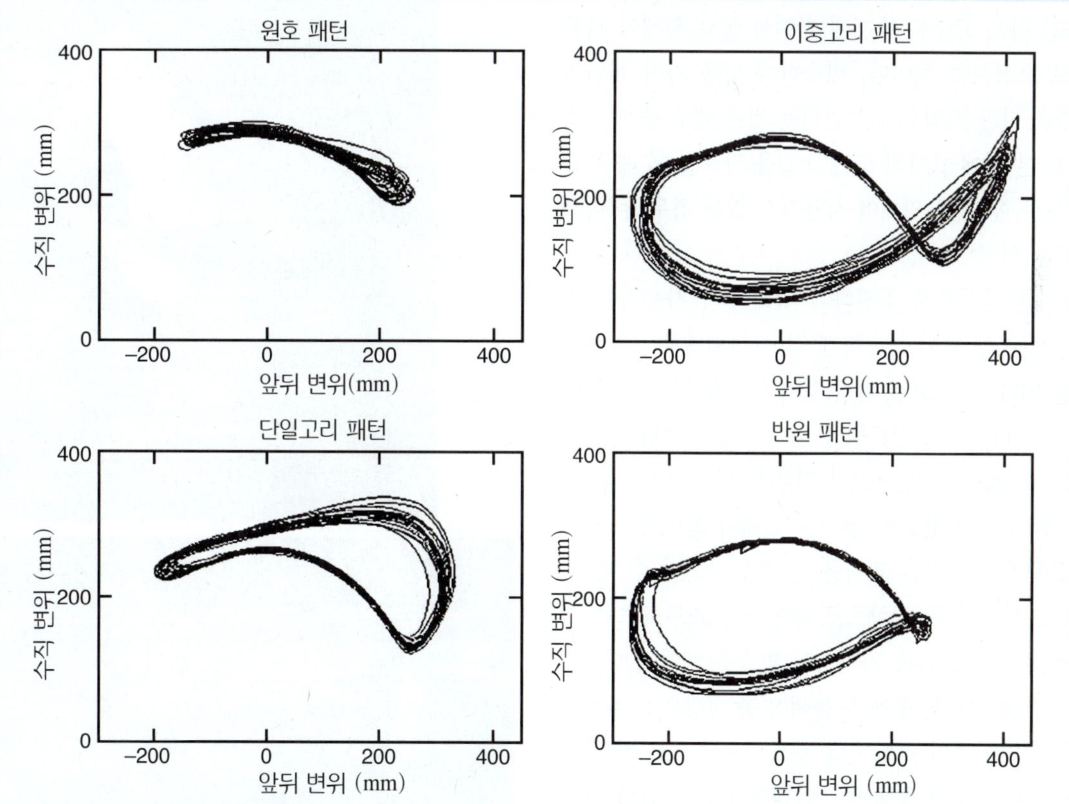

그림 9.2 휠체어 추진 운동 패턴들
전통적인 4가지 스트로크 패턴(왼쪽 위에서 시계방향으로): 원호 패턴, 이중고리 패턴(DLOP), 반원 및 단일고리(SLOP)패턴. 원호 및 SLOP 패턴은 오버림 패턴으로 분류되고, 반원과 DLOP 패턴은 언더림 추진 스트로크 패턴으로 분류된다. Kwarciak 등의 허가를 받아 재인용함. Redefining the manual wheelchair stroke cycle: identification and impact of nonpropulsive pushrim contact. Arch Phys Med Rehabil. 2009;90:20-26.

서 극단적인 어깨관절 폄과 안쪽돌림)로 팔 관절을 사용해서는 안 된다.[9]

물리치료사는 상지의 손상을 최소화하는 관절위치를 강조하는 적절한 추진기법을 시연해야 한다. 상지의 감각과 근력 손상을 가진 사용자는 초기에 핸드림에 올려놓은 손의 올바른 위치과 밀기를 시작할 때의 손 위치에 대한 도수 큐잉과 유도가 필요할 수 있다. 움직이기 전에 휠체어 앞바퀴도 이동의 준비 위치로 배치되어야 한다.(즉, 휠체어가 앞쪽으로 이동할 준비가 되도록) 치료사는 초기 앞쪽 모멘텀을 일으키기 위해 휠체어를 약간 앞으로 밀어야 할 것이다. 상지 기능에 제한이 있는 사용자는 코팅된 플라스틱 핸드림, 코팅된 폼 핸드림(그림 9.3A), 고무로 감싼 핸드림 또는 돌기가 있는 핸드림(그림 9.3B)을 사용함으로써 도움을 받을 수 있다. 이러한 개조된 핸드림은 향상된 그립과 추진력을 위한 레버의 증가를 제공한다. 핸드림 돌기는 지역사회의 이동을 위해서는 권장되지 않는다(상자 9.2: 손 기능이 제한된 환자를 위한 특별 고려사항 참조).

유용한 다른 교구는 중재에 참여할 동료 휠체어 사용자를 멘토로 모집하는 것이다. 비슷한 손상을 가진 개인의 지식과 경험을 다른 기법으로 시연하는 것은 매우 좋은 방법이다. 이것은 본 장에 묘사된 모든 스킬을 가르칠 때 매우 중요하다. 멘토로 할 동료 휠체어 사용자가 없을 경우, 비디오 데모도 도움이 될 수 있다.

휠체어를 앞쪽으로 추진하기 위해서는, 사용자는 핸드림 뒤쪽으로 손을 뻗어 느슨하게 잡고(그림 9.4), 앞쪽으로 휠체어를 민다. 그리고 손이 엉덩이 앞쪽을 지난 후에 핸드림을 놓는다. 타이어와 핸드림을 동시에 잡는 열린 잡기는 더 좋은 조절을 제공하지만, 손의 피부손상을 유발할 수 있다. 너무 강한 잡기와 핸드림 놓기는 휠체어 속도가 느려지고 위쪽관절융기염과 같은 과사용 손상이 발생될 수 있다. 사용자는 핸드림을 앞쪽 방향으로 추진하는 스트로크를 위해 핸드림의 뒤쪽으로 손을 가져가는 연습을 해야 한다. 사용자는 긴 원호를 그리는 동작을 통해 앞쪽 방향으로 추진하는 스트로크를 시작하기 위해 손을 핸드림 뒤쪽으로 뻗는 연습해야 한다. 잘 구성된 휠체어는 어깨관절 과다 폄과 어깨뼈 올림 없이도 사용자가 휠체어를 추진할 수 있도록 손을 쉽게 핸드림 뒤쪽으로 가져가게 한다. 사용자는 스트로크 주기 내내 어깨관절이 안쪽돌림과 가쪽돌림의 중간 범위로, 그리고 손목 아래팔이 중간 범위로 유지하는 것을 배워야 한다. 손 기능이 제한되거나 전혀 없는 환자는 손바닥을 손잡이 가쪽면에서 안쪽으로 밀어 휠체어를 앞쪽으로 추진할 수 있다(즉, 핸드림을 쥐어짜기) 이런 환자에게는 높은 마찰력을 가진 핸드림이 권장된다. 적절하게 잘 구성된 휠체어는 몸통마비가 있는 환자가 휠체어를 추진할 때 상대적으로 몸통과 골반에 안정성을 제공할 수 있다.

휠체어 뒤쪽 추진도 비슷한 방식으로 이루어진다. 추진을 위해 핸드림을 뒤쪽으로 손을 가져가는 것 대신에, 손을 핸드림 앞쪽으로 가져간 후 뒤쪽으로 당긴다. 핸드림을 잡을 수 없는 사용자는 엉덩이 뒤쪽 핸드림에 손바닥을 위치하고, 팔꿉관절을 폄하고 어깨뼈를 내림하여 휠체어를 뒤쪽으로 밀 수 있다. 또는 손목을 폄하여 핸드림의 안쪽면에 위치하고, 위팔두갈래근의 작용으로 위쪽 및 뒤쪽으로 당긴다. 작은 반경의 휠체어 회전이나 빠른 회전은 한 손으로 앞으로

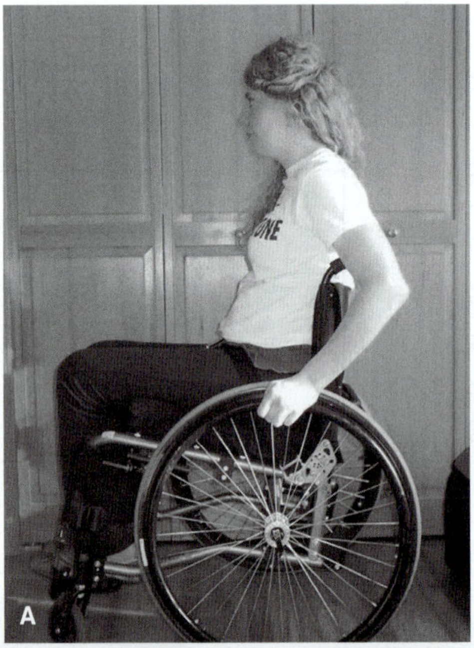
A

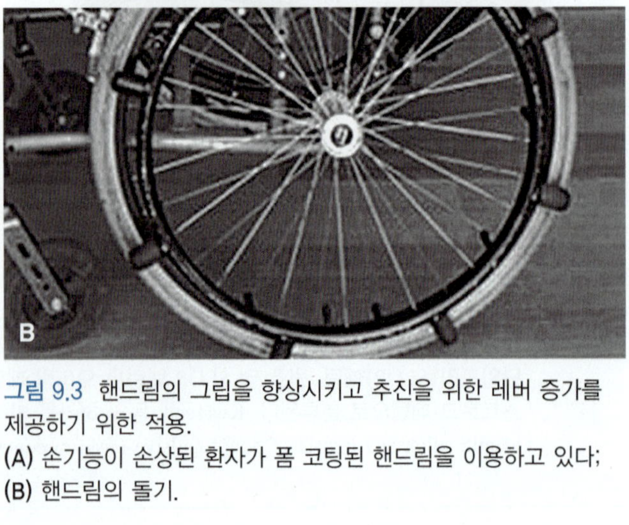
B

그림 9.3 핸드림의 그립을 향상시키고 추진을 위한 레버 증가를 제공하기 위한 적용.
(A) 손기능이 손상된 환자가 폼 코팅된 핸드림을 이용하고 있다;
(B) 핸드림의 돌기.

상자 9.2 팔 기능이 제한된 환자를 위한 특별 고려사항

팔 기능이 제한된 환자(예, C6 척수손상환자)를 위한 치료 계획을 개발할 때 가장 중요한 고려사항은 이러한 손상된 손 기능을 가진 환자가 기능적 휠체어 스킬을 효율적으로 발달시킬 수 있다는 것이다. 수동 휠체어를 사용하는 목 척수손상환자는 전동 휠체어를 사용하는 환자보다 높은 삶의 질을 보고한다.[2]

- 제한된 손 기능 때문에 스킬을 수행할 수 없다고 가정하지 않는다.
- 파워를 요하는 스킬로는, 정지된 위치에서 4인치 이상되는 경계석을 올라가는 활동, 가파른 언덕을 올라가는 활동, 울퉁불퉁한 지면 위를 휠라이로 이동하는 활동들은 일반적으로 강한 악력을 필요로 하지만, 본 장에서 설명된 다른 휠체어 스킬들은 손기능의 제한을 가진 환자들도 쉽게 접근할 수 있는 활동들이다.
- 감각장애를 고려해야 하며 상지보호가 필수적이다.
- 장갑은 핵심 장비이다. 사지마비 환자들의 대부분은 벙어리 장갑을 혼자 힘으로 끼우고 벗을 수 있을 것이다. 손바닥과 손목의 먼쪽 부위를 보호하고 큰 마찰력을 가진 핸드림이 이상적이다.

구성 핵심 :

- 바퀴와 프레임 사이에 손이 끼일 수 있는 공간이 있는 휠체어를 제작하면 안된다.
- 핸드림은 높은 마찰력을 가져야 하고, 바퀴 가까이에 위치해야 한다. 또한 바퀴와 핸드림 사이에 공간이 없어야 한다.
- 초경량 휠체어나 지역사회에 사용할 휠체어를 처방할 때는 "네발형 손잡이(Quad knob)"나 "핸드림 돌기"가 없는 것이 좋다. 이러한 장비를 사용하면 손 기능에 제한이 있는 사용자가 정지된 휠체어의 움직임을 더 잘 시작할 수 있지만 지역사회 이동에서 매우 안전하지 못할 것이다. 손의 감각이 손상되면, 휠체어의 속도를 조절하거나 휠체어를 감속하는 것이 어렵고 손상 위험이 증가될 것이다.
- 바퀴 잠금 장치는 잠금 해제 시 추진 원호에서 떨어져 있어야 한다.
- 사용자가 위팔세갈래근의 기능을 갖고 있지 않다면, 좀 더 앞쪽에 위치된 뒤쪽 바퀴와 깊은 좌석을 가진 휠체어로 구성하여 도움을 얻을 것이다. 이런 구성은 추진력의 작용근이 위팔두갈래근과 앞쪽 어깨세모근이 되도록 한다. 사용자를 위한 동적 균형 제공과 추진을 위한 최적의 위치 사이의 세심한 균형이 휠체어 구성에 있어 필수적이다.
- 뒤쪽 기울어짐 방지 장치는 최적의 바퀴 위치를 허용하면서 안정성을 제공할 수 있다.
- 맞춤 휠체어 프레임을 사용할 수 있는 경우, 가파른 각도가 있는 긴 프레임은 앞바퀴를 앞쪽으로 배치하여 휠체어 앞부분에 하중을 두어 불안정하지 않으며 추진 역할을 개선할 수 있다.

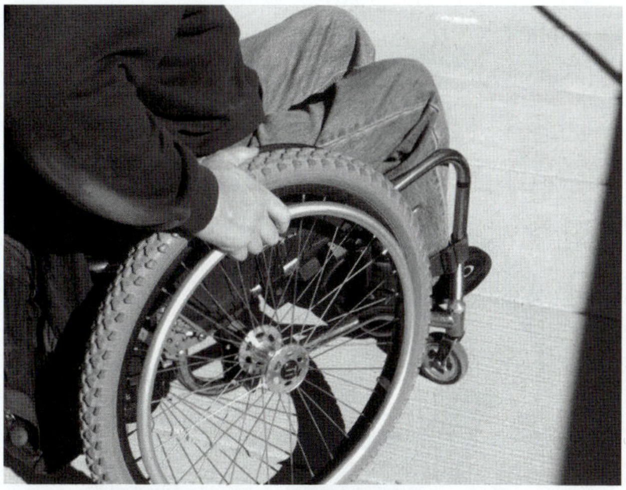

그림 9.4 앞쪽 추진을 위해 느슨한 열린 그립으로 핸드림을 잡는다.

밀고 다른 손으로는 뒤로 당기기의 혼합이다. 큰 반경의 회전이나 느린 회전을 할 때, 두 가지 전략을 사용할 수 있다. 사용자는 회전의 바깥쪽에는 핸드림에 큰 힘을 적용하거나, 회전의 안쪽 핸드림에는 작은 힘을 적용할 수 있다. 움직이는 휠체어를 회전하기 위해서 사용자는 회전하는 방향의 핸드림에 제동 동작을 적용해야 한다. 이 동작은 바깥쪽 바퀴에 비해 안쪽 바퀴의 속도를 낮추어 회전을 일으킨다. 실내에서의 이동 회전은 회전하는 쪽의 손을 뻗어 벽이나 문간을 가볍게 접촉하거나 활주함으로써 이루어질 수 있다. 사용자는 벽이나 문간에 언제 압력을 가해야 하는지, 얼마나 강하게 압박할 것인지, 그리고 휠체어의 주행 속도를 어떻게 알 수 있는지를 배우기 위해서는 연습이 필요하다. 만약 회전이 너무 빠르게 회전하거나 많은 압력이 가해지거나 타이밍이 정확하지 않으면 휠체어가 빠르게 회전할 것이다.

휠체어 스킬을 가르칠 때 성공적인 운동 학습이 일어나려면 초기에 물리치료사는 사용자 근처에 위치하여 보호하고 감독함으로써 그 사용자가 안전하다고 느끼는지를 확인해야 한다. 사용자가 불안정해지는 것을 두려워하면, 휠라이를 "pop"하거나, 경사로를 내려올 수도 없을 것이고, 핸드림으로 손을 뻗지 못하고 휠체어를 추진할 수 없을 것이다. 휠체어 스킬을 연습할 때 사용자의 안전을 보장하기 위해 물리치료사는 휠체어 뒤쪽에 위치해야 한다. 물리치료사는 보행벨트를 휠체어 프레임 뒤쪽에 묶어서 한 손으로 보행벨트를 잡고 다른 한손으로는 사용자의 어깨 앞쪽에 놓는다(그림 9.5). 이런 손의 위치는 사용자가 휠체어 앞으로 떨어지는 것을 방지하는 동시에 휠체어가 뒤로 넘어지는 것을 방지

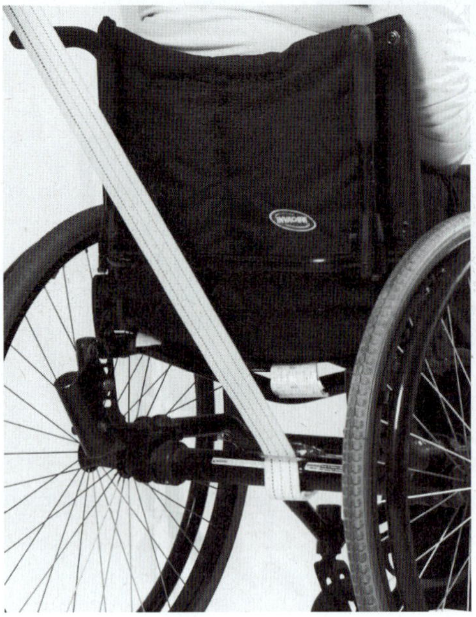

그림 9.5 휠체어의 프레임에 부착된 보행 벨트는 휠라이와 기타 휠체어 스킬을 연습할 때 사용자를 보호하는데 사용할 수 있다.

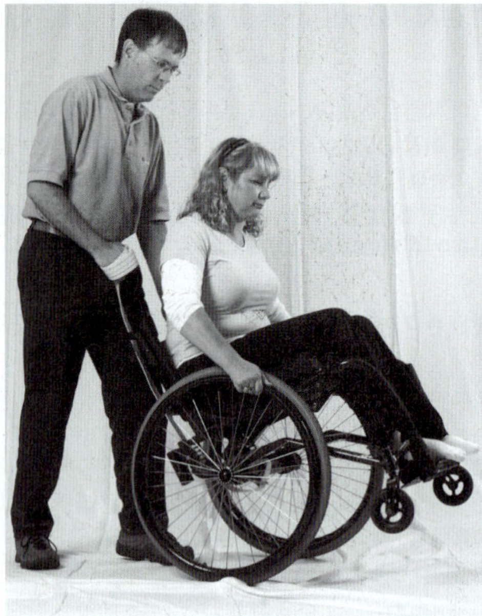

그림 9.6 물리치료사는 휠라이를 수행하는 사용자를 안전하게 보호하는지를 시연한다. 휠체어 프레임에 단단히 부착된 보행벨트를 사용하여 물리치료사는 사용자가 뒤로 넘어지는 것을 방지하기 위해 보행벨트를 위쪽으로 당길 수 있다. 휠체어의 푸쉬핸들에 손을 배치하고, 휠라이를 도울 수 있다.

한다. 또는 보행벨트를 사용하는 대신에 뒤쪽 손을 휠체어 푸쉬 핸들(사용이 가능한 경우)에 놓을 수 있다(그림 9.6).

문을 통과하는 스킬 Door Management

기본적인 앞쪽, 뒤쪽, 회전 등의 휠체어 가동 스킬은 문을 열고, 문을 통과하고, 다시 그 문을 닫기 위한 사전 활동이다. 다양한 종류의 문과 문고리가 있다. 문은 사용자가 멀리서 열 수 있는 문이 있다. 자동 닫힘 기전 때문에 저항이 있는 문도 있고, 쉽게 열리는 문도 있다. 걸쇠를 해제하는 난이도는 걸쇠 기전의 종류에 따라 달라지는데 바(bar), 엄지손가락 걸쇠가 있거나 없는 핸들, 놉(knob), 레버로 되어 있을 수도 있다. 아래에 기술된 기본적인 스킬은 특정 환경에 따라 조정해야 한다. 가장 쉽게 조작할 수 있는 문은 자유롭게 열리는 문(free swing door)이며, 이 문을 통과하는 것이 첫 번째 훈련 과제이다.

휠체어 사용자가 밀어서 열 수 있는 문의 통과 Propelling Through a Doorway With a Door That Opens Away From the Rider

사용자는 경첩에 가까운 부위에 뒷바퀴를 배치하고 약간의 각을 형성하여 문에 접근하고 문 가까이에 위치한 손으로 래치를 열기 위해 팔을 뻗는다. 반대쪽 손은 휠체어 바퀴를 잡는다. 문의 손잡이를 잡은 상태에서 바깥쪽 바퀴를 밀어 휠체어를 문 안으로 돌린다. 그런 다음 사용자는 문을 열고, 두 손으로 추진하여 문을 통과할 수 있다. 바를 가진 무거운 자동 닫힘 문의 경우, 사용자는 바를 밀기 위해 몸통을 가로 질러 손을 뻗는다. 이런 밀기 자세는 가장 큰 레버를 가지며, 문을 밀어서 열 때 가장 작은 저항을 가진다. 만약 문이 무겁거나 저항이 많이 걸리면, 사용자는 반대쪽 손으로 문틀을 잡고 다른 손으로 문을 더 밀어서 여는 동안 휠체어를 당겨 문을 통과한다. 사용자는 휠체어의 앞부분(예, 발판)을 사용하여 문을 밀면서 열고 통과할 수 있다. 그러나 피부 손상과 발가락과 발의 부상을 방지하려면 이 스킬을 사용할 때 세심한 주의를 기울여야 한다.

문이 자동으로 닫히지 않으면, 사용자는 문을 통과한 후 문 쪽으로 휠체어를 살짝 돌리고 밀어서 문을 닫을 수 있다. 또는 사용자가 문을 통과하면 문과 약간의 각을 형성하여 문 쪽으로 향하도록 휠체어를 회전한 뒤, 문을 닫는다. 문을 밀어서 닫을 때 뒤쪽으로 휠체어가 밀려서 굴러가지 않도록 각을 형성하는 것이다.

휠체어 사용자가 자기 쪽으로 당겨서 열 수 있는 문의 통과 Propelling Through a Doorway With a Door That Opens Toward the Rider

사용자가 자기 쪽으로 문을 열 때 중요한 점은 휠체어가 들어갈 수 있을 만큼 문이 열려야 한다는 것이다. 문이 넓은 복도에 있는 경우, 문의 통과는 문이 열리는 쪽의 문틀과 각을 형성하여 접근함으로써 쉽게 수행할 수 있다(레버, 문 손잡이 또는 기타 열림 장치). 사용자는 레버를 잡고 휠체어의 앞쪽 부분이 충분히 문 안으로 들어갈 수 있을 만큼, 휠체어 뒤쪽 차축이 지나는 지점에 맞도록 하여 문을 당겨서 연다. 그런 다음 휠체어 앞부분이 문 안으로 들어가도록 걸쇠 쪽 손을 사용하여 추진한다. 문을 열었던 손은 휠체어 핸드림으로 돌아오고, 나머지 문을 통과하기 위해 휠체어를 추진한다.

문이 무겁거나 자동 닫힘 문일 경우, 문틀을 이용한 스킬을 사용한다. 초기 접근 방식은 동일하다. 경첩 쪽의 손으로 걸쇠를 풀고, 걸쇠 쪽 손으로 문틀을 잡는다. 문틀에 배치된 손은 사용자의 몸통을 안정화시키는데 도움이 될 수 있으며, 필요한 경우 문을 여는 동안 레버 작용을 한다(한쪽 상지로 문틀을 누르고 다른 쪽 상지로 문을 당겨서 연다). 사용자가 휠체어의 앞쪽 부분이 문을 통과할 수 있을 만큼 충분히 문을 당겨서 열면 문틀 쪽 손으로 휠체어를 문으로 잡아 당겨 도움을 준다. 필요하다면 문을 통과할 때 사용자는 문을 밀어서 열기 위해 핸드림으로부터 경첩부위에 가까운 손을 뗀다. 이상적이지는 않지만 문이 자동으로 닫히는 경우, 사용자는 휠체어의 앞부분(예, 발판)을 사용하여 문이 열린 상태를 유지할 수 있다. 이 스킬을 사용할 때 발가락이나 발이 문에 부딪히지 않도록 수행해야 한다.

자유롭게 열리는 문(Free swing door)은 경첩에 가까운 쪽 손을 뒤로 뻗어 문을 통과하는 동안에 문을 당겨 닫는다. 다른 방법으로는, 문을 통과하면 사용자는 문을 향해 휠체어를 돌리고, 휠체어를 뒤쪽으로 추진하면서 문을 당겨서 닫는다. 이 경우 라이더는 경첩에 가까운 손으로 문 레버를 잡고 다른 손은 문틀을 잡는다.

이 손은 몸통의 안정화를 도울 수 있고, 다른 손으로 문을 닫을 때 휠체어를 뒤로 밀어 추진할 수 있다. 이런 스킬을 가르칠 때, 물리치료사는 문이 닫힐 때 손가락 부상방지를 위하여 문 가장자리를 잡지 않도록 하는 안전성 문제를 고려해야 하고 휠체어 앞부분을 사용하여 문을 열 때 주의해야 한다. 과제의 어려움을 이겨내고 달성하려면, 과제가 순차적으로 정렬되어야 한다. 일반적으로 멀리 여는 문(away-opening door)이 가장 쉽고, 자유롭게 열리는 문(free-swing door)이 자동으로 닫히는 문(auto-closure)보다 쉽다. 물리치료사는 사용자가 스킬을 연습할 때 난이도를 조절할 때, 도전적이지만 사용자가 과제를 수행할 수 없을 만큼 어렵지 않도록 연습환경을 설정해야 한다. 예를 들어, 사용자가 문을 열기 위해 레버쪽으로 팔을 뻗을 수 없다면, 물리치료사는 부분적으로 문을 여는 것부터 시작하거나 래치 시스템 위에 테이프를 적용할 수 있다. 과제를 부분적으로 연습할 수도 있다. 예를 들어, 한 손은 핸드림을 잡고, 다른 손은 문틀을 잡고서 문을 통과하기 위해 문을 당기거나 추진하는 것을 연습한다. 사용자가 이런 스킬에 익숙해지려면 물리치료사는 사용자가 무게, 폭, 입구 및 출구의 공간 그리고 문 손잡이, 낮은 문턱 그리고 기타 특성 등의 다양한 문의 종류를 통과하는 연습환경을 설정할 수 있다.

문을 통과하는데 필요한 지식을 적용하려면 학생실습활동 9.1을 참조한다.

응급시 탈출 Emergency Egress

수동 휠체어를 사용하는 모든 사람은 다른 사람이 계단을 내려가는 것을 돕는 방법을 교육할 수 있어야 한다. 휠체어 사용자는 계단의 난간을 잡고 독립적으로 계단에서 내려올 수 있어야 한다. 대부분의 화재 탈출 계단통에 하나의 난간이 있으므로 이러한 스킬을 숙달하는 것은 바람직하다.

응급 탈출을 위한 시작 지점으로서, 경계석을 올라가고 내려오는 것을 어떻게 돕는지를 배우는 것은 매우 중요하다. 올라가기 위해서는, 사용자는 경계석을 향하여 접근한 다음 앞쪽 바퀴를 경계석 위로 들어 올리거나 도움을 받아서 올려놓는다. 그런 다음 사용자는 뒤쪽 바퀴의 상단을 잡고 뒤쪽 바퀴가 경계석 위로 올라오고 앞쪽으로 몸을 기울이면서 추진을 하는 동안에 물리치료사는 환자 뒤쪽에서 등받이를 앞쪽(약간 위쪽으로)으로 밀어준다. 물리치료사가 들어 올리는 것은 아니다. 이런 보조적인 힘은 바퀴가 경계석 위로 올라가는 것을 도와주는 대각선의 힘이다.

내려가기 위해서는, 사용자는 경계석 뒤쪽으로 접근하여 경계석 가장자리에 양쪽 뒷바퀴를 나란히 정렬한다. 물리치료사는 휠체어 뒤쪽의 경계석 아래쪽에 위치한다. 그런 다음, 사용자는 뒷바퀴를 앞쪽으로 잡고 앞으로 몸을 기울인다. 물리치료사는 걷는 보폭을 한 자세로 서서 몸을 앞쪽으로 기울여 상단을 지지한다.(등받이가 낮은 경우에는 치료사가 멀리 떨어져 위치하면 낮은 등받이 쪽으로 쉽게 몸을 기대기 쉽다.) 협응이 이루어진다면, 물리치료사가 휠체어를 고정하는 동안, 사용자는 뒷바퀴를 굴러 경계석 아래로 내려온다. 뒷바퀴가 노면에 닿으면 사용자는 앞바퀴를 노면으로 내려놓거나, 앞바퀴가 경계석에 닿지 않도록 90° 회전하면서 약간의 휠라이를 할 수 있다. 하나의 경계석을 내려오는 것은 난간이 없는 계단을 내려오는 것을 돕는 스킬과 유사하다.

계단 Stairs

응급 탈출을 위한 기본 방법은 다음과 같다: 사용자는 몸을 앞바퀴 쪽으로 기울인 상태에서 뒷바퀴를 먼저 내려놓는다; 사용자는 계단의 난간을 잡고 한 번에 하나의 계단씩 내려간다. 이런 동작이 능숙해지면, 휠체어가 균형 잡힌 자세로 계단을 내려올 때 앞 바퀴가 계단에 살짝 닿을 수 있다. 흔히 발판이 앞바퀴 앞쪽에 위치하면, 발판이 부딪히거나 긁힐수 있다. 계단을 내려갈 때 중요한 것은 휠체어를 조절을 유지하여 과도한 속도로 내려가는 것을 막는 것이다. 또한 사용자는 휠체어가 회전하지 않고 계단을 똑바로 내려갈 수 있도록 양쪽 뒷바퀴를 일정하게 유지해야 한다.

가장 쉬운 스킬은 2개의 난간을 이용할 때이고, 사용자가 2개의 난간을 한 번에 잡을 수 있도록 계단통이 좁아야 한다. 사용자는 계단에 접근한 후, 계단의 중심에 휠체어가 위치하도록 방향을 전환하고, 뒷바퀴는 첫 계단으로부터 3–4인치(7.62 cm – 10.16 cm) 떨어지도록 한다. 그런 다음, 사용자는 양손을 어깨높이로 하여 손을 뒤침하여 올려놓는다. 몸은 약간 앞쪽으로 숙이고, 바퀴가 계단 아래로 굴러 떨어지도록 휠체어를 뒤쪽으로 민다. 난간 위의 양손을 아래쪽으로 활주하며, 이런 과정을 반복한다. 일단 숙련이 되면, 계단을 내려가는 동작은 두 번째부터 손을 난간 아래로 미끄러지게 하면서 연속적으로 할 수 있다. 휠체어의 뒷바퀴가 바닥에 도달하면, 사용자는 휠체어를 뒤쪽으로 밀어 앞바퀴를 조심스럽게 바닥에 놓거나 90° 회전하여 휠체어를 방향 전환한 후 앞바퀴를 바닥에 내려놓을 수 있다.

난간이 한 개일 때의 스킬은 다음과 같이 수정된다. 사용자는 휠체어를 난간 쪽으로 배치. 즉 레일에서 4–6인치 (10.16 ~ 15.24 cm) 떨어진 곳에 위치한다. 사용자는 난간 쪽 손으로 아래팔을 엎침하여 난간을 잡고, 반대쪽 손으로 몸통을 가로질러 난간 쪽으로 뻗어서 난간을 잡는다. 사용자는 레일을 껴안아서는 안 되는데, 그 이유는 휠체어의 뒷바퀴가 계단에 일정하게 배치되지 않아 회전되거나 바깥쪽 뒷바퀴가 계단에서 멀어지기 때문이다. 사용자는 계단을 내려가는 동안 휠체어의 위치를 조절하는 반대점(counterpoint)으로 사용한다. 대부분의 사용자는 가장 쉬운 방법으로서 레일 쪽 손으로만 레일을 잡고, 뒷바퀴가 첫 번째 계단으로 내려가는 것을 돕기 위해 반대쪽 손을 뒷바퀴에 배치한다. 그런 다음, 사용자는 이 자세의 균형을 잡으면서 바깥쪽 손을 레일로 이동시켜야 한다.

이 두 가지 스킬은 건강한 사람의 보조를 받을 수 있다. 보조자는 휠체어보다 아래쪽의 계단에 위치해야 하고, 양 발은 2–3개의 계단에 걸쳐 휠체어가 움직이는 계단에 있지 않도록 한다. 보조자는 등받이 쪽으로 자신의 몸을 기울임으로서 휠체어를 지지하고, 휠체어가 천천히 아래쪽 계단으로 내려오도록 조절하고 휠체어가 뒤쪽으로 넘어가지 않는지 확인한다. 보조자는 자신의 한 손을 레일 위에 배치함으로써 휠체어를 더욱 안정시킬 수 있다. 이러한 스킬을 가르칠 때, 물리치료사는 보조자의 역할을 한다. 이상적인 것은 물리치료사가 스킬을 시연하거나 다른 사람의 동작을 보여주는 것이다.

난간이 없는 계단의 경우에는, 건강한 사람의 도움을 받아야 한다. 이 스킬은 사용자가 앞으로 몸을 기울이고 뒷바퀴에 손으로 제동을 제공한다는 점을 제외하고는 동일하다. 뒷바퀴가 계단에 도달하면 허벅지가 좌석으로부터 떨어지지 않을 만큼 몸을 앞쪽으로 숙이고, 뒷바퀴가 계단 아래로 굴러 떨어지도록 바퀴를 당긴다. 그리고 손을 이용해 휠체어의 속도를 제어한다. 보조자는 자신의 몸을 휠체어에 밀착시켜, 양쪽 뒷바퀴가 대칭으로 움직이도록 휠체어를 조정한다. 다시 보조자가 먼저 움직이고, 그 다음 휠체어가 움직이고, 다시 보조자가 움직이는 순서로 계단을 내려온다. 만약 가능하다면 보조자는 추가적인 안정성을 위해 벽을 이용할 수도 있다.

휠라이 Wheelies

비록 최근 몇 년 동안 경사로(ramp)와 경계석 컷 아웃으로 인해 휠체어의 접근성이 향상되었지만, 여전히 지역사회에서 휠체어 접근을 방해하는 많은 구조물들이 존재한다. 휠라이를 수행하는 능력(그림 9.7)은 경계석, 가파른 경사로 또는 언덕, 평탄하지 않은 지면 등을 통과할 때 이용되는 필수 스킬이다. 휠체어의 종류와 그 구성은 휠라이를 하는데 크게 영향을 미친다. 무거운 휠체어의 휠라이는 더욱 어렵다. 차축의 위치도 휠라이를 달성하는데 큰 영향을 준다. 차축이 앞쪽에 있으면 사용자의 무게중심(COM)이 차축 뒤에 위치하게 되어, 휠라이가 덜 안정화되고 휠체어를 뒤쪽으로 쉽게 기울일 수 있어 휠라이를 쉽게 달성할 수 있을 것이다. 차축판(axle plate)이 약간 뒤쪽에 있으면 휠체어는 안정되지만, 이러한 구성은 휠라이를 달성하기가 더 어렵게 된다.

휠라이를 수행하기 위해서는, 사용자가 손을 핸드림의 뒤쪽 등받이 부분에 배치하고, 앞바퀴를 들어올리기 위해 휠체어가 약 45° 기울어지도록 빠르게 민다. 휠라이의 유지 능력은 휠라이를 수행하는것과 함께 학습되어야 한다. 이 두 가지 스킬은 경계석을 올라가고 내려갈 때나 울퉁불퉁한 지면을 통과할 때와 같이, 고급 휠라이를 달성하는데 있어 매우 중요한 역할을 한다. 물리치료사는 환자가 균형점을 갖도록 보조해야 한다. 이 자세는 앞바퀴를 지면으로 들어올린 상태에서 휠체어로 균형을 잡는 시점이다. 초기 균형점은 사용자가 등받이를 기대고 완전하게 앉는 것이다. 만약 사용자가 등받이로부터 떨어져 앞쪽으로 몸을 기울이면, 보다 높은 휠라이 자세가 요구되어 더 많은 스킬이 필요하게 된다. 휠라이를 하려면 사용자는 팔을 굽히고 펼 수 있어야 하고, 균형을 교정하기 위해 가볍게 핸드림을 잡아야 한다.

사용자가 휠라이에서 균형잡는 것을 배우기 위해서는, 균형조절과 휠라이에서 안정성을 제한하는 휠체어의 흔들림을 경험해야 한다. 이 과정의 중요한 첫 번째 단계는 사용자가 휠라이의 균형점을 느끼고 앞쪽이나 뒤쪽으로 얼마나 기울어지는지를 경험하면서 스스로 핸드림을 밀고 당기는 것이다. 앞쪽 밀기는 앞바퀴를 들어 올리는 것이고, 뒤쪽 당기기는 앞바퀴를 지면쪽으로 내려놓는 것이다. 이런 후자의 방법은 중요한 안전스킬이고 사용자는 휠체어를 어떻게 조절하는지를 빨리 이해해야 한다. 사용자는 휠체어 균형에 대한 효과를 배우기 위해 머리와 위쪽 몸통을 스스로 앞뒤로 움직일 수 있어야 한다. 앞쪽 기울어짐은 앞바퀴를 지면으로 내리는 것이고, 뒤쪽 기울어짐은 앞바퀴를 지면으로부터 들어올리는 것이다. 그런 다음, 사용자는 핸드림을 가볍게 밀거나 당겨서 휠체어를 앞뒤로 움직이는 것을 배움으로써 균형점을

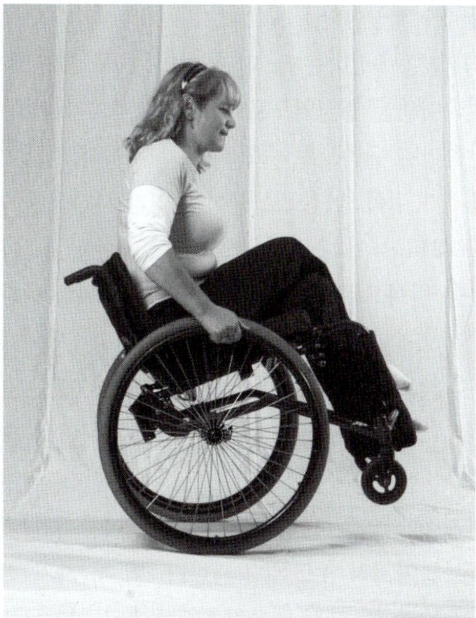

그림 9.7 휠라이의 유지는 앞바퀴를 들어올린 상태에서 휠체어 균형을 유지하는 것이다. 핸드림에 배치된 사용자의 손은 엉덩관절 근처에 위치한다. 이런 손의 위치는 핸드림의 앞쪽에 배치된 손이나 뒤쪽에 배치된 손보다 휠라이를 더 잘 조절할 수 있을 것이다.

유지하는 연습을 해야 한다.

동적 휠라이를 하기 위해서는 사용자가 핸드림에 배치된 자신의 손을 앞뒤로 이동시켜야 한다. 사용자는 핸드림에 배치된 손이 휠체어를 조절하는 것을 이해해야 하고 핸드림에서 손을 완전히 놓지 않도록 해야 한다. 휠라이를 가르칠 때, 물리치료사는 적절한 보호와 감독을 통해 사용자가 휠라이 시 넘어지는 것을 허용하지 않을 것임을 알려 안심시켜야 한다. 사용자는 넘어지는 것을 두려워하고 휠라이 연습을 피할 수 있다. 사용자가 휠라이를 배울 때, 물리치료사는 휠체어의 손잡이를 앞뒤로 움직여 줌으로써 사용자가 균형 잡힌 휠라이를 할 수 있도록 도와줄 필요가 있다.

휠라이의 학습을 촉진시키는 데는 2가지 방법이 있다. 첫 번째 방법은 물리치료사가 사용자의 몸통과 어깨 부분을 앞뒤로 두드리는 것(taps)이다. 이것은 사용자가 휠라이 자세를 취하는 촉각 자극으로 동안 몸통이 이동해야 할 방향을 알려주는 것이다. 예를 들어, 사용자가 뒤쪽 방향으로 균형을 잃기 시작하면, 물리치료사는 앞쪽 몸통/어깨를 두드려 사용자가 손잡이를 뒤로 당기도록 촉각 자극을 준다. 만약 사용자의 앞쪽바퀴가 바닥으로 내려가며 앞쪽 방향으로 균형을 잃기 시작하면, 물리치료사는 몸통/어깨의 뒤쪽 부분을 두드려 뒤쪽으로 몸을 기울이고 핸드림을 앞쪽으로 밀도록

촉각 자극을 제공한다.

학습을 촉진하는 또 다른 방법은, 물리치료사는 사용자를 휠라이의 균형영역으로 다시 이동시키기 위해 몸통/어깨를 앞쪽이나 뒤쪽으로 슬쩍 찌르는 것이다. 예를 들어, 만약 사용자가 뒤쪽 방향으로 균형을 잃기 시작하면(앞바퀴가 지면으로부터 들어 올려짐), 물리치료사는 몸통/어깨의 뒤쪽 부분을 앞쪽으로 슬쩍 민다. 이것은 사용자를 다시 휠라이의 균형 영역 안으로 이동시키는 것이고, 사용자가 뒤로 넘어지지 않도록 방지한다. 만약 사용자가 앞쪽으로 균형을 잃는 경우(앞바퀴가 지면으로 떨어지고 있음), 물리치료사는 몸통/어깨 앞쪽 부분을 뒤쪽으로 슬쩍 민다. 이것은 사용자를 다시 휠라이의 균형 영역 안으로 이동시키는 것이고, 앞쪽으로 넘어지지 않도록 방지한다. 이 두 가지 접근 방식 모두에서 물리치료사는 핸드림을 앞쪽으로 밀거나 뒤쪽으로 당기도록 하는 구두 명령을 제공할 수도 있다.

고르지 못한 지면을 통과할 때의 휠라이

Wheelies While Traversing Uneven Surfaces

고르지 않은 지면(예, 자갈, 잔디)에서 휠체어를 추진할 때, 휠체어가 앞으로 넘어질 위험이 높다. 이런 지면에서는 작은 물체(예, 돌맹이)에 의해 멈춰 휠체어가 앞으로 넘어질 수 있다. 휠라이를 유지하면서 앞으로 추진할 수 있으면, 앞으로 넘어질 위험이 최소화될 것이고, 다양한 지면에서 휠체어를 스스로 추진할 수 있을 것이다.

휠체어의 균형점을 유지하면서 앞으로 추진해 나가기 위해서는, 사용자는 휠라이를 하는 동안 앞쪽으로 몸을 숙이는 방법을 연습하여 휠체어가 앞으로 기울어지게 한 다음 핸드림을 앞으로 밀어 휠체어의 균형을 잡기 위해 다시 핸드림의 뒷부분을 잡는다. 이 방법을 배울 때 사용자는 핸드림을 가볍게 잡고, 스트로크의 회복 단계에서 손이 핸드림 위에서 잘 미끌어지도록("슬라이딩 그립")할 수 있어야 한다. 사용

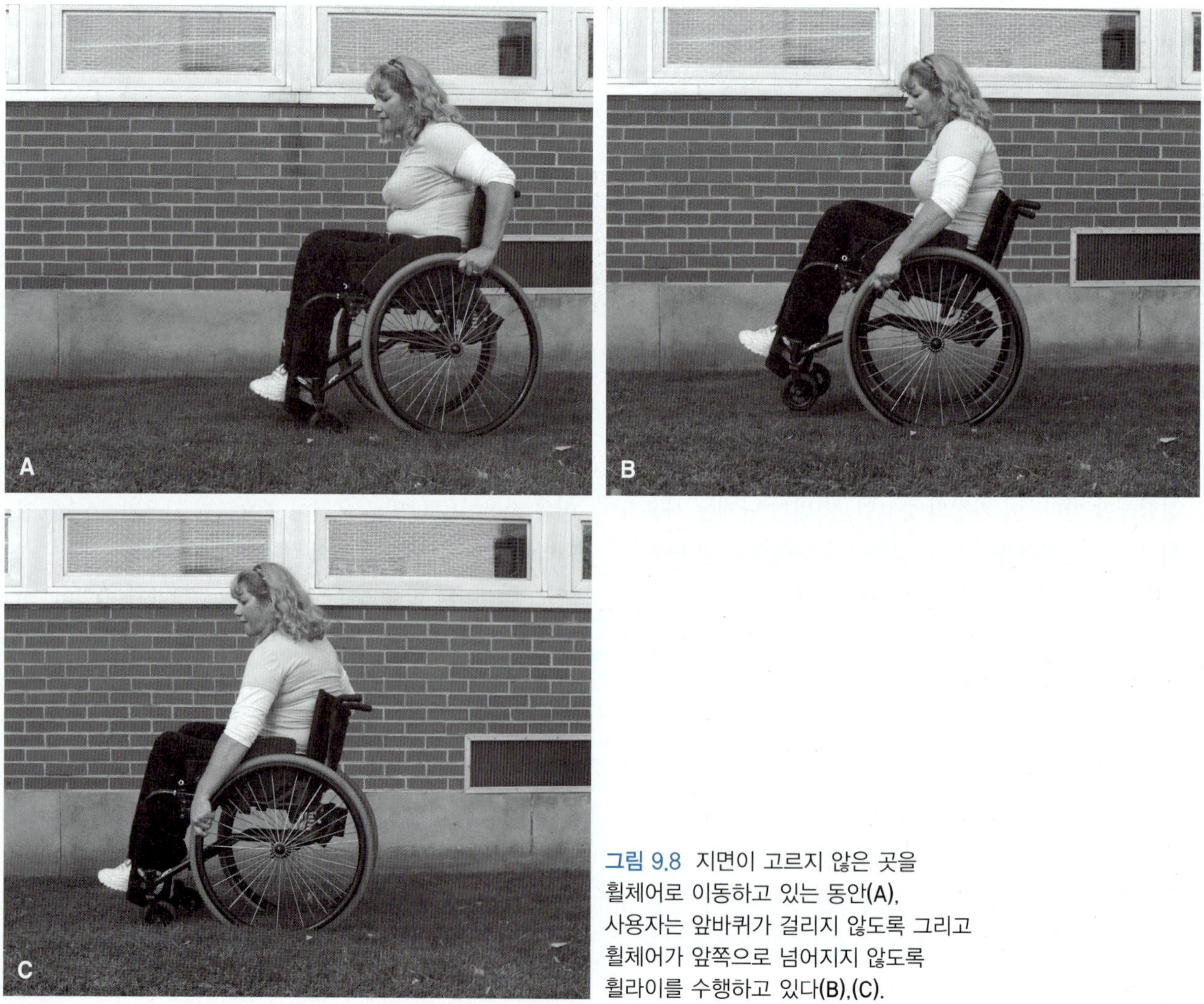

그림 9.8 지면이 고르지 않은 곳을 휠체어로 이동하고 있는 동안(A), 사용자는 앞바퀴가 걸리지 않도록 그리고 휠체어가 앞쪽으로 넘어지지 않도록 휠라이를 수행하고 있다(B),(C).

자가 보다 숙련되면, 핸드림을 밀 때마다 조금씩 더 앞쪽으로 활주할 수 있을 것이다. 비슷한 스킬을 사용하여, 사용자는 휠체어를 뒤쪽으로 추진(같은 스킬을 반대로)하는 방법을 배울 수 있고, 휠라이를 유지하면서 방향 전환을 할 수 있을 것이다(네 바퀴로 회전하는 것과 같이, 한 손으로는 핸드림을 뒤로 당기고, 반대 손으로는 핸드림을 앞으로 밀어주면서).

지면이 고르지 않으면, 짧은 시간 동안(휠라이를 유지하지 않고) 휠라이를 하고 앞쪽으로 추진하는 것이 좋다. 그런 다음, 사용자는 짧은 휠라이를 연속적으로 수행하면서 휠체어를 추진하여 통과한다(그림 9.8). 학생실습활동 9.2: 휠라이 훈련 진행은 정적, 동적 휠라이 스킬 모두를 촉진시키는 활동을 제시하고, 이러한 스킬을 사용자에게 어떻게 가르치는지 방법을 제시하고 있다.

가파른 언덕과 경사로 Steep Hills and Ramps

올라갈 때 Ascent

언덕으로 올라갈 때 중요한 점은 앞바퀴를 아래쪽으로 돌려서 휠체어가 뒤쪽으로 뒤집히지 않도록 하는 것이다. 만약 언덕이 너무 길면, 사용자는 중간에 휴식을 취해야 할 것이다. 휴식은 언덕을 내려올 때와 같은 방법으로 휠체어를 90° 회전시켜야 한다. 그러나 만약 사용자의 한쪽이 더 강하다면, 강한 쪽이 언덕의 아래쪽으로 위치되어야 한다.

길거나 가파른 언덕을 올라가는데 중요한 준비사항은 사용자가 엉덩이를 휠체어 뒤쪽으로 재배치하는 것이다. 이것이 숙련되면, 언덕으로 접근할 때 앞바퀴를 조금 들어 올리고 머리를 앞쪽으로 기울인다. 사용자가 스킬을 배우거나 휠체어 스킬에 대한 자신감이 떨어지는 환자의 경우, 언덕 앞에서 멈춰야 하고, 강하게 앞바퀴를 들어 올리고 엉덩이를 뒤쪽으로 이동시켜야 한다. 이런 자세가 앞쪽 몸통의 불안정을 생성하지만 언덕을 올라갈 때는 휠체어의 안정성을 제공한다. 사용자는 언덕을 올라갈 때 몸을 앞쪽으로 기울일 수 있어야 한다. 사용자는 균형을 잃고 허벅지 위의 앞쪽으로 떨어지는 것을 느껴야 할 것이다. 사용자는 넘어지지 않을 것인데, 그 이유는 휠체어를 언덕 위로 추진할 때 핸드림을 짧게 그리고 자주 밀면서 몸통의 안정성을 "잡기" 때문이다. 움직이는 밀기의 범위는 바퀴의 앞쪽 절반 꼭대기에 있어야 한다. 손이 바퀴 윗부분에 도달하면, 사용자는 골반을 적절한 위치로 만들어 좋은 안정성과 적절한 밀기 기전을 다시 갖도록 만든다. 언덕을 오르는 모습이다. 언덕을 추진하는 방법을 배우는데 도움을 주기 위해, 물리치료사는 사용자보다 아래쪽 언덕에 위치해야 한다. 구두 명령을 제공하는 것 외에도 물리치료사는 밀기의 회복단계 동안 휠체어가 뒤쪽으로 굴러 내려오지 않도록 도와주어야 한다.

내려갈 때 Descent

가파른 언덕을 내려가는 가장 좋은 방법은 휠라이 상태로 이동하는 것이다. 휠라이는 실제로 휠체어 안에서 사용자의 자세를 안정시켜 주고, 중력은 사용자를 앞쪽으로 넘어지게 하지 않고 휠체어 안에 더 잘 유지하도록 해준다. 휠라이의 높이는 언덕의 기울기에 영향을 받는다. 경사가 가파를수록 휠라이의 높이가 높아진다. 사용자는 내리막길에 접근하여 휠라이의 속도와 높이를 조절하기 위해 핸드림을 활주시킨다. 급경사를 내려갈 때 가장 어려운 점은 바닥과 만나는 지점이다. 언덕이 끝나고 뒤쪽 모멘텀이 언덕의 바닥지점에서 뒤쪽 경사를 일으킬 것이다. 이것을 피하기 위해서는, 사용자가 언덕 바닥에서 느리고 부드럽게 휠라이에서 벗어나는 것이다.

속도 조절은 매우 중요하다. 만약 사용자가 너무 빨리 움직이거나 손의 그립을 놓쳐버리면, 사용자는 중지하고 휴식을 취해야 한다. 내려오는 도중에 휠체어를 제동하기 위해서는, 사용자는 한쪽 바퀴를 제동해야 하고, 휠체어가 90°로 회전하여 언덕 쪽으로 향할 수 있도록 반대쪽 바퀴를 활주시킨다. 이러한 자세는 작은 노력으로도 유지될 수 있지만 언덕이 가파르다면 사용자는 휠체어가 언덕 아래쪽으로 뒤집어져 굴러가지 않도록 양쪽 어깨를 언덕 쪽으로 기울여야 한다. 움직임을 다시 시작하기 위해, 앞바퀴를 언덕 아래쪽으로 다시 돌린다. 이런 슬라롬 형식 패턴은 안전하게 내려가는 가장 좋은 방법이다.

만약 사용자가 휠라이를 할 수 없다면, 가파른 경사를 내려갈 때, 느린 속도를 유지하기 어렵고 몸통이 앞쪽으로 넘어지게 될 것이다. 바퀴를 제동하는 것은 앞쪽으로 향하는 중력을 도와줄 것이고, 몸통의 균형을 잃게 한다. 이 문제는 몸통마비나 마비가 더 큰 사람들에게 더욱 힘든 문제이다. 몸통을 안정화시키는 핵심은 팔의 모음 근력을 사용하는 것이다. 내려가기 전에, 사용자는 몸통을 바로 세우고 팔꿈치로 등받이를 안듯이 양쪽 팔의 안쪽면으로 등받이를 압박해야 한다. 양손은 핸드림을 조작하기 위해 자유롭게 위치해야 한다. 손 기능이 손상된 사용자들은 손을 핸드림의 안쪽으로 걸어서 속도를 조절하기 위해 위쪽으로 당겨야 한다(위팔두갈래근의 힘).

사용자가 휠라이를 하지 않을 때, 언덕 바닥에서의 전환은 위험하며 앞쪽으로 넘어질 수 있다. 반드시 느리게 전환하고, 가능하다면 뒤쪽으로 휠체어를 기울이거나 앞바퀴를 들어 올려 발판이나 앞바퀴가 지면에 부딪히지 않도록 한다. 갑작스런 전환의 경우, 언덕과 휠체어를 수직으로 중지시켜 한쪽 앞바퀴와 뒷바퀴가 전환되도록 하고, 그 다음 반대로 바퀴들이 언덕으로부터 내려오도록 해야 한다.

임상 노트: 바로 위에서 설명된 방법들은 휠라이를 하든 아니든 간에 적절한 바퀴 조절을 위해 필요로 하므로 미끄러운 핸드림은 위험할 수 있다. 더운 날씨는 핸드림을 과도하게 뜨겁게 만들어 빈번한 제동을 하거나 장갑을 필요로 할 것이다.

언덕을 내려올 때의 보호는 휠라이를 배울 때와 비슷하다. 물리치료사는 휠체어 뒤에 위치하고, 앞쪽과 뒤쪽을 보호하는 위치에 손을 놓는다. 스킬 습득은 짧은 거리의 낮은 경사를 가진 언덕에서 시작해야 한다. 물리치료사는 휠체어의 속도를 유지해야 하여 보조를 맞춰야 하므로 팀워크가 필수적이다. 언덕 길이보다는 언덕의 경사각도를 증가시켜야 한다. 사용자가 일반적인 스킬과 휴식 자세를 학습했다면 보다 긴 언덕에서 이 스킬들을 연습한다.

경계석 Curbs

올라갈 때

휠라이의 수행이 경계석을 올라가고 내리는데 가장 쉽고 효율적인 방법이다. 경계석을 오르는데는 2가지 방법이 있다: (1) 정지 상태에서 경계석을 힘있게 올라가는 방법과 (2) 움직이는 상태에서 경계석을 힘있게 올라가는 방법이다. 첫 번째 방법은 휠라이와 많은 스킬을 필요하지 않지만, 강한 근력을 필요로 한다. 일부 사용자는 이 스킬을 수행할 수 있는 근력을 가지고 있지 않다. 이 스킬을 시작하기 위해, 사용자는 경계석의 앞쪽 가장자리에 휠체어를 올려놓기 위해 추진하면서 앞바퀴를 들어 올리고 앞쪽으로 전진한다. 앞바퀴가 경계석 위에 놓이고 뒷바퀴는 지면에 그대로 위치하며, 뒷바퀴는 경계석에 닿지 않아야 한다(그림 9.9). 이런 자세에서, 사용자는 손을 뒤쪽으로 핸드림의 12시 위치에 놓고 손을 앞으로 힘차게 추진하면서 머리와 몸통을 동시에 앞으로 숙인다. 이런 추진으로 인한 모멘텀이 뒷바퀴를 경계석 위로 올라가게 만든다(그림 9.10). 이런 과제의 핵심은 휠라이를 수행하는 스킬과 타이밍이다. 사용자는 휠체어를 앞쪽으로 추진하면서 휠라이를 할 수 있어야 하고 휠라이를 일정시간 유지할 수 있어야 한다. 만약 휠라이를 하자마자 앞바퀴가 바닥으로 내려가거나 경계석에 걸리면, 휠체어 앞부분이 경계석에
부딪힌다.

만약 휠라이를 너무 오랫동안 하게 되면, 뒷바퀴가 경계석에 부딪혀서 휠체어가 뒤로 넘어갈 수 있다. 이들 양쪽 상황일 때, 사용자는 휠체어에서 떨어질 위험이 있다. 휠체어가 계속 앞으로 움직이기 때문에, 다른 방법보다 근력이 덜 필요할 수 있다. 그러나 휠체어 앞바퀴를 들어 올리는 스킬이 더 많이 필요할 것이다. 이런 스킬은 경계석 없이 초기에 연습해야 하며, 복도를 천천히 미끄러지듯 이동하는 동안 휠라이가 얻어질 수 있도록 연습되어야 한다.

내려갈 때

경계석을 내려오는 방법은 기본적으로 2가지 방법이다: 뒤쪽 접근법과 앞쪽 접근법. 뒤쪽 접근법을 이용할 때, 사용자는 경계석의 가장자리까지 뒷바퀴를 이동시킨다. 그런 다음, 사용자는 자신의 몸을 앞쪽으로 숙이고, 핸드림의 뒤쪽 부분을 잡고 천천히 뒷바퀴를 조절하면서 내려온다. 뒷바퀴가 경계석에서 내려오면, 사용자는 발판이 경계석 상단에 부딪치지 않도록 휠라이를 한 후, 오른쪽이나 왼쪽으로 휠체어를 90° 회전한다(그림 9.11). 또 다른 뒤쪽 접근법은 모멘텀을 이용하는 것이다. 이런 스킬을 이용할 때, 사용자는 경계석 앞쪽에 뒷바퀴를 나란하게 맞추고 핸드림을 뒤쪽으로 당긴다. 이때 몸통을 앞으로 기울이면서 휠체어의 앞쪽 프레임을 잡는다. 휠체어의 앞바퀴가 경계석 아래로 굴러갈 것이다. 이런 방법은 많은 스킬을 필요로 하지 않지만 휠체어가 굴러갈 충분한 공간을 필요로 한다. 휠체어가 굴러가기 시작하면 바퀴를 잡지 않아야 하는데, 그 이유는 모멘텀에 의해 휠체어가 뒤집힐 수 있기 때문이다. 네 바퀴가 모두 수평을 이루면 사용자는 핸드림으로 휠체어에 제동을 가할 수 있다.

앞쪽 접근법으로 경계석을 내려가기 위해서는, 사용자는 앞바퀴가 경계석의 가장자리에 접근하기 전까지 휠체어

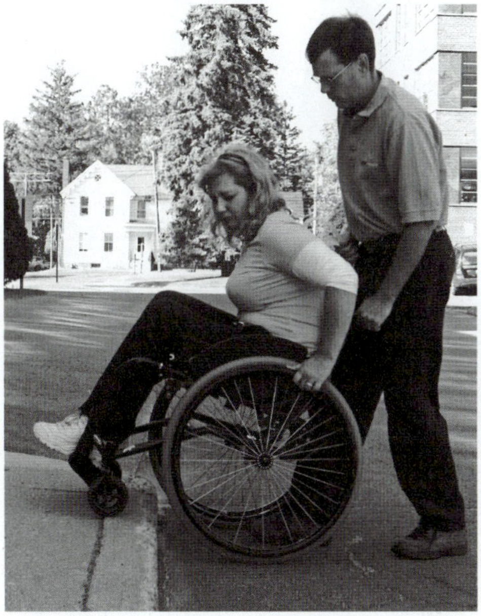

그림 9.9 경계석에 올라가기: 사용자는 멈춘 상태에서 휠라이하여 경계석 위로 앞바퀴를 올린다. 앞쪽 모멘텀이 없이 멈춘 상태에서 경계석으로 올라가는 것은 상당한 스킬과 팔의 근력을 필요로 한다. 사용자는 경계석의 앞쪽 가장자리에 앞바퀴를 올려놓고, 앞바퀴와 뒷바퀴 사이에 어느정도 공간을 남겨두고 휠체어를 강하게 추진하여 뒷바퀴를 경계석 위로 올려놓는다.

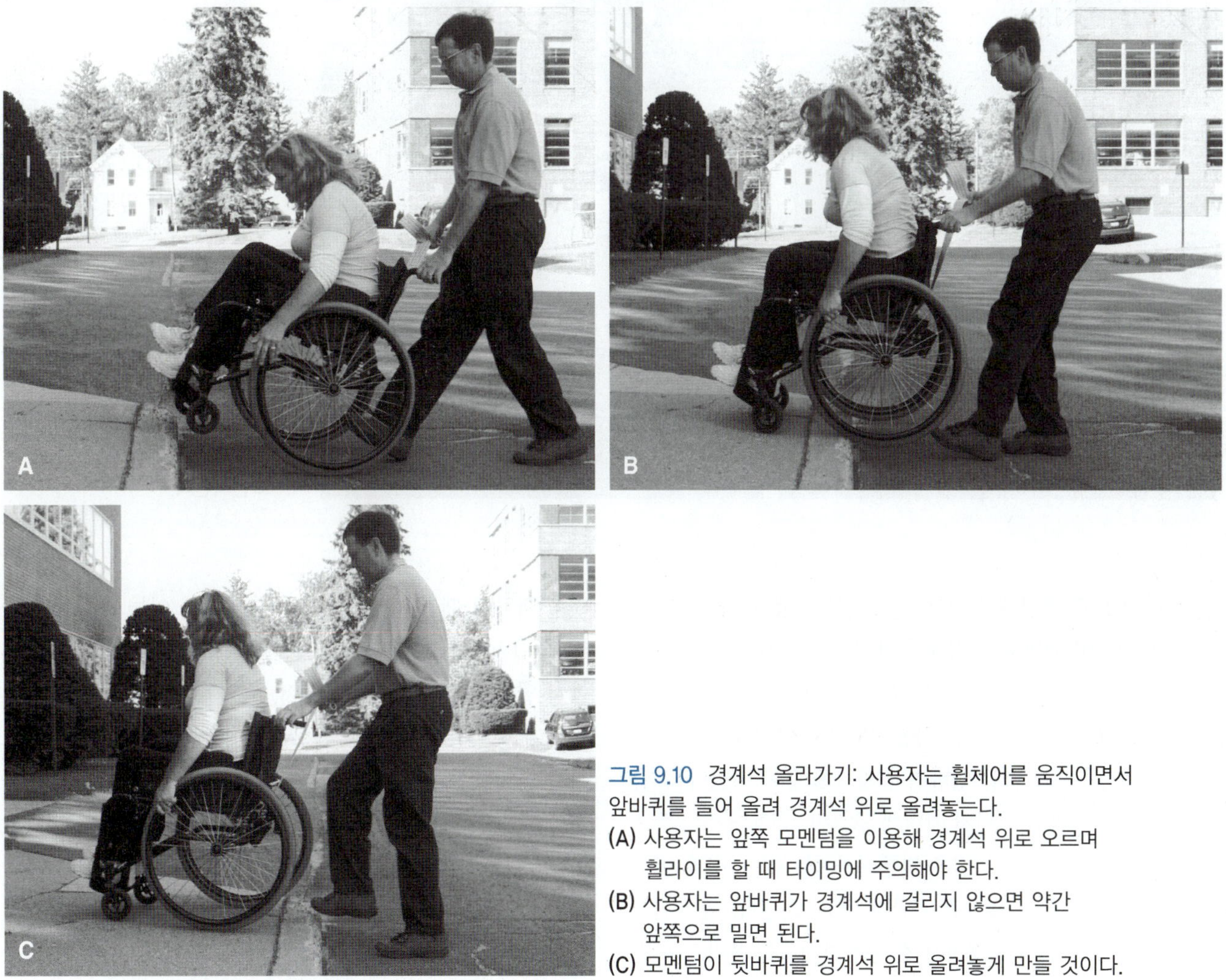

그림 9.10 경계석 올라가기: 사용자는 휠체어를 움직이면서 앞바퀴를 들어 올려 경계석 위로 올려놓는다.
(A) 사용자는 앞쪽 모멘텀을 이용해 경계석 위로 오르며 휠라이를 할 때 타이밍에 주의해야 한다.
(B) 사용자는 앞바퀴가 경계석에 걸리지 않으면 약간 앞쪽으로 밀면 된다.
(C) 모멘텀이 뒷바퀴를 경계석 위로 올려놓게 만들 것이다.

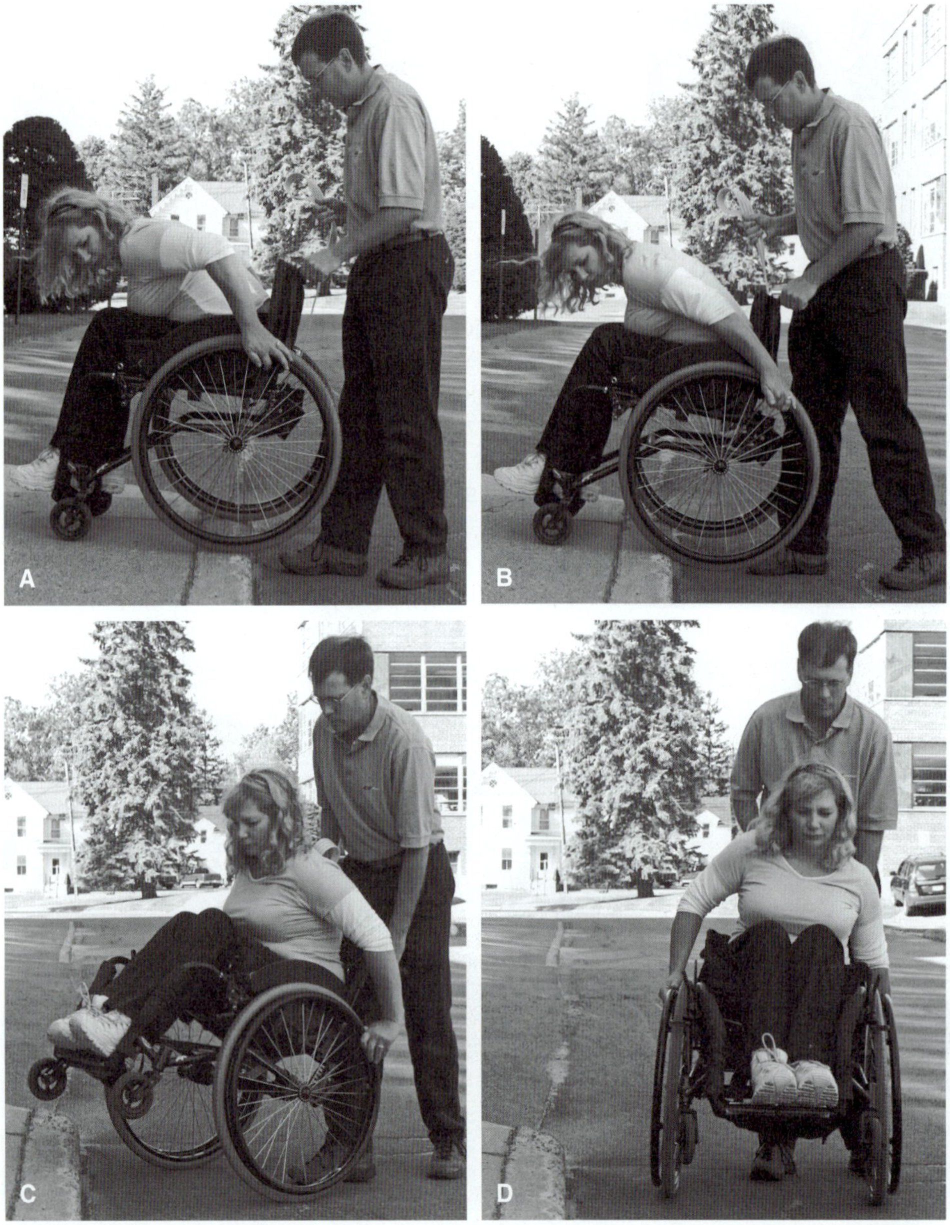

그림 9.11 경계석을 내려가는 뒤쪽 접근법.
(A) 사용자는 경계석 가장자리로 접근하여 몸을 앞쪽으로 숙인다.
(B) 뒷바퀴를 경계석 아래로 천천히 내린다. 일단, 뒷바퀴가 지면으로 안전하게 닿으면 사용자는
(C) 휠라이를 하고,
(D) 발판이 경계석에 부딪히지 않도록 휠체어를 90° 회전시킨다.

를 계속 앞으로 추진해야 하고, 휠라이를 수행한다.

모멘텀이 뒷바퀴를 경계석 아래로 내려가게 할 때까지 휠라이를 유지해야 한다. 사용자는 휠라이를 유지하기 위해 슬라이딩 그립(경사 하강중 사용)을 사용하여 뒷바퀴가 먼저 지면에 닿고, 그 다음 앞바퀴가 지면에 닿아야 한다(그림 9.12). 만약 앞바퀴가 먼저 지면에 닿으면, 휠체어가 앞쪽으로 전복하게 된다. 이 스킬은 비행기가 착륙하는 것과 비슷하며 날개 밑에 있는 뒷바퀴가 먼저 닿고, 그 다음 앞바퀴가 지면에 닿는다. 위에서 설명된 것처럼 경계석을 올라가는 방법도 비슷하게, 휠라이의 스킬과 티이밍이 이 과제를 달성하는데 필수적이다. 사용자에게 경계석을 올라가고 내려오는 것을 가르칠 때, 안전은 필수적이다. 만약 이들 스킬을 연습할 때 문제가 발생하면 사용자는 앞으로 균형을 잃고 휠체어에서 떨어질 수 있다. 예를 들어, 휠라이로 앞쪽 바퀴가 먼저 지면에 닿으면 휠체어는 앞쪽으로 전복될 것이다. 물리치료사는 한 손으로 몸통/어깨에, 한손은 보행벨트나 푸쉬핸들을 잡아서 사용자가 안전하게 수행할 수 있도록 돕는다. 그림 9.11A–D와 9.12A–C는 물리치료사의 적절한 위치를 보여준다. 또한 물리치료사는 초기에 경계석을 올라가고 내려오는 것을 가르칠 때, 낮은 경계석(1–2 인치 높이)을 연습한 후, 사용자의 스킬이 향상되면 더 높은 경계석(6–8인치 높이)으로 진행할 수 있다.

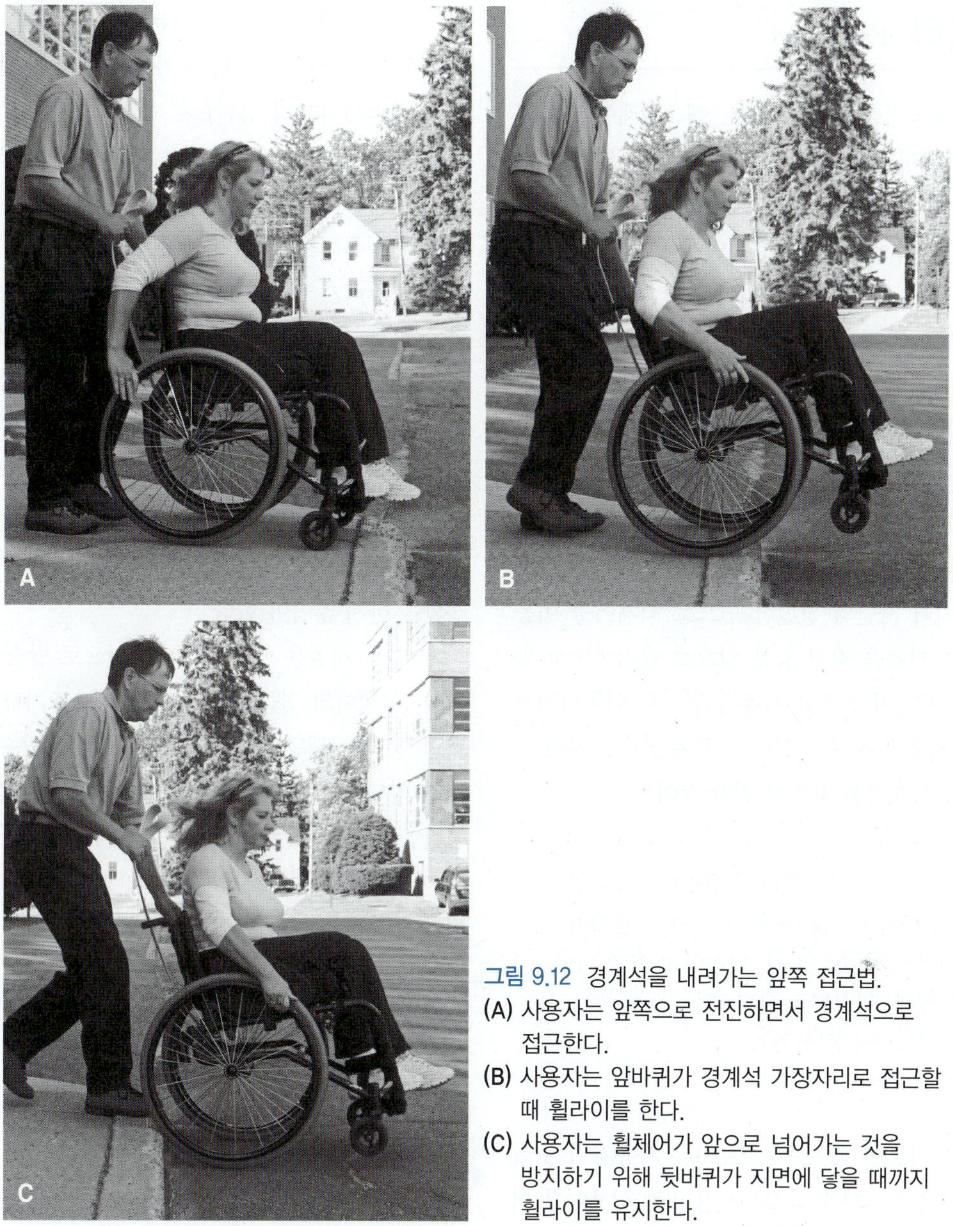

그림 9.12 경계석을 내려가는 앞쪽 접근법.
(A) 사용자는 앞쪽으로 전진하면서 경계석으로 접근한다.
(B) 사용자는 앞바퀴가 경계석 가장자리로 접근할 때 휠라이를 한다.
(C) 사용자는 휠체어가 앞으로 넘어가는 것을 방지하기 위해 뒷바퀴가 지면에 닿을 때까지 휠라이를 유지한다.

홉핑 Hopping

휠체어 홉핑은 독특한 스킬로 사용자의 팔 근력이 매우 좋아야 한다. 홉핑의 숙련은 옆으로 움직이거나 회전시키는 능력을 제공한다.

홉핑은 좁은 공간에서 매우 유용한 스킬로 사용자가 매우 조금씩 "이동"하게 한다. 이것은 문의 가동범위에 걸리지 않도록 하거나 대중교통 상황에서 자주 사용된다. 휠체어를 홉핑하는 방법을 가르치기 위해서는 이것을 시도하고 연습하도록 사용자에게 지시해야 한다. 핵심적인 지시 사항은 홉핑을 하기 위해 사용자가 뒷바퀴를 잡고 있어야 한다는 것이다. 만약 사용자가 많은 교육으로도 "수행하지" 못하면, 비슷하게 움직이지만 보행과 비슷하게 더 쉬운 방법으로 휠체어를 이동하는 것이다. 휠체어의 보행은 체중이동을 이용해 휠체어를 한 쪽 바퀴쪽으로 기울이고, 그 다음 다른 쪽 바퀴를 지면으로부터 들어 올려 이동하는 것이다. 사용자는 손을 계속 접촉시켜야 하며, 이러한 방법은 유용하지는 않지만, 교육 도구로서 어떻게 홉핑하는지를 사용자가 직관적으로 알 수 있게 만든다.

에스컬레이터 Escalators

사용자는 응급 탈출방법을 마스터한 후, 에스컬레이터를 배워야 한다. 에스컬레이터의 위치는 2개의 난간이 있는 계단을 내려가는 것과 동일하다. 에스컬레이터 이동을 시도하기 전에, 사용자는 휠라이 스킬을 가지고 있어야 한다. 이상적인 사전 스킬로는 30초 동안 정적 휠라이를 할 수 있는 능력, 앞으로 움직이면서 앞바퀴를 들어 올릴 수 있는 능력 등이 포함된다.

휠라이 스킬이 주요 목적은 에스컬레이터 상단에서의 전환이다. 에스컬레이터의 이동은 에스컬레이터 하단에 도착했을 때 끝나기 때문에 휠체어의 뒤쪽에 서 있던 사람이 앞으로 밀리게 되어 휠체어가 앞쪽으로 전복될 수 있다. 사용자는 에스컬레이터 하단의 평편한 면으로 휠체어를 이동시켜야 한다. 양쪽 난간을 잡고 몸을 앞으로 움직이면서 휠체어를 추진한다. 계단이 스스로 사용자 밑으로 이동하면서 설정되기 때문에 사용자는 보다 편안한 균형 잡힌 자세를 하기 위해 더욱 똑바로 앉은 자세를 취할 것이다.

적신호 : 주의-가끔 에스컬레이터의 난간속도와 계단의 이동속도가 다를 수 있다. 그래서 휠체어 사용자는 에스컬레이터에 탑승한 뒤, 난간에서 손을 다시 고쳐 잡아야 할 수 있다. 이것은 난간의 속도가 계단의 속도보다 빠르게 움직일 때 중요하다.

이런 스킬을 가르칠 때, 물리치료사는 사용자의 노력을 줄이고 뒤쪽 전복의 위험을 감소시키기 위해 휠체어를 뒤쪽으로 기울여서 휠체어를 에스컬레이터 계단에 고정시킨다. 물리치료사는 에스컬레이터를 빠져 나올 때 작은 휠라이를 도와줄 수 있다. 만약 물리치료사가 휠체어 추진을 도와줄 수 있는데 도와 주지 않는다면 휠체어가 에스컬레이터 립에 걸릴 수 있을 것이다.

적신호 : 주의-오래된 건물의 경우, 에스컬레이터의 상단이 좁을 수 있다. 사용자는 에스컬레이터의 상단과 하단 모두가 휠체어가 들어갈 수 있을 만큼 충분히 넓은지 확인하는 것이 중요하다. 두 사람이 나란히 설 수 있는 공간의 에스컬레이터는 대부분 휠체어를 수용할 수 있을 만큼의 넓이이다.

에스컬레이터를 내려오는 방법은 올라갈 때와 동일 한 위치에서 수행된다 : 사용자가 뒷바퀴가 아래쪽으로 향하도록 에스컬레이터의 상단으로 들어가기 직전에 휠체어를 회전시킨다. 그런 다음, 사용자는 에스컬레이터에 탑승할 때 양 손을 난간 위에 배치하고 몸을 앞쪽으로 숙인다. 물리치료사는 사용자보다 먼저 에스컬레이터에 올라타 사용자가 움직일 준비가 될 때까지 에스컬레이터 위치하여 계속 올라와야 한다. 물리치료사는 휠체어를 안정시키기 위해 등받이 쪽으로 기울여 도움을 줄 수 있고, 에스컬레이터의 하단에 근접했음을 사용자에게 알려준다. 바닥에 접근할 때, 사용자는 에스컬레이터 립 위로 뒷바퀴가 올라갈 수 있도록 몸을 앞으로 숙이고 난간을 강하게 민다. 사용자는 에스컬레이터의 플랫폼과 난간으로부터 벗어날 때까지 숙인 자세로 방향 전환을 하지 않아야 한다.

일부 시설은 에스컬레이터 안으로 탑승하지 못하게 하거나, 휠체어의 접근을 막는 차단하는 조치가 되어 있다(예, 직립 장벽). 해당 에스컬레이터를 처음 탑승할 때 중요 한 것은 상단과 하단이 휠체어가 접근할 수 있을 만큼 충분한 공간을 가지고 있는지 확인하는 것이다. 에스컬레이터를 가진 대부분의 사설 시설의 경우, 안전요원 교육이 에스컬레이터를 탑승하는 것을 무난히 보장해 줄 것이다. 학생실습활동 9.3 참조: 임상 추론: 척수손상환자의 수동 휠체어 스킬을 향상시키기 위한 치료계획 개발.

결과 측정 Outcome Measures

중요한 것은 환자의 휠체어 가동성 스킬을 평가하고, 그 결과를 문서화할 수 있는 표준화된 측정 도구를 이용하는 것이다. The Wheelchair Skills Test는 앞쪽 추진, 회전, 휠라이, 경사로 이동, 경계석 및 계단 내려오기 등을 포함한 32가지의 휠체어 스킬을 수행하는 사용자의 능력을 검사하는 것이다.[10,11] Wheelchair Circuit은 3가지 측면을 평가한다: 9가지 과제 수행하는 동안 시간적 측면, 기술적 스킬, 신체적 능력 등.[12,13] 이 검사 결과는 사용자의 수행과 동기 부여를 위한 피드백을 제공하는 데 이용할 수 있다.

요약 SUMMARY

휠체어 스킬은 하루 종일 수동 휠체어를 사용하는 개인의 지역사회 생활과 사회 참여에 중요한 역할을 한다.[1] 이러한 스킬들은 재활의 기본적인 구성요소로 생각된다. 휠체어 스킬은 재활 과정 전반에 걸쳐 통합될 수 있고 통합되어야 한다. 사용자의 반대쪽으로 열리는 문을 통과하는 기본 스킬과 같은 초기에 가르칠 수 있지만 경계석이나 응급 탈출 등과 같은 스킬은 환자의 재활이 진행됨에 따라 나중에 치료 계획에 포함되어야 한다. 운동 학습의 원리를 휠체어 스킬을 가르치는 데 적용하였다. 중요한 것은 운동 학습이 달성될 수 있도록 성공과 안전을 보장하기 위해 연습과 피드백 스케줄을 구성하는 것이다.

학생실습활동

학생실습활동 9.1

출입구를 통해 추진하기

목표: 초보 사용자에게 기본 휠체어 스킬을 안전하고 성공적으로 가르친다.

장비: 모든 수동 휠체어

환경: 사용자를 향해 열려 있는 출입구

지침: 2명이 짝을 이루어 실습을 하고 3번째 사람은 관찰자이며, 학생치료사로서 평가를 한다. 기억해야 할 것은 휠체어 스킬을 가르치는 것을 숙달해야 한다: 다른 사람을 가르치는 능력은 스킬을 수행하는 능력보다 더 중요하다.

▲ 한 사람은 휠체어 사용자 역할을 한다.
▲ 한 사람은 치료사 역할을 한다.

1. 사용자에게 출입구 출입에 대한 안전 교육
문이 닫힐 때 손가락 부상방지를 위해 문 가장자리를 잡지 않고 휠체어의 앞부분을 사용할 때 발과 발가락 손상에 주의를 기울이는 것과 같은 안전 문제를 검토한다.

2. 사용자에게서 **멀리** 열리는 문
뒷바퀴가 문 경첩에 더 가까이 있는 상태에서 약간 각을 두고 문에 접근하고, 반대쪽 손으로 핸들을 잡고 문 쪽에 가까운 손으로 문 걸쇠를 열도록 사용자에게 지시한다. 문손잡이를 잡고 있는 동안 사용자에게 바깥쪽 바퀴를 밀어 휠체어를 출입구로 돌리도록 지시한다. 그런 다음, 사용자는 문을 밀어 열고 손을 사용하여 문을 통과할 수 있다.

3. 사용자를 **향해** 열리는 문
사용자에게 레버를 잡고 문을 충분히 당겨서 휠체어의 앞쪽이 문을 통과할 수 있을 만큼 열고, 휠체어의 뒤쪽 차축이 최적으로 들어갈 수 있도록 지시한다. 그런 다음, 사용자에게 걸쇠쪽 손으로 추진하여 휠체어 앞쪽을 문 안쪽으로 이동하도록 한다. 문을 연 손은 다시 핸드림으로 가져와 휠체어를 추진하여 나머지 문을 통과한다.

훈련 핵심 요점: 안전하게 보호하기 위해, 물리치료사는 휠체어 뒤에 서서, 필요한 경우 한 발과 손으로 자동문을 열거나 잡는 것을 돕는다.

목적: 사용자를 향해 열리는 문이 있는 출입구를 성공적으로 통과한다.

학생실습활동 9.2

휠라이 교육 진행

목표: 초보 사용자에게 기본 휠체어 스킬을 안전하고 성공적으로 가르친다.

장비: 모든 수동 휠체어이지만 추진을 방해하지 않고, 사용자의 어깨와 같거나 앞쪽으로 정렬된 잠금장치와 뒤쪽 차축을 가진 초경량 수동 휠체어가 이상적이다.

지침: 2명이 짝을 이루어 실습을 하고 3번째 사람은 관찰자이며, 학생치료사로서 평가를 한다. 기억해야 할 것은 휠체어 스킬을 가르치는 것을 숙달해야 한다: 다른 사람을 가르치는 능력은 스킬을 수행하는 능력보다 더 중요하다.

▲ 한 사람은 휠체어 사용자 역할을 한다.
▲ 한 사람은 치료사 역할을 한다.

훈련 핵심:

▲ 안전하게 보호하기 위해, 물리치료사는 휠체어 뒤쪽에 위치한다. 이때 뒤쪽 기울어짐을 잡기 위해 앞쪽 다리를 이용할 수 있도록 한쪽 발을 다른 쪽 발보다 앞으로 위치시킨다. 한 손은 핸드림을 잡고, 다른 손은 사용자의 어깨 위에 올려놓는다(필요시에만 접촉한다). 푸쉬 핸들이 없는 튼튼한 프레임을 위해 , 좌석 밑에 있는 튼튼한 막대에 끈을 연결할 수도 있다. 끈은 균형에 영향을 주지 않도록 느슨하게 연결한다.
▲ 휠라이는 밀접한 보호 하에 연습한다. 전복 방지 장치(anti-tip device)로 휠라이를 연습하지 않아야 한다. 이 장치는 위쪽으로 돌리거나 제거해야 한다.

정적 휠라이 스킬과 동적 휠라이 스킬

A. 휠라이 시의 정적 균형

▲ 사용자가 휠라이 자세 일 때 물리치료사는 뒤쪽에서 보호를 한다.

▲ 사용자는 균형 교정을 위해 바퀴를 밀거나 당길 수 있도록 어깨와 팔꿈치를 약간 구부린 상태로 적절한 위치를 알아야 한다.

▲ 사용자는 휠라이 자세에서 균형을 유지해야 한다.

1. 손 조절
   - 사용자는 휠라이 자세를 취하고, 바퀴를 뒤쪽으로 빠르게 당기면 앞바퀴가 땅에 떨어질 것이다.
   - 사용자는 휠라이 자세를 취하고, 바퀴를 앞쪽으로 빠르게 밀면 휠체어가 뒤로 기울어질 것이다.
   - 사용자의 손은 바퀴 위에 있어야 하며 균형점을 "찾기" 위해 바퀴를 움직여서는 안된다.

2. 순간적인 휠라이 균형
   - 사용자는 차축보다 뒤쪽에 위치하는 바퀴 부분을 잡고 빠르게 앞으로 민다.
   - 사용자는 휠라이 자세를 달성하기 위해 앞바퀴를 빠르게 들어 올린다.
   - 물리치료사는 사용자가 휠라이 높이를 경험하도록 장려한다. 예를 들면, 등받이에 몸을 기댈 때, 균형점은 앞바퀴가 지면에 갈 때 달성되며, 등받이로부터 몸을 뗄 때, 균형점은 앞바퀴를 지면으로부터 들어 올림으로써 달성된다.
   - 일단 사용자가 균형자세로 앞바퀴를 들어 올릴 수 있다면, 이 자세를 유지하는데 중점을 둔다.

목표: 가로세로 2피트^2 공간에서 5분 동안 정적인 휠라이를 유지한다.

참고: 사용자는 5분간 정적 휠라이를 마스터하기 전에 동적 휠라이 스킬(다음에 설명)을 배우는 것이 좋다.

B. 휠라이 시의 동적 균형

▲ 휠라이하면서 앞쪽으로 움직인다.

▲ 휠라이하면서 뒤쪽으로 움직인다.

▲ 360° 회전한다.

▲ 휠라이 하면서 코너를 돈다.

▲ 휠라이시 경사각도를 줄인다(핸드림은 속도 조절을 위해 손에서 미끌어질 수 있다.)

목표: 10분 동안 균형을 잃지 않고 동적 휠라이를 유지한다.

C. 휠라이 구르기

▲ 휠체어가 자유롭게 활주하는 상태에서(즉, 밀기를 한 후, 손을 바퀴에서 뗀다.), 사용자는 물리치료사의 구두 지시에 따라 낮은 휠라이를 한다. 휠라이를 할 때 균형을 잡으려고 시도하지 않으며, 팔로우-스루를 위해 앞바퀴를 낮게 들어 올리고 뒷바퀴의 앞쪽 절반을 즉시 민다.

▲ 팔로우-스루로 휠체어의 활주를 숙달하려면, 사용자는 2인치 높이의 경계석 위로 올리는 동일한 접근을 연습한다. 그리고 경계석 위로 활주하기 위해 노력한다.

학생실습활동 9.3

임상 추론: 수동 휠체어 스킬

목표: 척수 손상 환자의 휠체어 스킬향상을 위한 치료 계획 개발

지침: 2명 또는 그 이상의 학생 그룹으로 실습한다.

사례연구 7과 관련된 문서 검토: T9 완전척수손상환자.
이 사례를 기반으로 그녀가 T9 척수손상으로 인해 QUICKIE 2 Lite 맞춤형 휠체어를 발급받았다고 가정해 보자.
이 새 휠체어를 포함하여 그녀의 입원 재활치료계획을 그룹과 설계한다.

▲ 개인의 발표와 입원환자 재활의 제한된 일수를 고려할 때 그녀의 훈련을 위해 어떤 수동 휠체어 스킬을 우선시 할 것인가?

▲ 외래 치료로 전환하면 그녀의 훈련을 위해 어떤 수동 휠체어 스킬을 우선시 할 것인가?

▲ 마지막으로, 외래 치료를 종료 할 준비를 하고 있는데, 그녀의 훈련을 위해 어떤 수동 휠체어 스킬을 우선시 할 것인가?

▲ 입원환자, 외래환자, 퇴원환자를 위한 휠체어 스킬을 선택한 이유를 적는다.

참고문헌 REFERENCES

1. Hosseini SM, et al. Manual wheelchair skills capacity predicts quality of life and community integration in persons with spinal cord injury. *Arch Phys Med Rehabil.* 2012;93:2237-2243.
2. Hastings J, et al. The differences in self-esteem, function, and participation between adults with low cervical motor tetraplegia who use power or manual wheelchairs. *Arch Phys Med Rehabil.* 2011;92:1785-1788.
3. Hastings JD. Seating assessment and planning. *Phys Med Rehabil Clin N Am* 2000;11:183.
4. Atkinson HL, Nixon-Cave K. A tool for clinical reasoning and reflection using the international classification of functioning, disability and health (ICF) framework and patient management model. *Physical Therapy.* 2011;91(3):416-430.
5. Hastings JD, Fanucchi ER, Burns SP. Wheelchair configuration and postural alignment in persons with spinal cord injury. *Arch Phys Med Rehabil.* 2003;84:528-534.
6. Hastings JD, Betz KL. Seating and wheelchair prescription. In: Field-Fote EC, ed. *Spinal cord injury rehabilitation.* F.A. Davis; 2009.
7. Kwarciak AM, et al. Redefining the manual wheelchair stroke cycle: identification and impact of nonpropulsive pushrim contact. *Arch Phys Med Rehabil.* 2009;90:20-26.
8. Richter WM, et al. Stroke pattern and handrim biomechanics for level and uphill wheelchair propulsion at self-selected speeds. *Arch Phys Med Rehabil.* 2007;88:81-87.
9. Collinger JL, et al. Shoulder biomechanics during the push phase of wheelchair propulsion: a multisite study of persons with paraplegia. *Arch Phys Med Rehabil.* 2008;89:667-676.
10. Kirby RL, et al. The wheelchair skills test (version 2.4): measurement properties. *Arch Phys Med Rehabil.* 2004;85:794-804.
11. Kirby,- RL, et al. The Wheelchair Skills Test: a pilot study of a new outcome measure. *Arch Phys Med Rehabil.* 2002;83:10-18.
12. Kilkens OJ, et al. The Wheelchair Circuit: construct validity and responsiveness of a test to assess manual wheelchair mobility in persons with spinal cord injury. *Arch Phys Med Rehabil.* 2004;85: 424-431.
13. Kilkens OJ, et al. The wheelchair circuit: reliability of a test to assess mobility in persons with spinal cord injuries. *Arch Phys Med Rehabil.* 2002;83:1783-1788.

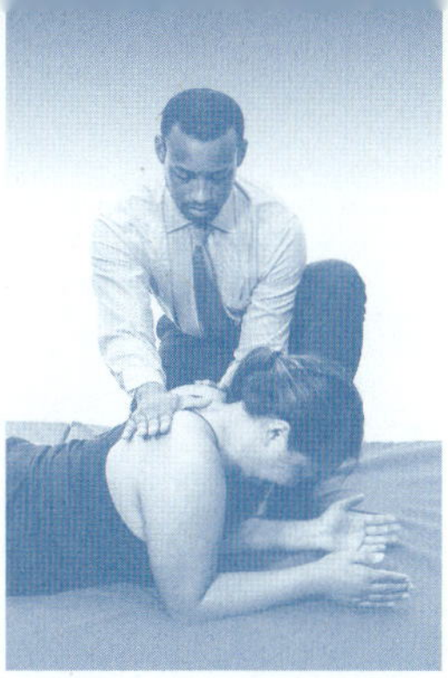

CHAPTER 10

서 있기와 서 있는 자세에서의 균형능력을 향상시키는 중재

Interventions to Improve Standing and Standing Balance Skills

개요

서 있기의 일반적인 특징
- 감각적인 요소
- 정상적인 자세 시너지

검사 및 평가
- 환자 인터뷰
- 근골격계 검사
- 감각 검사
- 결과 측정

중재
- 안전을 보장하는 전략

수정된 서 있기 자세에서의 조기 중재
- 수정된 서 있기, 안정성
- 수정된 서 있기, 체중 이동

서 있는 자세에서의 중재
- 운동학습을 향상시키는 전략
- 유연성 및 근력 강화 운동
- 서 있기: 안정적인 상태에서의 조절
- 서 있기, 체중 이동
- 서 있기, 사지의 움직임

자세 시너지를 향상시키는 중재
- 발목관절 전략
- 엉덩관절 전략
- 발디딤 전략

감각 통합을 향상시키는 중재
- 시각 정보에 대한 의존성을 감소시키는 중재 (체성감각 향상)
- 지면 의존성을 감소시키는 중재(시각 향상)
- 전정감각 입력의 사용을 향상시키는 중재

지면 반력기, 게임, 가상 현실을 사용한 치료

중재 난이도 높이기
- 결과
- 서 있기, 한쪽 다리로만 서 있기
- 반사 조절
- 폭신하거나 움직이는 지면

높은 수준의(적응성) 균형 조절 중재
- 서 있기, 런지
- 점프, 제자리 뛰기, 껑충 뛰기

보상 훈련

요약

학생실습활동

이번 장에서는 서 있는 균형능력을 향상시키기 위해 사용되는 서 있는 자세조절 및 중재를 중점적으로 다룰 것이다. 서 있는 조절에 영향을 미치는 환자의 장애 및 활동제한에 대한 면밀한 검사는 필수적이고 여기에는 근골격계 정렬, 관절가동범위(range of motion, ROM), 근수행능력(근력, 파워, 근지구력)이 포함되어야 한다. 운동 기능(운동조절 및 운동학습) 검사는 환자의 체중 지지 상태, 자세 조절, 정적 및 동적 조절에 필수적인 신경근 시너지 사용을 결정하는데에 초점을 맞춘다. 감각기능검사에는 서 있는 균형 조절 및 중추신경계(central nervous system, CNS) 감각 통합 메커니즘에 필요한 감각(체성감각, 시각, 전정감각) 지시를 사용하는 것이 포함된다. 마지막으로 환자는 의미 있는 삶을 살기 위해 다양한 환경에서(치료실, 집, 직장, 지역사회[직장/학교/놀이터]) 서 있는 자세로 하는 기능적 활동을(예, 일상생활활동[activities of daily living, ADL]) 안전하게 수행해야 한다.

서 있기의 일반적인 특징
General Characteristics of Standing

서 있기는 지지면에 두 발을 붙이고 있으면서 무게 중심(center of mass, COM)이 높고 기저면(base of support, BOS)이 작은 비교적 안정감 있는 자세다. 정상적으로 대칭적이게 서 있는 동안 체중은 양 발에 균일하게 가해진다(그림 10.1). 옆에서 봤을 때 중력선(line of gravity, LoG)은 대부분의 관절축과 가깝게 떨어진다: 발목관절 및 무릎관절보다 약간 앞, 엉덩관절보다 약간 뒤, 목뼈 및 허리뼈보다 약간 뒤, 등뼈 및 제1고리-뒤통수관절(atlanto-occipital joint) 보다 약간 앞. 자연스러운 척추 커브는(즉 허리뼈와

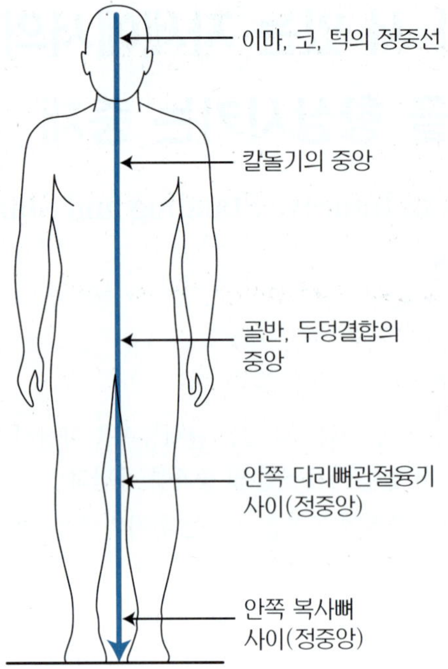

그림 10.1 정상적인 자세 정렬–관상면
최적의 정렬일 때, 중력선(LoG)은 확실한 해부학적 구조물들을 지나고, 신체를 대칭적인 두 부분으로 나눈다.

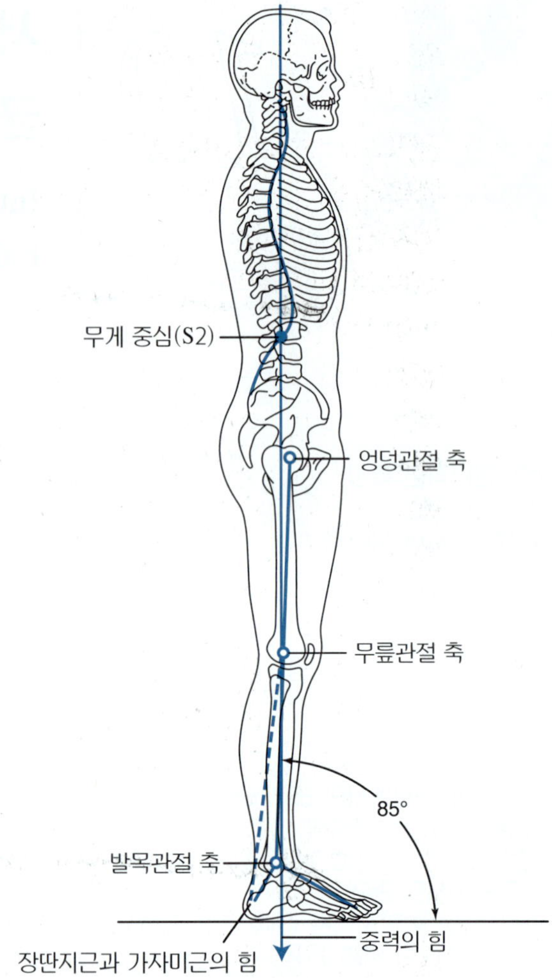

그림 10.2 정상적인 자세–시상면
최적의 정렬일 때, 중력선(LoG)은 확실한 해부학적 구조물들을 지난다.

목뼈의 정상적인 전만 및 등뼈의 정상적인 후만) 보이지만 자세근의 긴장도에 따라 바로 선 자세에서 편평해진다. 골반은 전방경사나 후방경사가 나타나지 않는 중립 자세다. 정상적인 정렬은 바로 선 자세에서 근활성화를 최소화한다.

서 있는 자세에서의 자세적 안정성은 (1) 몸통 및 하지(lower extremities, LEs)의 항중력근의 자세근 긴장도 (2) 항중력근의 수축으로 유지된다. 골반 정렬을 유지하기 위한 큰볼기근 및 뒤넙다리근의 수축, 허리뼈 커브를 편평하게 만들기 위한 복근의 수축, 척추를 펴기 위한 척추 주변 근육의 수축, 무릎 폄을 유지하기 위한 넙다리네갈래근의 수축, 중간 입각기 및 가쪽으로 방향을 바꿀 때 골반 정렬을 유지하기 위한 엉덩관절 벌림근의 수축.

안정성의 한계(Limit of stability, LOS)란 균형을 잃지 않고 어떤 방향에서든지 최대로 흔들릴 수 있는 양이다. 이는 발 사이의 거리, 발의 길이, 그 사람의 키와 몸무게로 결정된다. 정상적인 성인의 앞/뒤 LOS는 약 12°이고, 정상적인 안/밖 LOS는 약 16°이다. 이러한 과정들을 통해 정상적으로 서 있는 동안 신체의 움직임 경로인 ***동요 범주(sway envelope)***가 만들어진다. 일반적으로 몸은 흔들림의 중간점이 ***중앙에 정렬(centered alignment)***된 상태로 좌우로 그리고 발뒤꿈치에서 발끝으로 간헐적으로 흔들린다.[1]

정적인 자세 조절 또는 안정성(static postural control or stability)이라고도 하는 ***안정적인 상태에서의 서 있기(steady state standing)***는 방해받지 않는 자세를 유지하는 데 필수적이다.[1] ***동적인 자세 조절 또는 조절된 이동성(dynamic postural control or controlled mobility)***이라고도 하는 ***체중 이동(weight shifting)***은 서 있는 동안의 움직임을 조절하는 데 필수적이다(예, 흔들리거나 상지[upper extremity, UE]의 뻗기 또는 LE의 걷는 움직임). 또한 ***동적 균형(dynamic balance)***이라는 용어는 움직이거나 공간 내에서 이동하는 동안 자세 조절을 유지하는 능력을 설명하는 데 사용되며, 걷거나 달리기와 같은 능동적인 움직임에 필요한 자세 조절로 생각할 수 있다.

예측성 자세 조절(anticipatory postural control)은 수의적인 움직임을 하기 전에 발생하는 조정을 말한다. 자세

시스템은 몸을 안정시키기 위해 미리 조정된다. 예를 들어, 사람이 무거운 것을 들어 올리거나 무거운 공을 잡기 전에 자세를 준비한다. ***반응성 균형 조절(reactive balance control)***은 COM의 예기치 않은 변화(예, 섭동) 또는 지지면에서의 변화(예, 미끄러짐)에 대한 반응으로 자발적으로 발생하는 조정을 말한다. ***고정된 지지면 전략(fixed support strategies)***은 발을 움직이지 않고 발목관절과 엉덩관절에서의 안정화 움직임만 사용하는 반면, ***지지면 변경 전략(change-in-support strategies)***은 넘어지지 않도록 발을 내딛거나 UE를 뻗는 것을 포함한다. ***적응성 균형 조절(adaptive balance control)***은 변화하는 과제 및 환경적으로 필요한 사항과 관련된 자세 반응을 조정하거나 수정하는 능력을 말한다. 이전의 경험(학습)은 사람의 적응력에 영향을 미치고 자세 조절을 위해 선택하는 전략을 만들어낸다.[1,2]

신체의 운동 및 감각 시스템은 모든 과제 및 환경적인 상황 동안 LE의 위에서 그리고 BOS 내에서 머리, 팔, 몸통(head, arms, trunk: HAT)이 똑바로 선 자세를 유지하기 위해 지속적으로 활성화된다.

감각적인 요소 Sensory Components

독립적인 서 있기는(수직 방향으로의 도움이 없이) 여러 개의 중첩된 감각 입력에 의해 유지된다. CNS는 감각 정보를 조직화하고 통합하며 신체의 자세를 조절하기 위한 운동 반응을 만들어낸다.

체성감각(촉각 및 고유수용성 감각) 시스템(somato sensory[tactile and proprioceptive]system)은 신체의 자세 및 움직임의 상대적인 방향에 대한 지지면에서의 입력에 반응한다. 체성감각 시스템은 신장 반사, 자세근의 긴장도, 자동적인 자세 반응을 통해 자세 반응에 영향을 미친다.

시각 시스템(visual system)은 환경에 대한 시각적인 신호와 환경에 있는 물체와 신체의 관계에 반응한다. 이를 통해 머리, 몸통, 사지의 시각적인 교정 반응에 대한 입력이 발생하고, 머리를 똑바로 세우며, 머리와 몸이 정상적으로 정렬되게 한다. 자세근의 긴장도 조절을 돕고 안전하게 움직일 수 있게 한다.

전정감각 시스템(vestibular system)은 머리에 작용하는 중력에 반응한다. 전정안구반사(vestibulo-ocular reflex, VOR)를 사용하여 머리를 움직일 때 시선을 안정시킨다. 이 반사는 머리가 공간 내에서 움직이는 동안 물체가 시각적 영역에서 안정적으로 유지되도록 한다. 이를 통해 머리, 몸통, 사지의 미로 같은 교정 반응에 대한 입력이 발생하고, 머리를 똑바로 세우며, 머리와 몸이 정상적으로 정렬되게 한다. 또한 어둠 속에서 서거나 걷는 것과 같이 시각적 신호를 사용하지 않고도 중력과 반응하여 똑바로 서 있을 수 있도록 한다. 전정척수로의 작용을 통해 자세근의 긴장도를 조절하는 데 도움이 된다. 또한 전정감각 시스템은 체성감각 및 시각 시스템의 충돌된 정보를 중재하여 공간에서의 움직임을 정확하게 인식하는 역할을 한다. 전정감각 시스템에 대한 추가 정보는 14장: 전정 재활을 위한 중재를 참조하면 된다.

정상적인 자세 시너지 Normal Postural Synergies

시너지는 의도적인 움직임을 만들어내기 위해 협력적으로 작용하도록 CNS에 의해 제한되는 기능적으로 연결된 근육이다.[3-6] 똑바로 선 자세에서의 안정성과 균형을 유지하기 위해 사용되는 다음과 같은 정상적인 자세 전략은 이러한 시너지 효과의 예시다.

- ***발목관절 전략(ankle strategy)***은 발목 관절을 중심으로 몸을 회전시키면서 COM을 조금 움직인다. 엉덩관절과 무릎관절의 움직임이 최소화된다. 움직임은 LOS 내에서 잘 이루어진다(그림 10.3A).
- ***엉덩관절 전략(hip strategy)***은 엉덩관절을 구부리거나 펴면서 COM을 더 많이 움직이고, HAT 분절이 LE 위에서 앞뒤로 움직인다. 움직임이 LOS 근처에서 발생한다(그림 10.3B).
- ***지지면 전략의 변경(change of support strategies)***은 COM이 BOS를 넘을 때 활성화되고 LOS 내에서 COM을 재설정하는 전략을 시작해야 한다. 여기에는 불안정한 방향으로 발을 딛어서 COM 아래의 BOS를 재정렬하는 ***발디딤 전략 (stepping strategy)***이 포함되고(그림 10.3C), BOS 위에서 COM을 유지하면서 위쪽 몸통의 움직임을 안정화시키려는 UE의 ***잡기 전략(grasp strategies)***이 포함된다.

일반적으로 고정된 지지면 전략은 지지면 전략을 변경하기 전에 사용되며, 근거에 따르면 연속적인 시점 중 어느 시점에서 발목관절 전략에서 엉덩관절 전략으로 바뀐다.[1] 서 있기에 필요한 최소한의 능력은 상자 10.1을 참조하면 된다.

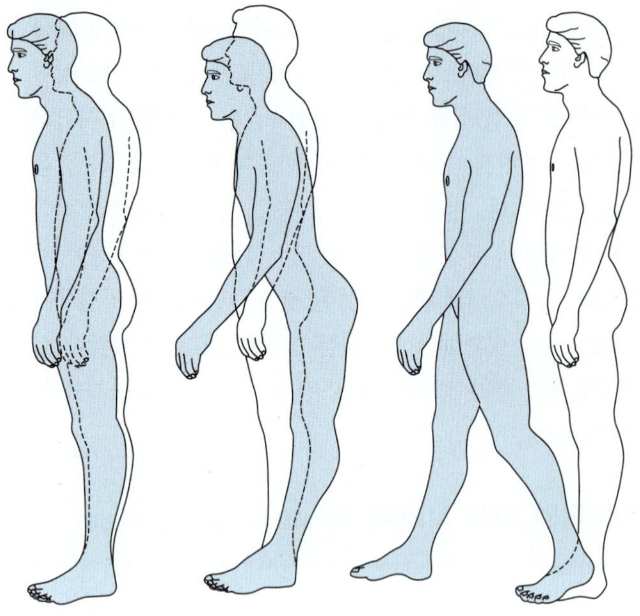

그림 10.3 정상적인 자세 전략
성인이 균형을 유지하기 위해 사용하는 3가지의 자동적인 자세 전략은 (A) 발목관절 전략, (B) 엉덩관절 전략, (C) 발디딤 전략이다.

상자 10.1 서 있기에 필요한 최소한의 능력

- 중립 정렬을 유지하기 위해 머리와 목이 중력에 대항하는 조절
- 몸통을 골반 위에 유지할 수 있게 하는 척추와 엉덩관절의 적절한 ROM
- 발을 바닥에 닿게 하는 무릎관절의 완전한 폄과 발목관절의 발등굽힘
- 바르게 선 자세를 위한 등, 복부, LE의(볼기근, 넙다리근, 뒤넙다리근, 앞정강근, 장딴지근/가자미근 복합체) 적절한 근력
- 근육 시너지를 활성화시키는 충분한 운동 조절
- 수직 방향을 유지하기 위한 시각 및 전정감각 입력
- 지지면 위에서 신체의 자세를 인식시키는 체성 감각 정보

검사 및 평가 Examination and Evaluation

검사 과정에서 결정적인 것은 환자의 보고, 적절한 검사 및 측정(예, ROM, 근력, 균형 측정 도구), 불균형의 결손 및 원인이 되는 영역을 식별하기 위한 관찰적 움직임 분석에서 얻은 정보를 분석하고 종합하는 치료사의 능력이다.

환자 인터뷰 Patient Interview

과거력을 기록하는 동안 치료사는 활동 제한 및 참여 제한에 대한 환자의 설명을 통해 불안정의 근본적인 원인에 대한 중요한 단서를 얻을 수 있다. 종종 환자의 주관적인 보고를 통해 불안정성의 원인에 관한 핵심 정보를 알 수 있다. 예를 들어, 빙빙 도는 어지럼증이나 현기증에 대한 불만은 전정 기능 장애를 나타내는 반면, 불안정하거나 "균형이 맞지 않는" 느낌에 대한 불만은 자세적인 불안정을 나타낸다. 검사자가 물어야 할 중요한 질문은 다음과 같다.

- 불안정하다거나 현기증을 느낀 적이 있습니까?
- 넘어졌거나 균형을 잃은 적이 있습니까?
- 지난 주(또는 지난 달)에 몇 번이나 넘어졌습니까?
- 마지막으로 넘어진 적은 언제였으며 그 때 무엇을 하고 있었습니까?
- 일반적으로 얼마나 안전하다고 느끼십니까?
- 균형을 잃지 않고 일상적인 모든 활동을 마칠 수 있습니까?

넘어졌던 상황은 보통 비효율적이거나 비능률적인 균형 전략을 사용했을 것이다.

검사 및 균형 측정의 결과는 넘어질 위험이 있는 사람들을 알아낼 뿐만 아니라 종종 활동 제한 영역과도 일치하며, 감각 조직화의 오류 및 자세 시너지의 손상을 나타내기도 한다.

근골격계 검사 Musculoskeletal Examination

자세 측정, ROM, 근력 측정은 균형을 위해 정상적인 자세 시너지를 사용할 수 있는 환자의 능력을 결정하는 데 도움이 된다. 정렬 및 관절의 움직임의 감소, 약화는 BOS에서 COM을 유지하는 능력을 저하시킨다.

전부 다는 아니지만 서 있는 자세에서의 장애는 정렬, 체중 부하, 근력 약화와 관련된 손상으로 광범위하게 분류할 수 있다. 잘못된 정렬이나 잘못된 자세는 근육 활동, 에너지 소비, 자세에서의 스트레스를 증가시킨다. 상자 10.2는 서 있는 자세 및 체중 부하에서 나타날 수 있는 일반적인 손상을 알려준다. 그림 10.4와 10.5는 많은 노인에게서 나타나는 자세 변화를 보여준다. 척추의 유연성 및 근력이 감소되면 거북목, 등쪽 후만, 엉덩관절 및 무릎관절의 굽힘이 증가된 구부러지고 구부정한 자세가 나타난다.

상자 10.2 서 있는 자세 및 체중 부하에서 나타날 수 있는 일반적인 손상

- 한쪽 LE에는 체중이 거의 실리지 않고 주로 다른쪽 LE에만 체중이 실리는 **비대칭적인 서 있기**는 체중을 지지하는 쪽의 인대와 뼈의 스트레스를 증가시킨다. 일반적으로 체중을 지지하는 쪽의 무릎관절이 완전히 펴진다(예, 덜 손상된 곳으로 체중을 싣고 서 있는 뇌졸중 환자).
- **몸통 폄근의 약화**는 주로 거북목 자세, 편평한 허리 커브와 굽은 등(후만)과 관련되어 있으며, 앞쪽 LOS 또는 그 근처에서 COM이 앞쪽으로 변위된다. 엉덩관절과 무릎관절은 주로 구부러져 있다(그림 10.4). 이러한 구부러지고 구부정한 자세는 대부분의 노인들에게 나타난다(그림 10.5).
- **무릎이 구부러진 자세**는 넙다리근의 활성화가 증가되어야 한다. 또한 엉덩관절 굽힘과 발등굽힘도 증가되기 때문에 엉덩관절 폄근 및 가자미근의 활성화가 증가되어야 한다.
- **골반의 과도한 전방경사**는 허리의 전만을 증가시키며 등의 후만이 보상적으로 증가된다. 허리의 디스크 사이 압력도 증가된다. 복근은 늘어나며 엉덩허리근은 짧아진다. 허리의 과도한 전만은 허리 폄근을 단축시킨다.
- **등의 과도한 후만**은 등 폄근을 늘리고 어깨 앞쪽 근육을 단축시킨다.
- **목뼈의 과도한 전만**은 목 폄근을 단축시킨다.
- **밖굽이무릎(genu valgus)**는 무릎 안쪽 관절에 스트레스를 주며 발의 안쪽 세로 아치에 스트레스를 증가시켜서 발을 엎침시킨다.
- **평발(pes planus)**은 발배뼈를 압박시키고 가쪽으로의 압박력이 발생한다. 증가된 체중은 발허리뼈머리에 가해진다.
- **요족(pes cavus, 아치가 높은 발)**은 세로 아치의 높이가 높아지고 앞쪽 아치가 낮아지고 앞발에 발바닥굽힘이 생긴다. 발가락 변형(갈퀴 발가락)이 나타날 수 있다.
- **장딴지근-가자미근의 약화**는 요동을 제한시키고 BOS를 넓히게 한다. **넙다리근의 약화**로 인해 요동이 불안정하게 발생하고, 안정성을 증가시키기 위해 무릎이 과하게 펴지며(젖힌 무릎, genu recurvatum) 몸통은 앞으로 기울어진다. 무릎의 능동적인 조절을 하지 못하는 환자는 허리 전만을 증가시키고 엉덩관절을 살짝 구부린 상태로 유지하면서 보상한다.
- **LE의 경직**으로 기능이 감소되고 LE 근육의 동작과 균형 반응이 손상된다. LE는 주로 모음, 안쪽돌림(가위 자세), 발바닥굽힘, 안쪽번짐 된다.

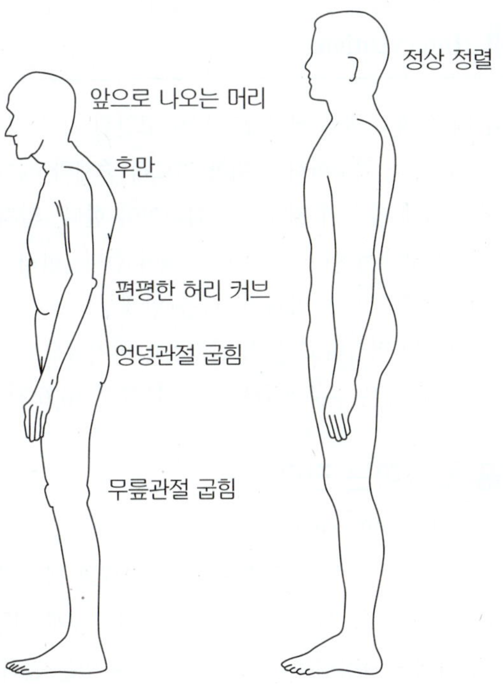

그림 10.4 많은 노인에게서 나타나는 자세 변화
척추의 유연성 및 근력이 감소되면 거북목, 등쪽 후만, 엉덩관절 및 무릎관절의 굽힘이 증가된 구부러지고 구부정한 자세

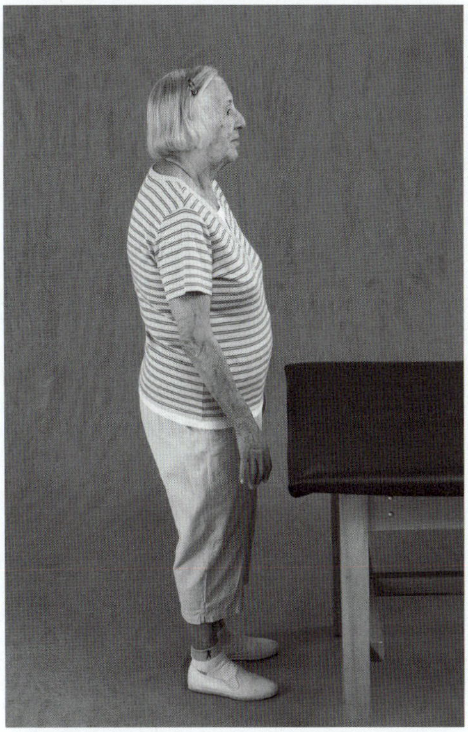

그림 10.5 노화와 관련된 자세 변화
이 환자는 약간의 거북목과 등쪽 후만이 있다.

감각 검사 Sensory Examination

LE, 시각, 전정감각 시스템의 측정을 포함한 완전한 감각 검사는 어떤 감각 시스템이 손상되지 않았는지, 어떤 감각 시스템이 장애가 있는지, 어떤 감각 시스템이 자세 조절에 사용되는지 결정하는 데 필수적이다. 중추신경계의 감각 통합 메커니즘도 검사해야 한다. 균형에서의 감각 통합을 위한 수정된 임상 검사(Modified Clinical Test for Sensory Interaction in Balance, mCTSIB)는 임상에서 사용하는 것이 권장되며 정교한 장비 없이도 할 수 있다.[1,2,7] mCTSIB를 사용하여 치료사는 감각 입력을 사용하고 통합하는 환자의 능력을 평가하고, 변화하는 상황에 대한 자세 반응을 조정한다.

환자에게 다음 4가지 상황에서 어깨 너비로 발을 벌리고, 팔짱을 끼고 서 있으라고 한다.

- 1번째 상황: 눈을 뜨고, 안정적인 지면(eyes open, stable surface, EOSS)
- 2번째 상황: 눈을 감고, 안정적인 지면(eyes closed, stable surface, ECSS)
- 3번째 상황: 눈을 뜨고, 고무로 된 지면(eyes open, foam surface, EOFS)
- 4번째 상황: 눈을 감고, 고무로 된 지면(eyes closed, foam surface, ECFS)

사용된 자세 전략의 정도, 균형을 잃은 정도, 증가된 자세 흔들림의 양과 방향을 측정하고 문서화하기 위해 30초 검사를 3번 진행한다. 메스꺼움이나 현기증에 대한 주관적인 느낌도 기록한다. 환자가 시작 자세를 바꾸거나, 발디딤 전략을 사용하거나, 균형을 잃는 걸 방지하기 위해 도움이 필요한 경우 검사를 중단한다.

안정된 표면에는 설 수 있지만 말랑거리거나 고르지 않은 표면에 설 수 없는 환자는 "표면 의존적"이라고 할 수 있다. 눈을 뜨고 설 수 있지만 시야를 가리거나 방해하면 설 수 없는 환자는 "시각 의존적"이라고 할 수 있다. 전정 장애가 있는 환자는 표면 정보와 시각 정보 둘 다 신뢰할 수 없을 때 자세가 불안정해진다.[1,2] 다양한 감각 상황에 대한 반응으로 자세 전략을 조정하기 힘든 환자는 감각 선택 및 체중 부하 장애가 있는 것으로 분류된다.[1,8-10] 이 정보는 각 시스템의 기능과 시스템 간의 상호 작용 개선에 중점을 둔 중재를 고안하는 치료사에게 도움이 된다.[1,8-10]

결과 측정 Outcome Measures

서 있는 것이 힘든 환자를 검사할 때, 치료사는 환자의 한계를 파악하는 적절한 검사와 측정을 선택해야 한다(표 10.1 참조). 예를 들어, 걸을 때의 낙상 위험을 측정하는 도구는 서 있는 동안 자세 조절이 잘 되지 않는 사람이 완료하기에는 너무 어려울 수 있다. 미국물리치료협회(APTA)의 EDGE task force Clinical Practice Guideline[7]에서는 신경 장애가 있는 성인의 정적 및 동적 균형을 측정하는 데에 버그 균형 척도(Berg Balance Scale)를 권장한다. 사용된 도구에 관계없이 포괄적인 평가에는 복장뼈를 찌르는 것과 같이 외부의 섭동에 대한 반사적 반응 및 뻗기 같은 예측적 균형 반응에 대한 검사가 포함되어야 한다. 서 있을 때의 움직임 분석과 관련된 지식을 적용하려면 학생실습활동 10.1을 참조하면 된다.

중재 Interventions

서 있을 때 자세 조절을 개선하기 위해 고안된 치료 계획에는 근본적인 손상을 최소화하기 위한 치료적 중재와 제한된 활동에 대한 과제 중심의 치료가 포함되어야 한다. 환자는 점점 어려운 상황에서 서 있기 치료를 해야 한다. 먼저 정적인 상태에서 조절을 할 수 있게 한 다음(안정성), 모든 방향으로 체중 이동을 연습하고(동적 안정성), 마지막으로 적응성 조절이 필요한 높은 수준의 활동을 한다(그림 10.6 참조).

안전을 보장하는 전략 Strategies to Ensure Safety

서 있기가 불안정한 환자는 불안감이 고조되고 넘어질 것에 대한 두려움이 있을 수 있다. 치료사가 환자에게 자신감을 심어주기 위해 불안정성과 낙상을 조절할 수 있는 능력이 있다는 것을 보여주는 게 중요하다. 안전에 대한 일반적인 팁은 상자 10.3에 나와 있다.

표 10.1 서 있을 때의 자세 불안정성 검사

검사 항목	자세 불안정성을 유발하는 요소
손상	자세의 부정렬 • 측만증 또는 다리 길이 차이 • BOS 위에서 COM의 변화를 일으키는 선천적 또는 후천적 변형 ROM 감소 • 머리 및 목 • 발목관절(특히 발등굽힘) • 엉덩관절(특히 폄) 체성 감각 입력 손상 • LE 피부의 정보 감소 • LE 고유수용성 감각/운동감각 감소 • 시각 결손 • 전정감각 결손: 어지럼증 근육 약화 • 앞정강근 및 뒤정강근 • 종아리근 • 큰볼기근 및 중간볼기근 • 몸통
제한	시각 감소 • 조명 감소 또는 밤 • 발이 보이지 않을 때(빨래 바구니나 접시를 들고 있을 때) 머리를 빠르게 돌리면 균형을 잃음 싱크대나 조리대에 서서 뭔가를 하면 균형을 잃음 선 채로 몸을 넘어서 돌리거나 뻗으면 균형을 잃음 머리 위나 바닥으로 뻗으면 균형을 잃음 바쁜(열린) 환경에 서서 헷갈리게 하면 균형을 잃음 계단 오르내리기가 어려움
검사 및 측정: 서 있는 자세에서의 낙상 위험 확인	*Sensory Organization Test(SOT)*[5] *또는 Modified Clinical Test of Sensory Interaction in Balance (m-CTSIB)*[11-17] • LOB가 발생한 감각 질환 확인 • 감각 의존성 또는 감각 선택 문제 확인 • LOB에서 방향성 우세가 있는지 확인 *Functional Reach(FR) 또는 Multidirectional Reach Test(mFR)*[18-20] • 환자가 BOS를 고정하고 유지한 상태에서 앞으로 뻗을 수 있는 최대 거리를 검사함 • LOB에서 방향성 우세가 있는지 확인 • 뻗을 때 비정상적인 발목 전략 또는 엉덩관절 전략을 사용함 *Berg Balance Test(BBT)*[21-25] • 14가지 항목의 기능적 균형을 검사함(예, 앉아 있을 때, 서 있을 때) • 낙상 위험을 나타내는 점수 • 최대 점수 56점 • 45점 이하는 낙상 위험 • 21~40점은 걸을 때 도움이 필요함 *The Activities Specific Balance Confidence(ABC) Scale*[26] • 퍼센트 점수로 자신감의 수준을 검사함 • 16가지의 일상적인 활동을 검사함(예, 뻗기, 걷기, 발 딛기) • 0~100%, 0은 자신감이 없음, 100%는 완전한 자신감

COM: 무게 중심, BOS: 기저면, LOB: 균형감각 소실.

정적인 수정된 서 있기
손상 수준 활동 과제 연습
↓
동적인 수정된 서 있기/체중 이동
손상 수준 활동 과제 연습
↓
멈춰있는 상태/정적인 서 있기
손상 수준 활동 과제 연습
↓
동적인 서 있기/체중 이동
손상 수준 활동 과제 연습
↓
적응성 조절
열린 환경에서 복잡한 기술 연습

그림 10.6 서 있기 조절을 위한 중재의 진행.

상자 10.3 안전에 대한 일반적인 고려사항

- 초기에 서 있을 때는 기립기 또는 체중 지지(body weight support, BWS) 하네스가 있는 프레임과 같은 지지 장치가 필요할 수 있다. BWS 장치는 체중에서 미리 결정된 비율만큼을 지탱한다. 조절이 되면 될수록 비율을 줄인다(예, 30% 지탱에서 20%로, 10%로, 0%로).
- 활동은 평행봉을 사용하거나 치료대 옆에서 손가락 끝이나 손바닥으로 가볍게 잡고 서는 수정된 서 있기로 진행할 수 있다. 환자는 벽에 등을 대고 서거나 코너에 서 있을 수도 있다(모서리에 서기).
- 보행(보호) 벨트는 필요에 따라 낙상 위험이 있는 환자에게 사용해야 한다. 사지의 위치를 안정시키기 위해 하지 부목이나 보조기가 필요할 수 있다.
- 많이 손상된 환자(예, TBI 및 서 있는 조절이 힘든 환자), 2명 이상의 전문가와 협력 치료(동시 치료)가 필요할 수 있다.
- 치료사는 환자가 균형 활동 중에 사용할 모든 장비(예, 워블 보드, 폼, 부풀어 있는 판, 공)를 안전하게 오르고 내릴 수 있도록 알려줘야 한다.

수정된 서 있기 자세에서의 조기 중재
Early Interventions in Modified Standing

종종 심각한 신경학적 손상이 있는 사람들(예, 외상성 뇌 손상 및 심각한 운동실조증 환자)은 서 있기에 필요한 필수 조건인 분절 간 협응 및 자세 조절이 부족하다. 천장이나 프레임에 장착된 오버헤드 트랙과 여기에 부착된 바디 하네스를 사용하는 시스템을 통해 환자는 낙상 위험을 최소화하면서 서 있기를 연습할 수 있다. 증강 시스템은 LE에 가해지는 부하를 제한적으로 주면서 체중과 몸통 지지가 부분적으로 가해지게 한다. 결과적으로 치료사는 안전하고 손을 쓰지 않는 평가 및 교육에 집중할 수 있다. 환자는 자신감과 안전감이 늘어난 것을 느낄 수 있다. 천장에 장착된 트랙 시스템 또는 움직이는 프레임 시스템은 초기 보행 훈련으로 진행시킬 수 있다(그림 10.7 참조).

대안으로 ***수정된 서 있기 자세(수정된 발바닥걸음 자세)(modified standing [modified plantigrade])***는 서 있는 자세와 가까운 자세에서 이러한 자세를 개발하기 위해 초기에 사용될 수 있지만, 사지로 지지를 많이 해야 하고 몸통 및 LE의 항중력근의 필요한 근력량이 줄어든다. 몸통 및 LE의 근력의 손상을 개선하기 위한 중재, 정적 및 동적 균형을 개선하기 위한 활동은 UE의 지지 없이 똑바로 선 자세를 목표로 하여 수정된 서 있기 자세에서 수행할 수 있다.

수정된 서 있기 자세에서 환자는 양쪽 어깨를 구부리고(45~70°), 팔꿈치를 펴고, 손은 치료대 위에 편평하게 둬서 체중을 싣고, 발은 대칭적으로 놓은 상태로 치료대 옆에

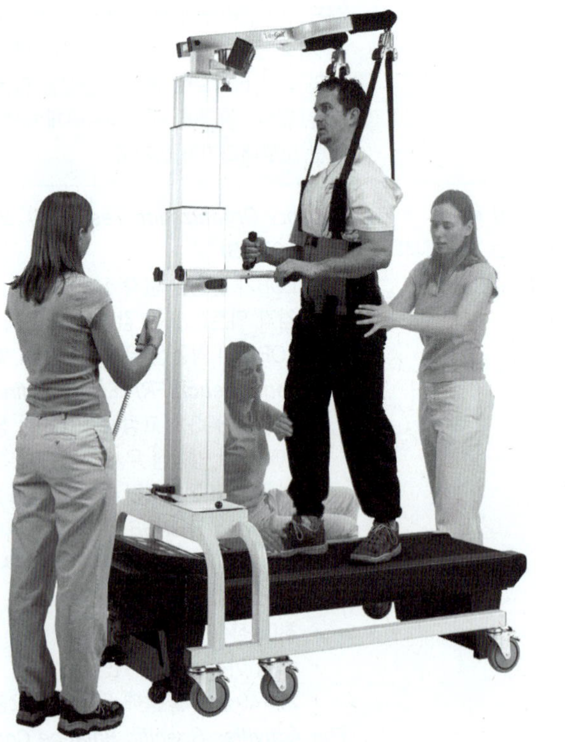

그림 10.7 트레드밀 위에 있는 체중지지 시스템
체중지지 시스템은 서 있는 환자를 안정화시킨다. 또한 환자는 손잡이를 잡을 수도 있다.(Courtesy of Mobility Research, Tempe, Arizona.)

선다(그림 10.8). 엉덩이는 구부리고 무릎은 편다. 발목은 종아리뼈가 앞으로 움직일 수 있게 발등굽힘하여 발이 바닥에 편평하게 놓일 수 있게 한다. 이를 통해 BOS가 넓어지고 COM이 높아져 안정적인 자세가 만들어진다. BOS 및 UE 체중 지지 정도는 환자가 치료대에서 서 있는 거리/치료대 높이를 변경하여 증가 또는 감소시킬 수 있다(치료대가 멀수록 또는 치료대가 높을수록 LE에 더 많은 체중이 실림). 환자는 COM이 체중 지지선 앞에 있기 때문에 이 자세에서 똑바로 서기 위해 필요한 완전한 무릎 폄근의 조절이 나타나지 않는다. 이는 무릎에 폄 모멘트를 만들어 약한 넙다리네갈래근을 돕는다. 조절이 잘 되면 환자는 편평한 손에서 손가락 끝으로 지지, 양쪽에서 한쪽 UE로 지지, 그리고 자유롭게 서 있기로 진행할 수 있다. LE는 기저면을 줄이기 위해 대칭적인 자세에서 한 발을 앞에 둔 자세로 진행할 수 있다.

임상 노트: 경직이 있고 사지를 따로 움직이는 움직임이 힘든 환자의 경우 평행봉에 서 있는 것보다 수정된 서 있기가 더 좋을 수 있다. 수정된 서 있기는 UE의 폄 및 체중 부하를 촉진하고 환자가 봉을 당기는 것을 방지하여 UE 톤을 증가시킬 수 있다. 게다가 이 자세는 "시너지 패턴이 아닌 자세(out of synergy)" 패턴으로 무릎을 펴고 엉덩이를 굽혀야 한다. 기능적으로 이 자세는 비교적 익숙하여 인지 장애가 있는 환자에게 사용할 수 있으며 치료사의 도움으로 상당히 쉽게 할 수 있다. 일어서려는 동기가 있는 환자는 이 과제가 신경가소성과 운동학습을 촉진하는 매우 보람 있는 일임을 알게 될 것이다.[1,2]

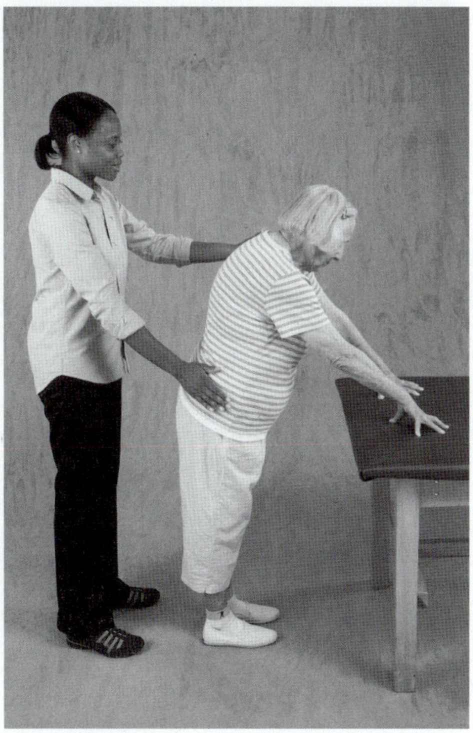

그림 10.8 수정된 발바닥걸음 자세를 유지하며 서 있기
환자는 LE를 대칭적인 자세로 유지하면서 손끝(UE)을 치료대 위에 올려놓아 지탱한다. 치료사는 안정적 반전기법을 사용하여 위쪽 몸통과 골반에 저항을 가한다.

수정된 서 있기, 안정성

Modified Standing, Stability

몸통 근력의 손상을 해결하기 위해 환자가 수정된 서 있기 자세를 유지하는 동안 고유수용성 신경근 촉진법(proprioceptive neuromuscular facilitation, PNF)의 ***등척성 반전*** 또는 ***율동적 안정화 기법***을(3장에서 설명함) 적용할 수 있다. 치료사는 손을 골반과 반대쪽 위쪽 몸통에 놓는다(그림 10.8). 저항은 먼저 한 방향으로 적용한 다음 다른 방향(앞/뒤, 안/밖, 대각선)으로 적용한다. 이때 환자는 몸통 근육의 등척성 수축을 교대로 해야 한다. 환자에게 하는 "*뒤로 밀리지 않게 버티세요.*"라고 구두 지시나 신호(Verbal instructions or cues, VC)를 할 수 있다. 그런 다음 치료사는 반대 근육을 저항하기 위해 손을 움직이면서 다시 환자에게 "*유지*"하라고 지시하기 전에 "*이제 앞으로 밀리지 않게 버티세요*"라는 중간 단계의 지시를 해야 한다. 이를 통해 환자가 적절한 예측적 자세 조정을 할 수 있다. 또는 PNF의 ***율동적 안정화 기법***을 사용할 수 있다. 한 손은 뒤쪽 골반에 놓고 앞으로 밀고, 다른 손은 반대쪽의 앞쪽 위쪽 몸통에 놓고 뒤쪽으로 당겨 몸통의 굽힘근, 폄근, 회전근의 등척성 수축에 저항을 준다. "*돌아가지 않게 버티세요, 유지하세요, 이제 반대쪽으로 돌아가지 않게 버티세요.*"라고 구두 지시를 할 수 있다. 저항을 주는 동안 치료사는 환자가 최소한의 자세 흔들림과 적절한 무릎 조절로 올바른 정렬을 유지하는지 확인해야 한다.

기능적 과제 치료는 예를 들어, 양치질을 하는 동안 세면대에서 몸을 지탱하는 것과 같이 환자가 지속적인 기간 동안 수정된 발바닥걸음 자세를 연습하는 것이 필요하다.

결과

운동조절 목표: 안정성

기능적 기술 달성: 환자는 균형을 잃지 않고 UE를 지지하여 정상적인 자세 흔들림으로 서 있는 것을 유지할 수 있다.

적응증: 자세근 근력 향상 및 수정된 서 있기에서의 정적 균형 향상

수정된 서 있기, 체중 이동

Modified Standing, Weight Shifting

동적인 자세 조절은 서 있는 동안의 예측성 균형과 팔다리(특히 LE)를 움직이기 위해 필요하다. 몸통과 팔다리의 수의적인 움직임은 COM의 위치를 바꾸며 또한 균형을 잃는 것을 방지하기 위해 준비적이고 지속적인 자세 조정이 필요하다.

PNF 기법 중 ***등장성(동적) 반전(isotonic(dynamic) reversals)***은(3장에서 설명) 체중 이동 중 저항을 주기 위해 사용되며, 이를 통해 여러 분절 간의 조절, 근력을 늘리기 위한 LE의 부하를 향상시킬 수 있다. 안/밖으로 이동하는 경우 치료사는 환자의 옆에 서고 앞/뒤로 이동하는 경우 환자의 뒤에 선다. 치료사의 손은 골반, 또는 골반과 반대쪽 위쪽 몸통에 놓을 수 있다. 환자가 체중을 이동하는 움직임 패턴을 이해할 수 있도록 움직임을 몇 번 반복한다. 그리고 움직임에 약간의 저항을 가한다. 치료사는 손을 번갈아 놓으면서 처음엔 한 방향으로 저항을 주고 다음에는 다른 방향으로 저항을 준다. 길항근에 가해지는 부드러운 반전은 *"저랑 멀어지게 당겨 보세요. 자, 이제 저를 향해 뒤로 미세요"* 같은 타이밍이 적절한 VCs로 촉진된다. 수정된 일자서기 자세에서(한 발이 다른 발 앞에 있는 자세) 발로 대각선 방향으로 체중 이동을 함으로써 체중 이동에 변형을 가할 수 있다. 환자의 체중이 앞쪽 LE로 대각선으로 이동한 다음 다른 LE로 대각선으로 뒤로 이동할 때 저항은 골반에 가한다(그림 10.9). *"앞으로 움직이면서 제 쪽으로 체중을 옮기세요. 지금은 뒤로 움직이면서 저랑 멀어지게 체중을 옮기세요"*라고 구두 지시를 한다.

임상 노트 : 대칭적으로 수정된 서 있기 자세에서 앞뒤로 체중 이동을 하면 어깨와 발목의 ROM을 증가시킬 수 있다. 이러한 동작은 스트레칭 운동이 걱정되는 환자들에게 적절할 수 있다. 치료대에서 발을 더 멀리 놓고

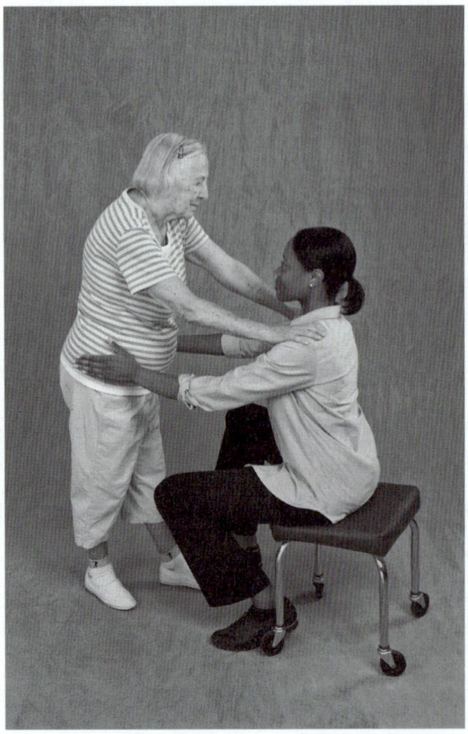

그림 10.9 수정된 발바닥걸음 자세에서 대각선 방향으로 체중 이동을 하며 서 있기

환자는 골반 회전, LE는 한 발이 앞으로 나간 자세, UE는 치료사의 어깨에 가볍게 올려놓은 자세에서 대각선 방향으로 체중을 이동한다. 환자가 골반을 오른쪽 앞으로 회전시키면서 앞으로 더 나가 있는 왼발 위로 대각선 쪽 앞으로 움직인다. 치료사는 동적 반전기법을 사용하여 골반에 저항을 가한다.

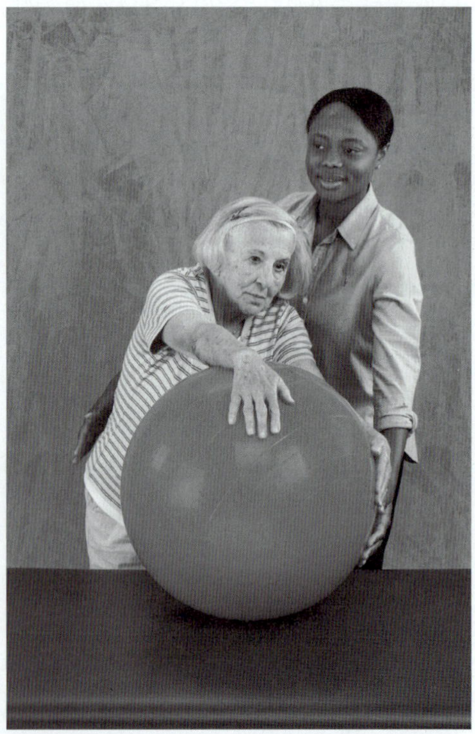

그림 10.10 수정된 발바닥걸음 자세에서 체중을 이동하며 서 있기

환자는 LE는 대칭적인 자세, UE는 치료대 위에 있는 공에 기대서 체중 이동을 한다. 치료사가 VC를 주고 보호해주면서 환자는 공을 움직인다(앞뒤로, 옆으로).

체중을 뒤로 옮겨서(손은 치료대에 고정된 상태로 유지) 어깨 굽힘의 ROM을 개선시킬 수 있다. 앞으로의 체중 이동으로 발목의 발등굽힘 ROM을 개선시킬 수 있다.

변형된 서 있기 상태에서 체중 이동의 ***과제중심치료(task practice)***는 환자가 몸을 앞으로(UE에 대한 부하 증가) 및 뒤로(LEs에 대한 부하 증가) 이동하게 한다. 체중 이동은 대칭적으로 서 있는 자세에 있는 LE로 좌우로(안/밖 이동) 움직이거나 수정된 탠덤 자세에 있는 LE로 대각선이면서 앞뒤로 움직일 수도 있다. 초기의 체중 이동은 환자가 편평한 치료대 위에 놓인 공에 양 손을 올려 놓으면 쉬울 수 있다(그림 10.10). 환자는 공을 좌우로, 앞뒤로, 대각선이면서 앞뒤로 움직인다. 능동적인 뻗기 활동은 모든 방향 또는 불안정한 방향(예, 편마비 환자)으로의 체중 이동을 촉진하기 위해 사용할 수 있다. 치료사는 운동학습을 촉진하기 위해 상자에서 티슈를 꺼내고 쓰레기통에 물건을 분류하는 것과 같은 기능적으로 관련된 과제를 사용해야 한다. 이동 및 보행을 위한 선행 기술로서 환자는 대각선으로의 체중 이동과 앞뒤로 걷는 연습을 함께 할 수 있다.

임상 노트 : 골반에서 체중 이동을 시작하는 것이 어려운 사람들은 종종 COM을 앞으로 가져오기 위해 무릎을 구부리는 보상작용을 한다. 이러한 보상작용은 보행에 사용되는 정상적인 체중 이동과 같지 않기 때문에 권장되지 않는다.

결과

운동조절 목표: 동적 안정성

기능적 기술 달성: 환자는 UE로 지지한 채로 서 있는 자세 조절을 유지하면서 다양한 방향으로의 체중 이동을 수행하고 팔다리를 움직일 수 있다.

적응증: 똑바로 서서 걷기를 위한 준비

서 있는 자세에서의 중재
Interventions in Standing

치료적 중재를 위한 과제 선택은 자세 시너지 및 체성감각 통합을 최적화하기 위한 과제 중심적 활동과 함께 불안정의 원인이 되는 손상의 교정을 목표로 해야 한다. 치료 세션에는 2장에 소개된 운동학습을 촉진하는 전략이 포함되어야 한다.

운동학습을 향상시키는 전략
Strategies to Improve Motor Learning

학습을 하는 과정의 초기에는 환자가 서서 하는 과제와 그 핵심 요소들에 온전히 집중하도록 격려해야 한다. 연습을 통해 인지의 수준은 운동학습이 진행될수록 감소될 것이다. 학습의 수준이 자동으로 되는 수준에 도달하면 자세 반응도 매우 자동적으로 될 것이고 일상적인 자세 조정을 하는 동안 의식적인 생각을 거의 안하게 된다.

시작할 때 치료사는 환자에게 바르게 서 있는 자세를 알려주고 정확한 ***정확성의 기준(reference of correctness)***을 위해 자세와 동작을 보여준다. 환자가 과제의 주요 요소에 집중하고, 공간 내에서 정확히 서 있는 자세와 위치에 대한 전체적인 감각 인식을 향상시키는 것이 중요하다. "*바지의 주머니를 신발끈으로 가져가세요.*" 같이 외부적으로 집중하는 VC는 "*엉덩이를 발 쪽으로 가져가세요*" 같이 내부적인 VC보다 더 효과적일 수 있다. 외부적인 지시에 대한 예시들은 상자 10.4에 나와 있다.

임상 노트 : 거울이 자세 인식과 정렬을 향상시키는 데에 도움을 줄 수 있지만, 시각-인지 공간 감각이 떨어지는 환자들(예, 뇌졸중이나 TBI 환자)에게는 금기일 수 있다.

상자 10.4 외부적인 지시를 사용한 일반적인 구두 설명

- *"시계를 보고 집중하세요."*(또는 적절한 다른 목표물)
- *"셔츠 단추를 앞에 오게 하고 바지 주머니를 신발 끈 위로 가져오세요."*
- *"양 신발에 체중이 균일하게 실리게 하세요."*
- *"벨트 버클이 앞으로 오도록 하세요."*
- *"신발을 바닥으로 밀고, 신발끈에 체중이 실렸는지 확인하세요."*
- *"숨을 바르게 쉬고 큰 떡갈나무처럼 가만히 서 있으세요."*
- *"당신이 무명 군인의 무덤을 지키는 군인이라고 상상해보고, 바르게 서서 보초를 서세요."*

가볍게 치기, 가벼운 저항, 구두 지시 같은 외적 피드백은 주요 오류(key errors)에 집중해야 한다(이러한 오류들이 교정되면 수행능력이 상당히 향상되며, 과제의 다른 요소들이 정확히 수행될 수 있다). 예를 들어, 약한 넙다리네갈래근을 가볍게 치면 환자가 효율적인 수축을 하여 서 있는 동안 무릎을 안정화시킬 수 있다. 치료사의 피드백은 수행능력의 긍정적인 면을 강조해야 하고, 이를 통해 환자의 동기부여가 향상된다. 운동학습 수준이 적절해지면 외적 피드백을 줄여야하고, 최적의 수준이 되면 없애야 한다.[27,28]

이중 과제 조절(dual-task control)은 서 있는 동안 부가적인 과제(운동 또는 인지)를 수행하는 능력이다. 이는 인지적 운동 방해를 할 때 환자의 자세 조절을 측정하고 향상시키기 위해 사용될 수 있다. 환자에게 인지 부하를 증가시키기 위해 부가적인 과제를 해야 한다고 한다.[2] 그러면 안정성이 감소되는 것이 보일 것이다. 가능하다면 환자는 서 있는 동안 이중 과제를 연습해야 한다. 예를 들어, 한 손으로 물을 든 병을 잡고 유리잔에 물 붓기, 수학문제 풀기, 네이밍 게임 등이 있다.[1,2,9]

임상 노트 : 연구 근거에 따르면 초기 파킨슨병 환자들은 운동 중 이중 과제를 향상시키는 중재를 통한 효과를 많이 봤다.[9,29]

유연성 및 근력 강화 운동
Flexibility and Strengthening Exercises

적절한 코어(몸통) 안정성 및 사지의 유연성과 근력은 정상적인 자세와 균형에 필수적이다. 표 10.2에는 이러한 목적을 이루기 위해 임상이나 집에서 할 수 있는 서 있기 활동들이 있다. 환자는 치료대 옆에 서야 하고 이러한 동작을 할 때 균형잡기 힘든 경우 손끝으로 가볍게 지탱하라고 한다. 환자에게 최소한으로 지탱하라고 주의를 주고 가능한 양손에서 한 손으로 지탱하게끔 진행시킨다. 이러한 동작들이 가정교육 프로그램 중 일부라면 환자는 부엌 싱크대 옆에 서서 지탱할 수 있다.

운동을 시작하기 전에 적절한 워밍업으로 근육의 온도를 평가하고 유연성을 증가시키는 것이 중요하다. 유연성 운동은(스트레칭) 천천히 해야 하며, 팽팽한 지점까지(범위의 끝) 점진적으로 진행시켜야 한다. 탄성 스트레칭과 동적 스트레칭은 금지다. 환자들은 정상적인 호흡 패턴을 유지하는 것을 주의해야 하고, 숨을 참지 말아야 한다. 또한 불안정하다고 느끼거나 또는 날카롭거나 강한 통증을 느낀다면 운동을 멈춰야 한다.

능동적인 운동이나 웨이트 커프(그림 10.11, 10.12)/탄성 저항 밴드(그림 10.13, 10.14)를 사용한 저항운동으로 근력이나 근지구력을 향상시키는 운동을 할 수 있다. 자세 및 균형에 중요한 주요 근육(몸통 및 사지의 주요 근육들)을 목표로 한다. 환자는 운동을 1세트 하고(8~12번), 좋은 자세를 유지하는 동안 수의적 피로(volitional fatigue) 지점까지 운동한다. 좋은 자세를 유지하기 위한 적절한 휴식의 필요성을 강조해야 한다. 처음에는 치료사의 밀접한 감독하에 운동을 하다가 점차 독립적으로 해야 한다. 운동 다이어리를 사용하여 집에서 운동한 것을 기록할 수 있다.

운동 처방은 유지하는 것(등척성 운동), 들어 올리는 것(구심성 운동), 내리는 것(원심성 운동)을 다루는 운동을 포함하고 각 환자의 손상을 다루기 위해 각 환자마다 달라야 한다. 예를 들어, 서 있을 때 무릎 조절이 힘들고 앉았다 일어날 때 도움이 필요한 넙다리네갈래근 약화 환자는 부분적인 벽 스쿼트로 효과를 볼 수 있다. 이러한 비교적 간단한 운동은 LE의 주요 근육, 특히 넙다리네갈래근의 구심성 조절과 원심성 조절을 같이 일으킨다(그림 10.15). 환자는 발을 벽에서 4인치(10cm) 떨어뜨리고 등은 기대고 선다. 엉덩이의 회전은 중립 자세를 유지하고 아랫배는 자연스러운 골반 경사를 유지하게끔 수축하게 한다. 환자에게 벽에서 미끄러지면서 두 무릎을 구부리라고 하지만, 이 움직임은 부분적인 범위에서 제한된다. 만약 발가락 끝이 보이지 않거나(무릎은 발가락보다 앞으로 나가면 안 된다) 뒤꿈치가 바닥에서 떨어지면 동작을 멈춰야 한다. 또한 올라올 때 무릎을 과하게 펴면 안 된다고 알려줘야 한다. 또한 환자는 허리에 중간 크기의 공을 놓고 지탱하면서 등을 기대고 설 수 있다(그림 10.16). 환자가 아래로 움직이면 공이 위로 굴러 올라가 움직임을 돕는다. 또한 적당한 크기의 공은 허리의 정상적인 곡선을 유지하는 데 도움이 된다. 무릎 사이에 작은 공을 놔서 엉덩관절의 중립적인 정렬을 유지하거나 허벅지 주위에 탄성 저항 밴드를 놔서 엉덩관절 벌림근의 안정화 활동을 증가시킬 수도 있다. 이 운동은 스쿼트를 하는 동안 등척성으로 유지하는 것을 추가하거나 한쪽으로만 하는(한쪽 다리) 부분 스쿼트로 진행할 수 있다.

표 10.2 정상적인 자세와 균형을 위해 필요한 유연성과 근력을 향상시키는 활동

활동	목적
유연성 운동	
서서 팔을 천장 쪽으로 뻗으며 몸을 전체적으로 스트레칭	몸통 굽힘근, 어깨의 앞쪽 근육 ROM 증가
서서 저항 밴드를 사용하여 PNF의 양쪽, 대칭적인 UE 굽힘-벌림-바깥돌림 패턴을 적용함(그림 10.14)	가슴 및 어깨의 앞쪽 근육 ROM 증가
서서 한쪽은 기댄 채로 옆쪽으로 스트레칭	몸통의 가쪽 근육 ROM 증가
서서 몸통은 돌리고 어깨는 벌림, 몸통을 한쪽으로 돌린 다음 반대쪽으로도 돌림, 머리를 돌릴 때 눈도 따라감	몸통 및 목의 회전근 ROM 증가, 전정기관의 가쪽 반고리관 자극
계단이나 발판 위에 똑바로 올라서서 손잡이를 잡고, 발은 앞을 향한다. 한쪽 발은 뒤로 보내면서 다른쪽 발은 계단의 가운데에 유지한다. 종아리에서 늘어나는 느낌이 들 때까지 발뒤꿈치를 바닥 쪽으로 내린다.	장딴지근 ROM 증가
침대에 앉아서 등을 머리맡이나 벽에 기대고 똑바로 편다. 한쪽 다리는 무릎을 편 채로 밖에 놓고 다른 쪽 발은 바닥(침대 위)에 놓는다. 침대에 있는 발목을 구부려 발가락을 머리 쪽으로 오게 한다. 허벅지, 무릎, 종아리 뒤 쪽에 늘어나는 느낌이 들 것이다.	뒤넙다리근 및 장딴지근 ROM 증가
침대 옆에서 무릎 꿇은 자세를 취하고 바닥에 있는 발은 몸 앞에 놓고 다른 발은 무릎 꿇은 자세를 유지한 다음, 엉덩관절이 늘어나는 느낌이 들 때까지 앞에 있는 다리를 앞으로 기울인다.	엉덩관절 굽힘근 ROM 증가
근력 운동	
서서 발뒤꿈치 들기	장딴지근-가자미근 근력 증가
서서 발가락 들기	앞정강근 근력 증가
의자에 앉아서 발은 앞에 놓고 발 뒤꿈치에 체중 싣기, 발목은 밖으로 돌려서 발가락이 위쪽, 다른 발 반대쪽으로 향하게 함. 저항 밴드를 사용하면 한쪽은 의자 다리에 묶고 다른쪽 끝은 신발 발가락 주변에 묶는다.	뒤정강근 및 종아리근 근력 증가
의자에 앉아서 발은 앞에 놓고 발 뒤꿈치에 체중 싣기, 발목은 안으로 돌려서 발가락이 다른 발쪽으로 향하게 함. 저항 밴드를 사용하면 한쪽은 의자 다리에 묶고 다른쪽 끝은 신발 발가락 주변에 묶는다.	앞정강근 근력 증가
서서 발을 옆으로 차기, 발목에 저항 밴드를 하거나 하지 않고 옆으로 다리를 들어올리기	중간볼기근 근력 증가
서서 무릎을 펴고 발을 뒤로 차기, 발목에 저항 밴드를 하거나 하지 않고 뒤로 보낸 다리를 들어올리기	큰볼기근 근력 증가
서서 무릎을 펴고 발을 앞으로 차기, 발목에 저항 밴드를 하거나 하지 않고 무릎을 편 채로 앞으로 다리를 들어올리기	엉덩관절 굽힘근 및 넙다리근 근력 증가
서서 손을 치료대에 가볍게 올리고 부분 스쿼트 또는 벽에 기대고 벽 스쿼트(그림 10.15)	넙다리근 및 엉덩관절 폄근 근력 증가
서서 제자리 걸음	엉덩관절 굽힘근 및 뒤넙다리근 근력 증가

PNF: 고유수용성 신경근 촉진법(proprioceptive neuromuscular facilitation), ROM: 관절 가동 범위(range of movement).

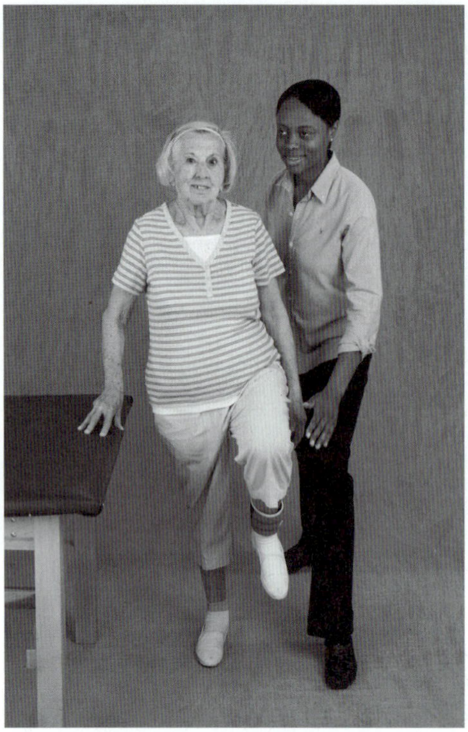

그림 10.11 서서 엉덩관절 및 무릎관절 굽힘
환자는 한 손의 손가락 끝으로 가볍게 지지하고 있고 2파운드(0.9kg) 웨이트 커프를 사용하여 들어올리기를 한다.

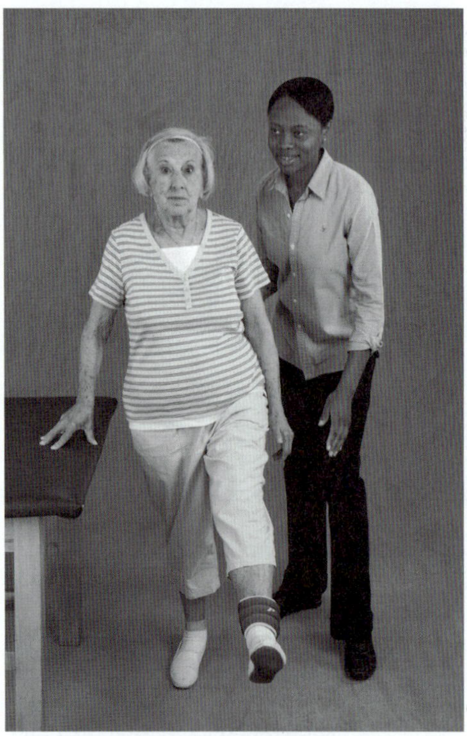

그림 10.12 서서 엉덩관절 굽힘, 무릎관절 폄
환자는 한 손의 손가락 끝으로 가볍게 지지하고 있고 2파운드(0.9kg) 웨이트 커프를 사용하여 들어올리기를 한다.

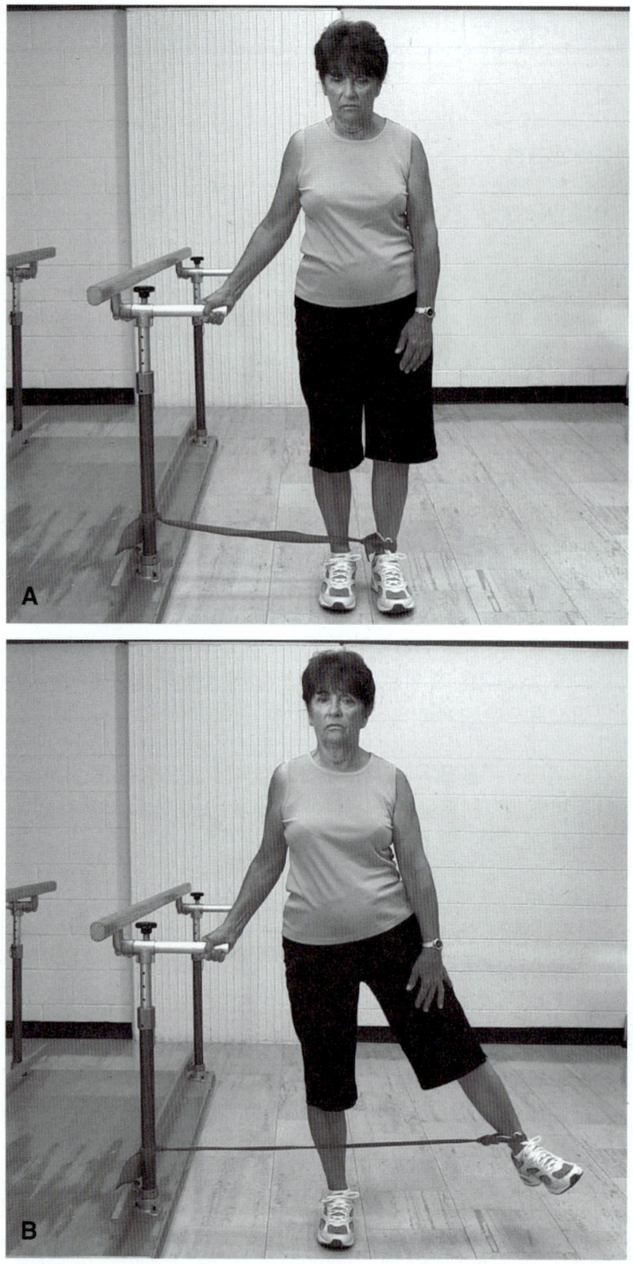

그림 10.13 탄성 저항 밴드를 사용하고 한 손은 잡으면서
(A) 서 있는 상태,
(B) 엉덩관절 벌림.

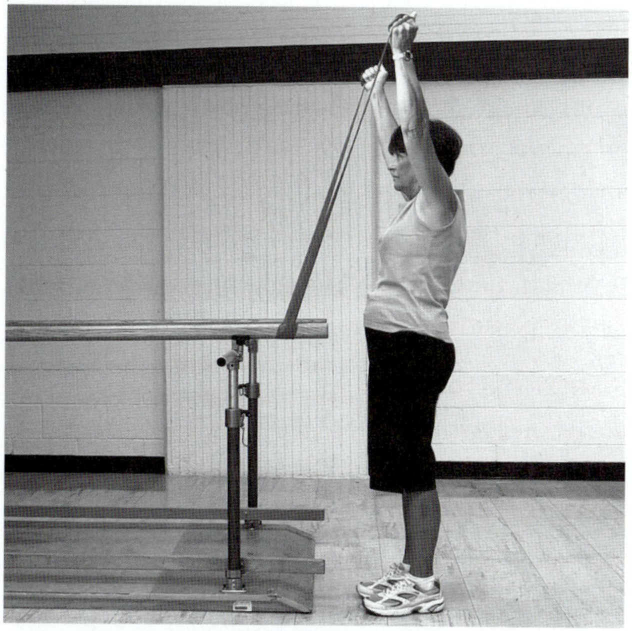

그림 10.14 서서 저항 밴드를 사용하여 PNF의 UE 양쪽 대칭적인 굽힘/벌림/바깥돌림(flex/abd/ER) 패턴
서서 저항 밴드를 사용하여 양쪽 UE를 움직여 PNF의 굽힘/벌림/바깥돌림을 해서, 가슴의 앞쪽 근육을 늘리고 위쪽 등, 견갑대, 어깨 근육의 근력 강화를 한다.

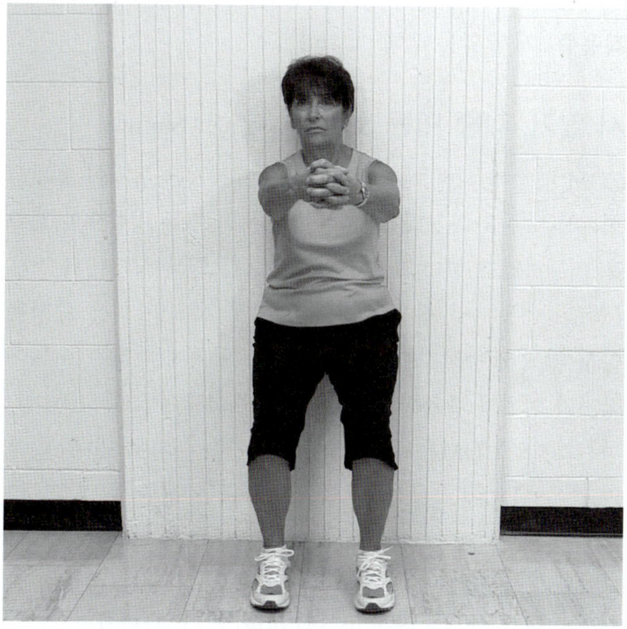

그림 10.15 서서 부분적인 벽 스쿼트
환자는 발을 벽에서 2피트(0.6cm) 떨어뜨리고 골반 너비만큼 벌리고 선다. 벽 쪽으로 기대고 양쪽 무릎은 구부리면서 천천히 아래로 내려간다. 무릎이 발가락보다 앞으로 나가지 않도록 주의한다. 자세를 2~3초 유지한 다음 천천히 원래대로 돌아간다. 치료사는 구두 지시나 보호를 할 수 있다.

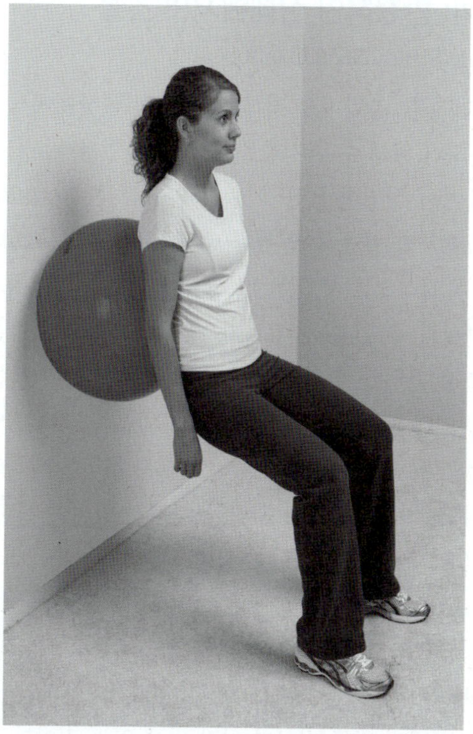

그림 10.16 공을 기대고 서서 부분적인 벽 스쿼트
벽과 환자의 아래 등 사이에 있는 공은 부분적인 벽 스쿼트 때 도움이 된다.

임상 노트 : 누워있는 자전거, 고정형 자전거(elliptical trainer), 상지 자전거 에르고미터(앉거나 서서 하는 것)와 같은 장비는 신경학적 장애가 있는 환자가 심혈관 및 지구력 훈련을 하기에 안전하다. 치료사는 운동 강도와 기간을 결정할 때 환자의 건강 상태를 염두에 두고 활력 징후를 모니터링해야 한다.

임상 노트 : 생체역학적 발목 플랫폼 시스템(BAPS 보드, biomechanical ankle platform system)은 고유수용성 감각 정보를 촉진하고 발목관절 전략에 필요한 발목의 근력을 증가시키기 위해 임상에서 일반적으로 사용되는 돔 보드다. 돔 높이를 다양하게 제공하는 것 외에 이 장치에는 선택적 발목 근력 강화를 위한 핀과 웨이트가 포함되어 있다.

서 있기: 안정적인 상태에서의 조절

Standing; Steady State Control

자세근의 힘을 강화하고 정적으로 서 있는 상태에서 조절력을 회복하기 위해 수동 저항을 사용할 수 있다. 수정된 서 있기 자세에서 설명한 PNF 기법의 ***안정적 반전(stabilizing reversals)*** 및 ***율동적 안정화(rhythmic stabilization)***를 사용해 독립적으로 서 있는 데 필요한 몸통과 엉덩이의 근력을 증가시킬 수 있다. 치료사가 가하는 가벼운 저항은 초기 반응 조절 훈련을 위한 외력으로도 작용한다. 환자는 양쪽 LE에 동일한 체중을 싣고 서 있는다. 발은 평행하게 약간 벌리고 있으며(대칭적으로 서 있는 자세), 무릎은 과하게 펴지 않는 정도로 펴고 있거나 약간 구부러져 있어야 한다. 골반은 중립 위치에 있는다. 탄성 저항 밴드를 허벅지(대칭 자세 위치의 LE) 주위에 놔서 고유수용성 감각 입력을 증가시키고 엉덩관절의 가쪽 근육에 의한(중간볼기근 및 작은볼기근) 골반의 안정화를 촉진시킬 수 있다. 대안적인 서 있는 자세는 한 발이 다른 발보다 약간 앞에 있는 것이다. 안정적 반전에서 치료사의 두 손은 골반에 놓거나 골반과 반대쪽 위쪽 몸통 위에 놓을 수 있다(그림 10.17). *"제가 당신을 뒤로 밀지 못하게 버티세요, 자 이제는 제가 당신을 앞으로 당기지 못하게 버티세요"*라고 구두 지시를 할 수 있다. 율동적 안정화에서는 한 손은 골반 뒤쪽에 놓아 앞으로 당기고, 다른 손은 반대쪽 위쪽 몸통(또는 골반)의 앞쪽에 놓아 뒤로 민다. *"비틀어지지 않게 버티세요, 유지하세요, 이제 반대쪽으로 비틀어지지 않게 버티세요, 유지하세요"*라고 구두 지시를 할 수 있다.

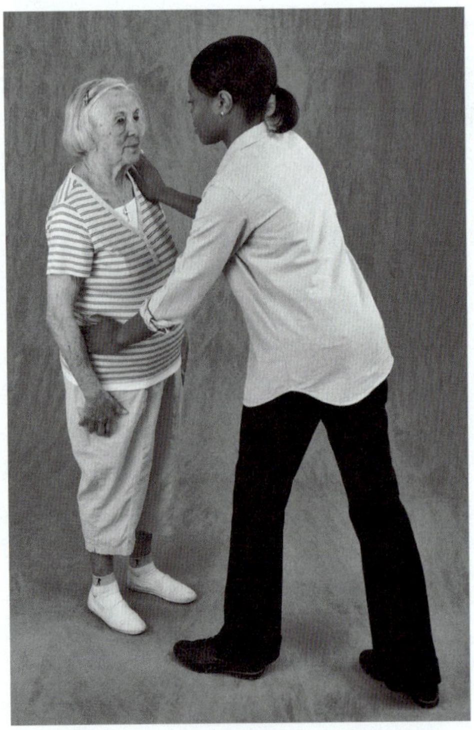

그림 10.17 대칭적으로 서 있는 자세에서 LE 유지하기
치료사는 안정적 반전기법을 사용해 위쪽 몸통과 골반에 저항을 가한다(양쪽 손을 뒤로 민다).

아무 것도 하지 않고 가만히 서 있는 경우가 거의 없기 때문에 서 있을 때의 ***기능적인 과제를 연습***하는 것이 중요하다. 여기에는 단순히 머리를 돌려 좌우 어깨 너머를 바라보거나 휴대전화를 사용하는 것부터 양치질하거나 손과 얼굴을 씻는 것, 예측성 및 반응성 조절을 하면서 가벼운 공을 던지고 잡는 것까지 다양한 활동이 포함될 수 있다. 더 어려운 활동에는 인지 활동, BOS 줄이기, 두꺼운 카펫이나 고무 패드와 같이 부드러운 지면에서 활동 수행하기, 산만한 환경에서 수행하기 등이 있다.

결과

운동조절 목표: 안정성(정적인 자세 조절)

기능적 기술 달성: 환자가 최소한의 자세 흔들림으로 독립적으로 서 있는 상태를 유지할 수 있음

적응증: 서서 활동 수행

서 있기, 체중 이동 Standing, Weight Shifting

COM 조절에 대한 재교육 및 LOS 재설정은 동적인 조절을 회복하는 주요 목표다. 환자에게 가능한 모든 방향으로 체중을 이동하라고 한다. LE가 대칭적으로 있는 상태에서 전후(앞/뒤 이동) 및 좌우(안/밖 이동)로 움직인 다음 균형을 잃지 않고 정중선 위치로 돌아간다. 처음에는 체중 이동이 작지만 범위가 증가함에 따라 점차 늘어난다(그림 10.18). 마찬가지로 COM을 올리고 내리는 연습은 샤워 및 옷 입기와 같은 ADL에 유용하다.

임상 노트: 운동실조증(예, 원발성 소뇌 병변) 환자는 너무 많은 움직임이 나타나고 자세를 안정적으로 유지하기(안정성 유지) 어렵다. 처음에는 체중 이동이 크다가 치료를 하면서 점점 더 작게 진행하여 나중에는 안정성을 유지한다.

임상 노트: 뇌졸중 환자의 경우 ***등장성 반전(isotonic reversals)*** 기법을 사용하여, 마비된 쪽의 LE로 체중 이동을 촉진할 수 있다.

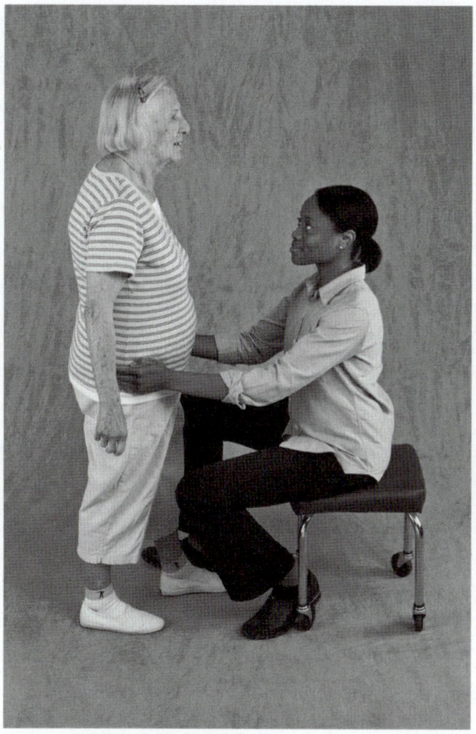

그림 10.18 서서 체중 이동
환자는 LE를 한 발 내딛은 자세에서 체중을 앞뒤로 이동하는 연습을 한다. 치료사는 동적 반전기법을 사용해 양 손으로 골반에 저항을 가한다. 움직이는 의자에 앉아 있으면 치료사가 골반 높이에 있을 수 있다.

짧게 "*유지하세요*" 를(한 번 세는 동안 유지) 추가하면 마비된 쪽의 안정화 반응이 증가될 수 있다. "*저에게서 멀어지세요, 유지하세요, 이제 제 쪽으로 오세요*" 라고 구두 지시를 할 수 있다.

결과

운동조절 목표: 동적 안정성

기능적 기술 달성: 환자는 여러 방향으로 체중을 이동하고 서 있을 때 균형을 잃지 않으면서 사지를 움직일 수 있다.

적응증: 기본적 및 수단적 ADL의 수행 및 보행 준비

서 있기, 사지의 움직임

Standing, Limb Movements

사지를 움직일 때는 예측적 자세 조절이 필요하기 때문에 UE/LE의 능동적 움직임을 사용하여 동적 안정성 및 활동 제한을 다룰 수 있다.

UE의 움직임은 개별적으로 또는 같이 할 수 있다(양쪽을 대칭적으로 또는 상호적으로). 그림 10.19는 작은 공을 사용하여 대각선으로 들어올리기와 회전을 수행하는 환자를 보여준다. 서서 익숙한 과제를 수행하는 것은 이전에 확립된 운동 프로그램을 회상하고 인지 운동 간섭(cognitive motor interference)을 포함한다. 동적으로 서 있는 자세에서의 균형(dynamic standing balance)을 다루고 체중 이동을 촉진하는 ***기능적 과제***의 예시에는 빨래 접기(그림 10.20), 낮은 의자나 바닥에서 물건 줍기(그림 10.21), 쓸기(그림 10.22) 등이 있다. 치료를 진행하면서 움직임의 진폭과 범위, 과제의 난이도, 과제 시간이 증가할 수 있다.

서서 한 LE에서 다른 LE로 체중을 이동하는 능력은 한 쪽으로 서 있기, 발 딛기, 이족 보행에 중요한 요소다. 신경 손상 후 회복하는 사람들은 종종 부적절한 골반 이동과 한쪽 LE에만 체중을 완전 싣는 양상이 나타나므로, 이 때문에 반대쪽 LE로 걷기 힘들다. PNF 기법인 ***등장성 반전***은 처음에 움직임을 알려주고 운동학습을 향상시키기 위해 사용할 수 있다. 치료사는 환자 앞에 서거나 앉는다. 치료사의

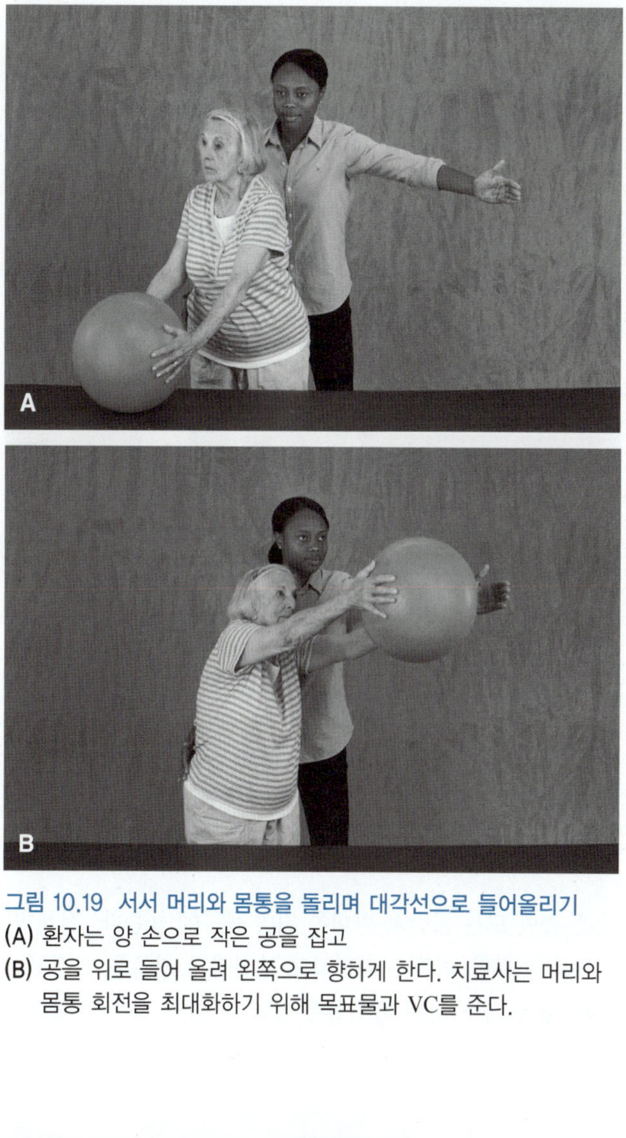

그림 10.19 서서 머리와 몸통을 돌리며 대각선으로 들어올리기
(A) 환자는 양 손으로 작은 공을 잡고
(B) 공을 위로 들어 올려 왼쪽으로 향하게 한다. 치료사는 머리와 몸통 회전을 최대화하기 위해 목표물과 VC를 준다.

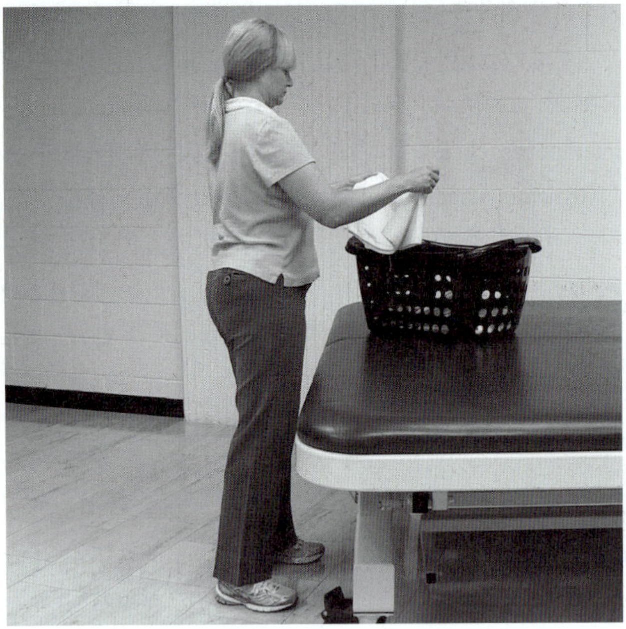

그림 10.20 서서 빨래 개기
환자는 빨래 개는 과제를 하여 서 있는 동적 균형의 난이도를 높일 수 있다. 이러한 기능적인 활동은 양쪽으로 수동적인 과제를 하면서 체중 이동과 몸통 회전을 포함한다.

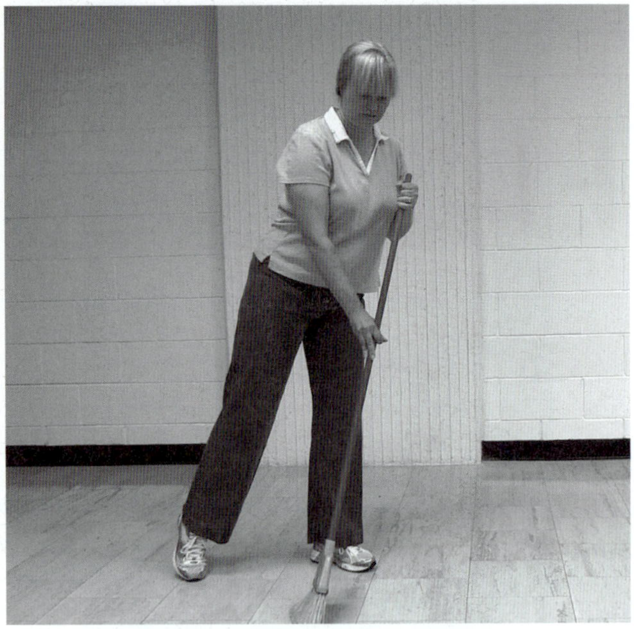

그림 10.22 서서 바닥 쓸기
환자는 쓸면서 내딛은 쪽의 발로 체중 이동을 하게 된다.

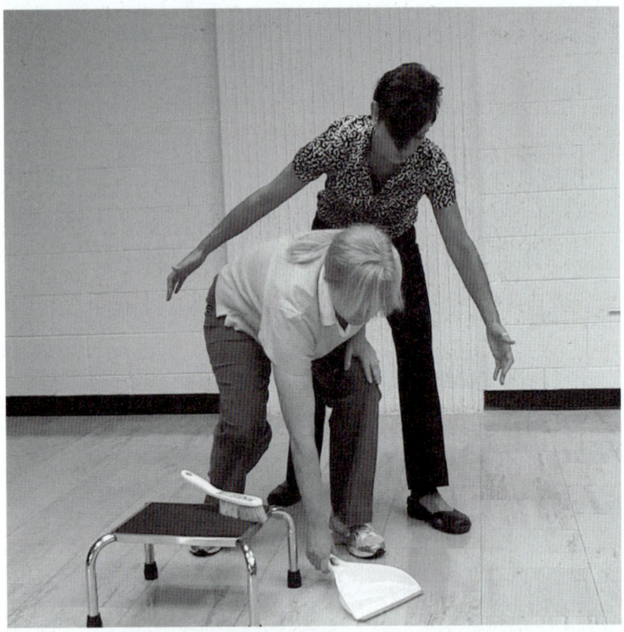

그림 10.21 서서 구부리기 및 뻗기
환자는 서 있다가 낮은 의자 쪽으로 손을 뻗으면서 COM을 내리고, 바닥에서 물건을 다시 가져오면서 활동의 난이도를 높일 수 있다. 치료사는 안전한 연습을 위해 환자를 보호한다.

손은 골반 또는 골반과 반대쪽 위쪽 몸통에 놓는다. 전체 범위로의 전후방 이동을 격려하고 정확성의 기준을 설정하기 위해 몇 번 반복하여 움직임을 알려준. 그런 다음 움직임에 약간의 저항을 준다. 치료사는 손을 번갈아 놓으면서 먼저 한 방향으로 저항을 주고 그 다음 다른 방향으로 저항을 준다. 길항근의 부드러운 반전은 "*저에게서 멀어지세요, 이제 다시 제 쪽으로 오세요*" 같은 시기 적절한 VC로 촉진될 수 있다(그림 10.18).

환자가 체중 이동을 할 줄 알면 움직임 지도를 발 딛기(그림 10.23, 10.24), 공 차기, 앞에 있는 발판(그림 10.25) 또는 옆에 있는 발판에(그림 10.26) 발 올리기 같은 하지의 ***과제중심치료(task practice)***로 바꿔야 한다. 발판 오르기를 할 때에는 움직이는 사지의 엉덩관절과 무릎관절의 굽힘이 커야 한다. 발판의 높이는 4인치(10cm) 정도의 낮은 높이부터 보통 1계단 높이인 7인치(18cm)까지 다양할 수 있다. "*오른쪽(또는 왼쪽) 발로 체중을 옮기세요. 이제 왼발을 발판 위로 올리세요. 다시 내리세요*"라고 구두 지시를 한다. 한 발로 발판을 오르내리면 지탱하고 있는 발로는 대각선 방향으로 체중 이동을 해야 하고, 움직이는(떠 있는) 다리는 앞으로 발을 딛어야 한다. 움직임은 반대로도 된다. 똑같은 움직이는 쪽 다리를 발판에서 뒤로 딛는다. 바닥에 발자국이나 다른 마커를 놓으면 보폭을 늘릴 수 있고 걷는 움직임의 정확도를 향상시킬 수 있다(그림 10.23).

상자 10.5에는 서 있을 때의 동적 균형을 향상시키는 활동의 예시가 나와 있다.

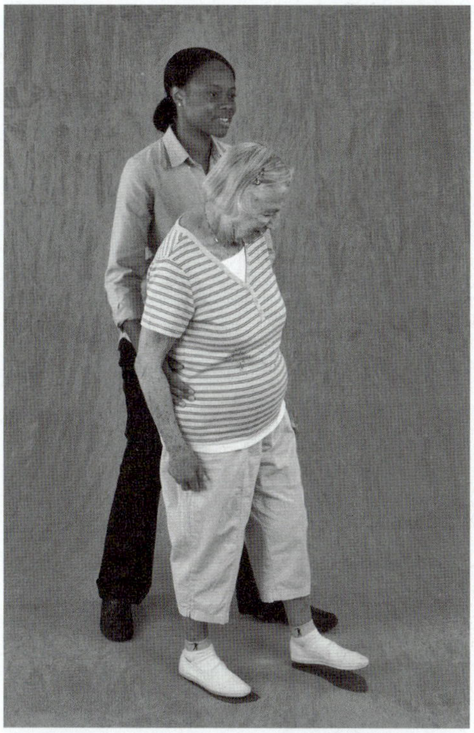

그림 10.23 서서 발 딛기
환자는 바닥에 있는 발자국 마커를 사용해 능동적인 발 딛기 연습을 한다.

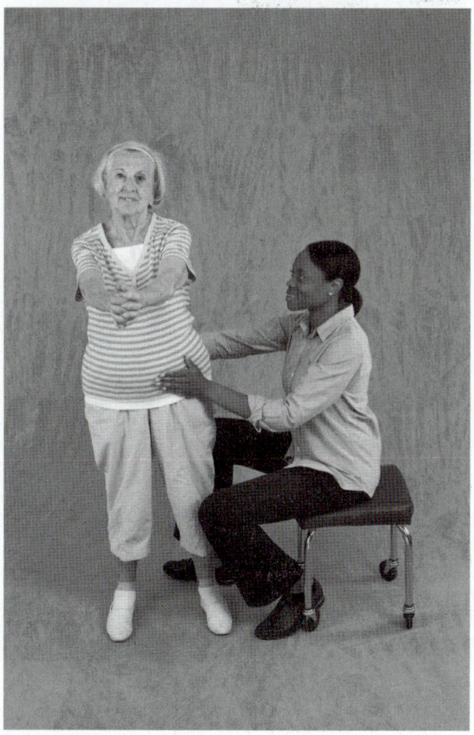

그림 10.24 서서 옆으로 발 딛기
환자는 움직이는 쪽의 다리로 옆으로, 뒤로 발 딛기 연습을 한다.

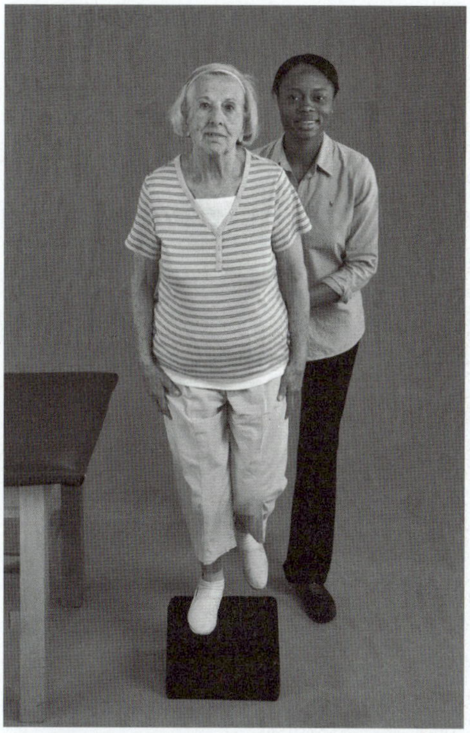

그림 10.25 서서 앞에 있는 발판에 발 올리기 환자는 앞에 있는 4인치(10cm) 높이의 발판에 발을 올려놓는다. 그 다음 발을 시작 위치로 되돌려 놓는다(대칭적으로 서 있는 자세). 과제를 할 때 치료사와 근처의 지지면은 확실히 안전해야 한다.

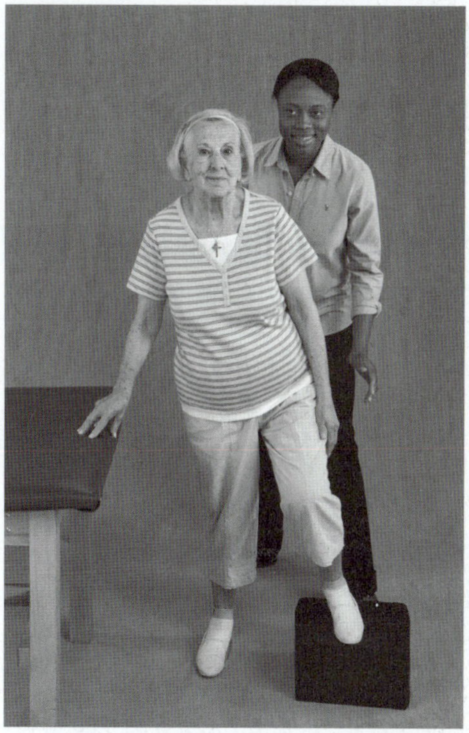

그림 10.26 서서 옆에 있는 발판에 발 올리기 환자는 옆에 있는 4인치(10cm) 높이의 발판에 발을 올려놓는다. 그 다음 발을 시작 위치로 되돌려 놓는다(대칭적으로 서 있는 자세). 치료사는 연습 및 오류 학습을 할 때 균형 소실을 막기 위해 지지면을 활용한다.

상자 10.5 서 있을 때의 동적 균형을 향상시키는 활동

뻗기 및 들어올리기

- 냉장고나 오븐의 안이나 밖으로 손을 뻗는 것과 같이 물건을 앞, 뒤, 대각선으로 놓기 위해 손을 뻗는 것
- 머리 위(찬장)와 허리 높이(식기 세척기) 아래에 있는 선반 위/아래에 물건 놓기
- 양손으로 공을 들어올리고 돌리고 대각선 위로 몸을 가로질러 움직임(그림 10.19)(공의 크기와 무게는 다양할 수 있다)
- 목표물을 향해 앞으로 또는 옆으로 손을 뻗는 것 (*"손을 뻗어서 제 손을 만지세요."*)
- 콩주머니 던지기
- 빨래를 접어서 옆에 있는 바구니에 담거나 옆에 있는 의자에 놓기(그림 10.20)
- 접시를 말려서 접시 건조대에 놓기
- 아래로 손을 뻗어서 바닥을 만지거나 바닥에 있는 물건 집기(그림 10.21)
- 빗자루로 쓸기(그림 10.22)

LE 활동

- 제자리 걸음(이 활동은 상호적으로 양 팔 흔들기 또는 머리 돌리기와 같이 할 수 있음)
- 발가락 들기 및 발뒤꿈치 들기, 체중을 양 발꿈치로 뒤로 옮기고, 발가락을 들어 올린 다음, 체중을 발가락과 발볼 쪽으로 앞으로 옮기고, 발뒤꿈치를 들어 올림)
- 발을 의자나 낮은 계단에 놓기
- 작은 공 위에 발을 놓고 공을 사방으로 굴리기(공의 크기는 다양할 수 있음)
- 구르는 공을 멈추고 차기

자세 시너지를 향상시키는 중재
Interventions to Improve Postural Synergies

엉덩관절 전략, 발목관절 전략, 발디딤 전략을 사용하기 힘든 근골격계 장애를 치료하는 것 외에, 효과적인 치료 계획에는 이러한 시너지 자체를 기능적 사용에 재통합하기 위해 시너지 자체를 연습하는 것이 포함된다.

발목관절 전략 Practicing Ankle Strategies

COM 정렬 내에서 작게 이동하는 것 또는 느리게 흔들리는 것은 발목관절 전략의 활성화를 일으킨다. 서 있는 동안 환자에게 앞뒤로 부드럽게 움직이라고 한 다음 발목의 발등굽힘과 발바닥굽힘을 사용하여 정렬의 중심으로 되돌아오라고 한다. 발목에서의 동작을 축으로 몸통과 엉덩이는 한 단위처럼 움직이므로 엉덩관절의 굽힘과 폄은 제한된다. 움직임의 속도를 유지하기 위해 처음에 느린 VC를 사용할 수 있다. 치료사의 손이나 저항밴드를 사용하여 엉덩관절과 어깨관절에 가하는 부드러운 섭동 또한 발목관절 전략을 활성화시키기 위해 사용할 수 있다(그림 10.27). 뒤쪽으로 조금 움직이는 것은 발등굽힘과 앞쪽으로의 체중 이동을 활성화시키는 반면, 앞쪽으로 조금 움직이는 것은 발바닥굽힘근과 뒤쪽으로의 체중 이동을 활성화시킨다. 티퍼 보드(양방향 보드)(그림 10.28), 워블 보드(다방향 돔형 보드)(그림 10.29), 보드를 부드럽게 흔드는 것은 발목의 활성화를 자극한다. 반쪽짜리 폼 롤러에서 서 있으면서(편평한 쪽을 위로) 체중을 조금 이동하는 것 또한 발목 시너지를 활성화시킬 수 있다(그림 10.30).

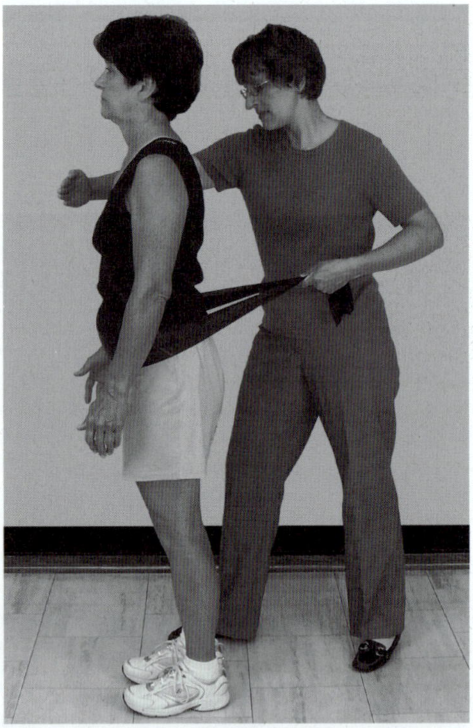

그림 10.27 서서 발목관절 전략에 저항
환자는 저항 밴드에 대항해서 앞으로 기울이고 다시 똑바로 선 자세로 되돌아오면서 발목관절 전략을 연습한다. 밴드는 양쪽에서 저항을 주고 움직임에 대한 운동인지를 증가시킨다.

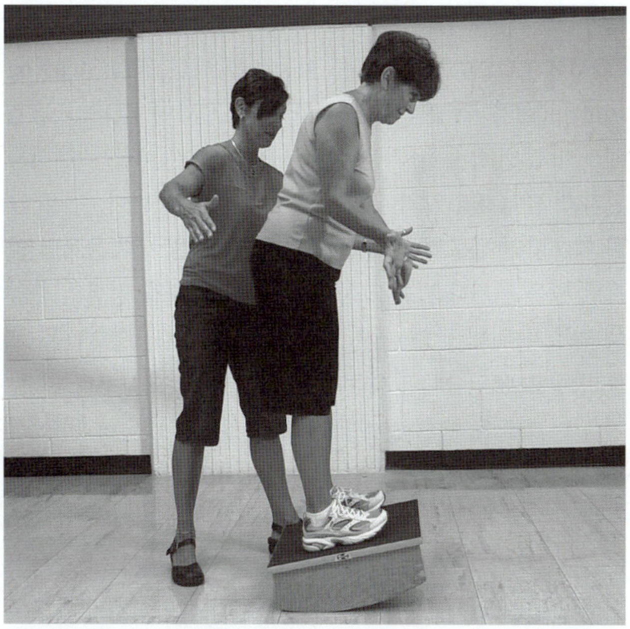

그림 10.28 티퍼 보드에 서 있기
양 방향 보드에 서서 뒤쪽으로의 COM 변위에서 되돌아오는 것을 사용하는 발목관절 전략을 연습한다. 이 경우 발목관절 전략에서 엉덩관절 전략으로 바뀌게 된다.

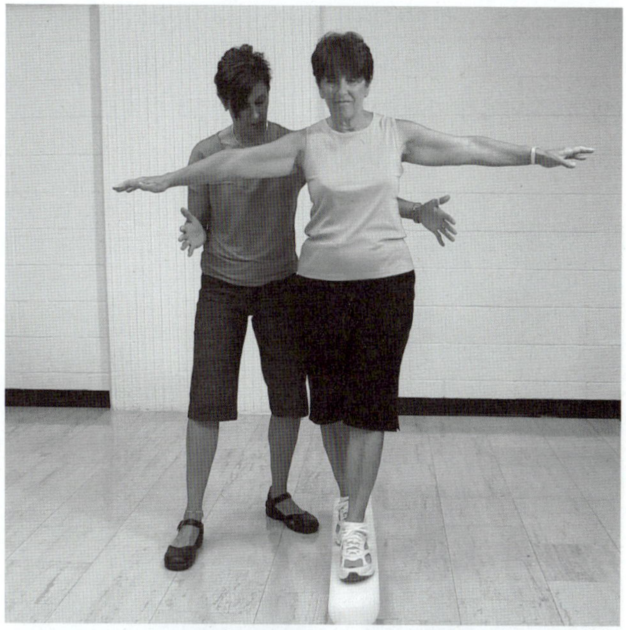

그림 10.30 폼롤러의 편평한 면을 위로 놓고 일자로 서 있기
환자는 폭신한 표면 위에서 BOS가 작아졌을 때 발목관절 전략과 가쪽 엉덩관절 전략을 사용하여 안정성을 유지하는 것을 연습한다. 치료사는 안쪽/가쪽 방향에서 균형을 잃을 가능성을 대비한다.

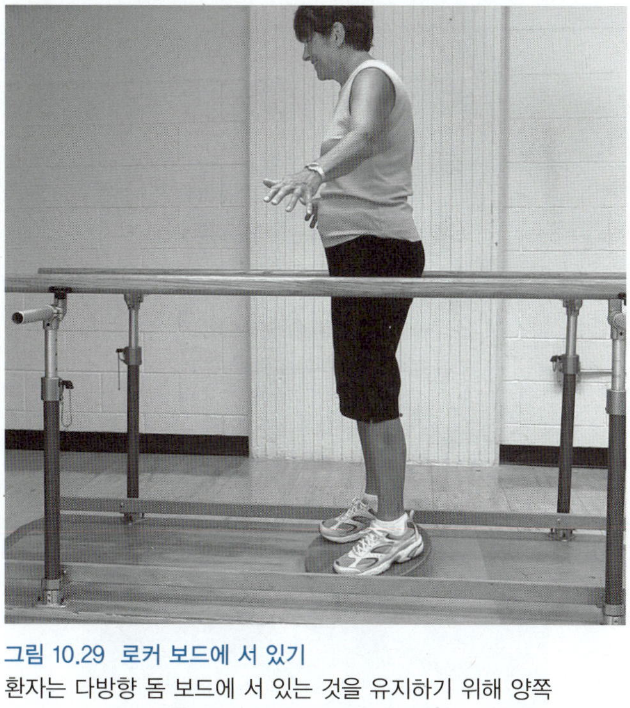

그림 10.29 로커 보드에 서 있기
환자는 다방향 돔 보드에 서 있는 것을 유지하기 위해 양쪽 발바닥굽힘을 사용하여 발목관절 전략을 연습한다. 안전을 위해 평행봉에서 연습하더라도 UE로 지지하지는 않는다.

엉덩관절 전략 Practicing Hip Strategies

COM 정렬 내에서 크게 이동하는 것 또는 빠르게 흔들리면 ***엉덩관절 전략***이 활성화된다. 작은 BOS(사다리 위) 또는 폭신한 표면 위에(모래 위) 서 있을 때 활성화되는 발목관절 전략을 제한시킨다. 환자에게 흔들리는 범위보다 멀리 동요되라고 하고 동요의 속도 또한 증가시키라고 한다. BOS 내에서 COM을 재정렬하기 위해 엉덩관절 굽힘근과 폄근이 사용된다. 따라서 엉덩관절에서 일어나는 움직임을 축으로 위쪽 몸통은 아래쪽 몸통의 반대쪽으로 움직인다. 예를 들어, 환자는 벽에서 약 12인치 떨어져 벽에 등을 기대고 설 수 있다. 그런 다음 엉덩이를 벽의 다른 부분에 붙이고, 그 다음 어깨를 벽에 붙이고, 서 있는 상태로 되돌아 온다(그림 10.31).

편평한 지면에 서 있거나 워블 보드에서 크고 빠르게 기울어지는 동안 엉덩관절에 가해지는 중등도의 섭동은 앞뒤로의 엉덩관절 전략을 자극할 수 있다. 반쪽짜리 폼롤러에 서 있는 것은(편평한 쪽을 위로) 고무로 된 쿠션 위에 서 있는 것처럼(특히 눈을 감은 채로) 더 큰 체중 이동과 엉덩관절 전략을 만드는 데 사용할 수 있다(그림 10.32). COM의 안/밖 조정은 주로 엉덩관절 전략으로 조정된다. 안/밖 엉덩관절 전략을 촉진하기 위해 바닥에서 일자로 서 있거나 (발바닥-발가락 자세) 폼 롤러 위에 세로로 일자로 서 있을 수 있다(그림 10.30).

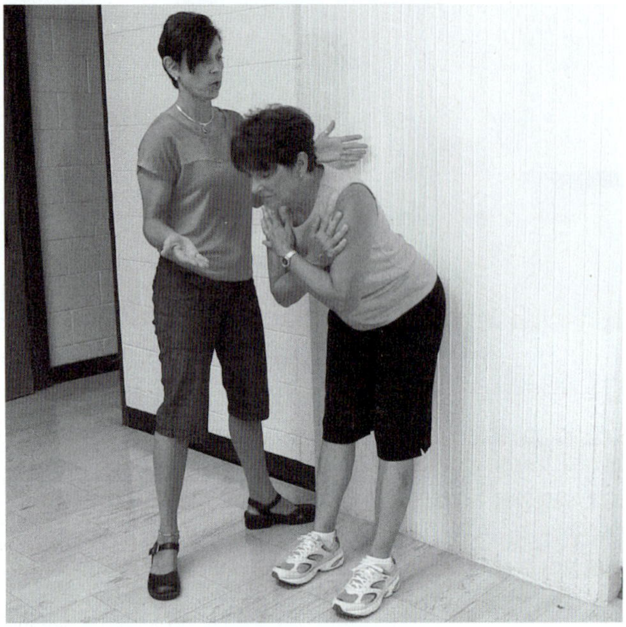

그림 10.31 PG 서 있기, 엉덩이-벽 운동
환자는 엉덩이를 벽에, 어깨를 벽에 갖다 대면서 엉덩관절 전략을 연습하고, 다시 벽에서 떨어져서 서 있는 것으로 되돌아온다. 필요한 경우 치료사가 지도와 보호를 해준다.

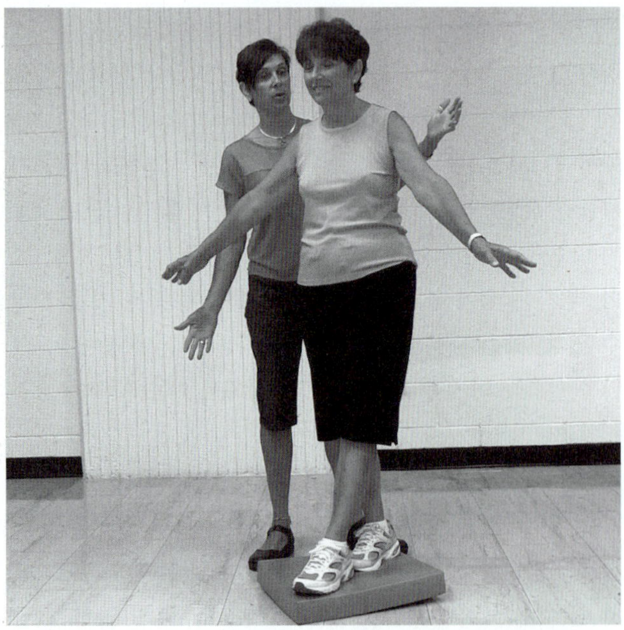

그림 10.32 눈을 감고 고무 패드 위에서 일자로 서 있기
가쪽 엉덩관절 전략을 연습하기 위해 눈을 감은 채로 폭신한 표면 위에서 BOS가 감소된 채로 서 있는다.

발디딤 전략 Practicing Stepping Strategies

COM이 LOS를 넘는 더 큰 이동은 발디딤 전략(stepping strategies)을 활성화시킨다. 환자는 COM이 BOS를 넘을 때까지 앞으로 몸을 기울이는 연습을 한다. 이를 위해서는 환자가 넘어지지 않기 위해 앞으로 나아가야 한다. 뒤로 많이 기울이면 뒤로 발을 딛는 반면, 옆으로 많이 기울이면 옆으로 발을 딛거나 발을 꼬아서 딛는다. 그 다음 정렬의 중앙을 맞추기 위해 발을 다시 원위치로 돌아온다. 발디딤은 모든 방향으로 연습해야 하는데, 작게 딛는 것에서부터 더 넓게 딛는 것으로 진행해야 한다. 환자 주변의 바닥에 원을 그려 모든 방향으로의 발디딤 반응이 대칭적으로 일어나게 할 수 있다. 환자에게 치료사가 가하는 저항을 견디며 앞으로(또는 뒤로나 옆으로) 기울이라고 한 다음 균형을 유지하기 위해 발을 딛으라고 한다. 치료사는 환자가 넘어지지 않도록 보호하면서 갑자기 저항을 뺀다. 대안으로 탄성 저항 밴드를 엉덩관절 주위에 적용하여 섭동을 줄 수 있다(그림 10.33). 자세 시너지를 향상시키기 위한 운동의 예시가 표 10.3에 나와 있다.

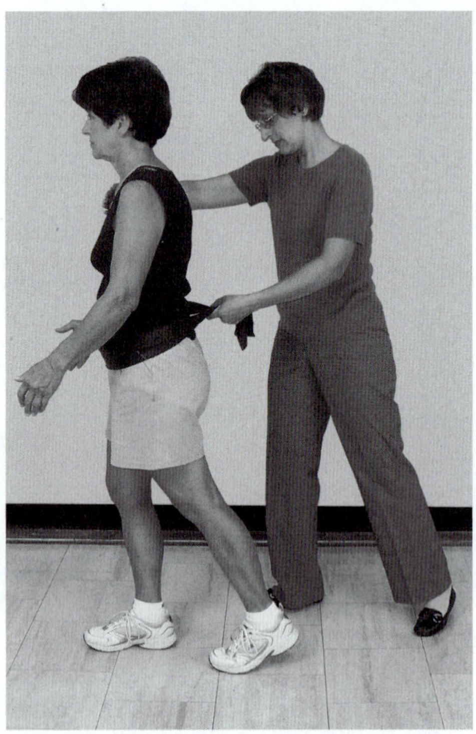

그림 10.33 서서 발디딤 전략 환자는 저항 밴드에 대항하여 가능한 멀리 앞으로 기울인다. 치료사는 갑자기 밴드의 긴장도를 풀어서 환자가 앞 방향으로 발디딤 전략을 하게 한다. 치료사는 안전을 위해 적절한 보호기법을 사용한다.

표 10.3 자세 전략을 향상시키는 운동의 예시

목표	초급 운동	중급 운동	고급 운동
발목관절 전략 연습	장딴지근/가자미근 스트레칭 BAPS 보드에 앉기, 모든 방향으로 저항 밴드를 사용하여 발목 운동, 모든 방향으로 앞쪽/뒤쪽 방향으로 체중 이동 시 동적 반전 조리대나 개수대에서 6인치 떨어진 곳에 서서 엉덩이 쪽의 주머니가 지면 쪽으로 움직이도록 앞으로 기울인 다음 처음 자세로 돌아가기 폼 위에 서기: 밀도가 낮은 곳에서 높은 곳으로, EO에서 EC로	UE로 지지하고 한 다리로만 BAPS 보드에 서기 저항에 대항하여 지지면 쪽으로/반대 쪽으로 흔들리는 연습 (그림 10.27) UE 지지 없이 발뒤꿈치로 서는 것에서부터 발가락으로 서기 단단한 지면에서 한 다리로만 서기	로커 보드에 서서 발목 발등굽힘 및 발바닥굽힘 하기 (그림 10.29) 폼 롤러에서 편평한 면을 위로 하고 발뒤꿈치에서 발가락으로 서기(그림 10.30) 고무 패드 또는 폭신한 표면에서 제자리 걸음(그림 10.34) 폭신한 표면에서 한 다리 서기 고무 위에 서서 무게감 있는 공을 던지고 잡기 부푼 돔 위에서 미니 스쿼트 (그림 10.35) 미니 트램폴린 또는 부푼 돔 위에서 조깅(그림 10.36)
엉덩관절 전략 연습	엉덩이를 대고 무릎 꿇은 자세에서 동적 반전 벽에서 8~12인치 떨어져 서서 엉덩이를 벽에 붙인 다음 다시 선 자세로 돌아오기(그림 10.31) 완전히 앉는 것보다 엉덩관절의 움직임을 촉진하기 위해 높은 표면을 사용하지 않으면서 앉았다 일어나기 안쪽/가쪽 안정성을 위해 단단한 표면에서 발뒤꿈치-발가락 서 있기, EO에서 EC로 진행(그림 10.32)	폼 롤러의 둥근 부분을 아래로 하고 엉덩관절이나 폼 롤러에 섭동을 가하거나 가하지 않으면서 폼 롤러에 서기 손잡이에 묶고 손으로 잡은 저항 밴드로 양쪽 어깨관절의 굽힘/폄 짧은 거리를 발뒤꿈치로 걷기 및 발가락으로 걷기	고무 위에서 일 자로 서기 무게감 있는 공을 옆에서 던지고 잡기 엉덩관절에 저항을 가하며 걷기 훌라후프 하기
발디딤 전략 연습	저항 밴드를 사용하여 양 방향으로의 엉덩관절 근력 강화(그림 10.13) 눈을 뜬 상태에서 몸통에 가하는 저항을 예고하지 않고 풀기 (그림 10.33)	옆으로 걷기 및 다리 꼬면서 걷기 고개를 옆으로 빠르게 돌리면서 걷기	트레드밀의 속도를 바꿔가며 앞으로 또는 옆으로 걷기 흔들리는 표면에서 걷기(움직이는 카펫) 걸으면서 외부에서 쿡 찌르기 걸으면서 무게감 있는 공을 던지고 잡기

BAPS: 생체역학적 발목 플랫폼 시스템

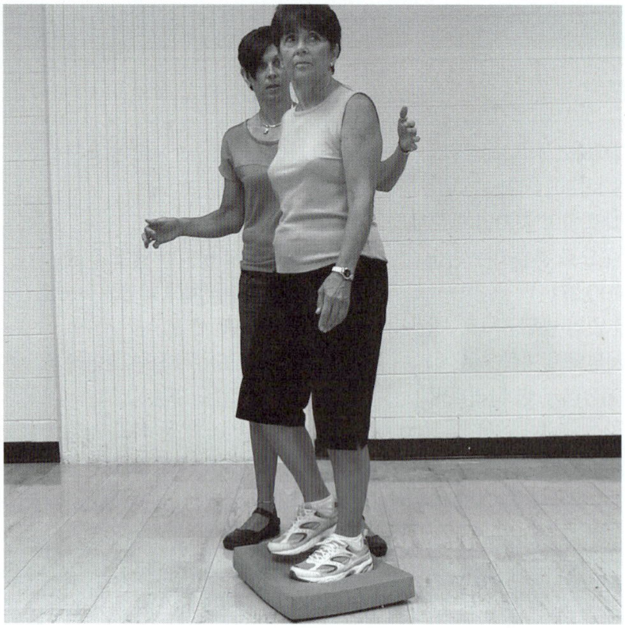

그림 10.34 머리를 돌리며 고무 패드 위에서 제자리 걸음
환자는 전정 감각 입력의 변화를 위해 머리를 돌리며 고무 패드 위에 서서 제자리 걸음(사지의 움직임)을 한다.

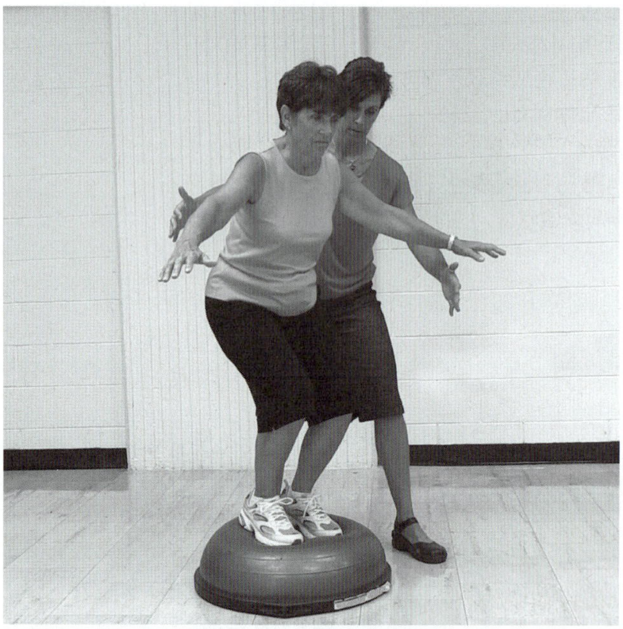

그림 10.35 BOSU Balance Trainer 위에서 미니 스쿼트
환자는 제한된 ROM을 통해 COM을 낮추고 올리는 연습을 하면서 지속적으로 움직이는 돔 표면에 적응한다. 과제가 어렵기 때문에 치료사는 환자가 넘어지지 않도록 주의해야 한다.

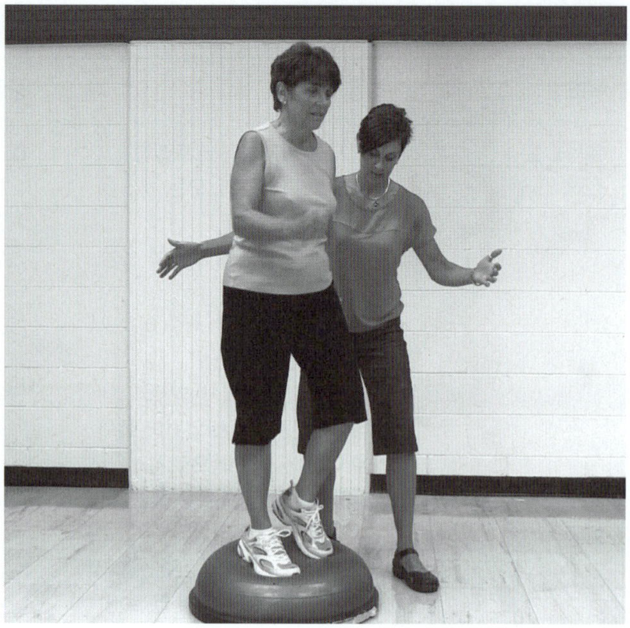

그림 10.36 BOSU Balance Trainer 위에서 조깅
돔에서 조깅을 하면서 움직임의 속도를 증가시키기 위해 예측성 조정을 사용하고 지지면에서의 빠른 변화를 적응하기 위해 반응성 자세 조절을 사용한다. 치료사는 안전을 위해 환자를 보호한다.

감각 통합을 향상시키는 중재
Interventions to Improve Sensory Integration

환자를 충분히 사용하지 않는 방식의 중재가 필요한 상황에 노출시키면서 시각 또는 체성감각 입력에 대한 의존도를 재훈련해야 한다. 또한 어려운 상황에서의 성공적인 연습은 환자의 자신감과 자기 효능감을 향상시킬 수 있다.

예를 들어, 방향을 시각 정보에 의존하는 사람은 눈을 감거나 시력이 왜곡된 상태(예, 어두운 선글라스 착용)로 다양한 표면에 서 있는 것을 연습해야 한다. 체성감각 정보에 의존하는 사람은 해변의 모래 위에 서 있는 것과 같은 상황을 시뮬레이션하기 위해 시각 정보가 있거나 없는 채로 부드럽고, 고르지 않고, 많이 움직이는 표면에 서 있는 것을 연습해야 한다. 전정감각 입력은 머리를 좌우로 돌리면서 티퍼 보드에 서 있는 것과 같이 시각 정보와 체성감각 정보를 동시에 변경하는 상황에서 자극된다. 이는 길을 건너기 전에 교통 상황을 보면서 부서진 횡단보도에 서 있는 것과 비슷하다.

시각 정보에 대한 의존도를 줄이기 위한 중재 (체성 감각 향상) Interventions to Reduce Reliance on Visual Information (Enhance Somatosensory)

목표는 체성감각의 입력에 대한 의존도를 높이는 동시에 시각 정보에 대한 의존도를 줄이는 것이다. 환자는 시야가 바뀌거나 부정확한 동안 단단하거나 편평한 지면에 서 있는다.

이는 다음과 같은 활동과 전략으로 달성할 수 있다.

- 눈을 뜬 다음(eyes open, EO), 감고(eyes closed, EC) 서 있는다.
- 어두운 방에서 불이 다 켜져 있다가 점차 불을 끄고 서 있는다.
- 시각 입력을 줄이는 렌즈를 끼고 서 있는다(어둡거나 석유 코팅된 고글).
- 서서 읽고 있는 눈으로 이중 과제를 하며 서 있는다(카드를 앞에 둠).
- 복잡한 바둑판 무늬에 기대어 눈으로 카드를 읽으며 서 있는다.
- 제자리 걸음, EC

지면 의존성을 감소시키는 중재 (시각 향상) Interventions to Reduce Surface Dependency (Enhance Vision)

목표는 시각 정보에 대한 의존도를 높이는 동시에 체성감각 정보에 대한 의존도를 줄이는 것이다. 처음에는 눈 바로 앞에 있는 고정된 목표물에 눈의 초점을 유지하라고 한 다음 다양한 시각 입력으로 진행한다.

이는 다음과 같은 활동과 전략으로 달성할 수 있다.

- 폭신한 표면에 서 있기에서부터 카펫(낮은 것에서부터 높은 것으로), 고무로 된 쿠션 같이 다양한 높이로(2~5인치 [5~12cm]) 진행한다, EO
- 경사면에 서 있는다.
- 움직이는 표면(워블보드나 폼롤러)에 서 있는다, EO
- 고무 패드 위에서 제자리 걸음, EO

전정감각 입력의 사용을 향상시키는 중재 Interventions to Improve Use of Vestibular Inputs

시각 및 체성감각 입력이 감소되거나 손상된 환자는 전정감각 입력에 대한 의존도를 높여야 한다. 때로는 이를 ***감각 혼동 상황(sensory conflict situation)***이라고 하는데 이는 전정계의 혼동을(잘못된 정보) 해결해야 한다.

이러한 동작은 다음과 같은 활동 및 전략과 같이 할 수 있다.

- 고무 패드 위에 서 있기, EC
- 책을 읽으면서 폭신한 표면 위에 서 있기
- 고무 패드 위에 서서 공을 수직으로 던지고 받기/ "눈은 공만 보면서" 손에서 손으로 공 던지고 받기
- 폭신한 표면에 서서 시각에 변화 주기(어둡거나 코팅된 고글)(그림 10.37)
- 일자로 서있으면서 고개를 좌우/위아래로 돌리기
- 폭신한 표면에 일자로 서 있기, EC
- 고개를 돌리면서 고무 패드 위에서 제자리걸음 (그림 10.34)

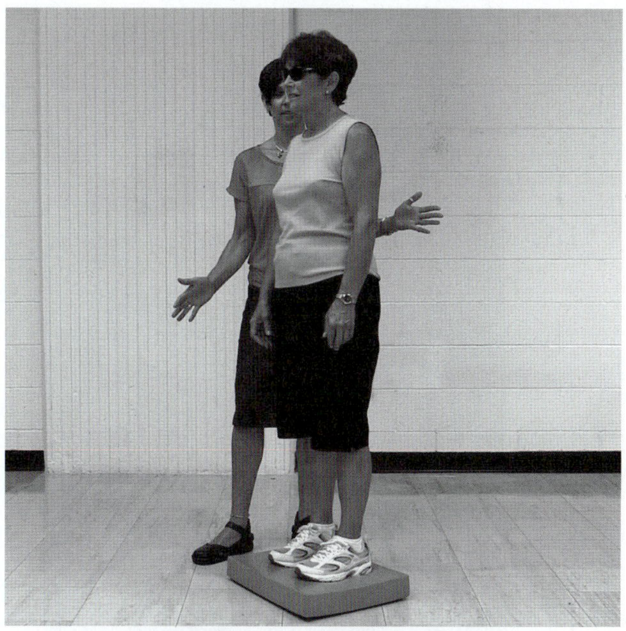

그림 10.37 어두운 안경을 쓰고 고무 패드 위에 서 있기
전정 감각 입력의 사용을 촉진하기 위해 시각을 변화시키는 어두운 안경을 쓰고 폭신한 표면 위에 서는 연습을 한다.

지면 반력기, 게임, 가상현실을 사용한 치료 Using Force Platforms, Gaming, and Virtual Reality

최근 게임과 가상현실의 기술적인 발전으로 인해 치료실과 집에서 상호 교차적인 환경을 사용하여 서 있는 균형 연습을 안전하고 효율적으로 할 수 있다. 치료실에서 측정과 치료를 위해 사용하는 힘 플랫폼 장치는 압력 중심(Center of pressure, COP), LOS, 흔들린 움직임의 경로에 대한 데이터를 준다. 각 발로의 체중 분산을 계측하고 이를 시각 피드백으로 바꿔서 화면에 나타낸다. 특히 힘을 너무 많이 내거나(hypermetria) 너무 못 내는 것 같이 힘을 내는 것 자체가 힘든 환자들 또는 체중 부하가 비대칭적인 환자들에게 힘 플랫폼 장치가 유용하다. 화면을 보는 것 또한 전정계를 활성화시키는 시각 자극을 줄 수 있다. 일부 프로그램은 길 건너기, 상점에서 돌아다니기, 구불구불한 길 내려가기 같이 실생활에서 하는 활동을 시뮬레이션한다. 한 단계 발전된 프로그램에는 UE로 뻗기 과제, LE로 장애물 피해가기를 추가하여 예측적 조절이 통합된 게임이 포함된다. 현재 시중에 유통되고 있는 임상에서의(임상에서만 국한되지는 않는다) 힘 플랫폼의 예시에는 Biodex 균형 시스템이 있다(그림 10.38). 부록 10A를 참조하면 된다.

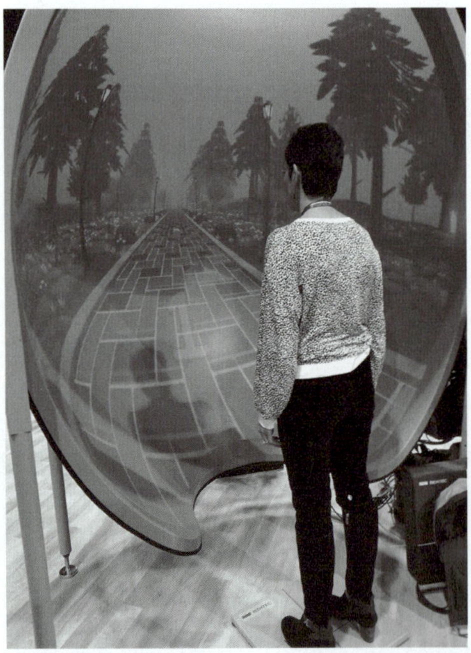

그림 10.38 Bertec's Prime 몰입형 가상 현실 (Immersive Virtual Reality, IVR) 몰입형 가상 현실과 고감도 듀얼 밸런스 지면 반력기 기능을 결합한다. Prime IVR은 몰입 환경에서 시각적 환경을 복제하여 균형 및 이동성 문제에 대한 평가 및 훈련을 향상시킨다. 이러한 시스템은 몰입형 및 모듈식 경험을 통해 환자의 적응성, 가변성, 동기 부여를 증가시킨다. Courtesy of Bertec Corporation, Columbus, Ohio, https://www.bertec.com/contact.

바로 사용할 수 있는 가정용 게임 및 가상현실 장치는 가정용 균형 프로그램을 더 재밌게 해 주므로 동기 부여와 참여도를 증가시킬 수 있다. 가상현실과 일반 물리치료를 결합한 치료가 낙상 환자 및 기능 수준이 높은 만성 뇌졸중 환자의 서 있는 균형을 발전시킨다는 근거가 있다. 추가적으로 안전하고 효과적인 치료 도구로 위핏, Kinect, Xbox 같은 게임 장치를 사용하면 뇌졸중, 파킨슨병, 뇌성마비 환자, 노인들의 자세 조절을 향상시킨다는 근거도 있다. 하지만 장치, 각각의 프로그램, 시뮬레이션, 몰입하는 수준, 시청 방법(예, 헤드셋이나 여러 화면으로 보는 환경), 각 환자에 대한 중재의 종류와 양 등은 치료사가 적절하게 결정해줘야 한다.

임상 노트 : 이러한 장치를 사용한 치료의 효과를 배우는 것을 앉았다 일어나기, 걷기, 계단 오르기 같은 활동의 수행능력이 향상될 것이라고 기대하면 안 된다. 훈련의 특이성의 원칙을 적용하고 과제 중심 치료가 필수적이다.[3]

중재 난이도 높이기 Progressing Interventions

치료적 중재의 진행은 각 환자마다, 각각의 목표마다, 각각의 예후마다 달라야한다. 반응적 자세 조절을 다루고, BOS를 줄여 한 다리로 서도, 동적인 표면에서 움직이고, 움직임의 속도를 증가시키고, 전정 자극과 환경에서의 방해 요소를 증가시키면서 균형 능력을 향상시킬 수 있다. 안전을 유지하면서 과제 장애물을 결합시키면 난이도를 최대로 늘릴 수 있다.

결과

운동조절 목표: 기술

기능적 기술 달성: 어렵고 한 단계 발전된 과제를 하면서 적절한 기능적 균형을 유지할 수 있다.

적응증: 능동적인 라이프스타일과 스포츠로 돌아갈 수 있게 촉진하는 균형 능력의 모든 요소를 향상시킴

표 10.4: 자세적 조절을 향상시키는 치료적 중재를 참고하면 된다.

표 10.4 자세적 조절을 향상시키는 치료적 중재

초급 운동	적응증
수정된 서 있기, 발은 대칭적으로, 모든 방향으로 공 굴리기(그림 10.10) 수정된 서 있기(발가락 들기 및 발뒤꿈치 들기) 30초 동안 단단한 표면이나 폼 위에서 발은 대칭적으로 서 있기, EO → EC 풍선 배구나 풍선 잡기를 하면서 단단한 표면이나 폼 위에 서 있기 30초 동안 단단한 표면에서 EO 또는 EC 상태로 발뒤꿈치-발가락(일자 서기) 자세로 서 있기(그림 10.32) 발은 대칭적으로 벽에서 8인치 떨어져 서서 벽에 엉덩이를 갖다 댔다가 다시 선 자세로 돌아오기(그림 10.31) 발은 대칭적으로 모든 자세에서 머리를 양 옆으로 및 위/아래로 돌리면서 서 있기 저항 밴드를 이용하여(그림 10.39) 발목관절 전략(그림 10.27) 및 발디딤 전략에 저항주며 서 있기	다음을 포함하여 정상적인 자세 조절이 힘든 손상이 있는 사람들: • 낙상 과거력 • 말초 신경병증 • 뇌졸중: 초기 또는 심각한 손상이 있음 • 외상성 뇌 손상(Traumatic brain injury, TBI): 초기 또는 심각한 손상이 있음 • 심한 다발성 경화증(multiple sclerosis, MS) • 심한 파킨슨병(Parkinson's disease, PD) • 암 생존자 • 불완전한 척수 손상
중급 운동	**적응증**
워블 보드에 서 있기 단단한 표면 위에 한 다리로 서 있기 폼롤러의 둥근 부분을 아래로 하고 발을 일자로 모은 채로 서 있기(그림 10.30) 한 다리로 서서 떠있는 발을 공 위에 올려두기/단단한 표면 위에 서서 무게감 있는 공 던지고 받기 머리를 양 옆으로 및 위/아래로 돌리면서 걷기 장애물 코스에 있는 높이가 다양한 물체를 넘으면서 걷기 바닥에 있는 물건을 가지고 오려고 뻗고 나서 선 자세로 다시 돌아오기(그림 10.21) 수정된 태극권 또는 요가	지역사회 내에서 독립적으로 하길 바라는 사람들: • 초기~후기 뇌졸중 • TBI • 초기 MS • 초기 PD • 암 생존자 • 뇌진탕 또는 가벼운 TBI • 전정병증
고급 운동	**적응증**
부분 런지 무거운 저항 밴드에 대항하여 빠르게 멈추고 다시 시작하면서 걷기 폼 롤러의 둥근 부분을 아래로 놓고 서서 빠른 수동 섭동에 저항하기/폭신한 표면에서 일자로 서기, 플라이오메트릭 표면에서 머리를 좌우로 돌리면서 무게감 있는 공을 던지고 받기 폭신한 표면에 서서 벽으로 또는 플라이오메트릭 표면으로 공 차기 바닥 또는 머리 위에서 무게감 있는 물체 들어 올리기 부풀어 있는 판에서 스쿼트(BOSU trainer)(그림 10.35) 태극권(부록 10B 참조) 요가	능동적인 라이프스타일 및 낮은 강도의 스포츠(골프, 볼링)로 돌아가길 바라는 사람들: • 경미한 뇌졸중, TBI, MS, PD • 뇌진탕 또는 가벼운 TBI • 전정병증
초고급 운동	**적응증**
앞, 뒤, 옆으로의 완전 런지 위/아래, 앞/뒤, 옆으로 점프(그림 10.40) 사방치기 게임(그림 10.42) 껑충 뛰기, 한 다리로 서 있다가 다른 발로 발 바꿔서 그 다리로 서 있기(그림 10.41) 트램폴린 위에서 조깅	달리기나 스포츠로 다시 돌아가고 싶은 사람들: • 다발성 외상 • 뇌진탕 • 고기능 TBI • 암 생존자 • 젊은 뇌졸중

EO: 눈 뜨고, EC: 눈 감고.

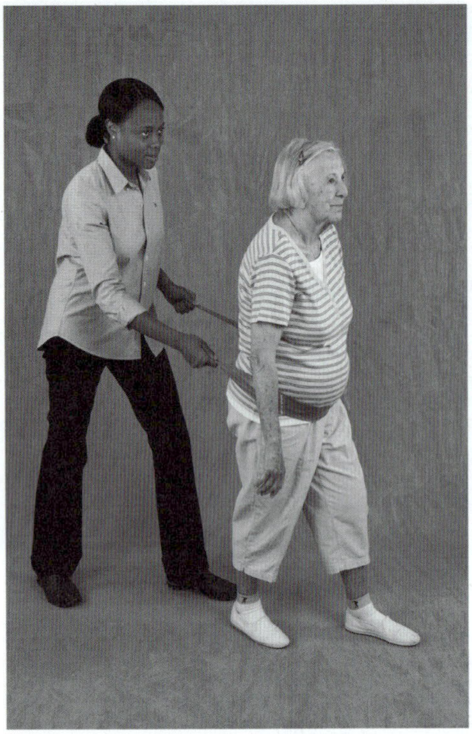

그림 10.39 발디딤 전략에 저항 주며 서 있기 환자는 저항에 대항하여 발을 앞으로 딛은 다음 다시 뒤로 돌아온다. 치료사는 환자의 골반 주변에 탄성 저항 밴드를 놓고 저항을 준다.

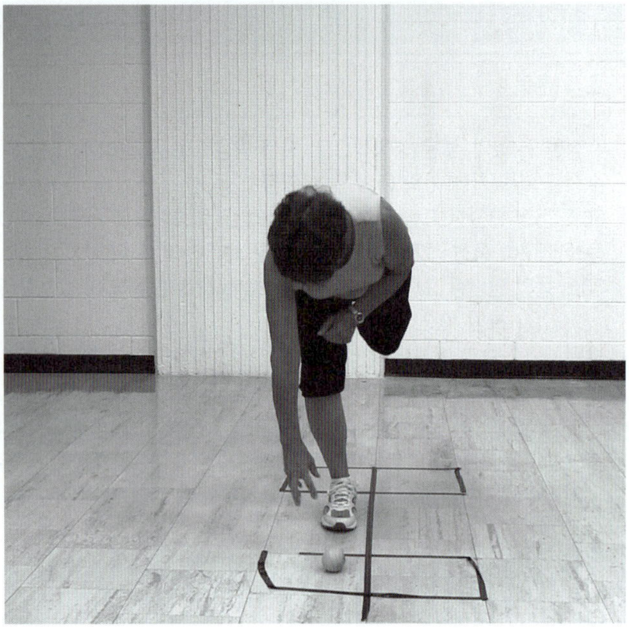

그림 10.41 사방치기 할 때 한 다리로 점프하면서 서 있기
환자는 한 다리로 서서 시작한 후 점프해서 반대쪽 발로 바꿔서 서 있는다.

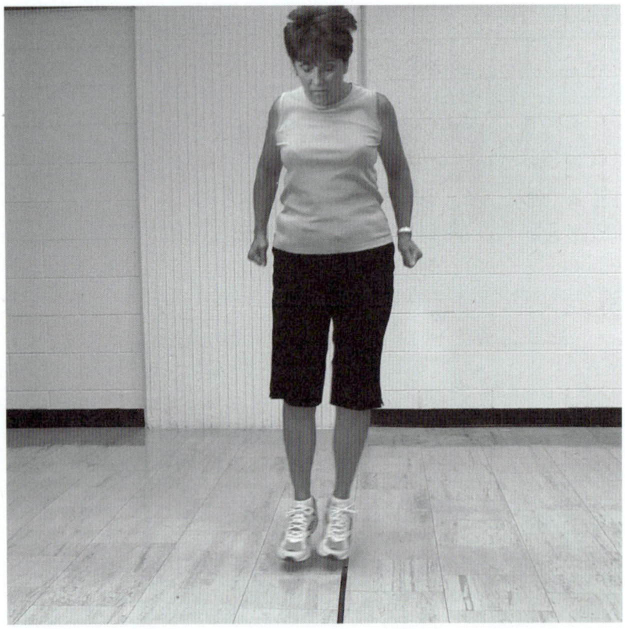

그림 10.40 옆으로 점프하면서 서 있기
환자는 추진 방향을 바꾸는 연습을 하기 위해 바닥에 표시된 선의 한쪽에서 반대쪽으로 옆으로 점프한다.

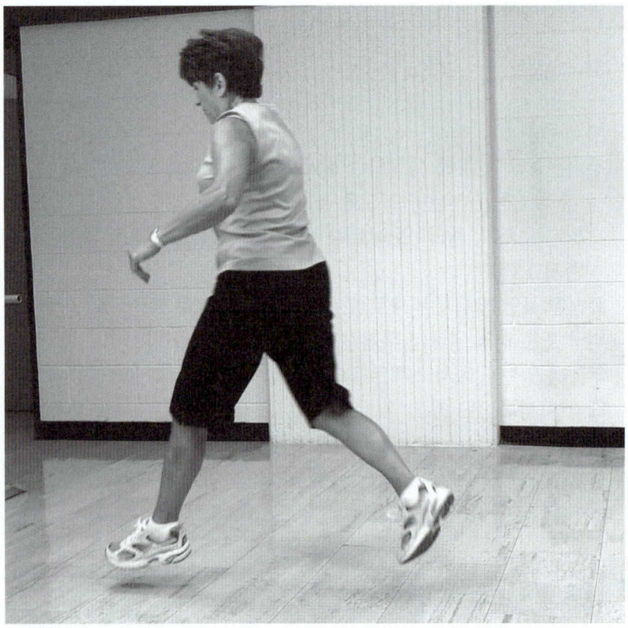

그림 10.42 껑충 뛰기: 한다리로 서 있다가 반대 다리로 발을 바꾸면서 점프하기
환자는 바닥에 그려진 격자를 사용하여 어린 시절의 게임을 변형한 사방치기 게임을 한다. 처음에는 격자의 맨 끝에 있는 각 상자에 한 발로 선 다음 한 발로 뛴다. COM을 낮춰서 바닥에 있는 공을 잡은 다음 COM을 올려 다시 원래 자세로 돌아가면서도 한 다리로 서 있는 자세를 유지한다. 게임을 끝내기 위해 점프해서 격자의 끝에 있는 상자에 각 발을 놓는다.

서 있기, 한 다리로 서 있기
Standing, Single-Limb Stance

한 다리로 서 있기 힘든 사람들은 손잡이가 없는 연석을 오르거나 계단에 발을 놓기 힘들기 때문에 한 다리로 서 있기(SLS)는 사회적 참여와 지역 사회 내에서의 이동성을 향상시키기 위해 중요하다. 환자는 한 다리로 서고 다른 발을 땅에서 뗀다. 안정성을 유지하기 위해 골반은 다리에 실리는 체중과 같은 선상에 있어야 한다. 대개 골반이 움직이는 다리 쪽으로 떨어지는데, 이는 반대쪽(버티는 다리)의 엉덩관절 벌림근이 약하다는 뜻이다(트렌델렌버그 징후 양성). 공 위에서 한 발로 서 있으면 한 발로 서 있을 때 필요한 엉덩관절의 적절한 근력과 몸통의 조절을 향상시킬 수 있다. 바닥에 한 발로 서고 또 다른 발을 작은 공위에 올려놓는다. 한 발로 서서 바른 균형을 유지하면서 능동적으로 공을 굴린다(앞으로, 뒤로, 원을 그리면서). 치료사는 필요한 경우 환자의 옆에 서서 도움을 준다. 또한 치료사가 똑같은 작은 공 위에 한 발을 올려놓고 거울을 보는 것 같은 자세로 설 수 있다. 치료사의 발로 공을 움직이고 반응적 균형을 더 어려워지게 자극한다. 치료사와 환자 모두의 추가적인 안정을 위해 지팡이를 잡을 수 있다(그림 10.43). 환자가 호전되면서 UE로 지탱하지 않을 수 있다. 치료사는 환자의 서 있는 안정성이 더 나아졌다는 객관적인 측정값으로 환자가 한 다리로 서 있을 수 있는 시간을 기록해야 한다.

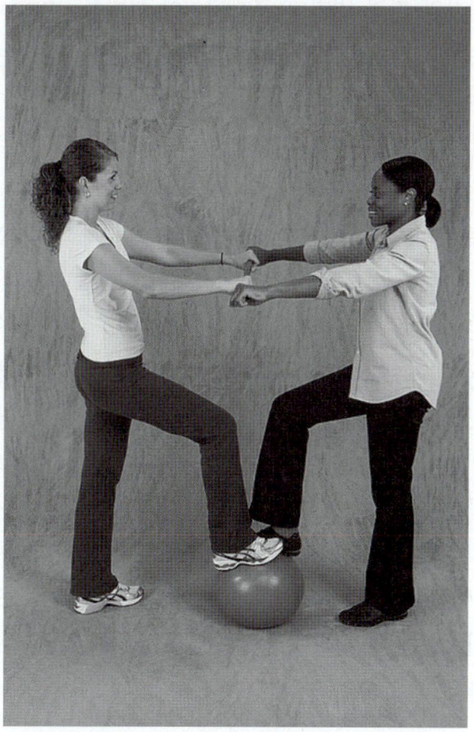

그림 10.43 한 발로 서 있기: 한 발은 공 위에 올려놓기
환자는 앞쪽에 놓인 작은 공에 한 발을 놓고 서 있는다. 환자는 고정된 다리로 균형을 유지하면서 공을(앞뒤로, 좌우로, 원을 그리며) 움직인다. 또한 치료사가 한 발을 같은 공(그림과 같은 거울처럼 보이는 위치)에 놓고 공을 움직일 때에는 반응적 균형 전략이 필요하다. 환자와 치료사 모두 막대기를 잡고 있으면 고정된 다리의 안정성이 향상될 수 있다.

반사 조절 Reactive Control

치료사가 가하는 수동 섭동은 애완동물과 부딪히거나 사람이 붐비는 곳에서 걷는 것과 같이 환자가 일상에서 발생할 수 있는 예기치 않은 문제(COM 변위)를 준비할 수 있게 한다. 치료사는 BOS와 관련하여 환자의 COM을 변위시키면서 작고 빠른 섭동을 앞뒤로 적용한다(복장뼈 찌르기). 난이도는 환자의 조절 범위와 속도에 적합해야 하며 세게 민다거나 밀치는 것과 같이 과도한 섭동은 피해야 한다. 안정성 조절을 하기 힘든 환자의 경우 처음에는 환자에게 섭동의 방향을 알릴 수 있다(*"뒤로 밀리지 않게 버티세요"*). 조절을 잘 하게 되면 치료사는 다양한 방향(예, 바깥쪽, 대각선)으로 예상치 못한 섭동을 사용하여 진행할 수 있다. 환자에게 *"서 있는 균형을 계속 유지하세요"*라고 한다. BOS는 난이도를 높이거나 낮추기 위해 바뀔 수도 있다(넓은 BOS에서 좁은 BOS로). 환자가 벽에 무게가 있는 공을 잡고 던지는 연습을 한다거나 플라이오메트릭 지면에서 운동하는 것으로 진행할 수 있다. 걷는 동안 찌르는 연습을 하기 위해 환자 뒤에 서 있는 치료사가 앞으로 딛을 때 탄성 저항 밴드를 사용하여 작고 빠른 변위를 가해 저항을 줄 수 있다. 치료사는 적절한 안전 예방책을 사용해야 하고 발디딤 반응이 느린 환자의 낙상을 방지하기 위해 주의 깊게 보호해야 한다.

폭신하거나 움직이는 지면
Compliant and Dynamic Surfaces

로커 보드/티퍼 보드

균형 보드(워블 보드 또는 티퍼 보드라고도 함)는 발 아래에 단단한 지지면이 있지만 보드의 아래쪽은 하나 이상의 면에서 움직일 수 있다. 동작이 제한적인 보드(그림 10.28)는 양방향으로 흔들리고 돔형 보드는 다방향으로 흔들린다(그림 10.29). 바닥이 돔형인 로커 보드의 형태는 낮은 것에서부터 높은 것까지 다양하여 편위와 난이도를 높일 수 있다. 환자는 보드 위에 서서 중앙에서 균형 잡힌 자세를 유지하는 연습을 한다. 보드는 어느 쪽에서도 아래로 닿을 수 없다. 또한 처음에는 환자가 지면에 보드를 닿게 하다가 점차 닿지 않게 하면서 스스로 기울이는(예, 발가락에서 발뒤꿈치로, 양 옆으로, 시계 방향 및 시계 반대 방향으로 회전) 연습을 할 수 있다. 처음에는 환자가 벽이나 치료대 또는 기둥에 손끝으로 가볍게 지탱을 할 수 있지만, UE로 지탱을 하지 않는 상태로 빠르게 진행해야 한다. 발의 위치(BOS) 또는 보드 유형을 바꿔서 난이도를 높이거나 낮출 수 있다. 치료사는 적절한 안전 예방책을 사용하여 낙상을 방지해야 한다. 장비의 출처는 부록 10A를 참조하면 된다.

적신호 : 이러한 도구들은 원래 불안정하다. 따라서 점진적으로 진행해야 한다.(예, 양방향 보드에서 돔이 낮은 보드, 돔이 높은 보드 순으로). 환자는 보드에 오르고 내릴 때 주의를 기울이고 필요한 경우 도움을 청하라고 알려준다. 발은 보드 중앙에서 넓게 벌리고 있어야 한다. 환자가 빨리 내려와야 하는 경우를 대비하여 보드 주변에는 장애물이 없어야 한다. 타일 위에서보다 카펫 위에 돔을 놓으면 보드가 덜 움직인다. 마지막으로 환자에게 목표물에 초점을 맞추라고 한다.

임상 노트 : 체성감각장애가 심한 환자는 피드백을 강화하고 과제수행능력 및 학습을 개선하기 위해 이러한 활동 중에 발을 봐야 할 수 있다.

폼 롤러

환자는 폼 롤러 위에서 롤러의 긴 축과 평행하거나 수직으로 서서 중립 자세를 유지하는 연습을 할 수 있다. 안정성을 최대화하려면 편평한 면을 아래로 향하게 하여 시작한다. 서 있는 조절이 향상됨에 따라 움직이는 지면을 적용하기 위해 편평한 면을 위로 향하게 한다(그림 10.30). 팔 올리기, 머리 및 몸통 돌리기, 공 잡기 및 던지기, 미니 스쿼트 등으로 진행한다. 치료사는 적절한 안전 예방책을 사용하여 낙상을 방지해야 한다.

부풀어 있는 판 또는 고무 패드

부드럽고 폭신한 표면은 안정성을 유지하기 위해 자세근(주로 발과 발목 근육)을 지속적으로 조정해야 한다. 환자는 촘촘한 고무 패드(Airex Balance Pad), 부풀어 있는 판(BOSU Balance Trainer), 미니 트램폴린과 같은 표면에 서서 연습할 수 있다. 머리 돌리기, 미니 스쿼트(그림 10.35), 패드를 발로 살짝씩 누르기(bouncing compression), 한 다리로 제자리 걸음 또는 조깅(그림 10.36)과 같이 폭신한 표면에 서 있는 동안 다양한 활동을 할 수 있다. 눈을 감고(EC) 서 있으면 난이도와 자세 불안정성의 수준이 크게 늘어난다. 이전에 논의했듯이 눈을 감고 서 있으면 균형을 위한 시각적 도움이 없어진다. 체성감각의 도움이 이미 감소되어 있는 상태에서 눈을 감으면 환자는 균형을 위해 전정감각 입력에 의존하게 된다.

높은 수준의 (적응성) 균형조절 중재 Interventions for High-Level (Adaptive) Balance Control

*적응성 균형 조절(adaptive balance control)*은 변화하는 상황(예, 과제 또는 환경)에 따라 균형 반응을 수정하거나 변경할 수 있는 능력을 나타낸다. 때때로 이러한 반응을 *복잡한 균형 기술(complex balance skills)*이라고도 한다. 따라서 적응성 균형 조절을 촉진하기 위한 중재에는 복잡한 과제 변화와 환경 변화가 포함되어야 한다. 균형 훈련의 이러한 단계에서 치료사의 역할은 환자가 원하는 수행능력 수준에 근접한 훈련 활동을 설계하는 것이다.

치료사는 활동의 속도와 범위를 조작하고 메트로놈이나 템포가 일정한 음악과 같은 청각 신호를 사용하여 활동의 외부 속도를 조절하면 자세 조절을 더 어렵게 할 수 있다. 환경적인 수정은 처음부터 점진적이어야 하며, 방해가 최소화된 갇힌(고정된) 환경에서 좀 더 개방적이고 가변적인(변화하는) 환경, 예를 들어, 스포츠로 복귀하는 경우 경기장과 같은 곳으로 진행해야 한다. 환자는 먼저 치료실 환경(예, 조용한 방이나 복도)에서 연습한 다음, 바쁜 치료실의 운동하는 곳에서 연습하고 마지막으로 지역 사회에서 연습한다. 노인을 위한 적응성 자세 조절을 촉진하는 지역사회 기반 프로그램에는 태극권, 권투, 요가가 있다. 참여를 도와주기 위해 치료사는 환자와 공유할 지역 프로그램의 목록을 만들 수 있다.

임상 노트 : 태극권은 신체 인식, 유연성, 근력, 균형을 강조하는 자세 및 느리고 마음에 집중하는 동작을 취하는 고대 중국 무술이다(제6장: 앉기와 앉은 자세에서의 균형기술을 향상시키는 중재 참조). 태극권은 지역사회 통합을 통해 치료실의 치료적인 중재와 이어진다. 부록 10B에서는 태극권의 서 있기 루틴의 예시를 보여준다.

앞에서 언급한 자세 조절에 필요한 사항 외에도 COM의 수직 변위 또는 가속과 관련된 과제를 수행하려면 속도가 변하는 공간과 감소된 BOS 내에서 신체의 움직임을 관리해야 한다. 점프와 같은 높은 수준의 과제를 수행하려면 지면 반발력에 대응하면서 플라이오메트릭 힘을 생성하고 안정화해야 한다.

서 있기, 런지 Standing, Lunges

런지는 환자가 원심성 수축과(내려갈 때) 구심성 수축(올라갈 때) 모두에서 조절을 유지해야 한다. 환자는 발을 엉덩이 너비로 벌리고 서서 움직이는 발로 약 2피트(0.6m) 앞으로 딛어 안 움직이는 다리의 발뒤꿈치가 지면에서 들리도록 한다. 이를 통해 BOS가 환자의 자연스러운 "보폭" 정도로 감소된다. 환자는 무릎을 부분적으로 구부리고 앞에 있는 무릎을 발 바로 위에 유지하여 런지 자세로 내린다(***부분 런지 [partial lunge]***, 그림 10.44). 2~3초간 자세를 유지한 후 밀어서 다시 일어선다. 엉덩관절을 중립으로 유지하면서 몸통을 중립 자세로 똑바로 편 자세를 유지한다. 환자가 이 동작 중에 앞으로 구부리면(몸통 굽힘), 몸통을 똑바로 유지하도록 상기시키기 위해 뒤나 앞에서 막대기를 잡으라고 할 수도 있다. 고무 패드나 부푼 돔형 쿠션 위에 움직이는 다리 쪽의 발을 놓고 부분적으로 런지를 하면 동작의 난이도가 늘어난다.

부분 런지는 ***전체 런지(full lunges)***로 진행할 수 있으며, 이 때 환자는 무릎 뒤쪽으로 내려갔다가 다시 일어선다(그림 10.45). 또한 런지는 움직이는 다리의 방향을 변경하여 진행할 수도 있다. 넓게 벌리기, 사이드 런지를 수행할 수 있다. 환자는 옆으로 발을 놓고 움직이는 다리 쪽의 무릎을 구부리고 몸통을 아래로 내린다. 그런 다음 뒤로 밀면서 움직이는 쪽의 발을 대칭적으로 서 있는 자세로 다시 돌아온다. 백워드 런지(Backward Lunge)는 발을 뒤로 딛고 몸을 낮추는 것이다.

점프, 제자리 뛰기, 껑충 뛰기 Jumping, Hopping, and Bounding

점프를 할 때에는 환자에게 발을 골반 너비만큼 벌리고 서서 엉덩관절과 무릎관절을 구부려 부분 스쿼트 자세를 하고, 발로 "*밀어 내세요*"라고 한다. 처음에는 위로 이상하게 튀어올라가고 사지와 몸통 분절의 협응이 잘 이루어지지 않을 것이다. 작은 트램폴린이나 BOSU Balance Trainer 같이 폭신한

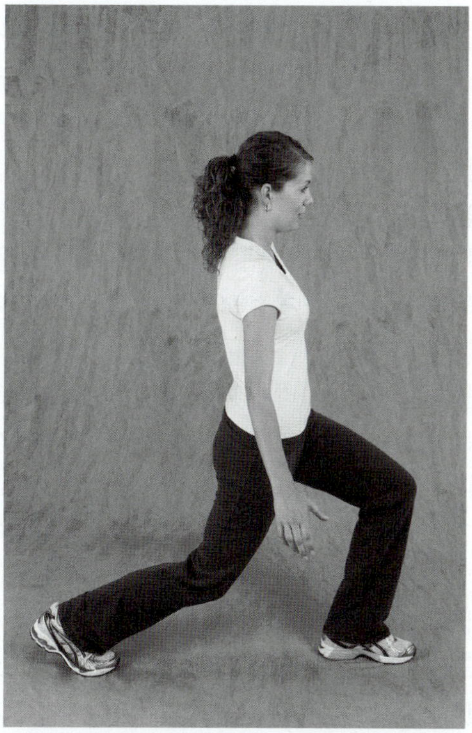

그림 10.44 부분 런지 하면서 서 있기 환자는 발을 골반 너비로 벌리고 선다. 환자는 왼쪽 다리를 약 2피트(0.6m) 앞으로 내밀고 오른쪽 발꿈치를 땅에서 들면 왼쪽 LE가 신체를 천천히 부분 런지 자세로 내린다. 이 자세를 2~3초 동안 유지한다. 그런 다음 환자는 왼쪽 LE를 천천히 뒤로 밀고 서 있는 상태로 돌아간다. 치료사는 구두 지시와 보호를 한다.

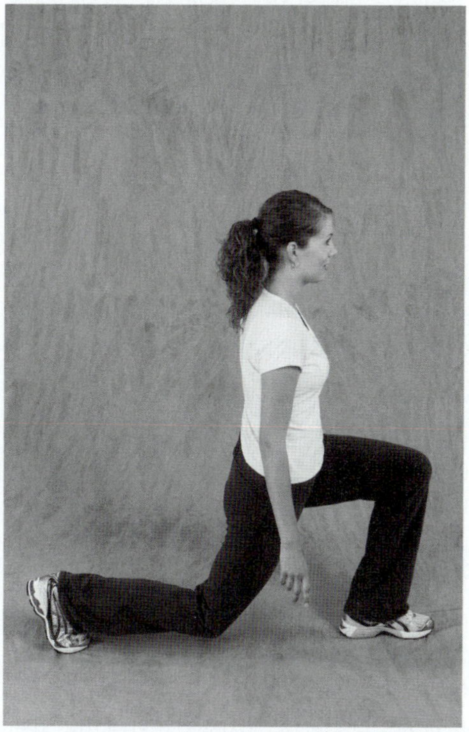

그림 10.45 완전 런지 하면서 서 있기 환자는 발을 골반 너비로 벌리고 선다. 환자는 왼쪽 LE를 약 2피트(0.6m) 앞으로 내밀고 오른쪽 무릎을 바닥으로 천천히 내리면서 오른쪽 발꿈치를 땅에서 들리도록 한다(반무릎 자세, half-kneeling position). 이 자세를 2~3초 동안 유지한 다음 환자는 왼쪽 LE로 천천히 다시 일어선다. 치료사는 구두 지시와 보호를 한다.

표면을 사용하면 플라이오메트릭 훈련의 초기 단계에 도움이 되고, 근력, 파워, 타이밍을 향상시킬 수 있다. 폭신한 표면을 통해 환자는 지지면에서 떨어지는 발의 불안정성 없이 닫힌 사슬에서의 발바닥굽힘과 시너지 타이밍을 연습할 수 있다. 앞으로, 뒤로, 옆으로(슬라롬, slalom) 점프하는 것 같이 방향을 변화시키는 것은 과제의 난이도를 높일 수 있고, 목표물을 바닥에 놓다 점프의 범위를 늘릴 수 있다(그림 10.40).

한 발로 하는 제자리 뛰기는 점프할 때 한 다리로 지지하는 등 필요한 자세적 사항이 증가한다. "사방치기(hop-scotch)" 게임은 양쪽 다리를 붙이고 서 있는 것에서부터 한 다리로 제자리 뛰기 하는 것까지 점프의 협응 능력에 대한 요소가 갖춰져 있고, 바닥에 손을 뻗어 격자에 있는 목표물을 가지고 오는 동작이 포함된다(그림 10.41). 껑충 뛰기는 한다리로 서 있다가 반대 다리로 발을 바꾸면서 앞으로 점프하는 것이고 이전에 언급한 동작이 결합된 것이다.[28] 훈련 목적으로 처음에는 두 다리 중 어느 다리로든 서 있을 수 있다. 환자가 진행되면서 발을 드는 길이는 늘어날 수 있고 속도는 변할 수 있다(그림 10.42).

적신호 : 플라이오메트릭 훈련은 심혈관계에 상당한 부담을 주며, 모든 환자들은 이러한 활동을 하기 전에 고강도 동작을 완벽히 마쳐야 한다. 자율신경계 조절에 영향을 미치는 신경학적 질환 환자는 특수 관리가 이루어져야 한다.

보상 훈련 Compensatory Training

심한 자세 및 균형 활동 제한이 지속된다면 환자의 안전을 위해 보상적인 전략이 필요하다. 자동적인 자세 조절을 잊어버린 환자에게는 이를 대신해 인지 전략을 알려줄 수 있다. 감각 대체 전략은 균형을 위해 더 안정적이고 신뢰할 수 있는 감각 입력의 사용을 강조한다. 환자의 안전을 보장하고 낙상을 방지하기 위해 보조 도구를 쓸 수 있다. 또한 발목 안정성을 향상시키도록 고안된 신발이 도움이 될 수 있다. 시중에서 살 수 있는 두 가지 유형의 운동화, 즉 안정성 및 동작 조절 신발로 이러한 목적을 수행한다. 최대로 지지해주는 동작 조절 신발로 발의 엎침과 뒤침을 모두 제한한다. 보상 균형 전략은 상자 10.6에 나와 있다. 낙상은 지속적이고 확연한 손상이 있을 수 있으므로 환자와 간병인은 낙상이 발생한 경우 어떻게 해야 하는지와 바닥에서 일어나기 또는 바닥에서 가구 쪽으로 이동하는 방법에 대해 교육을 받아야 한다(그림 10.46).

임상 노트 : 말초 신경병증, 망막증 또는 전정 손상이 있는 당뇨병 환자 같이 하나 이상의 감각 시스템이 손상된 경우 일반적으로 감각 보상 전략은 부적절하다. 심각한 균형 활동 제한이 분명할 것이다.

상자 10.6 보상 균형 전략

환자에게 다음과 같은 동작들을 수행하라고 알려준다.

- 돌거나 앉을 때 BOS를 넓힌다.
- 예상되는 힘의 방향으로 BOS를 넓힌다(예, 발을 딛는 위치).
- 더 큰 안정성이 필요할 때 COM을 낮춘다(예, 균형에 대한 위협이 닥칠 것 같을 때 웅크리기).
- 마찰을 최소화하고 발을 잘 잡아주기 위해 고무 밑창이 있는 편안하고 잘 맞는 신발을 착용한다(예, 운동화).
- 안정형 및 동작 제어형 운동화는 발목의 안정성을 향상시키도록 설계되었다. 필요한 경우 가볍게 손으로 지탱하여 체성 감각 입력과 안정성을 높인다.
- 필요한 경우 보조 장치로 지지하여 서 있는다(예, 지팡이 또는 보행기).
- 수직 또는 비스듬한 지팡이를 사용하여 손의 체성 감각 입력을 증가시킨다.
- 손상되지 않은 감각에 의존하여 환자가 사용할 수 있는 감각에 대한 인식을 높인다.
- 증강 피드백 장치(예, 사지 부하 모니터 또는 바이오 피드백 지팡이의 청각신호)를 사용하여 추가적인 감각 피드백 정보를 제공한다.
- 잠재적으로 위험한 환경 요인을 인식한다(예, 시각에 많이 의존하는 환자의 경우 저조도 또는 심한 눈부심).
- 움직이는 목표물보다는 고정된 시각적 목표물에 초점을 맞춘다.
- 전정 감각 입력이 필요한 더 어려운 균형 과제(감각 충돌상황)를 하는 동안 머리의 움직임을 최소화한다.

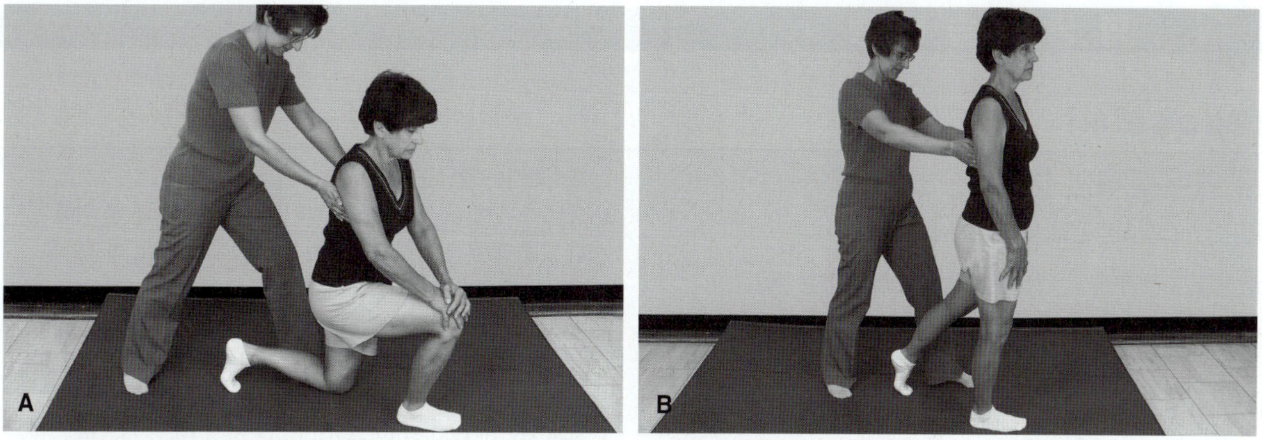

그림 10.46 바닥에서 일어나기
환자는 반무릎 자세를 하고 두 손을 앞 무릎에 놓는다. 이 자세에서 환자는 발 위로, 앞으로 움직이고 두 손으로 밀고 일어난다.
(A) 치료사는 환자의 위쪽 몸통을 잡아 도와줄 수 있다(치료사는 환자 뒤에 서 있는다).
(B) 환자가 서 있는 자세로 움직인다.

서 있기 및 서 있는 상태에서의 균형 조절을 개선하기 위한 중재와 관련된 지식을 적용하려면 학생실습활동 10.2를 참조하면 된다. 적절한 중재 선택과 관련된 지식을 적용하려면 학생실습활동 10.3을 참조하면 된다.

요약 SUMMARY

서 있을 때의 자세 조절을 회복하는 것은 환자의 삶의 질을 향상시키는 활동과 참여 수준으로의 복귀에 있어서 가장 중요하다. 서 있는 것은 무게 중심이 높고 지지면이 작은 비교적 안정적인 자세다. 정상적으로 서 있는 동안 체중은 양쪽 발에 균등하게 실리고 COM은 BOS(정적으로 서 있는 자세 또는 멈춘 상태에서의 조절) 내에서 유지된다. 걷기를 포함하여 서 있는 상태에서의 활동을 수행하려면 환자가 안정성의 한계를 재설정하고 체중 이동을 완벽히 해야 한다(동적인 자세 조절). 또한 지역 사회 내에서의 보행은 환자가 예측성 및 반응성 조절을 회복해야 하는 반면 스포츠와 같은 높은 수준의 활동으로 돌아가려면 적응성 조절이 필수적이다. 서 있는 균형 능력이 부족한 환자를 검사할 때에는 불안정성, 활동 제한, 참여 제한에 대한 환자의 보고가 포함되어야 한다. 환자의 자세 정렬, 근골격계 및 감각 시스템, 자세 시너지의 사용, 체성 감각·시각·전정 시스템의 체계성을 검사하고 평가하는 것은 임상의사결정 과정에 필수적이다. 결과 측정값을 적절히 적용하면 치료사가 효과적인 치료계획을 수립하는 데 더욱 도움이 된다. 손상을 교정하기 위한 치료적 중재는 발목관절, 엉덩관절, 발디딤 전략을 연습하고 감각 적응을 자극하는 상황을 포함하여 기능적 과제 훈련과 결합되어야 한다. 부분적인 체중 시스템과 수정된 서 있기(수정된 발바닥 걸음)는 서 있는 단계 중 초기의 중재에 적용할 수 있는 반면 동적인 표면, 이중 과제, 한 다리로 서기, 외부 섭동, 환경적인 방해 요소는 적응성 및 복잡한 균형 기술을 개발하는 데 사용할 수 있다. 힘-플랫폼 시스템, 게임, 가상 현실은 환자가 치료실과 집에서 연습하도록 동기를 부여하는 데 효과적인 것으로 나타났다. 이제까지 언급한 중재에는 숙련된 물리치료사의 지시가 필요하지만, 많은 중재를 수정하거나 조정하여 환자(자가관리 전략), 가족들, 기타 간병인이 사용하는 가정 운동 프로그램에 포함시킬 수 있다.

학생실습활동

학생실습활동 10.1

서 있는 움직임 분석

목표: 건강한 사람들의 서 있는 자세 분석

준비물: 고무 쿠션 및 워블 보드(양방향 및 다방향 [돔])

과정: 2~3명씩 그룹을 만들어 연습을 한다. 각자 신발과 양말은 벗고 발은 벌려서 대칭적으로 선다. 그런 다음 각자 발을 모아서 일자로 서고(발뒤꿈치-발가락 자세) 단단한 폼 위에서 이를 반복한다. 각 상황마다 EO에서 시작하여 EC로 진행한다. 각자 모든 자세와 상황에서(바닥 및 폼 위에 서 있으면서 발을 벌리고, 발을 모으고, 발을 일자로 함) LOS로 체중을 이동하는 것을 연습한다. 이전에 언급했듯이 눈을 뜬 상황에서 작고 무게감 있는 공을 앞에서, 오른쪽에서, 왼쪽에서 던지고 받는다. 마지막으로 양방향 보드 및 다방향(돔) 보드를 사용하여 워블 보드 위에 서 있는다. 각자 보드의 중앙에 서 있는 것을 연습한 다음(기울이지 않고), 옆으로 천천히 기울이는 것을 연습한다.

관찰 및 기록: 각 그룹을 대표하는 다양한 서 있기 패턴 간의 변화와 유사성을 관찰하고 기록하며, 치료사의 분석을 지도하기 위해 다음과 같은 질문을 한다.

- ▲ 정상적으로 서 있는 정렬은 무엇이었는가?
- ▲ 활동을 하면서 불안정, 어지럼증, 현기증, 메스꺼움을 호소하지는 않았는가?
- ▲ 정상 자세, 발을 붙이고 있을 때, 일 자로 섰을 때, 폼 위에 서 있을 때 무슨 차이가 있었는가? EO에서 EC로 바뀌었을 때는? UE의 위치에 따라서는?
- ▲ 어떤 자세 전략이 관찰되고 어떤 것이 없었는가? 어떤 순서로 발생했는가(발목관절 전략→엉덩관절 전략→발디딤 전략 또는 다른 변화)?
- ▲ 자세 전략이 대칭적이었는가(아니면 한쪽 LE가 다른쪽 LE보다 더 활성화되었는가?)
- ▲ LOS 내에서의 체중 이동 시, 각 방향으로의 체중 이동이 대칭적인가?
- ▲ 균형을 잃었다면 넘어지거나 기울어지는 방향은 어느 쪽인가?
- ▲ 단단한 표면 및 폼 위에서 발을 모으고 일자로 서서 공을 던지고 받을 때 안정성을 유지할 수 있는가? 만약 그렇지 않다면 이유는 무엇인가?
- ▲ 워블 보드 위에 서 있을 때 보드 위에서 중심 정렬을 얼마나 성공적으로 유지할 수 있는가? UE의 자세는 어떠한가?
- ▲ 어떤 유형의 병리/장애가 서 있기를 하거나 서 있기를 유지하는 환자의 능력에 영향을 미칠 수 있는가?
- ▲ 필요한 보상 전략은 무엇인가?
- ▲ 서 있기를 제한하거나 손상시키는 환경적 요인은 무엇인가?
- ▲ 어떤 수정이 필요한가?

학생실습활동 10.2

서 있기 및 서 있을 때의 균형 조절을 향상시키는 중재

목표: 균형 검사 및 활동을 관리하고 환자의 수행능력을 측정함

준비물: 티퍼 보드(워블 보드), 양방향 및 다방향 돔, BAPS 보드, 반쪽짜리 폼 롤러, 부푼 돔, 작은 공(부풀어 있고 무게감 있는), 지면 반력기 훈련 장치

지침: 학생 3~4명으로 그룹을 만들어 다음 목록에 있는 균형 활동을 수행한다. 그룹원은 각각 다른 역할을 맡게 되며(설명된 대로), 새로운 활동으로 진행할 때마다 역할을 바꾼다.

- ▲ 한 사람은 치료사 역할을 맡아(시연용) 토론에 참여한다.
- ▲ 한 사람은 환자를 맡아(시연용) 토론에 참여한다.
- ▲ 나머지 사람들은 활동의 과제 분석과 질문 토론에 참여한다. 이 그룹의 한 사람은 토론 요소를 확인하여 본문으로 돌아가는 "사실 확인자" 로 지정되어야 한다(필요한 경우 또는 합의에 도달할 수 없는 경우)

이 활동 전반에 걸쳐 소리내어 생각하고, 브레인스토밍하고, 생각을 공유하는 것을 계속해야 한다! 각 활동마다 다음의 요소들을 수행한다.

1. 환자와 치료사 위치, 적응증, 적절한 VC, 수동 접촉을 포함한 **활동**에 대해 논의한다.
2. 역할을 맡은 치료사와 환자가 **운동**을 시연한다. 다음을 포함하여 시연을 측정한다.
   - 적절한 안전 예방 조치
   - 개선을 위한 권장 사항 및 제안
   - 환자의 활동을 다소 **어렵게** 또는 **쉽게** 만드는 전략
3. 각 활동의 끝에 제시된 **질문**에 대한 답을 논의한다. 그룹원이 활동 및 기법에 대한 추가 연습이 필요하다고 느끼는 경우, 이에 필요한 시간을 할애해야 한다. 의견(추천, 제안, 의견을 지지하는 피드백)을 제시하는 모든 그룹원들이 이를 따라야 한다.

A. 단단한 표면 위에 서 있기, 균형을 위한 수동 섭동

목표: LOS와 균형의 자세 전략 반응을 측정하기 위해 환자의 COM을 BOS 밖으로 이동시킨다.

활동 1: 환자는 고정된 표면(바닥)에 서 있고 치료사는 환자를 살짝 건드려서 서 있는 자세가 흔들리게 한다. 살짝 건드리는 것은 모든 방향으로 해야 한다(앞, 뒤, 왼쪽, 오른쪽). 격렬한 동요(밀기 또는 밀치기)는 필요하지 않다!

- ▲ 치료사는 비대칭적인 수동 접촉, 예측할 수 없는 방향을 사용한다.
- ▲ 난이도는 환자의 범위와 조절 속도에 적합해야 한다.
- ▲ 제시된 대로 환자의 BOS를 좁히거나 넓힌다.
- ▲ EO에서 EC로 진행한다.

치료사는 다음 사항을 유의해야 한다.

- ▲ COM을 이동시키는 데 필요한 힘의 양
- ▲ 환자가 균형 소실(LOB)을 겪기 전에 발생하는 동요 범위
- ▲ 시각이 수행능력에 영향을 미치는지에 대한 여부 사항

질문:

1. 환자는 어떤 균형 전략을 사용하는가? 사용되지 않은 것은 무엇인가(예, 엉덩관절, 발목관절, 발디딤)?
2. 환자의 자세 조절 유지 능력에 영향을 미칠 수 있는 손상을 알아본다.
3. 시야를 가리는 것이 이 과제를 수행하는 환자의 수행능력에 실질적으로 영향을 미치는 경우, 가능한 활동 제한 및 참여 제한을 알아본다.

B. 로커 보드를 이용한 서 있기, 정적인 균형

목표: 단단하고 움직이는 표면에서 자세 조절을 유지하는 환자의 능력을 측정하고 향상시킨다.

활동 1: 환자에게 보드 중앙에 안정된 자세로 서 있으라고 한다. 필요한 경우 UE로 짚은 다음 점차 한쪽 UE, 지지하지 않는 방법으로 진행한다. 치료사는 환자가 스스로 시작하는 자세 기울임을 다양한 방향으로 시작하도록 지시한다.

질문: 이 활동에는 어떤 유형의 자세 조절이 필요한가(예, 예측성, 반응성)?

활동 2: 다음은 치료사가 다양한 방향으로 보드를 기울인다.

질문: 이는 어떤 유형의 자세 조절인가(예, 예측성, 반응성)?

활동 3: 치료사는 다음과 같이 과제를 변형시킨다.

- 속도, 범위, 이동 방향 변경
- BOS 변경
- 난이도, 제한된 동작을 증가 또는 감소시키기 위한 보드 유형 변경
- 양방향에서 돔 보드로 변경
- 다방향에서 낮은 돔, 이후 높은 돔으로 변경(흔들리는 범위 넓힘)

질문: 이러한 활동을 통해 어떤 균형 전략이 향상되는가?

C. 폼 롤러 위에 서 있는 연습

목표: 폭신하고 움직이는 표면에서의 자세 조절 유지 능력을 측정하고 향상시킨다.

활동 1: 치료사는 환자에게 반쪽짜리 폼 롤러의 편평한 면을 위로 놓고 가로질러 서서(롤러의 긴 축에 수직 방향) 정적인 조절을 유지하라고 한다.

질문: 이러한 활동을 통해 어떤 균형 전략이 향상되는가?

활동 2: 그 다음 치료사는 환자에게 편평한 면을 위로 놓고 폼 롤러 위에서 일자로 선 자세(발뒤꿈치-발가락)를 취한 후 정적인 조절을 유지하라고 한다.

질문: 이러한 활동을 통해 어떤 균형 전략이 향상되는가?

활동 3: 그 다음 치료사는 다음과 같이 과제를 바꾼다(편평한 면을 위로 놓고 일자로 서기).

- 이중 과제 훈련으로 진행: 노래 부르기, 공 던지기
- 두 다리로 서 있는 상태에서 한 다리로 서 있는 상태로 진행
- 폼 롤러 위로 올라가는 연습: 한 번에 한 발 또는 발을 교차함

D. BOSU Balance Trainer에서의 활동

목표: 움직이는 표면에서 환자의 높은 수준의 동적 균형 유지 능력을 측정하고 향상시킨다.

활동 1: 치료사는 환자에게 BOSU 위에 서서 두 발을 돔 중앙에 가깝게 놓고 무릎은 약간 구부려 다음 과제를 수행하라고 한다.

- ▲ 발에서 발로 좌우로 체중 이동
- ▲ 팔을 앞으로 뻗으며 부분 스쿼트
- ▲ 손을 무릎 바깥쪽에 닿도록 뻗으며 부분 스쿼트
- ▲ 깡충 뛰기(압축)
- ▲ 점프하고 원래 자리로 그대로 떨어지기
- ▲ 모굴 점프 : 좌우 점프
- ▲ 무릎을 올리면서 내려가고 올라오기, 무릎을 올리면서 팔을 앞으로 구부리기
- ▲ 한 다리로 서 있기
- ▲ 한 다리로 스쿼트

활동 2: 편평한 면이 위로 오도록 BOSU의 방향을 바꾸고 다음 과제를 수행한다.

- ▲ 런지, 앞 · 옆으로
- ▲ 모든 방향에서 BOSU를 천천히 오르내리는 연습:
  - 앞으로 올라갔다 내려오기
  - 앞으로 올라간 다음 뒤로 내려오기
  - 옆에서 올라갔다 내려오기

질문: BOSU의 표면이 바뀌면(편평한 면이 위로 옴) 균형 과제에 필요한 사항이 어떻게 변하는가?

E. BAPS에서 한 다리로 서 있기 및 조작하기

활동 1: 이 활동을 할 때 안정성과 안전을 위해 피험자는 손끝으로 가볍게 지탱할 수 있다. 치료사는 환자에게 한 발을 BAPS 보드의 발자국에 맞게 정렬하고 무릎을 이완시킨 상태로 서서(과신전 아님) 다음 과제를 수행하라고 한다.

▲ 발목의 발등굽힘, 발바닥굽힘, 안쪽번짐, 가쪽번짐

▲ 시계: 환자에게 보드의 가장자리가 시계 방향으로 바닥에 닿도록 보드를 돌리고 기울이라고 한다. 이를 반대방향 또는 시계 반대방향으로 반복한다.

그런 다음 치료사는 다음을 수행한다.

▲ BAPS 보드 아래에 있는 공의 크기를 늘린다.

▲ 못/접시로 무게를 추가한다.

질문:

1. 이러한 과제의 목표는 무엇인가?
2. 이러한 활동을 통해 어떤 균형 전략이 향상되는가?

학생실습활동 10.3

적절한 중재 선택

목표: 선택한 임상 문제 및 환자 데이터를 기반으로 자세 불안정성을 개선하기 위한 적절한 치료적 중재를 선택하여 임상의사결정 기술을 연습한다. 물리치료 검사의 중요한 결과는 각 임상 사례에서 나온다.

사례 1

ROM: 좌우 발목 DF가 10° 부족

근력: 좌우 앞정강근 2+/5

감각: BLE 전체적으로 손상되지 않음

균형: EO 상태로 뒤쪽 방향으로의 LOB, 단단한 표면에서 눈 감음

보행/이동: 좌우 모두 발가락 떼기가 힘듦

낙상 위험 측정: DGI 점수=18/24

활동 제한/참여 제한: 카펫 위 걷기 어려움, 자주 여행하지만 넘어지지 않음

사례 2

ROM: BLE 전체에서 WNL

근력: 발목의 모든 근육군 3+/5, 오른쪽 중간볼기근 3-/5, 왼쪽 중간볼기근 2+/5

감각: 양쪽 다리와 발에서 가벼운 터치와 찌르는 것에 대한 약간의 감각 감소

균형: EO 상태로 단단한 표면과 폼에 서 있을 수 있고 눈을 감고 30초 동안 버틸 수 있음, 일자로 서는 것은(발뒤꿈치-발가락) 할 수 없음

보행/이동: 직선으로 걸으려고 할 때 발을 좌우로 많이 딛음

낙상 위험 측정: BBT 시-LOB 없이 의자에 발을 놓을 수 없음, 기준 점수=0/4. 360° 회전 시 면밀한 감독 필요: 기준 점수=1/4

활동 제한/참여 제한: 걸으면서 좌우로 돌릴 때 LOB, 계단 난간을 사용해야 한다.

사례 3

ROM: 오른쪽 발목 DF 5° 감소, 왼쪽 발목 DF 8° 감소

근력: BLE 전체적으로 3/5

감각: 양쪽 아래 다리와 발에 가벼운 터치와 바늘 통각 검사에 대한 감각이 심하게 감소되었거나 없음

균형: 눈을 뜨고 30초 동안 단단한 표면과 폼에 서 있을 수 있음. LOB 없이 단단하거나 폭신한 표면에 EC 상태로 서 있을 수 없음

보행/이동: 보행 속도가 느린 편이며 아래를 보며 걷는 경향이 있음

낙상 위험 측정: ABC에서 사람들이 빠르게 걷는 붐비는 곳에서 걸을 때 불안정함이 없을 것이라는 항목에 대한 20%의 자신감

활동 제한/참여 제한: 지난 달 밤에 밖에서 걸을 때 2번 넘어짐

지시: 주어진 임상 정보를 바탕으로 환자에게 적절한 치료적 중재 3개를 선택하고 리스트를 작성한다. 선택한 중재는 처음 3번의 치료에서 사용되어야 한다.

중재:

1.
2.
3.

중재:

1.
2.
3.

중재:

1.
2.
3.

ABC scale: Activities–Specific Balance Confidence Scale, BBT: 버그 균형 검사(Berg Balance Test), BLEs: 양쪽 하지(both lower extremities), DF: 발등굽힘(dorsiflexion)
DGI: Dynamic Gait Index, LOB: 균형 소실(loss of balance), ROM: 관절 가동 범위(range of motion), WNL: 정상 범위 내(within normal limits).

참고문헌 REFERENCES

1. Shumway-Cook A, Woollacott M. *Motor Control – Translating Research into Clinical Practice*, 5th ed. Lippincott Williams & Wilkins; 2017.
2. O'Sullivan S, Schmitz T, Fulk G. *Physical Rehabilitation*, 7th ed. F.A. Davis; 2019.
3. Nashner L. Adaptive reflexes controlling human posture. *Exp Brain Res*. 1976;26:59.
4. Nashner, L. Fixed patterns of rapid postural responses among leg muscles during stance. *Exp Brain Res*. 1977;30:13.
5. Nashner L, McCollum G. The organization of human postural movements: a formal basis and experimental synthesis. *Behav Brain Sci*. 1985;9:135.
6. Peterka R. Sensorimotor integration in human postural control. *J Neurophysiol*. 2002;88:1097.
7. Moore JL, et al. A core set of outcome measures for adults with neurologic conditions undergoing rehabilitation: A CLINICAL PRACTICE GUIDELINE. *J Neurol Phys Ther*. 2018;42:174-220. doi:10.1097/NPT.0000000000000229
8. Sheets PL, Sahramann SA, Norton BJ. Use of movement system diagnoses in the management with patients with neuromuscular conditions: A multi-patient case report. *Phys Ther*. 2007:87:654-669. https://doi.org/10.2522/ptj.20050349
9. Hedman LD, et al. White paper: Movement system diagnoses in neurological physical therapy. *J Neurol Phys Ther*. 2018;42:110-117. doi:10.1097/NPT0000000000000215
10. Scheets L, et al. Standardized task analysis for movement system diagnoses: application to individuals with balance problems. Oral presentation at: APTA Combined Sections Meeting, February 15, 2020.
11. Shumway-Cook A, Horak, F. Assessing the influence of sensory interaction on balance: suggestion from the field. *Phys Ther*. 1986;66:1548.
12. Wrisley D, Whitney S. The effect of foot position on the modified clinical test of sensory interaction and balance. *Arch Phys Med Rehabil*. 2004;85:335-338.
13. Anacker S, Di Fabio R. Influence of sensory inputs on standing balance in community-dwelling elders with a recent history of falling. *Phys Ther*. 1992;72:575-581; discussion 581-584.
14. Cohen H, et al. A study of the clinical test of sensory interaction and balance. *Phys Ther*. 1993;73:346-351; discussion 351-354.
15. Di Fabio R, Anacker S. Identifying fallers in community living elders using a clinical test of sensory interaction for balance. *Eur J Phys Med Rehabil*. 1996;6:61-66.
16. Di Fabio RP, Badke MB. Relationship of sensory organization to balance function in patients with hemiplegia. *Phys Ther*. 1990;70: 542-548.
17. Ricci NA, et al. Sensory interaction on static balance: a comparison concerning the history of falls of community-dwelling elderly. *Geriatr Gerontol Int*. 2009;9:165-171.
18. Duncan P, et al. Functional reach: a new clinical measure of balance. *J Gerontol*. 1990;45:M192.
19. Duncan P, et al. Functional reach: predictive validity in a sample of elderly male veterans. *J Gerontol*. 1992;47:M93.
20. Newton R. Validity of the multi-directional reach test: a practical measure for limits of stability in older adults. *J Gerontol Med Sci*. 2001;56A:M248.
21. Berg K, et al. Measuring balance in the elderly: preliminary development of an instrument. *Physiother Can*. 1989;41:304.
22. Berg K, et al. Measuring balance in the elderly: validation of an instrument. *Can J Public Health*. 1992;83(suppl. 2):S7.
23. Donoghue D, Stokes E. How much change is true change? The minimum detectable change of the Berg Balance Scale in elderly people. *J Rehabil Med*. 2009;41:343.
24. Shumway-Cook A, et al. Predicting the probability of falls in community dwelling older adults. *Phys Ther*. 1997;7:812-819.
25. Romero S, et al. Minimum detectable change of the Berg Balance Scale and Dynamic Gait Index in older persons at risk for falling. *J Geriatr Phys Ther*. 2011;34:131.
26. Powell LE, Myers AM. The Activities Specific Balance Confidence Scale. *J Gerontol Med Sci*. 1995;50:M28-M34.
27. Magill RA. Motor *Learning and Control; Concepts and Application*. 9th ed. McGraw-Hill; 2011.
28. Schmidt RA, Lee TD. *Motor Control and Learning: A Behavioral Emphasis*. 5th ed. Human Kinetics; 2011.
29. Peterson DS, et al. Cognitive contributions to freezing of gait in Parkinson's disease: Implications for physical rehabilitation. *Phys Ther*. 2016;96:659-670.
30. Lohse K, et al. Video games and rehabilitation: using design principles to enhance engagement in physical therapy. *J Neurol Phys Ther*. 2013;37:166-174.
31. Bonnechère B, et al. The use of commercial video games in rehabilitation: a systematic review. *Int J Rehabil Res*. 2016;39(4):277-290. doi:10.1097/MRR.0000000000000190
32. Chen L, et al. Effect of virtual reality on postural and balance control in patients with stroke: a systematic literature review. *Biomed Res Int*. 2016;2016:7309272. doi:10.1155/2016/7309272
33. Choi J, et al. Effects of game based constraint induced movement therapy on balance in patients with stroke: a single blind randomized controlled trial. *Am J Phys Med Rehabil*. 2017;96(3).
34. Darekar A, McFadyen BJ, Lamontagne A, Fung J. Efficacy of virtual reality-based intervention on balance and mobility disorders post-stroke: a scoping review. *J Neuroengin Rehabil* 2015;12:46.
35. de Rooij IJ, van de Port IG, Meijer JG. Effect of virtual reality training on balance and gait ability in patients with stroke: systematic review and meta-analysis. *Phys Ther*. 2016;96(12):1905-1918.
36. Iruthayarajah J, et al. The use of virtual reality for balance among individuals with chronic stroke: a systematic review and meta-analysis. *Top Stroke Rehabil*. 2017;24(1):68-79. doi:10.1080/10749357.2016.1192361
37. Karasu A, Batur E, Karatas G. Effectiveness of Wii-Based Rehabilitation in Stroke: A Randomized Controlled Study. *J Rehabil Med*. 2018;50: 406-412.
38. Levac DE, Huber ME, Sternad D. Learning and transfer of complex motor skills in virtual reality: a perspective review. *J Neuroeng Rehabil*. 2019;16(1):121. https://www.ncbi.nlm.nih.gov/pmc/articles/PMC6798491/
39. Phu S, et al. Balance training using virtual reality improves balance and physical performance in older adults at high risk of falls. *Clin Interv Aging*. 2019;14:1567-1577. doi:10.2147/CIA.S220890. https://www.ncbi.nlm.nih.gov/pmc/articles/PMC6717859/

APPENDIX

10A 장비 출처

Equipment Resources

공, 로커 보드, 편평한 디스크, 고무 패드, 롤러

Orthopedic Physical Therapy Products (OPTP)
3800 Annapolis Lane
Minneapolis, MN 55447
www.optp.com
800-367-7393

BOSU Balance Trainer
BOSU Fitness, LLC
3434 Midway Drive
San Diego, CA 92110
www.BOSU.com

Ball Dynamics International, LLC
14215 Mead Street
Longmont, CO 80504
www.fitball.com
800-752-2255

NeuroCom SMART Balance Master
Natus Medical Incorporated
1501 Industrial Road
San Carlos, CA 94070
www.natus.com
800-303-0360

Biodex Balance System SD
Biodex Medical Systems, Inc.
20 Ramsay Road
Shirley, NY 11967-4704
www.biodex.com
800-224-6339

Elastic Resistance Bands
Thera-Band/Hygienic Performance Health
1245 Home Avenue
Akron, OH 44310-2575
www.thera-band.com
800-321-2135

APPENDIX 10B

서서 하는 태극권의 순서

Standing Tai Chi Sequence

준비

발을 붙인 상태에서 편하고 바르게 선다.

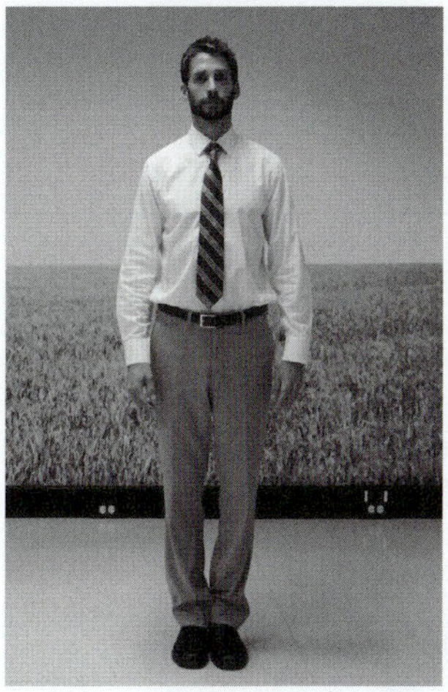

무릎을 구부리면서 왼쪽 다리의 체중을 뺀다.

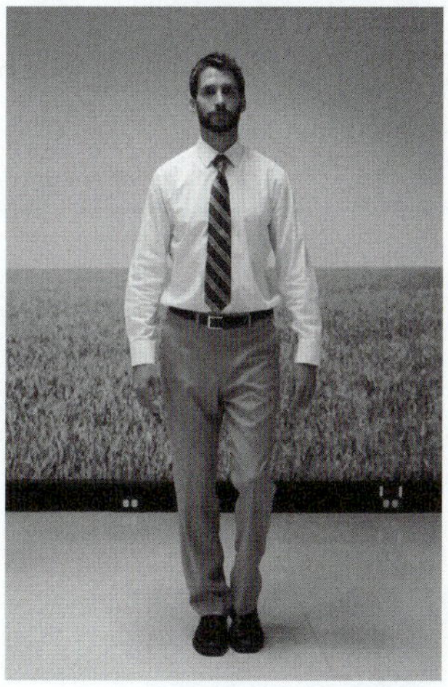

왼쪽으로 발을 딛는다. 발을 어깨 너비만큼 벌린다. 무릎을 살짝 구부린다.

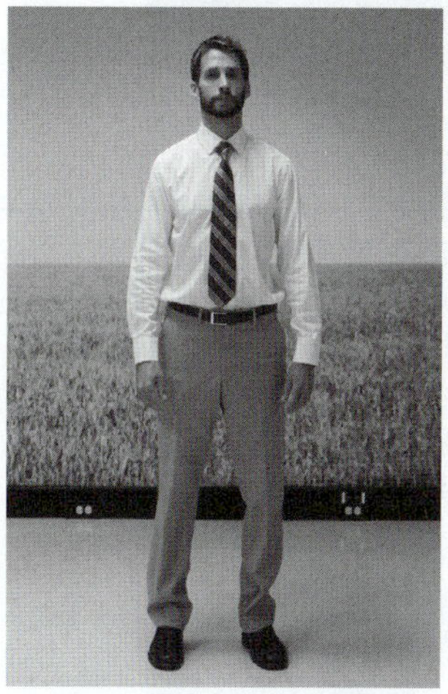

손 올리기

손목과 팔을 위로 띄우면서 팔을 부드럽게 든다.

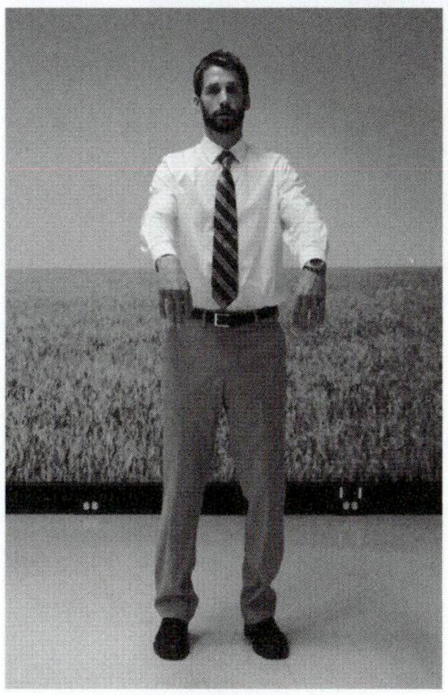

손을 어깨 높이만큼 올린다.

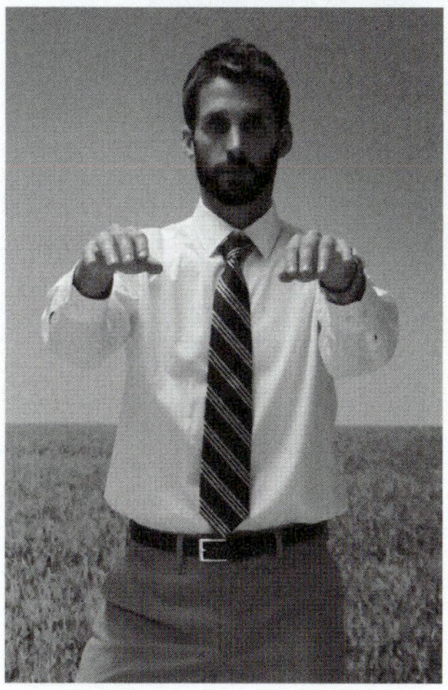

손을 아래로 천천히 내리면서 옆에 둔다.

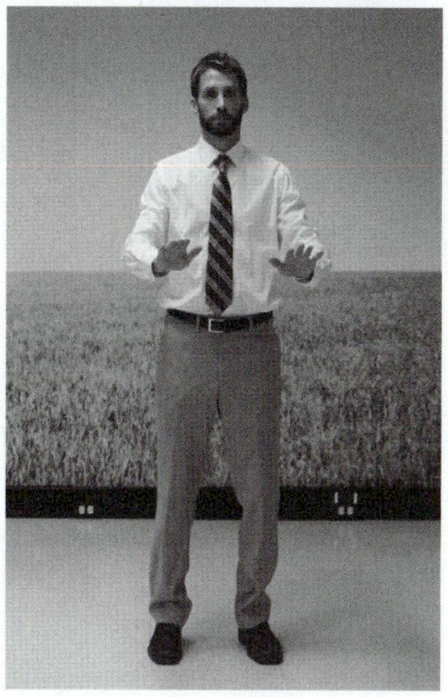

(계속)

공 잡기

몸통을 약간 오른쪽으로 돌리면서 공을 오른쪽으로 잡는다.

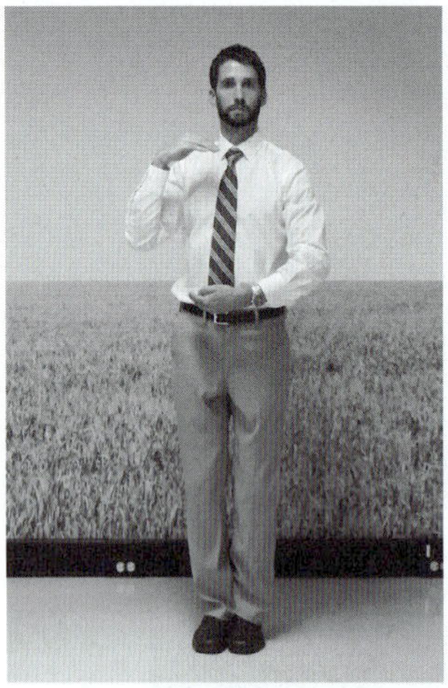

왼쪽을 쳐다보며 왼쪽으로 발을 보내고 발끝으로 딛는다.

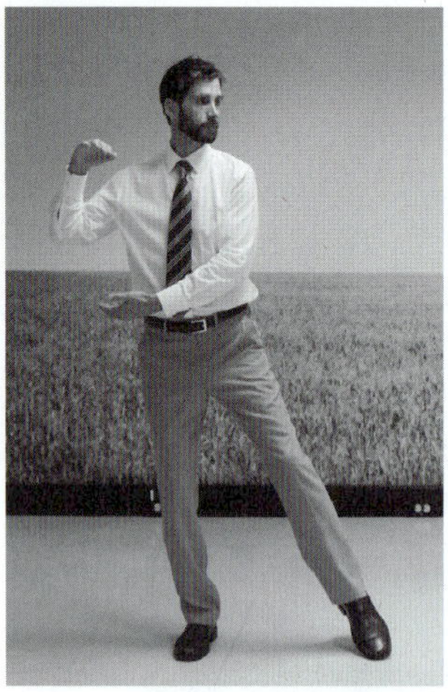

다시 오른쪽 안으로 발을 보낸다. 공을 왼쪽으로 잡는다.

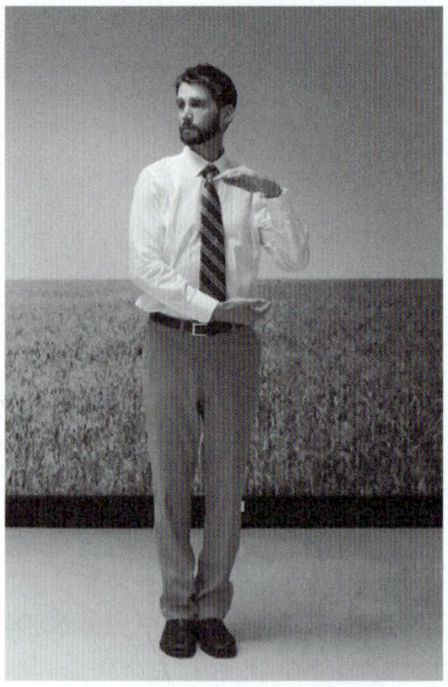

반대쪽으로 공 잡기 단계 반복

야마분종(Part the Wild Horse's Mane)

몸통을 약간 오른쪽으로 돌리면서 공을 오른쪽으로 잡는다.

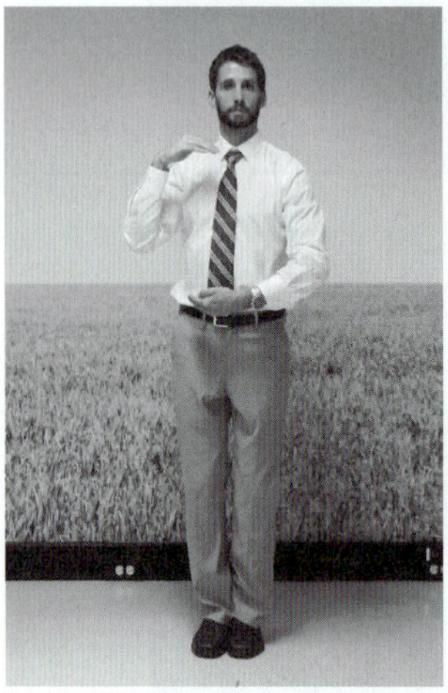

왼쪽을 쳐다보며 왼쪽으로 발을 보내고 발뒤꿈치로 딛는다.

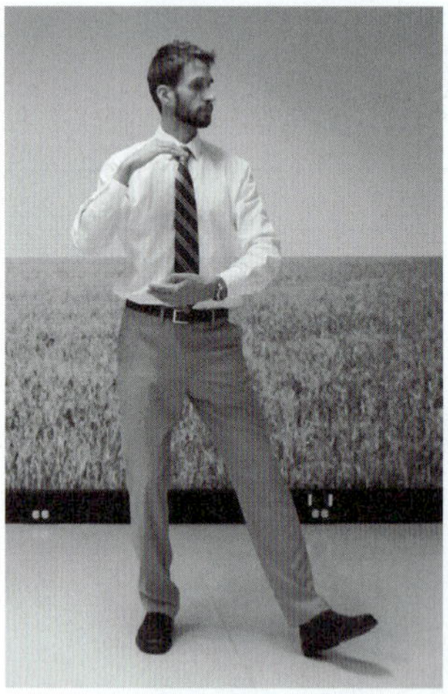

말갈기가 갈라지는 것처럼 손이 반대쪽 손을 스쳐 지나간다.

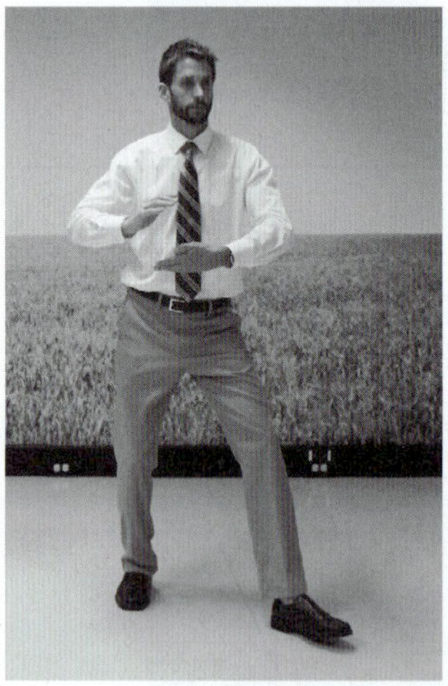

야마분종(Part the Wild Horse's Mane) *(계속)*

뻗은 팔을 멀리 보내고 체중을 왼쪽으로 옮기면서 계속 한다.

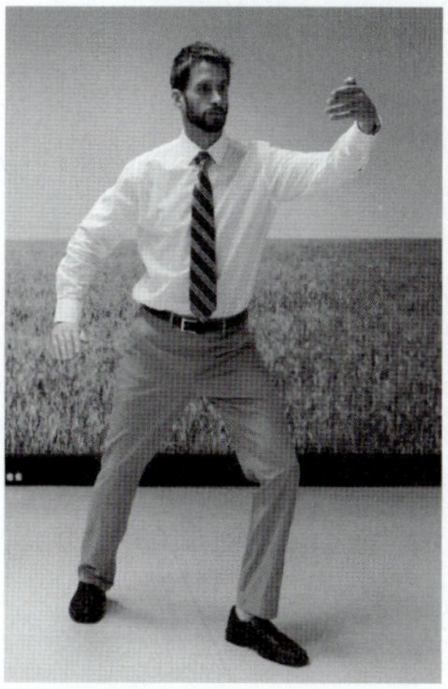

왼쪽 발가락에 체중을 빼고 돌려서 왼쪽 발을 앞으로 곧게 뻗는다.

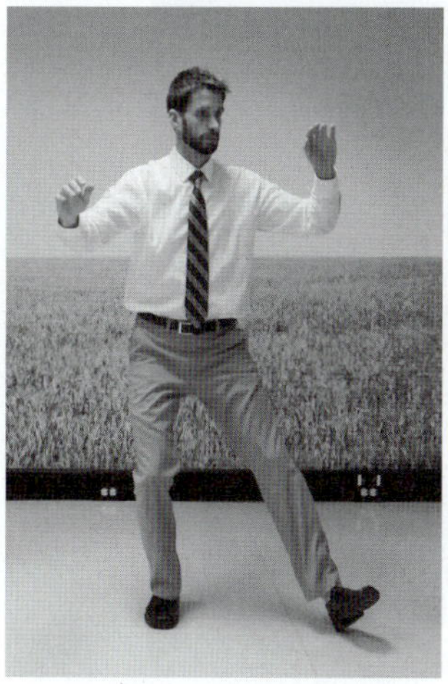

오른쪽 다리의 체중을 빼고 발을 다시 오른쪽 안으로 보낸다.
공을 왼쪽으로 잡는다.

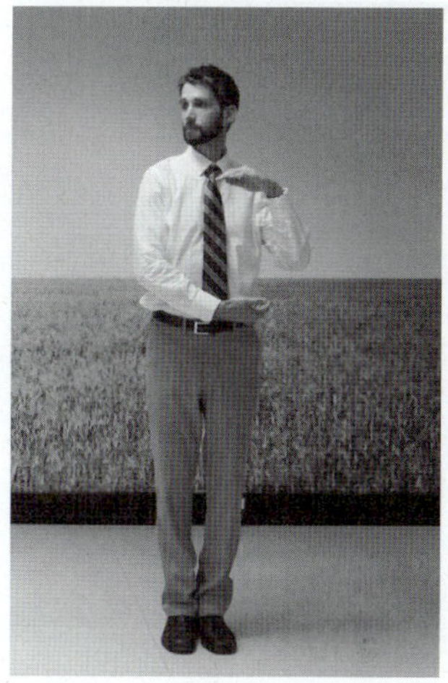

반대쪽으로 야마분종 반복

단편(Single Whip)

몸통을 약간 오른쪽으로 돌리면서 공을 오른쪽으로 잡는다.

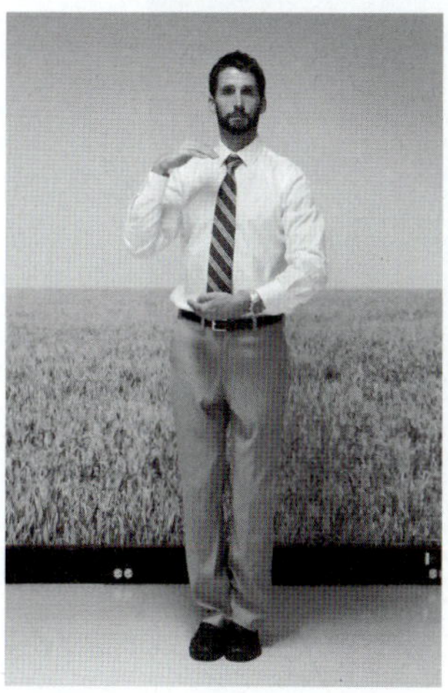

오른손을 이완시켜 아래로 향하게 한 다음, 손끝을 엄지에 댄다.

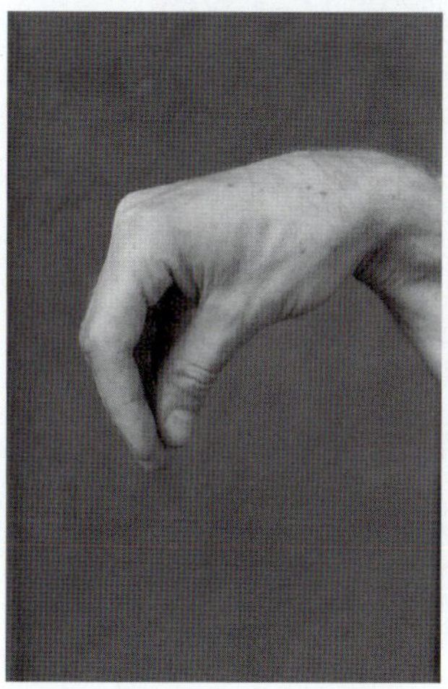

뻗은 오른쪽 팔을 바깥쪽으로 보내면서 왼쪽 발뒤꿈치의 체중을 빼고 발의 공 위에서 돌린다.

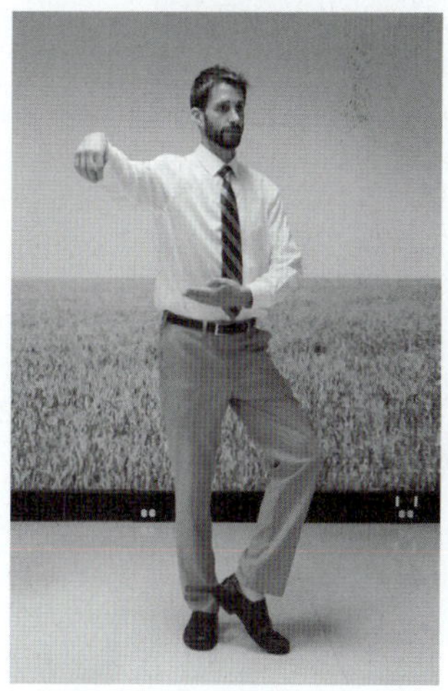

(계속)

단편(Single Whip)

왼쪽으로 발을 딛고 왼손의 손바닥을 얼굴 쪽에서 쓸어내리고, 손바닥을 얼굴과 멀어지게 돌리면서 왼팔을 뻗는다.

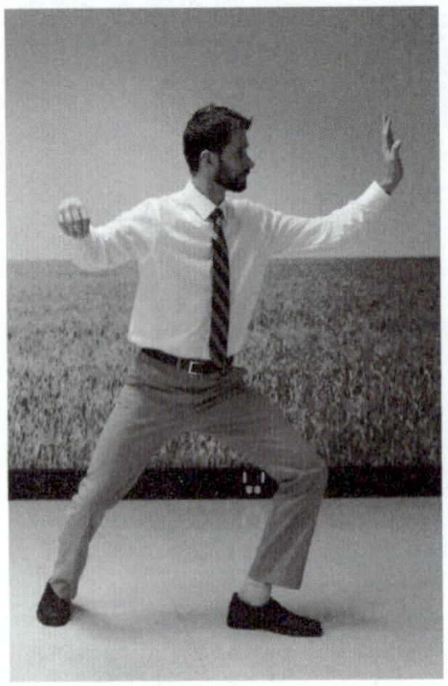

왼쪽 발가락의 체중을 빼고 왼발을 똑바로 앞으로 돌린다.

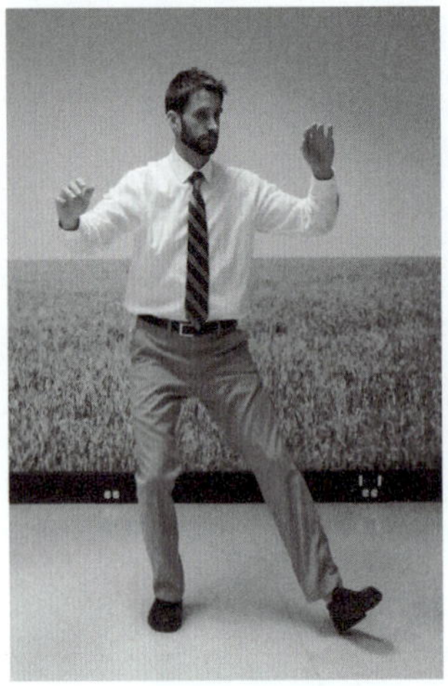

오른발을 다시 안으로 보낸다. 공을 왼쪽으로 잡는다.

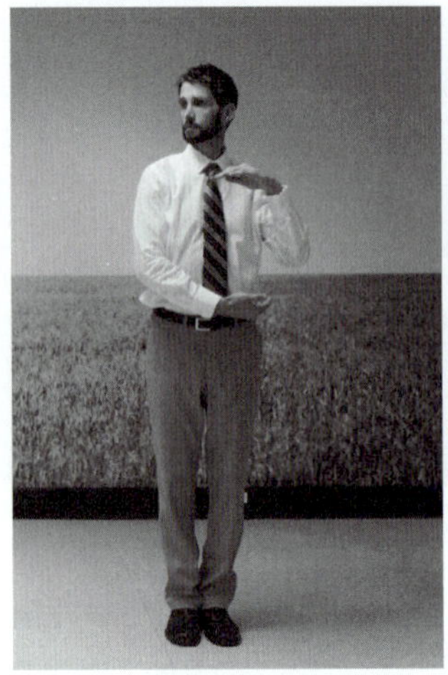

반대쪽으로 단편 반복

마무리하는 자세

공을 오른쪽으로 잡는다. 발은 어깨 너비만큼 벌린다.

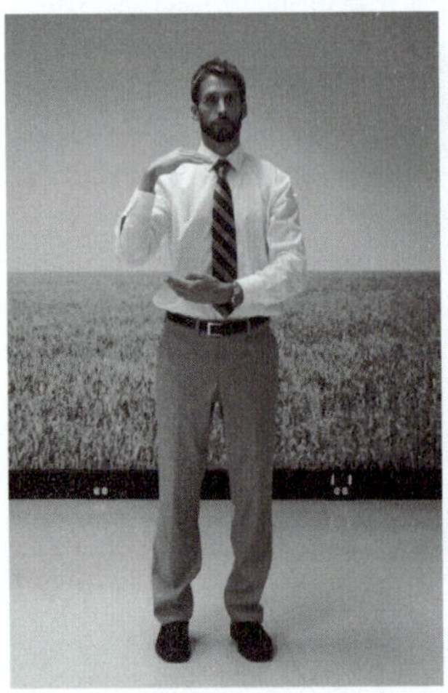

손목을 심장 높이에서 교차시키고, 손바닥은 얼굴 쪽을 향한다.

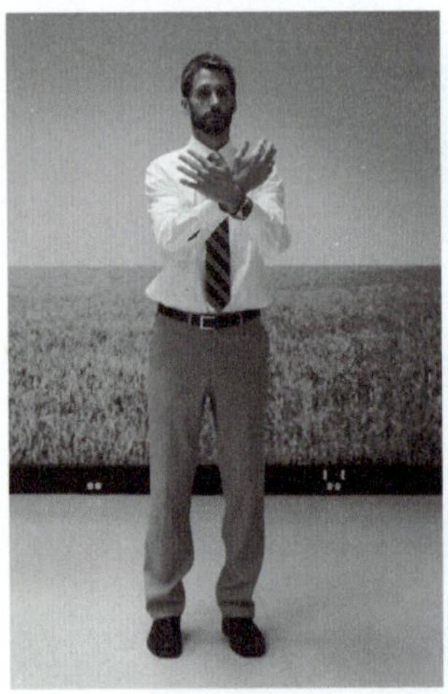

손목의 교차를 풀고 팔꿈치를 편다.

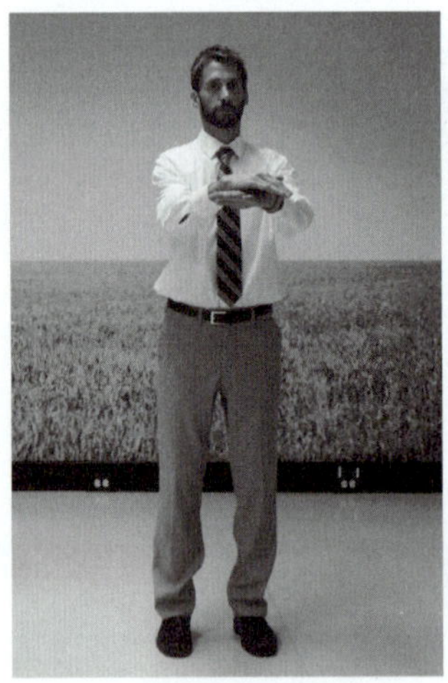

마무리하는 자세(계속)

팔을 똑바로 뻗고, 손바닥은 아래를 향한다.

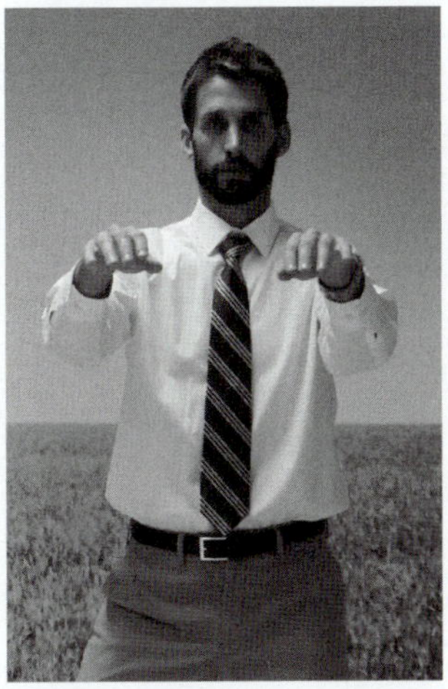

손은 옆에 편하게 둔 상태로 돌아오고, 손바닥은 뒤를 향한다.

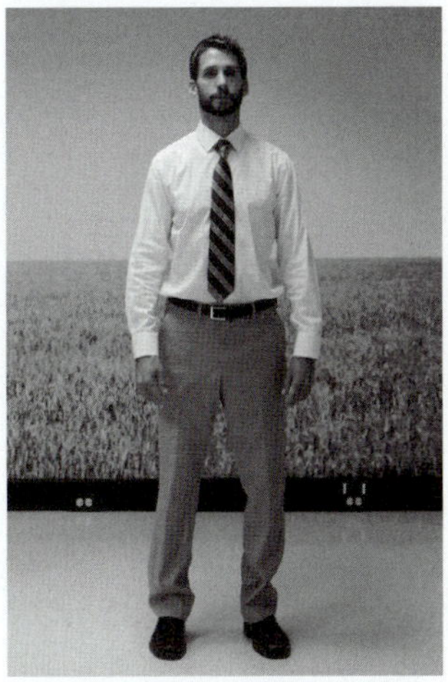

왼쪽 다리의 체중을 빼고 왼쪽 다리를 다시 안으로 보내서 발을 모은다.

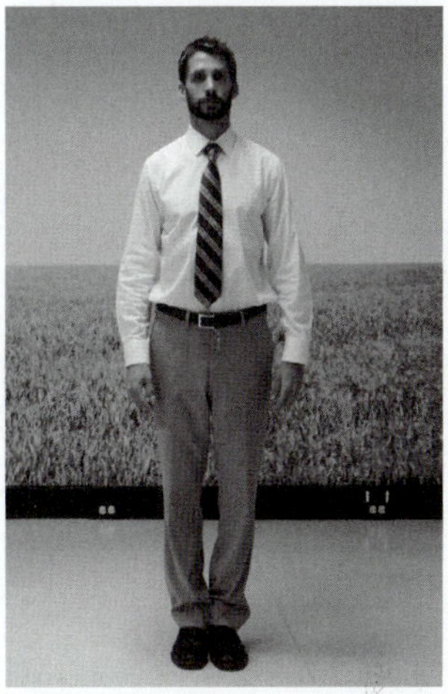

Edward W Bezkor, DPT, OCS, MTC. Adapted from Li F. Transforming traditional Tai Ji Quan techniques into integrative movement therapy—tai ji quan: moving for better balance. J Sport Health Sci. 2014;3(1):9–15.에서 각색됨.

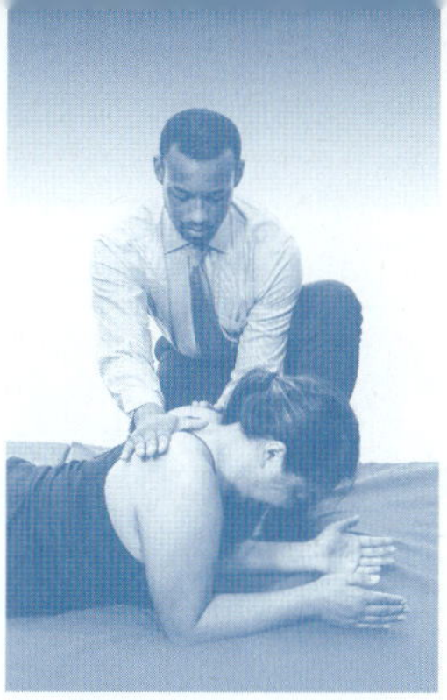

CHAPTER 11

이동의 숙련성 향상을 위한 중재

Interventions to Improve Locomotor Skills

개요

보행: 주기와 용어
- 보행 주기
- 보행 용어

과제 분석

중재의 선택, 순서와 진행
- 골반의 역할
- 일반적 원리
- 필요한 전제 조건
- 이동의 숙련성 향상을 위한 중재
- 계단 오르기/내려가기
- 다양한 이동 과제 요구를 위한 전략
- 체중 지지와 트레드밀 훈련
- BWS와 TM 훈련: 관리 전략
- 로봇 보조 이동 훈련
- 결과 측정

요약

학생실습활동

사람의 이동(locomotion)은 근본적인 독립 기능이며, 운동조절의 최종단계이면서 가장 높은 단계이다. 이동은 과제 요구와 환경의 변화에 잘 적응하는 지속적이고, 높은 협응과 타이밍을 보이는 움직임이다. 또 이동은 손상(impairment)과 활동 제한에 영향을 받는 숙련성으로서, 참여 제약을 초래한다. 걷는 능력의 회복과 향상은 물리치료를 받으러 오는 사람들의 최우선 요구인데, 그 이유는 이동이 전반적인 삶의 질 향상과 관련되어 있을 뿐만 아니라, 교육, 직업 및 사회적 삶에 대한 참여를 강화하기 때문이다.[1-3]

본 장은 이동의 기능부전을 해결하는 중재에 초점을 맞추고 있다. 이동 훈련 전략은 여러 환경에서 일어날 수 있다(예, 평행봉, 실내 및 지역사회 등). 이동 훈련 전략의 개요는 상자 11.1에 제시되어 있다. 이동 훈련의 중재로는 심혈관계 훈련과 근력 훈련, 그리고 옮기기(transfer) 숙련성(8장)과 서기 자세와 서기 균형(10장) 향상의 숙련성 중재 등이 포함될 수 있다.

보행분석으로부터 얻어진 데이터와 결합해 볼 때, 두 발 이동의 기본 요소와 요건은 보행 기능부전에 영향을 미치는 여러 요소에 대한 폭넓은 정보를 제공한다. 두 발 이동의 기본 요소들은 다음과 같다: (1) 체질량을 지지하는 다리와 몸통의 적절한 정렬, 근력 및 조절; (2) 효율적인 먼쪽 가동성을 성취하기 위한 충분한 몸쪽 안정성; (3) 보행 이동 리듬을 발생하는 능력; (4) 동적 자세조절(움직임 동안 신체 분절의 BOS 안에 COM을 안정적으로 유지하는 능력); (5) 신체를 의도된 방향으로 추진할 수 있는 능력; (6) 과제와 환경 요구의 변화에 반응하는 이동의 적응성.

비록 기술이 발달하여 보행의 운동역학(예, 전자각도기, 동작분석시스템)과 운동학적(예, 힘판, 압력과 토크 측정) 변수를 표준화된 접근법으로 검진을 할 수 있게 제공되고 있지만, 임상 현장에서 보행 분석을 임상가가 어떻게 수행하는지에 대한 많은 변수들이 존재한다. Herman 등[4]은 58명의 전문가 패널이 두 발 이동 보행의 요건에 대한 합의를 달성할 수 있는지를 확인하기 위해 Delphi 조사를 수행했다. 완전한 합의가 5개 이동 보행 과제에서 이루어졌다: 보행 시작, 보행 끝, 예상성 동적 균형, 다중과제능력, 보행 자신감(walking confidence). 그들은 이들 요건이 이동 문제를 범주화하고, 보행 기능부전의 중재를 표준화하는 프레임을 제공할 것이라고 제안했다.

보행과 이동의 숙련성을 향상시키는 관리계획(POC)의 개발은 현재 병리, 환자의 체중부하 상태, 움직임에 영향을 주는 손상과 활동 제한에 대한 지식을 필요로 한다. 비록 특수검사와 측정이 병력과 신체계통 검사에 근거가 되지만, 몇 가지 검진 영역이 보행과 이동에 중요한 역할을 한다. 이들 검진으로는 자세 정렬과 균형 조절, 관절 온전성과 가동

상자 11.1 이동 훈련 방향의 개요

A. 평행봉

지시와 훈련:

- 앉은 자세에서 서기로 이동, 그리고 반대 동작
- 정적 균형과 동적 균형
- 체중 이동과 체중 수용
- 앞쪽, 뒤쪽 또는 가쪽 스텝핑, 또는 회전
- 다리 높이 들어 걷기
- 앞쪽으로 추진하거나 회전을 할 때 보조장비의 사용과 관계없이 적절한 보행 패턴의 이용(제한된 공간 때문에, 평행봉에서 보조장비를 사용할 수 없을 것이다).

B. 실내환경의 지면보행

지시와 훈련:

- 적절한 보행 패턴과 보조장비 사용(필요할 경우)
- 체중 이동과 체중 수용
- 앞쪽, 뒤쪽 또는 가쪽 스텝핑과 회전하기(turning)
- 교차 스텝핑
- 물체 위를 지나가거나 돌아가는 보행(장애물)
- 문턱을 넘어서 가거나, 출입구를 통한 보행
- 보행 이동 요구의 변화(예, 속도 변화, 물체 확인, 이중과제 활동)
- 계단 오르기
- 안전한 넘어짐 전략과 바닥에서 일어서기로의 전환

C. 지역사회 지면 보행

지시와 훈련:

- 다양한 지면에서 걷기(평지 걷기와 고르지 못한 지면)
- 경계석 올라가기, 경사로 걷기, 실외 계단과 경사진 지면 보행
- 다양한 속도로 걷기
- 시간이 요구되는 곳에서 걷기(예, 신호등이 있는 교차로, 엘리베이터, 에스컬레이터)
- 점진적으로 장거리 걷기
- 장애물을 살피면서 걷기
- 보행하면서 이중과제 수행(인지 과제 또는 운동 이중 과제)
- 주의가 산만한 열린 환경에서 걷기
- 대중교통 이용하기

D. 체중지지(BWS)/트레드밀

지시와 훈련:

- 다리의 체중부하를 최대로 하고 BWS 상태로 트레드밀 걷기, 그리고 비체중부하 지지로 진전한다.
- 정상 또는 정상에 가까운 다리와 몸통/골반 운동형상학으로 다리와 몸통에 도수 보조를 적용하고 상호 걷기 패턴을 한다. 비도수 보조로 진전한다.
- 팔을 스윙하여 율동적인 걷기 패턴을 일으킨다. 팔을 통한 최소 체중부하에서 비체중부하로 진전한다.
- 연령을 토대로 기준값 까지의 걷기 속도로 진전한다.
- 비정상 또는 보상 움직임 패턴을 최소화하는 전략

E. 체중지지/지상

지시와 훈련:

- 다리의 체중부하를 최대로 하고 평지 걷기. 그리고 비체중부하 지지로 진전한다.
- 평지 보행을 위해 보조장비 사용
- 정상 또는 정상에 가까운 다리와 몸통/골반 운동형상학으로 다리와 몸통에 도수 보조를 적용하고 상호 걷기 패턴을 한다. 비도수 보조로 진전한다.
- 팔을 스윙하여 율동적이고 협응적인 걷기 패턴을 한다. 팔을 통한 최소 체중부하에서 비체중부하로 진전한다.
- 비정상 또는 보상 움직임 패턴을 최소화하는 전략
- 동요가 있을 때의 균형을 유지/회복하는 전략

출처: Fulk GD, Schmitz TJ. Locomotor training. In: O'Sullivan SB, Schmitz TJ, Fulk GD, eds. Physical Rehabilitation, 6th ed. F.A. Davis; 2014: 445–446. 에서 허가 받음.

성(가동 범위[ROM]), 근수행력(근력, 파워, 지구력), 그리고 운동 기능(운동조절과 운동학습) 등이 있다. 감각기능 검진으로는 시각과 안뜰감각, 중추감각통합(감각정보를 구성하고, 해석하고, 사용하는 뇌의 능력), 그리고 이동 조절을 위해 근육뼈대계와 피부로부터의 감각 입력을 이용하는 환자의 능력 등이 있다. 검진의 다른 핵심 요소로는, 지각 통합, 인지, 집중, 그리고 과제와 환경 요구의 변화에 대해 이동 반응을 안전하게 적응하거나 수정할 수 있는 환자의 능력 등이다.

보행: 보행 주기와 용어
Gait: Cycle and Terminology

보행 주기 Gait Cycle

보행 주기는 사람 보행을 설명하는데 이용되는 가장 큰 요소이다. 보행 주기는 입각기와 유각기로 나누어지고, 이중 입각기를 가진다(그림 11.1). ***유각기***는 다리가 지면으로 떨어지고, 발을 앞쪽(또는 뒤쪽)으로 움직이는 시기(보행 주기의 40%)이다. ***입각기***는 발이 지면에 붙어 있는 시기이다(보행 주기의 60%). ***이중 지지기***는 양 발이 모두 지면에 붙어

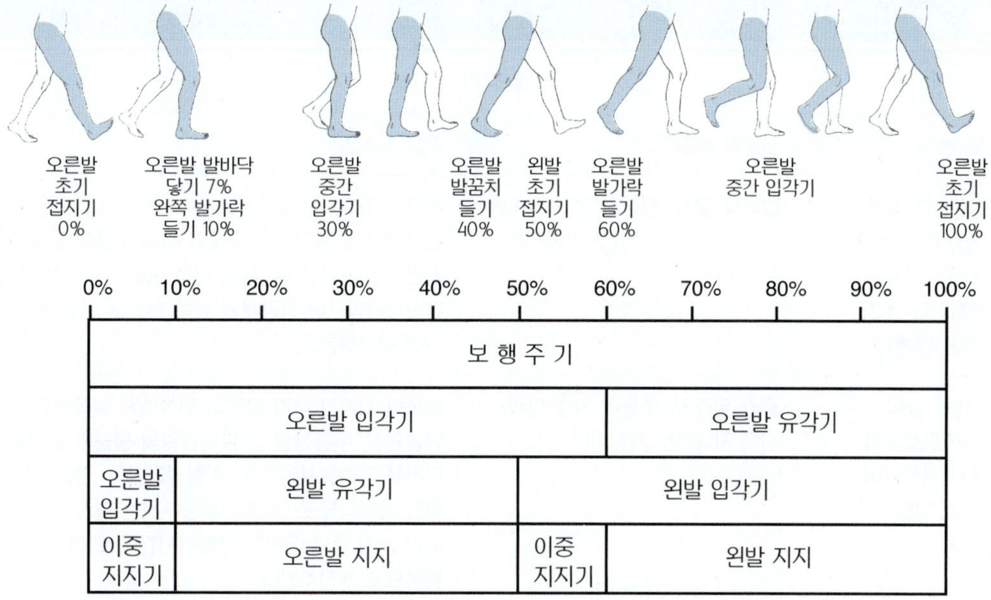

그림 11.1 보행 주기는 기준 다리의 초기 접지기에서 다음의 초기 접지기까지이다. 보행 주기의 주요 이벤트를 가진 보행 주기를 보여주고 있다: 각 다리의 입각기와 유각기, 단일 지지기와 이중 지지기. 정상 보행 속도에서 입각기는 보행 주기의 60%이고, 유각기는 40%이다. 보행 속도를 증가하거나 감소시키면, 이런 비율이 바뀔 수 있다.
출처: Hunt MA, Olney SJ, Eng JJ. Gait. In: Levangie PK, Norkin CC, Lewek MD, eds. Joint Structure and Function. 6th ed. F.A. Davis; 2019: 474. 에서 허가 받음.

있는 시기로서, 체중이 한쪽 발에서 다른 쪽 발로 전이되는 시기이다.

보행 용어 Gait Terminology

Rancho Los Amigos National Rehabilitation Center의 Los Amigos Research and Education Institute, Inc는 다음과 같이 보행 주기를 나누었다: 입각기는 초기 접지기(initial contact), 부하 반응기(loading response), 중간 입각기(midstance), 종말 입각기(terminal stance), 유각 전기(preswing)로 나누었고, 유각기는 초기 유각기(initial swing), 중간 유각기(midswing), 종말 유각기(terminal stance)[5]로 나누었다. 전통적인 보행 주기의 용어는 2 단계로 나누어진다: 입각기와 유각기. (1) 입각기는 발꿈치 닿기(heel strike), 발바닥 닿기(footflat), 중간 입각기(midstance), 발꿈치 들기(heel off) 및 발가락 들기(toe off). (2) 유각기는 가속기(acceleration), 중간 유각기(midswing), 감속기(deceleration). 두 보행 주기의 용어 비교는 표 11.1에서 제시되어 있고, 보행의 각 단계에서 일어나는 주요 요소에 대한 설명을 함께 제공하고 있다. 표 11.2는 보행의 여러 변수를 설명하는데 이용되는 일반적인 용어를 제시하고 있다.

표 11.1 보행 용어 비교와 관련된 주요 움직임

입각기		
Rancho Los Amigos[5]	전통적 보행주기	주요 움직임
초기 접지기: 발꿈치나 발의 다른 부위가 지면이 접촉하는 것으로 입각기의 시작이다(초기 이중 지지기의 한 부분이다).	***발꿈치 닿기:*** 발꿈치가 지면에 닿는 입각기의 시작이다	발꿈치 닿기 시 충격 흡수를 위해 넙다리네갈래근이 활성화하여 무릎을 약간 굽힘시킨다. 정강뼈 앞쪽 근육들은 발바닥굽힘 모멘트와 반대쪽으로 원심성 수축을 하여 발이 털썩 떨어지는 것을 막아준다.

표 11.1 보행 용어 비교와 관련된 주요 움직임 (계속)

입각기		
Rancho Los Amigos	전통적 보행주기	주요 움직임
부하 반응기: 초기 접지기에서 바로 이어지며 반대쪽 다리가 유각기를 위해 지면으로부터 떨어지는 시점까지이다(초기 이중 지지기의 최종 단계).	***발바닥 닿기:*** 발꿈치 닿기 직후에 일어나며, 발바닥이 지면에 닿는 시기이다.	체중이 리드하는 다리(lead limb) 쪽으로 이동하고, 엉덩관절이 안정화되고, 충격을 흡수하기 위해 무릎이 굽힘되고, 발 앞쪽이 지면으로 내려갈 때, 부하 반응기에서 중간 입각기까지 발바닥굽힘근이 정강뼈의 앞쪽 전진을 원심성으로 조절하기 위해 활성화한다.
중간 입각기: 반대쪽 발이 유각기를 위해 지면으로부터 떨어지는 시점에서 시작하여, 몸통이 입각기 다리 위를 지나갈 때까지이다.	***중간 입각기:*** 몸통이 기준 다리 위를 지나가는 시점이다.	몸통이 지지된 다리 발목의 뒤쪽에서 앞쪽으로 움직인다. 엉덩관절, 무릎관절 및 발목관절의 폄근이 중력을 이겨내고 다리를 안정화시키기 위해 활성화한다. 엉덩관절 폄근은 몸통의 앞쪽 움직임을 조절한다. 체중부하는 다리의 엉덩관절 벌림근은 한발 서기 동안 골반을 안정화시킨다. 발바닥굽힘근은 몸통을 앞쪽으로 추진시킨다.
종말 입각기: 발꿈치 들기에서 시작해서 반대발 초기 접지기까지이다. (한발 지지기의 후반부)	***발꿈치 들기:*** 기준 다리의 발꿈치 들기가 시작되는 중간 입각기 이후의 시점	발보다 몸통이 더 앞쪽으로 움직인다. 발바닥굽힘근의 최대 활성은 몸통을 앞쪽으로 추진하기 위해 발꿈치 들기 이후로 일어난다.
유각 전기: 반대발 초기 접지기에서 시작해 기준 다리의 발 들기까지이다.	***발가락 들기:*** 기준 다리의 발가락만이 지면에 닿아 있는 발꿈치 들기 이후의 시점	기준 다리가 유각기를 준비하기 때문에, 기준 다리가 체중부하를 하지 않는다. 엉덩관절과 무릎관절의 폄근(뒤넙다리근과 넙다리네갈래근)이 앞쪽 추진에 기여한다.

유각기		
Rancho Los Amigos	전통적 보행주기	주요 움직임
초기 유각기: 기준 다리가 지면으로부터 떨어져서, 무릎이 최대로 굽힘되는 시점까지이다(유각기의 초기 1/3).	***가속기:*** 발가락 떼기에서 기준 다리가 몸통 바로 밑에 위치할 때까지의 기간이다.	엉덩관절, 무릎관절, 발목관절 등의 굽힘하여 발을 지면으로부터 떼고 앞쪽으로 추진한다. 넙다리네갈래근이 다리의 앞쪽 가속을 제공하고, 진자 운동처럼, 중간 유각기 때 활성이 감소된다. 엉덩관절 굽힘근이 다리의 앞쪽 추진을 돕는다.
중간 유각기: 유각기 동안 기준 다리의 최대 굽힘(무릎이 펴지가 시작함)에서 정강뼈가 지면에 수직이 되는 지점까지(유각기의 중간 1/3)	***중간 유각기:*** 기준 다리가 몸통 바로 밑을 지난 후, 가속이 끝나고 감속되기 시작하는 지점까지의 기간	무릎이 펴되고 발목이 중립위를 유지하면서 다리가 계속 앞쪽으로 추진된다. 엉덩관절과 무릎관절, 발목관절의 굽힘근 수축이 발이 지면에 닿지 않도록 만든다.
종말 유각기: 기준 다리가 완전한 무릎 폄으로 뒤꿈치가 지면에 닿기 전까지(초기 접지기) (유각기의 후반 1/3)	***감속기:*** 기준 다리가 발꿈치 닿기를 준비하기 위해 감속하는 시기이다.	무릎은 최대로 펴되고, 발목은 중립위를 유지한다. 뒤넙다리근이 다리를 감속시키기 위해 작용한다. 넙다리네갈래근과 발목관절 발등굽힘근이 초기접지기를 준비하기 위해 작용한다.

출처: Burnfield JM, Guilherme CM, Norkin CC. Examination of gait. In: O'Sullivan SB, Schmitz TJ, Fulk GD, eds. Physical Rehabilitation, 7th ed. F.A. Davis; 2019: 231. 에서 허가 받음.

표 11.2 공통적 보행 용어

용어	정의
가속(acceleration)	시간에 대한 속도의 변화율
분당 보폭수(cadence)	분당 보폭수는 단위 시간당 보폭의 횟수로서, 91-138회이다. 분당 보폭수의 증가는 짧은 보폭 길이와 이중 지지기의 감소를 동반한다. 달리기할 때는 이중 지지기가 사라지며, 분당 보폭수는 180회 정도가 된다.
이중 지지기 (double support time)	보행주기의 기간으로서, 양쪽 다리가 동시에 지면에 닿아 있는 시기이다. 단위는 초(s)이다.
발 각도(foot angle)	발가락이 바깥쪽으로 또는 안으로 돌아가는 각도이며, 이 각도는 발의 진행 방향에 대한 발 배치의 각도이다. 단위는 각도(°)이다. *노트: 발 각도의 증가(발이 바깥으로 향하는)는 종종 자세 안정성의 감소와 관련된다.*
리듬(Rhythm)	한 보행주기에서 다음 보행주기까지 이어지는 보행 주기의 일관성(보행주기 시간)
입각기 시간(stance time)	보행주기에서 한 다리가 입각기되는 시간
한발 지지기(single limb time)	보행주기에서 한 다리만이 지면에 붙어 있는 시간이다.
보폭길이(step length)	한 발의 발꿈치닿기에서 다른 발의 발꿈치닿기까지의 직선거리이다(측정단위는 ㎝ 또는 m).
보폭 시간(step time)	단일 보폭 동안에 경과되는 시간이다.
보폭 넓이(step width)	양쪽 발꿈치 사이의 거리이다. 정상 보폭넓이의 범위는 1-5인치(2.5-12.5㎝)이다. 보폭넓이는 안정성의 요구가 높아질 때 증가한다(예를 들어, 노인이나 영유아).
보행주기 길이(stride length)	같은 다리의 연속적인 발꿈치닿기 지점 사이의 직선거리이다(측정단위는 ㎝ 또는 m).
보행주기 시간(stride time)	하나의 보행주기를 하는데 걸리는 시간
보행주기 넓이(stride width)	양 발 사이의 측면 거리. 보폭넓이는 불안정성에 의해 증가된다.
유각기(swing time)	보행 주기에서 한 다리의 유각기 시간
속도(velocity)	보행 속력으로도 불리며, 단위시간 당 거리이다(m/s). 평균 보행속도는 2.2-2.8mph(0.98-1.3 m/s)이다. 속도는 보행주기 길이가 길어질수록 증가한다. 속도는 신장, 체중, 성별과 같은 신체적 특성에 의해 영향을 받는다. 그리고 노화와 신체장애 등에 의해 감소된다.

*어떤 것은 평균 보행속도보다 높은 편이다(예, 3.5 – 4 mph [1.6 – 1.8m/s]).

과제 분석 Task Analysis

과제 분석은 복잡한 운동 과제를 수행하는데 요구되는 능력의 특성을 결정하는 방법이다.[6] 보행과 이동성에 적용되는 과제 분석을 할 경우, 핵심 운동 과제 요건과 효율적인 수행 능력을 확인하기 위해 운동 숙련성(즉, 보행)의 정상 수행을 분해하여 여러 요소로 나누는 것이다. 이런 과제의 분해는 보행과 이동 기능부전의 기본적 과제 분석에 대한 표준 기준점을 제공한다. 환자의 보행 능력을 검사할 때, 물리치료사는 과제 분석을 통해 비정상 보행의 원인이나 영향을 줬던 놓쳤거나 손상된 요소(신체 기능과 구조의 손상)를 확인한다. 과제 분석은 물리치료사에게 비정상 움직임(환자 보행과 이동 전략)과 손상(예, 근력, 운동 기능, 감각)사이의 연결에 대한 정보를 제공한다. 물리치료사는 운동 과제 요건을 달성하는데 필요한 능력에 대한 이해를 통해 놓쳐 버렸던 요소나 손상된 요소와 관련된 치료하는 중재를 선택한다. 또한 과제 분석은 부가적 검사와 측정에 대한 요구에도 집중해야 한다.

정상 운동 발달에 대한 지식은 과제 분석에 대한 정보를 알려줄 뿐만 아니라, 운동조절 과제 요건을 토대로 한 중재의 선택과 배열에 대한 정보를 알려준다: 전이성 가동성, 안정성(정적 자세조절), 통제된 가동성(동적 자세조절) 및 숙련성. 운동 숙련성이 순차적인 방법으로 발달한다는 것(발달적 스킬 또는 발달적 순서 스킬)을 기억해야 한다.

초기 운동 숙련성은 좀 더 발전된 숙련성이 발달되기 전에 형성되며, 점진적으로 조절된 운동성으로 발달하게 된다. 이러한 것은 유아와 아동에서 낮은 COM과 넓은 BOS의 의존적 자세에서 높은 COM과 좁은 BOS를 가진 자세로 전이하는 것에서 볼 수 있다.

이런 발달 과정도 균형과 평형 반응을 촉진하고, 또 배밀이, 크루징(cruising)[가구 등을 잡고 안정적인 지지를 한 채로 작은 발걸음으로 옆으로 걷기] 및 보행 등과 같이 부가적인 어려운 기능적 가동성 숙련성을 촉진한다. 이것은 팔다리의 먼쪽 가동성을 위한 몸통의 몸쪽 안정성이 얼마나 중요한지에 대한 통찰력을 제공한다. 비록 재활 과정이 환자로 하여금 발달 순서를 반복하도록 하지 않지만, 정상 운동 조절 발달의 지식은 움직임 분석에 대한 기초를 제공하고, 중재의 선택과 배열을 도와준다.

보행(관찰적 보행 분석[OGA])을 포함한 과제 분석은 치료사에 의해 수행되는 가장 흔한 과제 분석 중의 하나이다. Rancho Los Amigos OGA 시스템은 OGA를 구성하고 구조화하여 가장 많이 사용하는 것 중 하나이다.[5] 운동 과제 요건을 이해하는 것 이외에, 사람 보행의 정상 운동형상학과 운동역학에 대한 지식도 보행 분석을 수행하는데 중요하다. 이런 지식은 움직임 패턴과 관절 위치에 대한 표준 기준을 설정하는 그들의 구성 요소로 보행 과제를 분해하는 능력에도 필요하다. 치료사는 발/발목에서 시작하여 무릎, 엉덩관절, 골반, 몸통으로 이어지는 분절 접근법을 이용하여 정상인을 대상으로 한 OGA를 반복 수행함으로서 이런 숙련성을 습득한다. 치료사는 효율적인 보행을 위한 어깨뼈와 골반의 양측 움직임이 상반적으로 동시에 움직이는 동안 관찰하는 측과 반대측을 분리하여 고려하는 것이 필요하다.

"정상적" 또는 효율적인 보행 모델은 과제 분석을 알려주는 중요한 가이드이다. 그러나 보행을 포함한 기능적 가동성 숙련성의 정상 수행에 대한 큰 변수는 평생에 걸쳐 "정상적" 사람들에서 관찰될 수 있다. 이것은 정상에 대한 도전으로 간주되며, 움직임 분석은 효율성의 측면에서 고려된다.[7,8] 효율적인 움직임은 과제 요구의 변화에 기능적 활동을 참여시키면서, 적절한 역학적 자유도, 적절한 근육신경 기능, 효율적인 운동조절을 가진 것으로 정의된다.[7,8]

비록 아래 목록에 모든 것이 포함되지 않았지만, 보행 분석 데이터는 물리치료사가 다음 상황을 하는데 도움을 줄 것이다.[5,9]

- 표준 기준으로부터 편위된 보행 특성과 그들의 원인을 확인한다.
- 물리치료적 진단과 예후(향상의 예측 수준)를 설정한다.
- 보행 손상과 로코모터 기능부전을 치료하는 적절한 관리계획을 개발한다.
- 로코모터 과제 요건을 토대로 한 중재를 배열하고 처리한다.
- 보조장비, 적응장비, 보호장비, 보조기 또는 의수족의 필요성을 결정한다.
- 선택된 장비와 도구의 효율성과 적합성을 검사한다.
- 향상된 기능을 촉진한다.

보행 변수와 흔한 보행 이상을 포함한 보행 분석에 대한 포괄적인 내용을 알고 싶으면, Burnfield, Guilherme와 Norkin의 연구를 참고하기 바란다.[10]

중재 선택, 순서 및 진행
Intervention Selection, Sequencing, and Progression

POC을 개발함에 있어, 중재 선택은 검진 자료, 평가, 진단과 예후, 그리고 개별 환자의 설정 목표 등을 토대로 이루어진다. 운동조절 과제 요건과 발달적 숙련성의 진전에 대한 지식은 여러 종류의 병리와 건강 상태(예, 심혈관계, 근육뼈대계, 신경근육계, 피부계, 다중 계통)에 적용할 수 있는 중재의 선택, 순서 및 진행에 대한 임상적 추론을 유도하고 정보를 알려줄 수 있다.

예를 들어, 환자의 보행을 검사할 때, 치료사는 왼쪽 다리의 적절한 엉덩관절 폄을 통해 중간 입각기에서 말기 입각기(발꿈치 들기) 동안 체중 수용을 할 수 있는지를 체크한다. 원인은 왼쪽 발목 발등굽힘과 왼쪽 엉덩관절 폄의 ROM

감소(가동성 손상), 왼쪽 골반 뒤쪽내림과 왼쪽 엉덩관절 폄의 근력 감소(조절된 가동성 손상), 또는 양쪽 모두일 수 있다. 운동과제 요구의 지식은 적절한 중재의 선택을 도와준다. 이 예에서 가동성과 조절된 가동성 손상은 서로 다른 중재가 요구된다. 치료는 손상된 가동성을 먼저 시작하고, 점진적으로 조절된 가동성을 위한 중재로 진행해야 한다.

관리 계획은 개별 환자에 맞는 치료 활동을 포함할 뿐만 아니라, 활동을 수행해야 하는 순서(진행)를 포함해야 한다. 임상 추론 과정은 적절한 중재의 순서(진행)를 결정하기 위해 사용하며, 운동 과제 요구(이동성 가동성, 안정성, 조절된 가동성, 숙련성)와 운동 숙련성의 진행(예, 몸쪽에서 먼쪽 진행, BOS와 COM의 변화)을 이해하고 있어야 한다.

임상 추론 과정은 초보 임상가에게 중재를 어떻게 또는 왜 해야 하는지, 중재가 성공적이었는가 아닌가 그리고 어떻게 관리 계획을 진행시켜야 하는지를 알려준다. 이 과정은 숙련된 임상가에게(실제 행동으로 반영하는데 많은 시간을 소요한) 실제 치료시간 때 치료 계획을 어떻게 수정해야 하는지를 알려준다. 그 이유는 중재가 적용될 때 운동과제 요건의 요소가 기능적 진행의 1차 장벽일 수 있기 때문이다.[11] 부록 11A은 외상성 뇌손상 환자(사례연구 2에 제시된: Part Ⅱ: 사례연구 참고)를 위한 2가지 후속 중재의 선택, 순서 및 진행의 예를 제시하고 있다.

골반의 역할 Role of the Pelvis

엉덩관절, 무릎관절, 발목관절과 골반의 운동형상학이 보행주기 동안 중요한 역할을 하는 것은 잘 설명되어 있다. 보행주기 정상적인 골반의 가동성은 시상면 상에서 4°의 움직임, 이마면에서 4°의 움직임, 그리고 가로면에서 10°의 움직임을 가진다는 것이다. 다리와 몸통의 운동역학과 운동형상학을 고려해 볼 때, 이들 골반의 움직임이 보행 동안에 일어나는 COM의 움직임을 최소한으로 만들며, 치료사는 OGA동안 골반의 역할을 검진하고 관찰해야 한다. 임상이나 기능적인 측면에서 볼 때, 이들 3차원의 골반 움직임은 단독적으로 일어나지 않고, 보행 주기 내내 골반 패턴의 대각선상의 조합으로 일어난다(표 11.3). 이런 3차원 움직임에 대한 이해는 정상 보행 주기를 고려할 때, 그리고 환자의 보행 패턴을 검사할 때 중요하다. Perry와 Burnfield[12]의 업적으로 보행의 운동형상학과 주기에 포괄적인 정보가 제공된다.

임상 노트: 골반은 어깨뼈와 비슷하게 몸통과 다리를 연결해 주는 기능을 한다. 즉, 효율적인 이동에 필요한 몸통의 몸쪽 안정성에 중요한 역할을 한다. 유각기와 입각기 동안 골반과 다리 위치에 대한 지식은 더 많은 보행 분석을 제공한다(표 11.4).

보행 주기 동안의 상반적 특성이 보행 동안 COM의 변위를 최소화하고, 에너지 소비를 최적화한다. 다리가 상호 패턴으로 앞쪽으로 진행할 때, 몸통은 반대 방향으로 돌림하여, 팔의 상반적 흔듦을 촉진시킨다. 효율적인 보행 동안, 어깨뼈와 골반의 상반적인 움직임 패턴으로 몸통의 안정성에 제공한다(표 11.5).

표 11.3 유각기와 입각기 동안의 3차원 골반 움직임

	단계 분절	골반의 움직임
유각기	초기 유각기(가속기)	골반이 앞쪽올림 한다.
	유각기 종말 유각기(감속기)	발꿈치 닿기를 허용하기 위해 골반이 원심성 수축하면서 앞쪽내림 한다.
입각기	초기 접지기(발꿈치 닿기)	발꿈치 닿기를 위해 골반이 계속 원심성 수축하면서 앞쪽내림 한다.
	입각기 부하반응기(발바닥 닿기)에서 중간 입각기	체중 이동과 체중 수용을 위해 골반이 뒤쪽내림 한다.
	입각기 종말 입각기(발꿈치 들기)	충분한 발떼기를 위해 골반은 계속 뒤쪽내림한다. 발꿈치들기 시, 반대쪽 발이 발꿈치 닿기를 할 때 골반은 상대적으로 뒤쪽올림 한다.
	입각기 전유각기(발가락 떼기)	골반은 앞쪽올림을 하기 시작하고, 유각기로 이동할 수 있도록 코어 근육이 동적으로 안정화되어야 한다.

표 11.4 유각기와 입각기 동안 다리와 골반의 상대적 위치

단계	다리 움직임	골반 움직임
유각기	굽힘, 모음, 가쪽돌림	앞쪽올림–굽힘(뒤쪽돌림), 약간의 모음, 가쪽돌림
입각기	폄, 벌림, 안쪽돌림	뒤쪽내림–폄(앞쪽돌림), 약간의 벌림, 안쪽돌림

표 11.5 유각기와 입각기 동안 골반과 어깨뼈의 동측과 반대측 상호 움직임[a]

단계	단계 분절	우측 골반	좌측 골반	우측 어깨뼈	좌측 어깨뼈
유각기	(R) 초기 유각기에서 중간 유각기	앞쪽올림(AE)	뒤쪽내림(PD)	PD	AE
	(R) 종말 유각기	앞쪽내림(AD)	뒤쪽올림(PE)	PE	AD
입각기	(R) 초기 접지기	AD	PE	PE	AD
	(R) 부하 반응기에서 중간 입각기	PD	AE	AE	PD
	(R) 종말 입각기(발꿈치 들기)	AE와 PE 결합	AD	AD	PE
	(R) 전유각기(발가락 떼기)	AE	PD	PD	AE

* 오른쪽 다리(R)가 기준 다리이다.

일반적 원리 General Principles

비록 이동 훈련 전략이 환자(예, 손상, 진단 및 예후, 환자 목표)에 따라 매우 다양하지만, 그들은 공통된 원칙을 공유한다. 선택하는 중재는 다음과 같다.[13]

- 손상에 기반
- 과제 특이적
- 환자가 원하고 의미있는 목표
- 환자의 능력을 최대로 이끌어낼 수 있도록 단계적이며 진행적
- 운동학습이 발생할 수 있도록 다양한 시간 동안 수행(높은 반복 횟수)

임상 노트 : 피드백과 연습은 운동학습에 직접적인 영향을 준다. 기능적 숙련성이 비효율적으로 연습되면, 비효율적인 운동학습이 강화된다. 반대로, 효율적인 움직임 패턴과 기능적 숙련성이 반복되고 연습되면, 이들 요소의 운동학습이 강화되고, 다른 기능적 과제로 전이될 수 있고, 또 수행에서 영구적인 변화를 이끌어낼 수 있다.

전제 조건 Prerequisite Requirements

이동 숙련성을 향상시키는 중재의 기본적인 선제 요건으로는 체중 이동과 체중 수용 능력(완전 체중지지 상태), 근육뼈대계 정렬, ROM, 근 수행력(근력, 파워 및 지구력), 운동기능, 균형, 정적 및 동적 서기 조절 등이 있다. 이들 선제 요건의 많은 부분은 효율적인 신경근육 협력작용(정적 및 동적 조절), 감각시스템(몸감각, 시각 및 안뜰감각) 기능, 그리고 중추신경계를 통한 감각통합 기전 등에 의존한다. 또한, 다양한 환경(이중과제 활동 등)에서 팔이 기능적인 움직임을 할 때(뻗기 활동), 안정적인 서기 능력도 요구된다. 적절한 순서로 유각기와 입각기 동안 골반과 다리를 조절하고 움직이는 능력과 함께, 환자가 적절한 가동성과 안정성을 달성한 후에, 이동 훈련을 시작한다.

임상 노트 : 이동 조절의 문제를 가진 사람이 갖는 흔한 어려움은 보행 동안 분리된 움직임을 사용할 수 없다는 것이다. 앉은 자세에서의 스쿠팅, 골반의 앞쪽 올림과 뒤쪽 내림의 촉진을 통하여 몸통과 골반 움직임의 분리적 움직임 연습은 안전하게 초기에 제공할 수 있다(6장의 앉기와 앉은 중재 참고).

이동 숙련성을 향상시키는 중재
Interventions to Improve Locomotor Skills

높은 스텝핑

높은 스텝핑 중재는 유각기와 입각기의 구성요소를 강화하고, 또 보행의 근운동감각을 발달시키도록 환자를 돕는데 이용된다. 엉덩관절을 90°이상 굽힘할 때, 교차-폄 반사의 영향이 동원되어 입각기 다리의 폄과 유각기 다리의 굽힘을 촉진한다. 이런 활동은 유각기(골반 앞쪽올림-엉덩관절의 굽힘, 모음 및 가쪽돌림, 무릎관절의 굽힘, 발목관절의 발등굽힘)와 입각기(골반 뒤쪽내림-엉덩관절의 폄, 벌림 및 안쪽돌림, 무릎관절의 폄, 발목관절의 발바닥굽힘)의 구성요소를 촉진하는데 매우 효과적이다.

환자는 걷기 자세(한 발을 앞쪽으로 내민 자세)로 선자세를 취한다. 이런 활동 동안 균형에 문제가 있으면, 초기에는 치료대를 잡고 서거나 평행봉 안에 서서 수행하면 가장 안전하게 활동을 수행할 수 있다. 환자가 뒤쪽 다리를 높게 스텝핑함으로서 앞쪽다리 쪽으로 체중을 이동할 때 도움을 주거나 저항을 제공할 수 있다. 입각기 다리의 적절한 정렬과 조절에 집중해야 한다. 동적 다리(유각기 다리)에 적절한 저항[7,8]을 이용할 수도 있다. 교차-폄 반응의 촉진하기 위하여 골반의 동적 움직임을 엉덩관절의 90°상의 굽힘과 같이 할 수 있다. 입각기 다리쪽 골반의 뒤쪽내림과 유각기 다리쪽 골반의 앞쪽올림을 강조한다(그림 11.2). 입각기 쪽 하지와 골반에 압축을 적용하는 동안 유각기 다리와 골반에 적절한 저항을 적용한다. 정적 높은 스텝 자세는 근력, 지구력 및 균형에 문제가 있을 때 보행의 각 구성요소를 강조하기 위해 고유수용성 감각과 근운동감각을 환자에게 제공하여 서기 조절을 촉진할 수 있다.

체중 이동과 체중 수용을 강조하기 위해 중간 입각기에서 종말 입각기에 걸쳐 골반 뒤쪽내림, 엉덩관절 폄, 무릎 폄과 함께 앞쪽 체중 이동시 입각기 다리의 골반에 적절한 촉진적 저항을 적용할 수 있다. 도수접촉의 위치의 변화와 저항의 양을 바꾸어줌으로써 보행의 특정 요소에 초점을 맞출 수 있다.

도수접촉의 저항으로 동적 다리의 골반 앞쪽올림과 다리 굽힘을 촉진하고, 또 압축을 통해 입각기 다리의 골반 뒤쪽내림과 다리 폄을 촉진한다. 비록 입력과 의도가 다르지만(유각기에 저항과 입각기의 압축), 도수 접촉은 양쪽 하지에 같은곳에 위치한다: 치료사의 아래팔이 골반의 대각선상

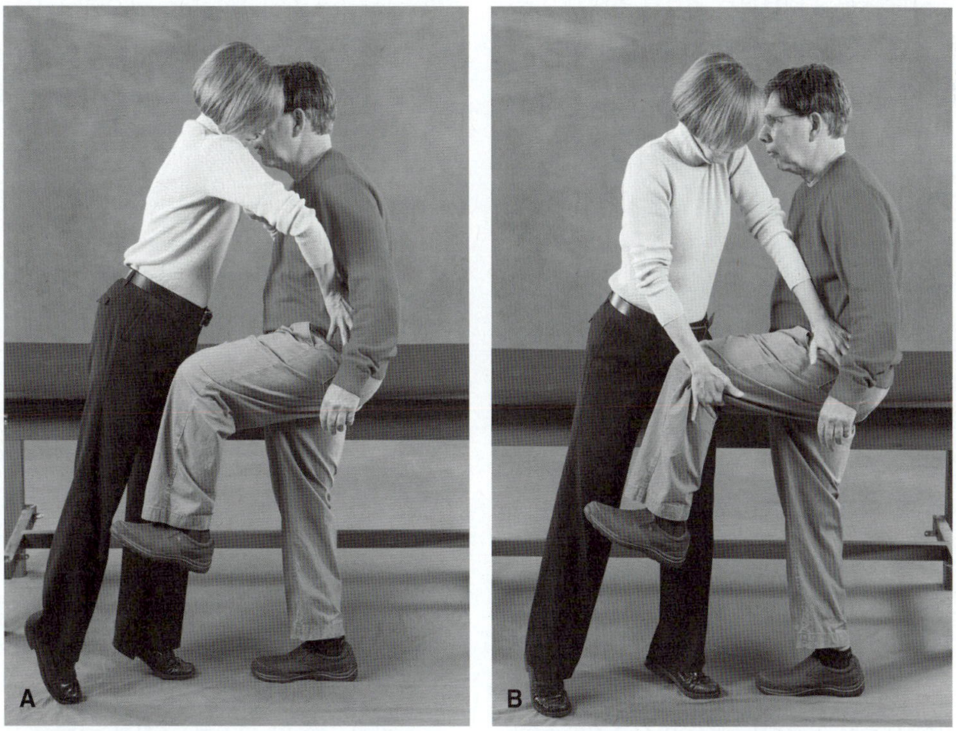

그림 11.2 보행의 유각기와 입각기의 구성요소를 촉진하기 위해 높은 스텝핑을 이용할 수 있다.
(A) 입각기 다리 쪽 골반 뒤쪽내림과 유각기 다리쪽 골반 앞쪽올림의 촉진.
(B) 유각기 다리쪽 골반의 앞쪽올림을 촉진과 엉덩관절 굽힘을 증가시키기 위해 도수접촉을 제공한다.

(즉, 환자의 뒤꿈치 방향으로 향한다)에 위치하게 하고 엉덩뼈능선의 위쪽과 앞쪽에 위치한다. 구두 명령은 다음과 같다: *"당신의 앞쪽 다리로 체중을 이동하세요. 그리고 뒤쪽 다리를 높게 들어올려 앞으로 내딛으세요"*.

앞으로 걷기와 뒤로 걷기

높은 스텝핑 이후의 진행은 앞으로 걷기와 뒤로 걷기를 연습을 포함한다. 적절한 타이밍과 순서에 초점을 맞추고, 입각기 다리에 대한 앞쪽과 대각선 방향의 체중 이동 또는 뒤쪽과 대각선 방향의 체중 이동부터 시작한다. 골반과 다리의 협응적 움직임 패턴을 촉진하는 것은 모든 보행 훈련 활동뿐만 아니라 중재의 중요한 관점이다. 이러한 과정은 움직임 순서를 앞쪽 또는 뒤쪽으로 지속적이며 반복적으로 이루어져야 한다.

임상 노트 : 효율적인 보행 주기에 의해 발생한 BOS는 상대적으로 좁은 편이고, 신체가 앞쪽으로 전진할 때 최소한의 COM 가쪽이동이 일어난다. 균형의 감소로 인해 넓은 BOS로 적응하면, 치료사는 이동 훈련을 할 때 체중이 가쪽으로 더 많이 움직여야 할 필요가 있음을 알아야 한다. 균형이 향상되면, 치료사는 보행의 효율성을 향상시키기 위해 좁은 BOS로 되돌아오는데 집중해야 한다. 부가적으로, 초기 이동 훈련의 대부분은 속도를 줄여서 수행하며, 정상 보행에서 발생하는 모멘텀의 이점을 줄여 정상 보행이 발생하도록 하며, 부가적으로 BOS를 조금씩 늘리게 한다. 이러한 변화는 움직임과 균형의 요구도를 증가시킨다. 이는 이동 훈련 동안 도수 촉진을 사용할 때 효율적인 체중 이동과 체중 수용을 촉진하는데 사용한다.

움직임을 유도하고 잃어버린 구성요소를 촉진하기 위해 도수접촉을 사용할 수 있다. 예를 들어, 뒷당김되고 올림된 골반이 존재할 때(일반적으로 뇌졸중 환자와 다리 경직을 가진 환자에게 나타나는), 치료사는 유각기 동안 손을 양쪽 골반의 가쪽, 위쪽 및 약간 앞쪽에 배치함으로써 골반의 앞쪽올림을 촉진하고, 입각기 쪽으로 압축과 유각기 쪽의 앞쪽올림의 촉진/저항을 적용할 수 있다. 뒤로 걷기를 위해, 치료사는 엉덩관절 폄을 촉진하기 위해 손을 볼기 근육과 뒤쪽 허벅지 위에 배치할 수 있다. 입각기 다리의 체중 수용을 촉진하기 위해 골반을 통한 압축을 이용할 수 있다. 이런 압축은 입각기 다리의 무릎이 젖힘되는 것을 막아주기도 한다. 앞으로 걷기를 위한 구두 명령은 다음과 같다: *"체중을 앞쪽으로 이동하고, 한 발을 내딛으세요"*. 뒤로 걷기를 위한 구두 명령은 다음과 같다: *"체중을 뒤쪽으로 이동하고, 한 발을 뒤로 내딛으세요"*.

앞으로 걷기와 뒤로 걷기의 활동을 진행하기 위해, 치료사는 다음을 할 수 있다:

- 도수 촉진의 양을 감소시키고, 능동 조절에 대한 요구를 증가시킨다.
- 평행봉 안에서의 걷기에서 평행봉 옆이나 벽 옆에서의 걷기, 또는 평지에서의 걷기로 진행함으로써 환경을 바꾼다(보조의 수준을 감소시킨다).
- 초기의 감소된 보폭길이에서 점차 정상적인 보폭길이로 증가한다.
- 초기의 감소된 보행속도에서 정상 보행속도로 속도를 증가한다.
- BOS를 수정한다: 양 발을 약간 벌린 상태에서 양 발을 모은 상태로, 정상적인 벌림, 그리고 일자 걷기로 진행한다. 비록 넓은 BOS가 안정성을 제공하지만, 체중 이동에 대한 요구를 증가시킨다.
- 환자에게 동작을 멈추거나 시작하게 하고, 또 회전하는 연습을 하게 함으로써, 가속이나 감속에 변화를 준다.
- 걸어가면서 이야기하고, 걸어가면서 머리를 돌림하고(오른쪽, 왼쪽, 또는 위 아래로), 쟁반 위에 물잔을 들고 걷거나, 또는 공을 리바운딩하면서 걷는 이중과제를 수행한다.
- 다음을 통해 환경을 바꾼다: (1) 평지에서 카펫이나 불규칙한 지면으로 보행 지면을 바꾸어 줌, (2) 길을 건너가는 시간 등과 같은, 예상 타이밍 요구, 그리고 (3) 목표 지향적인 여가활동이나 작업 조건을 포함.

임상 노트 : 팔 굽힘근에 경직이 있으면, 근육을 길게 늘이거나 억제 패턴을 이용한 지속적인 신장을 이용해 이것을 감소시킬 수 있다. 초기에 치료사는 팔을 느리게 움직이다가 부드럽게 회전하면서 길게 늘인다. 완전한 가동범위가 달성되면, 치료사는 억제 패턴(어깨관절 폄, 약간의 모음, 가쪽돌림/팔꿉관절 폄/ 손목과 손가락의 폄 등의 자세)을 이용하여 신장된 자세를 유지한다.

머리/몸통의 적절한 조절과 함께 똑바른 자세 정렬은 보행시 적절한 균형을 위해 중요한 역할을 한다. 만약 엉덩관절과 무릎관절의 굽힘근 단축과 엉덩관절 폄근의 약증이 존재한다면, 조절된 가동성 결함 전에 가동성 결함을 치료하는 문제가 관리 계획안에 포함되어야 한다. 뒤굽음증 자세를 가지고 있고, 지속적으로 아래쪽을 쳐다보는 환자는 앞으로 걷기 진행에 어려움을 가지고 있다. 자세를 수정해야 한다. 환자에게 표적물을 앞에 제시하고 이것을 쳐다보도록 지시한다. 수직 보행 지팡이도 보행 동안 올바른 자세를 유지하는데 도움을 줄 수 있을 것이다.

저항성 진행

저항성 진행은 몸통, 골반 및 다리 등의 움직임을 촉진시키는 이상적인 기법이다. 치료사는 환자의 앞쪽이나 뒤쪽에서 선 자세를 취한다(그림 11.3). 환자가 앞쪽으로 움직일 때 적절한 저항의 적용과 촉진을 위해, 치료사는 환자의 앞쪽에 위치하여 환자의 움직임과 반대되는 움직임을 거울에 비친 동작처럼 한다. 치료사는 자신의 양손을 골반의 가쪽, 위쪽 및 약간에 배치하여 환자의 앞쪽 전진에 대항하여 적절한 저항을 제공한다. 치료사의 아래팔은 엉덩관절의 굽힘과 골반의 앞쪽올림에 적절한 저항을 정확하게 주기 위해 골반 앞쪽올림의 대각선 방향과 일직선되게 배치되어야 한다(그림 11.3A). 만약 아래팔이 아래로 떨어져 지면과 평행하게 되면, 이때의 저항은 원하지 않는 몸통 굽힘 반응을 촉진시켜 비효율적인 보행을 유발할 것이다. 치료가 환자의 뒤쪽에 위치하여 환자의 앞쪽 전진에 저항을 줄 때도 동일한 도수접촉과 저항 방향이 사용되어야 한다. 저항은 골반과 하지 움직임의 적절한 움직임을 유발하도록 적절하게 적용되어야 한다. 안정화 반응을 유도하기 위해 입각기 다리에 체중이 수용될 때 골반의 위쪽에서 압축이 적용될 수 있다(그림 11.3B). 유각기 다리의 골반 움직임을 시작하는데 필요한 골반 앞쪽올림의 빠른 신장을 적용할 수 있다. 전반적인 타이밍을 적절한 구두 명령과 함께 촉진할 수 있다. 앞쪽 진행에 대한 구두 명령은 다음과 같다: "*오른다리부터 앞쪽으로 내딛으세요*" 뒤쪽 진행을 위한 구두 명령은 "*왼다리부터 먼저 뒤쪽으로 내딛으세요*".

적신호 : 치료사의 움직임이 환자의 움직임과 동기화되지 못하면, 문제가 발생할 수 있다. 활동의 속도는 치료사의 구두 명령의 타이밍에 좌우된다. 골반에 놓인 도수접촉의 타이밍 또는 양이 적절하지 않으면, 움직임의 협응이 잘 이루어지지도 않고 동기화되지 못한다. 환자는 마치 언덕 위로 올라가는 느낌이 들 것이고, 몸통의 움직임(머리가 앞으로 쏠리고 몸통 굽힘이 일어남)이 크게 일어날 것이다. 이것은 효율성 개선, 타이밍과 순서 그리고 노력의 감소와 같은 보행의 전반적인 목적 달성을 좌절시킬 것이다.

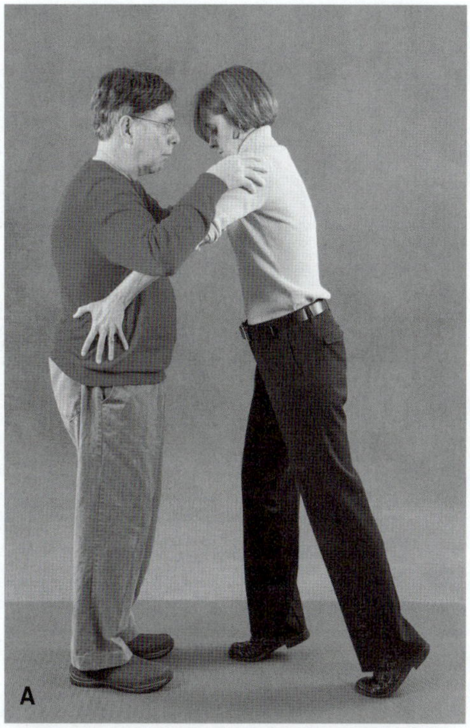

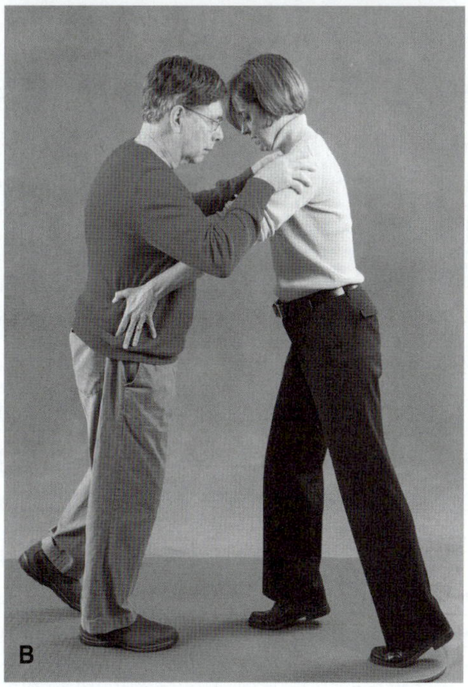

그림 11.3 저항 앞쪽 전진
(A) 편안한 서기 자세에서 시작한다.
(B) 환자가 왼팔을 앞으로 내디딜 때, 오른쪽 다리로 체중을 먼저 이동한다. 적절한 저항과 압축을 제공하기 위해 도수접촉은 골반에 위치한다.

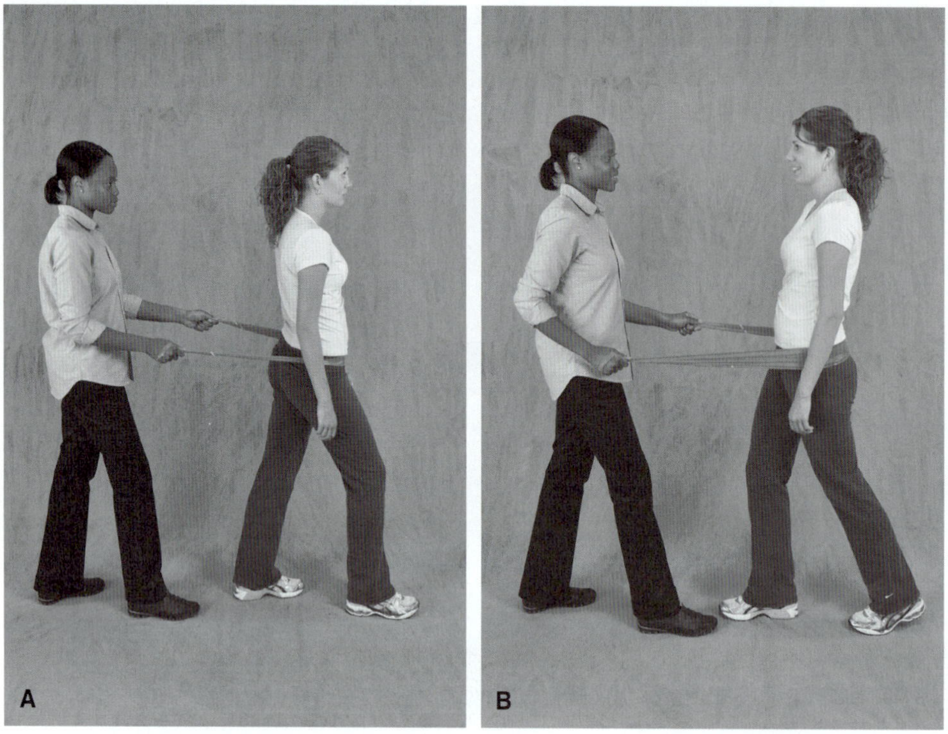

그림 11.4
(A) 앞으로 걷기와
(B) 뒤로 걷기를 할 때, 환자의 골반에 탄력저항밴드를 적용하여 저항을 제공할 수 있다.

탄력밴드로 골반 주위를 감은 다른 방법은 앞으로 걷기와 뒤로 걷기의 저항성 진행이 달성될 수 있다. 치료사는 환자가 앞으로 걷기를 할 때는 환자의 뒤쪽에 서서 골반 앞쪽올림 방향과 일직선 되게 저항밴드를 잡거나(그림 11.4A) 또는 환자가 뒤로 걷기를 할 때는 환자의 앞쪽에 서서 저항밴드를 잡는다(그림 11.4B). 나무막대를 이용해 앞쪽 진행을 촉진할 수 있으며, 상지를 통해 저항을 적용할 수 있다(그림 11.5). 상호적인 팔 스윙과 몸통 반대돌림을 촉진시키기 위해, 두 개의 나무막대를 이용할 수 있다. 치료사는 환자가 앞으로 걸을 때는 환자의 뒤쪽에 서고(그림 11.6A), 뒤로 걸을 때는 환자의 앞쪽에 선다(그림 11.6B). 치료사와 환자 모두는 나무막대를 잡는다. 치료사는 환자가 앞으로 걷거나 뒤로 걸을 때, 팔 스윙의 상호 움직임을 도와 주고 몸통 반대돌림을 유도할 수 있다. 보행 촉진을 위한 먼쪽 접촉을 사용하여(막대를 잡은 상태), 치료사는 몸통과 어깨뼈와 상지의 움직임 뿐만 아니라 하지와 골반의 몸통 움직임의 적절한 타이밍과 순서를 촉진하고 관찰을 지속적으로 해야 한다. 상지를 이용한 몸통 돌림의 촉진은 주로 몸통 돌림과 상지 흔듦이 감소된 파킨슨병 환자를 위한 활동으로 사용할 수 있다.

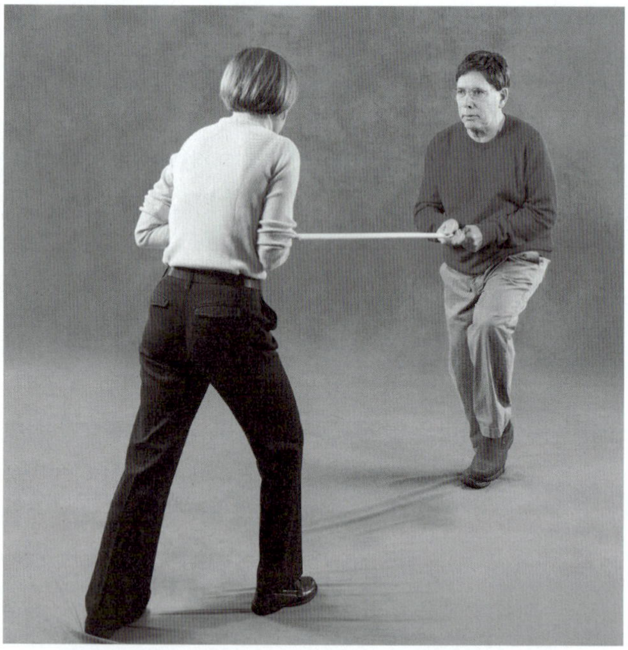

그림 11.5 나무막대를 이용한 앞쪽 저항 진전: 물리치료사와 환자가 나무막대를 잡는다.

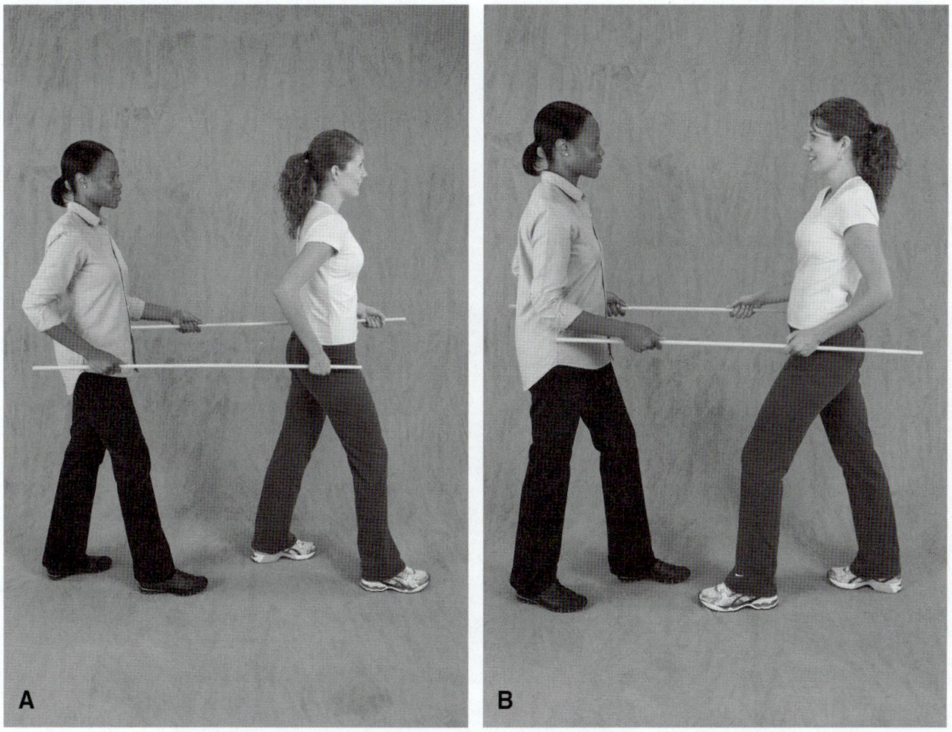

그림 11.6 환자와 물리치료사는 양손에 각각의 나무막대를 잡고, (A) 앞으로 걷기와 (B) 뒤로 걷기를 할 때 팔의 스윙과 몸통의 반대돌림을 촉진시킬 수 있다. 치료사는 이런 방법을 통해 환자의 팔 스윙과 몸통 반대돌림을 유도할 수 있다.

결과

운동조절 목표: 숙련성

기능적 기술 달성: 환자는 적절한 타이밍과 움직임 순서를 가지고 독립 보행을 할 수 있다.

적응증: 이동성 움직임의 손상된 타이밍과 순서

옆으로 걷기

옆으로 걷기는 가쪽 스텝핑 훈련의 기능적 이점을 가질 뿐만 아니라, 엉덩관절 근육의 근력과 안정성을 위한 훌륭한 활동이다. 가쪽 스텝핑은 동적 다리의 열린사슬운동 가쪽벌림과 동시에 입각기 다리의 닫힌운동사슬 벌림(안정성)에 관여한다. 동적 다리가 적절한 체중 이동과 체중 수용을 한 후, 반대측 다리를 첫 번째 다리 옆에 붙인다("발 모으기"). 동적 다리와 정적 다리의 벌림근이 활성화한다(골반을 수평으로 유지하기 위해). 가쪽 스텝핑은 한정되거나 복잡한 지역뿐만 아니라 올림된 지면(부엌, 기립 책상)에서 작업할 때 기능적으로 중요한 역할을 한다. 그러나 에너지 비용이 비교적 높은 편이고, 치료 계획시에 고려되어야 한다.

저항성 진행

가쪽 스텝핑 시 저항성 진행을 적용하기 위해, 치료사는 BOS를 넓게 하고 환자의 벌림되는 다리 옆에 위치한다(그림 11.7A). 환자가 입각기 다리쪽으로 체중을 이동한다(벌림하는 다리에 체중을 줄임[그림 11.7A 참조]). 치료사는 벌림하는 다리의 골반에 도수저항을 적용하고, 환자는 동적 다리를 벌림함으로서 가쪽으로 스텝핑한다(그림 11.7B). 그런 다음 그 쪽 다리로 체중을 이동한다(그림 11.7C). 엉덩관절을 굽힘(일반적인 보상 동작)하는 동안 엉덩관절의 경미한 폄과 함께 벌림을 촉진하는 것은 중요하다. 그 다음, 반대쪽 다리를 모음한다(그림 11.7D). 치료사와 환자가 마주 보면서 나무막대를 마주 잡은 상태에서 가쪽 스텝핑을 연습할 수도 있다(그림 11.8). 구두 명령은 다음과 같다: "*옆으로 발을 내딛으세요. 다리 옆에 반대측 다리를 붙이세요. 계속 이런 식으로 옆으로 걸어가세요.*"

임상 노트 : 치료사는 치료사의 발을 환자의 발/발목 뒤 옆쪽에 직접적으로 위치하여 하지의 약간의 폄과 벌림에 저항을 주어 적용할 수 있다.

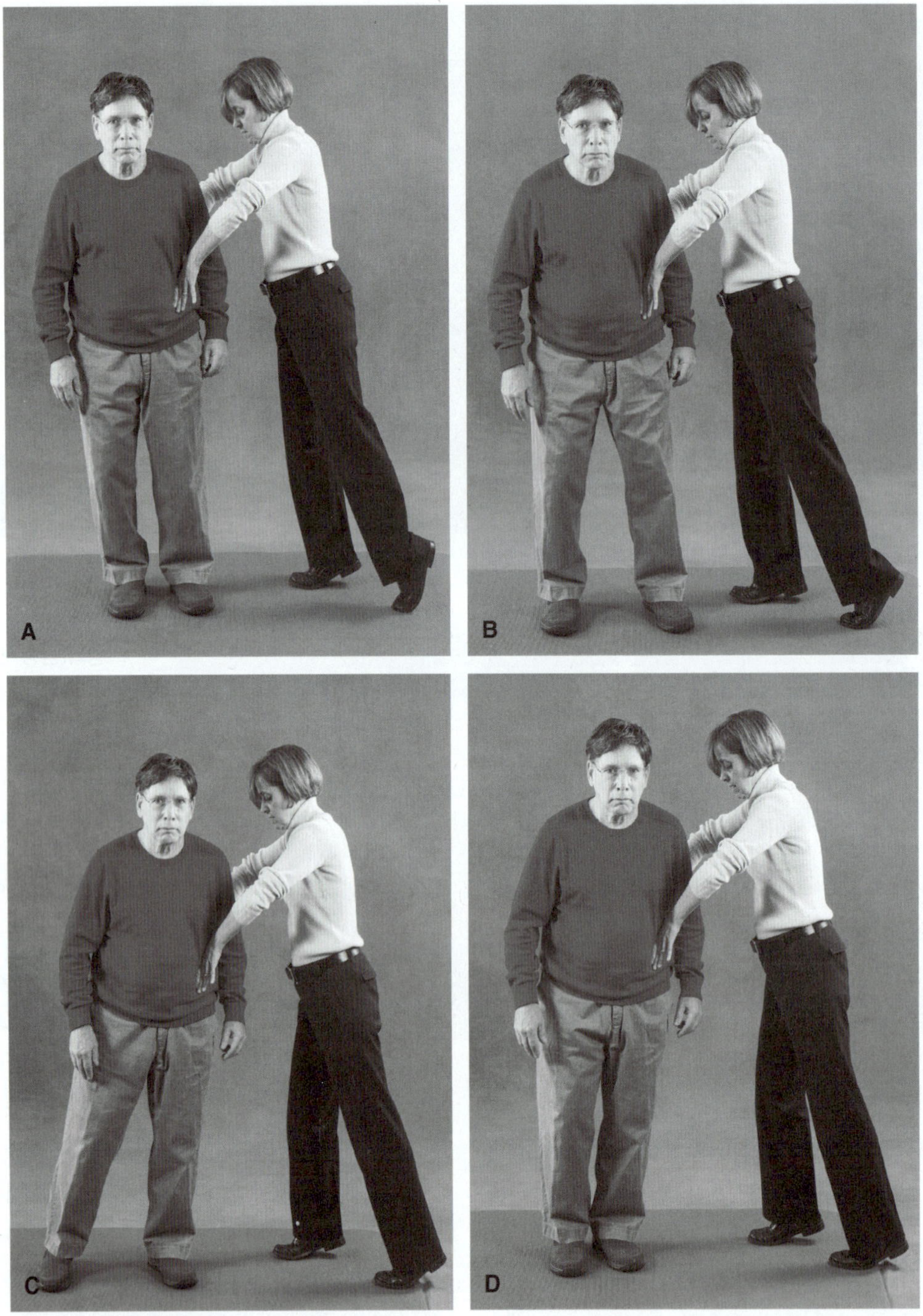

그림 11.7 저항 진전을 적용한 옆으로 걷기
(A) 환자는 가쪽 스텝핑을 하기 위해, 오른쪽 다리 쪽으로 체중을 이동한다.
(B) 환자는 왼쪽 다리를 벌림한다.
(C) 그런 다음 체중을 왼쪽 다리 쪽으로 이동한다.
(D) 그 다음 환자는 오른쪽 다리를 왼쪽 다리 옆에 붙인다.

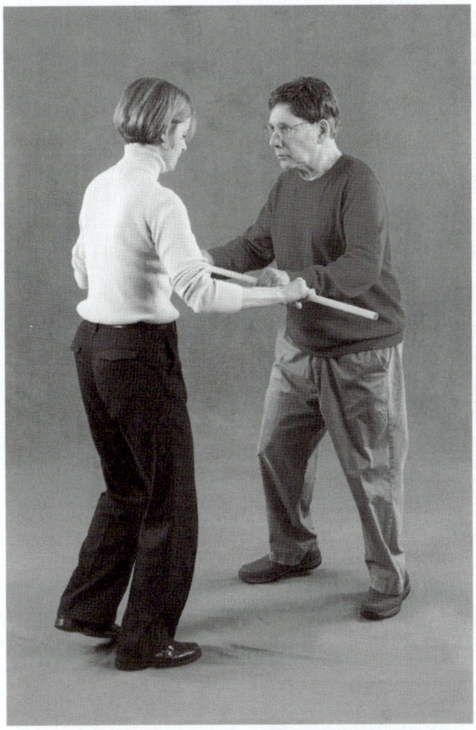

그림 11.8 환자와 물리치료사는 나무막대를 마주 잡고, 오른쪽으로의 가쪽 스텝핑.

교차 스텝핑

교차 스텝핑은 동적 다리를 벌림하여 가쪽 스텝핑을 하고 반대측 다리를 원래의 다리의 앞쪽으로 배치하는 것으로 구성한다. 이때의 강조점은 동작을 수행하는 동안 골반 높이를 유지하는 것이다. 지속적인 움직임 순서를 허용하기 위해 이런 움직임을 계속 반복한다. 치료사는 환자 뒤쪽에 서서 골반에 도수접촉을 한 후, 환자의 움직임을 유도하고 촉진한다. 진행의 한 방법으로서, 치료사는 환자의 골반과 하지에 도수접촉하여 저항(저항성 진행)을 적용하기도 한다. 이러한 활동은 엉덩관절 벌림근을 강화하며, 환자의 균형과 협응성 강조를 제공하게 된다. 구두 명령은 *"옆으로 걷고, 왼쪽 다리부터 시작하세요. 그런 다음 오른쪽 다리 앞쪽으로 왼쪽다리를 가져가세요. 그런 다음 다시 오른쪽 다리를 옆으로 걷기를 하고, 다시 왼쪽 다리를 오른쪽 다리 앞으로 가져가세요"*.

다리 꼬면서 걷기(Braiding)

환자는 편안한 서기 자세에서 시작하고, 치료사는 환자가 움직이는 방향과 같은 쪽에 위치한다(그림 11.9A). 치료사는 입각기 다리에 압축을 적용한다. 환자는 가쪽 스텝핑을 하고(그림 11.9B), 그 다리 위로 체중을 이동한다(그림 11.9C). 반대쪽 다리의 앞쪽다리를 지나 다리를 교차한다(그림 11.9D). 그 다음, 또 다른 가쪽 스텝핑을 하고, 이번에는 첫 번째 다리의 뒤쪽으로 교차한다. 지속적인 움직임 순서를 허용하기 위해 이런 움직임을 계속 반복한다.

다리를 꼬면서 걷기는 많은 환자들이 배우기 어려워하는 매우 높은 협응 기술이다. 치료사는 환자 앞에 위치하여 환자의 바람직한 걷기 학습을 도와줄 수 있다. 처음에는 수정된 네발서기처럼, 환자는 가벼운 도수접촉을 필요로 할 것이다. 치료 테이블, 평행봉, 또는 벽들이 환자의 지지를 도와줄 수 있다.

다른 방법으로서, 치료사가 환자에게 가벼운 접촉성 지지를 제공할 수 있다. 즉, 치료사가 환자 앞에 서서, 환자가 자신의 양쪽 손을 부드럽게 치료사의 손 위에 두는 것을 허용할 수 있다. 지지를 제공해 주기 위해, 치료사와 환자는 나무막대를 수평으로 잡는다(그림 11.10). 이런 활동을 위해, 환자와 치료사는 서로 마주보고 하나의 몸처럼 움직인다. 지속적인 움직임 순서를 유지하기 위해 구두 명령은 다음과 같다: *"발을 옆으로 내딛으세요. 그 다음 다리를 교차하세요. 다시 다리를 옆으로 내딛으세요. 이번에는 뒤쪽으로 다리를 교차하세요"*.

저항성 진행

물리치료사는 환자 뒤쪽에 서고, 환자의 움직임과 같은 방향으로 약간 더 옆쪽에 위치한다. 환자가 다리를 꼬면서 옆으로 걷기를 할 때, 치료사는 환자와 같은 타이밍과 순서로 움직인다. 옆으로 걷기의 진행에 대한 저항을 유지하기 위하여 치료사의 한 손은 환자의 골반 가쪽면 또는 다리 벌림에 부드러운 저항을 유지해야 한다. 저항은 적절한 골반과 다리 움직임의 적절한 타이밍을 촉진할 수 있도록 가볍게 적용되어야 한다. 필요하다면, 골반에 빠른 신장기법을 적용하여 골반 움직임의 시작을 촉진할 수도 있다.

결과

운동조절 목표: 숙련성

기능적 기술 달성: 환자는 복잡한 교차 스텝핑 패턴(가쪽 스텝핑, 교차 스텝핑, 다리꼬면서 걷기 등)을 이용해 독립적으로 보행할 수 있다.

적응증: 똑바른 자세 조절과 함께 아래쪽 몸통 돌림, 골반 패턴과 다리 패턴을 촉진하기 위해, 그리고 균형을 위한 보호적 스텝핑 전략을 촉진하기 위해.

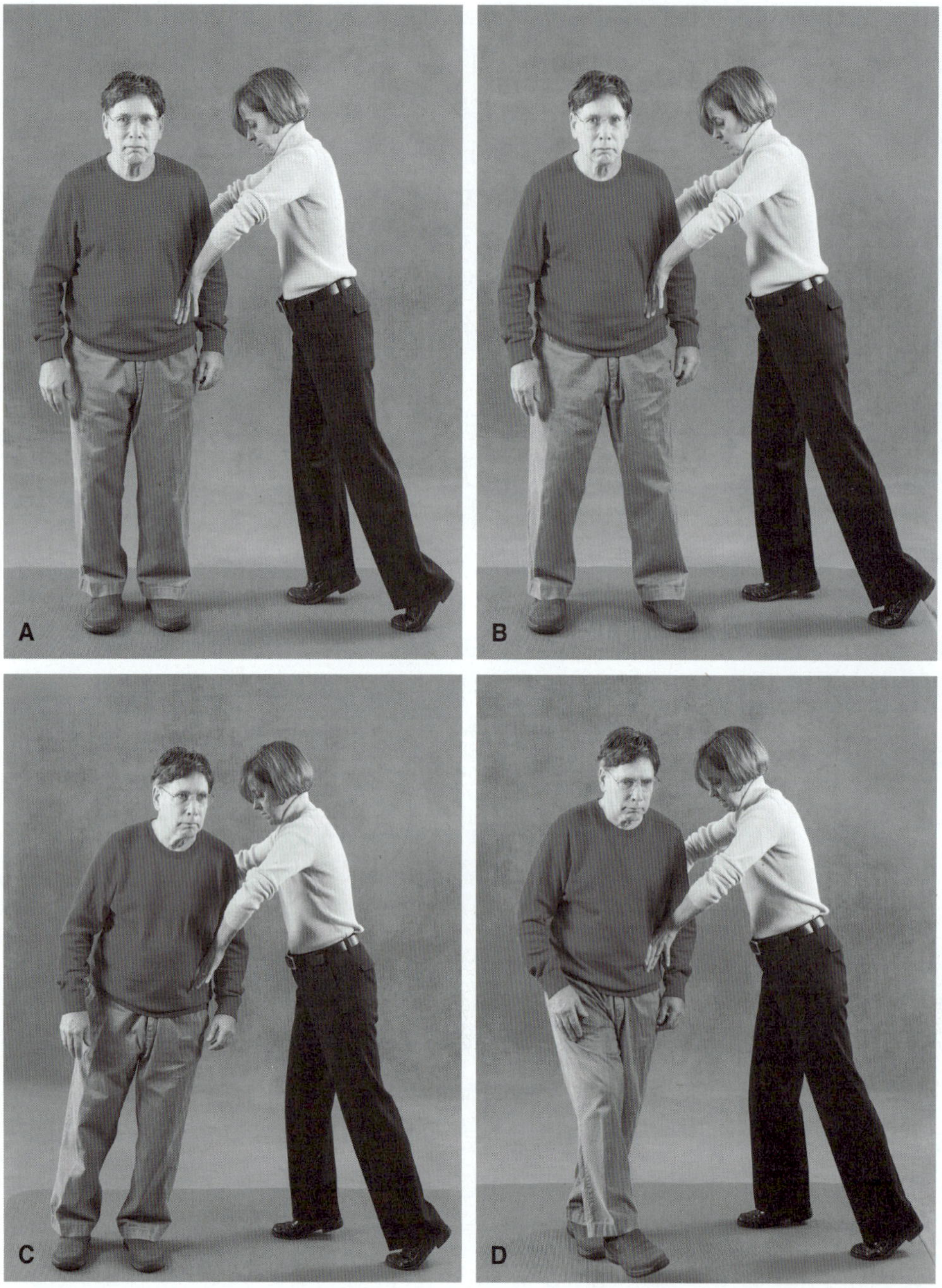

그림 11.9 다리를 꼬면서 걷기
(A) 환자는 편안한 서기 자세를 취한다.
(B) 환자는 왼쪽 다리를 옆으로 내딛는다.
(C) 환자는 체중을 왼쪽 다리로 이동한다.
(D) 그 다음, 오른쪽 다리를 앞쪽으로 움직여 반대쪽 다리의 앞쪽으로 지나가게 움직인다. 압축기법은 입각기 다리를 통해 적용된다.

임상 노트 : 비록 보행 속도를 감소시켜 초기 수준의 이동 훈련에 이용하지만, 속도의 감소는 보행시 나타나는 모멘텀의 정상 요소를 변화하여 더 많은 가쪽 체중 이동을 요구하게 한다. 이는 균형 유지에 더 많은 노력을 요구하게 한다. 보행 속도가 증가하면, 타이밍과 조절의 요건도 증가할 것이다. 일반적으로, 노인은 젊은 사람에 비해 보행 속도가 떨어진다.[14,15] 그러나 보행 속도의 감소는 개인에 따라 큰 차이를 보일 수 있다.[16] 느린 보행 속도는 다양한 요소와 관련이 있다. 이러한 것은 분절간 협응성, 감소된 신경근육조절의 적응성,[17] 감소된 정보처리,[18] 그리고, 신체 구성 등의 변화[19]가 있다. 또한, 근위축과 약증,[20,21] 감각 감소,[22-24] 기존의 질병(예, 심혈관 문제, 퇴행성 관절) 및 2차적인 생활스타일 요소는 영양, 피트니스 및 체중 등과 같은 건강과 웰니스에 영향을 준다.

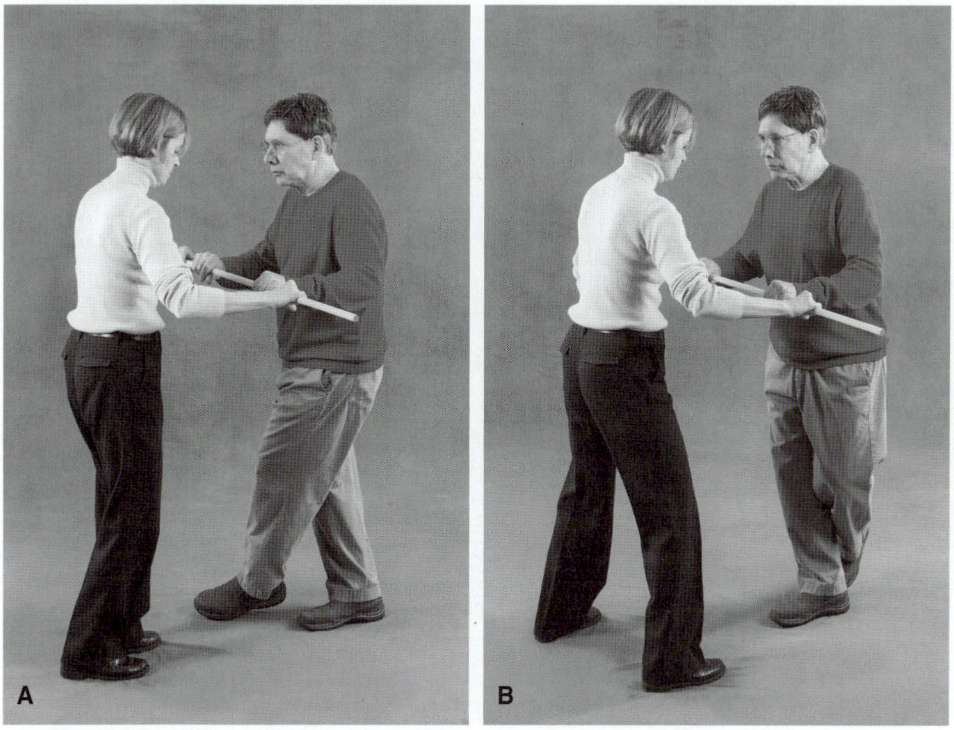

그림 11.10 다리를 꼬면서 걷기 환자와 물리치료사는 함께 나무막대를 잡으면서 지지를 한다. 환자와 물리치료사는 마주보고 서서 옆으로 움직인다. 사진에서는 볼 수 없지만, 시작은 편안한 서기자세에서 이루어진다. 환자는 교대로 한번씩
(A) 동적다리를 반대쪽 다리의 앞쪽으로 교차하고, 그 다음에는
(B) 반대쪽 다리의 뒤쪽으로 교차한다.

계단 오르내리기 Ascending/Descending Stairs

효율적인 계단 오르기는 계단 위로 발을 올려놓는(step-over-step) 패턴을 포함한다. 환자는 체중을 입각기 다리 쪽으로 이동한 후, 동적 다리를 들어 계단 위에 올려놓는다. 그런 다음, 계단 위의 동적 다리의 엉덩관절과 무릎관절을 폄할 때, 그 다리로 체중을 이동시키고, 몸을 들어올린다. 넙다리네갈래근과 볼기 근육의 활동이 몸을 들어올리는데 작용을 한다. 동적 다리의 골반 앞쪽올림과 입각기 측 다리의 골반 뒤쪽 내림의 상호작용이 다리를 계단 위로 올리는데 중요한 역할을 한다. 팔로 계단 난간을 잡은 것은 훈련 초기 때 일반적으로 필요하다. 하지만, 환자는 계단을 올라갈 때 난간을 지지만 해야지 잡아당겨서는 안된다. 진행은 가벼운 팔 지지에서 팔 지지를 사용하지 않는 쪽으로 이루어진다. 저항성 진행 동안 치료사의 손을 골반의 가쪽, 위쪽 및 약간 앞쪽에 배치하여 보조/저항을 위해 사용할 수 있다. 구두 명령은 다음과 같다: "*한쪽 다리 위로 체중을 이동한 후, 다리를 올리고, 체중을 올린 다리쪽으로 이동하세요, 그리고 계단 위로 밀면서 올라가고, 뒤쪽 다리를 가지고 오세요*".

효율적인 계단 내려가기는 아래 계단으로 몸을 낮추기 위해 엉덩관절과 무릎관절의 폄근을 원심성 수축하면서, 입각기 다리로 체중 이동을 비슷하게 한다. 내려가는 쪽 다리의 골반 앞쪽내림의 가동성과 조절된 가동성은 다리를 효율적이고 안전하게 보상(골반의 떨어짐, 입각기 다리의 과도한 무릎 굽힘, 내려가는 다리의 내림 조절 감소)작용 없이 내리게 하는 중요한 요소이다. 내려가는 쪽 다리가 계단에 접촉하게 하고, 체중 수용을 준비하기 위한 폄을 한 후, 환자는 아래쪽 다리 앞쪽으로 체중 이동하게 한다. 치료사는 환자가 다른 다리를 동시에 다리를 옮기기 위해 몸통을 과도하게 굽힘하거나 폄하는지를 관찰해야 한다. 이러한 순서는 여러 계단을 모두 수행할 때까지 이들 움직임을 여러 번 반복한다. 앞에서 언급한 것과 같이, 훈련 초기에는 손으로 난간을 잡고 내려가는 연습을 한다. 그 다음에는 가벼운 접촉을 하면서 내려가는 훈련을 하고, 나중에는 손으로 난간을 잡지 않고 내려가는 연습을 한다. 구두 명령은 다음과 같다: "*한쪽 다리 위로 체중을 이동한 후, 다른 쪽 다리를 아래쪽 계단으로 옮기세요. 천천히 다른쪽 다리를 계단 아래로 옮기세요*". 환자와 물리치료사는 계단 보행을 할 때 안정성을 확보한다. 활동을 연습하거나 촉진시킬 때 적절한 보호 기법을 수행해야 한다.

계단 보행을 위한 중요한 사전 활동으로는, 교각 활동, 앉기에서 서기로의 이동, 무릎 꿇기와 발꿈치 앉기로의 전환, 부분 스쿼트, 높은 스텝핑 및 스텝핑 활동 등이 있다. 초기의 계단 오르내리기 훈련은 평행봉 안에서 낮은 높이의 디딤판

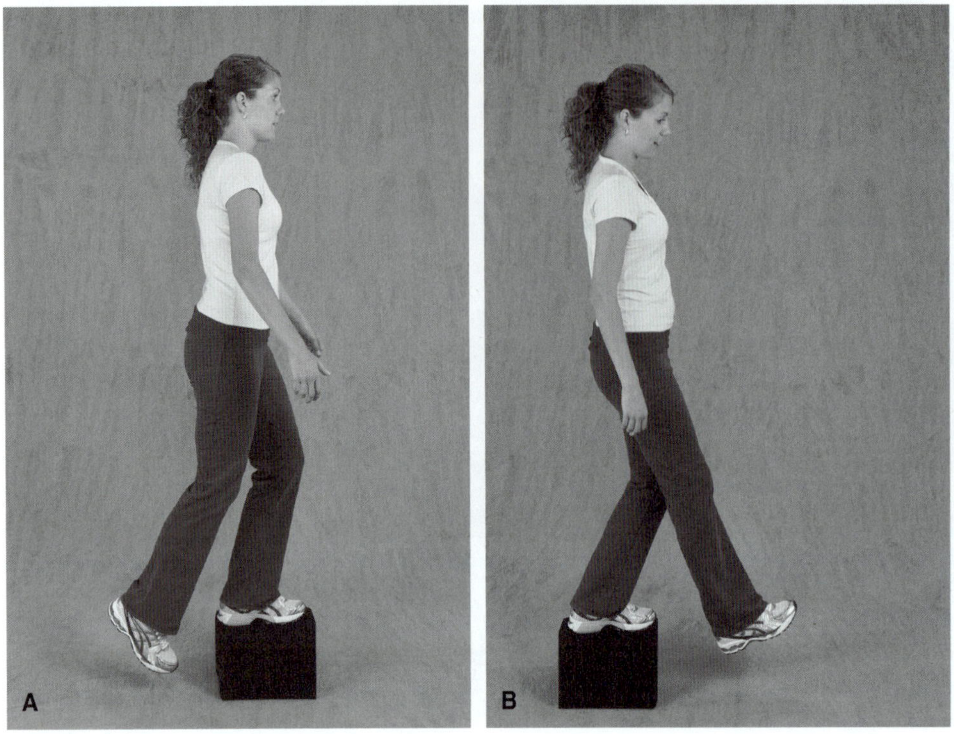

그림 11.11 디딤판 오르기와 디딤판 내려오기
계단 오르기를 준비하는 초기 연습은 환자 앞에 디딤판을 배치하여 연습하는 것이다. 환자는 먼저 편안한 서기자세를 취한다.
(A) 그런 다음, 환자는 정적 다리쪽으로 체중을 가쪽으로 이동시키고, 동적 다리인 왼쪽 다리를 디딤판 위에 올려놓고, 그 다음 오른쪽 다리도 디딤판 위에 올려놓는다.
(B) 환자는 정적 다리쪽으로 체중을 이동시킨 후, 오른쪽 다리를 먼저 아래 지면으로 내려놓는다. 진행의 한 방법으로서, 디딤판 위에 이중지지를 하지 않고 올라갔다가 바로 내려온다 (디딤판 위에 한쪽 다리만 올려놓고 내려온다).

(4인치[10㎝])을 환자 앞에 배치하여 연습하고, 나중에는 표준 높이의 디딤판(7인치[17.5㎝])을 이용한다(그림 11.11). 시중에서 판매되고 있는 작은 에어로빅 스텝이 이 중재에 적합할 것이다. 이런 활동은 동적 다리의 자유로운 움직임을 위해 지지된 다리 쪽으로의 대각선 체중 이동을 필요로 한다. 필요하다면 치료사는 도수 접촉을 환자의 골반 또는 다리에 위치한 후, 다리의 움직임과 체중 이동 시 보조를 제공한다. 계단 오르기와 내려오기의 연습 동안, 환자가 양손을 깍지끼고, 앞으로 뻗는 것이 초기에 앞쪽으로 체중을 이동하는데 도움을 줄 것이다(이런 자세는 팔의 경직을 억제하는 효과가 있다). 필요하다면, 치료사는 체중 이동을 앞쪽으로 하는 동안 허벅지 아래쪽에 도수접촉 하여 넙다리네갈래근을 촉진하여 무릎의 폄을 도와줄 수 있다. 계단을 내려갈 때, 치료사는 정확한 발배치를 유도할 수 있고, 넙다리네갈래근에 감각 촉진을 제공할 수 있다.

결과

운동조절 목표: 숙련성

기능적 기술 달성: 환자는 독립적으로 계단을 오르고 내리기를 할 수 있고, 또 경계석과 같은 지역사회 구조물을 독립적으로 올라가고 내려올 수 있다.

적응증: 입각기 다리 위로 체중을 이동할 수 없고, 동시에 동적 다리를 들어 올리거나 디딤판 위에 올려놓을 수 없는 환자

임상 노트 : 엉덩관절과 무릎관절 폄근과 발바닥굽힘근에 뚜렷한 약증이 있을 때는 그들 근육이 적절한 근력을 갖기 전까지는 계단을 한 걸음 지나 한 걸음으로 움직이는 패턴의 계단 보행을 수행하지 않는다. 골반과 다리의 가동성과 조절된 가동성의 감소는 계단을 효율적으로 오르고 내려가는 것을 제한한다.

다양한 이동 과제요구를 위한 전략
Strategies for Varying Locomotor Task Demands

이동은 자동적 자세 활동으로, 신경 조절은 겉질밑 중추와 척수중추(척수 패턴 발생장치)에서 일어난다. 소뇌와 겉질은 특정 과제요구와 환경적 변화에 이동을 적응시키고, 운동 패턴을 교정한다. 지속적인 대화나 이중과제와 같은 후반기의 이동 중재전략은 자동조절능력의 향상을 촉진할 수 있다. 다양한 이동 과제 요구는 적응성과 상황 변화에 대한 저항을 달성하는데 중요하다. 이것은 과제 변화나 새로운 환경이나 변화된 환경에도 동일한 질적 이동의 숙련성을 유지하는 환

자의 능력을 의미한다. 예를 들어, 하나의 환경(예, 지팡이를 집고 실내에서의 보행)에서 새로운 이동 숙련성을 배운 환자는 다른 환경 상황(예, 쇼핑몰에서 걷거나 옥외 시설에서 걸을 때)에서도 그 숙련성을 적용할 수 있다. 학습이 과제지향적 학습이나 환경지향적 학습이기 때문에, 연습은 과제와 환경의 변화를 모두 포함하는 높은 수준으로 이루어져야 한다. 이동 시 과제요구를 변화시키는 전략의 예는 다음과 같으며, 부가적인 예는 상자 11.2에 수록되어 있다. 상자 11.3는 다양한 환경적 요구를 위한 전략을 제공하고 있다. 환자는 이들 활동으로 진행하기 전에 보행의 적절한 조절과 적절한 이동 숙련성을 보여주어야 할 것이다. 그러나 환자는 보행에서의 잔존 제한에도 불구하고, 다양한 과제 요구와 환경 요구로 진행 연습을 해야 할 필요가 있으며, 그 이유는 이들 활동이 일상생활과 이동 동안의 안전을 요구하기 때문이다. 아래에 설명되어 있는 어려움을 시도할 때 적절한 보호기법을 이용해야 하는데, 그 이유는 이들이 초기에 균형 소실을 일으킬 수 있기 때문이다.

- "*오른쪽을 쳐다보세요* ", "*왼쪽을 쳐다보세요*", "*위를 쳐다보세요*", "*아래를 쳐다보세요*"와 같은 명령에 따라 머리를 돌림하면서 걷는 연습을 한다(그림 11.12).
- "*천천히 걸으세요*", "*빠르게 걸으세요*"와 같은 명령에 따라 속도를 바꾸면서 걷는 연습을 한다.
- "*오른쪽으로 돌리세요*", "*왼쪽으로 돌리세요*", "*360° 회전하세요*", "*멈추세요*"와 "*다시 걸으세요*"와 같은 방향 명령에 따라 방향을 바꾸거나 갑자기 보행을 멈추거나 다시 걷는 연습을 한다.
- 메트로놈이나 개인 음악 장비(속도와 리듬을 증가하기 위해 행진곡)와 같은, 외부 페이스 장비를 이용해 걷는 연습을 한다.
- 타일, 나무바닥, 카펫과 같은, 다양한 실내 지면 바닥에서 걷는 연습을 한다. 난이도를 높이기 위해 지면바닥에 공기가 들어 있는 원반이나 폼 패드를 배치하여 밟고 지나가도록 한다(그림 11.13).
- 장애물을 통과하면서(장애물을 피해 가거나, 장애물을 넘어가는) 걷는 연습을 한다(그림 11.14). 또 발 배치를 향상시키기 위해 지면바닥에 격자를 그려놓고 걷는 연습을 한다.
- 다음과 같은 이중과제를 수행한다:
  - 대화를 하면서 걷거나(Walkie-Talkie 검사) 또는 인지 과제(숫자 거꾸로 세기)를 수행하면서 걷는다.
  - 공을 잡고 팔을 뻗어서 좌우로 팔을 움직이면서 걷는다(그림 11.15).
  - 세탁물 바구니나 장바구니를 들고 걷는다.
  - 가벼운 공이나 풍선을 던지고 받으면서 걷는다.
  - 공을 바운딩하면서 걷는다.
  - 무게가 있는 것(예, 식료품 카트)을 밀거나 당기면서 걷는다.
- 복도를 통과한 후, 현관문을 열고 닫는 연습을 한다.
- 걷다가 바닥에 있는 물건을 집어 들기 위해 걸음을 멈추는 연습을 한다.
- 지역사회 거리에 맞게 보행거리를 증가하거나 (예, 1,200 피트[366m])또는 신호등 건널목을 통과하기 위해 보행시간을 증가시키면서 연습한다 (예, 40 피트[12m])의 신호동 건널목에 대해, 약 2.62 ft/s[0.8m/s]).
- 다양한 조건 상태(예, 지형, 조명, 날씨 등)에서 옥외 보행을 하거나 번잡한 환경(복잡한 복도이나 병원 입구와 쇼핑몰 등)에서 걷는 연습을 한다.
- 트레드밀 위에서 보행을 멈추거나 다시 시작하는 것과 같이, 회복 전략을 연습하면서 걷는다.

임상 노트 : 걸어가면서 공 주고 받기나 물이 든 컵을 들고 걸을 때와 같이, 2차 과제(이중과제)가 주어지면 과제 난이도의 수준이 상당히 증가된다. 초기에 이런 활동들은 지속적인 인지 모니터링을 필요로 한다; 환자가 다른 곳에 정신을 집중하면, 실수가 증가하게 되고 또 정신적으로 쉽게 피로해질 수 있다. 처음에는 닫힌 환경이 좋을 것이다. 환자에게 새로운 동적 이동 과제를 제공할 때, 환자를 주의깊게 관찰해야 한다. 보행 벨트가 환자의 안전을 보장해주는 데 도움을 준다. 안전 주의의 가장 중요하고 주의깊은 관심은 환자의 자신감을 향상시킬 것이고, 또 안전한 치료를 제공하는 물리치료사에 대한 믿음을 좋게 만들 것이다.

상자 11.2 다양한 이동 과제 요구를 위한 전략

똑바른 자세 정렬

- 몸을 똑바로 세우고 걷는 연습을 한다; 치료사는 도수접촉이나 "*앞을 쳐다보고 허리를 펴세요*"와 같은 구두 명령을 통해 환자가 몸통을 똑바로 세울 수 있도록 돕는다.
- 똑바른 정렬을 촉진하고, 팔 지지, 머리 앞쪽 쏠림과 몸통 앞쪽 굽힘을 감소하기 위해 긴 막대를 이용한다(워커와 같은 보조장비의 사용이 일반적이다).
- 점진적으로 보조장비를 이용한 팔 지지에서 가벼운 터치-다운 지지로 줄인다. 그런 다음, 막대나 벽을 집고 지지하고, 맨 나중에는 아무런 지지를 하지 않는다.

발 배치/토우 클리어런스

- "*발꿈치부터 먼저 지면에 닿도록 하세요*"와 같은 구두 명령을 이용하여 발꿈치-발가락 닿기를 연습한다.
- 다리를 높게 들어 올리는 제자리 걷기를 연습하고, 그 다음 다리를 높이 드는 보행을 한다.
- 지면에 발을 내딛는 연습을 한다.[a]
- 지면에 걸음길이와 걸음넓이를 증가시키는 연습을 한다.[a]
- BOS를 변화시키면서 걷는 연습을 한다. 처음에는 넓은 BOS (8–12인치[20–30㎝]로 양 발을 벌림)에서 시작하다가 점차 좁은 BOS(2인치[5㎝] 정도로 양 발을 벌림)로, 그리고 일자형 걷기로 진행한다.
- step-to-walking 연습을 한다(즉, 한쪽 다리를 크게 걸음한 후, 반대 다리를 그쪽 다리 옆에 갔다 붙이는 보행).
- 지면 바닥에 테이프로 3인치(8㎝)정도 되는 폭의 직선 위에서 걷는 연습을 한다. 그리고 절반으로 쪼개진 폼 롤러나 낮은 균형대 위에서 걷는 연습을 한다.

한발지지와 이중지지

- 가쪽이나 대각선 방향으로 체중 이동을 연습한다.
- 골반을 돌림하면서 대각선 방향으로 체중 이동한다. 그리고 앞쪽이나 뒤쪽으로 발을 내딛는다.

앞쪽 전진과 발 떼기(push off)

- 선 자세에서 발꿈치를 들어올리는 연습을 한다; 발가락 걷기로 진행한다.
- 선 자세에서 발가락을 들어올리는 연습을 한다; 발꿈치 걷기로 진행한다.
- 구두 명령에 맞춰 보행 동안 강력한 발 떼기를 연습한다.
- 발꿈치 걷기와 발가락 걷기를 교대로 연습한다(즉, 몇 걸음은 발꿈치 걷기로 하고, 다른 몇 걸음은 발가락 걷기를 수행한다).

저항에 대항하여 걷기(저항성 진행)

- 도수저항에 이기면서 걷는 연습을 한다.
- 골반에 감긴 탄력저항밴드의 저항에 이기면서 걷는 연습을 한다.
- 수중 걷기를 연습한다(실조증 환자를 위해서는 초기에 지지를 제공해준다).

몸통 반대돌림과 팔 흔들기

- 과도한 팔 스윙을 하면서 걷는 연습을 한다.
- 긴 막대 두 개를 잡고 걷는 연습을 한다; 물리치료사는 환자 뒤에 서서 양손으로 긴 막대의 끝을 잡고, 환자는 막대의 반대쪽 끝을 잡는다.

옆으로 걷기

- 저항진전기법(도수접촉이나 저항밴드 사용)을 적용하여 옆으로 걷는 연습을 한다
- 교차 걷기나 옆으로 걷기를 연습한다.
- 교차 옆으로 걷기(braiding walking)를 연습한다.

뒤로 걷기

- 뒤로 걷는 연습을 한다.
- 뒤로 큰 걸음으로 걷는 연습을 한다(엉덩관절을 폄 한 채로 무릎관절을 과도하게 굽힘한다).

디딤판 오르기/내려오기

- 디딤판 오르기와 내려오기를 연습한다; 다양한 높이의 디딤판을 이용한다. 처음에는 낮은 디딤판(4인치[10㎝])에서 높은 디딤판(8인치[20㎝])으로 진전한다.
- 옆으로 올라가는 연습을 한다.
- 앞으로 올라가는 연습을 한다.
- 다양한 형태의 디딤판에서 연습을 한다(예, 폼패드, 절반으로 쪼개진 폼롤러, 공기가 차 있는 원반, BOSU 등).

멈추고, 다시 시작하고, 돌림하는 구두 명령

- 구두 명령에 따라 갑작스런 멈추기와 시작하기를 연습한다.
- 구두 명령에 따라 돌림을 연습한다. 처음에는 1/4만 돌림하고, 그 다음 1/2 돌림, 나중에는 완전한 돌림을 한다. 처음에는 넓은 BOS로 돌리하다가 나중에는 좁은 BOS로 돌림한다.
- 8자 걷기를 연습을 한다.

시각 입력

- 눈을 감았다가 떴다가 하면서 걷는 연습을 한다. 세 걸음은 눈을 감고, 다른 세 걸음은 눈을 뜬다.

머리 움직임

- 머리를 교대로 움직이면서 걷는 연습을 한다; 세 걸음을 걸은 후 오른쪽으로 머리를 돌리고, 그 다음 세 걸음을 걸은 후 왼쪽으로 머리를 돌린다.
- "*오른쪽을 쳐다보세요, 아래를 쳐다보세요, 위를 쳐다보세요.*"와 같은, 다양한 구두 명령에 맞춰, 머리를 움직이면서 걷는 연습을 한다.
- "*오른쪽 어깨 위를 쳐다보세요, 왼쪽 골반 아래를 쳐다보세요.*"와 같은, 다양한 구두 명령에 맞춰, 머리를 대각선으로 움직이면서 걷는 연습을 한다.

일정 시간의 보행, 속도 증가와 이동성 리듬

- 환자가 선택한 편안한 속도로 걷는 연습을 한 후, 빠른 보행 속도로 걷는 연습을 한다.
- "*천천히 걸으세요. 빠르게 걸으세요*"와 같은 구두 명령에 맞춰, 걷는 연습을 한다.
- 메트로놈이나 행진곡에 맞춰 이동성 리듬과 속도를 증가시킨다.
- 편안한 속도로 걷다가 갑자기 빠른 속도로 걷는 연습을 한다.

상자 11.2 다양한 이동 과제 요구를 위한 전략 *(계속)*

보행기간

- 휴식 시간을 짧게 한 장거리를 걷기로 진행한다.

이중과제 보행

- 이야기하면서 걷는다.
- 3초를 세면서 걷는다.
- 공을 튀기면서 걷거나 운반대를 밀면서 걷는다.

예기치 못한 동요에 대한 보상반응

- 탄력저항밴드를 이용하여 앞쪽 걷기의 저항성 진행을 적용하다가, 갑자기 저항을 제거해 버린다.
- 손에 의한 작은 외적 동요로부터 회복하면서 걷는 연습을 한다.

[a] 일부 환자에서 이러한 활동은 발바닥 마커 또는 지면의 마커 표시를 함으로서 강화할 수 있다.
하지만, 이러한 전략은 보행 중 멈추는 자세를 만드는 것과 같이 원하지 않는 노력을 만들 수 있는 것에 주의하여 사용해야 한다.

상자 11.3 다양한 환경 요구를 위한 전략

보행 지면

- 실내와 실외의 다양한 지면에서 걷는 연습을 한다.
  - 실내 바닥면: 타일, 리노륨, 카펫, 목재 바닥 등
  - 실외 지면: 보도, 콘크리트, 자갈밭, 아스팔트, 잔디밭

계단 보행

- 난간을 잡고 계단 보행을 연습한다. 진행 방법으로서 난간을 잡지 않고 계단 보행을 연습한다.
- 한 번에 한 계단씩 보행하는 연습을 한다; 진행 방법으로서, 한 번에 여러 계단을 오른다. 계단 높이와 계단의 숫자를 변경한다.

장애물

- 다음과 같은 환경내의 장애물을 피하면서 걷는 연습을 한다:
  - 다양한 높이와 폭을 가진 정적 장애물을 피하면서 걷는다(예, 디딤판 스툴, 의자, 원추꼴, 책 등). 풋 클리어런스, 걸음길이를 변화시킨다.
  - 동적(움직이는) 장애물(회전문, 엘리베이터, 에스컬레이터 등)에서 걷는다.
  - 열린 환경에서 걷는다.

경사대

- 다양한 높이의 경사대를 걷는 연습을 한다.
  - 점차적인 경사: 여러 개의 작은 디딤판을 이용한다.
  - 급격한 경사: 작은 디딤판을 대각선이나 지그재그 패턴으로 이용한다(경사가 증가할수록, 걸음길이는 짧아진다).
- 다음과 같은 경사대를 통과하는 조건:
  - 내려가는 것은 무릎 굽힘의 증가(입각기)와 발목과 엉덩관절의 움직임 증가(유각기)와 관련된다; 내려가는 동안, 최대 모멘트와 파워가 무릎에서 가장 높게 나타난다.
  - 올라가는 것은 속도, 분당 걸음수 및 걸음 길이 등의 감소와 관련된다.

열린 환경

- 복잡하고 열린 지역사회시설에서 걷는 연습을 한다(예, 복잡한 복도, 병원 로비, 쇼핑몰, 식품가게 등).
- 다음과 같은 실생활의 기능적 문제를 해결하는 연습을 한다:
  - 문을 열기 위해 당기거나 민다.
  - 식품가게 카트를 민다.
  - 자동차 이동: 자동차를 타고 내린다.
  - 버스나 다른 공공 운송수단을 타고 내린다.
  - 식품가게 바구니를 들고 다닌다.
- 익숙하지 않는 길과 장소에서 걷는 연습을 한다.
- 경계석을 올라가고 내려오는 연습을 한다.

시간 조건

- 다음과 같은 예상 시간을 고려하면서 걷는 연습을 한다:
  - 신호등 건너기
  - 움직이는 복도에서 내려오고 올라가기
  - 에스컬레이터 타고 내려오기
  - 자동문 통과하기

시각 조건

- 다음과 같은 다양한 시각적 조건 아래에서 걷는 연습을 한다:
  - 밝은 조명 아래에서 걷다가 점차 어두운 조명 아래에서 걷는 연습을 한다.
  - 조명 조건을 바꾼다(예, 실외에서 실내로)

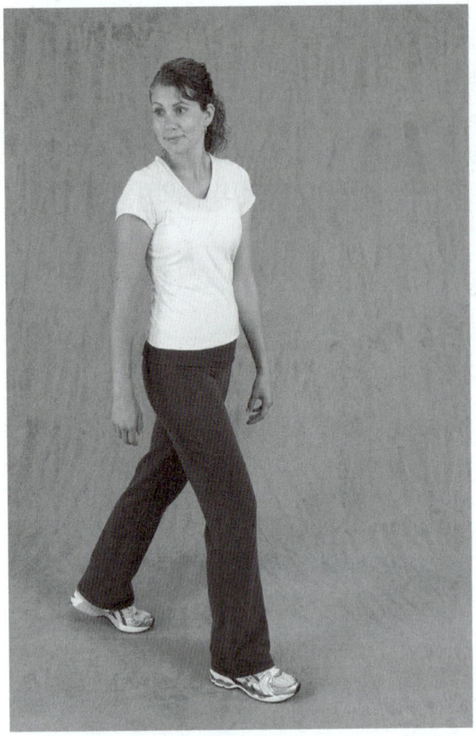

그림 11.12 걸을 때 구두 명령에 따라 왼쪽과 오른쪽으로 머리를 돌린다.(본 예시는 머리를 오른쪽으로 돌리고 있다.)
다른 방법으로는 걸을 때, 위를 쳐다보거나 아래를 쳐다보는 방법도 있다.

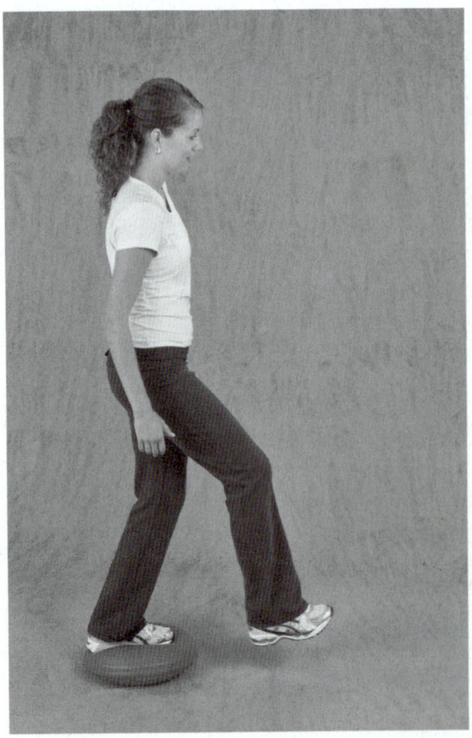

그림 11.13 지면에 원반을 배치하여 보행 지지면에 변화를 줄 수 있다. 환자는 한쪽 발로 밟고 지나간다.

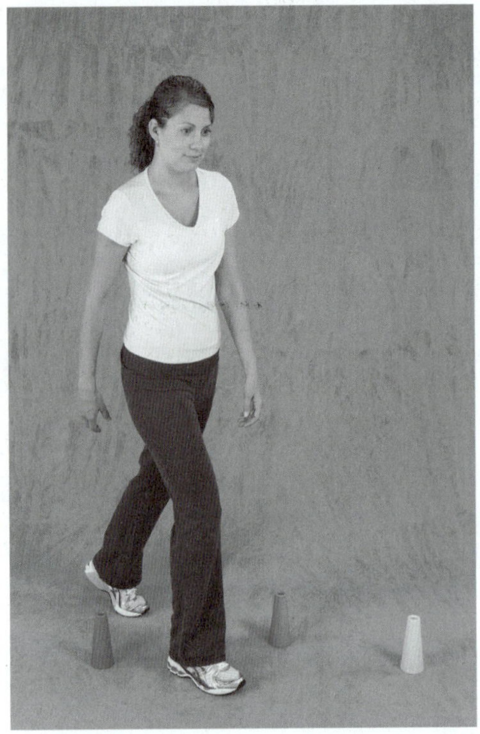

그림 11.14 지면에 놓인 장애물을 통과한다. 장애물 배치는 다양한 형태나 방법으로 이루어질 수 있다. 그림에서는 원추꼴을 사용하고 있다.

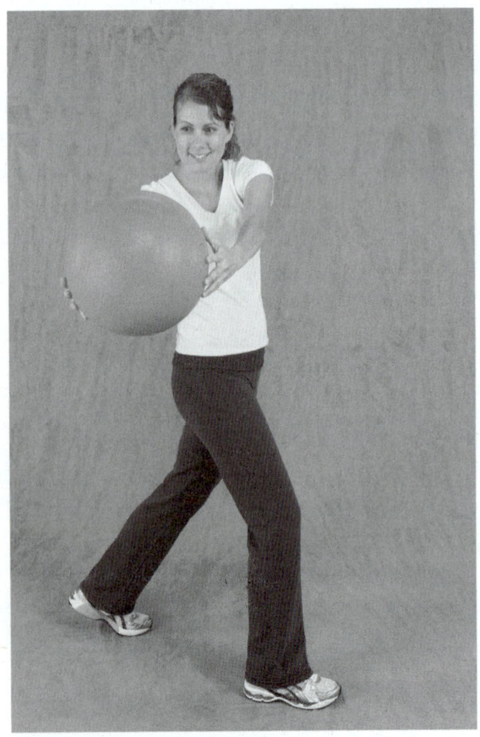

그림 11.15 이중과제 이동 활동 환자는 공을 들고 걸어가면서 팔꿉관절을 펴하고 어깨를 약 90°로 굽힘하여 공을 좌우로 움직인다.

체중지지와 트레드밀 훈련

Body Weight Support and Treadmill Training

치료사의 구두 명령과 도수접촉과 결합된, 체중지지(BWS) 시스템과 트레드밀(TM)의 이용은 이동 숙련성을 향상시키는 중요한 중재이다.[25–38] 환자의 일부 체중의 양을 오버헤드 현수 장치에 연결된 몸통 하네스로 지지하여, 환자가 자신의 일부 체중만으로 조절하게 한다.

이 시스템은 밑에 달린 고정된 바퀴를 통해 TM과 연결되어 있다(그림 11.16). 지상 이동성을 위한 진전을 하려면, 트레드밀(TM)으로부터 이 시스템을 멀리 떨어지게 위치한다. 현수 장치에 의한 체중 지지의 양은 환자가 자신의 체중을 조절하는 능력이 향상되고 발달되면 줄여준다. 또한, 현수 장치는 안전 전략(넘어짐 예방)으로 초기진행의 지지로 실제로 체중을 지지하지 않은 상태에서 독립적으로 완전한 체중지지로 진행하면서 BWS를 사용할 수 있다. 이것은 넘어짐 예방에 지나친 집중력 없이 이동 숙련성 향상에 초점을 맞추기 위해 환자와 물리치료사를 위해 안전하고 효율적인 환경을 제공한다.

체중지지(BWS) 시스템과 트레드밀(TM)을 결합한 독특한 방법은 집중적인 과제 지향적인 연습을 이용한 이동성을 촉진하는 능력이다. 이동성의 신경조절은 겉질밑중추와 척수중추(척수발생장치)에서 일어난다. 위척수감각입력 부재시 상호 이동성 패턴이 척수레벨에서 발생할 수 있다.[25]

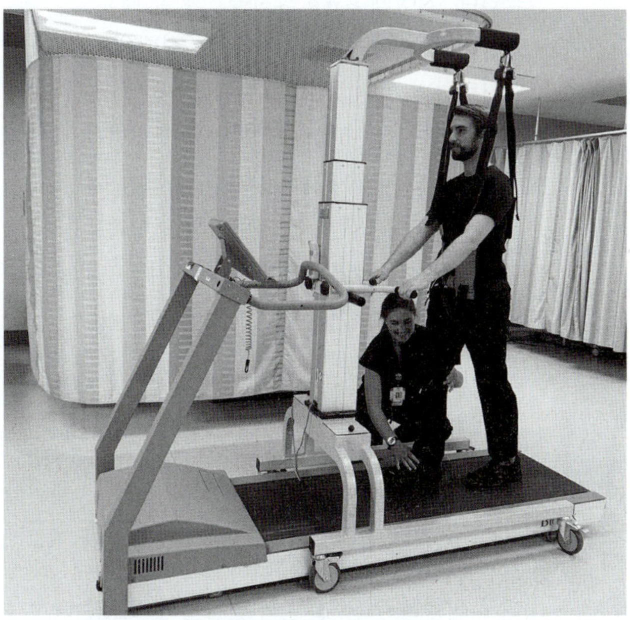

그림 11.16 트레드밀 위에 설치된 BWS 시스템
환자가 진전하면, 지상 BWS 시스템을 제거한다.

이것은 이런 접근법의 이용을 지지해 주는 중추성 개념이다. TM의 일정한 속도는 다리의 상호 이동성 패턴을 재설정하거나 강화하는데 도움을 주는 율동적 감각을 제공한다.

성공적인 초기 결과에 미치는 중요성의 하나는 이동을 위한 효율적인 움직임 전략의 촉진을 위한 치료사와 보조치료사의 핸즈–온(hands–on)의 역할이다. 체중지지(BWS) 시스템과 트레드밀(TM)은 치료사로 하여금 환자의 엉덩관절, 골반 및 다리에 적절한 저항 또는 도수 저항을 제공할 수 있도록 하고, 또 도수 보조, 감각 입력, 이동 리듬, 다리 배치, 체중 이동 및 대칭을 유도하고 조정이 가능하도록 허락한다. 유도적 움직임은 정상 보행을 하는데 도움을 주고, 또 올바른 자세와 균형을 유지하는데 도움을 준다. 적절하게 도수로 보조된 다리 움직임에 의한 감각 입력(예, 엉덩관절, 무릎관절 및 발목의 관절 고유수용성 감각; 발의 압력 수용기)은 기능–유도적 회복(function–induced recovery)을 촉진한다.[25,26] 이런 감각 입력은 보행 주기의 적절한 시간에 굽힘근–폄근 운동신경세포 고리의 촉진과 억제를 제공한다.[27] 상자 11.4는 이동 숙련성을 향상시키기 위한 TM과 BWS 사용의 잠재적 이득을 설명하였다.[28]

상자 11.4 체중 지지와 트레드밀 시스템의 장점[29]

- 완전한 체중 지지를 하기전에 다리에 대한 스텝핑과 무게감을 주는 연습을 할 수 있다.
- 보행 훈련을 치료관리 초기에 가능한 빨리 시작할 수 있다.
- 보행 주기의 특정한 요소(예, 중간 입각기, 부하 반응기; 무게가 실리지 않는 유각기와 스텝핑)를 동적 과제–특이적 전략 안에서 촉진할 수 있다.
- 강제적 스텝핑 움직임으로 인하여, 손상측 다리에 중점적인 집중과 덜 손상된 측 다리의 사용으로 "학습된 비사용(learned nonuse)"을 예방할 수 있다.
- 넘어짐의 두려움 없이 보행 훈련을 연습할 수 있는 기회를 제공한다.
- BWS의 감소와 TM 속도의 증가로 동적 균형을 강화할 수 있다.
- 다리 손상의 보상을 위한 보상적 전략(예, 팔의 지지)을 감소시킨다.
- TM의 일정한 속도는 율동적 입력을 제공하여 협응적인 상반성 보행 패턴을 강화한다.
- 엉덩관절 폄을 촉진한다.

출처: Fulk GD, Dibble L, Schmitz TJ. Strategies to improve locomotor training. In: O'Sullivan SB, Schmitz TJ, Fulk GD, eds. Physical Rehabilitation. 7th ed. F.A. Davis; 2019: 404에서 허가 받음.

체중지지와 트레드밀 훈련: 관리 전략

BWS and TM Training: Management Strategies

BWS와 TM의 이동 훈련에 대한 일반적인 지침은 다음과 같다.

- 조절 가능한 스트랩을 오버헤드 BWS 현수 시스템에 부착한다(그림 11.16 참고). BWS 장치를 TM 위에 설치하고, 치료사로 하여금 환자의 몸통/골반, 엉덩관절, 무릎관절 및 발목/발 등에 접근할 수 있도록 제공한다. 만약 환자의 문제가 양측성이라면, 2명의 치료사가 트레드밀 양쪽에 위치할 수 있다.
- BWS 시스템은 환자 체중의 일부를 지지해 준다(예, 처음에는 40%로 시작하다가 점차, 30%, 20%, 10%, 그리고 비체중부하로 진행한다). 지지되는 체중의 감소는 진행의 중요한 척도이다.
- TM 속도의 증가도 또 다른 진행의 척도이다. 처음에는 느린 TM 속도(0.52mph [0.23m/s])를 이용하다가, 환자의 이동 숙련성이 향상됨에 따라 점차 빠른 속도(0.95mph [0.42m/s])를 이용한다.
- 총 이동성 훈련시간은 30–60분을 권장하고, 휴식시간을 제공한다. 그리고 훈련시간을 점차 증가시킨다. 평균적으로, 환자 훈련은 집중적으로 이루어진다(6–12주 동안, 1주일에 5일). 그러나 손상이 심한 경우에는, 초기 훈련을 3분으로 하고, 5분의 휴식을 제공한다.[35]
- 이동 훈련을 시작한 후, 치료사는 보행을 정상화하기 위해 도수 보조를 제공한다. 예를 들어, 편측 손상일 때는 한명의 치료사가 발 위치를 보조해 주고, 다른 치료사는 올바른 자세와 골반 돌림을 촉진시키기 위해 몸통과 골반을 보조해 준다. 근육 약증, 좋지 못한 균형 및 다른 손상이 있을 경우에는, 물리치료사가 환자의 보행 전략이 효율적인지, 보행과제와 어떤 요소가 일치하는지, 그리고 어떤 요소가 일치하지 않아 수정 또는 제거하여 촉진할 것인지를 결정해야 한다. 제공되는 도수보조의 감소는 진행의 중요한 척도이다.
- 지지되는 체중의 백분율, TM 속도, 훈련 기간 및 휴식시간, 도수보조의 양과 위치 등에 대한 변수를 설정한다. 이용할 특정 전략도 결정한다. 치료 변수를 계획할 때, 다음과 같은 기본적인 지침을 고려해야 한다:
    - 팔의 체중부하는 최소로 하고, 다리의 체중부하는 최대로 해야 한다.
    - 바람직한 걸음 패턴을 보장하기 위해 적절한 도수접촉을 통한 감각 입력이 최적화되어야 한다.
    - 몸통, 골반 및 다리 움직임을 강조함으로써, 정상 보행의 운동형상학을 촉진해야 한다.
    - 회복은 최대로 일어나야 하고, 보상 움직임은 최소로 일어나거나 일어나지 않아야 한다.
    - 바람직한 움직임을 달성하고자 할 때만 도수보조를 제한적으로 이용해야 한다.
    - 상반적 움직임 패턴이 발달하기 시작하면, 체중부하의 양을 줄이고, TM 속도를 증가하고, 또는 도수보조의 양을 줄이는 쪽으로 이동 훈련을 진행시킨다. 환자가 1.0mph(0.44m/s)의 보행속도로 완전한 체중부하를 하면서 독립적으로 보행할 때까지 진행을 계속한다.[35]
- BWS를 이용한 이동 훈련에서 지상 이동 훈련으로 진행한다. BWS 시스템의 바퀴를 잠그지 않으면, BWS 장치가 움직일 것이고, 지상 훈련을 위해 TM으로부터 BWS를 제거할 것이다. TM에서 율동적 준비–정적 입력을 제거하면, 지상 보행속도를 유도할 수 있으며, 초기에는 보행속도를 감소시킨다. 치료사는 환자의 앞쪽 진행 속도와 페이스를 맞추기 위해 도수로 BWS 장치를 움직인다. 지상에 BWS 장치를 사용할 때 보조장비의 이용도 필요할 것이다. 진행을 모니터링하기 위해 똑같은 변수를 계속 이용한다: 체중지지, 속도 및 도수보조의 양를 조절한다.
- 환자는 보조장비와 BWS 없이 지상 보행으로 진전한다. 환자가 원하는 바람직한 보행속도는 환경의 요구에 따라 달라질 것이다(지역사회에서 요구되는 기능적 속도는 평균적으로 2.8mph (1.3m/s)일 것이다[39]).

임상 노트: 비록 중재 전략이 다르겠지만, 보존적 보행 훈련과 BWS-트레드밀 시스템은 공통된 원리를 공유한다. 그들 양쪽 모두는 과제 지향적이고(이동에 적합화된 과제), 목표 지향적인 훈련이고, 환자의 능력 내에서 최대로 진행될 수 있고, 반복 연습을 필요로 한다.[13] 그들은 개별 환자를 위해 최적의 이동 기능을 달성하는 공통의 목표를 공유한다.

로봇 보조 이동 훈련
Robotic assisted locomotor training

로봇 보조적 이동 훈련은 다리 움직임의 도수적 유도를 필요로 하는 개인의 요구도를 감소시키는 뚜렷한 장점을 가지고 있다.[40–45] 이러한 접근법은 TM 스텝핑 동안 개인의 관절과 안정화 조절을 제공하기 위한 컴퓨터 조절과 자동화된 보행 보조기를 포함한다. 이런 외골격 장비들은 환자의 다리를 안정화시키고, 정상 보행 운동형상학에 근접한 조절된 상반적 스텝핑 움직임을 제공한다. 지상 보행을 위해서 뿐만 아니라 BWS와 TM 훈련을 조합하여 사용할 수 있다 (그림 11.17).

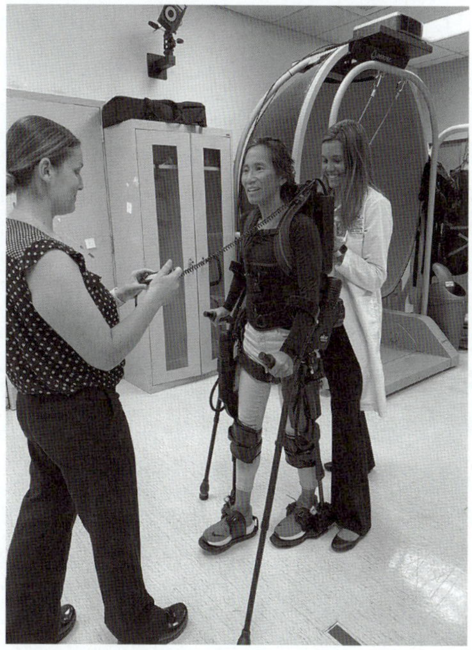

그림 11.17 자동화된 외골격(motorized exoskeletal) 보행 보조기를 이용한 지상의 이동 훈련.

결과 측정 Outcome Measures

결과 측정은 보행과 이동 숙련성을 향상시키도록 설계된 중재 효율성에 대한 중요한 근거를 제공한다. 일반적으로 사용하는 측정의 두 가지 범주는 시간을 토대로 하는 검사와 거리를 토대로 하는 검사이다. 2, 6, 12-Minute Walk 검사와 같이, 시간을 토대로 하는 검사로는 특정 시간 동안 환자에게 보행을 하도록 요구하고, 전체 거리를 측정한다.[46–52] 10 Meter Walk 검사(10MWT)나 50 Foot Walk 검사(50 FTWT)와 같은 거리를 토대로 하는 검사는 기준 거리를 정하고 환자에게 그 거리를 보행하도록 하고, 이때 걸리는 시간을 측정한다.[53–55] Timed Up & Go(TUG) 검사는 의자에서 일어서 3m 거리를 걸은 후 방향을 전환하여 원래 위치로 되돌아와서 의자에 다시 앉는데 걸리는 시간을 측정한다. 검사 동안, 피검자는 신발을 신고 정상적으로 요구되는 보조 장비를 사용할 수 있다.[56–59] Functional Independence Measure-Locomotor(FIM-L)는 Functional Independence Measure의 세부 항목으로 보행때 요구되는 보조 수준을 토대로 7점 척도를 가진다(예, 1점은 최대 보조, 7점은 장비를 사용하지 않는 독립). FIM-L은 2가지 세부척도를 가진다: 이동 능력을 측정하기 위한 보행과 휠체어 사용.[55,60]

Dynamic Gait Index(DGI)는 평지 보행 동안 노인의 보행 기능부전을 정량화하는데 이용되는 수행 도구이고, 균형과 자세조절의 난이도에 따라 반응하는 도구이다(예, 보행속도 변화, 머리 돌림, 축을 중심을 돌림하는 보행). 이것은 4점 척도(예, 3점은 보행 기능부전이 없음을 의미하고, 0점은 심한 손상이 있음을 의미한다)를 가진 8개 과제를 가지고 있고, 최대 점수는 24점이다. 19점 미만의 점수는 낙상의 위험이 있음을 의미한다.[24,61–64] Functional Gait Assessment(FGA)는 DGI의 수정 보완된 도구이다. 이것은 10개 항목을 평가하는 도구로서 원래 DGI의 7개 항목과 새로운 3개의 항목을 포함하였다. 새롭게 포함된 항목은 좁은 BOS로 걷기, 뒤쪽으로 걷기, 눈을 감고 걷기가 추가되어 있다. 이것은 4점 척도로 구성되어 있고, 최대 점수는 30점이다. 점수가 낮을수록, 손상이 더 크다는 의미를 갖는다.[65–68]

관찰적 보행 분석(OGA)은 보행 동안 수행되는 움직임의 운동형상학적 패턴을 눈으로 관찰하는 방법이다.[24] 이것은 보행 기능부전을 검사하고 기록하는 물리치료사에 의해 주로 이용된다. OGA를 조성하고 구축하는데 이용되는 측정의 예로는 Rancho Los Amigos 관찰적 보행 분석 시스템[5], Rivermead Visual Gait Examination(RVGA),[69,70] 그리고 Gait Assessment Rating Scale(GARS)[71] 등이 있다.

Modified Emory Functional Ambulation Profile(m-EFAP)은 딱딱한 지면과 카펫 위를 보행하고, "일어서서 걷는 과제"(의자에서 일어선 후 3m 거리를 걸은 후, 다시 원래 위치로 되돌아오는), 장애물 보행, 그리고 계단 보행 등 5가지 일반적 조건을 가지고 이루어진다. 각 과제를 완수하는데 걸리는 시간에다 보조장비에 할당된 요소를 곱한 값이 점수가 된다.[72,73,74] 재활 측정 데이터베이스(Rehabilitation Measures Database (https://www.sralab.org/rehabilitation-measures)는 결과 측정과 관련한 많은 자료를 제공하고 있다. 이곳에서는 재활 결과 측정의 선택과 평가를 하는 과정에서 임상가를 도와 주기 위한 표준화된 도구를 무료로 검색할 수 있도록 고안되었다.

학생실습활동 11.1은 이동 숙련성 향상을 위한 관리와 중재 전략에 초점을 둔 실습 활동의 제안을 제공하였다.

요약 SUMMARY

이동 숙련성의 향상이나 재설정은 환자가 물리치료 중재를 받는 최우선 순위이다. 이동은 환경과의 효율적인 상호작용을 지지하고 강화하는데 꼭 필요한 기능이다. 이동은 운동조절의 최고 수준이며, 많은 상호작용 시스템의 통합 기능을 필요로 한다. 보행의 기본 요건은 다음과 같다: 체중 지지, 이동 리듬, 동적 균형, 원하는 방향으로의 추진력, 그리고 과제와 환경의 변화에 대한 적응 능력 등이다. 이동 숙련성을 향상시키는 효율적인 관리 계획의 설정은 포괄적인 보행 분석과, 움직임의 영향을 주는 손상과 활동 제한 그리고 각각의 환자 개별의 적절한 중재 전략의 종류와 순서를 결정하기 위한 임상적 추론에 대한 지식을 필요로 한다. 중재의 중요한 초점은 이동 과제와 환경 요구의 변화를 통해 적응과 숙련성을 향상시키는 것이다. 끝으로, 물리치료사는 성공적인 결과를 얻기 위해 환자의 집, 지역사회, 직장 등을 고려해야 한다.

학생실습활동

학생실습활동 11.1

이동 향상을 위한 중재와 전략

목적: 이동 숙련성 향상을 위한 중재 적용을 위한 숙련성과 지식을 공유하기 위함

준비물: 공, 볼록 원반 또는 폼 큐션, 탄력성 저항 밴드와 장애물로 사용할 수 있는 몇 가지 물건(원추꼴, 플라스틱 컵, 책 등등)

학생그룹의 크기: 한 그룹에 4-6명 배치함

지침: 두 사람이 짝을 지어, 한 사람은 환자/대상자 역할을 하고, 다른 한 사람은 치료사 역할을 한다(질문에 대해 이야기하기 전에 그들의 역할을 바꾼다). 다음에 나오는 내용을 짝을 지어 연습을 하고, 모든 그룹이 모여 제시된 질문에 대한 답을 토론하고 고려할 사항을 공유한다.

1. 앞으로 걷기와 뒤로 걷기를 연습한다.
   치료사는 환자를 보호 감독하면서 환자에게 앞으로 걷도록 그리고 뒤로 걷도록 지시한다. 다음 활동을 완수한다.

- 처음에는 짧은 걸음걸이로 연습하다가 나중에는 정상 걸음길이로 증가한다.
- 처음에는 느린 속도에서, 정상적인 속도로, 그리고 빠른 속도로 보행속도를 바꾸어 준다. 진행의 한 방법으로서 트레드밀에서 걷는 연습을 한다.
- 양 발을 넓게 벌린 자세에서, 정상적인 벌린 자세로, 그리고 양 발을 함께 붙인 자세로, 그리고 일자형 걷기 자세로 BOS를 점차 좁게 만든다.
- 구두 명령에 따라 환자에게 보행을 멈추거나 시작하게 함으로써 가속과 감속을 바꾼다.
- 걸으면서 100에서 "7"씩 숫자를 계속 빼는 계산, 그리고 걸으면서 머리를 오른쪽이나 왼쪽으로 돌리는 것, 그리고 걸으면서 공을 바운딩하는 것과 같은, 이중과제의 보행을 연습한다.
- 평지에서 불규칙한 지면, 불규칙한 원반 또는 폼 큐션에서 불규칙한(외부환경) 보행 지지면을 변경한다.
- 탄력저항밴드로 저항성 진행 기법을 적용하여, 앞으로 걷기와 뒤로 걷기를 연습한다. 움직임의 방향에 따라, 치료사는 환자의 앞쪽에 서거나 뒤쪽에 서서, 저항밴드의 끝을 잡는다.
- 장애물 코스를 통과하는 걷기 연습을 한다.

질문 :

방금 연습한 이동 과제의 변화를 고려해 본다.

▲ 당신은 각 활동을 할 때 자세 안정성의 변화에 대해 무엇을 관찰하였는가?

▲ 자세 안정성에 가장 큰 영향을 준 것과 가장 영향을 주지 못한 활동은 무엇인가?

▲ 앞으로 걸을 때와 뒤로 걸을 때 이용되는 율동적 걸음 패턴들을 비교해 본다. 당신은 어떤 차이를 느꼈는가?

▲ 보행속도가 감소되거나 증가될 때, 타이밍과 조절에 있어 어떤 변화가 일어났는가?

▲ 앞으로 걷기와 뒤로 걷기를 할 때 여러 근육군들이 교대로 작용한다. 앞으로 걷기와 뒤로 걷기 동안 동적 다리의 유각기때 영향을 주는 근육들을 비교해 본다.

▲ 임상적으로 적용할 수 있는 활동은 무엇이었는가?

▲ 저항성 진행 기법을 적용하는 동안, 치료사의 움직임과 환자의 움직임이 동기화되어야 하는 중요성을 설명해 본다. 활동을 유지하기 위한 페이스를 어떻게 할것인가?

▲ 앞으로 걷기와 뒤로 걷기 동안, 팔 스윙과 몸통 반대돌림을 촉진시키는데 어떤 전략이 이용될 수 있는가?

▲ 두 번째 과제를 첨가함(이중 과제 활동)으로써 과제의 난이도를 변화시켰는가? 이중과제의 어떤 점이 인지적 모니터링을 가졌는가? 두 번째 과제의 첨가로 인해 수행의 질이 영향을 받았는가?

2. 옆으로 걷기를 연습한다.
   환자/대상자에게 옆으로 걷는 방향으로 선다. 다음 활동을 완수한다.

- 각 방향으로 옆으로 걷는 연습을 한다.
- 처음에는 천천히 옆으로 걷는 연습을 하다가, 점차 정상적 속도로 증가하여 속도 변화를 주어 걷는 연습을 한다.
- 저항성 진행을 위해 도수 저항과 구두 지시를 치료사가 제공할 수 있다.
- 탄력저항밴드를 이용한 저항성 진행 기법을 적용하여 옆으로 걷는 연습을 한다(저항밴드를 벌림하는 다리쪽의 골반 가쪽면에 위치한다).

질문:

▲ 옆으로 걷기에서 저항성 진행을 위해 사용할 수 있는 치료사의 위치, 도수접촉과 구두 지시는 무엇인가?

▲ 가쪽 스텝핑의 기능적 중요성은 무엇인가?

▲ 가쪽 스텝핑 동안, 동적 다리의 엉덩관절 벌림근에 의해 어떤 작용이 제공되는가? 그리고 정적 다리는?

▲ 속도를 감소하거나 증가할 때, 타이밍과 조절에 있어 어떤 변화가 일어났는가?

3. 교차 스텝핑을 연습한다.
   환자/대상자에게 교차 스텝핑에 대하여 설명한다. 다음 활동을 완수한다.

- 각 방향으로 교차 스텝핑을 연습한다.
- 처음에는 느린 속도로 가쪽 스텝핑을 하다가, 정상 보행속도로, 그리고 빠른 보행속도로 변화를 준다.
- 치료사의 도수저항과 구두 지시를 사용하여 교차 스텝핑을 저항성 진행 방법으로 적용한다.

질문:

▲ 교차 스텝핑에서 저항성 진행을 위해 사용할 수 있는 치료사의 위치, 도수 접촉과 구두 지시는 무엇인가?

▲ 교차 스텝핑을 사용할 때의 임상적 적응증은 무엇인가?

▲ 교차 스텝핑의 속도를 변화시켰을 때, 어떤 변화가 일어났는가?

4. 다리를 꼬면서 걷기를 연습한다.
환자/대상자에게 다리 꼬면서 걷는 방향으로 선다.
다음 활동을 완수한다.

- 각 방향으로 다리를 꼬면서 걷는 연습을 한다.
- 치료사의 도수저항과 구두 지시를 사용하여 다리를 꼬면서 걷기 연습을 저항성 진행 방법으로 적용한다.

질문:

▲ 다리를 꼬면서 걷기에서 저항성 진행을 위해 사용할 수 있는 치료사의 위치, 도수 접촉과 구두 지시는 무엇인가?

▲ 다리를 꼬면서 걷기는 많은 환자들이 배워야 할 어려운 과제이다. 치료사는 이런 새로운 기술의 학습을 어떻게 촉진할 수 있는가?

▲ 다리를 꼬면서 걷기를 이용할 때 어떤 치료적 목표가 있는가?

5. 다음 내용에 대답해 본다.

- 이동 훈련 동안, 다양한 과제 요구 변화를 위한 전략을 설명한다.
- 이동 훈련 동안, 다양한 환경 요구 변화를 위한 전략을 설명한다.
- 계단 오르기의 시작을 위한 선제조건은 무엇인가?

참고문헌 REFERENCES

1. Soh S, et al. Determinants of health-related quality of life in people with Parkinson's disease: a path analysis. *Qual Life Res*. 2013;22:1543.
2. Steptoe A, et al. Enjoyment of life and declining physical function at older ages: A longitudinal cohort study. *CMAJ*. 2014;186:E150.
3. Duncan RP, Earhart GM. Measuring participation in individuals with Parkinson disease: relationships with disease severity, quality of life, and mobility. *Disabil Rehabil*. 2011;33:1440-1446.
4. Hedman LD, et al. Locomotor requirements for bipedal locomotion: a Delphi survey. *Phys Ther*. 2014;94:52.
5. Pathokinesiology Service and Physical Therapy Department. *Observational Gait Analysis Handbook*. Los Amigos Research and Education Institute; 2001.
6. Schmidt RA, Lee TD. *Motor Control and Learning*, 5th ed. Human Kinetics; 2011.
7. Saliba VL, Johnson GS, Wardlaw C. Proprioceptive neuromuscular facilitation. In: Basmajian JV, Nyberg R, eds. *Rational Manual Therapies*. Williams & Wilkins; 1993;243.
8. Johnson G, Saliba Johnson V. PNF 1: The Functional Application of Proprioceptive Neuromuscular Facilitation, Course Syllabus, Version 7.9. Institute of Physical Art; 2014.
9. American Physical Therapy Association. Guide to Physical Therapist Practice, Version 3.0., American Physical Therapy Association, 2014. Accessed May 1, 2020. http://guidetoptpractice.apta.org.
10. Burnfield JM, Guilherme CM, Norkin CC. Examination of gait. In: O'Sullivan SB, Schmitz TJ, Fulk GD, eds. *Physical Rehabilitation*, 7th ed. F.A. Davis; 2019:228.
11. Wainwright SF, et al. Novice and experienced physical therapist clinicians: a comparison of how reflection is used to inform the clinical decision-making process. *Phys Ther*. 2009;90:75.
12. Perry J, Burnfield J. *Gait Analysis: Normal and Pathological Function*, 2nd ed. Slack; 2010.
13. Fulk GD, Dibble L, Schmitz TJ. Strategies to improve locomotor training. In: O'Sullivan SB, Schmitz TJ, Fulk GD, eds. *Physical Rehabilitation*, 7th ed. F.A. Davis; 2019: 400.
14. Himann JE, et al. Age-related changes in speed of walking. *Med Sci Sports Exerc*. 1988;20:161.
15. Forrest KY, Zmuda JM, Cauley JA. Correlates of decline in lower extremity performance in older women: a 10-year follow-up study. *J Gerontol A Biol Sci Med Sci*. 2006;61:1194.
16. White DK, et al. Trajectories of gait speed predict mortality in well-functioning older adults: the health, aging and body composition study. *J Gerontol A Biol Sci Med Sci*. 2013;68:456.
17. Chiu S, Chou L. Effect of walking speed on inter-joint coordination differs between young and elderly adults. *J Biomech*. 2012;45:275.
18. Light K. Information processing for motor performance in aging adults. *Phys Ther*. 1990;70:821.
19. Beavers KM, et al. Associations between body composition and gait-speed decline: results from the Health, Aging, and Body Composition Study. *Am J Clin Nutr*. 2013;97:552.
20. Ikezoe T, et al. Atrophy of the lower limbs in elderly women: is it related to walking ability? *Eur J Appl Physiol*. 2011;111:989.
21. Gibbs J. Predictors of change in walking velocity in older adults. *J Am Geriatr Soc*. 1996;44:126.
22. Schulte OJ, Stephens J, Ann J. Aging, dementia, and disorders of cognition. In: Umphred DA, et al., ed. *Umphred's Neurological Rehabilitation*, 6th ed. Elsevier/Mosby; 2013: 835.
23. Hunt LA, Stead A, Nijjar B. Sensory function and function related to the skin. In: Bonder BR, Dal Bello-Haas V, eds. *Functional Performance in Older Adults*, 4th ed. F.A. Davis, 2018, 129.
24. Shumway-Cook A, Woollacott MH. *Motor Control Translating Research into Clinical Practice*, 5th ed. Wolters Kluwer/Lippincott Williams & Wilkins; 2017.
25. Field-Fote EC. Spinal cord control of movement: implications for locomotor rehabilitation following spinal cord injury. *Phys Ther*. 2000;80:477.
26. Visintin M, Barbeau H. The effects of body weight support on the locomotor pattern of spastic paretic patients. *Can J Neurol Sci*. 1999;16:315.
27. Kosak MC, Reding MJ. Comparison of partial body weight-supported treadmill gait training versus aggressive bracing assisted walking post stroke. *Neurorehabil Neural Repair*. 2000;14:13.
28. Behrman A, Harkema S. Locomotor training after human spinal cord injury: a series of case studies. *Phys Ther*. 2000;80:688.
29. Brown TH, et al. Body weight-supported treadmill training versus conventional gait training for people with chronic traumatic brain injury. *J Head Trauma Rehabil*. 2005;20:402.
30. Behrman A, et al. Locomotor training progression and outcomes after incomplete spinal cord injury. *Phys Ther*. 2005;85:1356.
31. Hesse S, et al. Treadmill training with partial body weight support compared with physiotherapy in nonambulatory hemiparetic patients. *Stroke*. 1995;26:976.
32. Macko RF, et al. Treadmill exercise rehabilitation improves ambulatory function and cardiovascular fitness in patients with chronic stroke: a randomized, controlled trial. *Stroke*. 2005;36:2206.
33. Mehrholz J, Pohl M, Elsner B. Treadmill training and body weight support for walking after stroke. *Cochrane Database Syst Rev*. 2014;CD002840.pub3.
34. Salbach NM, et al. A task-oriented intervention enhances walking distance and speed in the first year post stroke: a randomized controlled trial. *Clin Rehabil*. 2004;18:509.

35. Seif-Naraghi AH, Herman RM. A novel method for locomotion training. *J Head Trauma Rehabil*. 1999;14:146.
36. Aaslund MK, Helbostad JL, Moe-Nilssen R. Walking during body-weight-supported treadmill training and acute responses to varying walking speed and body-weight support in ambulatory patients post-stroke. *Physiother Theory & Pract*. 2013;29(4):278.
37. Lucareli PR, et al. Gait analysis following treadmill training with body weight support versus conventional physical therapy: a prospective randomized controlled single blind study. *Spinal Cord*. 2011;49: 1001-1007.
38. Sullivan K, et al. Effects of task-specific locomotor and strength training in adults who were ambulatory after stroke: results of the STEPS randomized clinical trial. *Phys Ther*. 2007;87:1580.
39. Perry J, et al. Classification of walking handicap in the stroke population. *Stroke*. 1995;26:982.
40. Esclarin-Ruz A, et al. A comparison of robotic walking therapy and conventional walking therapy in individuals with upper versus lower motor neuron lesions: a randomized controlled trial. *Arch Phys Med Rehabil*. 2014;95(6):1023.
41. Lam T, et al. Training with robot-applied resistance in people with motor-incomplete spinal cord injury: pilot study. *J Rehabil Res Dev*. 2015;52(1):113.
42. Nam KY, et al. Robot-assisted gait training (Lokomat) improves walking function and activity in people with spinal cord injury: a systematic review. *J Neuroeng Rehabil*. 2017;14(1):24.
43. Esquenazi A, et al. A comparison of locomotor therapy interventions: partial body weight-supported treadmill, Lokomat, and G-EO training in people with traumatic brain injury. *PM&R*. 2017;9(9):839.
44. Furnari A, et al. Robotic-assisted gait training in Parkinson's disease: a three-month follow-up randomized clinical trial. *Int J Neurosci*. 2017;127(11):1.
45. Straudi S, et al. The effects of robot-assisted gait training in progressive multiple sclerosis: a randomized controlled trial. *Mult Scler*. 2015;22(3):373.
46. Oliver R, et al. The Six-Minute-Walk Test in assessing respiratory function after tumor surgery of the lung: a cohort study. *J Thorac Dis*. 2014;6:421.
47. Bohannon RW, et al. Comparison of walking performance over the first 2 minutes and the full 6 minutes of the Six-Minute Walk Test. *BMC Res Notes*. 2014;7:269.
48. Southard V, Gallagher R. The 6MWT: will different methods of instruction and measurement affect performance of healthy aging and older adults? *J Geriatr Phys Ther*. 2013;36:68.
49. Hanson LC, McBurney H, Taylor N. The retest reliability of the six-minute walk test in patients referred to a cardiac rehabilitation programme. *Physiother Res Int*. 2012;17:55.
50. Fulk G, et al. Clinometric properties of the six-minute walk test in individuals undergoing rehabilitation post stroke. *Physiother Theory Pract*. 2008;24:195.
51. Kosak M, Smith T. Comparison of the 2-, 6-, and 12-minute walk tests in patients with stroke. *J Rehabil Res Dev*. 2005;42:103.
52. Butland R, et al. Two-, six-, and 12-minute walking tests in respiratory disease. *Br Med J (Clin Res Ed)*. 1982;284:1607.
53. Peters DM, Fritz SL, Krotish DE. Assessing the reliability and validity of a shorter walk test compared with the 10-Meter Walk Test for measurements of gait speed in healthy, older adults. *J Geriatr Phys Ther*. 2013;36:24.
54. Lin JH, et al. Psychometric comparisons of 3 functional ambulation measures for patients with stroke. *Stroke*. 2010;41:2021.
55. Jackson AB, et al. Outcome measures for gait and ambulation in the spinal cord injury population. *J Spinal Cord Med*. 2008;31:487.
56. Podsiadlo D, Richardson S. The Timed "Up & Go": a test of basic functional mobility for frail elderly persons. *J Am Geriatr Soc*. 1991;39:142.
57. Ng SS, Hui-Chan CW. The Timed Up & Go Test: its reliability and association with lower-limb impairments and locomotor capacities in people with chronic stroke. *Arch Phys Med Rehabil*. 2005;86:1641.
58. Shumway-Cook A, Brauer S, Woollacott M. Predicting the probability for falls in community-dwelling older adults using the Timed Up & Go Test. *Phys Ther*. 2000;80:896.
59. Ayan C, et al. Influence of the cognitive impairment level on the performance of the Timed "Up & Go" Test (TUG) in elderly institutionalized people. *Arch Gerontol Geriatr*. 2013;56:44.
60. Poncumhak P, et al. Reliability and validity of three functional tests in ambulatory patients with spinal cord injury. *Spinal Cord*. 2013;51:214.
61. Forsberg A, Andreasson M, Nilsagård Y. Validity of the Dynamic Gait Index in people with multiple sclerosis. *Phys Ther*. 2013;93:1369.
62. Dye D, Eakman AM, Bolton KM. Assessing the validity of the Dynamic Gait Index in a balance disorders clinic: an application of Rasch analysis. *Phys Ther*. 2013;93:809.
63. Herman T, et al. The Dynamic Gait Index in healthy older adults: the role of stair climbing, fear of falling and gender. *Gait Posture*. 2009;29:237.
64. Lubetzky-Vilnai A, Jirikowic TL, McCoy SW. Investigation of the Dynamic Gait Index in children: a pilot study. *Pediatr Phys Ther*. 2011;23:268.
65. Wrisley DM, et al. Reliability, internal consistency, and validity of data obtained with the functional gait assessment. *Phys Ther*. 2004;84:906.
66. Wrisley DM, Kumar NA. Functional gait assessment: concurrent, discriminative, and predictive validity in community-dwelling older adults. *Phys Ther*. 2010;90:761.
67. Leddy AL, Crowner BE, Earhart GM. Functional gait assessment and balance evaluation system test: reliability, validity, sensitivity, and specificity for identifying individuals with Parkinson disease who fall. *Phys Ther*. 2001;91:102.
68. Yang Y, et al. Validity of the functional gait assessment in patients with Parkinson disease: construct, concurrent, and predictive validity. *Phys Ther*. 2014;94:392.
69. Lord SE, Halligan PW, Wade DT. Visual gait analysis: the development of a clinical assessment and scale. *Clin Rehabil*. 1998;12:107.
70. Lord S, et al. Visual gait analysis: the development of a clinical examination and scale. *Clin Rehabil*. 1998;12:107.
71. Wolfson L, et al. Gait assessment in the elderly: a gait abnormality rating scale and its relation to falls. *J Gerontol*. 1990;45(M12):199.
72. Baer HR, Wolf SL. Modified Emory Functional Ambulation Profile: an outcome measure for the rehabilitation of poststroke gait dysfunction. *Stroke*. 2001;32:973.
73. Liaw LJ, et al. Psychometric properties of the modified Emory Functional Ambulation Profile in stroke patients. *Clin Rehabil*. 2006;20:429.
74. Wolf SL, et al. Establishing the reliability and validity of measurements of walking time using the Emory Functional Ambulation Profile. *Phys Ther*. 1999;79:1122.

APPENDIX

11A 외상성 뇌손상 환자를 위한 2개 후속 치료회기 중재의 선택, 순서 및 진행 (사례연구 2)

환자 정보	
환자	사례연구 2: 외상성 뇌손상: 균형과 이동 훈련
의학적 진단	외상성 뇌손상(TBI)
병력	자동차 사고로 2년간 외상성 뇌손상을 겪고 있음
주의/금기증	• 환자는 지시와 시범의 반복을 요구한다. • 환자는 안전성에 대한 자각이 감소되어 있다.
신체 계통 리뷰와 검사 및 측정	사례 연구 2 참고(p 431)
관리 결과(장기 목표)	**1.** 환자는 6–8주 안에 보조장비 없이 혼자서 보행을 할 수 있고, 양측 입각기 동안 효율적인 체중 이동 및 체중 수용과 함께, 대칭적인 입각기 시간과 걸음 거리를 보일 것이다. **2.** 환자는 6–8주 안에 보조장비 없이 표준의자에서 독립적으로 앉기에서 서기로 이동할 수 있고, 서기를 수행하는 동안 적절한 엉덩관절과 무릎관절의 폄과 함께, 대칭적인 체중 이동과 적절한 몸통 정렬을 보일 것이다. **3.** 환자는 6–8주 안에 각 계단에서 균형과 안전을 위해 적절한 체중 수용과 다리 조절을 하고, 계단 하나씩(step over step 방법) 5개 계단을 오르내릴 수 있다. **4.** Berg Balance 검사 점수는 6–8주 안에 50/56으로 향상될 것이다.
단기 목표	**1.** 환자는 2주 안에 보조장비 없이 접촉을 받으면서 보행을 할 수 있고, 입각기 동안 적절한 엉덩관절과 무릎관절의 폄을 통해 왼쪽 다리를 효율적으로 체중 이동 및 체중 수용할 수 있을 것이고, 그리고 3/5 계단을 오르내릴 수 있을 것이다. **2.** 환자는 2주 안에 오른쪽 다리를 높은 스텝핑할 때 왼쪽 다리로 한발 서기 자세를 유지할 수 있을 것이고, 30초 동안 왼쪽 다리로 적절하게 한발 서기를 조절할 수 있을 것이다. **3.** Berg Balance 검사 점수는 2주 안에 45/56으로 향상될 것이다. **4.** 환자는 2주 안에 보조 없이 45초 동안 양발 모은 서기 자세를 유지할 수 있을 것이다.

첫 번째 치료 회기를 위한 계획	
이번 치료 회기에서 해결되는 활동 제한	환자가 양쪽 팔과 보행 문제를 일으키는 다리의 손상을 보일지라도, 이번 치료 회기는 왼쪽 다리의 입각기 향상에 초점을 맞출 것이다. 환자는 지팡이로 보행을 하고, 아래와 같은 내용을 가질 것이다. • 왼쪽으로 체중 이동이 감소됨 • 왼쪽 다리의 입각기 시간이 감소됨 • 오른쪽 다리의 걸음 거리가 감소됨 • 중간 입각기 동안 왼쪽 다리의 체중 수용이 부적절함 • 입각기 동안 부적절한 엉덩관절과 무릎관절의 폄이 일어나고, 왼쪽 골반이 뒤쪽 내림할 수 없음 • 효율적인 팔과 다리의 기능을 위한 동적 몸통 조절이 없음 • 체중 수용의 부족, 그리고 몸통과 왼쪽 다리 사이의 참여 부족으로 왼쪽 다리의 발떼기가 일어나지 않음 • 왼쪽 다리의 유각기 때 엉덩관절의 굽힘이 우세하고, 몸통의 동적 참여가 일어나지 않음 • 비록 왼쪽 팔이 오른쪽 팔보다 더 큰 스윙을 가지는 것처럼 보이지만, 몸통의 동적 참여/조절이 없고 왼쪽 어깨뼈의 능동적인 참여가 없다. • 왼팔 스윙이 오목위팔관절과 팔꿉관절에서 과도하게 발생하고; 어깨뼈 조절과 몸통과 왼쪽다리의 참여가 부족함 환자의 BOS를 넓혀서 균형의 위협을 줄여 안전성을 유지하고 보행 능력 향상을 위해 사용할 수 있다. 비록 넓은 BOS는 몸통, 왼쪽 골반 및 왼쪽 다리의 활성을 감소시킨다. 환자는 왼쪽 다리의 적절한 체중 이동과 체중 수용을 위한 운동학적 사슬의 효율적인 정렬과 함께 적절한 BOS를 가지지 못한다.
이번 치료 회기의 초점	왼쪽 다리의 입각기와 오른쪽 다리의 유각기를 위한 적절한 체중 이동과 체중 수용
치료 회기의 시작과 끝에서 수행되는 이번 치료 회기 동안의 기능적 사전 검사와 사후 검사	• 왼쪽 다리의 한발 유각기 시간 • 3m 또는 5m의 걸음 횟수 • 앉기에서 서기로의 시간과 대칭적 체중 부하 • 관찰적 보행 분석

사례연구 2는 Part II에 있음.

치료 회기 1 중재

중재 1

환자 자세: 왼쪽으로 옆으로 누운 자세

활동: 오른쪽 골반의 앞쪽올림과 뒤쪽내림

기법: 율동적 개시(RI)와 등장성 혼합(COI)[1,2]

도수접촉/촉진/입력: 양쪽 골반 패턴을 위한 도수접촉은 환자가 가동성을 잘 할 수 있도록 초기에 수동운동을 돕는다. 관심은 다리 활동을 위한 준비로서 몸통을 동적으로 안정화시키는 것과 함께 양쪽 패턴을 시작할 수 있는 환자 능력의 검진과 촉진으로 이동한다. 중재 동안 ROM의 시작 범위에서 빠른 신장 또는 또는 가동범위내의 신장을 통해 촉진을 수행한다. 운동단위의 증가를 촉진하는 수축의 조절을 잃어버렸을 때, 패턴을 재교육할 때, 환자에게 증가된 근운동감각의 자각을 제공할 때, 그리고 증가된 발화(firing)를 제공함으로써 환자 움직임의 재통합을 도울 때 유지(hold)와 또 다른 빠른 신장을 이용할 수도 있다.

이론적 근거: 치료 회기는 구두 명령과 도수입력에 반응하는 환자의 능력을 검사하고, 척추와 골반의 가동성을 확인하고, 침범된 쪽에 적용할 활동과 패턴을 환자에게 가르친다. 나머지 치료 회기 동안 환자와 교감하고 동기부여를 촉진하고 성공적인 반응을 위해 덜 침범된 쪽부터 시작한다. 검진의 시작은 안정화(먼쪽 가동성을 위한 몸쪽 안정성)를 위한 적절한 몸통 활성화를 결정하기 위해 골반부터 시작한다.

중재 2

환자 자세: 오른쪽으로 옆으로 누운 자세

활동: 왼쪽 골반의 앞쪽올림과 뒤쪽내림–뒤쪽내림에 조점을 맞춤

기법: 율동적 개시(RI)와 등장성 혼합(COI)[1,2]

도수접촉/촉진/입력: 중재 1과 동일함

이론적 근거: 치료 회기는 같은 목적을 위해 침범된 쪽(왼쪽)에 동일한 중재를 사용하는 쪽으로 진행한다. 골반의 앞쪽올림과 뒤쪽내림은 적절한 PNF 대각선 기법으로서 입각기 때의 체중 수용을 향상시킨다. 뒤쪽내림 패턴에 더 많은 강조를 두어야 한다. 왜냐하면 치료의 초점이 보행의 입각기에 있기 때문이다. 초기 활동은 골반에 집중하는데, 그 이유는 환자의 동적 몸통 활성과 조절이 부족하고 보행 때 골반 근육의 참여가 부족하기 때문이다. 입각기 때의 다리 구성요소에 집중하기 전에, 동적 몸통 활성과 함께 적절한 골반 패턴의 촉진이 중요하다.

중재 3

환자 자세: 오른쪽으로 옆으로 누운 자세

활동: 왼쪽 골반의 뒤쪽내림과 왼쪽 다리의 폄/벌림/안쪽돌림 패턴[1,2]

기법: 골반의 뒤쪽내림과 왼쪽 다리의 폄/벌림/안쪽돌림 패턴의 끝지점에서 장시간 유지를 한 후, 등장성 혼합으로 진행한다.

도수접촉/촉진/입력: 왼쪽 골반 뒤쪽내림과 왼쪽 다리 폄/벌림/안쪽돌림 패턴의 촉진은 환자의 반응을 토대로 유지된 압축으로 시작된다. 환자가 적절한 반응을 보이면, 치료사는 운동단위의 동원을 촉진하기 위해, 그리고 골반 뒤쪽내림과 함께 적절한 정렬에서 체중 부하의 근 운동감각을 촉진하기 위해 지속적인 압축을 적용할 것이다. 효율적인 활성이 성취되면, 골반 뒤쪽내림과 폄/벌림/안쪽돌림에서 멀어지는 원심성 수축, 끝지점에서 골반의 뒤쪽 내림 압축의 적용과 폄/벌림/안쪽돌림의 구심성 수축으로 되돌아오는 것에 저항을 주기 위해 도수입력에 변화를 준다(등장성 혼합). 치료사는 여러 번 반복을 수행할 것이다: 환자가 전 범위에서 왼쪽 다리의 폄/벌림/안쪽돌림과 골반의 뒤쪽내림을 수행할 수 있을 때까지 ROM의 진폭을 점차 증가시킨다.

이론적 근거: 이런 활동은 옆으로 누운 자세에서 보행의 입각기를 모방한다. 이런 활동은 환자의 균형에 문제를 일으키지 않고 물리치료사로 하여금 폄/벌림/안쪽돌림 패턴의 끝지점에서 골반과 다리의 적절한 자세를 촉진시키도록 만든다. 이런 활동은 환자로 하여금 안정되고 안전한 자세에서 입각기를 잘 취할 수 있도록 만드는 적절한 경험을 제공한다. 압축과 끝지점에서의 유지는 향상된 체중 수용과 안정성과 함께 체중 부하를 잘 할 수 있도록 환자를 준비시킨다.

중재 4

환자 자세: 평행봉 안에서 왼발을 앞쪽으로 내민 걷기 자세를 취한다.

활동: 뒤쪽의 오른쪽 다리에서 앞쪽의 왼쪽 다리로 체중을 이동한다. 초점은 가로면에서의 과도한 골반 돌림 또는 이마면에서의 골반 떨어짐 없이 양쪽 골반의 적절한 움직임과 정렬에 있다. 환자가 뒤쪽 다리에서 앞쪽 다리로 체중을 이동할 때, 양쪽 다리의 적절한 정렬과 조절에 신경을 쓴다.

기법: 체중 이동을 위한 율동적 개시: 도수접촉은 오른쪽 골반의 앞쪽올림(빠른 신장과 적절한 저항)과 왼쪽 골반의 뒤쪽내림(압축)에 초점을 맞춘다.

도수접촉/촉진/입력: 환자의 앞쪽으로 체중 이동을 할 때 양쪽 골반을 수평되게 유지할 수 있도록 하기 위해 초기에는 치료사가 양쪽 골반에 도수접촉을 제공함으로서 도움을 준다. 환자가 왼쪽 다리로 체중을 이동할 때, 무릎 폄의 조절을 촉진하고(젖힘이나 굽힘되는 것을 막기 위함) 왼쪽 무릎의 적절한 보호와 블로킹에 집중해야 한다. 환자의 체중 이동 조절이 향상되면, 다리, 골반 및 몸통을 가로지르는 근육을 강화하는 한편, 치료사는 도수입력을 보조에서 저항으로 전환하고, 모든 분절의 효율적인 협응을 강화한다.

이론적 근거: 이런 활동은 환자의 똑바른 서기 자세로 진행하고, 비체중부하의 안전한 자세에서 촉진하고 연습하는 모든 구성요소를 기능적이고 보다 난이도가 높은 바로 서기 자세로 통합을 요구하게 된다. 효율적인 체중 이동에 필요한 적절한 순서를 환자가 경험할 수 있도록 하기 위해 단순한 체중 이동을 위해 율동적 개시로 시작하고 여러 번 반복한다. 이런 활동은 환자가 효율적인 운동 전략을 보이게 되면, 치료사는 저항을

포함하여 활동을 진행한다. 효율적인 운동 전략은 이마면에서의 과도한 돌림 없이 골반의 앞쪽 전이 조절 능력을 가지고 적절한 순서와 모든 분절의 활동을 포함한다.

중재 5

환자 자세: 평행봉 안에서 왼발을 앞쪽으로 내민 걷기 자세를 취한다.

활동: 오른 다리를 높이 스텝핑하면서, 앞쪽의 왼쪽 다리로 체중 이동을 한다. 입각기 상태에 있는 왼쪽 다리의 적절한 정렬과 조절에 신경을 쓴다. 엉덩관절을 90°이상 굽힘하는 유각기의 다리(오른 다리)에 적절한 저항을 제공한다. 입각기 상태에 있는 왼쪽 다리의 적절한 골반 뒤쪽내림과 함께, 오른 다리쪽(유각기 상태) 골반의 적절한 앞쪽올림을 강조한다.

기법: 왼쪽 골반과 왼쪽 다리(입각기 상태의 다리)에 압축을 하면서, 오른쪽 골반과 오른쪽 다리에 적절한 저항을 제공한다.

도수접촉/촉진/입력: 적절한 저항의 형태로 도수입력을 오른쪽 골반의 앞쪽올림에 제공하고, 왼쪽 골반과 다리에 압축을 적용한다. 이것은 다리를 굽힘/모음/가쪽돌림(오른쪽 다리)과 폄/벌림/안쪽돌림(왼쪽 다리)로 유지하면서, 몸통을 동적으로 안정화시키고, 골반을 대각선 방향으로 움직이도록 보장한다. 치료사의 도수접촉은 오른쪽 다리의 굽힘 패턴 동안 저항을 주기 위해 오른쪽 골반에서 오른쪽 다리로 이동할 수 있다. 물리치료사는 오른쪽 엉덩관절을 90°이상 굽힘함으로서 교차-폄 반사의 영향을 유발시키고, 이를 통해 왼쪽 다리의 폄 패턴 시 운동 출력을 더욱 촉진시킨다. 만약 환자가 안정되어 있다면, 도수접촉을 다시 이동시킬 수 있다. 즉, 한 손은 오른쪽 골반에 배치하여 골반의 앞쪽올림을 촉진하고, 다른 손은 오른쪽 다리에 배치하여 다리의 굽힘 패턴을 촉진한다. 이런 활동 동안, 물리치료사는 중재기간 동안 입각기 다리를 적절하게 보호하여 환자가 피로할 때 무릎이 굽힘하거나 젖힘되지 않도록 해야 한다.

이론적 근거: 환자가 오른쪽 다리에서 왼쪽 다리로 성공적인 체중 이동을 보이고, 몸통, 골반 및 다리가 입각기 동안 적절한 조절을 할 수 있으면, 높은 스텝핑으로 진행한다. 이때 입각기인 왼쪽 다리의 모든 구성요소와 유각기인 오른쪽 다리의 모든 구성요소는 교차-폄 반사의 강화와 촉진을 증가시키기 위하여 과도한 동작을 제공한다. 또한, 이러한 활동은 보행 구성요소를 강조, 엉덩관절과 무릎 조절을 촉진, 근력 증가와 입각기 시 균형 개선을 위해 사용할 수 있다.

관리 시 치료 진행에 대한 제안

이번 치료 회기 때 환자가 잘 반응한다면, 후속 치료 회기의 초점은 다음과 같을 것이다.

1. 기능적 활동을 하는 동안 몸통 조절의 향상을 위한 골반 패턴과 어깨뼈 패턴의 결합(집단 굽힘과 폄 패턴, 그리고 상호 어깨뼈/골반 패턴), 그리고 모든 기능적 과제를 위한 편측 또는 반대측의 상호성 향상에 초점을 맞춘다.
2. 유각기에 초점을 두고, 환자는 입각기의 균형과 안정성 조절의 개선으로 유각기 중재 진행을 할 수 있다.
3. 오른쪽 다리의 운동조절을 향상시키기 위해 비슷한 중재를 이용할 수 있다.

특정 치료 회기의 강조와 별도로, 모든 치료 회기는 다음을 포함해야 한다:

- 환자의 단기목표와 장기목표 성취에 초점
- 보행 향상을 포함한 특정 기능 활동의 초점
- 환자와 치료사의 사전 검사와 사후 검사의 근거를 제공하여 관련된 과제 효과의 근거를 제공한다.
- 가동성, 안정성 및 조절된 가동성의 이득이 보행 향상과 같은 기능적 숙련성에 적용될 수 있도록 각 치료 회기 끝에서 실시되는 기능적 훈련 구성
- 반복을 통해 각 치료 회기의 이득을 강화하는 가정 운동 프로그램; 연습 시간과 결과를 기록하는 활동일지의 사용

두 번째 치료 회기를 위한 계획	
이번 치료 회기 때 해결될 활동 제한	만약 이전의 치료가 성공적이었다면, 환자의 보행은 왼쪽 다리의 향상된 체중 이동과 체중 수용을 보일 것이다; 적절한 골반의 뒤쪽내림과 왼쪽다리의 엉덩관절 폄을 가지고, 입각기 시간이 증가된다. 지속적인 보행 편위는 다음과 같다: • 왼쪽 다리의 유각기가 골반과 몸통 사이의 분리 부재와 골반과 엉덩관절 사이의 분리 부재를 보이는 골반의 뒤쪽 뒷당김으로 시작된다. • 상호 팔 스윙의 감소와 함께, 몸통 반대돌림의 부재 • 넓은 BOS • 동적 균형 감소
이번 치료의 초점	보행 주기 내내 왼쪽 어깨뼈와 왼쪽 골반 사이의 분리 향상과 왼쪽 다리의 스윙 향상을 위한 동적 몸통 조절
치료 회기의 시작과 끝에서 수행되는 이번 치료 회기 동안의 기능적 사전 검사와 사후 검사	• 몸통, 골반 및 왼쪽 다리의 분리를 위한 구르기(rolling)를 관찰한다. • 발을 계단 위로 옮길 때 발이 계단에 걸리지 않고 잘 옮길 수 있는 환자의 능력을 관찰한다. • 유각기 상태의 왼쪽 다리 움직임 질에 초점을 맞춘 관찰적 보행 분석

치료 회기 2 중재

중재 1

환자 자세: 오른쪽 옆으로 누운 자세

활동: 왼쪽 집단 몸통 굽힘 패턴(왼쪽 어깨뼈의 앞쪽내림과 왼쪽 골반의 앞쪽올림)

기법: 율동적 개시와 등장성 혼합[1,2]

도수접촉/촉진/입력: 왼쪽 어깨뼈의 앞쪽내림(갈비우리의 정중간과 부리돌기의 앞쪽)과 왼쪽 골반의 앞쪽올림(가쪽, 위쪽 및 약간의 앞쪽 엉덩뼈능선)에 대한 도수접촉을 통해 집단 신장의 시작위치에서 집단 굽힘 패턴의 수동 촉진으로 시작한다(어깨뼈의 뒤쪽올림과 골반의 앞쪽내림). 환자에게 집단 굽힘 패턴에 도움을 주도록 지시한다; 활동에 대한 환자의 능동 조절 능력이 증가함에 따라 도수접촉을 수동에서, 능동보조로, 그리고 저항으로 진행한다. 집단 굽힘으로 몸통의 운동 출력을 증가시키기 위해, 활동을 다음과 같이 등장성 혼합으로 진행한다.[1,2] 집단 굽힘의 끝범위에서 장시간의 유지를 촉진하는 것으로 시작하고, 그 다음, 전체 가동범위에 걸쳐 느린 원심성으로 수축한다. 그 다음, 완전 집단 굽힘으로 다시 구심성 수축을 제공한다. 더 큰 가동범위로 다시 원심성 수축을 한다. 이 활동은 집단 굽힘의 구심성 수축으로 마무리 한다. 이런 활동은 환자가 완전한 집단 굽힘의 신장 범위로 원심성 수축을 조절할 수 있고, 그 다음 완전 집단 굽힘으로 구심성 수축할 수 있을 때까지 반복한다.

이론적 근거: 치료는 몸통의 운동 출력을 증가시키고, 왼쪽 어깨뼈와 왼쪽 골반 사이의 방산을 촉진하기 위해 집단 굽힘 패턴으로 시작한다. 그리고 어깨뼈와 골반이 안정된 몸통을 기반으로 움직일수 있도록 한다. 적절한 움직임을 가르치고 환자가 효율적이고 적절한 타이밍으로 양쪽 구성요소로 움직임을 시작할 수 있도록 맨 처음 율동적 개시를 이용한다. 이런 패턴을 시작하는 환자의 능력이 이루어지면, 등장성 혼합[1,2]으로 기법을 바꾸어 지속적인 근력 강화와 원심성 조절을 향상시킨다.

중재 2

환자 자세: 오른쪽 옆으로 누운 자세

활동: 왼쪽 집단 몸통 굽힘 패턴과 집단 몸통 신장 패턴

기법: 동적(등장성) 반전

도수접촉/촉진/입력: 왼쪽 어깨뼈의 뒤쪽내림(가슴우리의 정중간과 부리돌기의 앞쪽)과 왼쪽 골반의 앞쪽올림(가쪽, 위쪽 및 약간의 앞쪽 엉덩뼈능선)에 대한 도수접촉을 통해 가동범위를 시작할 때 집단 굽힘에 저항을 가한다. 왼쪽 어깨뼈의 뒤쪽올림(봉우리돌기의 위쪽과 약간 뒤쪽)과 왼쪽 골반의 내림(궁둥뼈거친면의 아래쪽)이 완전한 집단 폄으로 움직일 수 있도록 도수 접촉을 바꾸어 저항을 가한다. 집단 몸통 굽힘에서 집단 몸통 신장으로 움직일 때 도수접촉을 통해 촉진과 저항을 가한다.

이론적 근거: 치료는 집단 몸통 굽힘과 집단 몸통 신장을 반전하는 것으로 진행한다. 즉, 방향을 반전하는 환자의 능력을 강화하고, 양쪽 대각선 패턴으로 왼쪽 어깨뼈와 왼쪽 골반을 움직이는 능력을 강화하고, 집단 신장과 집단 굽힘의 근력을 촉진하고, 그리고 협응을 향상시킨다.

중재 3

환자 자세: 오른쪽 옆으로 누운 자세

활동: 상호 왼쪽 골반의 앞쪽올림과 함께 왼쪽 어깨뼈의 뒤쪽 내림

기법: 등장성 혼합[1,2] 후 동적(등장성) 반전

도수접촉/촉진/입력: 왼쪽 어깨뼈의 뒤쪽내림(가슴우리의 정중간과 부리돌기의 앞쪽)과 왼쪽 골반의 앞쪽올림(가쪽, 위쪽 및 약간의 앞쪽 엉덩뼈능선)에 대한 도수접촉은 각 패턴(왼쪽 어깨뼈 뒤쪽내림과 왼쪽 골반의 앞쪽올림, 그리고 상호 패턴)의 끝범위에서 환자를 수동으로 자세를 취하게 하고, 또 보행의 사전 자세인 상반 패턴의 운동단위 출력을 최대화하는 끝범위 유지를 촉진함으로 시작한다. 끝범위에서 적절한 수축이 이루어지면, 활동을 원심성 수축으로 진행하고, 그 다음 시작범위에서 적절한 타이밍과 협응으로 어깨뼈 뒤쪽내림과 골반 앞쪽올림을 하도록 환자에게 요구할 때까지 운동을 반복할 때마다 ROM을 증가시키는 구심성 수축으로 진행한다.

이론적 근거: 치료는 기능적 움직임을 통해 집단 굽힘 패턴에서 상호 패턴으로 진행한다. 이런 상호 움직임의 결합은 안정된 옆으로 누운 자세에서 왼쪽 다리의 유각기와 반대쪽 팔의 스윙, 그리고 몸통의 반대쪽돌림으로 이루어진다.

중재 4

환자 자세: 앉은 자세와 스쿠팅

활동: 골반의 앞쪽올림으로 체중을 좌우로 이동하고, 또 의자에서의 스쿠팅을 강조하면서 앞쪽으로 체중 이동을 한다.

기법: 율동적 개시

도수접촉/촉진/입력: 스쿠팅을 할 수 있도록 한쪽 골반의 비체중부하를 보장하고, 좌우 체중 이동을 촉진하기 위해 도수접촉을 양쪽 골반(가쪽, 위쪽 및 약간 앞쪽의 엉덩뼈능선)에 적용해야 한다. 적절한 체중 이동이 촉진되면, 다리의 들기와 앞쪽 활주를 통해 비체중부하쪽 골반의 앞쪽올림에 저항과 도움을 주기 위해 도수접촉을 바꿀 수 있다. 이런 활동은 좌우로 반복되고, 환자의 몸통과 골반에 대한 분리와 조절이 향상됨에 따라 치료사는 골반의 앞쪽올림과 다리의 앞쪽 활주에 저항하는 쪽으로 진행할 수 있다.

이론적 근거: 앉은 좌석의 큰 BOS를 제공하여 환자로 하여금 한쪽 골반의 앞쪽올림으로 반대쪽 골반 쪽으로 체중을 이동하는 경험을 가질 수 있도록 한다. 의존적인 옆으로 누운 자세에서 앉은 자세로 진행하지만, 적은 자유도를 포함하고 있어 선 자세 만큼 어렵지 않을 것이다.

중재 5

환자 자세: 평행봉에서 오른쪽 발을 앞으로 내민 걷기 형태의 서기 자세

활동: 왼쪽 다리를 높이 스텝핑하면서, 앞쪽의 오른 다리로 체중 이동을 한다. 치료사는 환자가 입각기 상태에 있는 오른 다리의 적절한 정렬과 조절에 신경을 쓰게 만든다. 엉덩관절을 90°이상 굽힘하는 유각기의 다리에 적절한 저항을 제공한다. 입각기 상태에 있는 오른 다리의 적절한 골반 뒤쪽내림과 함께, 왼쪽(유각기 상태) 골반의 적절한 앞쪽올림을 강조한다.

기법: 왼쪽 골반의 앞쪽올림과 왼쪽 다리의 굽힘/모음/가쪽돌림에 적절한 저항 적용

도수접촉/촉진/입력: 적절한 저항을 왼쪽 골반의 앞쪽올림에 제공하고, 그리고 오른쪽 다리를 통한 동적 안정성을 보장하면서 오른쪽 골반과 다리에 압축을 적용한다. 치료사는 도수접촉을 통해 왼쪽 골반의 앞쪽올림과 왼쪽 다리(유각기 때)의 굽힘에 저항을 적용한다. 치료사는 오른쪽 엉덩관절을 90°이상 굽힘함으로서 교차-폄 반사의 영향을 유발시키고, 이를 통해 양쪽 다리의 폄 패턴 시 운동 출력을 더욱 촉진시킨다. 이런 활동 동안, 치료사는 중재기간 동안 입각기 다리를 적절하게 보호하여 환자가 피로할 때 무릎이 굽힘하거나 젖힘되지 않도록 해야 한다.

이론적 근거: 선 자세에서 이루어진 이번 치료 회기의 진행은 옆으로 누운 자세와 앉은 자세에서 이루어지는 모든 구성요소를 선 자세(오른쪽 다리는 입각기 상태에 있고, 진행을 위해 왼쪽 골반을 앞쪽올림하도록 한다)로 통합한다. 초점은 균형 향상과 보행의 효율성을 향상시키는 필수 요소인 적절한 팔 스윙과 몸통 안정화이다.

관리 시 치료 진행에 대한 제안

이 환자를 위해 제시된 2개의 초기 치료는 안정된 BOS와 향상된 몸통 조절과 동적 안정화를 촉진하는 보행의 입각기 상태에서 이루어지고(A), 또 몸통 분리와 보행의 효율성을 향상시키는 보행의 유각기 상태에서 이루어진다(B). 이들 중재가 성공적이었다고 가정하면, 차후의 치료는 계단과 같은 다양한 지면 위에서 수행되는 보행과 지구력을 향상시키는 방향으로 진행될 수 있다. BOS를 감소시키고 균형을 향상시키는 지속적인 보행 훈련이 필요할 것이다. 보행의 구성요소가 촉진되었다면, 트레드밀 위에서의 보행 훈련도 보행의 자동성과 독립적 조절을 위해 필요할 수 있다. 팔 기능에 대한 특별한 관심도 필요할 것이다.

일반적인 코멘트 (모든 치료 회기)

- 모든 활동을 여러 번 반복해야 하고, 치료사의 초점은 움직임의 적절한 시작이고, 그 다음이 움직임의 질에 지속적으로 집중하면서 근력을 강화시키는 것이다. 피로가 적절한 개시와 적절한 움직임 조절에 반응하는 환자의 능력에 악영향을 주기 시작하면, 분절에 다른 요구(수축의 종류와 방향을 바꾼다)를 적용하거나 다음 활동으로 치료가 진행되어야 한다.
- 중재 5를 마칠 때쯤, 보행의 구성 요소(왼쪽 다리의 입각기를 강조하는)는 비체중부하 상태와 체중부하 상태에서 수행되어야 하고, 또 스텝핑 활동과 치료사가 통제하는 체중 이동으로 연습되어야 한다. 환자는 보행의 모든 구성요소를 전체 보행 활동(숙련성 기준) 환경 내에서 할 준비를 하고 있어야 한다. 치료 회기는 회기(전체 과제 훈련) 내내 보행의 개별요소 훈련을 하나로 즉, 전체 활동의 통합을 포함해야 한다. 도수접촉, 저항 및 구두 명령을 제공하는 치료사의 역할은 치료 회기 동안에 강조되는 기능적 숙련성의 능동적이고 독립적인 연습을 감소시킨다.
- 연습 순서는 운동학습을 최적화하기 위해 과제의 개별 요소(예, 움직임 시작, 체중 이동 및 체중 수용, 스텝핑 전략을 연습한 후, 그 다음 전체 과제의 연습을 항상 실시한다.

활동 순서에 대한 이론적 근거 (모든 치료 회기)

- 이번 치료 회기 동안 다양한 임상적 추론이 이용되었다. 치료적 운동 원리의 관점에서, 중재는 넓은 BOS와 낮은 COM의 자세에서 시작하고, 좁은 BOS와 높은 COM의 자세로 진행한다. 초기의 초점은 하나의 움직임(골반)이지만, 다리가 활동에 참여할 때는 더 큰 자유도와 관절로 진행한다. 과제 지향적 측면에서, 치료 회기는 과제(보행)를 여러 중재의 구성요소로 분해하여 치료하고, 그 다음 다시 여러 구성요소를 하나의 전체 과제로 치료한다. 전체 과제 연습은 기능적 과제 수행을 향상시키는 중요한 구성요소이다. 운동과제 요건과 발달적 접근의 측면에서 볼 때, 치료회기는 옆으로 누운 자세에서 선 자세로 진행하고, 먼쪽 가동성을 향상시키기 위해 몸쪽 안정성을 향상시킨다. 연습은 먼저 가동성 활동을 수행하고, 그 다음 안정성 활동을, 그리고 조절된 가동성 활동을 수행한다. 그리고 끝으로 활동의 숙련성을 향상시키는 쪽으로 진행한다.
- 모든 활동에서 치료사는 치료를 증대하고 운동학습을 촉진시키기 위해 적절한 구두 명령과 도수 자극, 반복, 피드백 등을 이용한다. 진행은 구두 명령과 도수자극이 없이 능동적이고 독립적인 연습으로 이루어진다.

참고문헌 REFERENCES

1. Saliba VL, Johnson GS, Wardlaw C. Proprioceptive neuromuscular facilitation. In: Basmajian JV, Nyberg R, eds. *Rational Manual Therapies*. Williams & Wilkins; 1993: 243.
2. Johnson G, Saliba Johnson V. PNF 1: The Functional Application of Proprioceptive Neuromuscular Facilitation, Course Syllabus, Version 7.9. Institute of Physical Art; 2014.

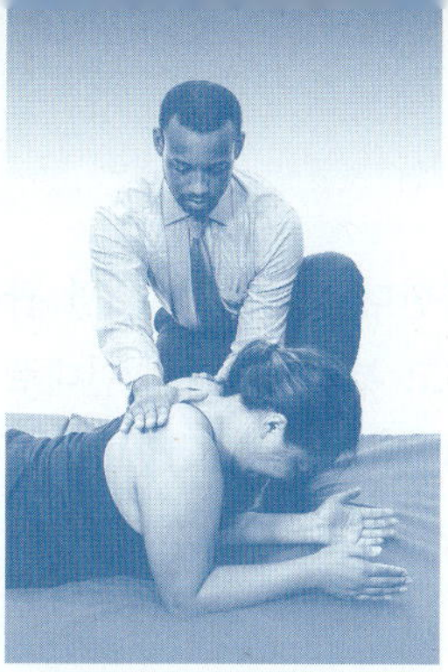

CHAPTER 12

상지 기능을 향상시키기 위한 중재

Interventions to Improve Upper Extremity Skills

개요

기능적 기술의 신체 역학
- 어깨
- 손목
- 손
- 손의 기능

기능적 기술의 검진과 평가

과제 분석의 가이드
- 신체기능 수행기술
- 일상생활과제의 활동 분석

치료적 전략과 고려사항
- 신경근육의 촉진
- 고유수용성 신경근 촉진
- 보상전략 훈련
- 운동학습
- 수정된 강제-유도 움직임 치료

요약

학생실습활동

이번 장은 작업치료사의 치료적 전망과 일상생활동작에서의 상지 기능을 어떻게 향상시키는지를 위해 쓰여졌다. 이번 장은 치료사들에게 (1) 상지 기능 향상을 위한 효과적인 중재를 제공하기 위해서 (2) 상지 기능 훈련을 위한 작업치료사의 특별한 치료를 이해하기 위해서 (3) 환자 관리를 위한 다양한 다른 분야 전문가와 작업치료사의 의사소통을 위한 정보를 제공하기 위해 쓰여졌다.

기능적 기술의 신체 역학
Biomechanics of Functional Skills

치료사는 신경학적으로 상지의 숙련된 관찰을 위한 정상적인 상지 움직임에 대한 정확한 이해를 가지고 있어야 한다. 이번 장에서, 먼쪽 신체 부분 조절에서부터 가까운쪽 신체 부분 조절까지의 어깨 복합체의 운동학 원리가 묘사되어 있다. 분리된 능동 움직임이 어떻게 일어나는지, 손을 사용하는 동안 어깨에서의 안정성이 제공되어야 하는 것, 또한, 다양한 신경학적 손상 또는 근골격계 손상에 의해 영향을 받는 부분에 대해 이해하는 것이 중요하다. 게다가, 상지의 기능은 연부조직, 관절 완전성(Joint integrity), 근육의 긴장도에 따라 변화되며, 능동 수의적 움직임의 시작을 조절하는 능력에 영향을 받는다. 신체 역학의 손상의 정도는 재활을 진행하는 동안 환자의 신경학적 변화를 나타내 보일 수 있고, 치료사가 능동적 분리된 움직임 패턴을 촉진하려고 시도할 때 환자들은 시도를 할 것이다. Keen의 기능부전 움직임 패턴의 관절은 환자의 상지 기능을 회복시킬 때, 어떻게 보조해야 하는지에 대한 이해를 위해 필수적이다.

어깨 The Shoulder

어깨복합체는 운동성이 강조된 해부학적 구조이며, 손 사용 등과 같은 먼쪽 분절의 움직임을 보조해 주기 위한 안정성을 제공해 준다. 상지는 빗장뼈, 날개뼈, 그리고 위팔뼈를 통해 가슴우리와 연결되어 있다. 3개의 주요 관절은 축 골격에 대한 상지와 어깨 복합체의 구조적 부착 역할을 하는 복장빗장관절(SC)로 설명이 시작된다. 봉우리빗장관절(AC)은 날개뼈와 빗장뼈가 부착되는 부분이며, 날개뼈와 위팔뼈의 머리 부분과 연결되어 날개뼈의 상방회전과 하방회전에서의 적절한 자세를 조절한다. 날개뼈의 회전은 상지가 움직이는 동안 3면에서 이루어지며, 능동 움직임이 나타나는 동안, 날개뼈는 흉곽위에서 안정성을 제공한다. 만약, 날개뼈가 내회전되어, 날개뼈의 척추연이 흉곽쪽에서 멀어지는 움직임을 나타내면 "날개 어깨뼈"가 나타나며, 관절 오목면이 앞쪽으로 이동되며, 이는 기능부전을 나타낸다. 어깨가슴관절(ST joint)

은 가슴우리 위쪽에 날개뼈가 위치하여 있는 가성관절이다. 어깨가슴관절은 실질적인 해부학적 관절은 아니며, 뼈와 뼈가 만나는 관절이 아니다. 날개뼈는 봉우리빗장관절을 통해 빗장뼈의 끝부분과 어깨뼈 봉우리의 외측 부분이 이루는 관절이다. 쇄골은 견쇄 관절을 통해 복장뼈자루 부분을 통해 축 골격에 부착된다.

어깨가슴관절의 온전함은 세 가지 면에서의 닫힌 사슬 운동패턴으로 인해 복장빗장관절(SC) 및 봉우리빗장관절(AC)의 완전성에 따라 달라진다. 그러므로, 가슴우리 위에서 어깨뼈의 움직임은 봉우리빗장관절(AC)과 복장빗장관절(SC)의 움직임 또는 두 관절의 움직임을 초래한다.

정상적인 날개뼈의 자세는 관상면에서 35~45° 내회전되고 있고, 수직면에서는 10~15° 앞쪽 경사와 5~10° 상방회전이 되어 있다. 움직임이 유발될 때 위팔뼈의 움직임에 따라서 날개뼈가 능동적으로 움직이게 된다. 위팔뼈가 올라가는 움직임을 할 때, 날개뼈는 몸통에서 상방회전과, 내회전 그리고 후방 경사의 움직임이 함께 나타난다. 위팔뼈와 날개뼈의 움직임 리듬은 2:1의 비율로 나타나게 되며, 이는 어깨관절의 안정화와 연결되어 설명된다. 날개뼈의 안쪽 회전과 바깥쪽 회전은 갈비뼈를 따라서 움직이며, 견쇄관절에서의 쇄골의 내밈/들임 움직임에 따라 회전이 나타난다. 기능부전의 "날개 어깨뼈"에서는 흉곽위의 날개뼈 안쪽회전의 양이 과도하게 나타나게 되며, 날개뼈의 안쪽면이 돌출되어 날개뼈와 흉곽의 닿는 부분이 줄어들게 된다.

견갑상완관절(GH joint)은 날개뼈와 상완골이 연결되어 있는 관절이며, 알려진 것과 같이, 3면의 자유도(어깨의 굽힘/폄, 벌림/내전 그리고 안쪽회전과 바깥회전)를 가지는 절구관절이다. 견갑상완관절은 작은 관절오목 위에 큰 상완골 머리가 위치해 있는 관절이다. 더욱이, 날개뼈의 움직임은 견갑상완관절의 기능에 영향을 끼친다. 견갑상완관절은 안정성을 줄여가면서 운동성을 만들기 때문에, 견갑상완관절 복합체에서는 불안정성과 퇴행성 변화가 나타나기 쉽다.

견갑상완관절(GH관절)은 해부학적으로 관절테두리의 상완골 머리의 병진운동과, 관절주머니에 의해 안정성이 생성된다. 견갑상완관절은 크고 느슨한 관절주머니에 둘러싸여져 있고, 견갑상완관절은 상지를 움직일 때, 위쪽 부분이 팽팽해지고, 아래쪽 부분이 느슨해진다. 견갑상완관절의 닫힌 자세는 위팔뼈의 벌림과 바깥회전에 의해 나타난다. 견갑상완관절주머니는 인대와 근육으로 안정성이 만들어지고, 느슨한 관절 주머니는 견갑상완관절이 움직이는 동안 위팔뼈 머리의 중요한 병진 운동을 허용한다. 윗쪽 오목위팔 관절주머니, 위쪽 오목위팔 인대 그리고 부리위팔뼈의 인대로 구성되어 있는 돌림근띠 간격주머니(rotator interval capsule, RIC)는 안정성을 제공한다. 최종적으로 가시위근, 가시아래근, 작은원근, 어깨밑근으로 구성된 어깨돌림띠근은 견갑상완관절의 안정성에 대단히 중요한 구조물이다. 상지 휴식자세에서의 견갑상완관절의 정적 안정성은 중력이 위팔뼈를 아래쪽으로 내리는 병진방향으로 힘을 가할 때, 관절오목 안에서 위팔뼈머리의 휴식자세에 영향을 받는다. 관절의 정적 안정성은 RIC에 향해지는 수동적 긴장의 결과이며, 이는 관절의 구조물을 타이트하게 한다. 중력으로 부터의 수직 힘과 RIC의 힘은 관절 순에서 위팔뼈 머리를 압박하고, 아래쪽으로 이동하는 것을 방지한다.

삼각근과 가시위근은 견갑상완관절(GH관절)의 벌림 움직임에 작용하며, 앞쪽 삼각근은 견갑상완관절의 굽힘 운동시 작용한다. 벌림에서 삼각근의 결과적인 작용선은 상지의 올림 동안 중요한 동적 안정화로서 작용하게 된다. 상지의 측면에서, 삼각근의 작용선은 삼각근의 3부분의 힘의 합으로 이루어지며, 특히 중간 삼각근의 작용선과 일치하게 된다. 삼각근의 근육힘의 벡터는(Fd) 위팔뼈의 장축에 대한 평행한 힘(Fx)과 수직한 힘(Fy)으로 분리된다. 평행한 힘(Fx)은 큰 힘을 구성하며, 이 힘은 위쪽으로 작용해서 위팔뼈가 윗쪽으로 움직이도록 한다. 작은 수직적 힘(Fy)은 위팔뼈에 작용하여, 위팔뼈를 벌리는 동작을 할 때 작용된다. 평행한 힘(Fx)은 관절의 압박과 견갑상완관절에서 안정성을 만들 때 작용된다. 견갑상완관절의 동적 안정성은 회선근개 근육을 통해 만들어지며, 회선근개 근육은 "SITS" 근육 즉, 위가시근, 아래가시근, 소원근 그리고 견갑하근으로 이루어져 있다. 이 근육들의 근 작용선은 견갑상완관절의 동적 안정성에 기여한다. 아래가시근, 소원근 그리고 견갑하근은 각각으로 작용하기도 하고 함께 작용하고 함께 작용하는 힘은 유사한 근 작용선 또는 당기는 작용선을 가진다. 수직적 힘(Fy)은 사지의 분절을 압박하고 회전시킨다, 평행적 힘(Fx)은 팔을 위쪽으로 움직이려는 삼각근의 힘을 상쇄시키도록 도와준다. 위가시근(Fsup)은 다른 회전근개 근육보다 더 압축적인 힘을 가지며, 독립적으로 위팔근을 벌림할 수 있는 평행적 힘(Fx)과 수직적 힘(Fy)을 가지고 있다. 환자가 상지의 근 약화 또는 마비를 보일 때, 이 근육들이 손상되어서, 견갑상완관절의 불안정성 또는 아탈구를 초래할 수 있다.

어깨가슴관절(ST joint)과 견갑상완관절(GH관절)을 둘러싼 어깨 복합체의 통합적 기능은 2:1로 이루어진 견갑상완 리듬에 의해 발생된다. 흉곽위의 날개뼈는 상방회전을 함으로 어깨를 올리는 동작(위팔뼈 굽힘/벌림)에 기여한다. 반면, 견갑상완관절(위팔뼈 움직임)은 약 100~120° 굽힘과 90~120° 벌림을 유발한다. 결합된 동작은 어깨 상승의 최대 범위가 150~180°이다.

날개뼈의 상방회전(즉, 위등세모근, 아래등세모근, 앞톱니근)은 등세모근과 앞톱니근 사이에서 짝힘에 의해 나타난다. 날개뼈의 상방회전은 팔을 올리고 위등세모근의 수축선과 하부승모근의 수축선 그리고 전거근의 수축선은 날개뼈의 상방 회전의 초기 움직임을 생성하도록 한다. 상부와 하부 승모근, 전거근은 날개뼈의 회전과 안정화에 효과적이다. 팔을 최대한 올리고, 하부승모근과 전거근은 날개뼈가 그 위치에서 유지하도록 한다. 전거근은 날개뼈의 아래각과 안쪽면이 안정성을 가질 수 있도록 중요한 역할을 한다.
전거근의 근 약화 또는 마비는 날개뼈를 "날개 어깨뼈"
시키는 기능부전을 만들어낸다.

아래가시근, 소원근과 견갑하근과 같은 중요한 근육은 어깨를 올리는 움직임의 초기에 중요한 역할을 하며, 견갑하근은 위팔뼈 머리를 안쪽 돌림할 때 도와준다. 가시아래근육과 소원근은 위팔뼈 머리를 아래 방향으로 당기는 기능을 한다. 게다가, 올림 동작의 중간범위에서 가시아래근육과 소원근은 위팔뼈가 움직일 때 부리봉우리활에 위팔뼈의 큰결절이 부딪히지 않고 바깥 회전할 수 있도록 한다. 이러한 움직임은 끼임 증상을 예방하기 위해 꼭 필수적이다.

손목 The Wrist

상지의 몸쪽 관절 조절은 손의 기능적 과제를 하는 동안 자유도를 증가시키기 위해, 손의 배치를 넓힐 수 있는 역할을 한다. 더욱이, 어깨는 동적인 기저면으로 제공되고, 팔꿈치는 손의 위치가 몸에서 가깝게 또는 몸에서 멀어지는 등의 위치 조절에 도움을 주며, 아래팔은 상지가 대상에 닿을 수 있도록 조절해 준다.[1]

손목은 두 개의 중요한 관절 즉, 노쪽손목관절과 손목뼈중간관절로 구성된다. 능동 불충분은 여러 관절에 걸쳐 있는 근육이 몸쪽 및 먼쪽 관절에서 동시에 수축할 때 발행된다. 여러 관절에 분포하고 있는 짧아진 근육은 수축성 조직의 느슨함(약함)을 초래하고, 기능적 긴장도가 감소된다. 손목의 주요한 기능은 잡기 기능과 쥐는 기능(즉, 최적의 잡는 움직임 패턴)을 위한 근육의 길이-장력관계를 조절하는 것이다. 손목을 굽히는 동안, 여러 관절 근육은 협력근에 의해 효과적으로 손목을 움직이도록 힘을 만들어내며, 좀 더 먼쪽 관절의 폄근에 의해 안정성을 만든다. 협력근에 의한 안정화는 능동불충분을 방지하고 토크값이 줄어드는 것을 방지한다. FDS는 FDP보다 손목을 굽히는 근육 중에서 강하지만, FDP는 FDS보다 여러 관절을 교차하므로 능동불충분을 만들 가능성이 더 크다. 손목을 펴하는 동안, 폄지지대-모든 손목 폄근육으로 구성됨-는 손등쪽의 폄 힘줄의 안정성을 제공한다. 공통 손가락폄근 힘줄들은(EDC) 노뼈쪽/자뼈쪽 편위가 없는 손가락 폄근육과 손목 폄근육 모두를 지칭한다. 손목 폄을 하는 동안 얕은 손가락 굽힘근(FDS)과 짧은 노쪽손목폄근(ECRB)사이의 정상적인 교차지배 효과가 존재한다. 짧은 노쪽손목폄근(ECRB)은 무언가를 잡고, 놓을 때, 손목 폄 활동하는 동안 능동적으로 작용한다.

손 The Hand

손의 구조물은 스스로 안정성과 운동성을 가지도록 구성되었다. 손가락의 손허리뼈사이관절(CMC)은 인대, 깊은 가로손목인대로 구성되었고, 가로손목인대는 손허리뼈머리(2,3,4번 손가락)를 고정하고, 작은 양의 손가락 벌림을 허용한다. 또한, 손허리뼈사이관절(CMC)과 손허리 손가락관절(MCP)의 안정성을 제공한다. 몸쪽 가로손목 아치(Arch)는 큰마름뼈, 작은마름뼈, 알머리뼈, 갈고리뼈에 의해 구성이 되고, 가로손목인대는 공간을 유지할 수 있도록 한다. 손목터널은 정중신경과 9개의 굽힘근육 힘줄로 구성된다. 굽힘지지대(가로손목인대)의 역할은 손목 활을 유지하고, 손목이 굽힘될 때, 손가락 굽힘 힘줄의 "굽힘"을 제한하는 기능을 한다. 굽힘 지지대는 외부의 압력으로부터 정중신경을 보호하고, 엄지손가락근육(Thenar muscle), 새끼손가락 근육(Hypothenar muscle)의 결합부위를 제공한다.

손의 아치(Arch)는 몸쪽의 가로방향 활, 손허리뼈 머리위치의 먼쪽 가로아치 그리고 손가락의 길이를 확장하는 세로방향 활이 있다. 이러한 아치의 기능은 기능적 잡기를 하는 동안 안정성을 제공하는 것이다. 손허리손가락관절(MCP)은 손바닥면을 포함하고, 손허리손가락관절(MCP)의 몸쪽 부분의 바닥에 부착된다. 손바닥면은 과한 폄의 움직임을 하는 동안 세로 아치를 보조하여 관절의 조화로움, 적합성과 안정성을 증가시켜 준다. 손바닥면은 손허리손가락관절(MCP)의 과도한 폄의 스트레스에 저항하며, 물건을 잡고 있을 때 손허리뼈머리에 작용하는 압박력에 저항한다.

손허리손가락관절의 능동관절범위는 2°의 자유도를 가지며(굽힘/폄 그리고 벌림/모음), 손허리손가락관절이 능동적으로 굽힘 동작을 할 때, 손가락의 요골측에서 척골측으로의 범위가 증가된다. 벌림/모음은 손허리손가락관절이 폄으로 있을 때 가장 크다.

손가락뼈사이관절(IP)은 몸쪽손가락뼈사이관절(PIP)과, 먼쪽손가락뼈사이관절(DIP)로 구성된다. 손바닥면에서 손가락뼈사이관절은 관절주머니의 안정성과 과도한 폄을 제한한다. 손가락뼈사이관절에는 3개의 측면인대(Collateral lig)가 있고, 측면인대는 엄지손가락의 대립 움직임을 할 때 손가락의 능동 움직임을 보조해 준다. 손가락뼈사이관절과 먼쪽손가락뼈사이관절의 능동관절범위에서, 손가락의 자뼈쪽 움직임은 굽힘 동작과 함께 할 때 증가되며, 대부분의 물체를 잡을 때, 더 단단하게 잡을 수 있도록 한다.

능동적 엄지손가락의 움직임은 다음과 같이 대립 움직임 단계에 포함된다. (1) 대립 전 단계에서, 엄지손가락의 손허리뼈사이관절(CMC)은 벌림 동작을 하게 되고, 이는 긴엄지벌림근육과 짧은엄지벌림근육 그리고 긴엄지폄근에 의해 나타난다. (2) 대립 움직임 단계는 엄지손가락이 다른 손가락을 향해 움직이며, 짧은엄지벌림근, 짧은엄지굽힘근 그리고 엄지손가락 대립근에 의해 나타난다. (3) 대립 움직임 이후 단계에서는 엄지손가락이 다른 손가락을 누르는 힘을 유지하는 단계이며, 이는 엄지벌림근, 긴엄지굽힘근 그리고 손가락 굽힘근에 의해 나타난다. 그리고 (4) 제자리(reposition phase)로 돌아가는 단계에서는, 엄지손가락이 휴식 자세(Resting position)로 돌아가며, 긴엄지폄근, 짧은엄지폄근 그리고 긴엄지벌림근, 짧은엄지벌림근에 의해 손허리뼈사이관절(CMC)/손허리손가락관절(MCP)의 폄, 벌림 그리고 바깥 회전이 필요하다.

손의 기능 Functions of the Hand

손은 다양하고 중요한 특성이 있으며, 물건을 잡거나 물건을 잡은 상태에서 유지하는 것을 포함한 활동을 한다. 다른 움직임의 전략으로 물건을 파악(Prehension)하고, 잡고, 유지하는 기능은 사람에게서만 보이는 높은 기능이다. 잡기와 파악(Prehension)하기는 조작하기(manipulating) 또는 물건을 잡고 유지할 때 손에서의 다른 움직임 패턴을 포함한다.

전체적으로 잡는 것(Gross graps) 또는 힘줘서 잡는 것(Power grip)은 손바닥 활을 거쳐서 손바닥쪽으로 물건을 잡는 동안 손가락 굽힘을 하는 종류에 따라 정의된다. 엄지손가락은 물체에 대해 엄지손가락 모음을 통해 손바닥 움직임에 추가적인 표면을 더해준다. 엄지손가락을 둘러싼 큰 물건을 잡을 때, 엄지의 모음 움직임이 증가된다(작은 물체에 대해 엄지손가락이 벌림을 할 때와 다르게, 큰 물건을 잡을 때에는 모음이 증가된다). 전체적으로 잡는 것에서는 자뼈쪽 치우침 손목의 30° 정도의 폄과 함께 나타난다. 원기둥을 잡을 때에는 동적인 움직임을 하는 동안 깊은 손가락 굽힘근(FDP)이 전반적인 힘을 생성한다. 정적인 자세를 취하고 있는 동안, 힘이 좀 더 필요하게 되면, 얕은 손가락 굽힘근(FDS)은 잡는 힘을 도와준다. 손가락 사이 근육들은 손허리 손가락관절(MCP)을 굽힘, 벌림, 모음 그리고 자뼈쪽 치우침의 기능을 한다. 엄지손가락의 굽힘과 모음은, 엄지손가락이 물체의 외부 표면 주위에 위치할 때 발생한다. 손목의 굽힘과 폄 그리고 약간의 척골 편위를 할 때, 엄지손가락의 엄지손가락 모음근들의 활성도가 증가된다. 둥근 물건을 잡을 때에는 손가락의 사이근육들이 작용하고, 엄지의 굽힘근이 작용하고 엄지근육들은 물건 주변의 손가락들이(예를 들어, 부드러운 공을 잡을 때처럼) 벌림 움직임을 하도록 제공해준다. 또한, 손가락 사이 근육의 활성도가 증가된다. 손허리 손가락관절의 벌림과 벌림근육들은 손가락 관절의 안정성을 제공한다(약간의 굽힘과 같은 느슨한 관절위치에서). 손가락 폄근육은 물건을 놓을 때, 손의 벌림을 조절하고, 부드럽게 손의 움직임을 허용하도록 균형을 제공한다. 물건을 잡으로 손을 뻗을 때와 손을 펴는 동안 벌레근육들과 손가락 폄근육 그룹들(EDC)그리고 엄지손가락 바깥쪽 근육(Extrinsic)이 활성화된다. 갈고리 모양의 잡기는 작은 물건을 잡는 것보다 좀 더 크게 잡아야 하고 엄지손가락이 아닌 다른 손가락들의 기능이 중요하다. 갈고리 모양 잡기는 출근할 때, 서류 가방을 계속 잡고 있는 것처럼, 특정 자세를 시간이 지나도 잘 유지할 수 있어야 한다. 근육의 활동은 깊은 손가락 굽힘근(FDP)과 얕은 손가락 굽힘근(FDS)에서 발생한다. 만약 힘이 먼쪽에서 필요하면 깊은 손가락 굽힘근이 활성화된다. 만약 힘의 부담이 중간 부위에서 발생하면 얕은 손가락 굽힘근이 더 활성화된다.

파악(Prehension) 또는 정밀하게 조작하는 것은 물건을 잡는 세밀한 패턴 중 하나이다. 민첩함(속도)은 물건을 조작할 때 중요한 기능이다. 물건 표면에 손가락과 엄지손가락사이의 거리를 조절하는 것은 외재성 근육 수축보다 내재성 근육이 수축할 때 더 중요하다. 물건 조절하는 기능에는 정확도, 속도 그리고 힘보다는 협응력이 필요하다. 몸감각과 운동시스템이 복잡하게 조정되기 때문에 몸 감각(예를 들어, 촉각, 온도, 진동감각 그리고 고유수용성 감각과 운동감각) 자극 또는 들어오는 자극으로 인해 운동이 나타나는 부분에도 유의해야 한다.

파악(Prehension) 패턴에는 다양한 방식이 있다. 측면으로 파악하는 것(열쇠 잡기)는 파악 패턴중에서 엄지의 패드/펄프가 2번째 손가락의 측면에 대립하는 것으로 나타나는 패턴으로, 엄지손가락은 손가락뼈사이관절(IP)관절이 약간 굽힘되고 손목은 중립적인 굽힘/폄 위치에 있다. 측면잡기는 파악(prehension)의 가장 작은 형태의 잡기 방식이다. Pad to pad 파악 또는 손바닥 파악 패턴은 엄지손가락의 패드/펄프 부분이 다른 손가락의 패드/펄프 부분으로 대립하면서 나타난다. 능동적으로 손허리손가락관절(MCP)과 손가락뼈사이관절(IP)이 약간의 굽힘이 나타나고 먼쪽손가락뼈사이관절(DIP)은 굽힘/폄은 잡고 있는 물건에 따라 다양하게 나타난다. 정확도는 집게 잡기(Pincer grasp)(예를 들어, 씨리얼의 작은 조각을 들어올리는 것과 같은)와 삼각대 잡기(글씨 쓰기를 위해 연필을 잡는 것과 같이)와 관련이 있다.

손 사용의 기능 부전이 있거나 또는 능동 또는 수동 관절 가동범위에 제한이 있으면, 손의 기능적인 자세를 미리 준비하는 것이 중요하다. 적절한 손의 기능을 위해서는 관절과 힘줄의 완전성을 유지하는 것이 중요하다. 기능적인 손의 자세는 손목은 약간의 폄과 자뼈쪽 치우침, 동시에 손허리손가락관절(MCP), 몸쪽손가락뼈사이관절(PIP) 그리고 동시에 먼쪽손가락뼈사이관절(DIP)의 적절한 굽힘으로 묘사된다.

기능적 기술의 검사와 평가
Examination and Evaluation of Functional Skills

신경학적 손상을 가진 환자의 기능적 수행을 평가할 때, 운동 기능은 앉은 자세와 선 자세에서 몸통과 머리의 안정성을 관찰하면서, 처음으로 평가된다. 몸통 평가는 척추를 기준으로 어깨, 골반, 팔, 다리 사이의 대칭성을 평가하기 위해 골반과 날개뼈의 중요한 부분을 관찰하는 것으로 시작된다. 환자가 누워 있거나, 앉아 있거나, 서 있는 동안 평가가 된다. 몸통은 골반의 뒷쪽 경사, 상부 몸통의 뒤굽음증, 골반의 틀림 또는 날개뼈 한쪽의 약화 등으로 비대칭성이 나타난다. 환자의 머리는 약화된 목에 의해 한쪽으로 기울어진 정도 또는 앞쪽으로 굽혀진 자세를 취한다. 몸통 위에서 적절한 머리의 위치는 시각적 기능, 균형, 안전한 움직임을 위한, 정위반응과 평형반응을 위해 필요하다. 머리 조절이 잘 되지 않으면, 환자가 종종 안전하고 적절한 방식으로 운동을 얼마나 잘 시작할 수 있는지에 영향을 끼치게 되며, 일상생활활동(ADL) 수행자는 환자의 능력에 영향을 준다.

어깨 관절의 완전성과 날개뼈는, 인대의 적절성과 관절놀이(Joint play) 그리고 안정성, 통증 또는 아탈구가 있는 환자들을 위해 관찰된다. 어깨, 날개뼈 그리고 상지 관절의 평가와 비정상적인 자세는 관절의 위치 조정과 부목을 통해 관절, 근육 및 힘줄의 보존적 치료를 처방하는데 중요하다. 날개뼈는 척추를 기준으로 대칭성을 평가해야 하고, 상지의 움직임과 관련하여 견갑상완리듬이 적절하게 나오는지 확인되어야 한다. 근육의 약화, 어깨의 아탈구, 관절의 통증, 움직임 범위 제한 그리고 근육의 과긴장도에 의해 고정된 날개뼈로 불리는 손상이 있는 경우, 이는 일상생활과 관련하여 어깨의 적절할 안정성과, 어깨 움직임의 시작에 영향을 준다.

근육 긴장도 평가와 브론스트룸 회복 단계를 이용한 상지 관찰은 상지의 잠재력을 알아내고, 치료의 목표와 적절한 중재를 세팅하기 위해 필요하다. 게다가, 근육의 긴장도 평가는 근육 긴장도 활동의 증가가 관찰될 수 있는 정밀도와 상태 평가를 위해 수행되어야 한다. 예를 들어, 환자가 중력에 대항하여 어깨 안정성이 빨리 돌아오는 모습이 보여지고, 전체 (Gross)잡기와, 손가락 펴는 것이 힘들지만, 일상생활 과제를 하는 동안 상지의 노력은 더 증가되고, 상지와 손 사용에서 굽힘 협력근들의 사용이 나타날 수도 있다. 이러한 상지의 과 긴장도는 회복 단계에서 나타나고, 수의적인 활동능력이 증가되고, 기능적 과제를 하는 동안 상지의 사용이 촉진될 때 중요하다. 억제성 테크닉 또는 자세를 바로 잡는 것의 환자 교육은 환자가 일상생활을 하는 동안 상지의 긴장도를 조절하고, 움직임을 스스로 시작할 수 있도록 도와주며, 휴식기간에도 환자를 도울 수 있다. 스스로 본인의 상지 상태를 평가하는 것은 일상생활동작을 수행하는 동안 상지의 기능을 사용하거나, 협력적으로 상지를 이용할 때 그리고 쉬는 동안 상지의 자세를 잡을 때 환자가 자신의 상지를 이해하는 것에 도움을 준다.

과제 분석을 위한 가이드
Task Analysis Guidelines

치료 계획을 세우기 전에, 치료사는 과제 또는 활동 분석을 해야 한다. 과제 분석은 활동의 부분을 분석하여, 과제에서 요구되는 부분이 무엇인지 알아내고, 환자가 그 과제를 성공하기 위해 어떤 숨겨진 결함이 있는지 알아내야 한다(상자 12.1). 치료사는 과제 분석하는 과정에서 3가지 기본적인 요소를 고려해야 한다; 환자의 신체기능 수행기술, 요구되는 활동, 환경적 요소. 환자의 ***신체기능 수행기술***은 활동을 수행하기 위해 필수적인 해부학적, 생리학적 요소를 다룬다; 이 신체기능 수행기술은 다음과 같은 기술 범주로 세분화된다: 감각, 지각, 신경학적 기능, 근골격계 기능, 인지, 그리고 심리적 기능. 이번 장에서는 일상생활동작을 수행하기에 필요한 신경학적 기술과 근골격계 기술에 초점 맞춰져 있다.

활동 요구사항은 활동의 각 단계에 포함된 요구사항을 나타난다. ***환경적 요소***는 환경의 물리적 특성을 말하며, 이는 활동 수행을 위해 방해가 되기도, 촉진이 되기도 하며, 사회적 그리고/또는 문화적 가치 그리고 특정 일상생활동작 수행을 위한 욕망(Desire)과 환자의 능력에 영향을 주는 신

상자 12.1 활동 분석의 과정

환자 케이스 실례

환자는 72세 여성 환자로 오른쪽 마루엽 부위의 뇌졸중을 앓았으며, 감각, 시각지각, 운동기능, 인지 그리고 심리적 손상을 지니고 있다. 다음 나오는 내용은 **신체기능 수행기술** 능력의 손상을 나타낸다.

- **감각:** 고유수용성 감각 손상, 운동 감각 손상 그리고 왼쪽 팔의 입체 인지능력 손상
- **지각 능력:** 왼쪽 시각과 몸감각의 무시 증상; 양쪽 팔에서의 이중자극 감각시 감각이 소멸된다.
- **근골격계:** 중증도 왼쪽 어깨의 약화; 왼쪽팔을 머리 위로 올릴 때와 옆쪽 뻗음을 할 때 중증도 왼쪽 팔의 굽힘근육 시너지가 나타남; 앉은 자세에서 약한 몸통 조절과 약간의 전체 잡기가 가능함
- **인지 기능:** 주의력과 집중력이 줄어 들고, 두 번 또는 세 번의 지시를 따라할 수는 있음. 중증도의 판단, 자각, 통찰의 어려움을 가지고 있음. 활동을 시작하기 위한 빈번한 시도가 필요함
- **심리적 상태:** 우울증과 감정의 불안정성을 보이며; 치료시간 동안 동기부여가 부족해 보임

치료사는 다음 질문사항을 고려해야 한다.
1. 환자의 이러한 손상은 일상생활 과제를 하는 동안 환자의 수행에 어떤 영향과 제한을 미치는가?
2. 주어진 일상생활 과제의 각 구성요소는 손상된 수행기술 영역의 조합에 어떠한 영향을 받는가?

예를 들어, 기능적 활동을 하는 동안, 환자는 다음과 같은 어려움을 가지게 될것이다.
- **감각:** 환자가 씻는 동안 좋지 않은 촉각감각과 지각력을 대신하기 위한 시각적 보상 없이 손상된 측 손으로 수건을 들고 있는 것이 어려울 것이다. 운동기능이 회복되면, 수건을 잡는 능력이 있더라도, 일상생활동작에서 손을 기능적으로 사용하는 동안 촉각과 고유 감각이 저하되어 운동기능이 힘들거나, 비효율적일 수 있다.
- **지각 능력:** 왼쪽 시야 무시로 인해, 환자는 접시의 왼쪽에 있는 음식을 무시하게 된다. 환자가 양손으로 음식을 자르려고 시도하고, 손상이 작은 쪽 손으로 나이프를 잡고, 더 많은 손상이 있는 손으로 포크를 잡고 있을 때, 무시증상을 관찰할 수 있다.
- **근골격계:** 환자는 어깨 굽힘을 90° 이상으로 해서 머리 뒤로 손을 뻗어 잠옷을 당기지 못할 수 있다; 이러한 움직임을 시도할 때, 환자는 어깨와 팔꿈치에서 과긴장도가 증가되는 경험을 할 수 있다.
- **인지 기능:** 환자는 양치질과 같은 일상생활동작을 시도할 때, 빈번한 구두 명령이 필요하게 될 것이다. 환자는 또한 이동 중에 휠체어 브레이크를 잠그지 않아, 안전 의식이 저하되고 판단력이 떨어질 수 있다.
- **심리적 상태:** 환자는 그녀가 양치를 원하지 않고, 일상생활동작 훈련을 위해 침대에서 일어나려 하지 않는 상태가 계속된다. 일상생활동작에 참여하도록 자주 격려하는 것은 환자의 동기를 강화시키는데 종종 필요하다.

활동 요구사항

치료사는 활동의 구체적인 단계 또는 과제의 구성요소를 잘 파악해야 하며, 다음의 질문을 고려해야 한다.
1. 활동의 구체적인 단계들은 무엇이 있는가?
2. 손상이 환자의 실제 과제수행에 어떻게 영향을 미치는가? 그리고 손상된 영역을 개선하기 위해 활동의 구성요소 또는 과제의 구성요소를 어떻게 진행할 수 있을까?
3. 결함을 보상하기 위해 어떤 전략을 통합할 수 있을까?

환경적 고려사항들
- 물리적 환경
- 사회문화적 환경

치료사는 다음의 질문을 고려해야 한다.
1. 환경에서 환자의 활동 수행에 방해가 될 물리적 특징은 무엇인가?
2. 환자의 활동참여 능력에 영향을 줄 수 있는 사회적 그리고/또는 문화적 가치와 신념은 무엇인가?

치료사는 구체적인 일상생활동작에서 환자의 수행을 증진하기 위해 활동과 환경을 수정하도록 분석해야 한다.

임(믿음 Belief)이 포함된다. 세 가지 부분의 분석이 완료가 되면, 치료사는 활동을 수정할 수 있고, 또는 환자가 활동에 참여하기 위해 환경적 요소를 수정할 수 있다. 환자의 수행을 높이기 위해, 치료사는 환자의 신경학적 그리고/또는 근육뼈대계 기능을 강화시키기 위한 특별한 중재를 계획할 수 있다.

신체기능 수행기술

Body Function Performance(Lead-up) Skills

다음에 서술된 내용은 신체기능 수행기술 또는 선행기술은 스스로 먹기, 스스로 위생관리하기, 스스로 옷 입기 등과 같은 활동을 위해 필요한 요소이다.

- **몸통 자세 안정성(Trunk postural stability).** 상부 몸통과 하부 몸통의 적당한 안정성(즉, 상부 몸통의 폄과 복부의 안정성)은 앉은 자세에서 몸통을 곧게 편 자세를 유지하기 위해 필수적이다(그림 12.1). 골반의 중립 자세와 고관절 벌림은 하부 체간의 안정성을 만들어준다. 몸통을 곧게 펴서 앉은 자세는 정상적인 팔 움직임 패턴을 위해 필요한 부분이다. 만약, 환자가 서 있는 자세라면, 골반과 다리의 적절한 자세 정렬이 필요하며, 이는 안정적인 기저면(BOS)이 필요하다. 서 있는 자세에서, 골반은 중립 자세와 상부 몸통 폄을 위해 적절하게 정렬되어야 한다. 선 자세에서, 일상생활을 수행하는 것은 환자에게 도전이 될 수가 있고, 치료사는 서 있는 자세를 유지하기 위해 촉각 또는 청각적 도움을 제공해야 한다.
- **어깨 안정성과 운동성.** 어깨관절 근육의 동시 수축은 식사를 위해, 빗질을 위해 또는 옷을 입기 위한 도구를 잡으러 가는 등의 뻗는 활동에서 먼쪽 팔 근육의 움직임을 보조하기 위해 필요하다(그림 12.2).
- **팔꿈치의 안정성과 운동성.** 팔꿈치 근육의 동시수축은 뻗는 상지 움직임을 보조하기 위해 필요하며, 동시 수축은 신체기능 수행(Lead-up)기술을 위해

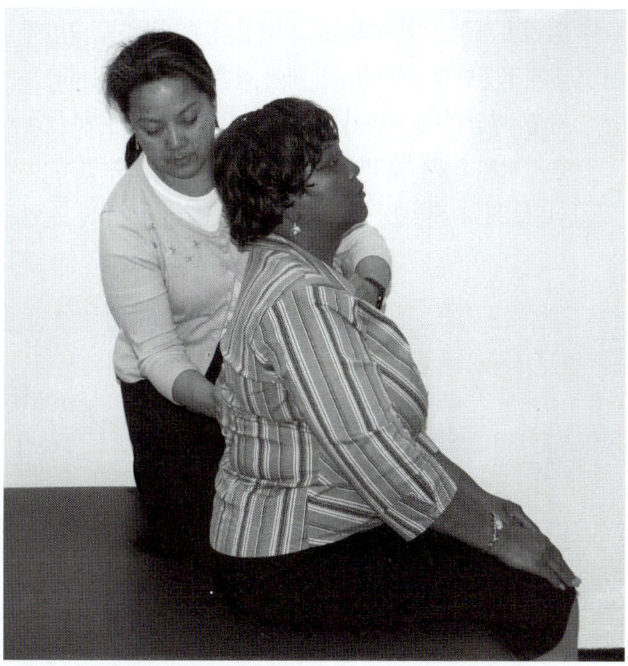

그림 12.1 체간의 안정성은 스스로 음식 먹는 과제에서 중요한 선행기술이다. 체간의 안정성은 정상 팔 움직임 패턴을 사용하게 하고, 머리와 몸통을 곧게 펴서 음식물이 흐르는 것을 방지한다.

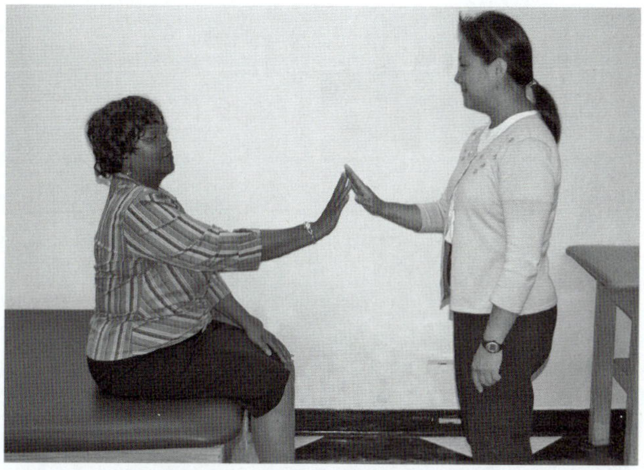

그림 12.2 어깨 안정성와 운동성은 스스로 식사하기 위한 뻗기와 식기와 음식물을 입으로 가져오기 위해 필요한 선행기술이다. 환자는 치료사의 손을 목표로 하여 뻗기 동작을 훈련한다.

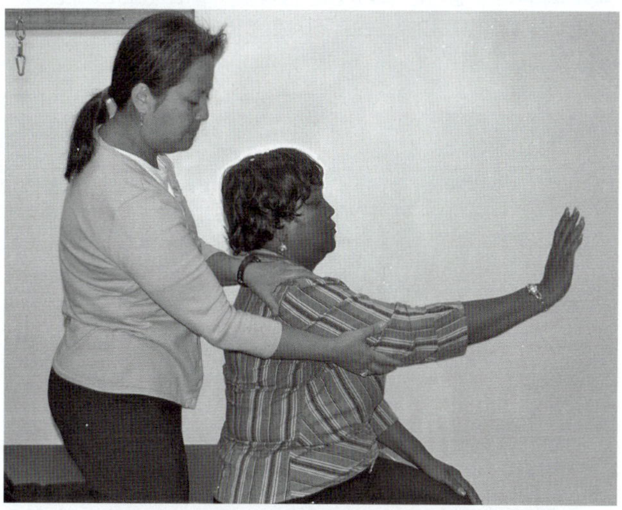

그림 12.3 팔꿈치 안정성과 운동성은 공간에서, 팔에서의 먼쪽 부분의 움직임을 보조하기 위해 필요하다; 스스로 식사를 위해 필요한 선행기술이다.

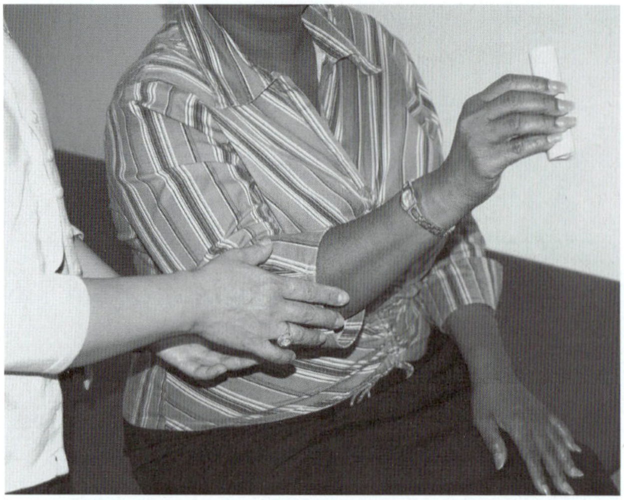

그림 12.4 스스로 식사하기 위한 쥐기와 파악 패턴에 손목의 안정성과 운동성은 필요하다.

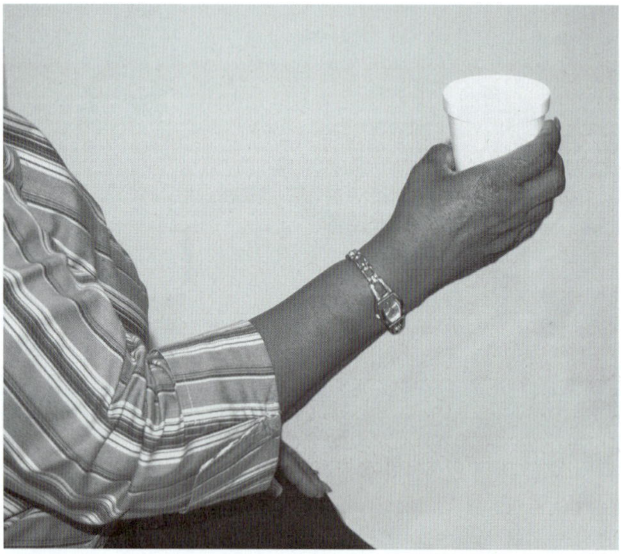

그림 12.5 전체 잡기는 크기가 큰 음식물을 잡고 있고 그리고 다시 놓을 때 필요하며, 스스로 식사를 하는 동안 컵을 들고 물을 마실 때 필요하다.

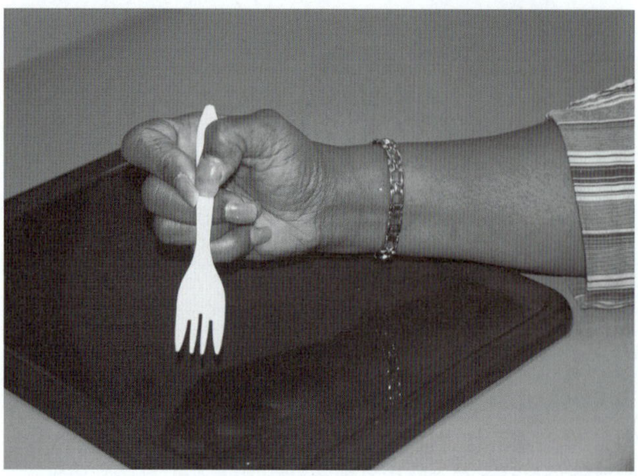

그림 12.6 파악 패턴은 포크를 잡고 있기 위해 사용된다.

필요하다(그림 12.3). 예를 들어, 팔꿈치 안정성은 술잔을 잡고 있을 때 필요하고 또는 칫솔을 잡고 있을 때 필요하다. 팔꿈치 굽힘과 폄은 셔츠를 바지 위로 끌어내리기 위해서 필요하다.

- **손목의 안정성과 운동성.** 손목을 중립위치에 유지하거나 잡기와 파악을 위해서 폄 자세로 유지하는 능력은 일상생활동작에서 가장 많이 필요하다(그림 12.4). 예를 들어, 손목을 폄 자세(약 20~30° 손목 폄)로 유지하는 것은 우유팩을 잡을 때 필요하고, 우유를 컵에 따를 때, 셔츠의 단추를 낄 때, 또는 지퍼를 채울 때 필요하다.
- **전체 잡기(Gross grasp).** ***전체 잡기***는 물건의 한 면을 잡는 것이고 이 때, 손바닥과 손가락의 바닥면을 이용한다. 엄지손가락과 손가락의 굽힘과 폄은 큰 물건(예를 들어, 샌드위치) 그리고, 물컵을 잡거나 놓을 때(그림 12.5). 그리고, 목욕을 하는 동안 손에 비누를 고정하거나, 양치질 후 구강세척제병을 고정할 때 필요한 동작이다.
- **잡기 파악(Prehension)패턴.** ***파악***은 손가락과 엄지손가락을 대고, 물건을 조작할 수 있는 손의 위치를 말한다. 다양한 파악의 패턴은 손의 기능에 영향을 주고, 일상생활동작을 시행하는 기술에 영향을 준다. 예를 들어, ***손바닥 파악***(세발 잡기)에서, 엄지손가락은 하나 또는 그 이상의 손가락(즉, 2번째 그리고 3번째 손가락)을 대어 작은 물건을 잡는다. ***측면 파악***은 엄지손가락과 2번째 그리고 3번째 손가락의 노뼈 쪽 면이 만나, 열쇠를 잡을 수 있게 한다. 파악 패턴은 식사를 위한 가정용품 –예를 들어,

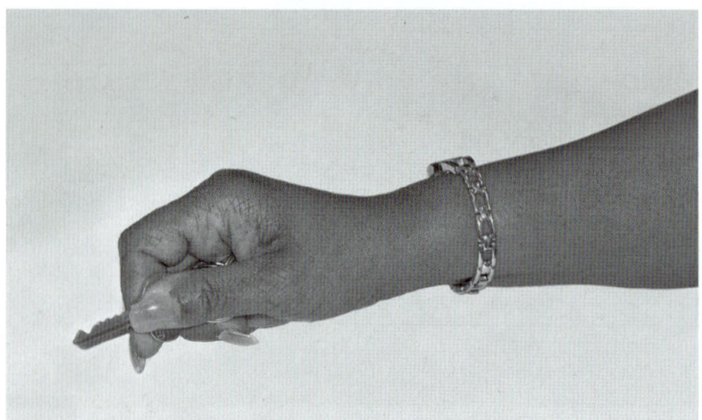

그림 12.7 열쇠를 잡고 있을 때 쓰이는 바깥쪽 파악 패턴은 스스로 식사하기 위한 선행기술이다.

포크(그림 12.6), 나이프 또는 머그컵- 을 잡고 있을 때 필요하다. 잡기 파악은 열쇠를 잡고 유지하는 것과 같은 일상생활동작에서 필요하다(그림 12.7).
손바닥 파악은 프레첼과 같은 작은 음식물을 잡기 위해 사용된다(그림 12.8).

- **엄지손가락과 손가락 조작.** 엄지손가락과 손가락의 섬세한 움직임은 컵에 빨대를 꽂거나, 조미료 팩을 뜯거나(그림 12.9), 크래커의 비닐 포장을 여는 등과 같은 작은 가정용품과 음식을 조작하기 위해 필요하다. 엄지손가락과 손가락의 작은 움직임은 머리를 빗거나, 옷을 입거나, 구두끈을 매거나, 셔츠의 단추를 끼거나, 치실을 하는 등과 같은 동작을 위해 필요하다.
- **양손 사용하는 움직임.** 양손 또는 양쪽 팔을 사용하는 움직임은 대부분 스스로 음식을 먹거나, 머리를 빗거나, 옷을 갈아 입는 움직임을 할 때 필요하다. 나이프와 포크로 음식을 자를 때(그림 12.10), 버터를 바를 때, 코트의 단추를 낄 때, 양말을 신을 때, 칫솔에 치약을 짤 때, 콘택트 렌즈를 낄 때 등등의 보편적인 일상생활동작을 할 때에 양쪽 손의 움직임은 필수적이다.

일상생활동작을 위해 상지의 기능은 선행기술 진행에 따라 다르다. 이 기술은 순서가 지정된 진행의 전제 조건 기술에 따라 다르기 때문에 특정 순서로 이루어져야 한다. 충분한 몸통 안전성은 상지 기술 능력에 중요한 요소이다. 몸통 안정성이 만들어지면, 상지의 기술은 다음의 순서를 따른다.

- 어깨 안정성과 운동성
- 팔꿈치 안정성과 운동성
- 손목 안정성과 운동성
- 전체 잡기와 파악 패턴
- 엄지손가락과 손가락의 조작 기능
- 양측 상지의 움직임

양쪽 상지의 조화는 — 협응된 움직임이고, 특정한 과제를 성취하게 한다— 일상생활동작을 위해 가장 높은 수준이며, 따라서 마지막에 다루는 기술이다.

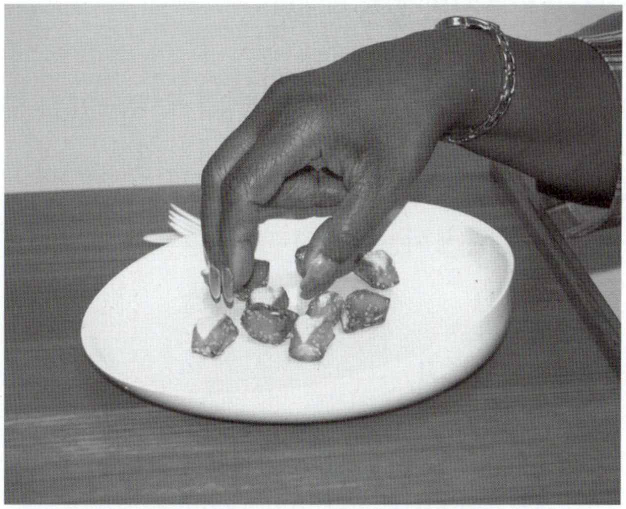

그림 12.8 스스로 식사하기 위한 손바닥 잡기 패턴은 프레젤 땅콩을 집어 올릴 때와 같은 상황에서 사용되는 선행기술이다.

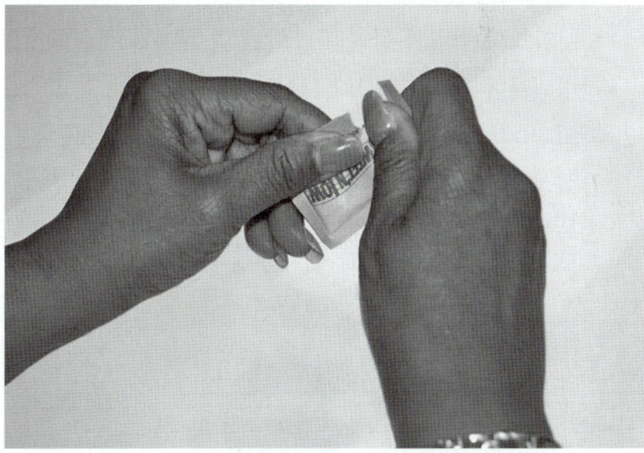

그림 12.9 엄지손가락과 손가락의 조작은 감미료 포장지를 여는데 사용되는 엄지손가락과 손가락 조작은 스스로 식사하기 위한 선행기술이다.

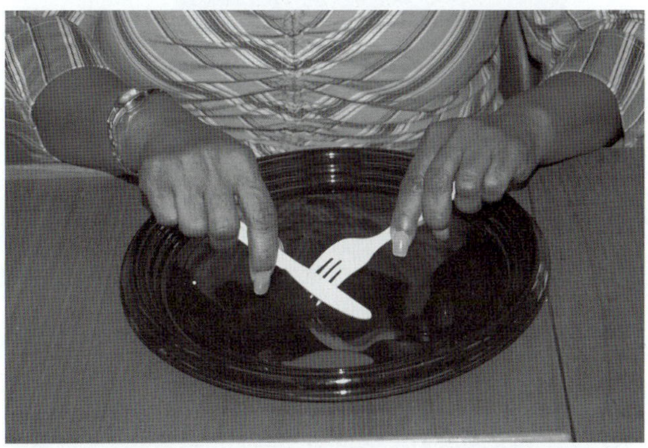

그림 12.10 양 손에 식기를 들고 사용하는 양쪽 팔 움직임은 스스로 식사하기 위한 선행기술이다.

일상생활동작의 활동 분석

Activity Analysis of ADL Tasks

다음 세 개의 부분에서는 활동분석 과정의 예시를 설명한다. 어떻게 혼자 식사하고, 위생관리를 하며 옷을 입는지 분석하며, 이는 상지의 기능 수행을 위한 신경학적 그리고 근육뼈대계의 신체 기능, 활동 요구도, 환경적 요소에 영향을 받는다.

스스로 식사하기

활동에서 요구되는 점과 과제의 구성

1. 환자는 테이블(또는 침대)앞에 몸통을 곧게 세운 자세로 앉아 있어야 하며, 음식과, 식기류, 물잔 등과 같은 적절한 장비가 필요하며, 환자의 앞쪽에 위치해 있다. 스스로 식사를 하기 위해서는 적절한 상체 정렬을 위해 골반의 지지가 필요하며, 이를 위해 엉덩관절의 벌림과 함께 골반의 중립 위치가 적절하게 정렬되어야 한다(그림 12.11).
2. 팔의 위치는 어깨 관절근육의 동시 수축 정도에 따라 안정성에 영향을 받는다. 어깨 안정성은 팔꿈치를 펴고 손목을 안정화시킨 상태로 앞쪽으로 뻗는 정상 움직임을 위해서 필요하며, 이는 기능적인 먼쪽 손의 움직임을 잘 만들어낸다(그림 12.12).
3. 전체 잡기를 통해(즉, 엄지손가락과 손가락 굽힘) 음식을 입으로 가져간다(그림 12.13). 식기류를 사용할 때, 식기류를 잡고 조작하기 위해 파악 패턴을 사용해서 음식을 입으로 가져간다(그림 12.6). 전체 잡기와 파악의 정상 움직임 패턴은 손가락과 엄지손가락의 굽힘/폄을 포함하는 패턴이며, 이는 물건을 잡고 놓을 때 사용된다.

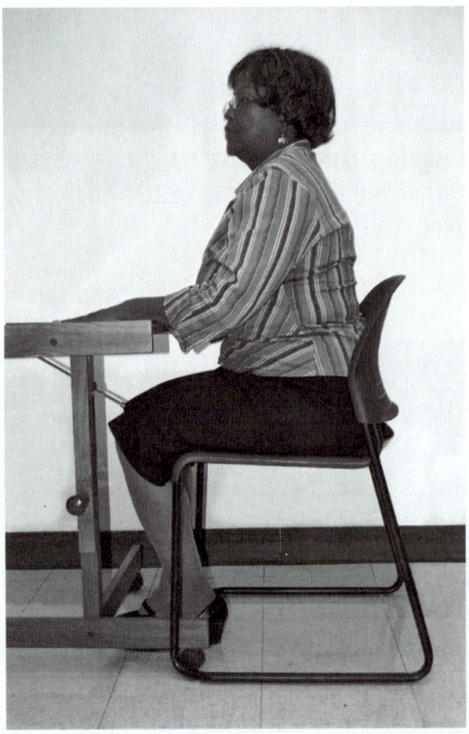

그림 12.11 곧게 앉은 자세 골반과 양쪽 다리는 골반의 중립 위치 또는 약간의 골반 앞쪽 경사와 엉덩관절 벌림을 조장하기 위해 적절하게 정렬되어야 한다.

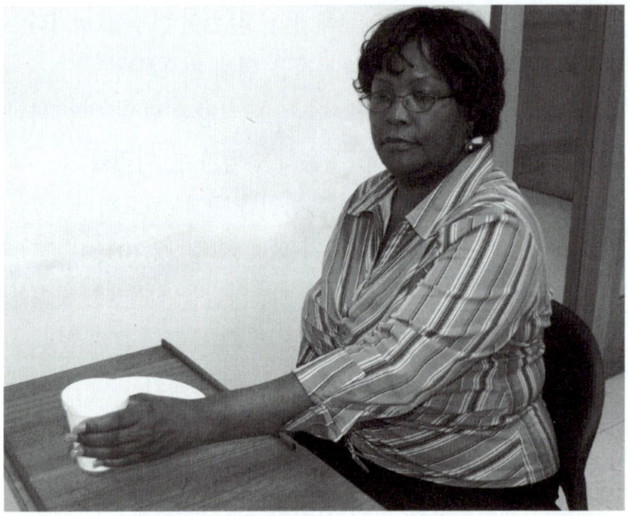

그림 12.12 어깨 안정화 촉진은 팔꿈치 폄과 손목 안정화와 함께 앞쪽 뻗기의 정상 움직임 패턴을 촉진하며, 이는 손 먼쪽부분의 기능적 움직임을 발생시킨다.

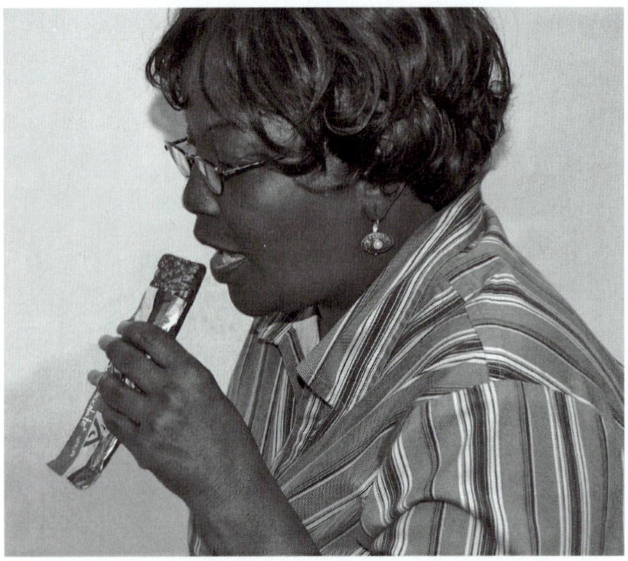

그림 12.13 손가락을 사용해서 가볍게 먹을 수 있는 음식은 섭취를 위해 전체 잡기를 통해 입으로 가져갈 수 있다.

4. 손은 입에서 다시 접시로 음식을 가지고 오기도, 되돌려 놓기도 한다. 스스로 음식을 먹을 때 이런 움직임들은 빈번하면서 지속적으로 나타나기 때문에 (즉, 어깨, 팔꿈치 그리고 손목이 중력에 대항하는 안정성이 필요함). 이 움직임을 하기 위해, 환자의 인내심과 참을성이 필요하다.
5. 물잔은 전체 잡기를 통해야 하며, 손잡이가 있는 컵과 머그는 파악 패턴을 사용한다. 이 패턴을 사용하면 액체가 담긴 컵을 입으로 가져오고 테이블로 다시 둘 수 있다(그림 12.14).
6. 양손으로 음식물을 자르는것(그림 12.15)과 음식 조작에는 양쪽 상지의 통합이 필요하다.

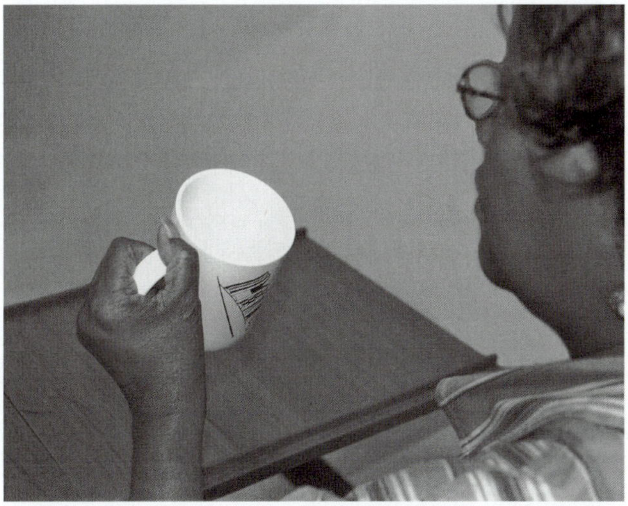

그림 12.14 손잡이가 있는 유리잔을 이용하여 전체 잡기 패턴과 파악 패턴을 이용하여 컵을 테이블에서 입으로 가지고 올 수 있다.

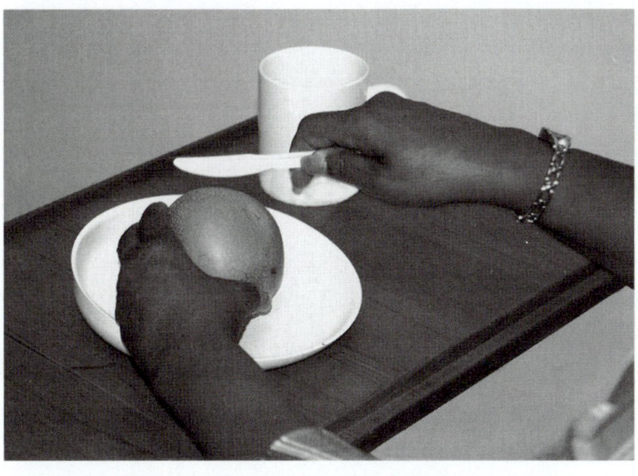

그림 12.15 양쪽 손의 상호작용은 두 손을 이용하여 음식을 자르거나 조절하기 위해 필요하다. 환자는 한 손으로 나이프를 잡고 있어야 하며, 다른 손은 음식을 잡고 조절해야 한다.

환경적 요소

- 환자는 의자에서, 휠체어에서, 침대에서 몸통을 똑바로 세운 자세를 유지할 수 있어야 한다.
- 테이블은 환자의 중심부 체간 높이여야 한다.
- 테이블의 표면은 충분히 커야 하고, 음식물과 식기 그리고 환자의 팔을 두기에 충분히 안정적이어야 한다.
- 모든 음식물은 환자의 식이, 영양, 종교적, 사회적 그리고 문화적 선호와 제한점을 고려해야 한다.

양치하기

활동에서 요구되는 점과 과제의 구성

1. 환자는 욕실에서 칫솔, 치약 그리고 보철 기구(예, 의치, 틀니)를 제거한 후, 몸통을 바로 세운 자세로 앉거나 또는 서 있는 자세를 한다. 그리고 컵을 앞에 가져다 둔다. 필요한 기구가 있으면 사용한다. 골반과 다리는 중립위치로 두고 앉아서, 양치를 하기 위한 상체를 세우기 위해 골반의 위치를 조정한다(그림 12.11). 서 있는 자세라면, 환자의 발은 어깨 넓이로 벌리고 서고, 양쪽 발에 체중을 고르게 분산시킨 후, 골반은 중립위치, 그리고 상부 몸통은 약간 폄 자세를 하여서 머리가 중심에 오도록 한다.
2. 양쪽 팔은 어깨관절 근육의 동시 수축을 통해 안정성을 가지도록 위치하게 한다. 어깨의 안정성은 팔꿈치를 펴고, 손목의 안정성을 가지고 앞쪽으로 뻗을 수 있는 정상 움직임을 촉진하기 위해 필수적이며, 이는 먼쪽 부분에서 기능적 움직임이 나타나도록 한다 (그림 12.12).
3. 양쪽 손의 사용은 치약 뚜껑을 따고, 양치를 할 때 필요하다. 전체 잡기는 치약 뚜껑을 한 손으로 잡고 있고, 손바닥 파악은 뚜껑을 돌려 열 때 필요하다. 우세한 손이 치약 뚜껑을 잡고 있으면, 반대쪽 손이 측면 파악을 이용하여 칫솔질을 시도한다. 양쪽의 몸쪽 어깨와 팔꿈치의 안정성은 필수적이고, 약간의 손목 폄은 먼쪽 잡기와 양쪽 파악을 보조하기 위해 필요하다.
4. 입 안에서 칫솔을 조작하고, 모든 치아 표면을 닦기 위해서는 몸쪽 어깨 및 팔꿈치 안정화가 필수적이며, 이는 손목의 안정화와 손의 회전이 필요하다. 칫솔질 할 때 움직임의 패턴에서 나타나는(중력에 대항하여 어깨, 팔꿈치, 그리고 손목의 안정성) 지속력과 빈번도

때문에 환자의 지구력과 인내심을 확인하여야 한다.

5. 어깨를 앞쪽으로 뻗고, 팔꿈치를 펌하고, 손목을 중립자세로 안정화시키고, 손바닥 파악하기는 수도꼭지 레버를 돌리는 활동을 하기 위함이다. 어깨 앞쪽 뻗음, 팔꿈치 굽힘/폄, 손목 안정성 그리고 컵의 전체 잡기는 물이 가득한 컵을 잡아서 입으로 가지고 오고, 다시 욕실 테이블 위에 두는 동작을 위해 필수적이다(그림 12.14). 욕실 테이블에서 입으로 물이 든 컵을 가지고 올 때 목과 몸통에서는 약간의 굽힘이 필요하다. 어깨를 앞쪽으로 뻗고, 팔꿈치를 펴고, 손목을 안정화시키고, 손바닥 파악을 하는 것은 양치 후 칫솔을 헹구기 위해 필요하다. 싱크대에서 수건을 꺼내 입을 닦으려면, 어깨를 앞으로 뻗기, 팔꿈치 굽힘/폄, 손목 안정화 및 전체 잡기가 필요하다.

환경적 요소

- 환자는 의자 또는 휠체어에서 몸통을 곧게 세운 앉은 자세를 유지하거나, 욕실 싱크대 앞에서 선 자세에서 균형을 잘 유지하여야 한다.
- 욕실 싱크대의 표면 크기는 충분히 커야 하고, 양치를 위한 물건이 안전하게 올려져 있어야 한다. 만약 싱크대가 불안전하면, 손잡이를 잡아 팔의 보조를 받아야 하고, 서 있는 상태라면, 균형 잡기 위한 보조를 받아야 한다.

스웨터 입기

활동에서 요구되는 점과 과제의 구성

1. 환자는 의자 또는 휠체어에 앉아 있거나, 바닥이나, 침대에 기대지 않은 상태로 앉아 있어야 한다. 골반과 다리는 적절한 정렬로 조절하며, 골반의 중립위치와 고관절 벌림 자세를 취하고, 발이 바닥에 닿도록 해야 한다. 골반의 적절한 정렬은 옷을 갈아 입는 동안 몸통의 적당한 자세를 위해 필요하기 때문이다(그림 12.11). 상부 몸통은 약간 폄 상태를 하고, 머리는 중립자세를 취한다. 기대지 않는 앉은 자세는 옷 갈아 입기 등 팔이 머리 위로 올라가는 동작 중에 환자의 지구력에 영향을 주며, 환자의 피로도는 확인되어야 한다.
2. 옷을 갈아 입기 위해서는 손상이 있는 팔의 참여는, 기능 회복 정도에 따라 달라지고, 환자는 대부분의 과제를 작게 손상받은 상지를 사용하여 과제 수행을 하려고 한다. 이 예시에서, 우리는 어깨와 팔꿈치의 독립된 움직임의 회복, 약한 손목 움직임 및 제한된 전체 쥐기와 함께 더 많은 손상을 받은 팔의 사용을 설명한다.
3. 환자는 좀 더 손상된 상지를 사용하도록 시도해야 하고, 어깨 안정성을 촉진하도록 훈련하여야 한다. 이는 어깨를 앞쪽으로 뻗기 위해 충분히 촉진되어야 하고, 머리 위로 팔을 들어올리기 위한 중력을 대항할 수 있는 근력이 필요하며 이는 점진적으로 훈련되어야 한다. 또한 이러한 움직임을 할 때, 팔꿈치와 손의 움직임이 공간에서 잘 유지될 수 있어야 한다. 어깨의 안정성은 팔꿈치를 펴고 손목의 안정성과 함께 어깨를 앞쪽으로 뻗는 정상 움직임을 촉진하기 위해서 필요하며, 먼쪽 손의 움직임을 잘 수행하기 위해 필수적이다(그림 12.12). 스웨터를 머리 위로 잡아 당길 때, 어깨의 충분한 근력과 지구력이 필요하며, 양쪽 팔을 머리 위에서 유지할 수 있는 근육의 기능이 필요하다. 이 과제에서 요구되는 부분 때문에, 환자의 지구력은 반드시 고려되고 확인되어야 한다. 만약, 환자가 양쪽 팔을 머리 위로 올리는 것이 너무 힘들다면, 환자의 근 피로는 빨리 나타날 것이다. 팔의 손상이 있고, 어깨 근육의 약화, 팔을 머리 위로 올리는 것이 힘들다면, 이 과제는 너무 부담스러울 수 있다.
4. 양손으로 사용하는 전체 잡기, 약간의 손목 폄, 팔꿈치 굽힘 그리고 머리를 넘어서서 뻗기 활동은 스웨터를 잡아서 당기고, 머리를 집어 넣기 위해 목 부분을 당기기 위해 필수적인 움직임이다. 환자는 덜 손상 받은 팔을 삽입한 다음, 어깨 앞으로 뻗기와 팔꿈치 폄을 사용하여 반대쪽 슬리브를 통해 더 많은 손상을 가진 팔을 삽입한다. 만약, 이것이 가능하다면, 환자는 양쪽 전체 쥐기와 팔꿈치 폄을 이용하여 몸통을 앞쪽으로 넘긴 후, 스웨터의 단추를 당길 수 있을 것이다. 게다가, 환자는 어깨의 안쪽돌림과 폄, 팔꿈치 폄과 더 많이 손상 받은 팔의 전체 잡기를 이용하여 몸통을 뒤쪽으로 넘긴 후, 스웨터를 당길 것이다.

환경적 요소

- 앞에서 언급한 것처럼, 환자는 의자나 휠체어 또는 침대, 매트의 가장자리에서 몸통을 펴고 똑바로 앉은 자세를 유지하고, 골반과 몸통을 잘 유지할 수 있어야 한다. 환자가 의자나 휠체어에 앉아 있는 기저면과 몸통의 지지 정도는, 골반과 몸통사이의 정렬을 유지할 수 있는 정도에 영향을 줄 것이다.
- 의자 또는 휠체어, 침대 또는 매트의 좌석 높이는 환자가 앉기 위해 중요하고 양쪽 발을 바닥에 두어 다리와 골반의 적절한 정렬을 조정할 수 있도록 한다.
- 환자가 의자 또는 휠체어에서 몸통이 지지되지 않는 자세로 앉으면, 균형이 불안정하게 되거나, 팔을 머리 위로 뻗을 때, 환자가 몸통에 피로를 느끼게 됨으로, 매트 또는 침대를 환자의 손상된 쪽으로 제공해줘야 한다. 치료사는 환자의 앞쪽에 앉아야 하고, 환자의 안정성을 유지하기 위해 좀 더 많이 손상된 쪽에 앉아야 한다.

임상 노트 : 상지의 기능을 평가하기 위한 표준적 측정은 환자들 또는 특이점이 있는 사람들을 위해 발달하고 있다. 수정된 애시워드 척도(Modified Ashworth Scale); 팔의 불가능 평가, 어깨와 손의 질문표, 운동 평가 측정, 뇌졸중 이후의 운동 회복을 위한 퓨겔-마이어 평가(Fugl-Meyer Assessment); 퍼듀 페그보드 검사(Purdue Pegboard Test); 그리고 젭슨-테일러 손 기능 평가(Jebsen-Taylor Hand Function Test)를 예시로 들 수 있다. 이러한 결과 측정에 대한 설명은 표시된 용도와 함께 표 12.1에 나와 있다.

표 12.1 상지 기능과 수행의 평가결과 해석

평가: 수정된 애시워드 스케일

방법: 수정된 애시워드 스케일의 목적은 중추신경계 질환을 가진(예, 뇌졸중, 외상성 뇌 손상, 뇌성마비) 환자의 손상측 사지의 경직 정도를 평가하는 것이다. 수정된 애시워드 스케일은 0단계(근육의 긴장도가 증가되지 않음)에서 5단계(굽힘과 폄 두 방향에서 강직이 나타남)까지 총 6 단계가 있다.

치료사는 관절가동범위 내에서 환자의 사지를 움직이고, 움직이는 동안의 환자의 긴장도의 변화가 있는지 관찰하여서 경직의 단계를 결정한다. 수정된 애시워드 스케일을 평가하기 위해서는 약 5분의 시간이 소요되고, 손상측 사지의 검사해야 하는 수에 따라 소요시간이 달라질 수 있다.

적응증: 수정된 애시워드 스케일은 아동(6~12세)과 성인(18~64세)에게 적용 가능하며, 중추신경계 손상으로 인한 2차적 근긴장도 이상이 있는 분들이 대상이다.

참조: 경직이 있는 근육에 적용한 수정된 애시워드 스케일의 평가자 신뢰도. Phys Ther.1987;67:206.

평가: 팔, 어깨 그리고 손의 장애 설문지(DASH)

방법: 팔, 어깨 그리고 손의 장애 설문지(DASH)의 목적은 근골격계 질환을 가진 환자의 상지 수행 정도와 기능을 평가하는 것이다: 본 설문지는 시간이 지남에 따라 상지의 기능과 수행 정도에 변화가 있는지를 알아보기 위해 사용되기도 한다. 본 설문지는 30개의 항목으로 스스로 질문에 답을 하여 0점에서 5점까지 점수를 주며, 구체적인 과제 안에서 신체적 활동과 관절의 제한과 관련하여 상지의 기능과 관련된 평가로 이루어져 있다. 본 설문지는 약 10~30분 정도가 소요된다. 업무하기, 스포츠 활동 또는 예술 활동 등과 같은 높은 레벨의 신체적 활동은 선택 사항으로 평가된다. 빠른 DASH 설문지는 10개의 문항으로 이루어진 짧은 형태이며, 업무하기/스포츠/예술 활동 등 선택 사항이 있다.

적응증: DASH 설문지는 신경계 질환과 정형계 질환으로 인해 상지에 손상이 있는 성인(18~64세)을 대상으로 사용된다.

참조: DASH 결과 측정; 어떻게 우리는 결과와 관련하여 무엇을 알 수 있나? Hand Ther. 2001;6:109.

평가: 움직임 평가 척도

방법: 움직임 평가 척도의 목적은 움직임 기능과 뇌졸중 환자가 기능적인 일상생활동작(예. 침대에서 움직이기, 앉은 자세에서 균형잡기, 이동하기, 상지 활동수행 그리고 기능적인 손의 활동)을 하는 동안의 회복 정도를 평가하기 위함이다. 움직임 평가 척도는 8개의 항목이 있고, 총 점수에 포함되지 않는 근육의 긴장도에 대한 추가적인 항목이 1개 있다.(8개의 항목은 움직임 기능과 1개의 전반적인 근육의 긴장도에 대한 항목이 있다) 모든 평가 항목은 약 15분~30분 정도 소요되며 각 항목당 7점을 이용하여 점수가 계산된다(0점에서 6점까지 나눠져 있으며, 6점은 움직임 수행이 적절히 이루어진 경우이다). 항목의 점수는 총합으로 계산되며, 48점이 만점이다(근육의 긴장도와 관련된 항목은 총점에서 제외된다). 환자는 각각의 항목을 3번 반복하고, 가장 잘 수행했을 때를 점수화하여 기록한다.

적응증: 움직임 평가 척도는 뇌졸중 질환을 가진 노인환자와(65세 이상) 성인들(18세 ~ 64세)을 대상으로 사용된다.

참조: 뇌졸중 환자를 위한 새로운 움직임 평가 척도 연구. Phys Ther. 1985;65:175.

표 12.1 상지 기능과 수행의 평가결과 해석 *(계속)*

평가: 뇌졸중 후 움직임 회복에 대한 Fugl-Meyer 평가(FMA)
방법: FMA의 목적은 뇌졸중으로 인한 편마비 환자의 감각 운동기능의 회복에 대한 평가를 하기 위함이다. 이 평가는 수행력을 기반으로 평가하며 226개의 항목으로 구성되어 있고, 각 항목당 3점을 부여할 수 있다(0점 = 전혀 하지 못함, 1점 = 부분적으로 수행함, 2점 = 모두 수행함) 그리고 226개의 항목은 크게 5가지로 나눠진다; 운동기능, 감각기능, 균형, 관절가동범위, 그리고 관절 통증.
환자는 서 있는 동안, 앉은 상태에서 또는 누운 자세에서 일상생활동작을 하면서 구체적인 움직임을 수행하고, 각 움직임에서 감각과 통증을 경험하는지 확인하게 된다. FMA는 약 30분 정도 소요된다(짧은 FMA 버전은 약 10분이 소요된다). FMA는 상지에 대한 하부평가가 의존적으로 시행되게 된다. 상지에 대한 평가는 33개의 항목으로 각 항목당 3점이 부여될 수 있으며 총 66점이 만점이다. 상지의 하부검사는 어깨, 팔꿈치, 아래팔, 손목 그리고 손의 움직임에 대해 평가할 수 있다. 팔의 기능은 반사적 활동과 수의적 움직임에 대해 협력 패턴의 유,무에 따라 자세하게 평가된다. 전체적인 상지 움직임과, 세밀한 상지 움직임, 상지의 협응력과 속도 조절이 평가된다.
적응증: FMA는 뇌졸중으로 인한 편마비를 가지고 있는 청소년(13세~ 17세), 성인(18세~ 64세), 그리고 노인(65세 이상)을 대상으로 사용된다.
참조: 뇌졸중 후 편마비 환자. Scand J Rehabil Med. 1975;7:13.

평가: 퍼듀 페그보드 검사(Perdue Pegboard Test)(PPBT)
방법: PPBT는 손가락 팁의 예민성과 손가락의 전체적인 움직임 기능, 손과 팔의 전체적 움직임 기능을 평가하기 위해 사용한다. 이 검사는 원래, 산업 및 조립 작업시 손의 움직임이 필요한 사람들을 돕기 위해 개발되었지만, 임상 재활분야에서 광범위하게 사용되고 있다. PPBT는 직사각형의 판과 두 개의 수직 구멍과 4개의 컵 모양의 함몰부로 구성되어 있다. 작업을 수행할 때 환자가 컵에서 작은 금속 핀을 가져와 가능한 빨리 구멍에 넣어야 한다. 검사는 30초에서 60초가 소요된다. 오른쪽 손으로 핀을 배치하는 것, 왼쪽 손으로 핀을 배치하는것, 양쪽 손으로 핀을 배치하는 것 그리고 양측으로 조립하는 것 등으로 점수를 채점한다. 전체 평가는 약 15~30분 소요될 수 있다. 점수는 표준화된 규범 데이터와 비교해서 해석된다.
적응증: PPBT는 신경계 그리고 근골격계 질환을 가진 팔, 손, 그리고 손가락 움직임 그리고 협응력에 손상을 가진 어린이들(6~12세), 청소년(13~17세), 성인(18~64세), 그리고 노인(65세 이상)을 대상으로 사용할 수 있다.
참조: 퍼듀 페그보드: 표준화와 신뢰도와 타탕도에 대한 연구. J Appl Psychol.1948;32:234.

평가: 젭슨-테일러 손 기능 평가(Jebsen-Taylor Hand Function Test)(JTHF)
방법: JTHF 젭슨-테일러 손 기능 검사는 일상생활 범위 안에서 한쪽 손의 기능을 검사하기 위해 사용되는 기본적이고 표준적인 검사 방법이다. 특수한 과제에서 움직임의 질적 평가보다 손의 기능수행 속도가 평가된다. 7개의 과제는 우세손과 비우세손을 분리하여 평가된다 (비우세손은 우세 손을 평가하기 전에 먼저 평가한다); 3학년 읽기 수준에서 짧은 24자 문장쓰기(6~7세 아동의 경우 제외), 카드 뒤집기, 작고 친숙한 물건을 꺼내 용기에 넣기(예, 동전, 종이 클립, 병 뚜껑), 먹이 주기, 체커 쌓기, 가벼운 물건 들기 및 놓기(빈캔), 그리고 무거운 물건 들고 놓기(1파운드 캔). 각각의 과제는 약 10초 정도의 시간이 필요하다. 나이와 성별에 따른 정상 표준과 비교하여 전체 점수가 해석된다. 재평가를 통해 중재 진행 상황을 시간에 따라 측정할 수 있다. JTHF 평가는 양손에 약 15~20분이 소용된다.
적응증: JHTF는 신경계 질환 또는 근골격계 질환으로 인해 손 기능 결핍이 있는 어린이(5~12세), 청소년(13~19세) 그리고 성인(20~94세)를 대상으로 사용된다.
참조: 손 기능의 객관적이고 표준화된 검사. Arch Phys Med Rehabil 1969;50:311.

치료적 전략과 고려할 사항들
Treatment Strategies and Considerations

앞서 설명한 다양한 일상생활 과제 중에서 옷을 입는 상지기능을 치료하기 위한 전략은: ***신경근육 촉진법, 고유수용성 신경근 촉진법(PNF), 보상작용 훈련, 운동 학습과 수정된 강제-유도 치료방법***이 있다. 치료사들이 일상생활동작 과제 안에서 상지의 기능을 촉진하는 중재 방법을 어떻게 사용해야 하는지에 대한 논의가 설명된다. 치료사는 이러한 접근 방법으로 일상생활을 시행하기 위한 상지의 기능을 촉진시킬 수 있다. 치료사는 환자의 요구와 팔의 기능에 따라서 다양한 치료 방법을 혼합해서 치료를 진행할 수 있다. 이러한 접근 방식을 언제, 어떻게 사용할지 결정할 때 중요한 고려사항은 환자가 적절한 팔의 자발적 움직임을 가지는지 여부이다. 자발적인 움직임이 충분히 회복된 환자는 신경근 촉진법이나 집중적인 치료사의 도수접촉을 강조한 치료법에서 이점을 얻지 못할 수 있다. 더욱이, 그러한 환자는 일상생활동작을 훈련하는 것이 더 효과적일 수 있다. 신경근 촉진법과 고유수용성 신경근 촉진법(PNF)은 부분적으로 선행기술을 획득하거나, 발달이 필요한 환자를 위해 효과적이다(예, 어깨의 안정성이 낮은 환자는 팔 뻗기, 밀기, 잡기 그리고 파악하기 패턴이 좋지 않다: 또는, 환자는 근육의 긴장도가 높거나, 낮음으로 인해, 근육의 약화 그리고 움직임의 분해로 인해 움직임 패턴에 손상을 받기 때문에 약한 양쪽 팔을 가진다).

신경근 촉진 Neuromuscular Facilitation

신경근 촉진법은 음식먹기, 씻기 그리고 옷 입기를 수행하기 위해 필요한 선행기술을 발달시키기 위한 중요한 중재 방법이다. 중재에서는 안정화, 뻗기, 쥐기와 파악 패턴과 같은 선행기술을 촉진하는 것으로 설명된다.

안정화

관절 압박은 체중지지 활동을 통해 몸쪽 어깨관절의 안정성을 촉진할 수 있다. 환자는 손상 측 팔에서 체중 지지를 하게 되고, 치료사에 의해 팔꿈치 폄과 보조를 받으면서 자세를 조절할 수 있다(그림 12.16). 또는 다른 지지면에 의해 보조받을 수 있다(예, 플랫폼 매트). 관절 압박은 어깨/날개뼈의 안정성과 팔꿈치 폄을 촉진할 수 있다. 충분한 어깨안정성은 환자가 중력을 대항하여 공간에서 먼쪽 부분을 동적으로 움직이는 것이 가능하기 전, 취해야 할 필수 조건이다.

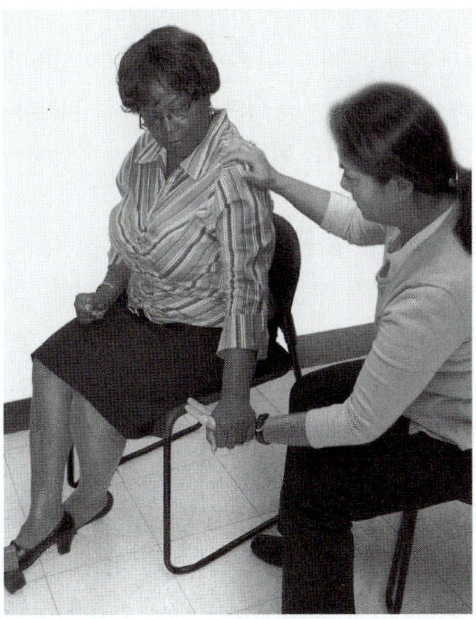

그림 12.16 상지의 안정성을 획득하기 위해, 환자는 기저면에 손상된 측 팔꿈치를 폄 자세로 체중지지 자세를 취하도록 지시받는다. 이 때, 치료사의 손을 통해 보조를 받을 수 있다. 또한, 치료하는 테이블 또는 매트바닥에서 치료할 수 있다.

뻗기

어깨 안정화가 성립되면, 뻗기 활동이 가능하다. 뻗기는 능동적인 날개뼈의 내밀기(Protraction), 어깨의 굽힘, 그리고 팔꿈치 폄에 의해 촉진된다. 환자는 처음에 목표로 한 음식물에 손을 뻗는 것처럼 테이블 위쪽 표면을 따라서 팔을 앞으로 밀도록(중력을 최소화하여) 지시받는다(그림 12.17). 이 기술을 획득하게 될 때, 환자는 물컵을 잡거나, 빵을 잡기 위해 뻗는 기술 중 높은 수준(중력에 대항하여 뻗기)의 뻗기를 연습할 수 있다(그림 12.18). 앞쪽으로 뻗기를 위해 앞쪽 삼각근의 수축을 촉진해야 하며 이를 위해 치료사가 근육 중심부에 빠르게 치기(Tapping, Quick stretch)를 적용하여 수축을 도울 수 있다. 그러나, 이렇게 생성된 근 수축은 오래동안 지속되지는 않는다. 그리고, 저항은 근 수축을 유지할 수 있을 정도로 제공한다. 이런 선행기술이 한번 완성되면, 치료

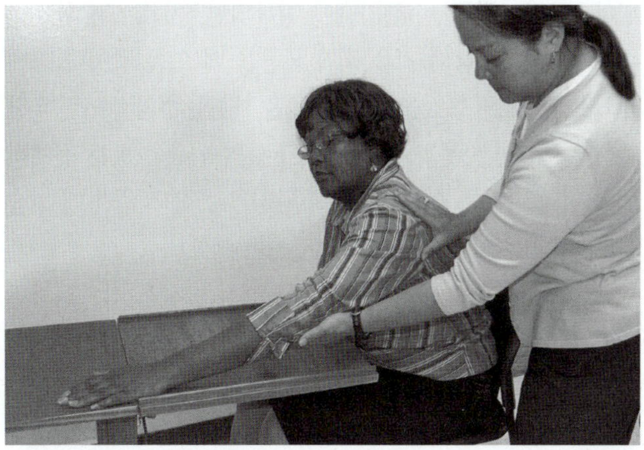

그림 12.17 뻗기 동작을 촉진하기 위해, 치료사는 환자에게 테이블 뒷면을 따라서 상지를 미끄러지듯이(중력의 영향을 최소한으로) 움직여서 목표하는 음식물에 도달하는 것과 같은 움직임을 하라고 지시한다.

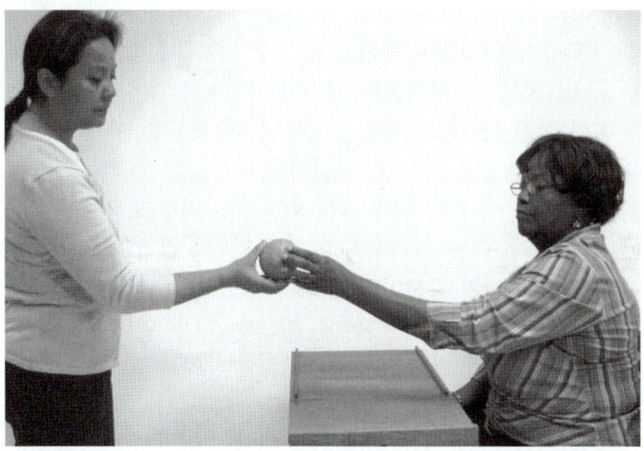

그림 12.18 환자는 음식을 잡기 위해 중력에 대항하여 뻗기를 연습한다.

사는 환자에게 스스로 식사하기, 씻기 그리고 혼자 옷 입기 등과 같은 움직임을 수행할 수 있도록 가이드 할 수 있다.

잡기 그리고 파악하기

신경근 촉진법의 중요한 목표는 굽힘 시너지 패턴을 가진 환자의 팔에서, 굽힘 강직을 줄이고, 상지에서 펌 움직임을 촉진하는 것이다. 이러한 환자를 위해, 손목과 손가락의 굽힘 강직을 줄이는 것은 잡기 그리고 파악 패턴을 위해 필수적이다. 기능적인 잡기와 파악하기 패턴은 능동적인 손가락 굽힘과 엄지손가락 굽힘이 포함되고, 손가락 폄과 엄지손가락 폄, 그리고 손목 폄의 수의적 수축이 포함된다. 수의적인 잡기와 파악 패턴 없이, 스스로 먹기는 성취되지 못한다. 근육 중심부를 가볍게 치기(Tapping)는 손목과 손가락 폄 근육을 촉진시킬수 있고, 강직성 굽힘 근육의 억제를 통해 폄근을 용이하게 할 수 있다.[2] 움직임에 저항을 가하면, 반응이 지속된다. 한번 이러한 선행기술이 획득되면, 치료사는 환자의 손목과 손가락 폄(물컵을 쥐거나 놓을 때 또는 빵이나 크래커와 같은 작은 음식물을 잡고 놓을 때)을 수의적으로 훈련시킬 수 있다. 손목과 손가락 폄의 수의적 수축 또는 전체적인 잡기와 펴기는 스웨터를 잡고 당기거나 잡고 올릴 때 연습할 수 있다.

학생실습활동 12.1은 신경근 촉진을 사용하는 환자의 예를 제시한다.

임상 노트: 신경근촉진법 기술을 사용할 때, 치료사는 환자의 상지 움직임의 질적 평가를 잘 해야 한다. 보상작용 패턴은 환자의 움직임의 집중도를 떨어뜨릴수 있다. 구두 명령과 도수접촉은 환자의 정확한 움직임 패턴을 위해 사용될 수 있으며, 보상작용 움직임이 학습되지 않도록 도와준다. 예를 들어, 앞쪽으로 뻗기를 시도할 때, 환자는 적당히 어깨를 굽힘하고 날개뼈를 내미는 동작 대신에, 어깨를 올리고 벌림하는 보상작용을 할 수도 있다. 비슷하게, 환자는 몸에서 먼쪽 관절의 움직임을 시도할 때, 과도한 어깨 움직임이 나타날 수 있다. 이러한 보상작용 움직임은 즉각적으로 수정해야 한다. 수정된 어깨 움직임은 구두 명령과 도수접촉으로 가능하며, 이는 청각자극과 고유수용성 감각의 피드백을 제공한다. 환자가 움직임을 배우기 시작하면, 구두 명령은 계속 하고, 도수접촉은 줄어든다. 결국은, 구두 명령도 환자가 부적절한 움직임 패턴을 스스로 수정하는 능력을 배우는 동안 줄어들 수 있다. 정상적인 움직임 패턴 연습은 몸쪽 근육골격계의 사용으로 시작되며 환자가 점점 기술적으로 움직임을 수행한다면, 점진적으로 몸에서 먼쪽 근육골격계도 사용된다. 결론적으로, 몸쪽과 먼쪽 움직임 패턴 연습은 혼합될 수 있다(기능적 활동을 연습함에 따라).

적신호: 비정상적인 움직임 패턴의 관찰과 보상전략을 사용하는 것은 환자가 자신의 움직임 기술을 넘어서 운동 활동을 수행해야 함을 나타낼 수 있다. 관절가동범위(ROM) 또는 어깨, 팔꿈치, 손목 또는 손의 특정한 움직임을 수행하기 위한 치료사의 노력은 환자를 위해 필요하며, 이는 그 또는 그녀의 정상적인 움직임 패턴을 배우고 연습하는 능력을 억제하기 위해 필요하다. 이러한 상황에서, 치료사는 더 적절한 치료적 도전을 제공하기 위해 과제 수정을 위해 즉시 치료적 중재를 해야 한다. 경직이 증가된 근육 그룹은 환자가 수행하는 활동이 너무 힘들다는 것을 나타낸다. 이러한 경우, 한번에 한 관절을 촉진하고, 중력이 최소화된 자세를 사용하면, 특정 활동의 난이도 수준이 낮아질 수 있다.

고유수용성신경근촉진법
Proprioceptive Neuromuscular Facilitation

신경근촉진법과 같이, PNF(고유수용성신경근촉진법)은 식사하기, 씻기 그리고 옷입기(팔의 안정성, 뻗기, 쥐기 그리고 파악하기)를 위한 선행기술을 촉진하기 위해 사용된다. 정상적인 움직임 패턴은 회전과 대각선 움직임의 혼합을 통해 성취될 수 있고, PNF는 기능적인 활동을 위한 정상 움직임 패턴을 촉진하기 위해 사용될 수 있다. 몸통 조절이 기본으로 준비되어야 양쪽 팔 패턴의 움직임은 잘 수행되고, 이는 일상생활동작을 위한 선행기술을 촉진시킬 수 있다. PNF의 원칙은 운동조절 단계에 따라서 진행된다. 운동성, 가동성, 조절된 운동성, 기술. 다음에 나오는 가이드라인은 선행기술을 촉진하기 위해 사용되며 이는 스스로 식사하기, 씻기 그리고 스스로 옷입기를 위해 필요하다.

몸통의 안정화, 율동적 안정화

몸통 안정화는 상지 사용에 꼭 필요한 부분이다. 스스로 식사하거나, 위생 활동을 하는 동안, 환자는 음식을 잡기 위해, 또는 씻기에 필요한 물건을 잡기 위해 몸통을 앞쪽으로 기울이고 조절할 수 있어야 한다. 또는 음식물을 입으로 가지고 올 때 어깨 안정화가 필요하고 이를 통해 뻗기 활동이 촉진된다. 몸통 안정화는 PNF 테크닉 중 ***율동적 안정화***를 통해 획득될 수 있고, 율동적 안정화는 저항에 대항하는 등척성 수축을 이용한다(움직임이 없음). 초기 몸통 안정화를 촉진하기 위해서 율동적 안정화를 사용하고, 환자들은 옆으로 누운 자세를 취한다. 적절한 저항[3,4]이 적용되고 한쪽 손으로 상부 몸통의 굽힘근을 촉진하며, 반대쪽 손으로는 하부 몸통의 폄근을 촉진한다(그림 12.19). 이 테크닉의 반복은 환자의 지구력과 피로도 정도에 따라서 적용되어야 한다. 이러한 치료는 앉은 자세 또는 선 자세에서 점진적으로 진행된다.

어깨 안정화, 상지 PNF 패턴, 율동적(등장성) 반전

어깨 안정화는 손을 입으로 가지고 가는 기능적 뻗기 패턴을 성취하기 위해 필요하다; 아래팔과 손목의 안정성은 식사할 때와 머리 빗을 때 쥐기와 파악 움직임에 꼭 필요하다. 율동적 반전은 한 방향에서 다른 방향으로 방향 전환을 하고, 방향 전환을 하는 동안 휴식 없이 이루어지는 등장성 수축을 촉진한다. 구두 명령은 반대쪽 움직임으로 방향을 전환하는 초기에 적용되어야 한다. 환자는 누운 자세 또는 앉은 자세를 취하게 된다. 환자는 상지 굽힘/모음/바깥돌림(FLEX/ADD/ER)패턴으로 적절한 저항에 대항하여 중간범위까지 움직이라고 지시받게 된다(그림 12.20). 어깨의 바깥쪽 돌림 움직임은 팔이 얼굴을 지나는 동작을 포함하고, 위로 미는 동작은 어깨의 굽힘과 모음 움직임을 포함한다. 어깨의 안쪽돌림과 아래, 바깥으로 당기는 움직임은 어깨의 벌림과 폄의 움직임을 포함한다(그림 12.21). 저항은 환자가 자세를 유지하기 전에 양쪽 방향으로 점진적으로 증가시킨다. 관절 가동범위 중, 환자별로 나타나는 안정성이 부족한 범위에서 자세를 유지하도록 훈련하면, 각 환자의 개별적인 특별훈련이 가능하게 된다. 자세를 유지하는 것과 함께 진행되는 율동적 반전의 반복은 환자의 지구력과 피로도 수준에 맞춰서 수행되어야 한다.

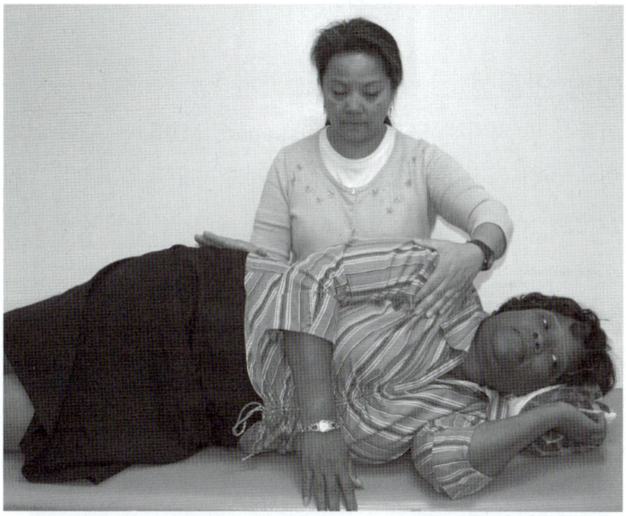

그림 12.19 옆으로 누운 자세에서 율동적 안정화는 몸통의 안정성을 촉진시킨다. 옆으로 누운 환자는 치료사가 적절한 저항을 제공하는 동안 상부 몸통의 굽힘 근육을 등척성으로 수축하고, 치료사가 다른 손으로 하부 몸통에 저항을 주면, 하부 몸통의 폄 근육을 등척성으로 수축한다. 저항은 반대 근육에 동시에 적용하게 된다(예, 상부 몸통 굽힘근과 하부 몸통 폄근 또는 상부 몸통 폄근과 하부 몸통 굽힘근). 또한, 움직임이 일어나지 않지만, 저항은 상부 몸통과 하부 몸통의 반대 방향으로 비틀어지거나, 회전되는 방향으로 제공된다.

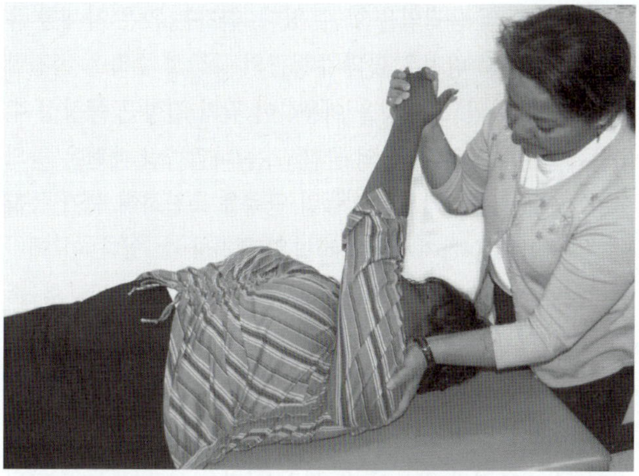

그림 12.20 바로 누운 자세에서, PNF의 팔 패턴, 동적 반전 테크닉 적용(등장성). 환자는 굽힘/모음/바깥돌림의 패턴의 중간 범위로 움직이려고 하고, 동시에 치료사는 반대 방향으로 저항을 제공하여 등장성 수축을 유발한다.

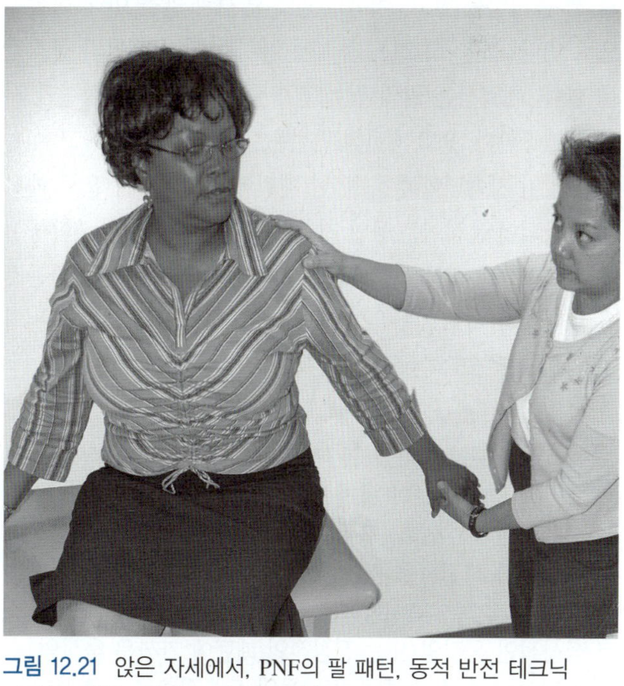

그림 12.21 앉은 자세에서, PNF의 팔 패턴, 동적 반전 테크닉 적용(등장성). 환자는 폄/벌림/안쪽돌림의 패턴의 중간 범위로 움직이려고 하고, 동시에 치료사는 반대 방향으로 저항을 제공하여 등장성 수축을 유발한다.

아래팔의 안정성과 함께 진행되는 뻗기, 상지 PNF 패턴, 율동적(등장성) 반전

어깨의 안정성을 성취하게 되면, 뻗기 활동을 하는 동안, 아래팔의 안정성을 다루어야 한다. 팔과 관련된 일상생활동작에서, 팔을 보조하기 위해 아래팔의 안정성이 필요하며, 또한 약간의 손목 폄 자세(20~30° 정도의 폄)를 유지하게 위해서도 필수적이다. 이러한 전제조건은 선행기술에서 꼭 필요하며, 이를 통해 음식을 먹거나, 위생용품을 조작하거나, 옷을 입는 등의 움직임을 할 수 있다. 환자는 앉은 자세를 유지한다. 율동적 반전은 팔의 주동근의 등장성 수축을 촉진할 때 사용할 수 있고, 저항을 이용하여 팔의 길항근 등장성 수축을 촉진할 수 있다. 팔의 굽힘/모음/바깥돌림 패턴은 팔의 굽힘근, 모음근 그리고 바깥돌림 근육을 촉진하여 뻗기 동작과 손을 입으로 가져가는 움직임을 촉진할 수 있다(이 패턴은 그림 12.20에 누운 자세로 표시되어 있다). 환자는 손, 손목, 그리고 손가락을 쥔다. 그리고 팔은 코를 지나가도록 위쪽으로 민다. 이러한 움직임을 통해 어깨는 모음과 굽힘 그리고 팔꿈치가 폄 운동을 하게 된다. 치료사는 적절한 저항(환자의 근 수축력과 맞추어)을 팔의 굽힘/모음/바깥돌림 패턴에 적용한다. 팔의 자세가 패턴의 끝 범위로 오게 되면, 환자는 움직임의 방향을 바꿔서 팔의 폄/벌림/안쪽돌림 패턴으로 움직이도록 지시받는다. 환자는 손을 벌리고, 손가락과 손목의 폄 움직임을 하고, 어깨의 안쪽 돌림과 팔을 아래 바깥쪽으로 민다(그림 12.21). 동시에 어깨는 벌림과 폄의 움직임을 한다. 치료사는 팔의 폄/굽힘/안쪽돌림 패턴에 적절한 저항을 제공한다. PNF패턴의 반전은, 움직임이 부드럽고 쉬는 시간 없이 지속되어야 하며, 한 패턴에서 반대 패턴으로 패턴이 전환되어 움직이는 동안 저항이 유지되어야 한다. 학생실습활동 12.2는 PNF 팔 패턴을 이용하여 환자를 검진하는것을 보여준다. 구독자들은 기본 원리와 기술에 대한 추가 논의를 위해 3장: 고유수용성신경근 촉진법을 참고한다.

임상 노트 : 치료사는 지속적으로 환자의 움직임의 질적 평가를 해야 하며, 비정상적인 자세와 움직임을 수정하기 위해 도수접촉, 구두 명령을 사용하고, 움직이는 동안 저항의 양과 적절성을 평가한다. 환자가 정상적인 움직임 패턴을 하게 될수록 도수접촉은 점점 줄여나간다. 환자가 스스로 정상적인 움직임(또는 정상적인 패턴에 가까운 움직임)을 알게 되고 스스로 수정을 하는 동안 도수접촉을 감소시키고, 구두 명령은 지속적으로 적용한다. 이는 점진적으로 진행되어야 한다.

적신호 : 앞 장에서 논의된 PNF기법은 최소 능동운동에서 중간 능동운동이 가능한 환자와 팔과 몸통의 과긴장이 없거나 최소인 환자에게 적용된다. 만약, 과긴장도를 주의해야 한다면, PNF 테크닉은 주의를 기울여서 적용되어야 하며, 금기증이 될 수도 있다. 왜냐하면, 적절하지 않은 저항의 적용은 과긴장성을 증가시키고, 움직임 패턴의 질을 떨어뜨릴 수 있기 때문이다. 통증의 정도는 저항을 점진적으로 증가시키는 동안, 관절가동범위를 통해 관절을 움직이는 동안에도 체크되어야 한다.

보상적 훈련 Compensatory Training

보상적 훈련은 팔 회복이 제한적이고 연장되어 적절한 방법을 통해 일상생활동작을 촉진하는 것이 필요한 경우 사용되어야 한다. 보상 훈련을 통해, 손상이 적은 쪽 팔과 손상된 팔의 남아 있는 기능을 사용하여 일상생활을 재훈련시킬 수 있다. 기능이 완전히 돌아올 것이 예상되지 않는 상황이기 때문에 촉진적 테크닉은 사용되지 않는다. 적절한 기구나 도구는 부족한 팔 기술을 보조하기 위해 사용된다. 예를 들어, 몸쪽 어깨 안정성이 약하다면 아래쪽에서 설명되는 이동식 팔 지지대를 사용할 수 있다. 손목 지지력을 키우기 위해 고안된 부목은 손목 폄을 보완할 수 있으며, 이는 전체 쥐기와 파악을 위해 필요한 기술이다. 기구에 내장된 손잡이는 전체 쥐기와 잡는 패턴을 돕는다.

어깨 안정성

이동식 팔 지지대(Mobile arm support, MAS)는 몸쪽 어깨의 부족한 안정성을 보상해 주기 위해 사용될 수 있다(그림 12.22). 이동식 팔 지지대(MAS)는 환자의 휠체어에 붙여

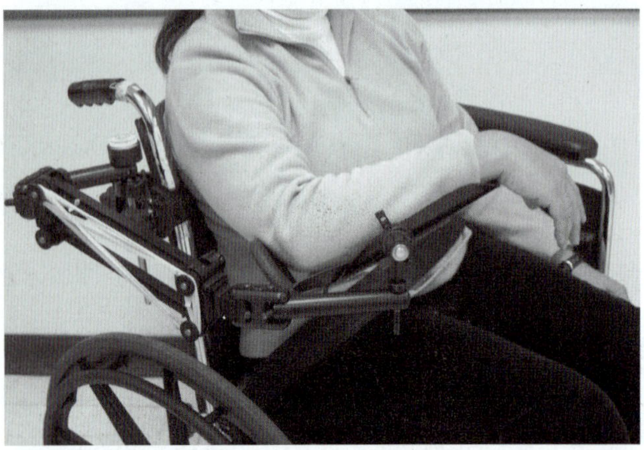

그림 12.22 유동적 팔 지지 장치는 약한 몸쪽 어깨의 안정성을 위해 보상해 주며, 팔의 먼쪽 부분의 움직임을 만든다.

사용할 수 있고, 어깨, 팔꿈치, 아래팔 그리고 손목을 지지해 준다. 스스로 식사하기와 스스로 머리 빗기 활동에서(음식을 가지러 가는 동작, 위생물품을 선반에서 가지고 갔다가 다시 내려놓는 동작 등) 필요한 기능적 움직임과 먼쪽 팔의 위치를 조정하기 위해 어깨의 안정성을 제공해 준다.

뻗기

어깨 안정성과 어깨뼈 앞쪽 내밈동작은 뻗기 동작을 위한 준비 기술이다. 어깨 안정성과 어깨뼈 앞쪽 내밈은 보상전략(이동식 팔 지지대 등)을 통해 적절하게 실행될 수 있고, 어깨 앞쪽 뻗기와 팔꿈치 폄은 뻗기 패턴을 촉진할 수 있다. 치료사는 환자에게 일상생활동작을 하는 동안, 어깨를 앞쪽으로 뻗고 팔꿈치를 펌 하는 연습을 하도록 지도한다.

쥐기(잡기)와 파악

이동식 팔 지지대(MAS)는 약한 몸쪽 어깨 안정성을 보상해주며, 어깨의 벌림과 굽힘을 보조해 준다. 이동식 팔 지지대(MAS)는 팔꿈치, 아래팔 그리고 손목을 보조하여, 앞쪽으로 뻗기를 도와주며, 쥐기와 파악을 위해 필요한 움직임을 촉진한다. 근육뼈대계 중 먼쪽의 손상을 가진 환자(예, 말초신경손상 등)를 위해, 손등쪽을 보조해 주는 손목 안전지지대를 사용할 수 있고(그림 12.23), 이러한 손목 지지대는 엄지손가락과 손가락의 굽힘을 사용하여 음식과 식기를 잡고 쥘 수 있도록 도와준다. 어깨와 손목의 안정성이 만들어지면, 치료사는 전체 잡기 패턴을 연습하도록 지도한다. 예를 들어, 치료사는 작은 우유 상자를 잡고 유리잔에 우유를 붓는 방법을 환자에게 지도한다.

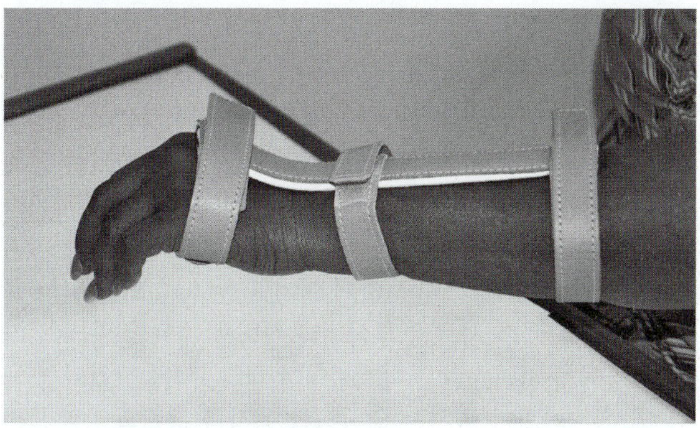

그림 12.23 손등 보조 장치는 손목의 안정성을 보조해 주며, 엄지손가락과 손가락의 굽힘을 만들어 음식물과 식기를 전체 잡기와 파악하도록 도와준다.

임상 노트 : 먼쪽 부분의 회복을 기대하기 힘든 환자들(예를 들어, 완전 척수손상환자 SCI)은 이동식 팔 지지대(MAS)와 손등 손목 보조기를 사용할 수 있다. 게다가, 손상된 엄지와 손가락의 움직임을 보상하기 위한 보조기를 사용할 수 있다.

잡기와 파악패턴은 보조도구에 내장된 손잡이를 사용하여 향상될 수 있다. 이는 손가락 굽힘 근육의 약한 부분과 분리된 움직임을 보상하는 장치이다(그림 12.24). 만능 커프는 분리된 손가락의 움직임이 부족한 경우 사용될 수 있고, 이는 손바닥 부분에 적용하여 손가락과 엄지손가락의 부족한 움직임을 보상할 수 있다(그림 12.25). 또 다른 팔의 기구는 표 12.2에 설명되었다.

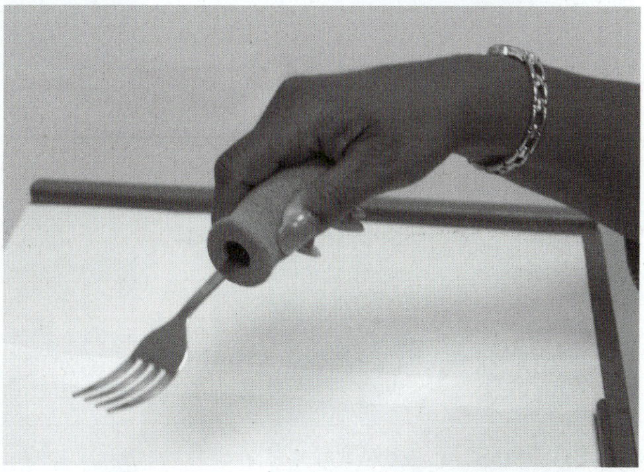

그림 12.24 식기에 붙어 있는 손잡이는 손가락 굽힘의 독립적 움직임과 약화를 위해 보상한다.

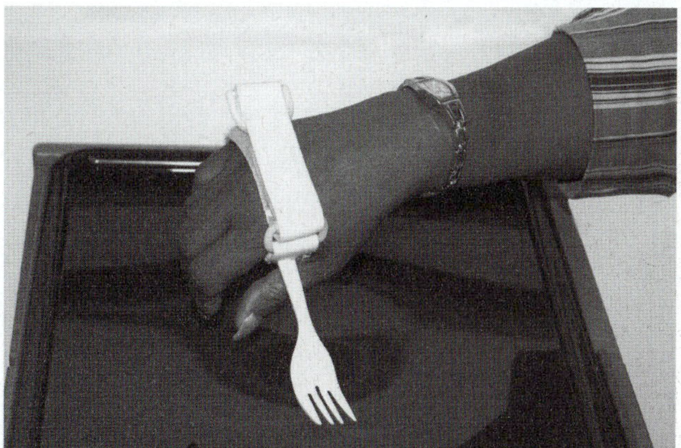

그림 12.25 전체 커프는 손가락과 엄지손가락의 움직임이 없는 환자를 위해 보상한다.

표 12.2 상지 보조 도구의 예시

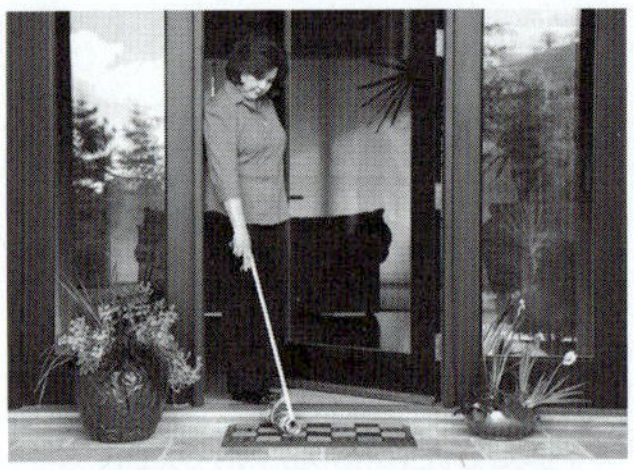

긴 손잡이가 달린 뻗기 도구

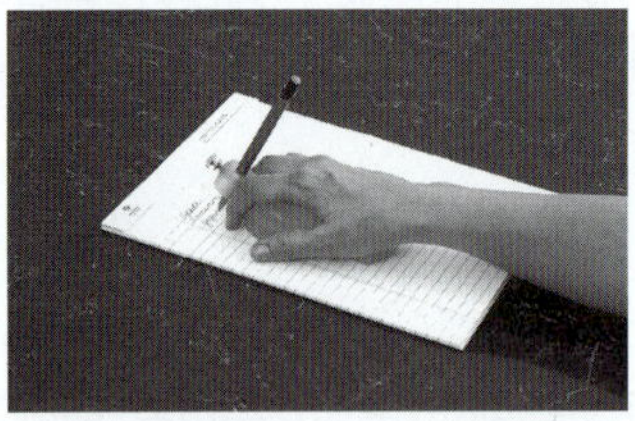

글씨쓰기 도구

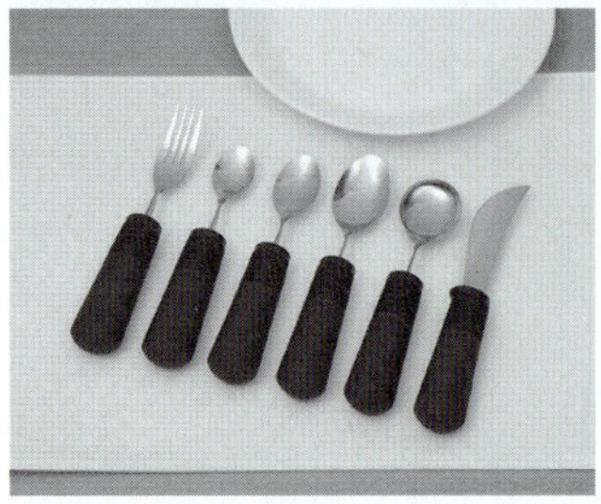

손잡이가 달린 식기

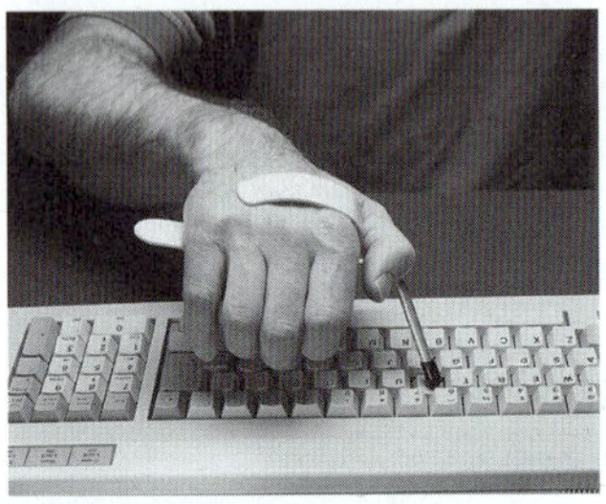

타이핑 기구

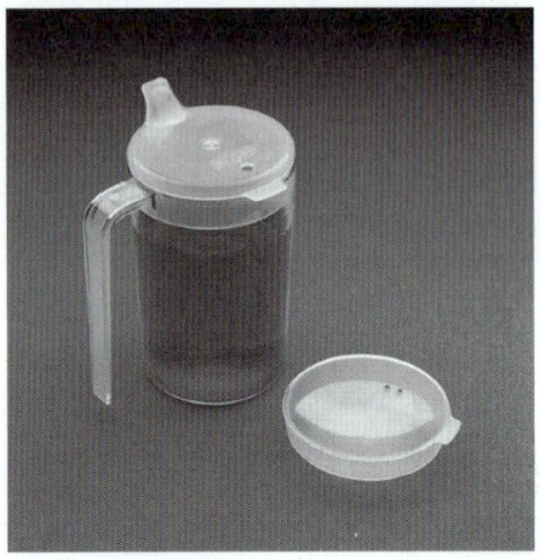

입구가 2개인 컵

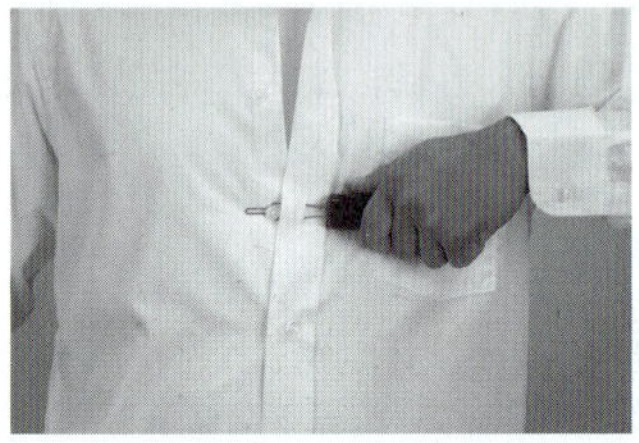

손잡이가 달려 있는 단추 채우기

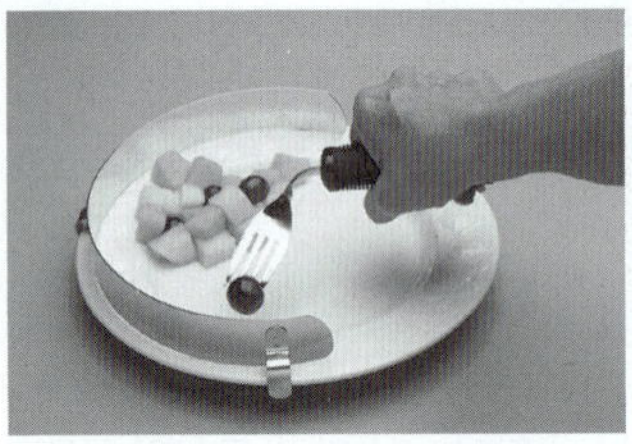

스테인리스의 음식 가이드

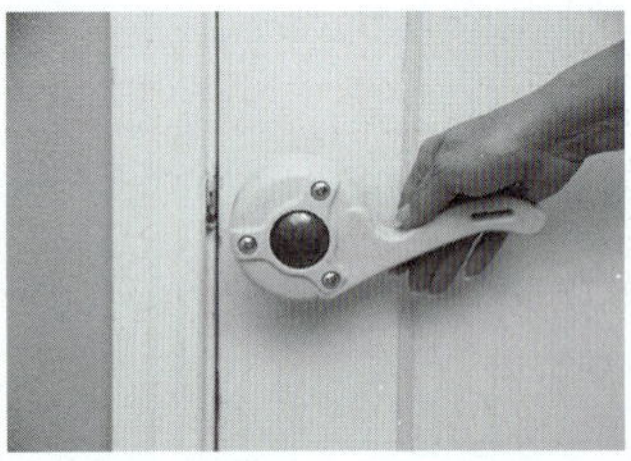

문 손잡이 기구

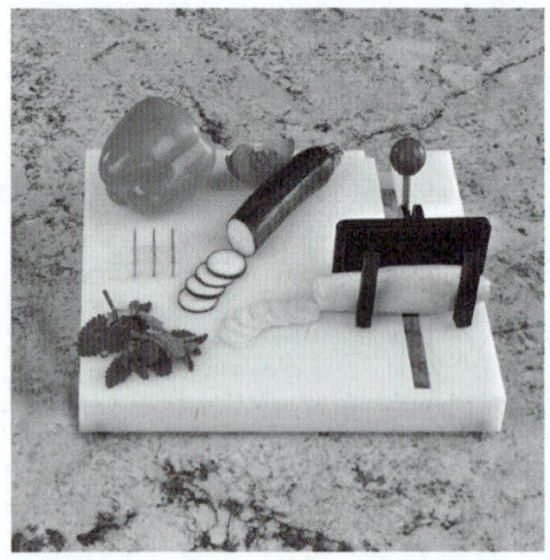

한손으로 사용 가능한 도마(스웨덴)

이미지 출처 North Coast Medical, Inc., Gilroy, CA 95020.

양쪽 팔 사용

어깨의 안정성, 어깨뼈의 앞쪽 내밈, 어깨의 앞쪽 뻗기, 팔꿈치의 폄 그리고 쥐기(잡기)와 파악은 보상 동작, 양쪽 팔 사용을 통해 촉진될 수 있고, 이는 양쪽 손을 이용하여 얼굴을 씻거나, 샌드위치를 잡는 것과 같은 동작을 촉진할 수 있다. 치료사는 환자를 가이드하고 양쪽 손을 통합하여 일상생활 과제를 수행하도록 한다.

임상 노트: 많은 환자는 장애를 회복하기 위해 본인에게 맞는 보조기를 사용한다. 이러한 장치가 환자의 상실된 운동 기능을 보상하는데 도움이 되고, 궁극적으로 일상생활 동작에서 원하는 수준의 독립성을 달성하는데 도움이 될 수 있지만, 많은 환자는 두려움과 낙인 때문에 그런 장치를 사용하는 것에 거부감을 가진다. 일부 환자의 경우, 이러한 개인 보조기 사용으로 본인의 손상된 상태가 더이상 회복되지 않는다는 사실을 인정하게 되기도 한다. 이러한 인식 때문에, 적응장치의 사용은 부상이나 질병을 수용할 준비에 따라 환자에게 자연스럽게 제시되어야 한다. 적응 장치의 소개와 제시는 환자가 원하는 일상생활 동작을 독립적으로 성취하기 위해 강조되어야 한다. 환자는 자신이 정서적으로 적응장치를 사용할 준비가 되었는지 여부를 스스로 결정할 수 있어야 한다.

적신호 : 연구에 따르면, 뇌의 신경가소성은 존재하며, 일부 환자에게서 신경학적 손상 후 몇년 동안 운동 회복이 가능할 수 있음을 입증했다. 따라서, 치료사는 운동 회복이 잘 되지 않은 환자들의 회복을 위해서 적응장치를 장기간 사용할 수 있도록 이해시키고, 지도해야 한다. 환자는 적응 장치를 사용하면서, 독립성이 증가되고, 일상생활동작을 효율적으로 할 수 있게 된다. 또한 환자들은 치료적운동 프로그램에 따라, 운동 회복의 잠재력을 촉진시키고, 손상된 팔, 다리의 근육 기능을 회복하도록 노력해야 한다.

학생실습활동 12.3과 12.4는 보상작용 훈련의 단계를 이용한 환자의 예시를 나타낸다.

운동 학습 Motor Learning

운동학습은 반복적 훈련을 통해 원하는 움직임을 획득하고자 하는 환자와 인지적 피드백을 이용하여 움직임 실수를 수정할 수 있는 환자에게 사용된다. 운동학습은 실제적 훈련, 정신적 훈련 그리고 피드백을 통해 가능하다. 기술들을 사용하는 것에 의존하기 보다(예, 신경근육촉진 그리고 PNF)기능적 움직임을 수행하기 위해 필요한 선행기술을 향상시키는 것이며, 운동학습은 운동기술이 실제적인 상황에서 실질적 활동(활동–또는 과제–특별한 훈련)을 연습할 때 가장 효율적이라는 이론을 기반으로 한다.

적극적 훈련을 시행한 환자는 어깨, 팔꿈치, 손목 그리고/또는 손의 분리된 움직임의 일부 회복이 보여졌다. 환자의 상지는 약화가 있거나 긴장도 조절의 손상이 나타날 것이다. 운동학습은 주로, 움직임 패턴(예를 들어, 협력적 움직임 패턴)을 계획하는데 사용되며, 구두 명령, 가이드 그리고 피드백과 함께 적용되어 환자가 정상 움직임 패턴을 다시 학습하도록 도와주며, 이러한 훈련은 실제 활동에서 훈련된다.

어깨 안정화와 뻗기

식사를 하는 동안 상지의 움직임 패턴 중 선택된 구성요소(예, 어깨 안정화, 날개뼈 앞쪽내밈, 어깨 앞쪽뻗기 그리고 팔꿈치 폄)는 초기에 개별적으로 다루어져야 한다. 환자는 테이블 표면으로 손을 가지고 가기 위해 앞쪽으로 뻗기는 하면서 움직임 패턴을 수행하기 위한 지도를 받게 된다. 환자가 정상적인 움직임이 어떤 느낌인지 이해하도록 돕기 위해 내적 피드백과 증강된 피드백이 사용된다. ***내적 피드백***은 환자 스스로 움직임을 통해 고유수용성 감각의 정보와 촉각 정보를 제공한다. 예를 들어, 환자는 손상받지 않은 쪽을 이용하여, 음식을 식기에 담을 때 정상 움직임이 어떤지 느끼고, 강화하도록 치료받게 될 것이다.

증강된 피드백은 환자의 움직임에 대한 정보를 외적 요인으로부터(예, 치료사로부터의 구두 명령, 환자가 스스로 거울을 통해 움직임을 관찰하는 시각적 명령) 제공하는것이다. ***수행지식***은 증강된 피드백의 일종이며, 이는 환자의 움직임 패턴의 수행에 관해 정보를 제공하는 것이다. 예를 들어, 치료사는 환자에게 뻗기 동작을 하는 동안 어깨 굽힘 손상에 대한 보상작용으로 적절하지 못한 어깨 올림에 대해 구두 명령 피드백을 제공하는 것이다. 치료사는 환자가 뻗기 동작을 하는 동안 어깨 굽힘 손상을 위해 어깨의 올림을 어떻게 하는지 거울을 이용해서 보일 수 있다. ***결과지식***은 증강된 피드백의 형식 중 하나이며, 이는 움직임 패턴의 결과에 대한 정보를 제공하는 것이다. 예를 들어, 반복된 훈련과 피드백 후에, 환자는 어깨 굽힘 움직임이 증가되고, 어깨 올림 움직임이 감소되면서 음식을 나눌 수 있게 될 것이다. 성공적인 뻗기 움직임과 식기를 이용한 음식 나누기 활동은(과도한 어깨 올림 움직임 없이) 환자에게 결과적 지식을 제공하며, 이는 원하는 결과를 얻게 될 수 있다.

잡기와 파악

어깨와 팔꿈치의 정상적인 움직임 패턴은 운동학습원리를 통해 획득할 수 있고, 잡기와 파악을 위한 손목 안정화는 내재적 피드백을 통해 조절할 수 있다. 예를 들어, 환자는 손상이 덜한 쪽 손목을 이용해서 빗을 잡고 빗을 머리로 가져가는 동안 손목을 안정된 위치에 두도록 지시받게 된다. 환자는 손목 안정화에 대한 반응으로 정상적인 고유수용 피드백이 어떤 느낌인지 관찰하도록 지시받는다. 결과지식은 외부 요인을 통해 손목 안정화에 대한 증강된 피드백을 제공할 수 있다. 예를 들어, 손목의 안정성이 작은 환자는 어깨의 벌림과 같이 보상적 움직임이 나타날 것이다. 치료사는 구두 명령과 거울을 이용하여 환자가 스스로 손목 안정화를 어깨 벌림이 대신하는 것을 확인하고 이해하도록 한다. 구두 명령과 시각적 피드백을 통해, 환자는 어깨 벌림을 줄이고, 손목 폄을 증가시키면서 정상적인 손목 안정화 패턴을 연습하도록 한다. 결과지식은 환자가 정상적인 어깨 안정화, 어깨뼈 앞쪽내밈, 어깨 앞쪽 뻗기, 팔꿈치 폄, 손목 안정화 그리고 손가락/엄지손가락 쥐기과 파악 패턴으로 머리빗을 잡으러 뻗고 쥐기를 할 수 있을 때 제공된다.

양쪽 팔 사용

정상적인 어깨, 팔꿈치, 손목 그리고 손가락/엄지손가락의 움직임 패턴이 만들어지면, 환자는 양쪽 팔 사용을 가이드 받게 된다. 환자는 손상이 많은 상지를 이용해서 시리얼 그릇을 잡고 있는 동안, 손상이 작은 쪽 팔을 이용하여 시리얼 그릇에 우유를 붓는 것과 같은 양쪽 상지를 이용한 연습을 지시 받게 된다. 양쪽 팔 통합에 사용되는 고유 감각 및 촉각 정보에 대한 환자의 주의를 유도하면, 내재적 피드백을 강조할 수 있다. 손상이 작은 상지를 물건과 함께 사용하면(예, 우유 상자), 고유수용성감각이 우유가 들어 있는 상자의 물건의 무게와, 그릇으로 우유를 부을 때, 우유상자 무게의 변화를 가늠하도록 정보를 준다. 이 때, 아래팔은 우유를 부을 때 중간 자세에서 엎침 자세로 자세의 변화가 있고, 아래팔의 자세 변화가 있는 동안에도 어깨의 안정성을 유지된다. 수행지식은 환자가 더 많이 손상된 쪽 팔을 사용하면서 우유를 부을 때 사용될 수 있다. 치료사는 환자가 테이블 위에 우유를 두는 대신, 팔을 신체 중심으로 가까이 가져와서(어깨의 모음과 팔꿈치 폄을 통해) 그릇에 우유를 붓도록, 환자가 과제를 이해하도록 구두 명령을 사용할 것이다. 우유가 시리얼에 닿을 때의 청각 신호(그릇의 측면에서 나는 소리 대신)는 운동 패턴을 수정해야 할 필요성에 대한 증강 피드백 역할을 할 수도 있다. 결론적으로, 결과지식은 —우유를 시리얼 위에 붓는 것 대신, 테이블 위에 우유를 쏟았을 경우를 예를 들어— 환자가 원하는 움직임을 성취할 때까지 움직임의 실수를 수정하는 것을 도와줄 수 있다.

연습

환자가 성공적으로 원하는 움직임 패턴을 성취한 이후, 또는 그녀는 특별한 활동 배경안에서 움직임 패턴의 반복적인 연습에 참여하도록 요청받는다.

- ***일정한 연습***은 단일 움직임 기술을 완료할 때까지 반복하여 연습하는 것이다. 예를 들어, 환자가 작고 비슷한 사이즈의 나사, 볼트, 볼트의 와셔를 공구 박스에서 가져오기 위해 손목을 펴고 손바닥 잡기를 연습할 것이다.
- ***다양한(일정하지 않은) 연습***은 특별한 활동의 요구에 따라 움직임 패턴을 수정하는 것을 포함한다. 다양한 연습은 일정한 연습보다 높은 수준의 기술을 포함하고, 일정한 연습이 충분히 수행된 이후 다루어져야 한다. 예를 들어, 환자는 다양한 사이즈와 다양한 무게의 물건을 공구 박스에 두고, 각각의 물건을 분리하여 가지고 오기를 요구받는다. 이 활동의 요구는 각각의 물건의 다양한 무게와 사이즈에 따라서 환자가 잡기와 파악하기 패턴을 수정하도록 요구받게 된다.
- ***정신 연습***은 연습의 한 형태이며, 이는 신체적 움직임을 실제적으로 시도하는 것이 아닌, 운동패턴을 인지적으로 연습하는 것이다. 예를 들어, 환자는 치료시간에 원하는 움직임 패턴에 대해 연습을 시작할 때, 치료사는 환자에게 오후 시간 중 15분 정도 또는 잠자기 전에 어깨의 올림 없이, 손을 뻗어 안경을 잡으러 가는 동작을 실제로 행하지 않고, 상상하면서 정신적으로 연습하라고 지시할 것이다.

운동학습 훈련을 할 때, 치료사는 환자의 피로감을 확인해야 하고, 연습의 기간을 결정해야 한다. 증강된 피드백은 일차원적인 감각을 다루며,(예, 청각, 시각 그리고 촉각) 이는 환자의 특별한 학습 방식 중 가장 효율적인 것을 제공해 줄 것이다. 활동은 부족한 부분을 부분적으로 먼저 연습해야 한다. 부분 연습으로 부족한 부분이 성취가 되었다면, 활동 전체를 연습하는 것을 추천한다(예, 부분에서 전체 훈련)

임상 노트: 훈련의 종류와 양은 운동 학습원리를 촉진하기 위해 중요하게 고려되어야 할 사항이다. 연구들은 다양한 훈련이 일정한 훈련과 비교하였을 때, 학습을 일반화하고 보존하는데 더 효과적이라 하였다.[6] 게다가, 움직임 패턴은 다양한 자세, 높이 그리고 범위에서 연습되어야 한다. 집단연습(휴식시간이 전체 연습시간보다 작음)과 분산연습(휴식시간이 총 연습시간 이상)도 고려해야 한다. 집단연습은 환자가 피로도를 느끼게 되면, 움직임의 질이 감소될 수도 있다. 환자의 인내력과 피로도는 끊임없이 확인되어야 하고, 전체연습을 견딜 수 있는지 또는 분산연습을 시작해야 하는지 결정해야 한다.

적신호: 훈련 중 피로가 쉽게 생기는 상황이 생길 수 있기 때문에, 치료사는 근육계, 심혈관계, 심리적 피로에 대한 증상을 세밀하게 관찰해야 한다. 피로는 강직을 증가시킬 수 있고, 원하는 움직임 패턴의 질을 감소시킬 수 있다. 심박동, 혈압 그리고 산소포화도를 확인하는 것은 심혈관계의 피로도를 가진 환자에게 꼭 필요하다. 경도의 인지 장애를 가진 환자의 경우, 빈번한 시각적, 청각적 그리고 촉각적 자극을 사용하여 예정된 훈련을 따를 수 있도록 한다. 그 결과, 이러한 환자에게는 학습의 일반화가 어려울 수 있고, 환자

교육과 함께 보호자 교육이 시작되어야 한다. 일정한 연습에서 다양한 연습으로 점진적 진행은 중증도 인지 손상을 가진 환자에게는 금기된다.

학생실습활동 12.5는 운동학습 원리를 이용한 환자 예시를 나타내고 있다.

수정된 강제-유도적 움직임 치료

Modified Constraint-Induced Movement Therapy

강제-유도 움직임 치료(CIMT 또는 CI 치료)는 뇌졸중 후, 손상된 상·하지의 이용을 증가하는 것을 목표로 하는 치료적 접근 방법이다. 여기에는 여러 치료요소가 포함된 과제 지향적 훈련이 포함되어 있고, 13장: 강제-유도 움직임 치료에서 다루어진다. 수정된 강제-유도 움직임 치료(mCIMT)는 만성기 환자들을 위해서 작은 노력으로 움직임을 치료하기 위해 발달되었다.[7] 수정된 강제-유도 움직임 치료는 일주일에 5일, 4시간 10주 동안 손상이 작은 쪽 상지 사용을 제한한 상태이며, 동시에 30분 가량의 기능적 훈련을 하도록 한다.[8] 여러 연구에서 강제-유도 움직임 치료는 신경계 질환을 가진 환자의 손상된 상지의 기능과 사용을 효과적으로 증진시킨다고 보고하였다.[9-11] 수정된 강제-유도 움직임 치료를 받은 환자는 통증의 감소와 순응도 증진을 보였다. 이러한 치료는 외래 환자들을 위해 고안되었고, 대부분의 관리 의료 계획 내에서 상환 가능하다.

수정된 강제-유도 움직임 치료 프로토콜

수정된 강제-유도 움직임 치료는 (1) 기술 획득을 위해서 반복적으로 훈련을 시도한다 (2) 목적 있는 특수성 훈련을 한다 (3) 참가자를 위해 안전하고, 동기부여 가능한 훈련 스케줄을 제공한다. 그리고 (4) 학습을 위한 적극적인 문제 해결을 촉진한다.

1. 치료는 작업치료 30분과 물리치료 30분으로 구성되며 각 치료는 1주일에 3번 총 10주 동안 진행된다.
2. 작업치료는 손상이 심한 팔을 사용하여 기능적인 활동을 하는 것에 초점을 두며, 상지의 근력과 조절 능력을 증진하도록 기회를 제공한다.
3. 물리치료는 상지의 근력과 스트레칭, 동적 선 자세에서의 균형과 보행 훈련에 초점을 둔다 .
4. 쉐이핑(Shaping)은 —수정된 강제 유도 움직임 치료에서 파생된 원리— 수정된 강제 유도 움직임 치료를 작은 범위, 쉬운 과제에서부터 점진적으로 어려운 과제로, 난이도를 증가시킨다. 쉐이핑은 움직임 수행을 점진적으로 증진하기 위해 사용된다.
5. 쉐이핑 기술, 기능적 활동 치료는 각각 5분 동안 번갈아가면서 진행하고, 쉬는 시간도 가진다.
6. 더 손상이 적은 쪽 상지는 평일 5시간씩 사용이 제한되며, 환자는 더 많은 손상이 있는 쪽 상지를 이용하여 일상생활동작을 시도해야만 한다.
7. 손상이 적은 쪽 상지는 면 재질 슬링을 이용하여 팔의 사용이 제한된다. 메쉬 폴리스트렌으로 채워진 미트에 손을 넣고, 후크 앤 루프 스트랩으로 손목 주위를 감싼다.
8. 로그(Log)는 환자의 집에서 적용된 수정된 강제-유도 움직임 치료 기간을 기록하는데 사용된다; 로그는 손상이 적은 쪽 상지의 사용이 제한된 시간 동안, 수행된 활동을 기록하는데 사용된다.

임상 노트: 수정된 강제-유도 움직임 치료와 강제-유도 움직임 치료에서 치료적 요소는 손상된 쪽 팔을 반복적으로 사용하도록 하는 것이며, 이는 기능적 움직임을 향상하도록 대뇌 겉질의 재 조직화에 영향을 준다는 이론이 뒷받침되고 있다. 더 많이 손상된 팔을 이용한 반복된 기능적 훈련은(프로토콜을 따라서 진행하는) 기능 향상과 학습이 안되는 것을 극복하도록 한다.

적신호: 강제-유도 움직임 치료 방법과 수정된 강제-유도 움직임 치료 방법의 작은 단점은 환자의 손상측 팔 손목의 능동 관절가동 범위와 손 폄의 관절가동범위를 가지고 있어야 한다는 것이다(13장의 표 13.1 강제-유도 움직임 치료). 기능적 전기 자극치료는 이러한 기준을 충족하지는 못하지만, 아래팔에서 운동 단위의 활동이 낮은 환자에게 능동적인 손목과 손가락의 폄을 촉진하기에 효율적인 수단으로 나타났다.[12] 수정된 강제-유도 움직임 치료 방법에 대한 부적격 결정을 하기 전에, 이러한 환자를 식별하고, 기능적 전기 자극을 통해 팔의 먼쪽 부분을 활성화하려고 시도하는 것이 중요하다.

학생실습활동 12.6은 수정된 강제-유도 움직임 치료를 이용한 환자 검진을 나타내고 있다.

요약 SUMMARY

이번 장에서는 일상생활동작에서 필요한 상지의 기능에 필요한 기본적인 내용을 다루었다. 또한 일상생활 동작 과제 분석을 위한 가이드라인도 제시되었다. 활동의 요구와 제시되는 중재는 스스로 식사하기, 위생 관리하기, 옷 입기 등 과제를 위해 논의되어야 하고, 일상생활동작을 위한 과제를 하기 전에, 안정화, 뻗기, 쥐기 그리고 파악하기가 논의되어야 한다. 치료 방법으로는 신경근육계 촉진, 고유수용성 신경근 촉진법, 보상활동훈련, 운동학습 그리고 수정된 강제-유도 움직임 치료에 대해 논의되었다.

학 생 실 습 활 동

학생실습활동 12.1

환자 예시 — 신경근육 촉진법 적용

목표: 상지의 기능을 향상시키기 위해 신경근육 촉진 기술을 적용

환자는 84세 남성으로 3주전 왼쪽 뇌에 뇌졸중이 발병하였으며, 오른쪽 상지의 편마비 현상이 있다. 오른쪽 상지 움직임의 질적 특징은 경도의 능동적 어깨 움직임; 경도의 능동적 팔꿈치와 손목 움직임 그리고 경도의 능동적 손가락, 엄지손가락 그리고 손목의 굽힘과 폄 동작이 가능한 것이다. 항중력 움직임에서 약한 굽힘 시너지 패턴이 나타난다. 환자는 또한, 시공간 지각능력에 손상이 있으며, 구두 명령에 집중이 어렵고, 여러 단계의 활동에 어려움을 나타낸다.

환자는 초기에 오른쪽 팔의 체중지지 활동을 위해 어깨 근육의 동시 수축과 팔꿈치 폄의 활동을 촉진하기 위해 훈련하였다. 앞으로 뻗기 활동을 위해 어깨와 팔꿈치의 능동적 움직임을 촉진하고, 중력에 대항하여 움직이기 위한 노력을 줄이기 위한 능동 보조 운동을 제공받았다. 환자는 작은 범위의 관절가동범위 안에서 보조적으로 어깨와 팔꿈치의 움직임이 가능하고, 능동적인 손목의 폄을 필요로 하는 손의 쥐기와 펴기를 연습하였다. 환자가 약간의 굽힘 시너지를 이용하여 상지의 움직임 패턴을 보였을 때, 그는 스스로 음식을 먹기 위해 플라스틱 포크로 작고 가볍고 큰 음식물을 입으로 스스로 가지고 갈려고 노력하였다. 환자는 먼쪽 손의 능동적 움직임과 함께 어깨의 안정성이 필요한 손을 입으로 가져가는 움직임 패턴을 여러번 연습하였고, 필요에 따라 쉬는 시간을 가졌다. 환자가 옷을 입는 동안, 그는 어깨를 앞쪽으로 90° 이하로 뻗고, 팔꿈치를 펴서 더 손상된 상지의 손을 스웨터의 소매에 넣어 옷을 입을 수 있도록 훈련한다. 양치질 할 때, 환자는 양측 손을 사용하고, 어깨, 팔꿈치 그리고 손목의 안정성을 사용한다. 그리고, 치약을 짜기 위해서 전체 잡기를 하고, 치약을 칫솔 위에 올리는 것을 시도한다.

질문:

1. 치료적 운동 프로그램을 위해서 어떻게 신경근육 촉진기술을 사용하고 접목할 수 있을까? 치료적 운동 프로그램에는 어떤 것들이 포함되는 것인가?
2. 환자가 집에서 치료적 운동 프로그램을 수행하기 위해서 보호자에게는 어떻게 교육하면 될까? 주의해야 할 사항은 무엇인가? 환자가 운동을 하는 동안, 보호자가 꼭 알아야 할 중요한 증상이나 주의 사항에는 어떤 것이 있을까?
3. 정상적인 팔 움직임 패턴을 위한 자세 조절과 몸통 조절을 촉진하기 위해 사용할 수 있는 특정 선행기술에는 어떤 것들이 있을까?
4. 어깨, 팔꿈치, 손목 그리고 손에서의 정상 팔 패턴을 촉진하기 위해 사용할 수 있는 특정 선행기술에는 어떤 것들이 있을까?
5. 물리치료사와 작업치료사는 환자가 정상 움직임 패턴과 기능적 일상생활동작을 독립적으로 수행하기 위해 어떻게 협업할 수 있을까?

학생실습활동 12.2

환자 예시 — PNF의 팔 굽힘/모음/바깥회전 과 폄/벌림/안쪽회전 패턴 적용하기

목표: 상지 기능을 향상시키기 위한 PNF 패턴과 기술의 선택하기와 수행하기

환자는 54세 여성분으로 12주 전에 오른쪽 위팔뼈 골절이 있었다. 환자는 약 0~90° 정도 오른쪽 어깨를 능동적으로 굽힘과 벌림을 할 수 있다. 능동 안쪽회전과 바깥회전의 중간 정도 제한이 나타난다. PNF 팔 패턴과 PNF의 동적 반전 기술을 사용하여서 적절한 저항과 함께 어깨의 주동근(어깨 굽힘, 모음 그리고 바깥돌림)의 등장성 수축을 촉진하고, 어깨 길항근(어깨 폄, 벌림, 안쪽 회전)의 등장성 수축을 바로 시행한다. 환자의 어깨 관절가동범위와 근력이 향상되어, 손을 몸으로 가져가는 정상적인 움직임 패턴과, 결합된 상지 움직임을 연습하기 위해 목욕활동 훈련을 하게 된다.

질문:

1. 전반적인 환자 관리를 위해 PNF 패턴과 기술을 어떻게 사용할 수 있을까? 기능적 활동에는 어떤 것이 있는가?
2. 치료사는 환자가 집에서 수행할 수 있는 운동 프로그램으로 어떤 것을 지도할 수 있을까?
3. 환자가 운동을 하는 동안, 꼭 알아야 할 중요한 증상이나 주의 사항에는 어떤 것이 있을까?
4. 상지의 관절가동범위와 근력을 촉진하기 위한 추가적인 선행기술에는 어떤 것이 있을까?
5. 물리치료사와 작업치료사는 환자가 정상 움직임 패턴과 기능적 일상생활동작을 독립적으로 수행하기 위해 어떻게 협업할 수 있을까??
6. 어깨뼈 골절이 있는 사람에게 PNF 패턴과 테크닉을 적용할 때 무엇을 고려해야 하며, 금기증은 무엇인가?

학생실습활동 12.3

환자 예시 — 보상 전략 훈련

목표: 상지의 기능 향상을 위해 보상 훈련 전략을 적용한다.

환자는 22세 남성으로 건설업에 종사하며, 산재로 SCI(척수 손상)으로 C5 상태이다. MAS는 위생활동을 하는 동안 앞쪽으로 뻗기를 촉진하고, 약한 몸쪽 어깨의 안정성을 촉진하기 위해 사용되고 있다. MAS는 팔꿈치 폄을 쉽게 하고 팔꿈치가 중력의 도움으로 움직이도록 위치하고, 약한 팔꿈치 폄을 보상한다. 환자는 약한 팔꿈치 굽힘을 능동적으로 할 수 있기 때문에, 그는 팔꿈치 폄 움직임의 속도를 조절하기 위해 위팔두갈래근의 원심성 수축을 하도록 노력한다. 덧붙여, 손목 손등굽힘을 보조하는 보조기구와(그림 12.23) 범용 커프는 약한 손목 폄과 약한 쥐기와 파악을 위해 보상하도록 사용된다(그림 12.25). 씻기 위한 용품을 싱크대 위에서 가지고 오고, 가져다 두는 것과 같은 팔 움직임 패턴을 연습한다. 실제 몸 관리하는 활동은 불완전한 척수 손상 후에도, 보존된 근육조직을 강화시킨다.

질문:

1. 어깨와 팔꿈치에서 C5 척수 수준에서 잔존되어 있는 움직임은 무엇인가? 손실된 움직임은 무엇인가? 일상생활 활동을 위해 손상된 부분은 어떻게 해야 하는가?
2. 만약, 당신이 환자의 치료사라면, 상지의 사용을 강화하기 위해서 어떤 종류의 치료적 운동 프로그램을 고안할 것인가? C5 척수 수준에서 보존된 근육을 위해서 어떤 특정 운동을 사용할 수 있는가? 환자의 독립적인 위생활동을 회복하기 위한 작업치료와 협업하기 위해 물리치료사는 어떤 치료적 운동프로그램을 제공해 줄 수 있을까?
3. 물리치료사와 작업치료사는 불완전 척수손상환자의 상지 근골격계 기능향상을 위해 어떻게 협업할 수 있을까?
4. 환자가 집에서 치료적 운동 프로그램을 수행하기 위해서 보호자에게는 어떻게 교육하면 될까?

학생실습활동 12.4

환자 예시 — 보상 전략 훈련

목표: 상지 기능 향상을 위해 보상 훈련 전략을 적용한다.

환자는 52세 여성으로 학교 교사이며. 다발성 경화증이 점진적으로 진행되고 있는 상태이다. 그녀는 아침에 침대 끝에 앉아서 옷을 갈아 입는 등과 같이 긴 시간 보조되지 않은 앉은 자세에서 몸통 조절하는 것이 어렵고, 협응되지 않은 움직임과, 피로도를 보인다. 게다가 그녀는 머리 위로 팔을 움직이는 동작을 하는 동안에는, 잦은 휴식시간이 필요하다. 그녀는 허리 받침이 있는 의자에서 옷을 갈아 입는 활동은 가능하다. 그녀는 중력에 대항하여 머리위로 손을 뻗어 스웨터를 당기는 것과 미세하게 지퍼나 단추를 채우는 것보다는 부족한 운동 기술을 보완하기 위해 후크-앤-루프로 된 가디건 스웨터를 입는 것이 좋다. 머리 위로 손을 뻗는 상지의 움직임 패턴을 연습하는 것과 보조되지 않은 앉은 자세에서 스웨터를 입는 것은 기존 근력의 유지로 가능하다; 그러나, 보상 전략 사용은 다른 일상생활동작이나 하루동안 직업활동을 위해 환자의 에너지를 절약하는데 더 신중히 사용될 수 있다. 스웨터 앞면의 여미는 부분을 정렬하기만 하면 되는 후크-앤-루프 스웨터의 용이성은 에너지 절약에도 도움이 된다. 옷을 갈아 입는 동안 사용되는 보상 전략은 환자가 기본적인 일상생활동작 기술을 위한 신체적 가능성이 없을 때 독립성을 촉진하기 위해 필요하다. 회복기간 동안, 환자는 더 적은 보상전략으로 옷 입은 과제를 수행할 수 있으므로, 현재 환자의 독립성과 상지 기능을 유지할 수 있다.

질문:

1. 재활을 하는 동안 일반적인 일상생활동작에 어떤 에너지 보존 전략을 통합할 수 있을까? 지지가 없이 앉은 자세에서 옷을 갈아 입는 동작을 하는 동안 어려움이 있다는 것을 알 수 있는 징후는 무엇인가?
2. 만약, 당신이 치료사라면, 이 환자의 몸통의 안정성과 팔 사용을 향상시키기 위해 어떤 유형의 움직임을 수정 및 고려할 것인가?
3. 재발기간 동안 치료 활동에 어떤 구체적인 예방 조치를 할 것인가?
4. 물리치료사와 작업치료사는 환자의 에너지 효율을 높여서, 일상생활동작 또는 작업에 환자가 참여하기 위해 어떻게 협력할 수 있을까?

학생실습활동 12.5

환자 예시 — 운동 학습 원리 적용

목표: 상지의 기능을 향상하기 위한 운동학습원리 적용

환자는 18세 남성으로, 오토바이 사고로 인해 외상성 뇌손상 상태이다. 환자는 이마엽의 기능부전으로 인해, 경한 집중 문제와 주의 부족이 나타난다. 환자는 2번 또는 3번의 짧은 구두 명령과 시각적 지시에 따를 수 있다. 그는 전체적인 약화를 가지고 있지만, 잡기와 파악을 포함한 중등도의 오른쪽 상지 능동 움직임이 가능하다. 환자는 오른쪽 손이 우세손이긴 하지만, 현재 왼쪽 팔을 사용하는 것을 더 선호한다.

*수행지식*은 환자가 오른쪽 팔을 이용하여 일상생활동작 과제를 하는 동안, 피드백을 제공할 때 사용된다. 시각적 지시와 구두 명령을 함께 사용하는 *증가된 피드백*은 환자의 팔 움직임 패턴 수행에 대해 정보를 제공한다. 그는 뻗기 동작을 하는 동안 어깨 굽힘의 손상에 보상으로 어깨 올림을 사용하기 때문에, 그는 구두 명령을 제공받아서, 과도한 어깨 올림을 줄일 수 있다. 치료사는 초기에 어깨의 움직임을 최소화하기 위해 파악 패턴(표준-무게의 포크를 이용해서)과, 동시에 주의를 기울이는 인지적 요구 능력을 다루어야 한다. 환자는 거울을 이용하여 시각적 되먹임을 이용하고, 그는 스스로 뻗기 동작 동안, 약한 어깨 굽힘을 보상하는 형태로, 어깨의 올림을 이용한다는 것을 지각하게 된다.

환자가 적절한 어깨뼈를 앞으로 내미는 동작과 어깨 앞쪽 뻗기를 수행하게 되면, *다양한 연습*을 통해 손을 입으로 가지고 가는 패턴을 수행할 수 있게 된다. 그는 각각 다른 부분에 음식이 놓인 접시를 받는다. 그는 1~2인치(2.5~5 cm) 크기의 음식을 잡도록 지시받고 다양한 뻗기 동작 패턴을 요구받는다. 이러한 활동의 요구는 음식이 배치된 위치에 따라 다양한 뻗기 패턴을 조정하기 위함이다. *결과지식*은 정상 팔 움직임 패턴을 이용하는 동안, 환자가 뻗고, 다양한 크기의 음식을 성공적으로 잡기 위해 필수적이다.

질문:

1. 신체와 인지에 결합이 있는 환자가 치료를 받을 때 중요하게 고려해야 하는 사항은 무엇인가? 스스로 음식을 먹기 위해서 요구되는 필요한 인지 기능은 무엇인가?
2. 만약, 당신이 환자의 치료사라면, 너무 많은 인지 기능을 요구하지 않고, 환자가 팔의 조절을 획득하기 위해서는 무엇을 할 수 있을까?
3. 환자를 혼동시키지 않으면서, 과제 수행을 촉진하기 위해 가장 효과적인 지시는 무엇인가?
4. 물리치료사와 작업치료사가 어떻게 협력하여 정상적인 움직임 패턴을 다시 학습하고 스스로 식사하는 것과 같은 기능적 과제에서 독립성을 높일 수 있을까?

학생실습활동 12.6

환자 예시 — 수정된 강제 유도성 움직임 치료

목표: 상지 기능 향상을 위해서 수정된 강제-유도성 움직임 치료를 적용

환자는 62세 여성으로, 고혈압과 타입 2 당뇨를 기저질환으로 가지고 있다. 환자는 6주전 오른쪽 뇌졸중으로 왼쪽 팔 편마비 상태이다. 왼쪽 팔 움직임의 질은, 중간 정도의 능동 어깨 움직임; 약한 팔꿈치와 손목의 능동 움직임; 그리고 중간 정도의 손가락, 엄지손가락 그리고 손목 굽힘/폄 의 능동 움직임이 가능하다. 능동 움직임에서, 중간 정도의 굽힘 근육 시너지 패턴이 나타난다. 시각 지각과 인지(특히, 주의력, 회상하기 그리고 문제 해결능력)가 손상되었다. 또한, 환자는 왼쪽 손이 우세손이며, 그녀는 그녀의 왼손을 이용하여 일상생활동작을 수행하는 것이 힘들고, 스스로 관리하는 대부분의 활동에서는 중등도의 도움이 필요하다.

환자는 외래치료로 작업치료를 10주 동안 1주일에 3번, 30분씩 받았다. 그녀는 치료시간에 스스로 식사하기와, 작은 도움을 받으며 옷 입는 것을 훈련하였다. 스스로 음식 먹는 연습은 5분으로 구성되며, 손을 입으로 가져가는 패턴은 왼쪽 손으로 가벼운 포크를 이용해서 훈련한다. 손을 입으로 가져가는 패턴은 3번 또는 4번 반복하며 각각 30분씩 훈련한다. 각각 훈련시에 적당한 쉬는시간을 가진다. 쉐이핑 기법은 보상적 움직임(예, 과도한 어깨 올림과 외전)을 감소시키고, 정상적인 움직임 패턴을 증가시키는데 사용되었다. 물리치료를 받는 동안, 그녀는 지팡이를 이용해서 보행 연습을 하였다(현재 사용 중인 4발 지팡이에서 일자 지팡이로 발전함).

그녀가 집으로 왔을 때, 하루의 반복적이고 일상적인 동작을 수행하는 동안, 그녀의 오른쪽 손은 하루에 5시간 정도 사용이 제한되었다(예, 음식 먹기, 옷 입기, 가볍고 차가운 음식 준비하기, 그리고 가벼운 먼지 제거). 환자의 배우자는 그녀가 오른쪽 팔 사용을 제한하는 동안의 활동 상태를 유지하도록 하였다. 환자의 배우자는 필요에 따라, 그녀의 모든 일상생활을 지원하고, 상지의 수정된 강제-유도성 움직임 치료를 위한 장치를 확보하였다. 10주 뒤, 환자는 독립적으로 본인의 왼쪽 손을 이용해 가져가는 패턴을 수행하여서 크기가 큰 음식을 가벼운 포크를 이용하여서 식사하

였다. 그녀는 또한, 독립적으로 상체 의복을 입을 수 있었고, 하체 의복을 입는 데 최소한의 도움을 필요로 하였다.

질문:

1. 만약, 당신이 환자의 치료사라면, 스스로 음식을 먹기 위한 정상적인 상지 움직임 패턴을 위해 어떤 선행기술을 선택할 것인가?
2. 환자를 위해서 집에서 할 수 있는 운동 프로그램에는 어떤 것이 있는가? 환자의 배우자 또는 보호자들에게 어떻게 지도할 것인가? 집에서 운동 프로그램을 실시하는 동안 주의해야 할 사항과 금기증은 무엇이며, 환자의 회복을 위해 보호자에게 어떤 교육을 할 것인가?
3. 물리치료사와 작업치료사는 정상 움직임 패턴을 다시 배울 수 있도록 도우며, 스스로 음식 먹기와 같은 기능적 과제의 독립성을 증가시키기 위해 어떻게 협업할 수 있을까?

참고문헌 REFERENCES

1. Levangie P, Norkin C Lewek M. *Joint Structure & Function*, 6th ed. F.A. Davis; 2019.
2. Carr J, Shepherd R. *Neurological Rehabilitation: Optimizing Motor Performance*. Churchill Livingstone; 2011.
3. Saliba VL, Johnson GS, Wardlaw C. Proprioceptive neuromuscular facilitation. In: Basmajian J, Nyberg R, eds. *Rational Manual Therapies*. Williams & Wilkins; 1993: 243.
4. Johnson G, Saliba Johnson V. PNF 1: The Functional Application of Proprioceptive Neuromuscular Facilitation, Course Syllabus, Version 7.9. Institute of Physical Art; 2014.
5. Bowden M, Woodbury M, Duncan P. Promoting neuroplasticity and recovery after stroke: future directions for rehabilitation clinical trials. *Curr Opin Neurol*. 2013;26:37. doi: 10.1097/WCO.0b013e32835c5ba0
6. Shumway-Cook A, Woollacott M. *Motor Control: Translating Research Into Clinical Practice*, 3rd ed. Lippincott Williams & Wilkins; 2007.
7. Shi Y, et al. Modified constraint-induced movement therapy versus traditional rehabilitation in patients with upper-extremity dysfunction after stroke: a systematic review and meta-analysis. *Arch Phys Med Rehabil*. 2011;92:972. doi: org/10.1016/j.apmr.2010.12.036
8. Page S, Boeb S, Levinea P. What are the "ingredients" of modified constraint-induced therapy? An evidence-based review, recipe, and recommendations. *Restor Neurol Neurosci*. 2013;31:299. doi: 10.3233/RNN-120264
9. Page S, Murray C, Hermann V. Brief report—affected upper-extremity movement ability is retained 3 months after modified constraint-induced therapy. *Am J Occup Ther*. 2011;65:589. doi: 10.5014/ajot.2011.000513
10. Aarts P, et al. Effectiveness of modified constraint-induced movement therapy in children with unilateral spastic cerebral palsy: a randomized controlled trial. *Neurorehabil Neural Repair*. 2010;24:509. doi: 10.1177/1545968309359767
11. Smania N, et al. Reduced-intensity modified constraint-induced movement therapy versus conventional therapy for upper extremity rehabilitation after stroke: a multicenter trial. *Neurorehabil Neural Repair*. 2012;26:1035. doi:10.1177/1545968312446003
12. Hara Y, et al. The effects of electromyography-controlled functional electrical stimulation on upper extremity function and cortical perfusion in stroke patients. *Clin Neurophysiol*. 2013;124:2008. doi: org/10.1016/j.clinph.2013.03.030

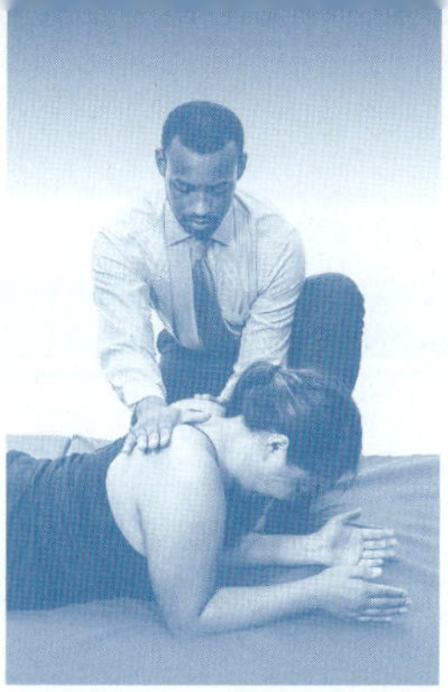

CHAPTER 13

강제-유도 움직임 치료

Constraint-Induced Movement Therapy

개요

중재: CI 치료 프로토콜
- 수일 동안 집중훈련
- 운동형성기법을 사용한 반복적, 과제 지향적 훈련
- 삶의 실제 상황으로의 전이를 증진시키기 위한 치료 순응도 향상 행동기법(전이 패키지)

재활 접근법으로서 CI 치료의 특징적 측면
- 손상측 사지를 사용
- 집중연습의 중요성
- 훈련기법으로 운동형성방법(shaping)
- 전이 패키지 사용 훈련
- CI 치료의 주요 효과: 치료실 밖 일상적인 상황에서 사용 증가

요약

학생실습활동

강제-유도 움직임 치료 또는 *CI 치료*는 치료실, 연구실, 그리고 가장 중요한 가정 환경에서 손상측 사지의 사용 증가를 촉진하기 위해 다양한 중재 요소를 포함한다.[1-15] CI 치료 프로토콜은 기초 동물 연구에서 근거를 두고 있으며, 이를 통해 Taub는 신경학적 손상(***학습된 비사용***)으로부터 회복을 방해할 수 있는 행동 메커니즘을 제안했다.[11,16,17] 연관성이 있지만 또 다른 별개의 메커니즘인, ***사용 의존적 뇌의 가소성***은 CI 치료의 긍정적인 결과와 부분적으로 연관이 있는 것으로 제시되었다.[18-25] 만성 뇌졸중(손상후 1년 이상) 후 편마비(hemiparesis)에 대한 CI 치료의 효과를 뒷받침하는 상당한 증거들이 축적되었다.[4,26] 효용성에 대한 증거는 다음 여러 연구들에서 보여진다: 만성 뇌졸중으로 인한 상지 편마비 환자를 대상으로 한 초기 소규모 무작위 대조 시험(RCT),[1] 동일한 환자(손상수준, 발병기간)를 대상으로 한 대규모 위약 대조 시험,[27] 그리고 기타 여러 연구들이 있다.[2-9] 아급성 회복기(뇌졸중 후 3-9개월)에 있는 상지 편마비 환자에 대한 대규모 다기관 무작위 임상시험도 있었다.[28-30] 만성 뇌졸중 후 CI 치료에 대한 긍정적인 결과는 그룹 및 피험자내 통제 절차를 적용한 다른 여러 연구와 수많은 사례 연구에서도 발표되었다.[31-35]

전체적으로 CI 치료의 임상 효과에 대한 수백 건의 연구가 발표되었으며 거의 모두 긍정적인 결과를 보였다. 더욱이, 재향군인회와 국방부에 의해 구성된 연구 그룹이 개발한 가장 최근의 뇌졸중 후 임상치료지침은 CI 치료를 경증에서 중등도의 상지 편마비가 있는 뇌졸중환자에게 이로운 근거 있는 중재로 설명하고 있다.[35]

중재: CI 치료 프로토콜

Intervention: The CI Therapy Protocol

상지에 대한 강제-유도 움직임 치료는 이전에 신경재활에 사용되던 치료 요소들로 구성되지만, 그러한 중재들은 일반적으로 개별적 치료 절차를 따르고 CI 치료와 비교하여 치료 강도가 낮았다. CI 치료의 주된 새로운 특징은 (1) 치료실/실험실에서 달성한 치료적 효과를 가정 환경으로 전이시키는 것을 촉진하기 위해 고안된 여러 기술의 도입(***전이 패키지***라고 함), 그리고 (2) 규정되고 통합된, 그리고 체계적인 방식으로 이런 치료 구성요소들을 결합하고 적용하는것이다. 이것은 환자가 더 손상된 사지를 사용하도록 유도하기 위해 연속해서 2-3주 동안(초기 결핍의 중증도에 따라) 하루에 많은 시간을 포함시킨다. 버밍햄에 있는 앨라배마 대학교의 CI 치료 연구실과 Taub 훈련 클리닉에서 환자는 치료 전 상지로 최소 움직임 기준을 달성할 수 있는 능력에 따라 구분된다. 현재까지 "등급"이라고 하는 6개의 범주가 표 13.1에 설명되어 있다. 사례 연구 5(2부: 사례 연구 참조)의

표 13.1 등급 기준 - 최소 활성운동범위 및 운동활동로그 점수

손상[a]	어깨	팔꿈치	손목	손가락	엄지손가락
등급 2(AOU 및 HW 척도의 경우 MAL <2.5)	굴곡 ≥ 45° 및 외전 ≥ 45°	90° 구부러진 시작 위치에서 ≥ 20° 신전	완전히 구부러진 시작 위치에서 ≥ 20° 신전	모든 MCP 및 IP(PIP 또는 DIP) 관절의 신전 ≥ 10°[b]	엄지손가락의 신전 또는 외전 ≥ 10°
등급 3(AOU 및 HW 척도의 경우 MAL <2.5)	굴곡 ≥ 45° 및 외전 ≥ 45°	90° 구부러진 시작 위치에서 ≥ 20° 신전	완전히 구부러진 시작 위치에서 ≥ 10° 신전	최소 두 손가락의 신전 ≥ 10° MCP 및 IP(PIP 또는 DIP) 관절	엄지손가락의 신전 또는 외전 ≥ 10°
등급 4(AOU 및 HW 척도의 경우 MAL <2.5)[e]	굴곡 ≥ 45° 및 외전 ≥ 45°	90° 구부러진 시작 위치에서 ≥ 20° 신전	완전히 구부러진 시작 위치에서 ≥ 10° 신전	최소 2개의 손가락 신전 >0° 및 <10°	엄지손가락의 신전 또는 외전 ≥ 10°
등급 5(AOU 및 HW 척도에 대해 낮은 MAL <2.5)	다음 중 하나 이상: 굴곡 ≥ 30° 외전 ≥ 30° 스캡션[d] ≥ 30°	굴곡과 신전의 시작[c]	손목을 신전하거나 한 손가락 신전을 시작할 수 있어야 한다.		

각 동작은 1분 동안 세 번 반복해야 한다.

[a] 1등급은 손상이 미미하지만 여전히 높은 수준의 기술 향상에 관심이 있는 환자를 나타낸다(예, 악기 연주, 고도의 기술을 요하는 장비 사용). 이러한 환자는 연구에 참여하지 않지만 임상 프로그램에는 참여한다. 6등급 환자는 최소 5등급 기준 아래로 떨어져야 한다.

[b] 테니스 공을 집어 들었을 때 비공식적으로 평가된다.

[c] 수건을 집어 들었을 때 비공식적으로 평가된다.

[d] 스캡션(Scaption)은 어깨 굴곡과 외전 사이의 위치를 나타낸다. 이 위치는 많은 기능적 기술에서 사용된다.

[e] 시작은 최소 움직임과 같은 기준 목적으로 정의된다(즉, 각도계로 신뢰수준에서 측정할 수 있는 수준 미만).

약어: MAL(Motor Activity Log), 운동활동 로그; AOU(Amount of Use Scale), 사용량 척도; HW(How Well Scale), HOW WELL 척도; MCP, 중수지절관절; IP, 지절간 관절; PIP, 근위 지절간 관절; DIP, 원위 지절간 관절

표 13.2 CI 치료프로토콜의 구성요소 및 하위 구성요소

반복적인 과제중심 교육

- 운동 형성
- 과제 연습

순응 강화행동 전략(예, 전이 패키지)

- 운동활동로그(MAL)의 일일 관리
- 가정 일지
- 실제 상황에서 손상측 팔을 사용하는 데 있어 명확한(또는 실제로) 장애를 극복하기 위한 문제 해결
- 행동 계약
- 간병인 계약
- 훈련 준수 여부를 확인하기 위한 체크 목록이 포함된 가정 기술 배정
- 가정 실습
- 일일 스케줄
- 운동활동로그 관리 및 문제 해결을 위해 치료 후 첫 달 동안 매주 전화 통화

손상측 상지의 사용 제한

- 건측 팔에 장갑을 사용해 제한하여 사용을 억제한다.
- 참가자에게 손상측 팔을 사용하도록 지속적으로 상기시키는 방법(예, 집 주변에 배치된 알림, 손상측 팔에 부착된 활동 모니터)

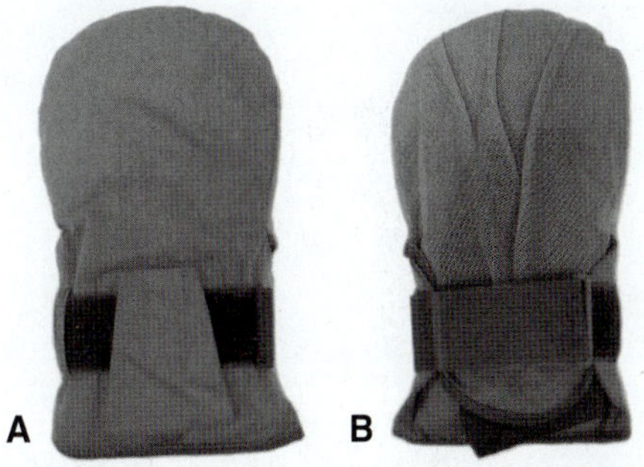

그림 13.1 보호 안전 장갑 보호 안전 장갑은 CI 치료 중재 동안 건측 팔을 제한하는 데 사용된다. (A) 손바닥 쪽; (B) 손등 쪽.

참가자는 3등급으로 분류되는 움직임을 보였다.

강제-유도 움직임 치료는 치료가 처음 나온 이후로 진화하고 수정되었다. 원래 치료 요소의 대부분은 표준 절차의 일부분만 남아 있다. 우리의 연구 및 임상 환경에 적용되는 현재 CI 치료 프로토콜은 여러 구성요소를 포함한 4가지 주요 요소와 각 요소 아래에 하위 구성요소가 있다(표 13.2 참조).[1, 7, 9,12,13] 다음과 같다.

1. 여러 날 동안 손상측 팔에 대한 집중 훈련
2. 운동 형성(shaping)이라고 하는 행동기법을 사용한 훈련
3. 연구실이나 임상 환경에서 얻은 효과를 환자의 실제 환경에 적용하도록 설계된 치료 순응도 향상 방법의 "전이 패키지" 적용
4. 일반적으로 건측 팔을 억제함으로써 깨어 있는 시간 동안 환자가 손상측 팔을 사용하도록 유도(그림 13.1).

구성요소 및 하위 구성 전략이 있는 각 요소는 다음 섹션에서 설명한다.

여러 날에 걸친 집중 훈련
Intensive Training Over Multiple Days

CI 치료 프로토콜에서 훈련은 초기 손상의 중증도에 따라 연속해서 2-3주 동안 하루에 많은 시간 동안 수행된다. 가장 일반적으로 사용되는 프로토콜에서, 감독하 훈련은 매주 3시간 동안 진행된다. 손상측 팔의 사용은 치료사의 감독 밖에서도 계속되며 건측 팔에 착용된 억제 장치 및 행동 관리 기법의 사용으로 촉진된다. 주말 동안에도 참가자는 치료 교육을 위해 치료실에 오지 않지만 여전히 장갑(억제 장치)을 착용하고 손상측 팔을 최대한 많이 사용한다. 이 강력하고 집중적인 연습을 연속적으로 며칠 동안 적용하면 학습된 미사용을 극복하는 데 필요한 자신감이 증진되고 뇌에서 오래 지속되는 신경 가소성 변화가 촉진된다. 또한, CI 치료 효과와 대뇌피질 재조직화 가소성의 변화량과 관련된 것이 손상측 팔의 사용량이라고 추정할 수 있다.

운동형성을 사용한 반복적, 과제지향적 훈련
Repetitive, Task-Oriented Training Using Shaping

중재 기간 중 평일에는 참가자들이 매일 몇 시간 동안 치료사의 감독 하에 훈련을 받는다. 원래 프로토콜은 이 교육을 위해 하루에 6시간을 필요로 했다. 보다 최근의 연구들은 좀 더 짧은 일일 훈련 기간(즉, 3시간/일)이 어떤 특정 환자 그룹(즉, 2등급 및 3등급)에게 효과적임을 보여준다.[33,34] 운동형성(shaping)이 사용되는 훈련 방법이며, 그것은 행동 훈련의 원칙에 기반한다.[36-39] 이 접근 방식에서 운동 또는 행동 목표는 "연속적 접근"에 의해 작은 단계로 나누어 접근된다. 예를 들어, 참가자의 운동 능력에 따라 과제를 더 어렵게 만들거나 수행 속도를 점진적으로 높일 수 있다. 각 기능적 활동은 30초 동안 10회 시행되며 시행 후 참가자의 수행에 대해 즉각적인 피드백이 제공된다.[39] 운동형성 과제의 난이도를 높이기 위해 선택한 변수는 참가자의 움직임 손상과 관련이 되어야 한다. 예를 들어, 참가자의 가장 중요한 움직임 손상이 엄지와 손가락의 기민성에 있는 경우 물건 뒤집기 과제가 적용될 것이다. 움직임 손상 문제가 엄지와 손가락의 굴곡과 내전(예, 집게를 움켜쥐기)에 있는 경우, 과제의 난이도는 물체를 점차적으로 작게 만들어 증가시킬 것이다. 만일 움직임 손상 문제가 엄지와 손가락의 신전과 외전(예, 집게 쥔 것을 놓기)과 관련된 경우, 물체를 점진적으로 더 크게 만들어 과제의 난이도를 증가시킬 것이다. 또 다른 예로서, 팔꿈치 신전에 상당한 움직임 손상이 있고(사례 연구 5[PART II: 사례 연구 참조]의 참가자와 같이) 가리키거나 뻗는 과제가 여려운 경우 운동형성을 진행할 때는 참가자로부터 점점 멀리 물체를 배치하게 된다.

운동형성과제는 일반적으로 참가자가 수행능력이 향상됨에 따라 점진적으로 더 어려워진다(그림 13.2, 13.3 및 13.4). 일반적으로 한 번에 하나의 진행 변수만 변경해야 한다. 그러나 기능이 매우 높은 환자의 경우, 훈련자가 참가자의 첫 번째 변수와 동시에 두 번째 변수를 변경하는 것이 나을 것이라고 생각하는 경우 둘 이상의 진행 변수를 변경할

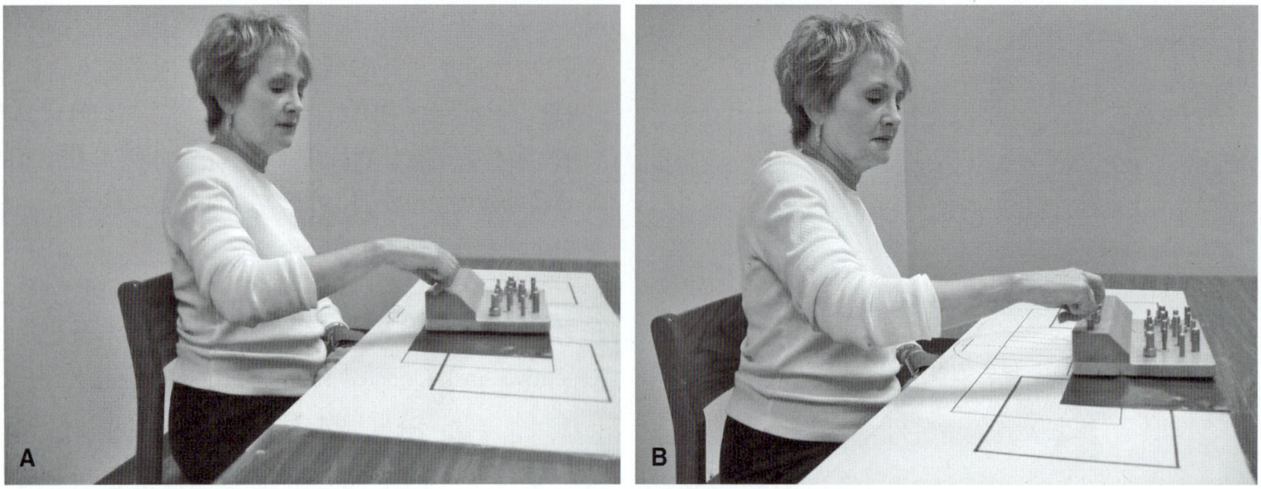

그림 13.2 운동 형성 참가자가 볼트에서 너트를 푸는 것을 포함하는 운동형성 과제를 실행하고 있다. (A) 볼트가 자신에게 더 가깝게 배치된 상태로 낮은 복잡성 수준에서 (B) 볼트가 더 멀리 배치된 상태의 더 높은 복잡성 수준.

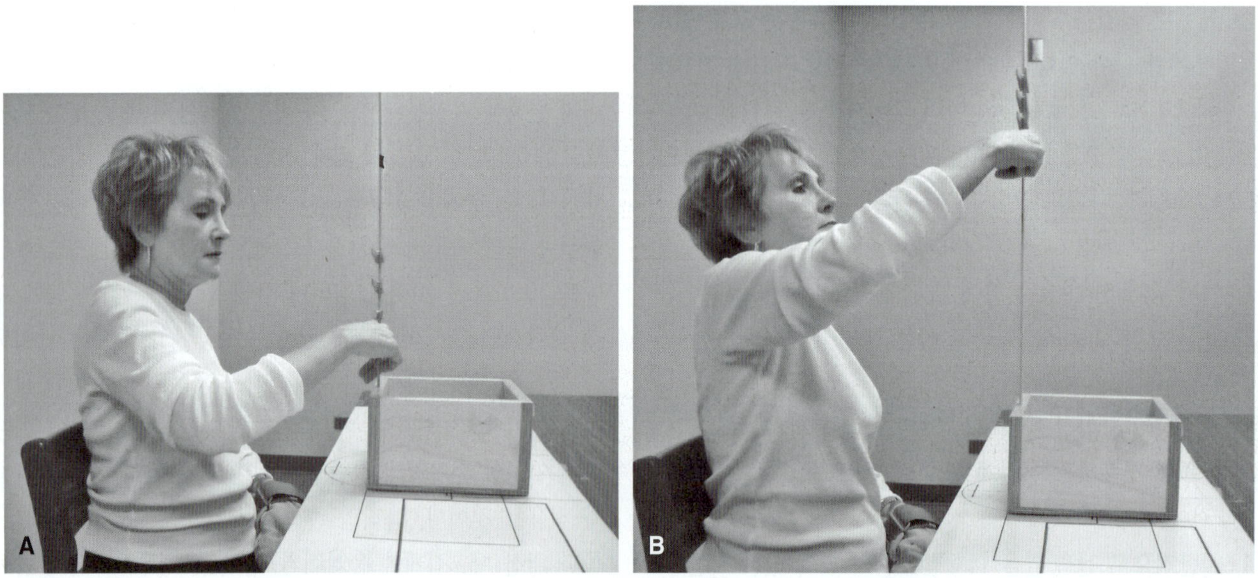

그림 13.3 운동 형성 참가자가 나무 막대기에서 수평으로 배치된 빨래 집게를 제거하는 과제를 실행하고 있다. (A) 낮은 수준의 복잡성, 막대기에서 낮은 높이에 위치한 빨래 집게를 제거, (B) 높은 복잡성, 막대기 높은 위치에 놓인 빨래 집게를 제거.

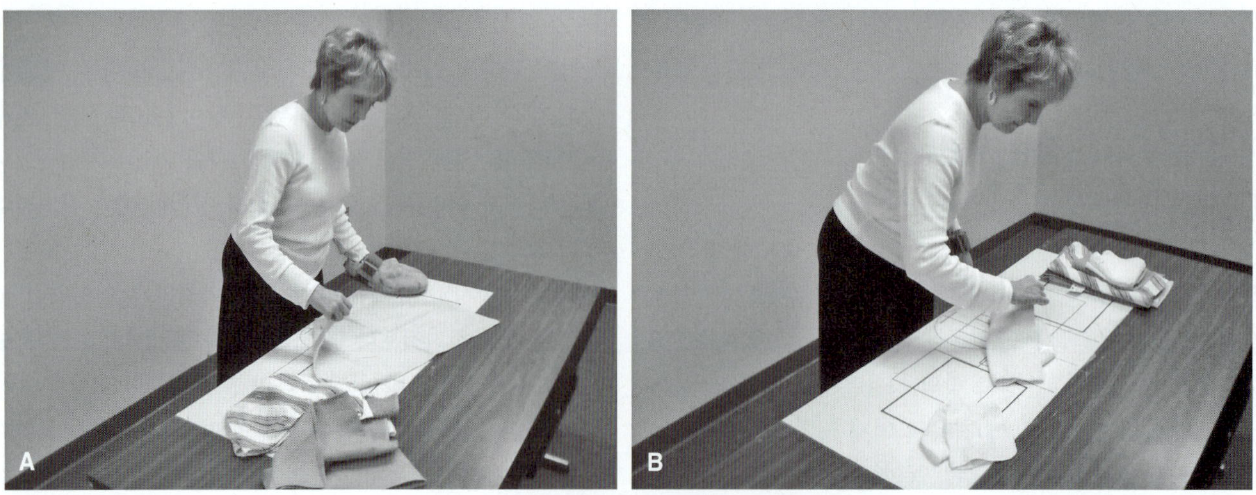

그림 13.4 과제 연습 참가자는 과제수행의 (A) 초기 및 (B) 후기 실행단계에서 수건을 접고 쌓는 과제연습을 실행하고 있다.

수 있다. 각 변수들의 난이도 증가의 크기는 참가자가 성공적으로 과제를 수행할 수 있도록 노력이 요구되지만 비교적 작아야 한다. 이것은 종종 운동 수행의 큰 증가가 요구되는 경우에는 달성할 수 없는 목표를 달성하게 하기도 한다. 이 접근 방식의 또 다른 장점은 과도한 환자의 좌절을 피할 수 있어 훈련에 참여할 동기를 계속 부여할 수 있다는 것이다.

각 유형의 훈련 절차에 대해 많은 과제들이 만들어졌다. 표 13.3은 이러한 과제 중 하나를 예시로 전체 과정을 설명한다. 치료사는 운동형성과 과제연습 활동 동안에 네 가지 형태의 상호작용을 제공하도록 한다. 표 13.4는 이러한 상호작용 모드에 대한 설명과 이를 적용하기 위한 지침을 제공한다. 각 환자에 대해 다음 요소들을 고려한 훈련과제들이 선택된다.

1. 가장 두드러진 손상을 보이는 관절 운동
2. 회복 가능성이 가장 큰 관절 운동
3. 특정 회복을 가져올 잠재력이 있는 유사한 과제 중 환자가 선호하는 것

훈련일 동안 자주 휴식이 제공된다. 훈련 강도(예, 시간당 시도 횟수)가 기록된다.

표 13.3 운동형성 과제에 대한 설명

활동 설명	이 작업에는 수건, 자, 테이프 및 책상/테이블 표면이 사용된다. 대상자는 주어진 대상을 향해 닦는 동작을 하면서 수건을 사용하도록 한다. 동작은 환자 앞의 목표물을 향하거나 당신이 중점을 두려는 어깨 동작에 따라 다양한 방향으로 향할 수 있다.
잠재적 운동형성 진행 변수들	• **거리:** 목표물은 팔꿈치 신전을 더 유도하고 어깨 운동범위를 증가시키기 위해 물체가 움직이는 방향에 따라서 대상자로부터 더 멀리 움직일 수 있다. • **정중선으로부터 거리:** 정중선으로부터 목표물의 거리를 늘려 팔꿈치 신전을 증가시키고 어깨의 수평 외전 및 내전을 증가시킨다. • **횟수:** 반복 횟수를 늘린다.
잠재적 피드백 변수	• **시간:** 설정된 반복 횟수를 달성하는 데 필요한 시간 • **반복 횟수:** 정해진 시간 동안 목표에 도달한 횟수
강조된 움직임	• 팔꿈치 신전 • 목표물의 위치에 따라 어깨 굴곡, 외전 또는 내전

표 13.4 운동형성 및 과제연습 동안 사용되는 중재자/참가자의 상호작용 형태

상호작용 유형	정의	운동형성에 사용	과제연습에 사용
피드백	운동형성 또는 과제연습 세션에서 참가자의 수행 결과에 대한 구체적인 지식을 제공한다. (예, 정해진 시간 동안에 반복횟수 또는 과제를 수행하거나 특정 반복 횟수를 수행하는데 필요한 시간)	데이터 시트에 기록하고 매번 시도 직후에 제공	데이터 시트에 기록하고 전체 과제연습활동이 끝날 때 결과에 대한 전체적 지식으로 제공
코칭	움직임의 질을 향상시키기 위한 구체적인 제안을 제공한다. 이 절차에서 신호를 주고 유도를 하는 것으로 부분적으로 행동 문헌에 설명되어 있다. 각 움직임 시도가 끝날 때 움직임의 질에 대한 피드백도 제공되어야 한다.	모든 운동형성 시도 전반에 걸쳐 많이 제공됨	운동형성에서만큼 자주는 아니지만 전체 과제 연습 세션 동안 제공됨

(계속)

표 13.4 운동형성 및 과제연습 동안 사용되는 중재자/참가자의 상호작용 형태 *(계속)*

상호작용 유형	정의	운동형성에 사용	과제연습에 사용
모델링	치료사가 과제를 시연할 때	운동형성활동 초기에 제공됨. 필요에 따라 시도 사이에 반복	과제연습활동 초기에 제공
격려	동기를 부여하고 최대한의 노력을 기울일 수 있도록 참가자들에게 적극적인 구두 보상을 제공한다.(예, *"매우 훌륭합니다, 좋습니다, 계속 시도하십시오."*).	모든 운동형성 시도 전반에 걸쳐 많이 제공됨	운동형성에서만큼 자주는 아니지만 전체 과제연습 세션 동안 제공됨

순응도 강화 행동 방법(전이 패키지)

Adherence-Enhancing Behavioral Methods to Increase Transfer to the Life Situation (Transfer Package)

CI 치료의 최우선 목표 중 하나는 연구 또는 임상 환경에서 얻은 효과를 참가자의 실제 환경(예, 가정 및 지역사회 환경)으로 이전하는 것이다. 이 목표를 달성하기 위해 전이 패키지(transfer package)라는 일련의 기술이 환자가 치료 요구사항을 준수하도록 하기 위해 사용된다. 이러한 방식으로 환자는 자신의 회복을 향상시키는 것에 대해 책임을 갖게 된다. 환자는 치료사의 지속적인 감독 없이, 특히 감독이 불가능할 때 적극적으로 참여하고 중재를 준수해야 한다. 순응도에 대한 주의는 기능적 과제수행 중에 손상측 팔을 사용하고 간병인이 있는 경우 적절한 도움을 받는 데 중점을 둔다(즉, 과도한 어려움을 방지하기 위한 도움이지만 환자가 가능한 한 도움 없이 많은 과제를 시도할 수 있도록 함). 또한 가능한 많이 장갑을 착용하도록 주의를 기울인다(안전한 경우).

순응도 문제에 대한 잠재적인 해결책들은 일반적으로 뇌졸중을 경험하고 이후에 CI치료를 받을 가능성이 가장 높은 노인들의 운동 프로그램 순응도를 높이는 데 사용되어 왔다.[40] 두 가지 심리적 요인인 자기 효능감과 문제 지각능력이 노인들의 신체 활동을 유지하는데 가장 강하고 일관된 예측변수로 확인되었다. ***자기 효능감***은 정기적으로 활동에 참여할 수 있는 자신의 능력에 대한 자신감으로 정의되며 목표 행동을 스스로 선택하고 유지하는 것과 관련이 있다.[41–44] 연구에 따르면 자기 효능감은 훈련과 피드백을 통해 향상될 수 있다.[45–47] 수행에 대한 ***문제인식***은 객관적 요소와 본인만이 알게 된 구성요소 모두를 통합할 수 있을 것이다.[48] ***객관적인 장애물***은 환경 및 과제 적응을 통해 줄일 수 있다. ***문제점 인식***에 대한 부분은 자신감 회복, 문제 해결, 활동을 방해하는 자신의 신념을 없애는 중재를 통해 감소될 수 있다.

운동 및 신체 기능적 행동들에 대한 치료 순응도를 향상시키기 위해 수많은 개인적 치료 원칙들이 성공적으로 적용되어 왔다. CI 치료의 순응도를 높이는 행동 요소에 사용되는 4가지 가장 관련성 있는 중재에는 모니터링, 문제 해결, 행동계약 및 사회적 지원이 포함된다.

모니터링은 가장 일반적으로 사용되는 전략 중 하나이며 참가자에게 목표 행동의 수행을 관찰하고 문서화하도록 요구한다. CI 치료에서 수행되는 가장 중요한 유형의 모니터링은 참가자가 ***운동 활동 로그(Motor Activity Log, MAL)***를 매일 관리하는 것이다.[1,49,50] 일상생활 30가지 일반적인 활동(ADL)에서 손상된 팔을 얼마나 잘 그리고 얼마나 자주 사용했는지에 대한 정보를 얻을 수 있는 구조화되고 문서로 작성된 타당한 설문지이다(또한 나중에 논의되는 가정 일지 섹션을 참조한다[51]). 환자에게 활동 모드, 지속 시간, 빈도, 운동 자각도 및 활동에 대한 심리적 반응을 포함한 이러한 행동의 다양한 측면을 기록하도록 요청할 수 있다. 환자는 기록하는데 일관성과 완전성을 위해 자신의 모니터링 기록을 치료사에게 제출하도록 하는게 좋지만 가장 중요한 것은 자가 모니터링 전략을 지키도록 유도하는 것이다.

문제 해결 중재는 치료사와 환자 간의 파트너십을 포함하는데 궁극적으로 환자 자신을 방해하는 장애물을 확인하도록 가르친다. 일단 장애물이 확인되면 치료사와 환자는 잠재적인 해결책을 만들고, 실행할 해결책을 선택하고, 결과를 평가하고, 필요한 경우 다른 해결책을 선택한다.[52]

행동계약은 참가자들에게 하루 동안 일반적으로 수행하는 특정 활동들을 작성하도록 요청한 다음 어떤 활동을 수행하고 어떻게 수행할 지에 대해 치료사와 합의하는 것을 포함한다. 계약 실행의 확인은 절차 과정 중 훈련일지를 쓰는

표 13.5 각 CI 치료 전이 패키지 구성요소에서 강조된 순응도 향상 중재 원칙

전이 패키지 구성요소	모니터링	문제 해결	행동 계약	사회적 지원
운동활동기록(MAL)	X	X		
행동 계약		X	X	X
간병인 계약			X	
가정 일지	X	X		
가정 기술 배정		X	X	
일일 일정	X			X
가정 실습	X		X	
치료 후 첫 달 동안 매주 전화	X	X		X

부분에서 하게 된다.

적절한 양의 도움을 제공하기 위해 간병인을 교육하고 참여시키는 사회적 지원은 가정 및 지역사회 환경에서 환자의 손 사용을 장갑으로 제한하고 손상측 팔을 성공적으로 사용하는 데 중요하다.[11] 적절한 도움은 가능한 한 많은 과제를 독립적으로 수행하지만 환자의 좌절을 방지하는 것이 절대적으로 필요할 때 환자를 돕는다. 행동계약의 조건을 검토하고 환자와 많은 시간을 보내는 사람과 간병인 계약을 관리하는 것은 이러한 사회적 지원을 최적화할 것이다.

모니터링, 문제 해결, 계약 및 사회적 지원 중재는 다양한 신체 조건을 가진 대상자의 신체활동에 대한 치료 준수를 향상시키기 위해 단독 또는 조합하여 성공적으로 사용되어 왔다. 이것은 CI 치료 접근법의 필수적인 측면이다. 현재 CI 치료 프로토콜에 사용되는 순응도를 향상시키는 행동적 하위 구성요소의 전체 범위에는 MAL의 일일관리, 환자가 작성하는 가정 일지, 문제 해결, 환자와 간병인과의 독립적인 행동 계약, 치료사가 만든 일일 치료 스케줄, 가정 기술 배정, 가정 실습 및 치료 후 연락들이 포함된다. 표 13.5는 채택된 순응도 향상 중재 원칙에 따라 각 전이 패키지 구성요소를 설명하고 구분한다. 각 전이 패키지 하위 구성요소는 나중에 일반적으로 치료기간 동안 환자가 접하는 순서로 설명된다.

운동활동기록(MAL)

운동활동기록(MAL)에서 응답자는 지정된 기간 동안 가정에서 30개의 중요한 일상활동에서 손상측 팔을 얼마나 많이, 얼마나 잘 사용했는지를 6점 평가 척도로 두 개를 구분해서 평가하도록 한다(표 13.6 및 13.7 참조).[1,49–51] MAL은 치료 동안 환자 진행에 대한 표준화되고 정량화된 기록을 제공하고 치료사의 임상 기록에 대한 보조 자료로 사용할 수 있다. 과제에는 양치질, 셔츠나 블라우스 단추 끼우기, 포크나 숟가락으로 먹기와 같은 활동이 포함된다(표 13.8 및 그림 13.5 참조). 연구에서와 같이 참가자들은 프로젝트에 등록하기 바로 전주나 전년도, 치료중재 전과 후, 치료한 날(예를 들어, 매주 첫째 날은 전체 MAL 점수, 다른 주중에는 도구의 반쪽씩 교체), 치료 종료 후에는 4주 동안 매주 전화로, 그리고 2년의 추적 기간 동안 수차례에 걸쳐 손상측 팔을 얼마나 사용했는지에 대한 정보가 수집된다. 치료실에서는 MAL을 치료 첫 날 훈련 전, 치료 중 매일, 치료 직후, 그리고 치료 후 첫 달 동안은 주 1회 평가한다. 참가자가 평가 척도를 이해하고 응답을 충분히 고려하도록 하는 데 상당한 노력을 기울여야 한다. 예를 들어, 참가자에게 특정 과제에 대한 평가 점수를 제공할 때, 치료사는 “그 점수가 과제를 얼마나 또는 얼마나 잘 수행했는지를 정확하게 반영했나요?”라고 언급하면서 평가 점수에 대해 다시 설명을 하고 평가점수를 반영하도록 한다. 또한 그 다음 평가를 할 때 참가자의 점수가 오르거나 내릴 때 치료사는 반응을 다시 확인한다.

표 13.6 운동활동기록(MAL) 사용량 척도

0	약한 팔을 사용하지 않음(사용하지 않음)
1	때때로 약한 팔을 사용하려고 시도함(매우 드물게)
2	가끔 약한 팔을 사용하지만 대부분의 활동은 강한 팔로 함(드물게)
3	약한 팔을 대략 뇌졸중 전의 절반 정도 사용 (뇌졸중 이전의 반)
4	약한 팔을 거의 뇌졸중 전만큼 사용함(3/4 뇌졸중 이전)
5	약한 팔을 뇌졸중 전만큼 정상적으로 사용(뇌졸중 이전과 동일)

표 13.7 운동활동기록(MAL) How Well 척도

0	약한 팔은 그 활동에 전혀 사용되지 않았다(전혀).
1	활동 중에 약한 팔이 움직였지만 도움이 되지 않았다(매우 나쁨).
2	활동 중에 약한 팔을 어느 정도 사용했지만 강한 팔의 도움이 필요하거나 매우 천천히 또는 어렵게 움직였다(나쁨).
3	약한 팔이 제시된 목적으로 사용되었지만 움직임이 느리거나 단지 약간의 노력이 필요했다(괜찮은).
4	약한 팔의 움직임은 거의 정상적이었지만 정상만큼 빠르거나 정확하지는 않았다(거의 정상적).
5	활동을 위해 약한 팔을 사용하는 능력은 손상 전만큼 좋았다(정상).

이것은 "오늘 당신이 이 점수를 준 활동이 지난번에 평가했을 때보다 더 높거나 낮습니까? 라고 언급하면서 시행된다. "그것은 진정한 임상적 변화를 나타내는가?" MAL의 임상학적 특성에 관한 여러 연구에서 측정값이 신뢰할 수 있고 타당한 것으로 나타났다.[49-51] 더욱이 MAL은 CI 치료를 받는 환자와 동일한 일정으로 위약 치료를 받는 환자에게 시행할 때에는 치료 효과를 보이지 않았다.[27] UAB에서 진행 중인 실험의 예비 결과는 MAL 자가 모니터링 도구가 CI 치료 패키지의 다른 측면, 특히 집중훈련과 함께 사용될 때 실험실/치료실에서 일상생활로 개선된 수행능력을 전이시키는 중요한 수단임을 제시한다.[12]

운동활동일지 관리와 관련된 지식을 적용하려면 학생 실습 활동 13.1을 참조한다.

표 13.8 30개 항목 운동활동기록(MAL)의 활동

1. 전등 스위치로 조명 켜기
2. 서랍 열기
3. 서랍에서 옷을 꺼내기
4. 전화 받기
5. 조리대 또는 기타 표면을 닦기
6. 차에서 내리기
7. 냉장고 열기
8. 문고리 돌려 문을 열기
9. TV 리모컨 사용
10. 손을 씻기
11. 수도꼭지의 손잡이나 레버로 물을 틀고 잠그기
12. 손을 말리기
13. 양말 신기
14. 양말 벗기
15. 신발 신기
16. 신발 벗기
17. 의자에서 일어나기
18. 앉기 전에 테이블에서 의자를 당기기
19. 앉은 후에 의자를 테이블 쪽으로 당기기
20. 유리잔, 병, 음료수 컵 또는 캔을 들어 올리기
21. 양치질하기
22. 기초화장, 로션, 면도 크림을 얼굴에 바르기
23. 열쇠를 사용하여 문열기
24. 종이에 쓰기
25. 손으로 물건 나르기
26. 포크나 스푼으로 먹기
27. 머리에 빗질하기
28. 손잡이로 컵들기
29. 셔츠 단추 잠그기
30. 샌드위치나 핑거 푸드를 반쯤 먹기

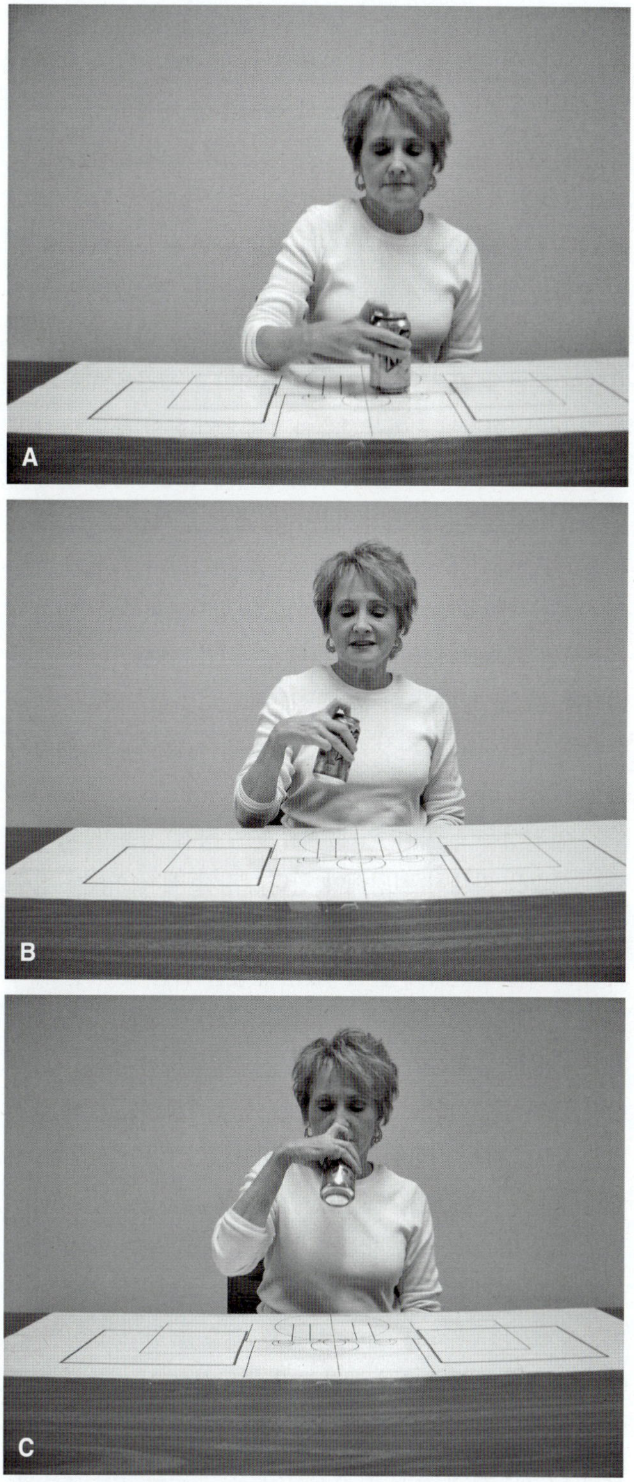

그림 13.5 울프운동기능 검사 항목 (Wolf Motor Function Test) 환자는 원통잡기를 사용하여 캔을 들어올려 입술 가까이 가져오는 방식으로 과제를 수행한다. 과제는 시작점에서 입으로 1인치 이내까지 움직이는 데 걸리는 시간으로 정해져 있다.

행동계약

행동계약(BC)은 치료사와 환자 간의 공식적인 서면 계약으로, 환자가 행동계약에 열거된 특정 활동에 대해 일상생활에서 환자가 손상측 사지를 더 사용할 것을 나타내는 것이다. 치료실 또는 실험실 외부에서 구속 장치(보호 안전 장갑)의 사용을 늘리는 것 외에도 BC는 장갑 사용의 안전성을 높이고 참가자를 적극적인 문제 해결에 참여시켜 순응도를 높이고 수행 준수에 대한 환자 책임을 강조하는 데 도움이 된다. 행동계약은 치료사가 환자의 기능적 운동능력을 평가하고 참가자가 장갑을 사용하고 치료 시작한 첫날 마지막에 완성한다. 치료사, 환자 및 증인이 행동계약에 서명한다.
이 형식은 계약의 중요성을 강조한다. 치료사는 행동계약을 시행하기 전에 다음 사항을 강조한다.

1. 연구실이나 치료실 외부에서 손상측 팔을 사용하는 것은 연구실이나 치료실에서 사용하는 것만큼 중요하다.
2. 행동계약의 목적은 환자가 손상측 팔을 최대한 많이 사용하도록 유도하는 것이다.
3. 안전은 항상 가장 중요한 고려 사항이며, 손상측 팔을 최대한 사용하는 것보다 훨씬 더 중요하다.
4. 때때로 환자는 평소에는 수행하지 않는 활동을 수행하도록 요청 받을 것이다(예, 비 우세손을 사용하여 양치질). 이 접근 방식을 영구적으로 채택하는 것을 제안하지는 않는다. 대신에, 환자는 손상측 팔의 사용 회복을 장려하기 위해 2–3주 치료 기간 동안 이러한 방식으로 활동을 수행하도록 요구된다. CI 치료가 뇌의 운동 및 운동 관련 영역에서 회색질을 증가시키고 백질신경로의 통합을 증가시킨다고 설명하면서 치료사가 사용 의존적 신경 재구성에 대해 간략하게 논의하는 것은 이 시점에서 일반적이다. 이것은 CI 치료가 치료 효과를 달성하는 중요한 메커니즘 중 하나이다. "약한 팔을 사용할 때마다 뇌에 신경 자극을 보내 강화시켜서 팔을 움직이는 능력을 향상시킬 것이다."와 같은 이미지를 불러일으키는 말을 사용하는 것이 도움이 될 것이다.
5. 환자에게 행동계약(BC)에 열거된 활동을 수행했는지 자주 묻게 될 것이다. 행동계약(BC)은 수행결과에 따라 주기적으로 수정(항목 추가 또는 삭제)될 것이다.

6. 참가자는 행동계약(BC)에 있는 일부 활동에서 간병인의 도움이 필요할 수 있다. 많은 경우 도움을 받는 것이 장갑을 제거하고 건측 팔을 사용하여 과제를 완료하는 것보다 선호된다. 왜냐하면 더 많이 손상 받은 팔의 사용을 최대화하기 때문이다. 간병인의 지원이 허용되는 활동은 모든 당사자들이 논의하고 동의하며, 행동계약(BC)의 해당 과제에 대해 간병인 지원부분에서 체크하고 확인한다.
7. 행동계약(BC)은 대상자와 치료팀 사이의 공식적인 합의이므로 환자와 치료팀 모두 매우 진지하게 받아들여야 한다.

행동계약(BC) 관리의 첫 번째 단계는 환자가 보통 주중과 주말에 수행한 일상생활동작(ADL)목록을 나열하는 것이다. 이러한 활동을 일반적으로 환자가 수행한 시간과 활동 특성(예, 사용된 장비, 제공된 도움 정도)에 따라 구분하여 나열한다. 환자의 전형적인 일상생활을 확인하는 것은 환자에게 중요하고 의미 있는 행동계약(BC)의 각 범주에 대한 항목을 선택하는 데 도움이 된다. 그런 다음 일상생활동작은 계약에서 (1) 장갑을 착용하고 손상측 상지로, (2) 장갑없이 양손, 그리고 (3) 장갑없이 건측 상지만을 가지고 수행되는 것으로 분류한다. "장갑 제거" 활동에 대해 합의된 특정 시간은 안전성, 물 사용 및 수면을 기준으로 결정한다. 장갑을 착용해야 하는 시간 간격도 지정해야 한다.

행동계약(BC)을 만들 때 치료사의 목표는 가능한 많이 환자의 활동을 안전하고 실행 가능한 만큼 "장갑을 착용하고, 손상측 팔만 사용"하는 범주에 넣는 것이다. 때로는 이것이 일상적인 활동을 수정해야 함을 의미한다. 적응 장비가 제공될 수 있으며/또는 간병인이 과제를 돕기 위해 참여할 수 있다. 간병인은 "두 번째 팔" 역할을 하거나 환자가 할 수 없는 과제의 구성요소(예, 식사시간에 환자를 위해 고기 자르기)를 대신하면서 참여할 수 있다. 행동계약(BC)을 만들 때 치료사는 환자가 장갑을 착용한 상태에서 일상적인 과제를 완료하는 데 추가 시간이 필요할 수 있음을 고려하고 적절한 일정으로 이를 처리해야 한다. 예를 들어, 환자가 일상활동을 완료하고 예정된 시간에 병원에 도착하려면 30분 일찍 일어나야 할 수 있다. 걸을 때 보조 장치를 사용하는 것은 행동계약을 만들 때 고려해야 하는 장갑 사용에 대한 문제를 제기한다. 예를 들어, 환자가 집 밖에서(예, 마당이나 지역사회에서) 걷기 위해 지팡이가 필요한 경우 야외 걷기는 "장갑 제거" 범주 중 하나에 배치되어야 한다. 또한 환자가 공공장소에서 장갑을 사용하는 것을 부끄러워하는 경우 사회적 상황에서 수행되는 과제는 특히 어려움이 제기될 수 있다. 치료사는 CI 치료 프로토콜은 가능한 경우 언제든 장갑을 사용하지 않더라도 완전히 참여해야 하므로 환자가 계약 준수에 대한 이러한 잠재적 장벽으로 결과가 다소 감소한다는 것을 솔직하게 논의해야 한다. 이러한 논의는 환자가 상지 사용 개선에 대한 노력을 자랑스러워 해야 하고 다른 사람들도 자신의 노력을 같은 방식으로 볼 것이라고 생각하도록 장려할 수 있다. 여전히 환자는 2주의 중재기간 동안 불편할 사회적 상황들을 피하려고 할 것이다. 환자가 일상생활동안 장기간 활동하지 않는(예, 텔레비전 시청에 많은 시간 소요) 경우라면 치료사는 환자의 일과에 활동을 추가하여 환자가 손상측 상지를 가능한 한 많이 움직이도록 함으로써 사용 의존적 가소성의 뇌재조직화를 극대화할 수 있다. 예를 들어, 텔레비전을 볼 때 참가자는 주기적으로(예를 들어, 30분 마다) 잡지를 무릎에 놓고 손상측 팔을 사용하여 잡지의 각 페이지를 넘기도록 할 수 있다.

안전성을 높이기 위해 치료사는 장갑 사용을 피해야 하는 상황을 자세히 설명해야 한다. "장갑 제거; 양손" 범주는 환자가 장갑을 사용하지 않지만 여전히 손상측 팔을 사용하여 과제를 안전하게 할 수 있는 활동을 위한 것이다. 목욕 및/또는 샤워가 이 범주에 포함된다. 장갑이 젖는 것을 방지하고 균형을 유지하기 위해 건측 팔의 사용을 허용하기 위해 장갑을 제거하더라도 손상측 팔은 목욕 과정(예, 신체 부위 거품 내기, 비누 사용하기) 동안 가능한 한 많이 사용할 수 있다. 셔츠나 블라우스 소매를 통해 장갑을 넣기가 어렵기 때문에 옷 입기도 일반적으로 이 범주에 포함된다. 그럼에도 불구하고, 환자는 가능하면 언제든지 손상측 팔을 사용하여 버튼을 조작하고, 스트랩을 조이고, 벨트를 잠그도록 한다. CI 치료 프로토콜에 익숙하지 않은 치료사는 이 범주에 모든 양손 과제를 포함하는 경향이 있다. 우리는 많은 양손 과제들이 이러한 과제 동안 간병인이 두 번째 팔로서 도움을 주면서 "장갑 사용; 손상측 팔만 사용"에 포함되도록 수정할 수 있다고 믿는다. 예를 들어, 병 뚜껑을 여는 것은 일반적으로 한 손으로 효과적으로 실행할 수 없다. 이 과제를 "장갑 제거; 양손" 범주로 포함하는 대신에 환자가 뚜껑을 여는 동안 간병인에게 병을 잡고 있도록 해서 "장갑 사용; 손상측 팔만 사용"에 포함하도록 하는 것이 바람직하다고 생각한다.

일반적으로 "장갑 제거; 건측 팔사용" 범주에 속한 활동들은 안전에 영향을 미칠 수 있는 것들이 포함된다. 예를 들어, 계단을 오르내릴 때 난간을 잡기 위해, 면도하고, 요리할 때 건측 팔을 사용하는 것은 바람직하다. 이러한 과제 시에 조절 능력이 떨어지거나 움직임이 서투르면 부상을 입을 수 있다. 일단 장갑이 제거되면 환자가 건측 팔에 장갑을 다시 끼도록 권장하기 어려울 수 있다. 이러한 이유로 행동계약(BC)에서는 장갑을 벗었다가 다시 착용해야 하는 시간을 지정하여 장갑 착용의 중요성을 다시 강조한다.

행동계약(BC) 문서는 환자가 새로운 움직임 기술을 습득함에 따라 치료 중에 자주 수정된다. 모니터링 및 문제 해결의 순응도 향상 중재 원칙과 함께 행동계약은 치료 효과를 가정 및 지역사회 환경으로 옮기는데 사용된다. 간병인 도움이 제공되어야 하는 활동을 지정하기 때문에 사회적 지원 전략도 포함된다.

간병인 계약

간병인 계약은 치료사와 환자의 간병인 간의 공식적인 서면 계약이고 환자가 장갑을 착용하고 있는 동안 간병인이 함께 있고 가정 프로그램을 도와주어서 보다 일반적으로 손상측 팔을 더 사용하도록 도움줄 것임을 보여준다. 환자와 행동계약의 조건을 간병인과 공유한 후에 완성된다. 간병인 계약은 (1) 치료 프로그램에 대한 간병인의 이해를 개선하고, (2) 간병인이 적절하게 도와주도록 안내하고, (3) 환자의 안전을 높이는 역할을 한다. 정확한 내용을 숙지한 간병인 역할은 치료과정에서 중요한 요소이다. 간병인은 장갑을 착용할 경우 과제수행이 불가능할 때 환자를 도와주는 건측 팔의 역할을 한다. 게다가, 간병인은 과제가 환자의 수행 능력 범위 내에 있을 때는 비록 느리고 잘 수행되지 않더라도 도움을 주지 않아야 한다. 환자를 도우려는 성급함이나 역효과는 피해야 한다. 간병인 계약은 치료사, 환자, 간병인 및 증인에 의해 서명되며, 다시 한 번 계약의 중요성을 공식적으로 강조한다. 따라서 치료 프로토콜에 대한 순응도를 높이기 위해 사회적 지원을 이용한다.

가정 일지

가정 일지는 환자가 실험실 밖에서의 활동을 기록하고 다른 과제들, 특히 행동계약에 나열된 과제를 수행하는 동안에 손상측 팔을 사용했는지 여부를 매일 작성한다. 가정 일지와 운동활동일지(MAL)의 일일 검토는 CI 치료 프로토콜의 주요 모니터링 측면으로 여겨진다. 그들은 손상측 팔의 사용에 대한 환자의 인식을 높이고 행동계약 준수와 자신의 개선에 대한 환자의 책임을 강조한다.

문제 해결

운동활동일지(MAL)와 가정 일지에 대한 논의는 또한 손상측이 특정 활동에 사용되지 않은 이유를 설명하고 어떻게 더 많이 사용할 것인가에 대한 문제 해결을 위해 구조화된 기회를 제공한다. 예를 들어, 환자는 한 손으로 샌드위치를 들 수 없어서 장갑을 제거하여 건측 팔을 이용해서 먹을 수 있다고 말할 것이다. 그러면 치료사는 샌드위치를 4등분하여 약한 팔로 더 쉽게 조작할 수 있도록 하는 것을 제안할 것이다. 또 다른 예로, 환자는 문 손잡이가 작고 잡기 어렵기 때문에 집에서 문을 열 수 없다고 보고할 수 있다. 치료사는 환자가 손상측 팔로 문을 열 수 있도록 하는 제작된 손잡이를 참가자에게 제공할 수 있다. 환자가 흘리는 게 두려워 컵으로 마시지 않는다면 치료사는 이 문제를 피하기 위해 잔을 일부분만 채우거나 엎지르지 않는 컵을 사용하도록 제안할 수 있다.

가정 기술 배정

치료실이나 검사실에서 멀리 떨어져 있는 동안 장갑을 착용한다고 해서 환자가 뇌졸중 이후에 전혀 수행하지 않거나 건측만을 사용하여 수행했던 일상생활동작(ADL)에서 손상측 팔을 사용할 것이라는 보장은 없다. ***가정 기술 할당*** 프로세스는 환자가 손상측 팔로 사용하지 않을 수도 있는 일상생활동작(ADL)을 시도하도록 장려한다. 치료사는 먼저 가정에서 수행되는 일반적인 일상생활동작(ADL) 목록을 검토한다. 과제는 일반적으로 환자가 보통 생활하는 장소(예, 부엌, 욕실, 침실, 사무실)에 따라 분류된다. 치료기간의 두 번째 날부터 환자는 목록에서 치료실이나 검사실을 떠난 후 다음 치료 전에 시도하기로 동의한 일상생활동작(ADL) 과제 중에 10가지를 선택하도록 한다. 환자가 원하는 경우 목록에 없는 과제를 선택할 수 있다. 이러한 과제는 가능하고 안전하다면 장갑을 착용한 상태에서 수행해야 한다. 치료사는 환자가 비교적 쉽게 달성할 수 있다고 생각하는 5가지 과제와 조금 어려울 것이라고 믿는 5가지 과제를 선택하도록 환자에게 유도한다. 선정된 10개 항목은 과제 목록에 기록하고 당일 치료실이나 검사실을 떠날 때 환자에게 제공된다. 환자는 과제를 수행할 때 과제 할당 시트에서 일상생활동작(ADL) 과제를 확인하도록 안내한다. 배정된 과제의 완수 여부는 다음날 오전에 논의하고, 잘 시행하지 못한 경우 문제를 해결한다. 목표는 매일 집에서 지정된 일상생활동작(ADL)을 시도하는 데 최소 30분을 할애하는 것이다. 추가적으로 매일 집에서 사용하는 기술 10가지 일상생활동작(ADL)을 선택한다. 이 프로세스는 중재기간 동안 반복되며, 가능한 한 환자가 집안 여러 장소에서 다양한 일상생활동작(ADL) 과제시에 손상측 팔을 사용하도록 노력한다. 가정기술배정(HAS) 목록에 포함된 과제는 다음과 같다. (1) 주방 과제 — 싱크대에서 설거지, 식기 분류 및 치우기, 특정 레시피를 위한 재료 섞기; (2) 욕실 과제 — 몸에 비누 바르기, 변기 물 내리기, 샤워 커튼 열기/닫기; (3) 사무실 과제 — 컴퓨터 마우스 사용, 키보드 입력, 계산기 사용.

가정 실습

치료가 끝날 무렵에는 두 가지 과제 유형으로 구성된 개별화된 치료 후 가정 실습 프로그램이 만들어진다. 첫 번째는 가정기술배정(Home Skill Assignment)에 포함된 과제와 유사하다. 치료사는 10개의 가정기술배정의 유사 과제 중에서 7개의 목록을 요일별로 하나씩 만든다. 이러한 목록에는 일반적으로 HP-D에 할당된 과제와 유사한 과제 중에 참가자가 선택한 것이 포함된다. 이것을 ***치료 후 가정실습(HP-A)***라고 한다. 환자가 치료가 거의 끝나갈 무렵, 환자를 위해 개별화된 가정 기술 실습 프로그램도 만들어지는데 그것은 7개의 개별 목록으로 구성되며 주마다 매일 하나씩 적용된다. 이러한 과정이 매주 반복된다. 각 목록에는 15~30분 동안 수행해야 하는 3개의 반복 과제와 실험실에서 개발한 약 400개의 일상생활동작(ADL) 목록에서 손상측 팔을 사용하도록 하는 7개의 일상생활동작(ADL)이 포함되어 있다. 환자는 이러한 운동을 무한 반복해서 수행하도록 지시한다.

일상 스케줄

치료사는 정해진 각 활동에 할애된 시간과 함께 매일 치료실에서 치료 동안 수행된 모든 활동들에 대해 자세하게 기록한다. 장갑을 제거하고 다시 건측 팔을 사용한 시간을 구체적으로 기록한다. 휴식시간과 기간도 포함된다. 특정 운동형성 방법과 과제훈련 활동도 기록한다. 또한 환자 기능이 활동을 수행할 만큼 충분히 높은 경우 점심시간 동안 손상측 팔만 사용하는 것을 포함한다. 일정 기록에는 점심을 먹는데 소요된 시간뿐만 아니라 어떤 음식을 먹었고 어떻게 했는지에 대한 방법도 포함한다. 일정에 기록된 정보는 환자의 개선을 입증함으로써 환자에게 동기를 부여한다.

치료 후 전화 연락

참가자는 치료 후 한 달 동안 매주 전화로 연락한다. 연락할 때마다 운동활동일지(MAL)의 점수항목들이 "얼마나 잘" 및 "얼마나 자주" 시행되는지 관리되는지, 그리고 그들이 직면한 문제들을 해결해 나가는지 확인한다. 이러한 전화는 치료 후 첫 달 동안은 매주, 그 다음 11개월 동안은 매달 한 번씩 한다.

손상측 팔의 강제적 사용

가장 일반적으로 적용되는 상지 CI 치료 프로토콜은 환자가 기능적 활동 중에 심지어 치료사가 있더라도 건측 팔을 사용하려는 강한 충동에 이끌리지 않도록 건측 팔에 착용하는 구속(슬링 또는 보호 안전 장갑)장치를 사용한다. 지난 15년 동안, 슬링으로 팔 전체를 구속하는 것보다 손가락을 사용할 수 없도록 하는 보호용 안전 장갑이 선호되어 왔다. 장갑의 장점은 균형을 유지하는 데 도움이 되도록 보행 중 팔을 흔들거나 넘어지는 경우, 팔의 보호 신전반응은 모두 허용하면서 건측 팔의 기능적 사용을 방지한다는 것이다. 환자는 장갑을 독립적으로 쓰고 벗는 방법을 배우고 치료 팀에서 언제 사용이 가능하고 안전한지를 결정하게 된다. 깨어 있는 시간의 90%는 장갑을 착용하는 것이 경증에서 중등도의 운동 장애 환자들의 목표이다. 이런 "강제 사용"이 대부분의 재활영역에서 치료 중재의 가장 주요한 요소이며 빈번하게 CI 치료와 같은 것으로 잘못 설명된다. 그러나 Taub 등[2]은 환측만을 사용해서 반복적인 연습에 참여한다면 "건측에 슬링, 보호 안전 장갑 또는 기타 구속 장치를 사용하는 것에 대한 어떤 신비한 다른 점이 있는 것은 아니다"라고 언급했다. 치료방법의 이름에 사용된 "강제"이라는 용어는 장갑과 같은 물리적 구속의 적용만을 의미하는 것이 아니라 더 손상된 팔을 기능적 활동을 위해 사용할 수 밖에 없는 기회의 제약을 나타내는 것이다.[2] 따라서, 손상측 팔로만 사용을 권장하는 모든 전략은 치료 패키지의 "강제" 구성요소로 간주된다. 예를 들어, 운동형성은 행동에 대한 매우 중요한 제약을 만드는 것으로 행해진다. 참가자가 과제에 성공하거나 그렇지 않으며 보상을 받지 않는다(예, 칭찬 또는 개선사항에 대한 결과지식).

Sterr 등[33]에 의한 예비 결과는 물리적 구속 요소 없이 CI 치료를 적용한 후에 유의미한 치료 효과를 보여주었다. 마찬가지로, 우리 연구실은 물리적 구속이 없는 CI 치료 프로토콜을 사용했을 때 9명의 참가자 그룹에서 유사한 결과를 얻었다.[2,6,48] 그러나, 우리 연구에 따르면 이 그룹은 2년 후 추적 검사에서 신체적 구속이 적용된 그룹보다 더 큰 수행 능력의 감소를 보였다. 우리 연구에서 개발된 다른 치료 패키지 요소가 사용되지 않는 경우, 우리의 임상 경험은 건측 팔을 물리적 구속 없이 사용하지 말라는 일상적인 지시만으로는 장갑을 사용하는 것만큼 효과적이지 않을 것이라고 제안한다. 결과적으로, 우리는 치료사 또는 간병인이 중재 기간 동안 건측 팔의 사용을 제한하도록 환자에게 지속적으로 상기시킬 필요를 최소화하기 위해 장갑을 사용한다.

재활 접근법으로서의 CI 치료의 독특한 측면 Unique Aspects of CI Therapy as a Rehabilitation Approach

뇌졸중 후 운동 기능을 개선하기 위해 일반적으로 세 가지 일반적인 접근법이 사용된다.[53] 첫 번째 ***보상***은 일상생활동작(ADL) 수정을 말한다. 그것은 신체의 건측을 주로 사용하여 수행할 수 있다. 이런 식으로, 손상측 사지는 기껏해야 버팀목이나 보조 수단으로 사용될 것이다. 이 접근법은 기능의 자발적인 회복이 정체되고 더 이상의 회복이 의심될 때 특히 유용하다고 여겨진다. 최근 몇 년 동안 더 낙관적인 견해가 제시되었다. 결과적으로 신체의 손상 측의 움직임을 회복하는 것에 중점을 두었다. 이러한 접근 방식을 ***실질적 회복***이라고 하며 뇌졸중 전과 동일한 방식으로 동일하게 효율적으로 수행된다면 특정 기능이 "회복된" 것으로 간주된다. ***대체 접근법***을 사용하면 신경학적 손상 이전에 사용된 전략과 비교하여 손상측 사지를 기능적 과제를 수행하는 데 새로운 방식으로 사용할 것이다.

재활에 대한 어떤 접근 방식이 가장 효과적인지에 관한 질문은 수년 동안 신경재활 분야에서 지속적인 논쟁이었다. 어떤 의미에서 CI 치료 접근법은 앞에서 언급한 오랜 논의를 지나왔다. 재활 교과서의 내용, 전문 교육 프로그램에 대한 평가 기준 및 평생교육과정에서 일반적으로 다루어지는 주제에서 분명한 경향은 신체 재활이 여전히 실질적 회복, 대체 또는 중재에 대한 보상 접근 방식들이 우위에 있음을 보여준다. 뇌졸중 재활에 대한 CI 치료 접근은 보상적 방법과는 완전히 다르고 운동기능 향상과 기능적 독립성을 위해 정상 움직임이나 뇌졸중 전 협응동작과 같은 정확한 대체 방법을 요구하지도 않는다. 또한 주로 보험지불 상환 정책으로 인해 대부분의 중재는 CI 치료에 필요한 치료기간보다 짧은 치료기간 제공되며 나누어 실행된다. 임상적으로 적용된다면 UAB 연구실에서 사용되는 CI 치료 접근법은 기존의 신체 재활에 대한 상당한 패러다임 전환을 나타낸다. CI 치료 접근법은 이 장의 뒷부분에서 논의되는 바와 같이 보다 보편적인 보상과 기능 회복 접근법과 여러 면에서 일치하지 않는다.

손상측 신체 사용
Using the More-Affected Extremity

건측 팔을 사용하는 것이 안정성이나 제한 장치가 물에 젖지 않도록 하는데 필요하지 않다면 건측 팔로 그 기능을 수행하는게 정상이라고 하더라도 보호 안전 장갑을 사용하도록 하고 건측을 이용해 일상생활을 하거나 기능적 활동을 훈련하는 것을 막는다. 예를 들어, 건측 팔이 뇌졸중 발병 전에 우세손이고 과제가 일반적으로 우세손에 의해 수행하는 경우(예, 쓰기), CI 치료 프로토콜은 여전히 참가자로 하여금 손상측 팔인 비우세손을 사용해서 과제를 수행하도록 요구되어진다. 이것은 본질적으로 양손 과제(예, 옷 접기)인 경우에도 적용된다. 장갑을 제거하고 양손을 이용해서 과제를 수행하는 대신 참가자는 손상측 팔 만을 이용하거나 "두 번째 팔" 역할을 하는 간병인의 도움을 요청함으로써 수정된 방식으로 과제를 수행한다. CI 치료 참가자의 많은 일상동작들이 훈련 기간 동안 수정된다. CI 치료 프로토콜은 보상적 방법을 허용하지 않으며 기능적 회복접근방법과는 약간 다르게 모든 ADL이 뇌졸중 이전에 수행하던 "전형적인" 방식으로 시도될 것이다. 보호용 안전 장갑 사용을 엄격하게 준수하는 목적은 참가자가 ADL을 수행하는 방식을 영구적으로 변경하도록 하는 것이 아니다. 오히려, 보호 안전 장갑의 사용은 손상측 팔의 집중적이고 반복적인 사용을 필요로 하며, 이는 강하게 학습된 미사용 습관을 극복하고 사용 의존적 피질 가소성을 유도하게 한다. 치료 기간(즉, 2주 또는 3주)이 끝나면 참가자는 보호 안전 장갑을 실험실 직원에게 반환하고 손상측 팔의 사용을 강조하면서 가능한 가장 효과적인 방식으로 ADL을 수행한다. 입증되지는 않았지만 흥미롭게도 경험적 관찰에 따르면 치료 후 손상된 비우세손을 가진 많은 대상자들이 이전에 건측(우세손)으로 수행했던 과제를 다시 수행하는데 비우세손을 더 많이 사용하기 시작했다. 이런 관찰들은 추가적인 연구가 더 필요하다.

집중 훈련의 중요성

Importance of Concentrated Practice

가장 자주 사용되는 CI 치료 프로토콜에는 건측 사지에 대한 일종의 제한을 포함하지만 이런 접근 방식(예, 운동형성만 적용, 집중적 재활)들은 다양하다.[2] 모든 기법이 동등하게 큰 치료 효과를 야기하는 공통적 요소는 손상측 팔의 반복 연습으로 보인다. 환자가 손상측 팔을 연속해서 몇 주 동안 하루에 많은 시간 사용하도록 유도하는 기술은 치료적으로 효과적이어야 한다. 이러한 요소는 CI 치료에서 발견된 사용 의존적 피질 가소성을 야기할 수 있으며 손상측 사지의 장기적 사용 증가에 대한 기초로 간주된다. 연구자들은 또한 반복적인 연습이 뇌졸중 재활 치료에서 중요한 요소라는 것을 보여주었다.[53,54] 기존의 신체 재활은 환경(예, 입원 환자 또는 외래 환자) 또는 재활 단계(예, 급성, 아급성 또는 만성)에 관계없이 충분한 연습을 제공하지 않는다. 기존의 치료 스케줄은 손상측 팔을 사용해야 하는 절대적 시간뿐만 아니라 연이은 연습 기간에서도 부족하다. CI 치료의 임상적 적용은 재활을 위한 전형적인 치료 일정 패턴의 변화를 요구할 것이다. 치료는 몇 달 동안 일주일에 몇 번 시행되는 짧은 치료 세션에서 2–3주 기간 동안 연속적으로 매일 3.5시간으로 수정하는 게 필요할 것이다. 처방된 가정 훈련 연습, 체크 항목에 기록된 치료 준수와 가정에서 사용하는 기술 할당, 그리고 가정 일지 모니터링을 통해 사용량을 늘리는 것은 매우 바람직하며, 특히 치료 중 주말에는 더욱 그러하다. 이러한 유형의 접근 방식에 대한 재정적 타당성은 기관의 지불 구조 및 정책 변경을 필요로 한다.

훈련 기법으로서 운동형성

Shaping as a Training Technique

강제적 유도 움직임 치료 연구들은 주로 검사실에서 훈련 활동을 위한 운동형성을 사용한다. 예비 데이터에 따르면 훈련 절차에서 운동형성은 기능이 낮은 참가자에게 특히 효과적이다. 기능 수준이 높은 참가자를 위한 운동형성의 사용 또한 효과적이다.[12] 따라서 운동형성은 일상생활에서 수행되는 활동에서 손상측 팔의 사용을 향상시키기 위한 효과적인 훈련 절차로 보인다.

운동 형성과 치료사가 사용하는 기존의 훈련기법 사이에는 많은 유사점이 있지만 중요한 차이점도 있다. CI 치료 운동형성 절차는 시도되는 운동과제의 난이도 수준을 진행하기 위해 고도로 표준화되고 체계적인 접근 방식을 사용한다. 또한 CI 치료 운동형성에서 제공되는 피드백은 즉각적이면서 구체적이고 양적이며 참가자 수행의 긍정적인 측면만을 강조한다. 치료사의 피드백 제공과 지속적인 격려는 참가자가 지속적이고 최대한의 노력을 기울이도록 동기를 부여한다. 선택된 과제는 개선이 필요한 동작을 강조하지만 그것은 약간의 노력이 필요하지만 참가자가 수행할 수 있다. 과도한 어려움은 참가자의 의욕을 꺾을 수 있으므로 피한다. 운동형성은 훈련 중 팔 사용을 늘리면서 참가자에게 동기를 유지하는 데 영향을 미친다. 주요 목표는 환자가 학습된 비사용을 극복하고 사용 의존적 피질 가소성을 유도하기 위해 집중적이고 운동 양이 많은 치료 방식으로 손상측 팔을 반복적으로 사용하게 하는 것이다. 훈련 중 특정 운동형성 과제에 대한 기술 습득이 운동형성의 주요 목적이 아니다. 대신 운동형성 과제 동안 얻은 기술은 실제 환경에서 운동 기능으로 일반화할 수 있는 매우 유익한 것이다. 주요 목적은 학습된 비사용을 극복하는 것이지만 기능적 과제수행을 통해 특정 기술 습득은 참가자의 가정 환경에서 일상생활동작(ADL) 동안 보호 안전 장갑을 사용하여 독립적으로 경험하는 동안 일어날 것이다.

전이 패키지 이용

Using a Transfer Package

대부분의 환자는 재활이 전문가의 직접적인 관찰과 감독하에 주로 일어나는 것으로 여긴다. 그러나 우리는 재활시설에서 떨어진 곳에서 매일 여러 시간 동안 계속 사용하고 연습하는 것이 가소성과 기능의 영구적인 변화를 달성하는 데 중요하다고 믿는다. CI 치료 접근 방식의 또 다른 특별한 측면은 손상측 팔 사용을 촉진하기 위해 순응도 향상 행동 기술(즉, 전이 패키지)의 사용을 강조하는 것을 포함한다. 유사한 행동 기술의 사용이 재활 문헌에 설명되어 왔지만 CI 치료 프로토콜에서 적용되는 치료 강도와 그들을 조합한 사용은 다르다. 전이 패키지를 사용하면 손상측 팔 사용에 대한 주의를 체계적으로 증가시키고, CI 치료 프로토콜을 따르도록 참가자의 책임을 증진시키고, 참가자와 연구자 사이에 구조화된 문제 해결을 위한 여러 기회를 제공한다. 치료사와의 집중적인 관계는 치료사와 환자 사이에 중요한 관계를 형성하여 환자로 하여금 치료에서 가정 훈련과 장갑 착용의 필요성에 대해 매우 진지하게 받아들이도록 도와준다. 행동 기법은 요구되는 CI 치료 절차를 잘 따르도록 해주며, 우리 연구실의 근거들은 이 전이 패키지가 CI 치료 프로토콜의 가장 중요한 구성요소일 수 있음을 제시한다.[12,19] 또한, 줄어든 실험 훈련 구성요소(예, 6시간 대신 3.5시간)를 적용한 CI 치료 프로토콜을 조사하는 연구들은 감소된 실험 시간에서도 유사한 결과를 야기한다고 제시한다. 이것이 가능한 이유는 환자가 집에 있으면서 연구자와 접촉하지 않는 경우에도 치료 순응도를 높이기 위해 치료기간 동안 사용된 행동 기술의 성공적인 전이 효과일 수 있다는 것이다. 이러한 발견은 "치료실 밖" 활동의 중요성을 강조하고 결과적으로 대상자들의 치료계획을 잘 따르도록 하는데 필요한 행동 기술을 강조한다.

강제적 유도 움직임 치료 결과를 개선하기 위한 기술 및 전략과 관련된 지식을 적용하기 위해 학생실습활동 13.2를 참조한다.

CI 치료의 주요 효과: 치료실 밖 일상생활에서 사용 증가

Main Effect of CI Therapy: Increased Use in Everyday Situations Outside of the Clinic

실질적 회복 접근은 뇌졸중 발병 전과 유사한 방식으로 특정 기능적 과제수행을 촉진하기 때문에 운동의 질이 우선적이지는 않더라도 성공적인 재활의 중요한 지표인 것처럼 보일 것이다. 울프 운동기능 평가(Wolf Motor Function Test)[55]에서 입증된 바와 같이 CI 치료 연구의 결과는 참가자가 운동의 질과 기술을 상당히 향상시키는 것으로 나타났다. 그러나 더 강력한 변화는 운동활동일지(MAL) 결과에서 알 수 있듯이 일상생활에서 손상측 팔의 사용이 증가됨을 입증한 것이다. 참가자는 기능적 과제를 수행하기 위해 새로운 움직임 전략을 개발하게 될 것이다. 만약에 그렇다면 CI 치료는 보다 실질적 회복 지향적인 치료들과는 차이가 있을 것이다.

요약 SUMMARY

연구 근거는 만성 뇌졸중(1년 이상) 후 편측 마비에 CI 치료를 적용하는 것을 권장한다. 강제적 유도 움직임 치료는 학습된 비사용 극복과 사용 의존적 피질 가소성이라는 서로 다르지만, 연결된 두 가지 메커니즘으로 인해 효과가 있는 것으로 여겨진다. 이러한 메커니즘은 보상적 회복, 실질적 회복 그리고/또는 대체적 회복을 달성하고자 하는 보다 전통적인 재활 접근 방식과는 다르다. 결과적으로, CI 치료 접근법은 신체 재활에서 중요한 패러다임 전환을 보여준다. 지속적인 연구, 부가적인 설명, 그리고 임상적 환경에서 적용을 통해 CI 치료는 신체 재활 분야에 큰 가능성이 있는 것으로 나타날 것이다.

학생실습활동

학생실습활동 13.1

30개 항목의 운동활동일지(MAL) 수행

목표: 30개 항목의 운동활동일지(MAL) 를 수행하고 평가하는 연습

준비물: 종이와 연필 또는 펜. 30-항목 운동활동일지(MAL) (표 13.5, 13.6 및 13.7 참조)

지침: 3-4명의 그룹으로 수행한다. 환자 케이스의 울프운동기능검사(WMFT)를 확인하여 시작한다. 보여지는 움직임의 어려운 점에 주목한다. 한 학생이 환자 역할을 한다. 다른 학생(들)은 운동활동일지(MAL)를 평가하는 치료사 역할을 한다. 운동활동일지(MAL)의 처음 10개 항목에 대해 다음 단계를 완료한다.

1단계. 양적 등급을 매긴다: "지난 주에 당신의 약한 팔로(고려 중인 과제를 언급한다. 예를 들어, 전등 스위치로 전등을 켠 적이 있습니까?) 양적 척도를 사용하여 얼마나 많이 사용했는지 평가한다(고려중인 과제를 언급한다).

2단계. 응답 확인: "좋습니다. 당신의 점수가(주어진 평가점수를 불러주면서) 팔을 얼마나 사용했는지를 보여준다고 생각합니다(고려 중인 과제를 명시). 그게 맞나요?
주의: 응답 확인 후 제공된 점수를 기록한다.

3단계. 역할 바꾸기: 처음 10개 항목을 완료한 후 역할을 변경하고 다음 10개 항목에 대한 활동 양적 척도를 완성한다.

4단계. 역할을 다시 전환한다. 최종 10개 항목으로 양적 척도를 사용하여 완성한다.

5단계. "얼마나 잘" 질적 척도를 사용한다: 0보다 큰 점수가 매겨진 항목에 대해 다음 질문을 한다. "(고려 중인 과제를 언급하면서) 그 일에 약한 팔을 얼마나 잘 사용했습니까?" 그런 다음 "응답을 확인한다."

6단계. 모든 사람이 질문하고 점수를 기록할 수 있도록 주기적으로 역할을 전환한다.

7단계. 운동활동일지(MAL) 검사가 완료되면 귀하의 점수를 사례 9의 해당 환자로부터 얻은 실제 점수와 비교한다.

관찰 및 문서화: 다음 질문 지침을 사용하여 서로 경험에 대해 토론한다.

1. 환자 및 평가자로서의 경험에 대해 토론한다.
2. 각각의 과제를 고려하여 어떤 과제가 더 생각하기 어려웠고, 어떤 것이 더 생각하기 쉬웠는지?
3. 어떤 과제에서 예상한 점수가 실제 점수와 비슷했는지?
4. 어떤 과제에서 예상한 점수가 실제 점수와 달랐나? 왜 그랬다고 생각하는가?

학생실습활동 13.2

강제-유도 움직임 치료 결과를 개선하기 위한 기법 및 전략

목표: 강제-유도 움직임 치료 중재를 연습하고, 진행해 보고, 다시 되돌아가 보고, 결과를 개선하기 위한 환자의 치료 참여를 높일 수 있는 요소들을 설명한다.

준비물: 보호용 안전 장갑 또는 오븐용 장갑. 놀이카드, 캔, 동전, 6인치 높이의 상자, 초시계.

지침: 3-4명의 그룹으로 수행한다. 한 사람을 환자로 지정하여 시작한다. 환자는 우세손에 보호용 안전 장갑 또는 오븐용 장갑을 착용한다. 비우세측 손을 사용하여 환자는 나열된 중재를 완료한다. 다른 그룹 구성원은 치료사의 역할을 맡게 된다.

치료사는 먼저 환자에게 과제를 시연한다. 치료사는 사용 중인 항목들이 어디에 어떻게 배치되는지 기록해야 한다. 그래서 같은 과제가 이후에 다시 수행될 수 있고 그리고/또는 환자가 호전됨에 따라 좀 더 어렵게 수정될 수 있도록 하기 위함이다. 다음 과제로 넘어가기 전에 각 과제를 10번 동안 수행한다. 환자의 수행을 평가하고 각 시도 후 즉각적이고 명확한 피드백을 제공한다. 10개의 각 시도를 완료하는 데 필요한 시간을 기록하면서 좋아진 점과 나빠진 점에 주목한다. 학생그룹은 그런 다음 계속해서 진행할지, 다시 이전 단계로 돌아갈지, 그리고 치료의 순응도를 개선하기 위한 기술에 대해 논의한다.

중재는 다음과 같다.

1. 카드를 10번 뒤집는다.
2. 원통 잡기를 이용해서 캔을 집어 4번 입술 가까이 가져온다.
3. 테이블에서 1피트 정도 떨어져 있는 6인치 높이의 상자 위로 들어서 놓는다.

관찰 및 문서화: 다음 질문을 지침으로 사용하여 환자의 다음 단계로의 치료 진행, 이전 단계로 회귀 및 치료순응도 개선에 대한 경험과 생각을 논의한다.

1. 환자로서 그리고 피드백을 제공하는 치료사로서의 경험에 대해 논의한다.
2. 환자의 기대치를 기반으로 비우세측 팔에만 편중된 강제-유도 움직임 치료를 수행할 때 어떤 활동이 예상보다 더 힘들고

쉬운지 설명한다.
3. 치료사는, 피드백 제공의 어떤 측면이 어려웠는지 설명한다.
4. 치료사 간에 피드백이 일관되었나?
5. 만약 차이가 있다면, 각 치료사의 피드백이 다른 이유에 대해 논의한다.
6. 각 과제를 더 쉽게 만드는 방법(회귀)과 과제를 더 어렵게 만드는 방법(진행)에 대해 논의한다.
7. 그룹마다 세 가지 추가 중재를 설계하고 각 과제를 좀 더 쉽고 좀 더 어렵게 만드는 방법에 대해 논의한다.
8. 물리 치료에 대한 환자의 순응도를 예측하는 가장 강력하고 일관된 심리적 요인에 대해 논의한다(일상생활로의 전이를 증가시키기 위한 순응도 강화 행동 방법을 설명한 섹션을 참조한다).
9. 환자를 위한 강제-유도 움직임 치료의 순응도를 향상시키는 방법에 대해 논의한다.

참고문헌 REFERENCES

1. Taub E, et al. Technique to improve chronic motor deficit after stroke. *Arch Phys Med Rehabil*. 1993;74:347.
2. Taub E, Uswatte G, Pidikiti R. Constraint-Induced Movement therapy: a new family of techniques with broad application to physical rehabilitation–a clinical review. *J Rehabil Res Dev*. 1999;36:237.
3. Taub E, Uswatte G, Elbert T. New treatments in neurorehabilitation founded on basic research. *Nat Rev Neurosci*. 2002;3:228.
4. Taub E. Harnessing brain plasticity through behavioral techniques to produce new treatments in neurorehabilitation. *Am Psychol*. 2004;59:692.
5. Morris DM, Taub E. Constraint-induced therapy approach to restoring function after neurological injury. *Top Stroke Rehabil*. 2001;8:16.
6. Morris DM, et al. Constraint-induced (CI) movement therapy for motor recovery after stroke. *Neurorehabil*. 1997;9:29.
7. Morris DM, Taub E, Mark VW. Constraint-induced movement therapy: characterizing the intervention protocol. *Europa Medicophysica*. 2007;42:257.
8. Taub E, Uswatte G. Constraint-induced movement therapy: answers and questions after two decades of research. *NeuroRehabilitation*. 2006;21:93.
9. Mark VM, Taub E. Constraint-induced movement therapy for chronic stroke hemiparesis and other disabilities. *Res Neurol Neurosci*. 2004;22:317.
10. Taub E. Movement in nonhuman primates deprived of somatosensory feedback. *Exerc Sport Sci Rev*. 1977;4:335.
11. Taub E. Uswatte G, Mark VW, Morris DM. The learned nonuse phenomenon: implications for rehabilitation. *Europa Medicophysica*. 2007;42:241.
12. Taub E, et al. Method for enhancing real-world use of a more-affected arm in chronic stroke: transfer package of constraint-induced movement therapy. *Stroke*. 2013;44:1383.
13. Uswatte G, Taub E. Constraint-induced movement therapy: a method for harnessing neuroplasticity to treat motor disorders. *Prog Brain Res*. 2013;207:379.
14. Taub E, Uswatte G, Mark VW. The functional significance of cortical reorganization and the parallel development of CI therapy. *Front Hum Neurosci*. 2014;8:396.
15. Taub E, Mark VW, Uswatte G. Implications of CI therapy for visual deficit training. *Front Hum Neurosci*. 2014;8:1.
16. Taub E. Somatosensory deafferentation research with monkeys: implications for rehabilitation medicine. In: Ince LP, ed. *Behavioral Psychology in Rehabilitation Medicine: Clinical Applications*. Williams & Wilkins; 1980: 371.
17. Liepert J, et al. Motor cortex plasticity during constraint-induced movement therapy in stroke patients. *Neurosci Lett*. 1998;250:5.
18. Liepert J, et al. Treatment-induced cortical reorganization after stroke in humans. *Stroke*. 2000;31:1210.
19. Kopp B, et al. Plasticity in the motor system related to therapy-induced improvement of movement after stroke. *Neuroreport*. 1999;10:807.
20. Bauder H, et al. Effect of CI therapy on movement-related brain potentials. *Psychophysiology*. 1999;36(abstract):S31.
21. Wittenberg GF, et al. Constraint-induced therapy in stroke: magnetic-stimulation motor maps and cerebral activation. *Neurorehabil Neural Repair*. 2003;17:48.
22. Levy CE, et al. Functional MRI evidence of cortical reorganization in upper-limb stroke hemiplegia treated with constraint-induced movement therapy. *Am J Phys Med Rehabil*. 2001;80:4.
23. Mark VW, Taub E, Morris DM. Neural plasticity and constraint-induced movement therapy. *Eura Medicophys*. 2006;42:269.
24. Gauthier LV, et al. Remodeling the brain: plastic structural changes produced by different motor therapies after stroke. *Stroke*. 2008;39:1520.
25. Uswatte G, Taub E. Implications of the learned nonuse formulation for measuring rehabilitation outcomes: lessons from constraint-induced movement therapy. *Rehabil Psychol*. 2005;50:34.
26. Taub E, Uswatte G, Mark V. Implications of CI therapy for visual deficit training. *Front Integr Neurosci*. 2014;8:1.
27. Taub E, et al. A placebo controlled trial of constraint-induced movement therapy for upper extremity after stroke. *Stroke*. 2006;37:1045.
28. Winstein CJ, et al. Methods for a multi-site randomized trial to investigate the effect of constraint-induced movement therapy in improving upper extremity function among adults recovering from a cerebrovascular stroke. *Neurorehabil Neural Repair*. 2003;17:137.
29. Wolf SL, et al. Effect of constraint-induced movement therapy on upper extremity function 3 to 9 months after stroke: the EXCITE randomized clinical trial. *JAMA*. 2006;296:2095.
30. Wolf SL, et al. Retention of upper limb function in stroke survivors who have received constraint-induced movement therapy: the EXCITE randomized trial. *Lancet Neurol*. 2007;7:33.
31. Miltner WH, et al. Effects of constraint-induced movement therapy on patients with chronic motor deficits after stroke: a replication. *Stroke*. 1999;30:586.
32. Kunkel A, et al. Constraint-induced movement therapy for motor recovery in chronic stroke patients. *Arch Phys Med Rehabil*. 1999;80:624.
33. Sterr A, et al. CI therapy in chronic hemiparesis: the more the better? *Arch Phys Med Rehabil*. 2002;83:1374.
34. Dettmers C, et al. Distributed form of constraint-induced movement therapy improves functional outcome and quality of life after stroke. *Arch Phys Med Rehabil*. 2005;86:204.
35. Duncan PW, et al. Management of adult stroke rehabilitation care: a clinical practice guideline. *Stroke*. 2005;36:e100.
36. Skinner BF. *The Behavior of Organisms*. Appleton-Century-Crofts; 1938.
37. Skinner BF. *The Technology of Teaching*. Appleton-Century-Crofts; 1968.
38. Panyan MV. *How to Use Shaping*. HH Enterprises; 1980.
39. Taub E, et al. An operant approach to rehabilitation medicine: overcoming learned nonuse by shaping. *J Exp Anal Behav*. 1994;61:281.
40. Dominick KL, Morey M. Adherence to physical activity. In: Bosworth HB, Oddone EZ, Weinberger M, eds. *Patient Treatment Adherence: Concepts, Interventions, and Measurement*. Lawrence Erlbaum Associates; 2006.
41. Trost SG, et al. Correlates of adults' participation in physical activity: review and update. *Med Sci Sports Exer*. 2002;34:1996.
42. Dishman RK. Determinants of participation in physical activity. In: Bourchard C, Shephard RJ, Stephens T, Sutton JR, McPherson BD, eds. *Physical Activity, Fitness and Health: International Proceedings and Consensus Statement*. Human Kinetics; 1994:214.

43. Sallis JF, Owen N. *Physical Activity and Behavioral Medicine*. Sage Publications; 1999.
44. King AC, Blair SN, Bild DE. Determination of physical activity and interventions in adults. *Med Sci Sports Exerc*. 1992;24:S221.
45. McAuley E. The role of efficacy cognitions in the prediction of exercise behavior in middle-aged adults. *J Behav Med*. 1992;15:65.
46. Rejeski WJ, Brawley LR, Ambrosius WT. Older adults with chronic disease: benefits of group-mediated counseling in promotion of physical active lifestyles. *Health Psychol*. 2003;22:414.
47. McAuley E, et al. Exercise self-efficacy in older adults: social, affective, and behavioral influences. *Ann Behav Med*. 2003;25:1.
48. DiMatteo MR. Social support and patient adherence to medical treatment: a meta-analysis. *Health Psychol*. 2004;23:207.
49. Uswatte G, et al. The Motor Activity Log-28: assessing daily use of the hemiparetic arm after stroke. *Neurology*. 2006;67:1189.
50. Uswatte G, et al. Contribution of the shaping and restraint components of constraint-induced movement therapy to treatment outcome. *NeuroRehabil*. 2006;21:147.
51. Van der Lee JH, et al. Clinimetric properties of the Motor Activity Log for the assessment of arm use in hemiparetic patients. *Stroke*. 2004;35:1410.
52. Shumway-Cook A, Woollacott M. *Motor Control: Theory and Practical Applications*, 4th ed. Lippincott; 2012.
53. Butefisch C, et al. Repetitive training of isolated movements improves the outcome of motor rehabilitation of the centrally paretic hand. *J Neurol Sci*. 1995;130:59-68.
54. Hesse S, et al. Restoration of gait in nonambulatory hemiparetic patients by treadmill training with partial body-weight support. *Arch Phys Med Rehabil*. 1995;75:1087-1093.
55. Wolf SL, et al. Assessing Wolf Motor Function Test as outcome measure for research in patients after stroke. *Stroke*. 2001;32: 1635-1639.

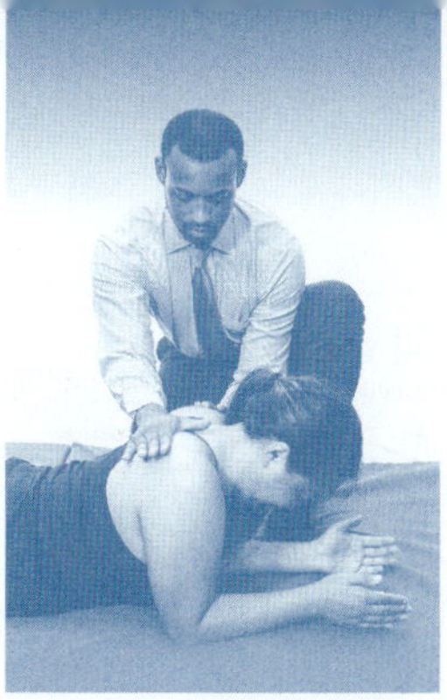

CHAPTER 14

전정 재활을 위한 중재

Interventions for Vestibular Rehabilitation

개요

- 전정계 개요
  - 말초전정계 개요
  - 중추전정계 개요
  - 전정척수반사
  - 소뇌 경로
  - 전정-안구 반사
- 전정계 검사 및 평가
  - 환자 인터뷰 및 병력
  - 안구 및 전정-안구반사
  - 평가
  - 전정-안구반사
  - 자세 조절
  - 양성돌발성자세현훈
  - 비전정성 어지럼증
- 회복 및 예후
  - 회복을 강화하기 위한 초기 전략
- 중재
  - 안구 운동
  - 시선안정 운동
  - 습관화 운동
  - BPPV를 위한 정복술
  - 균형 운동
- 요약
- 학생실습활동

전정계는 신경계의 복잡하고 고도로 통합된 구성요소로, 일반적으로 교란될 때까지 눈에 띄지 않는다. 놀이공원에서 놀이기구를 타면서 기분은 좋지만 어지럼증, 불안정함, 메스꺼움 및 시력, 집중력, 보행에 어려움을 겪는 사람을 생각해 본다. 이 경우 우리는 놀이기구의 과도한 자극으로 인해 "멀미"를 겪고 있음을 직관적으로 식별한다. 이것은 전정장애가 있는 사람들이 경험하는 것과 동일한 증상이다. 미국물리치료협회(APTA's)의 말초 전정기능 저하에 대한 증거기반 임상진료지침에 따르면 미국 성인의 35.4%가 전정기능 장애로 진료를 받으며 나이가 들수록 발병률이 증가한다. 전정 재활은 급성, 만성, 일측 또는 양측 전정기능 저하가 있는 사람들에게 지시된다.[1] 이 장에서는 전정계에 대한 개요를 제시하고 전정기능 장애로 인한 제한/제약을 해결하는 입문 단계 결과 측정 및 중재를 소개한다.

전정계 개요

Overview of the Vestibular System

전정계는 7가지 특수감각 중 하나를 구성하며 공간에서 신체위치를 인식하고 중력에 대한 자세조절을 유지하며 머리와 눈 움직임을 조정하는 역할을 한다. 전정계의 경로는 자세조절 시스템의 모든 측면과 불가분의 관계에 있다. 이석과 반고리관은 공간에서 머리의 움직임의 방향과 속도를 감지하고 ***두정-대뇌섬 피질***은 신체위치를 의식적으로 인식하기 위해 이 정보를 처리한다.[2] 시각정보는 환경과 상호작용하기 위해 ***전정-안구반사***(VOR)의 시선안정과 함께 사용된다. 또한, ***전정척수반사***(VSR)는 체성감각계와 협력하여 자세긴장도와 자동 자세반응을 조절한다(그림 14.1). 10장 서 있기와 서 있는 자세에서의 균형능력을 향상시키는 중재에서 논의된 바와 같이 전정계의 고유한 연결은 체성감각 및 시각정보가 충돌하거나 부정확하거나 사용할 수 없는 조건에서 자세조절을 조절할 수 있도록 한다.

말초전정계 개요

Overview of the Peripheral Vestibular System

말초전정기관은 달팽이관에 인접한 내이에서 시작되며 측두골 깊숙이 자리한다. 그것은 ***이석***(난형낭, 구형낭), 세 개의 ***반고리관***, 제8 뇌신경(***전정와우신경***)의 전정 부분으로 구

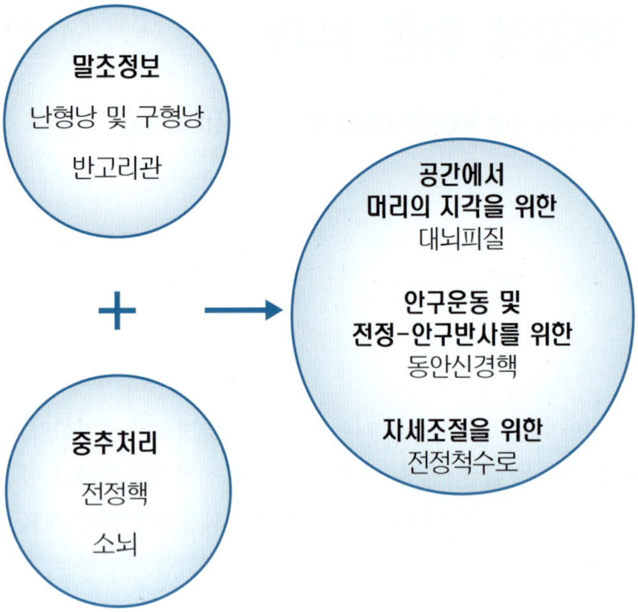

그림 14.1 전정계의 기본 구성.

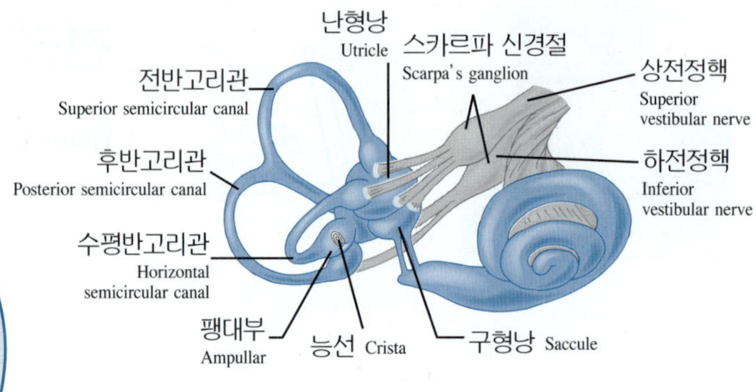

그림 14.2 전정미로의 해부학 구조
난형낭, 구형낭, 전(상)반고리관, 후반고리관 및 수평반고리관이 있다. 세 개의 반고리관(SCCs)은 서로 직교한다. 상(전) 및 수평반고리관과 난형낭을 지배하는 상전정신경에 주목한다. 하전정신경은 후반고리관과 구형낭을 지배한다. 전정신경의 세포체는 스카르파 신경절에 있다. 또한 반고리관은 한쪽 끝에서 확대되어 팽대부를 형성한다.

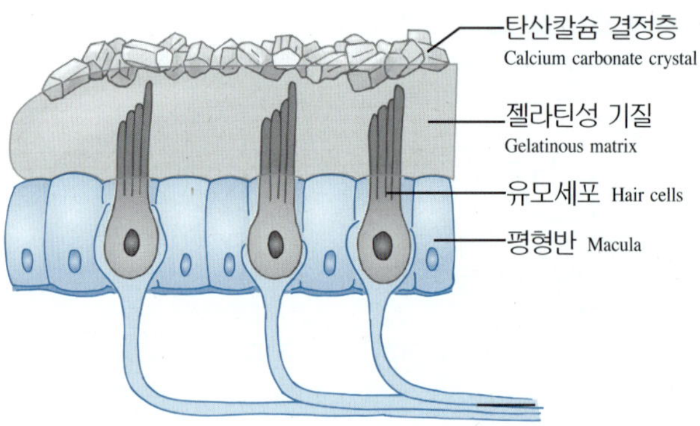

그림 14.3 이석
이석은 관성 질량을 제공하는 젤라틴성 기질에 내장된 탄산칼슘 결정이다. 선형가속은 부동섬모가 편향되는 방향에 따라 젤라틴성 기질을 이동시키고 전정 구심성 신경을 흥분시키거나 억제시킨다.

성된다. 각 귀에는 머리 위치에 관한 정보를 중추신경계(CNS)에 전달하기 위해 팀으로 작동하는 이러한 구조 세트가 있다. 뼈가 있는 바깥쪽 미로는 5개의 전정감각 기관을 포함하는 유체로 채워진 안쪽 막성미로를 덮고 있다: 수평면에서 머리의 측면 기울기 및 선형 병진을 감지하는 ***난형낭***; 수직면에서 머리의 선형 병진을 감지하는 ***구형낭***; 머리의 각가속도와 회전을 감지하는 세 개의 반고리관.[3] 감각 수용기의 구심성 정보는 ***스카르파 신경절***에서 시냅스된 다음 전정와우신경의 전정 부분에 있는 말초로 이동한다(그림 14.2).

난형낭 및 구형낭에 있는 유모세포의 뚜렷한 배열은 중력과 관련된 머리 위치에 대한 정확한 정보를 시스템에 제공한다. 난형낭과 구형낭은 모두 특수화된 유모세포 패치인 ***평형반***을 포함하며 그 위에 젤라틴성 모자가 있다. 난형낭의 유모세포와 평형반은 수평면의 움직임을 감지하도록 지향되고, 구형낭의 유모세포와 평형반은 수직면의 움직임을 감지하도록 지향된다. 이 젤라틴성 모자 위에는 ***이석***이라고 불리는 탄산칼슘 결정층이 있다. 이석은 유모세포의 굴곡을 강조하는 바닥짐 역할을 한다. 가장 높은 유모세포(***운동섬모***) 쪽으로의 유모세포의 편향은 전정신경을 흥분시키는 반면, 유모세포가 운동섬모로부터 멀어지면 전정신경을 억제한다. 평형반에 있는 유모세포의 방향은 다양하며 이 변화는 시각적 입력 없이 공간에서 머리의 위치에 대해 중앙 체성감각계에 알려준다[3](그림 14.3).

3개의 반고리관은 서로 약 90° 각도로 배열되어 있으며 수평반고리관은 코끝에서 위쪽으로 약 30°에 위치한다. ***전반고리관***(***상반고리관***이라고도 함)은 바닥에 닿거나 전방 구르기를 수행하는 것과 같은 전방 동작으로 머리 회전을 감지한다. ***후반고리관***은 머리의 후방 회전을 감지하고 위를 쳐다보거나 다리펴고 앉기 상태에서 앙와위로 이동하는 등의 움직임에 의해 자극된다. ***수평반고리관***은 머리의 외회전을 감지하고 머리를 좌우로 돌리거나 기립상태에서 몸을 회전할 때 자극된다(그림 14.4).

머리가 비틀림 가속을 받거나 공간을 통해 회전함에 따라 내림프는 해당 평면을 공유하는 반고리관 내에서 이동

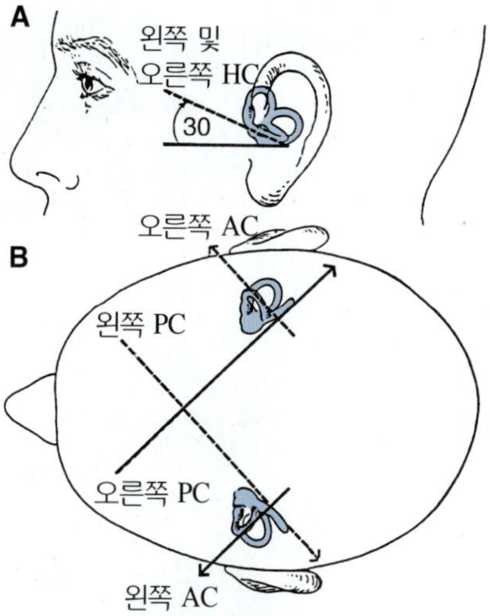

그림 14.4 반고리관의 방향
(A) 머리가 중립으로 정렬된 원위치 에서 수평반고리관(HC)의 방향.
(B) 반고리관(동측 전방 및 대측 후방, 및 각각 수평)은 쌍으로 작동한다. 화살표는 개별 SCC 자극의 각도 피치 방향을 나타낸다. 점선과 연속선은 머리의 반대 각도 피치 방향에 민감한 각 SCC가 동등하게 반대되는 SCC를 가지고 있음을 나타낸다; 예를 들어, 왼쪽 전관(왼쪽 AC)은 오른쪽 후관(오른쪽 PC)과 짝을 이루고 집합적으로 왼쪽 전 오른쪽 후(LARP) 면으로 인식된다.

Baloh R, Honrubia V, Kerber K. Baloh 및 Honrubia의 전정계의 임상 신경생리학에서 인용함. 옥스포드 대학 출판부. 2011-2012. 2021년 1월 20일에 확인함. https://oxfordmedcine.com/view/10.1093/med/9780195387834.001. 0001/med-9780195387834, 허가.

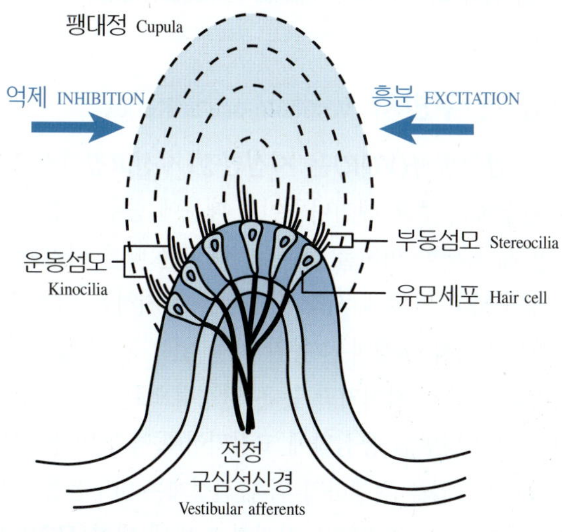

그림 14.5 팽대부의 팽대정 팽대부의 팽대정은 관을 분할하는 유연하고 젤라틴성 장벽이다. 팽대능선은 운동섬모 및 부동섬모 감각 유모세포를 포함한다. 유모세포는 팽대정 편향에 대한 반응으로 활동전위를 생성한다. 운동섬모를 향한 부동섬모의 편향은 흥분을 유발한다; 반대 방향의 편향으로 억제를 유발한다.

한다. 각 반고리관의 끝에는 ***팽대부***라고 하는 확장부가 있다. 각 팽대부 안에는 ***팽대정***이 있는데, 이는 관에서 체액의 움직임을 차단하는 젤라틴성 횡격막이다. 팽대정에는 특수한 유모세포를 포함하는 ***팽대능선***이 있다. 머리가 관의 평면에서 회전하면 내림프가 이동하여 팽대정을 구부리며, 따라서 능선에 있는 유모세포를 구부린다. 팽대정 편향으로 인해 유모세포가 운동섬모(가장 높은 유모세포) 쪽으로 구부러지면 전정뉴런이 흥분되고 관의 평면에서 움직임이 감지된다. 유모세포가 팽대정에서 멀어지면 전정 뉴런의 자극이 억제된다(그림 14.5). 각 귀에 있는 반고리관의 해부학적 정렬은 왼쪽 전반고리관이 오른쪽 후반고리관과 같은 평면에 있고 오른쪽 전반고리관이 왼쪽 후반고리관과 같은 평면에 놓이도록 쌍으로 기능하도록 한다. 중요한 것은, 동일평면의 쌍은 한쪽의 흥분이 다른 하나를 억제하도록 배열된다는 것이다. 전관 및 후관에서 팽대부로부터 멀어지는 팽대정의 굽힘은 흥분성인 반면, 수평관에서는 팽대부로부터 멀어지는 팽대정의 굽힘은 억제성이다. 예를 들어, 머리를 한쪽으로 돌리면 그쪽의 전정신경의 발화율이 증가하고 반대쪽의 발화율이 감소한다. 이것은 일반적으로 ***푸쉬-풀 메커니즘*** 이라고 한다[4,5](그림 14.4 및 14.5).

중추전정계 개요

Overview of the Central Vestibular System

전정계는 중추신경계 내의 여러 영역과 고도로 통합되어 있다. 구내성 전정정보는 주로 소뇌, 전정척수로, 시각 및 안구운동 시스템과 상호 작용한다. 말초전정기관을 떠나는 정보는 전정신경을 통해 중추신경계로 이동하여 제4뇌실 바닥 근처의 교뇌와 연수의 접합부에 위치한 ***전정핵***과 시냅스된다.[2,3] 뇌간의 각면에는 4개의 주요 전정핵이 있다: 상, 하, 내측 및 외측, 전정핵에 의해 수신된 모든 구심성 정보는 공유되어 반대쪽의 전정핵으로 보내지며, 이들은 함께 들어오는 감각 운동 정보의 초기 통합자 역할을 한다.[2,6] 전정핵으로부터의 투사는 ***내측 및 외측 전정척수로***로 하강하여 소뇌로 투사되거나 ***동안신경핵***으로 상승한 다음 시상과 피질로 상승하여 공간에서 몸과 머리 위치에 대한 의식적 인식을 할 수 있다. 전정계의 각 기능은 이러한 경로 중 하나 이상에 기인할 수 있으며 별도로 논의되지만 시스템 내에 중복성이 존재하고 경로는 협력적으로 기능한다.

전정척수반사 Vestibulospinal Reflex

외측 전정핵으로 투사되는 이석 및 반고리관에서 유래하는 구심성 정보는 외측 전정척수로의 척수를 따라 동측으로 하강한다. ***외측 전정척수로***는 자세 및 사지 신근을 흥분시키는 전각에서 알파운동신경원 및 알파운동신경원에 작용하는 개재신경원에서 종지한다. 이 신경로는 척수의 요추 분절에서 끝난다. ***외측 전정척수반사***는 균형을 위한 항중력 자세 조절 및 보호 신전반응에 크게 기여한다.[5,6] ***내측 전정핵***으로 투사되는 이석, 기관 및 반고리관에서 유래하는 구심성 정보는 ***내측종속***의 일부로서 ***내측 전정척수로***의 반대측 척수를 따라 하강한다. 내측 전정척수로는 척수의 상부 흉수분절에서 끝나는 섬유로 양측 경추신근을 촉진한다. ***내측 전정척수반사***는 머리정위반응을 허용하고 안구운동 조절에 기여한다.[3–5] 또한, 두 경로는 그물척수로와 상호작용하여 자세근 긴장도에 추가로 영향을 미친다.

소뇌 경로 Cerebellar Pathways

소뇌는 전정계의 실행자로 간주될 수 있으며 시스템의 조정 및 적응을 담당한다. 소뇌는 전정핵으로부터 정보를 받아 처리를 위해 이 정보를 소뇌엽과 핵으로 전달한다. 4개의 소뇌핵은 치상핵(치아핵), 전상핵(마개핵), 실정핵(꼭지핵), 구상핵(둥근핵)이다.[2] 각 핵은 처리, 기능 및 출력이 다르다. 실정핵의 출력은 전정핵으로 직접 투사되는 반면, 다른 소뇌핵의 출력은 시상, 전전두엽 및 운동피질로 투사된다.

타래결절엽(***전정소뇌***라고도 함)과 ***충부***(소뇌의 정중선 부분)는 대부분의 구심성 전정 입력을 받는다. 두 구조 모두 머리, 목, 몸통에서 전정, 시각, 청각 및 고유수용성 정보를 받는다. 나가는 투사는 외측 전정핵으로 되돌아간 다음 움직임 중에는 머리, 목, 몸통 및 눈을 조정하고 보행 중에는 팔다리를 조정하는 외측 전정척수로 및 피개척수로(그물척수로)로 내려간다.[3,5]

타래결절엽은 시각계와의 광범위한 연결을 통해 눈과 머리의 움직임을 조정하는 데 중요한 역할을 한다. 소뇌의 이 부분에는 전정핵을 통한 이석과 반고리관의 머리 위치에 관한 정보와 상구 및 1차 및 2차 시각피질의 시각 정보가 포함된다. 타래결절엽은 내측종속과 상호 작용하여 내측 전정핵으로의 투사를 통해 전정안구반사를 조절한다 (그림 14.6).

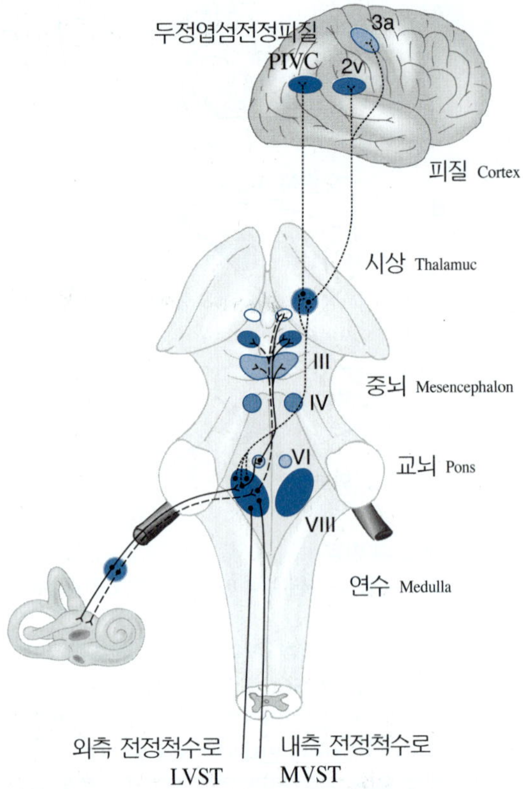

그림 14.6 전정계 반고리관(각형) 및 이석(선형) 입력은 전정핵으로 전송된다. 전정핵에서 입력은 전정–안구반사의 매개를 위해 동안신경핵(III, IV, VI)으로 이동한다. 공간에서 머리와 몸에 대한 각성 및 의식적 인식을 위해 정보는 시상과 피질로 더 진행된다. 자세조절을 유지하기 위해 말초전정 입력은 내측 및 외측 전정척수로(MVST, LVST) 말단으로 전송된다. PIVC, 두정엽섬전정피질(parieto–insular vestibular cortex).

전정–안구반사 Vestibulo-ocular Reflex

전정–안구반사(VOR)는 시선안정(***시선고정***이라고도 함)을 담당하는 주요 메커니즘이기 때문에 중추 전정경로를 논의할 때 특별한 의미를 갖는다. VOR은 빠른 머리 움직임에도 불구하고 물체에 시각적 초점을 유지하는 기능을 한다. 트레드밀에서 조깅하는 동안 책을 읽는 것을 생각해 본다. 머리와 몸은 움직이지만 눈은 안정적으로 유지되어 페이지의 단어가 망막의 중심와에 고정되어 독자가 명확하게 볼 수 있다. 이 작업을 수행하기 위해 전정계는 안구운동계와 함께 작동하여 머리 움직임을 감지하고 반대 방향(***VOR 단계***라고 함)으로 동일한 진폭의 안구 움직임을 사용하여 이에 대응한다. ***VOR 이득***이라는 용어는 눈 속도와 머리 속도의 관계를 설명하며 일반적으로 −1의 수치 값을 유지한다. 각 반고리관은 특정 안구 근육을 흥분시키고 반대되는 쌍을 억제한다. 동측과 대측의 근육은 연결되어 있어 안구 근육 활동

표 14.1 반고리관에서 흥분성 입력의 신경지배 패턴

반고리관 일차 구심성 입력	외안 운동뉴런	근 활성화
(좌) 수평	(좌) 동안신경핵	(좌) 내측직근
	(우) 외전신경핵	(우) 외측직근
(우) 수평	(우) 동안신경핵	(우) 내측직근
	(좌) 외전신경핵	(좌) 외측직근
(좌) 후	(우) 활차신경핵	(좌) 상사근
	(우) 동안신경핵	(우) 하직근
(우) 후	(좌) 활차신경핵	(우) 상사근
	(좌) 동안신경핵	(좌) 하직근
(좌) 전(상)	(우) 동안신경핵	(좌) 상직근
		(우) 하사근
(우) 전(상)	(좌) 동안신경핵	(우) 상직근
		(좌) 하사근

Shubert MC, 표 21.6,[4, p.934] 에서 인용함.

의 합으로 두 눈이 같은 방향으로 움직일 수 있다(표 14.1).

정상적인 일상 활동에서 발생하는 머리의 움직임은 단일 평면에서 거의 일어나지 않으며 종종 하나 이상의 관에서 말초 전정 감각기관을 동시에 자극한다. 머리를 왼쪽으로 회전하는 VOR의 기능은 다음 예에서 설명한다.

머리를 왼쪽으로 돌리면 왼쪽 수평반고리관을 자극함과 동시에 오른쪽을 억제한다. 왼쪽 귀를 떠나는 구심성 정보는 동측 전정핵으로 투사되고 뇌간의 내측종속 내의 동안신경핵과 시냅스하여 상승한다. 이 입력은 왼쪽 동안신경핵을 흥분시키고 왼쪽 내직근을 촉진하여 왼쪽 눈의 내전을 유도하고 동시에 반대쪽 외전 핵으로 교차하여 오른쪽 외직근을 촉진하고 오른쪽 눈의 외전을 유도한다. 동시에 반대 근육이 억제된다. 결합된 효과는 머리가 왼쪽으로 회전할 때 동일한 진폭과 반대 진폭의 오른쪽을 동향 주시하는 것이다.

정상적인 기능을 위해서는 시선안정이 필요하지만, 시각 환경을 스캔하기 위해 머리를 돌리거나 테니스 경기를 관람할 때와 같이 눈과 머리가 함께 움직여야 하는 경우가 있다. 이러한 경우 소뇌가 VOR(***VOR 해제***)보다 우선한다.

전정계 검사 및 평가
Vestibular System Examination and Evaluation

전정계는 중력에 대한 정상적인 움직임에 필수적인 기여를 제공한다. 병리학적 과정의 위치와 범위, 장애에 대한 개인의 반응은 장애의 성격과 제한 수준을 결정한다. ***불균형***이라는 용어는 자세 불안정성 또는 "균형이 맞지 않는 느낌"을 설명하며 전정척수로를 따른 방해에 기인할 수 있다. 전정 입력이 같지 않은 사람들은 입력이 감소된 쪽이나 약한 쪽(***측방밀기***)으로 넘어지는 경향이 있다. ***현훈***이라는 용어는 몸이 쉬고 있는 동안 움직이는 착각을 나타내며 머리 위치에 관한 정보의 비정상적 처리를 나타낸다. 측방밀기와 마찬가지로 현훈은 시스템의 왼쪽과 오른쪽 사이의 강도 차이로 인해 발생한다. ***일측성 전정기능 저하***라는 용어는 시스템의 한 쪽 손상을 의미한다. 전정-안구 경로의 기능장애는 시선안정의 소실로 인해 불량한 눈 조절 및 ***동요시***(환경에서 움직이는 안정적인 물체의 착시)를 초래한다. ***안진***이라는 용어는 휴식 중이거나 머리를 움직일 때 불수의적인 안구운동을 설명한다. 이러한 상태는 전정계의 말초 또는 중추 구성

요소의 붕괴와 함께 발생할 수 있으며 상호 배타적이지 않다. 주관적 호소에는 어지럼증, 현훈, 불안정, 시각 및 보행 장애, 빈번한 균형소실, 메스꺼움 및 구토가 포함된다. 전정기능 장애의 일반적인 증상 목록은 상자 14.1을 참조한다.

진단을 결정하기 위해 치료사는 전정장애의 원인이 되는 요인을 식별하도록 설계된 검사와 측정을 통해 환자를 탐색해야 한다. 그렇게 함으로써 치료사는 병리가 전정계 내에 있다는 것을 확인하고 말초 또는 중추 전정 문제를 구별해야 한다. 말초 전정 문제가 있는 경우 치료사는 문제를 양측성 또는 일측성으로 식별해야 하며 후자의 경우 관련된 쪽(기능저하 쪽)을 찾는다. 이 섹션에서는 수련 치료사가 작업 진단 및 예비 치료계획(POC)을 수립하는 데 도움이 되는 기본 테스트 및 조치를 제시한다. 항상 그렇듯이 재활의 주요 목표는 장애를 교정하고 환자를 이전 활동으로 되돌리는 것이다. 치료사는 자신의 전문 지식 범위를 벗어난 상황에 직면했을 때 의뢰를 생성할 필요성을 인식해야 한다. 환자가 POC를 시작한 후 2주 이내에 기본적인 중재로 개선되지 않으면 치료사는 환자를 전정 전문의나 신경과 전문의에게 의뢰해야 한다. 지역 전문가를 찾는데 도움이 되는 리소스에는 미국물리치료협회(APTA) "PT 찾기" 기능(https://apta-apps.apta.org//APTAPTDirectory/FindAPTDirectory.aspx) 과 전정장애협회(VEDA) "건강관리 제공자 디렉토리"가 있다(https://vestibular.org/finding-help-support/provider-directory).

상자 14.1 전정기능 장애 일반적인 증상

- 어지럼증
- **현기증:** 빙빙도는 느낌 또는 세상이 사람을 중심으로 도는 느낌
- **이명:** 귀가 울리거나 귀에 압력이 가해짐
- 집중하기 어려움
- 방향감각 상실
- 움직이는 물체나 텔레비전을 보기 어려움
- 읽기 어려움
- 움직임과 함께 "윙윙거리는" 느낌의 보고
- 불안정
- 불수의적으로 기울이거나 옆으로 움직이는 경향이 있어 앉거나 서기 어려움(측방밀기)
- **보행장애:** 보행이 불수의적으로 한쪽으로 회전하면서 직선 경로를 걷기가 어려움
- 균형을 잃지 않고 머리를 빨리 돌릴 수 없음
- 잦은 낙상 또는 낙상 근접
- 어둠 속에서 움직이는 동안 균형을 잃음
- 메스꺼움 및 구토
- 차를 탈 때 나타나는 증상
- 침대에서 구르기, 앉았다-서기, 눕기 등 이행성 움직임 시 나타나는 증상
- 머리 위를 올려다보거나 바닥을 내려다보는 등 머리를 움직일 때 나타나는 증상

적신호 : 전정재활에 대한 금기 사항은 다음과 같다:

- 의식 소실
- 급성 외상성 뇌손상
- 조절되지 않는 편두통
- 갑작스러운 청력 상실
- 불편할 정도로 한쪽 또는 양쪽 귀의 압력 증가
- 외상이나 수술 후 귀나 코에서 체액이 배출되며, 이는 뇌척수액 누출을 나타낼 수 있음
- 급성 목 부상 및 그로 인한 통증으로 치료에 지장을 줄 수 있음
- 진행 중인 뇌졸중과 관련된 징후 및 증상 존재

전정계 기능을 직접 측정하는 방법은 임상 환경에 존재하지 않기 때문에 검사 및 평가는 주관적인 환자 보고와 적절한 검사 및 측정의 정확한 관리 및 해석에 의존한다. 클리닉에서 전정계를 평가하는 가장 효과적인 방법은 적외선 비디오(Frenzel) 고글을 사용하여 실내 빛을 차단하고 시선 고정을 방지하는 것이다(그림 14.7). 그러나 기본적인 임상 검사 및 측정은 작업 진단을 식별하고 초기 POC를 설정하는 데 적절한 정보를 제공한다. 이 장에서 제시한 효과 안내를 위한 전정 증거 데이터베이스(VEDGE) 태스크 포스에서 권장하는 결과 측정 목록은 표 14.2를 참조한다.[7] 전체 권장 사항 세트는 VEDGE 태스크포스 문서를 참조한다.

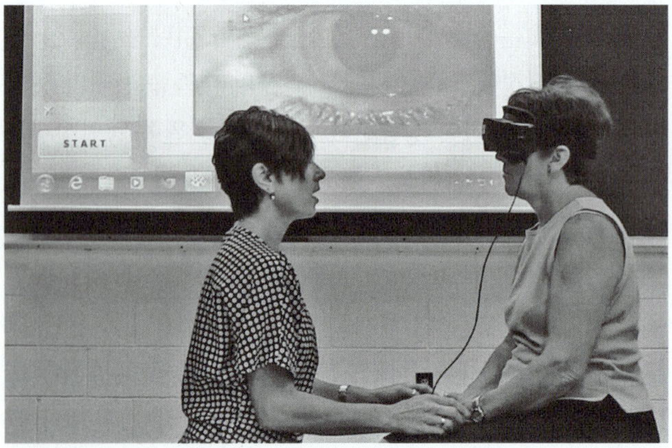

그림 14.7 적외선 Frenzel 고글을 착용한 환자
치료사는 검사 전에 환자가 적외선 Frenzel 고글에 익숙해지도록 돕는다. 뒤에 있는 화면에서 눈 이미지의 크기와 선명도를 확인한다. 임상에서는 텔레비전 모니터나 컴퓨터 화면을 사용하여 고글의 이미지를 표시할 수 있다.

표 14.2 권장되는 전정결과 측정

신체 구조 / 기능 수준 검사	검사 설명
동체 시력*(DVA)	머리 움직임 중 시력 측정
동작 민감도 지수(MSQ)	16가지 증상 유발 동작/자세의 주관적 점수
Sharpened Romberg	일직선으로 선 자세에서 정적균형의 관찰 평가
균형검사의 감각통합을 위한 수정된 임상검사(mCTSIB)	4가지 다른 감각조건에서 자세조절을 검사하는 수행검사
시각 아날로그 척도	강도를 표시하기 위해 10cm 선을 사용하여 증상을 주관적으로 평가
활동 / 참여 수준 검사	**검사 설명**
활동 균형 자신감 척도*(ABC)	가정 및 지역사회에서 16가지 일상활동에 대한 주관적인 자신감 지수
버그 균형 척도	6개의 정적과제와 8개의 동적과제에 대한 성능검사
어지럼증 장애 목록*(DHI)	어지럼증으로 인한 지각된 장애의 주관적 점수
동적 보행지수*(DGI)	정상상태와 변화하는 보행속도를 검사하는 수행검사(머리회전, 물체 위 또는 주위로 밟기, 회전하기, 계단오르기)
기능적 보행평가*(FGA)	DGI를 기반으로 한 수행검사이지만, 기저면이 좁게 걷기, 뒤로 걷기, 눈을 감고 걷기를 추가함
기능적 팔뻗기검사/수정된 기능적 팔뻗기검사	선 상태에서 앞으로 뻗은 안정성 한계를 확인하기 위한 수행검사. 수정된 검사는 앉은 상태에로 수행
일어서서 걷기(TUG)*/ 이중과제로 수정된 TUG*	서 있을 때, 걸을 때, 회전할 때, 앉을 때 자세 안정성을 검사함. 수정된 버전은 인지 또는 도수과제를 추가함

*매우 권장되는 검사를 나타냄.
APTA의 말초전정 기능저하증에 대한 증거기반 임상 진료지침에 포함된 VEDGE(Vestibular Evidence Database to Guide Effectiveness) 태스크포스에서 권장하는 선택된 결과 측정[1]

임상 노트: "병상 검사" 또는 "임상 평가"라는 용어는 병실 또는 물리치료 클리닉에서 시행되는 전정기능 측정을 나타낸다. 실험실 환경에서 수행되는 전정기능 검사는 보다 정교한 기기를 필요로 하며 칼로리, 회전 의자, 정량화된 동체시력, 시선안정 및 전정 유발 근전위 검사를 포함한다.[5-7]

환자 인터뷰 및 이력 Patient Interview and History

"어지럼증"이라는 단어는 매우 주관적인 용어로 사람마다 그 의미가 다르다. 어지러움, 실신, 불균형, 독감, 빙그르르 도는 것, 빙빙 도는 것에서부터 "머리속이 괴상한" 이라는 일반적인 느낌에 이르기까지 다양한 감각을 설명하는 데 사용할 수 있다. 치료사는 병리와 관련된 구조를 식별하기 위해 환자의 "어지럼증"의 정확한 의미를 확인해야 한다. 표 14.3은 일반적인 징후와 증상을 해당 전정장애와 연결한다. 검사의 중요한 요소는 증상의 심각성과 결과적으로 일상 생활에 미치는 영향을 문서화하는 것을 수반한다. 전정 손상에서 회복된 환자는 머리와 몸의 움직임(***동작 민감도***)과 함께 증상을 경험하고 결과적으로 활동을 제한하거나 정상적인 움직임 패턴에서 벗어난다. 전정장애로 인한 증상의 전반적인 중증도를 결정하는 기본 도구는 시각아날로그척도(VAS)이다. 0과 10에 앵커가 있는 10cm 선을 기반으로 한다. 여기서 0은 증상이 없음을 나타내고 10은 가능한 가장 심각한 증상을 나타낸다.[4,7] 동작민감도지수(Motion Sensitivity Quotient, MSQ)는 도발적인 움직임 위치와 증상의 강도 및 지속 기간을 식별하기 위해 고안된 임상 검사이다.[4,5,7] 전정기능 장애로 인해 인지된 참여 제한 수준을 포착하는 유효하고 신뢰할 수 있는 측정에는 어지럼증 장애 목록(DHI) 및 활동별 균형 신뢰 척도(ABC)가 포함된다.[4,5,7]

환자 이력의 일부로 치료사는 병력을 조사해야 한다; 증상의 발병, 기간 및 중증도를 확인한다; 관련된 난청, 귀울림(***이명***) 또는 현훈이 있는지 물어본다; 그리고 환자가 자세 불균형이나 낙상을 경험하고 있는지 확인한다. 이러한 요인은 환자의 전반적인 임상 프로필에 기여한다. 예를 들어,

병력은 경미한 외상성 뇌손상(뇌진탕), 일과성 허혈 발작, 뇌졸중 또는 다발성 경화증과 같은 중추신경계 침범을 나타내는 상태를 나타낼 수 있다. 반면 편두통, 불안 및 공황 발작과 같은 다른 상태는 종종 전정 장애를 모방한다. 난청, 귀의 압력에 대한 불평 또는 이명은 말초 전정기관의 침범을 나타낼 수 있다. 현훈의 존재는 체성감각 및 근골격 손상으로 인한 자세 불균형과 전정계 기능 장애를 구별한다. 중요한 것은 기능장애의 특성과 기전, 그리고 증상이 시작된 이후 경과된 시간이 장애의 기원과 근본적인 병리학적 과정에 대한 핵심 단서를 제공한다는 것이다. 일반적인 말초 전정 상태의 감별 진단은 표 14.4를 참조한다.

표 14.3 전정장애와 징후 및 증상 연결

증상 및 징후	전정장애
시각 영역에서 "점프"하는 개체 머리 움직임으로 명확하게 볼 수 없음 머리를 움직이면서 걸을 때 나타나는 증상	전정-안구반사의 소실로 인한 진동시로 시선안정 감소
좋지 않은 체간 조절 및 균형 결핍 넓은 BOS, 같지 않은 보폭, 걸을 때 한쪽으로 치우침	외측 전정척수로 및/또는 소뇌장애로 인한 운동실조
목 통증, 경추 근육 경련, 목 근육의 비대칭 긴장	내측 전정척수로 장애 및/또는 난형낭의 침범으로 인한 자세 부정렬
똑바로 선 상태에서 한쪽으로 지속적으로 이동; 시각적 입력의 유무에 관계 없이 발생할 수 있음. 걸을 때 한쪽으로 치우침	전정척수로 및/또는 소뇌 장애로 인한 측방밀기
읽기 어려움	소뇌의 타래결절엽 및/또는 충부, 내측종속의 기능 장애로 인한 단속 안구조절 감소
교통체증에 있는 자동차와 같이 움직이는 물체를 관찰하기 어려움	소뇌의 타래결절엽 및/또는 충부의 기능장애로 인한 비정상적인 시추적운동
머리가 움직이지 않을 때 눈을 가만히 두지 못함	소뇌의 타래결절엽 및/또는 전정기관, 전정신경의 장애로 인한 자발 안진
구토가 있거나 없는 메스꺼움 또는 "멀미"에 대한 호소	그물척수로 및 자율신경계 자극 장애

표 14.4 일반적인 말초 전정상태의 감별진단

진단	임상 표현	병리학적 과정
양성돌발성두위 현훈(BPPV)	사람이 움직이는 동안 몇 초 동안 지속되는 현훈 또는 "빙빙 도는" 어지럼증의 갑작스러운 발병 후 가라앉음. 침범된 관의 평면에서 움직일 때마다 증상이 다시 발생함	이석은 이석의 젤라틴성 기질에서 빠져 나와 반고리관으로 들어가 기계적 파괴를 일으킨다. 이석은 관에서 자유롭게 떠 다니거나(반고리관 결석) 팽대정에 붙어 있을 수 있다(팽대부릉정 결석).
메니에르병 (내림프 수종)	심한 현훈, 이명 및 귀의 압박감, 메스꺼움, 구토 및 몇 시간 동안 지속되는 불균형의 간헐적 발작. 증상은 질병의 초기 단계에서 완화되거나 해결되지만 시간이 지남에 따라 반복되는 발작으로 잔여 결핍이 나타난다.[2]	내이의 부종은 막미로 내에서 압력을 증가시키고 손상을 일으킨다. 질병의 원인은 불명
전정 신경염	현기증, 메스꺼움 및 구토, 불균형 및 안진의 갑작스러운 발병이 수일 지속되고 몇 주 이내에 점진적으로 완화된다. 청력은 그대로 유지된다.[2,3]	내이의 바이러스 감염으로 인한 전정 신경의 염증

표 14.4 일반적인 말초 전정상태의 감별진단 (계속)

진단	임상 표현	병리학적 과정
미로염	현훈, 메스꺼움 및 구토, 불균형 및 청력 소실의 갑작스러운 발병이 며칠 지속되며 몇 주 이내에 점차 감소한다.[6]	세균이나 바이러스 감염으로 인한 미로 내의 염증
청신경종/천신경초종	이명, 청력 소실, 현훈 또는 불균형의 점진적 또는 갑작스러운 발병. 증상은 종양의 위치에 따라 다르다.[4,5]	내이도 내에 위치한 전정와우신경 종양의 슈반 세포에서 유래한 느리게 자라는 종양
외림프 누공	갑작스러운 현훈 및 청력 소실[2,4]	중이와 내이 사이의 구멍 외상과 함께 흔히 볼 수 있으며 난원창 또는 정원창의 파열로 인해 발생한다.
반고리관피열	기침, 시끄러운 소음 및 귀의 압력 변화에 의해 유발되는 일시적 현훈[2,4](Tullio 현상)	상반고리관을 덮고 있는 측두골의 결핍으로 인한 누공의 한 형태

적신호 : 전정 검사의 도발적인 특성 때문에 치료사는 환자의 증상 중증도 등급에 세심한 주의를 기울여야 한다. 현훈, 메스꺼움 및 구토는 환자가 극도로 불편하고 불안을 유발하는 증상이다. 치료사는 증상 중증도 척도 중 하나를 사용할 수 있으며,[7] 그런 다음 환자를 과도하게 자극하지 않는 검사를 현명하게 시행할 수 있다. 검사 절차는 자극이 가장 적은 검사가 먼저 수행되도록 도발을 증가 시키면서 시행해야 한다.

안구운동 및 전정-안구반사 평가

Oculomotor and Vestibulo-ocular Reflex Assessment

전정계와 안구근육 사이의 관계로 인해 안구운동 행동은 전정장애에 대한 통합 정보를 제공한다. 안구운동 기능 검사는 환자에게 약간만 도발적인 경향이 있다. 따라서 안구진탕, 응시, 안구 정렬 및 VOR 기능을 평가하는 것은 검사 과정을 위한 부드러운 시작점을 제공한다. 중요하게는, 일측성 말초 전정 병리로 인한 안구운동 결함은 일반적으로 발병 후 1주일 이내에 해결되며 환자가 실내 조명에 있을 때 감지하지 못할 수 있다. 빛을 차단하고 시선고정을 방지하는 적외선 비디오 Frenzel 고글은 발병 첫 주 후에 결함을 감지하는 데 필요할 수 있다. 이 기간 후에도 실내 조명에서 지속되는 안구운동 결함은 심각한 말초기능 저하 또는 중추전정계 침범을 나타낸다.

안진은 불수의적인 눈의 진동을 통칭하는 용어로, 정상(***생리적안진***) 또는 전정장애(***병적안진***)와 함께 발생할 수 있다. 병리학적 안진은 중추 또는 말초 전정 손상으로 인해 발생하며 머리가 움직이지 않은 상태에서(***자발안진***), 머리는 움직이지 않지만 수의적인 안구운동(***주시안진***) 및 머리 위치의 변화(***두위안진***)와 함께 발생한다.[6] 안진은 일반적으로 느리고 빠른 단계를 갖는다.[4-6] 병변 부위에 따라 안진의 방향은 수평, 수직 또는 회선일 수 있다. 치료사는 머리를 중립으로 하여 앉아 있는 동안 안정을 취한 상태에서 환자의 안구운동을 관찰하여 자발안진을 검사한 다; 순수 수직 또는 순수 비틀림 자발안진은 중심 전정계 병리를 나타낸다.[4-6] 대조적으로, 단방향 수평 자발안진은 일측성 전정기능 저하와 연관되며 빠른 단계와 느린 단계를 포함하는 좌우 안구운동을 나타낸다. 빠른 단계는 손상되지 않은 쪽(강한 귀) 쪽으로 뛴다. 임상적으로 안진은 빠른 단계에서 명명되므로 왼쪽으로 빠르게 뛰는 눈은 왼쪽으로 뛰는 안진으로 진단하고 오른쪽 말초 기능저하를 나타낸다. 이것은 한 팀이 다른 팀보다 분명히 강한 줄다리기 게임과 유사하다. 로프 중간에 있는 빨간 끈은 강한 쪽을 향한다. 주시안진은 안와에서 중심, 정중선 오른쪽으로 15~20°, 왼쪽으로 15~20°의 세 위치에서 눈으로 평가된다.[5] 일반적으로 눈은 세 위치 모두에 고정되어 있다. 하나 이상의 위치에서 같은 방향으로 뛰는 안진은 더 강한 쪽을 지정하는 빠른 단계와 함께 말초 전정 병변을 나타낸다. 안와에서 하나 이상의 위치에서 방향을 바꾸는 안진은 중심 전정 병변을 나타낸다.

시추적운동은 천천히 움직이는 목표물을 부드럽게 따라가는 안구 근육의 능력(시각추적이라고도 함)인 반면, ***단속운동***은 눈이 가까운 목표물을 빠르게 찾고 고정할 수

있도록 한다. 시추적운동을 평가하는 것은 치료사의 움직이는 손가락이 환자의 얼굴에서 약 16인치(40.64cm) 떨어진 수평, 수직 및 대각선으로 이동할 때 따라가도록 환자에게 요청하는 것과 관련된다(그림 14.8). 이 검사는 검사하는 동안 치료사의 손가락이 나비 넥타이의 윤곽을 추적하기 때문에 "나비 넥타이" 검사라고도 한다.

치료사는 환자에게 두 개의 가까운 표적(두 개의 펜 끝)을 제공하여 단속운동을 검사하고 환자가 한 표적에서 다른 표적을 빠르게 보도록 지시한다(그림 14.9 참조). 치료사는 환자가 각 시각적 사분면에서 펜을 찾을 수 있도록 펜 하나 왼쪽, 오른쪽, 위, 아래로 약 20° 움직인다. 치료사는 환자의 안구운동과 표적을 정확하게 맞추는 능력을 확인한다(일반적으로 이것은 한쪽 눈운동에서 발생한다). 비정상적인 단속운동과 시추적운동은 표적을 찾거나 따라가기 위해 다발성 경련성 눈운동을 초래한다. 시추적운동과 단속운동은 정상적인 전정-소뇌 상호작용에 의존한다. 따라서 치료사는 환자가 정상적인 방식으로 이러한 작업 중 하나를 수행할 수 없는 경우 중심 전정 병변을 의심해야 한다.

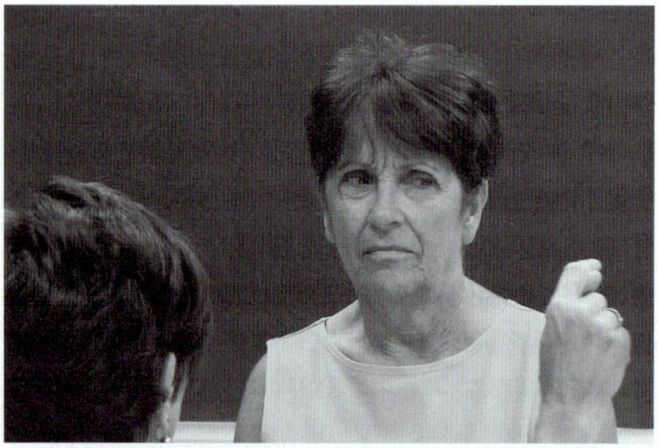

그림 14.8 시추적운동 치료사는 환자에게 머리를 돌리지 않고 눈으로 움직이는 손가락을 따르도록 지시하여 환자가 시추적운동을 수행하는 능력을 평가한다. 치료사는 적절한 조절과 정확성을 위해 환자의 시추적을 관찰한다.

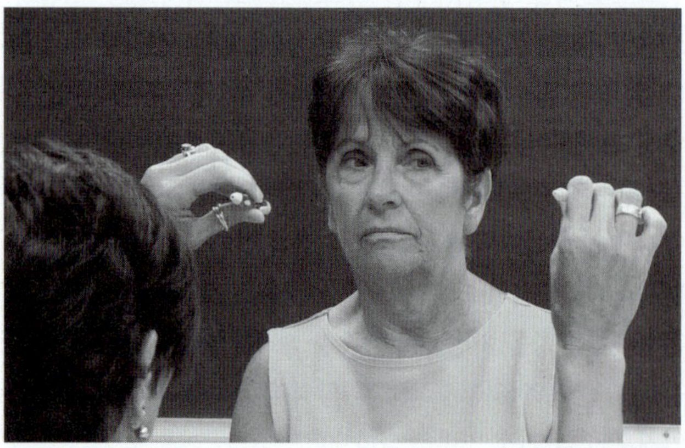

그림 14.9 단속운동 치료사는 근거리 시야(2개의 펜)에 배치된 표적을 찾는 환자의 능력을 평가한다. 환자에게 한개의 펜 끝에서 다른 펜 끝으로 빠르게 보도록 지시하고 치료사는 적절한 조절, 속도 및 정확도로 목표물을 칠 수 있는 환자의 능력을 관찰한다.

일반적으로 두 눈은 안와의 정중선 위치에 있다. ***사편시***는 한쪽 눈이 다른 쪽보다 안와에서 더 낮게 놓이게 하고 한쪽 눈에서 난형낭의 입력이 손실된 후 발생한다(타이어 펑크난 자동차와 유사). 사편시를 검사하기 위해 환자에게 치료사의 코를 보도록 지시한다. 치료사는 천천히 한쪽 눈을 덮고, 풀고, 다른 쪽 눈을 덮는다. 한쪽 눈이 위로 올라가면 그 쪽의 난형낭 약화를 나타낸다. 이 상태는 일반적으로 말초 병변으로 인한 경우 발병 1주일 이내에 해결된다.[5]

임상 노트 : 사편시는 눈이 아래로 향하는 것 외에도 머리가 침범된 쪽으로 기울어지고 양쪽 눈이 침범된 쪽으로 회전하는 눈기울임 반응의 일부로 볼 수 있다. 눈기울임 반응의 존재는 중심 전정 침범을 나타낸다.

전정-안구반사 Vestibulo-ocular Reflex

VOR의 임상 검사에는 두부충동검사(HIT, Head Thrust Test라고도 함) 및 ETDRS(조기치료 당뇨병성 망막증 연구) 시력검사표를 사용한 동적 시력(DVA) 평가가 포함된다.[7] VOR 기능은 머리의 움직임에도 불구하고 목표물에 시선을 고정시키는 기능을 하며 HIT는 이러한 상황을 재현한다. 환자 앞에 앉은 상태에서 치료사는 환자에게 가까운 목표(보통 치료사의 코)를 바라보면서 시선을 유지하도록 지시한다. 치료사는 환자가 경추 회전에 대해 편안하고 이완되어 보일 때까지 환자의 머리를 좌우로 약 20° 회전시킨다. 그런 다음 치료사는 환자의 눈을 관찰하면서 초점(치료사의 코)에 머물 수 있는 환자의 능력을 확인하면서 작은 범위의 낮은 진폭으로 머리를 한쪽으로 밀어낸다. 환자가 고정을 유지할 수 없는 경우 치료사는 환자의 눈이 "목표물에 유지"를 위해 코를 향해 빠르게 단속운동으로 돌아오는 것을 관찰할 것이다. 이것은 머리가 이동된 쪽의 VOR 소실을 나타낸다(그림 14.10). 전정-안구반사 소실(양성 HIT)은 일측성 또는 양측성(한쪽 또는 양쪽 귀에서)일 수 있다. 2차 시도에서는 환자가 갑작스런 움직임을 예상하고 보상을 시도할 수 있으므로 기능저하가 의심되는 쪽을 먼저 검사하는 것이 좋다. 이것은 치료사가 긍정적인 결과를 식별하는 것을 더 어렵게 만든다. 환자는 이 검사에서 가벼운 불편함 증상을 보고할 수 있으므로 증상의 중증도는 아날로그 척도를 사용하여 기록해야 한다.

동체시력은 머리의 움직임으로 명확하게 볼 수 있는 능력이다. 환자는 ETDRS 시력검사표에서 4미터(13.12피트)에 위치하며 차트에서 명확하게 읽을 수 있는 가장 낮은 선을 식별하도록 요청받는다. 치료사는 환자의 머리를 2Hz

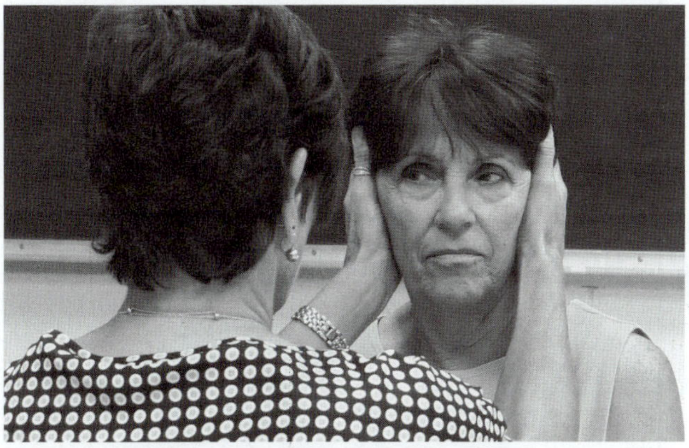

그림 14.10 VOR, 두부충동검사(HIT)의 임상 검사 앉아 있는 동안 치료사는 HIT를 수행하여 환자의 시선안정을 평가한다. 환자는 머리를 좌우로 회전시키면서 치료사의 코에 시선고정을 유지하도록 지시한다. 치료사는 환자의 눈이 오른쪽과 목표물(치료사의 코)에 고정된 상태를 유지하도록 요구하면서 환자의 왼쪽을 향해 낮은 진폭의 회전식 빠른 밀어내기를 수행한다. 환자가 시선안정을 유지할 수 없으면 왼쪽으로 회전하는 동안 눈이 머리와 함께 움직이고 치료사는 목표물을 다시 찾기 위해 오른쪽으로 눈이 빠르게 움직이는 것을 관찰할 것이다.

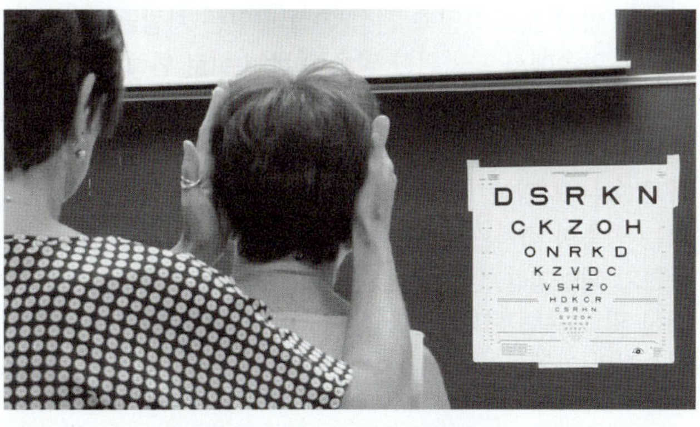

그림 14.11 VOR, 동체시력(DVA)의 임상 검사 환자는 ETDRS 차트에서 약 4미터 떨어진 곳에 위치하며 명확하게 볼 수 있는 차트의 가장 낮은 선을 큰 소리로 읽으라고 지시받는다. 그런 다음 치료사는 환자의 머리를 약 2Hz의 속도로 회전시킨다(메트로놈을 사용하여 적절한 머리 회전속도를 유지할 수 있음). 환자는 머리를 움직이는 동안 명확하게 볼 수 있는 가장 낮은 선을 큰 소리로 읽도록 요청받는다. 3줄 이상의 차이는 VOR 손실을 나타낸다. 서서 하는 테스트를 수행하는 환자는 불안정할 수 있다; 따라서 치료사는 환자의 안전을 보장하기 위해 가까이 있어야 한다.

의 속도로 좌우로 회전시키면서 검사를 반복한다(그림 14.11). 치료사는 머리를 움직이지 않은 상태와 움직이는 상태로 환자의 읽기 능력을 비교하고 ETDRS 차트에서 3개의 선 이상의 차이는 VOR 소실을 나타낸다. 이 검사는 머리를 위아래로 끄덕이는 수직면에서도 수행할 수 있다.

작은 목표물을 따라가기 위해 머리와 눈을 함께 움직이려면 피질, 뇌간 및 소뇌의 기능인 VOR 해제가 필요하다.[5] 이를 검사하기 위해 환자에게 엄지손가락을 편 상태에서 팔을 똑바로 앞으로 내밀고 엄지손톱에 초점을 맞추도록 지시한다. 그런 다음 환자에게 동일한 진폭으로 몸통과 머리를 동시에 회전시키도록 지시한다. 환자는 머리와 팔이 좌우로 움직이는 동안 엄지손가락에 초점을 유지할 수 있어야 한다. 치료사는 엄지손가락을 부드럽게 추적할 수 있는지 환자의 눈을 관찰한다. 목표물을 따라갈 수 없다는 것은 중추 전정병변을 나타낸다.

임상 노트 : 안구운동 검사는 ***HINTS***라는 약어를 적용하여 급성말초장애(특히 신경염)와 급성혈관질환(뇌졸중)을 구별하는 데 정확한 것으로 밝혀졌다. 다음과 같은 일련의 소견은 뇌졸중과 관련이 있다.

- ***두부충동***검사에서 음성 소견
- 방향전환 ***안진***이 동반된 시선 유지에 대한 양성 소견
- ***사편시***에 대한 양성 ***검사***

HINTS plus는 위의 소견과 함께 난청을 추가하며 뇌졸중을 나타낸다.[4,5,8]

자세조절 Postural Control

전정 병리를 가진 환자는 일반적으로 불균형으로 인한 자세 불안정 및 관련 제한의 느낌을 보고한다. 여러 요인이 자세 불안정에 기여하며 치료사는 원인이 되는 근본적인 장애를 확인해야 한다. 근골격계 결함으로 인한 자세조절 상실, 감각운동 장애, 전정기능 장애로 인한 불균형을 치료사가 구별하는 것이 중요하다. 이러한 상태는 감각조절검사(Sensory Organization Test)를 사용하거나 임상 환경에서 균형 검사의 감각 통합을 위한 임상 검사(CTSIB) 또는 균형 검사의 감각 통합을 위한 수정된 임상 검사(mCTSIB)를 사용하여 검사한다. 전정 병리로 인한 자세 불안정은 CTSIB의 조건 5와 6과 mCTSIB[7–9]의 조건 4에서 발생한다(그림 14.12).

Romberg 및 Sharpened Romberg 검사는 환자가 전정 기능 저하 쪽으로 기울어지거나 넘어지는 경향이 있기 때문

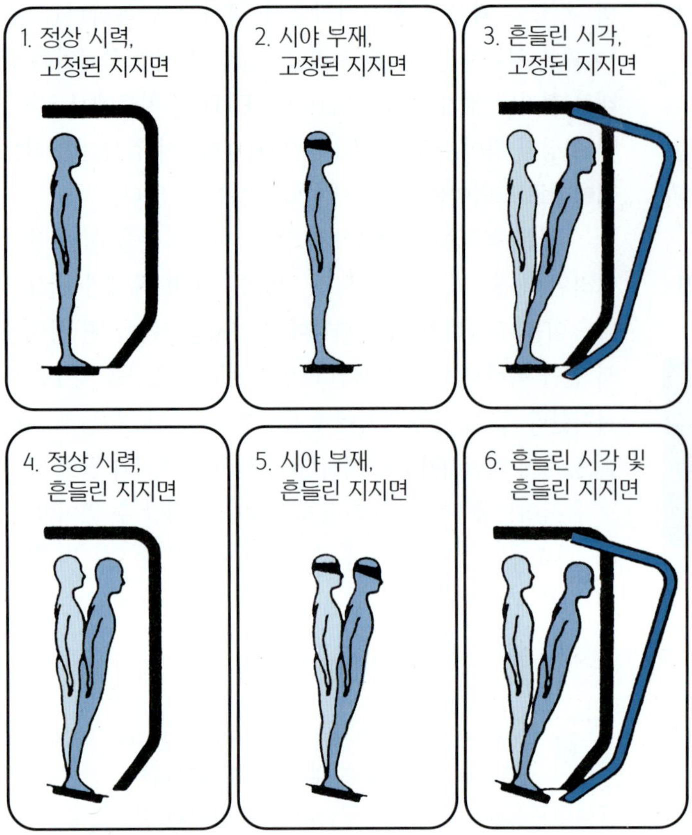

그림 14.12 감각조절검사.

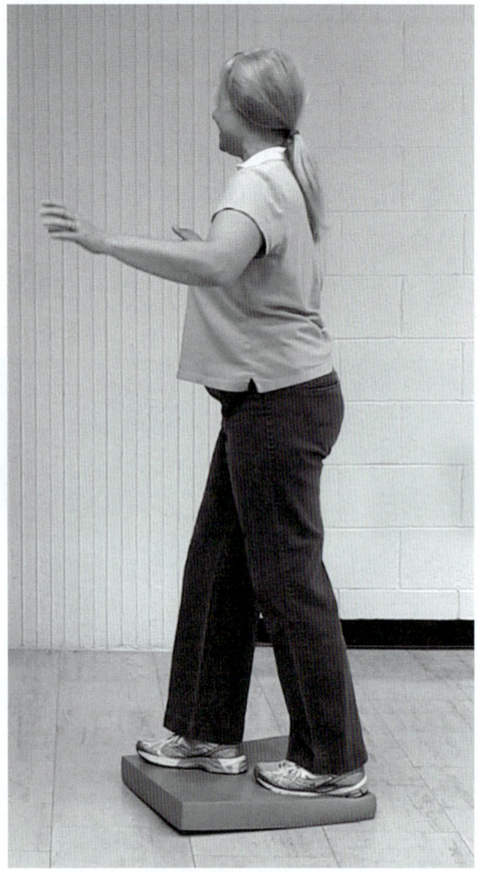

그림 14.13 정적 자세조절 자세조절은 환자가 머리를 오른쪽과 왼쪽으로 회전하는 동안 말랑말랑한 표면에서 발을 일직선으로 하여 서게 하여 검사한다. 이러한 조건은 자세조절 및 불균형 감지를 위한 전정시스템에 대한 요구를 증가시킨다.

에 측방밀기를 식별하는 데 유용하다. 기저면(BOS)이 감소된 위치 또는 말랑말랑한 표면에서 머리 회전 및/또는 목 굴곡 및 신전을 추가하면 전정 손실이 더욱 노출된다(그림 14.13). 전정 침범 환자에게 권장되는 결과 측정에는 기능적뻗기검사(FRT), 수정된 기능적뻗기검사(mFRT), 버그균형척도(BBS), 동적보행지수(DGI) 및 기능적보행평가(FGA) 가 포함된다. FGA 및 DGI에는 BOS 감소, 머리 움직임, 방향 및 속도 변경, 다양한 시각적 입력으로 걷기에 대한 기준이 포함된다. 마찬가지로, 일어서서 걷기(TUG) 및 TUG(인지) 검사에는 이중과제[7]로 걷는 동안 회전이 포함된다(표 14.2). 전정장애와 관련된 균형장애 및 활동제한은 "감각선택 및 가중치 결핍"의 운동시스템 범주와 일치한다.[10–13] 선 자세조절 검사에 대한 자세한 내용은 10장을 참조한다.

임상 노트: 양측 전정 손실이 있는 사람들은 시스템 양쪽에서 광범위한 말초 입력 손실로 인해 편측 기능저하가 있는 사람들보다 자세조절 및 시선안정에 더 큰 장애를 보인다. 한편, 양측 전정 손실이 있는 사람은 편측 기능저하가 있는 사람에 비해 현훈이 덜 나타나는 경향이 있는데, 이는 양측의 격차가 적고 양쪽의 입력이 줄어들더라도 더 동등하기 때문이다. 양측 전정 손실의 가장 흔한 원인은 겐타마이신 및 스트렙토마이신과 같은 아미노글리코사이드 약물에 부수적인 이독성이다.[2,5]

양성돌발성두위현훈

Benign Paroxysmal Positional Vertigo

양성돌발성두위현훈(***BPPV***)은 성인 현훈의 가장 흔한 원인이다.[5] BPPV는 두부 외상이나 바이러스에 의해 촉발될 수 있지만, BPPV는 이석이 난형낭의 평형반에서 빠져 나와 하나 이상의 반고리관으로 전위될 때 발생한다고 가정한다. 각 반고리관은 안구 운동 흥분 및 억제의 특정 패턴을 이끌어낸다는 점을 기억한다(표 14.1 참조). BPPV에서 반고리관에 이석이 존재하면 내림프 흐름을 방해하고 팽대정의 변위를 변경하며 각 귀의 말초 신호 불일치를 일으킨다. 이것은 안구 근육 자극의 비정상적인 패턴을 초래하여 병적 두위안진을 유발한다. 불규칙한 안구 운동으로 인해 환자는 불안정한 시각 환경(비디오 카메라의 떨리는 손과 유사)을 "보고" 현훈을 호소한다. BPPV의 특징적인 특징은 안진을 동반하는 현훈의 호소를 포함하며, 그 발병은 본질적으로 방향 특이적 또는 위치적이며(즉, 머리가 관련된 관의 평면에서 움직일 때만 발생) 움직임 시작 후 몇 초 이내에 발생한다(내림프가 관에서 움직이기 시작하면). 증상의 지속 기간은 BPPV의 특성을 나타낸다. 60초 미만 지속되는 안진 및 현훈의 호소는 이석이 반고리관에서 자유롭게 떠 있는 ***반고리관 결석***으로 인한 BPPV를 나타낸다. 대조적으로, 머리가 도발 위치에 있는 동안 지속되는 안진 및 현훈의 호소는 ***팽대부릉정 결석***으로 인한 BPPV를 나타낸다.

Dix–Hallpike 및 Roll 검사는 BPPV로 인한 두위안진을 식별한다. Dix–Hallpike 수기는 후반고리관 및 전반고리관을, Roll 검사는 수평관을 검사한다. 둘 다 검사중인 관에 대한 중력의 영향을 최대화하고 내림프 흐름을 자극하도록 머리를 배치해야 한다. 치료사는 관련된 관을 확인하기 위해 눈의 방향과 비틀림에 대한 안진을 관찰한다. 이러한 검사를 관리하고 해석하는 방법에 대한 지침과 시범은 표 14.5와 그림 14.14 및 14.15를 참조한다.

표 14.5 양성돌발성두위현훈 검사

후/전관 BPPV에 대한 Dix–Hallpike 검사

절차	양성 결과
• 무릎을 약간 구부린 상태에서 다리펴고 앉기로 시작한다. 머리는 매트 테이블의 가장자리에 가까워야 한다(그림 14.14A). • 턱이 어깨를 향하도록 피험자의 머리를 검사하는 쪽으로 45° 회전시킨다. • 머리를 테이블에서 30° 정도 펴고 피험자를 앙와위 자세로 부드럽게 눕힌다(머리가 평가자의 무릎에 있을 수 있음) (그림 14.14B). • 1분 동안 또는 빙빙 도는 감각이 멈출 때까지 자세를 유지한다.[5] • 다리 펴고 앉기로 돌아간다(그림 14.14C).	피험자는 1분 미만 지속되는 현훈 또는 빙빙 도는 감각을 보고한다. 검사자는 1분 미만 지속되는 회선안진을 감지한다. 양성 결과는 머리가 회전하는 쪽의 BPPV를 나타낸다. Frenzel 렌즈 또는 적외선 고글을 사용하는 경우: • 상향안진은 후관의 침범을 나타낸다. • 하향안진은 전관의 침범을 나타낸다. • 시계방향 회전안진은 왼쪽 귀의 침범을 나타낸다. • 반시계 방향 회전안진은 오른쪽 귀의 침범을 나타낸다. 이들은 일반적으로 방향성(위/아래) 및 회선 구성요소(시계 방향/반시계 방향)와 함께 존재한다.

수평(외측)관 BPPV에 대한 Roll 검사

절차	양성 결과
• 무릎을 약간 구부린 상태에서 다리펴고 앉기로 시작한다(그림 14.15A). • 피험자는 턱을 가슴에 대고(대략 20–30°의 경추 굴곡) 앙와위 자세로 눕는다. • 목을 구부린 상태에서 머리는 검사 중인 쪽으로 완전히 회전된다. 위치는 15초 동안 유지된다(그림 14.15B). • 환자의 머리가 정중선으로 돌아간다. 위치는 15초 동안 유지된다(그림 14.15C). • 머리는 반대쪽으로 완전히 회전된다. 위치는 15초 동안 유지된다(그림 14.15D).[5]	대상은 1분 미만 지속되는 현훈을 보고하지만 안진은 본질적으로 회선이 아니기 때문에 반드시 "빙빙 도는 느낌"일 필요는 없다. 피검자의 머리가 왼쪽으로 회전하는 동안 검사자는 왼쪽 또는 지면을 향한 지향성 안진(geotropic nystagmus)을 감지한다. 피검자의 머리가 오른쪽으로 회전하는 동안 검사자는 오른쪽 또는 지면을 향한 지향성 안진(geotropic nystagmus)을 감지한다. **참고:** 피험자가 반고리관 결석이 있다는 결론을 내리려면 두 조건이 모두 충족되어야 한다.

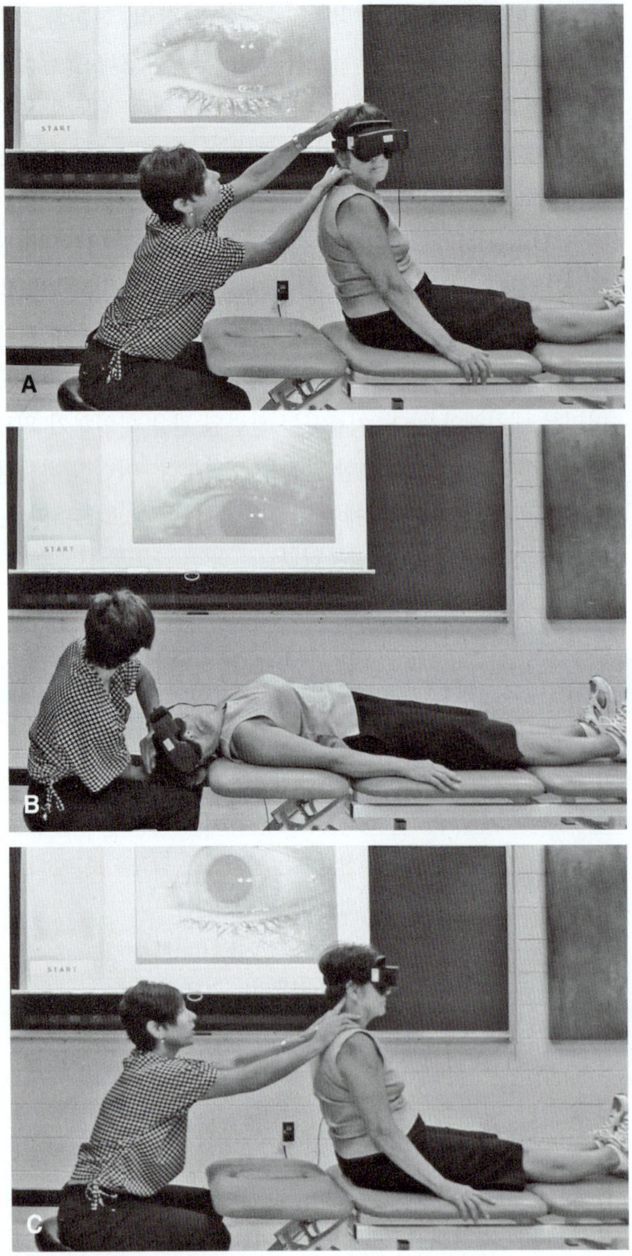

그림 14.14 Dix-Hallpike 검사

(A) 오른쪽 Dix-Hallpike 검사의 시작 위치.
환자는 머리를 검사되는 쪽(이 경우 오른쪽)으로 돌리고 다리 펴고 앉기 자세를 취한다. 환자는 완전히 앙와위 일 때 머리가 테이블에서 나올 수 있도록 위치를 잡아야 한다. 치료사는 테이블 끝에 있는 스툴에 앉아 앙와위로 전환하는 동안 환자를 지지하고 자세를 바꾸지 않고 검사를 수행한다. 환자는 눈의 이미지를 화면에 투사하는 적외선 비디오 Frenzel 고글을 착용하고 있는다.

(B) 오른쪽 Dix-Hallpike 검사에 대한 두 번째 위치.
환자는 머리를 30° 펴고 검사되는 쪽(오른쪽)을 향해 45° 회전한 상태로 앙와위를 할 수 있도록 도움 받는다. 치료사는 테이블 끝에 있는 스툴에 앉아 환자의 머리를 지지하고 현훈이 발생할 경우 환자에게 편안함을 제공한다. 이 위치는 30초 동안 유지된다. 치료사는 화면에서 눈의 이미지를 보고 안진의 방향, 지속 시간 및 강도를 확인한다. 고글 없이 이 검사를 수행하는 경우 치료사는 이 정보를 얻기 위해 환자의 눈을 직접 봐야 한다.

(C) 오른쪽 Dix-Hallpike 검사, 앉은 상태로 돌아가기.
치료사는 올바른 Dix-Hallpike 검사를 완료하기 위해 환자가 다리펴고 앉기를 도와준다. 그런 다음 검사는 반대쪽에도 시행되어야 한다.

임상 노트 : 치료사는 실내 조명에서 맨눈으로 안진의 존재를 감지할 수 있지만 적외선 비디오 고글을 사용하지 않고는 안진의 방향과 비틀림을 정확하게 관찰하기 어렵다. BPPV 사례의 85%는 후관에서 발생한다. 따라서 고글 없이 Dix Hallpike 테스트를 수행할 때 안진의 소견과 현훈의 호소는 검사중인 쪽(아래쪽 귀)의 후관의 침범을 나타내는 것으로 일반적으로 인정된다.[5]

Dix-Hallpike 검사 동안 오른쪽에서 기원하는 BPPV는 눈의 상극을 환자의 오른쪽으로 회전(치료사가 고글을 사용하여 관찰하는 경우 시계 반대방향)하게 하는 반면 왼쪽에서 기원하는 BPPV는 환자 눈의 상극이 왼쪽으로 회전(치료사가 고글을 사용하여 관찰하는 경우 시계방향)하게 한다. 전관에서 시작되는 BPPV는 눈이 안와에서 아래로 점프하게 하고 후관에서 BPPV는 눈을 위로 움직이게 한다. 일반적으로 후관 및 전관의 BPPV는 회선 및 수직 구성요소를 포함한다. 예를 들어, 머리를 왼쪽으로 돌린 Dix-Hallpike 검사에서 현훈을 호소하고 짧은기간 시계 방향으로 상향안진을 보이는 환자는 "반고리관 결석으로 인한 왼쪽 후관 BPPV로 진단된다."

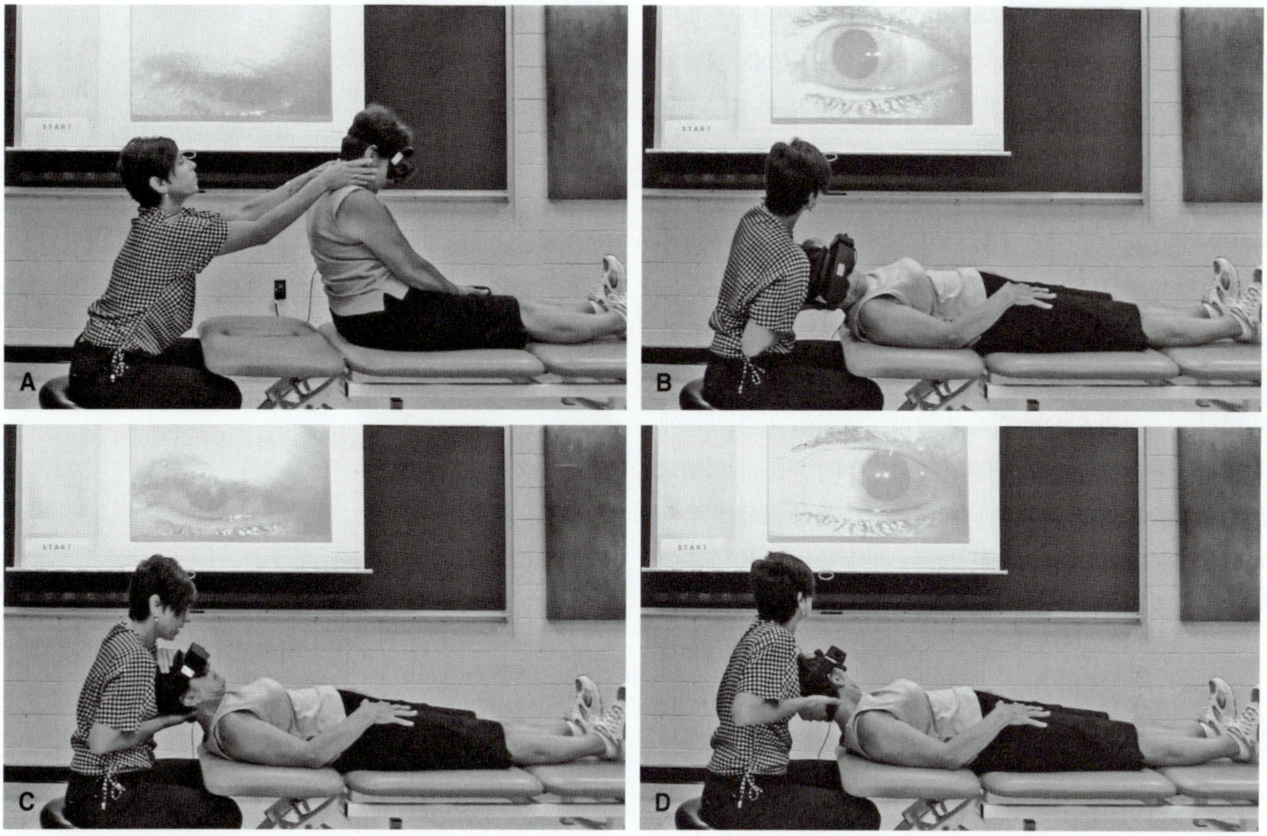

그림 14.15 Roll 검사

(A) Roll 검사를 위한 시작 위치.
환자는 머리를 중립으로 하고 턱을 가슴 쪽으로 당긴 상태로 다리 펴고 앉기 자세를 취한다(경추 굴곡 20°에서 30° 사이).
환자는 눈의 이미지를 화면에 투사하는 적외선 비디오 Frenzel 고글을 착용하고 있다.

(B) Roll 검사, 두 번째 위치.
환자는 경추 굴곡을 유지하면서 앙와위 자세로 도움을 받는다. 치료사는 환자의 머리를 검사되는 쪽(이 경우 오른쪽)으로 돌린다.
이 자세는 15~30초 동안 유지된다. 치료사는 화면의 눈 이미지를 사용하여 안진 검사의 방향, 지속 시간 및 강도를 확인한다.
눈이 중심에서 벗어나 환자의 오른쪽(치료사 또는 관찰자의 중심 왼쪽)으로 이동하고 있음을 주목한다.

(C) Roll 검사, 세 번째 위치.
치료사는 환자의 머리를 다시 정중선으로 돌리고 환자가 이 위치에서 15~30초 동안 회복할 수 있도록 한다.

(D) Roll 검사, 네 번째 자세 및 앉은 상태로 돌아가기.
치료사는 환자의 머리를 반대쪽(이 경우 왼쪽)으로 회전시켜 다른 수평관을 검사하고 이 위치를 15~30초 동안 유지한다.
치료사는 화면의 눈 이미지를 사용하여 안진의 방향, 지속 시간 및 강도를 확인한다. 눈이 중심에서 벗어나 환자의 왼쪽
(치료사 또는 관찰자의 중심 오른쪽)으로 이동하고 있음을 주목한다. 이러한 소견은 반고리관 결석으로 인한 지향성 안진 및
수평관 BPPV와 일치한다. 검사가 끝나면 환자는 똑바로 앉은 자세로 돌아간다.

수평관에 대한 Roll 검사 중 머리가 좌우로 회전된 상태에서 지면을 향한 측면 안구 운동(***지향성 안진***)을 초래하는 BPPV는 반고리관 결석을 나타낸다. 수평관 BPPV에 대한 Roll 검사는 머리가 좌우로 회전된 상태에서 지면에서 멀어지거나 천장을 향한 측면 안구 운동(***천향성 안진***)을 나타낸다.[2,4–6] 반고리관 결석의 경우 강도가 가장 높은 쪽이 침범된 쪽을, 팽대부릉정 결석에서 강도가 낮은 쪽이 침범된 쪽을 나타낸다.[5] 예를 들어, Roll 검사 동안 머리를 오른쪽으로 돌린 상태에서 가장 심한 단기 현훈을 호소하고 머리가 오른쪽과 왼쪽으로 회전된 지향성 안진을 보이는 사람은 "반고리관 결석으로 인한 오른쪽 수평관 BPPV" 진단을 받게 된다.

중요하게도, 치료사는 BPPV의 존재를 확인하기 위해 특정 안구 조건이 충족되어야 하고 수평관에서의 소견이 양쪽의 기준을 충족해야 함을 인식해야 한다. BPPV는 하나 이상의 관에서 또는 양측으로 발생할 수 있으며, 이는 비정형의 안진 패턴을 생성한다. 안진의 방향이 BPPV에서 침범된 관

을 나타내지만 동일한 안구 패턴이 CNS 침범을 나타낼 수도 있다. 예를 들어, 하향안진은 전관 BPPV 또는 CNS 침범의 징후일 수 있다. 치료사는 환자의 병력과 안구운동 및 VOR 검사 소견을 포함하여 검사의 모든 요소를 고려하여 타당한 진단을 내려야 한다. 또한, 수련 임상의는 관내 잔해의 시작 위치가 기술된 안구 패턴에 맞지 않는 안진을 동반한 BPPV의 비정형적 변화를 초래할 수 있음을 알고 있어야 한다.[14,15]

이러한 검사의 매우 도발적인 특성 때문에 검사가 끝날 무렵에 가장 잘 수행된다. 검사 중 증상 유발 가능성에 대해 미리 경고하지 않으면 환자가 놀라는 경향이 있다는 점에 유의해야 한다. 치료사는 검사가 현훈을 재현하도록 설계되었으며 현훈이 가라앉을 때까지 눈을 뜨고 검사 자세를 유지하라는 지시를 제공한다고 설명하는 것이 중요하다. 결과에 대한 해석은 상자 14.2를 참조한다.

임상 노트:

- Dix-Hallpike 검사를 허용할 수 없는 경우 *Sidelying 검사*를 대안으로 사용할 수 있다. 이 검사를 위해 환자는 머리를 한쪽 어깨 쪽으로 돌린 다음 반대쪽 어깨를 아래로 눕는다. 이 경우 아래쪽 귀가 검사되고 치료사는 Dix-Hallpike 검사에 설명된 대로 BPPV를 식별한다.[5,7]
- 말초 손상으로 인한 자발안진은 일반적으로 발병 후 7일 이내에 해결된다. 따라서 치료사는 부상 후 1주일 후에 실내 조명에서 자발안진이 관찰되는 경우 중심 전정 문제를 의심해야 한다. 자발안진의 존재가 CNS 침범을 의미한다는 점을 감안할 때 의사는 이 결과에 대해 경고해야 한다.

상자 14.2 결과 해석

중추 전정 침범을 암시하는 결과

- 지속적인 어지럼증
- 주시안진을 동반한 순수 회선성 또는 수직성 자발안진
- 방향전환, 주시안진
- 같은 방향과 반대 방향으로 뛰는 안진
- 증상 발현 후 7일 이상 지속되는 자발안진
- 후방 균형 소실을 포함하여 정적 및 동적 자세조절의 중등도에서 심각한 소실
- 척추기저동맥 뇌졸중과 일치하는 증상:
  - 발성 장애
  - 상지 및 하지 편마비
  - 안면 마비
  - 실조증
  - 현훈
  - 메스꺼움/구토
  - 안진
  - 복시
  - 혼수상태
  - 난청
  - 이향주시

말초 전정 침범을 암시하는 결과

- 특정 평면이나 방향으로 머리를 움직일 때 지속적으로 발생하는 현훈
- 회선 및 수직/수평 구성요소를 나타내는 두위안진
- 가벼운 자세 불안정
- 상응하는 이명, 귀의 압력 또는 청력 소실

일측성 전정 침범을 암시하는 결과

- 중등도에서 중증 현훈
- 한 방향으로 지속적으로 뛰는 빠른 단계의 안진
- 측방밀기
- 정적 및 동적 자세조절 최소한의 소실

양측성 전정 침범을 암시하는 결과

- 현훈에 대한 호소가 경미하거나 전혀 없음
- VOR 손실이 있는 진동시: 물체가 실제로 움직이지 않을 때 점프하는 것처럼 보이거나 흔들리는 현상
- 정적 및 동적 자세조절의 상당한 소실
- 움직일 때 메스꺼움

비전정 침범을 암시하는 결과

- 지속적인 어지럼증
- 움직임과 관련된 것이 아니라 활동과 관련된 어지럼증
- 하루 중 특정 시간에 발생하거나 약물과 일시적인 관계가 있는 어지럼증
- 적외선 Frenzel 고글 검사로 안진이 없을 때 발생하는 어지럼증
- 앉은 상태에서 넘어지는 것에 대한 두려움
- 공황 발작과 관련된 과호흡 또는 숨 가쁨
- 불특정 공포나 불안의 언어화
- 누운상태에서 앉기 또는 앉았다 서기로 전환할 때 발생하는 현기증

비전정성 어지럼증 Nonvestibular Dizziness

감별진단 과정에서는 치료사가 전정 기능장애를 모방하는 장애를 검사하는 동안 주의를 기울여야 한다. 고혈압 또는 저혈압, 편두통, 불안, 공황 발작, 약물 상호 작용 또는 부작용과 같은 상태가 "어지럼증" 에피소드로 나타날 수 있다.

기립성 저혈압은 누운 자세에서 앉기, 앉았다 서기 등 중력에 대한 이행성 자세 운동 직후에 혈압 강하로 인해 발생할 수 있다. 마찬가지로, 혈압이 상승하면 현기증과 어지럼증에 대한 불만이 생길 수 있다. 치료사는 환자의 불만에 심혈관계 기여를 배제하기 위해 검사 중 혈압을 주의 깊게 모니터링 해야 한다.

항고혈압제, 항우울제 및 기타 수많은 약물이 특히 노인 인구에서 어지럼증을 호소하는 원인이 될 수 있다. 치료사는 환자의 약물을 검토하고 약물과 용량 변경 및 증상의 시작 사이의 시간적 연관성을 기록해야 한다. 약물과 일치하거나 하루 중 특정 시간과 관련된 증상은 전정 기원이 아닐 가능성이 크다. 전정 검사에는 정적 및 동적 균형 측정이 포함되기 때문에 치료사는 종종 약물이 자세 조절에 미치는 영향을 가장 먼저 감지하고 그 결과는 환자의 의사에게 보고해야 한다.

편두통은 흔히 BPPV 또는 메니에르병과 유사하며 불균형, 메스꺼움, 구토 및 두통의 증상이 있거나 없이 발생할 수 있다.[6] 편두통 두통은 일반적으로 약물로 치료되지만 치료사는 잠재적인 두통 유발 요인과 동작 민감도를 식별하고 관리하는 데 환자를 도울 수 있다.[5] 감정적 또는 심리적 문제는 공포증이나 다리 위를 운전하거나 바쁜 시각 환경에서 움직이는 것과 같은 활동과 일치하는 증상을 보고하는 환자에게 원인이 될 수 있다. 안진이 없는 상태에서 발생하는 머리의 "핑핑 도는" 또는 "얼얼함", 지속적인 어지럼증, 휴식 시 어지럼증에 대한 불만은 신체 감정적 상태와 관련이 있다. 불안 및 공황발작의 징후는 전정 장애의 증상과 중첩되며 어지럼증, 불안정, 발한, 숨 가쁨, 메스꺼움, 복부 통증, 심장 두근거림, 안면 홍조 또는 오한, 두려움의 불만을 포함한다. 현훈증상척도(Vertigo Symptom Scale)는 어지러움의 전정 원인과 감정을 구별하는 데 유용한 도구이다.[7] 모든 경우에 치료사는 효과적인 환자 관리를 위해 결과를 환자, 의사 및 전문 의료 팀에게 전달하는 것이 필수적이다.

임상 노트 : 지속적 체위 지각 어지럼증(PPPD)은 기능적 보행 장애, 공포증 및 참여 제한을 초래하는 거의 일정하고 빙빙 돌지 않는 어지럼증 및 불안정성을 포함하는 만성 증후군을 나타낸다. 증상은 신경염, 편두통 또는 두부 외상과 같은 전정 또는 의학적 사건과 불안과 같은 심리적 개입에 의해 촉발된다. 환자는 시각 정보에 과도하게 의존하여 자세 불안정성과 낙상 공포에 대한 민감도가 높아진다. 장기간의 비정상적인 감각 통합은 바쁜 시각 환경에서 자세 및 보행 불안정성을 호소하는 부적응 피질 재구성으로 이어진다. 치료를 위한 권장 사항에는 환자 교육, 습관화 및 균형 훈련을 위한 전정 재활, 약물 및 인지 행동 치료가 포함된다.[16]

임상 추론, 검사 및 평가와 관련된 지식을 적용하려면 학생실습활동 14.1을 참조한다.

회복 및 예후 Recovery and Prognosis

반고리관에서 이석 제거하여 정상적인 기능을 회복할 수 있는 BPPV를 제외하고 전정 손상 후 회복은 보상, 적응 및 습관화의 과정을 통해 일어난다. 적응과 보상이라는 용어는 문헌에서 중복되지만 ***보상***이라는 용어는 일반적으로 손실된 전정 기능에 대한 다른 구조의 대체를 나타낸다. 보상에는 경추–안구 반사 및 온전한 안구 운동 경로와 같은 온전한 전정 경로의 활용을 포함하지만 이에 국한되지 않는 회복을 위한 여러 대체 경로 또는 전략의 사용이 포함된다. 자세 제어를 위한 발의 정보 및 시각과 같은 체성감각 경로의 선택; 선행적 균형 반응의 사용 증가; 그리고 동적 안정성을 개선하기 위한 감소된 보행 속도와 같은 기능적 움직임 패턴의 일반적인 변화.[2,3,5,6] ***적응***은 소뇌에 의한 VOR의 이득, 단계 또는 방향의 재확립을 나타내는 특정 보상 모드로 생각할 수 있다.[2,6] 학습의 맥락에서 ***습관화***는 반복적인 자극 후 통증이 없는 자극에 대한 감소된 반응을 말한다.[2,5] 전정 재활은 증상을 유발하는 움직임을 의도적으로 반복적으로 수행하여 동작 민감도를 감소시키는 습관화를 사용한다. 관련된 병태생리학적 과정에 관계없이 전정 손상 후 기능 회복은 이러한 메커니즘의 결합된 효과에 기인할 수 있다.

적응 및 보상이 필요한 구역의 동반질환은 회복 예후에 부정적인 영향을 미친다. 종합적인 병변 부하로 인해 다발성 경화증 및 뇌 손상과 같은 중추 장애의 회복은 느리고 불완전할 수 있다. 양측 말초 침범은 양측이 동일한 피해를 입었다는 것을 의미하지 않는다. 따라서 회복은 시스템의 남은 기능 정도에 따라 달라진다. 자세 조절의 회복은 시각 및 체성감각계의 보상에 크게 의존하므로 시각 장애 또는 당뇨병과 같은 기존 상태는 감각 재구성 능력을 제한한다.

회복을 강화하기 위한 초기 전략

Early Strategies to Enhance Recovery

증거에 따르면 실내 조명에서 조기 이동과 시각적 자극이 회복을 향상시킨다.[5,6] 반복적인 움직임은 습관화를 통해 증상을 줄이고 보상과 적응을 촉진한다. 증상의 유발은 습관화 과정의 고유한 요소이며, 결과적으로 환자는 증상이 해결될 때까지 증상을 유발하는 강도 수준에서 연습해야 한다. 그러나 환자의 내성 수준을 설정하고 회복을 충분히 촉진하지만 환자를 압도하고 순응도를 위태롭게 하지 않도록 활동의 선택과 강도를 수정하는 것은 치료사의 책임이다.[5,6] 전정 문제의 급성기 동안 보행을 포함한 이행성 움직임 동안 정지된 표적에 시선고정을 사용하여 증상을 완화하고 움직임에 대한 내성을 향상시킨다. 옆으로 누운 상태에서 앉은 상태로 이동하는 동안 한쪽 팔꿈치로 기대어 동작을 계속하기 전에 증상이 가라앉을 때까지 기다리는 것과 같이 이행 지점에서 일시 중지하는 것은 초기 동작에 대한 내성을 향상시키는 또 다른 전략이다. 또한 신체의 감각 입력을 강화하면 추가적인 고유감각 및 촉각 자극을 통해 공간에서 신체에 대한 인식이 향상된다. 비록 어렵지만 급성 문제가 발생한 후 환자는 가능한 한 빨리 걷도록 권장해야 한다. 초기 보행 특성에는 넓은 BOS, 한쪽으로 방향 전환, 스테핑 전략 증가, 머리 및 몸통 움직임 감소, 촉각 신호를 위해 가구나 벽 사용 등이 있다. 자세 조절과 환자 안전을 위해 일시적으로 보조 장치를 사용해야 할 수 있다. 급성기 이후, 대부분의 환자는 보행 속도가 감소하고 매일 걷기 프로그램이 스스로 선택한 보행 속도를 회복하고 지역사회 보행에 필요한 지구력을 회복하는 이점을 보인다. 초기에 증상 완화에 도움이 되는 메클리진과 같은 전정 억제제 약물은 장기간 사용하면 보상 과정을 억제하고 회복을 지연시킬 수 있으므로 가능한 한 빨리 중단해야 한다.[5,6]

임상 노트: 현훈 및 기타 증상은 경증에서 중증에 이르기까지 다양하지만 전정 증상의 정도를 과소 평가해서는 안된다. 미로염, 신경염 또는 메니에르병과 같은 급성 전정 문제 동안 증상이 쇠약해져 사람을 움직이지 못하게 할 수 있다. 구토로 인한 탈수로 인해 입원이 필요한 경우는 드문 일이 아니다. 많은 사람들이 이러한 증상의 갑작스러운 발병과 가혹함을 상당히 고통스럽게 생각하지만 증상이 일반적으로 며칠에서 몇 주 이내에 완화된다는 확신에 긍정적으로 반응하는 경향이 있다. 불안 그리고/또는 우울증이 기저에 있거나 이미 존재하는 사람들은 덜 효과적인 대처 전략을 보여 결과적으로 회복 가능성이 감소할 수 있다.

중재 Interventions

환자/클라이언트 관리 모델에 따라 치료사는 검사 과정에서 얻은 정보를 사용하여 손상을 해결하고 한계를 해결하기 위

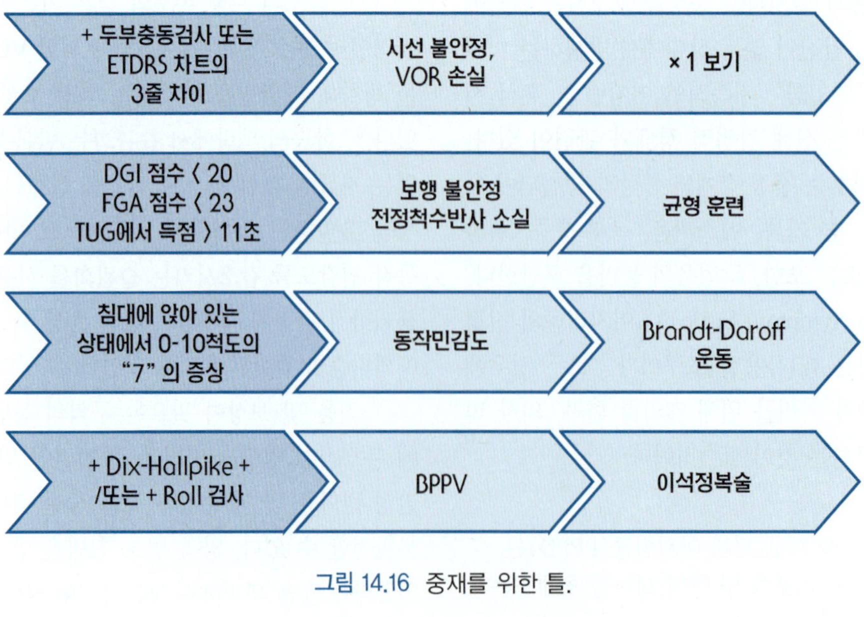

그림 14.16 중재를 위한 틀.

한 목표로 환자별 중재를 구현한다. 전정기능저하증에 대한 임상 진료 지침에서는 전정 재활을 위한 운동기반 접근 방식에는 시선안정, 습관화, 균형 및 걷기를 촉진하는 운동이 포함되며 임상의는 손상을 해결하기 위해 목표 운동을 제공할 수 있다고 명시되어 있다.[1] 예를 들어, 양성 HIT는 시선안정을 향상시키기 위한 운동을 지정한다. 침대에 앉는 것과 같은 기능적 작업 중 증상에 대한 불만은 동작 민감도를 줄이기 위한 습관화 운동을 요구한다. 낙상 위험을 나타내는 결과 측정에 대한 점수는 자세 안정성을 개선하기 위한 중재가 필요하다. BPPV에 대한 긍정적인 위치 검사는 정복술을 수행할 필요가 있음을 나타낸다(그림 14.16).

안구 운동 Oculomotor Exercises

다른 운동 장애와 일관되게 단속운동의 결핍과 시추적운동은 과제특이적 훈련을 통해 감소될 수 있다. 중요한 것은 안구운동 조절을 개선하기 위한 중재는 머리를 움직이지 않은 상태에서 수행해야 한다는 것이다. 단속운동은 근거리 시야에서 두 물체를 번갈아가며 훈련하며 수평 및 수직 평면 모두에서 연습해야 한다. 환자가 명확하게 볼 수 있는 한 거의 모든 물체가 표적으로 작용할 수 있다. 옵션에는 벽에 붙인 "스티커 메모"나 커피 머그와 꽃병과 같은 책상 위의 두 가지 물건이 있다. 이와 같은 일반적인 물체를 사용하면 환자가 일상생활 중 언제 어디서나 단속적 눈 조절을 연습할 수 있으므로 순응도가 향상된다. 읽기는 눈이 한 단어에서 다음 단어로 이동해야 하기 때문에 단속운동을 연습할 수 있는 또 다른 훌륭한 기회이다.

시추적운동 훈련은 환자가 머리를 움직이지 않고 움직이는 표적에 초점을 맞추는 것을 요구한다. 이 경우 검사 기준을 중재로 사용할 수 있으며 환자는 과제특이적 훈련을 위해 치료사의 움직이는 손가락을 따라갈 수 있다. 화면 전체에서 목표물을 시각적으로 추적해야 하거나 텔레비전에서 "티커 테이프" 메시지를 스크롤해야 하는 컴퓨터 게임은 연습을 위한 추가 기회를 제공한다. 치료사가 환자가 각 작업을 올바르게 수행하고 설정된 도발 한계 내에서 수행하는지 확인하면 이러한 작업을 가정 운동 프로그램의 일부로 할당할 수 있다.

임상 노트 : 머리를 그대로 둔 단속운동과 시추적 운동 훈련을 시선안정을 위한 운동으로 사용해서는 안된다.[1]

시선안정 운동 Gaze Stability Exercises

소뇌의 기능 중 하나는 시각적 이미지가 망막 중심와에서 안정적으로 유지되도록 VOR을 수정하여 사람이 사물을 명확하게 볼 수 있도록 하는 것이다. 정상적인 노화 또는 교정 렌즈 사용과 같이 시각 입력이 변경되면 소뇌는 망막의 불안정한 이미지를 보상하기 위해 VOR 이득을 수정한다.[3,5] 전정 재활 기술은 소뇌의 고유한 특성을 활용하여 전정 손상 후 시선안정을 회복하고 진동을 감소시킨다. ***한 번 보기***(×1 보기)는 VOR의 적응을 촉진하기 위한 가장 일반적인 치료 중재이며 환자가 시각적 대상에 초점을 잃지 않고 가능한 한 빨리 작은 진폭의 머리 움직임을 수행해야 한다. 재보정이 발생하려면 환자가 목표물에 명확한(흐릿하지 않은) 초점을 유지하면서 머리를 움직여야 한다. 환자는 시력검사표 또는 스티커 메모와 같은 대상에서 약 4피트 떨어진 곳에 서 있고 굵게 인쇄된 문자가 있다. 또는 시계의 숫자 12와 같이 명확하게 정의된 윤곽선을 포함하는 시각적 대상을 사용할 수 있다. 수행되는 머리 움직임의 방향은 환자의 증상에 따라 다르다. 일반적으로 수평 머리돌리기(회전)는 수직 움직임(위아래로 끄덕임)보다 도발적이므로 "예"에서 머리를 흔드는 것보다 "아니오"에서 머리를 흔들면서 ×1 보기를 연습하는 것이 일반적이다. "이러한 활동은 작은 범위 내에서 머리를 움직여야 하지만 속도는 증상의 강도에 따라 다르며 느린 것에서 빠른 것으로 진행해야 한다. 훈련 조건은 적응을 촉진할 만큼 충분히 빨라야 하지만 순응을 고무하기 위해 환자가 견딜 수 있어야 한다. 이 운동의 권장용량은 급성/아급성 전정기능저하 환자의 경우 1일 최소 3회 총 12분, 만성 전정기능저하 환자의 경우 1일 20분 이상이다[1](그림 14.17). 다음

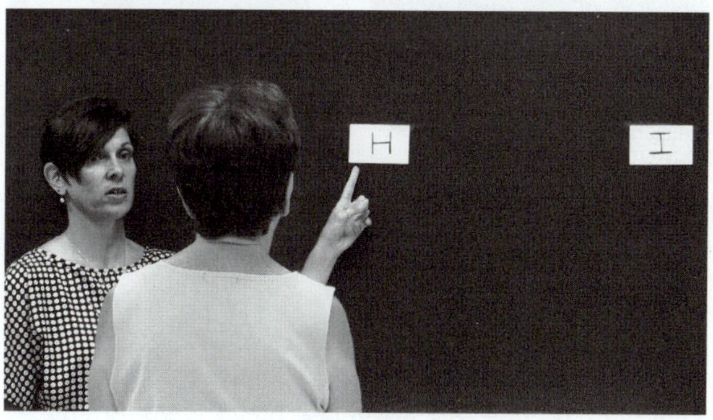

그림 14.17 ×1 보기
환자는 H 문자가 움직이거나 흐릿해지지 않도록 가능한 한 빨리 머리를 좌우로 흔들고 적응을 촉진하지만 도발을 제한하는 속도로 계속 움직이도록 지시받는다.

은 치료사가 환자에게 ×1 보기 운동을 지시할 때 사용할 수 있는 샘플 대본이다:

"스티커 메모의 'H'자가 흐릿해지지 않도록 최대한 빨리 '아니오'라고 고개를 저으세요. 이것을 1분 동안 유지하십시오. 그러나 증상이 0에서 10까지의 강도 척도에서 6을 넘지 않도록 하십시오. 만약 그렇다면, 운동을 다시 시도하기 전에 멈추고 0으로 돌아가도록 하십시오. 집에 있을 때 이 운동을 하루에 최소 3회, 총 12분 동안 수행하십시오."

×1 보기 운동의 진행은 환자가 증상 없이 빠르게 머리를 흔들 수 있을 때까지 머리 움직임의 속도를 증가시킴으로써 발생한다. 환자가 이 수준의 서있는 능력을 갖추게 되면 고정된 목표물을 향해 앞으로 걸어 갔다가 멀어지는 방향으로 걷는 동안 ×1 보기를 수행한다. 일반적으로 이로 인해 증상이 증가하거나 불균형이 발생한다. 추가 진행에는 걷는 동안 ×1 보기 수행 및 신체 앞에서 팔 길이의 목표물을 잡는 것, 체크 무늬 식탁보와 같은 바쁜 배경에 목표물을 고정하는 것을 포함한다. 사례 연구 9 참조.

양측 전정 기능 저하증과 같은 심각한 VOR 손실이 있는 환자는 ×1 보기 패러다임을 허용하지 않을 수 있다. ***시선이동 운동***은 환자가 먼저 단속 운동을 한 다음 머리 회전을 순서대로 수행하도록 함으로써 눈과 머리 협응을 다루는 대안적인 보상 훈련 전략을 제공한다. 치료사는 환자에게 가까운 시각 영역에서 두 대상을 번갈아 보도록 지시한다; 환자는 머리와 눈을 첫 번째 대상에 맞춰 정렬한 다음 눈을 두 번째 대상으로 이동한 다음 두 번째 대상을 향해 머리를 움직이고 첫 번째 대상을 다시 바라보는 순서를 반복한다(눈의 움직임에 이어 머리의 움직임). 환자는 ×1 보기 연습과 유사한 훈련 지침에 따라 수평 및 수직 평면에 목표물을 배치하여 훈련해야 한다(그림 14.18).

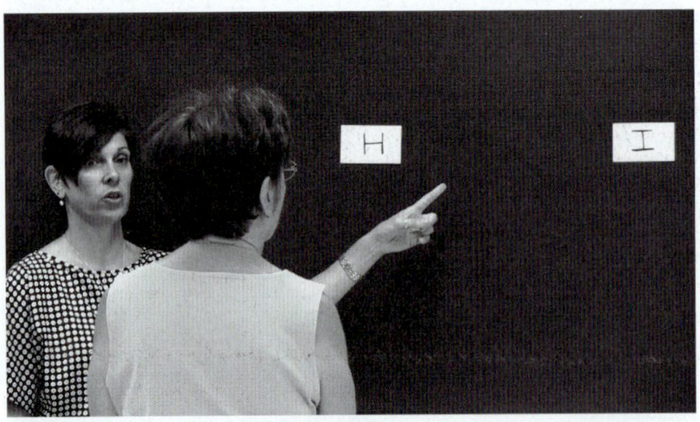

그림 14.18 시선이동 운동 환자는 첫 번째 시각적 목표(문자 H)와 정렬되어 있다. 그녀는 두 번째 표적(문자 I)에 초점을 맞추기 위해 눈을 움직이고 표적을 향해 빠르게 머리를 움직이라는 지시를 받았다. 그런 다음 눈을 복제한 다음 머리를 움직여 첫 번째 대상을 다시 본다. 치료사는 보상을 촉진하되 도발을 제한하고 과도한 자극을 방지하기 위해 이 절차를 하루 종일 여러 번 반복하도록 환자에게 지시한다.

심한 동요시가 있는 환자는 시선을 고정하기 위해 종종 머리를 움직이지 않고 유지하여 목이 뻣뻣하고 통증을 호소할 수 있다. 치료사는 앉았다 일어서거나 걷는 동안 경추의 움직임이 감소하는 것을 관찰할 수 있다. 상체 에르고미터를 사용하여 경추 및 흉추 상부 회전을 촉진할 수 있다. 초기에 환자는 증가된 고유수용감각 입력 및 안정성을 위해 앉은 상태로 위치할 수 있으며 그 다음에는 서 있는 상태로 진행할 수 있다. 시선안정이 향상됨에 따라 이러한 환자는 머리 움직임을 일상적인 기능 활동에 다시 도입하는 중재의 이점을 얻는다.

습관화 운동 Habituation Exercises

많은 사람들은 몸과 머리를 움직일 때 발생하는 불편한 감각인 동작 민감도 때문에 전정장애 후에 치료를 찾는다. 이러한 호소는 환자가 일반적으로 빙빙 도는 느낌을 부정하기 때문에 현훈과 다르다. 오히려, 환자들은 동작 민감도를 "윙윙거리는" 느낌 또는 공간에서 움직이는 동안 머리가 몸을 따라잡아야 하는 느낌으로 설명한다. 이러한 불편한 증상에 대한 반응으로 환자는 정상적인 움직임을 변경하고 활동을 제한하며 무심코 회복을 지연하거나 방지한다. 습관화 운동은 견딜 수 있는 수준 내에서 반복적으로 노출되어 증상을 줄이는 데 사용된다. 예를 들어, 서서 바닥에 손을 뻗는 동작이 중등도의 증상을 보인다면, 환자는 서서 테이블에 손을 뻗고, 이어서 의자에 앉았다가 바닥에 손을 뻗는 연습을 반복한다. 행동은 환자가 증상 없이 두 구성요소를 병합할 수 있을 때까지 형성된다. 대부분의 환자가 증상이 있는 움직임을 쉽게 식별할 수 있지만 동작 민감도 지수는 연습의 우선 순위를 지정하기 위해 도발적인 위치를 식별하고 평가하는 데 도움이 된다.

Brandt-Daroff 운동은 모든 반고리관이 한 활동에서 자극되기 때문에 습관화에 매우 적합하다. Brandt-Daroff 운동을 수행하기 위해 환자는 침대 한가운데에 짧게 앉아 시

작한다. 환자는 머리를 한쪽 어깨 쪽으로 돌리고 반대쪽 어깨 쪽으로 눕는다(그림 14.19A 및 B 참조). 이 동작은 일반적으로 증상을 재현한다. 환자는 30초 동안 또는 증상이 멈출 때까지 옆으로 누운 자세를 유지한다. 환자는 다시 앉은 상태로 돌아가서 머리를 반대쪽 어깨로 돌리고 침대의 다른 쪽 끝에 눕기 전에 증상이 가라앉기를 다시 기다린다(그림 14.19C 및 D). 다시 한 번, 증상이 유발될 수 있으며 환자는 30초 동안 또는 증상이 사라지고 다시 앉을 때까지 이 자세를 유지한다.

도발에 대한 명확한 한계를 설정하면 환자의 순응도가 향상되고 성공적인 결과의 가능성이 높아진다. 일반적으로 습관화 운동은 하루 종일 자주 수행하는 것이 좋지만 짧은 시간 동안 수행하는 것이 가장 좋다. 다음 방법은 과도한 자극을 제한하고 습관화 운동의 순응도를 높이는 데 도움이 된다.

- 훈련 시간과 빈도를 제한한다("*5분 동안 하루에 세 번 연습하세요*").
- 훈련 중 증상 심각도를 제한한다("*증상이 0에서 10까지의 척도에서 6을 넘지 않도록 하세요*").
- 훈련 후 잔류 증상의 기간을 제한한다("*운동을 수행한 후 증상이 20분 이상 지속되지 않아야 합니다*").

전정 재활 중재에 대해서는 상자 14.3을 참조한다.

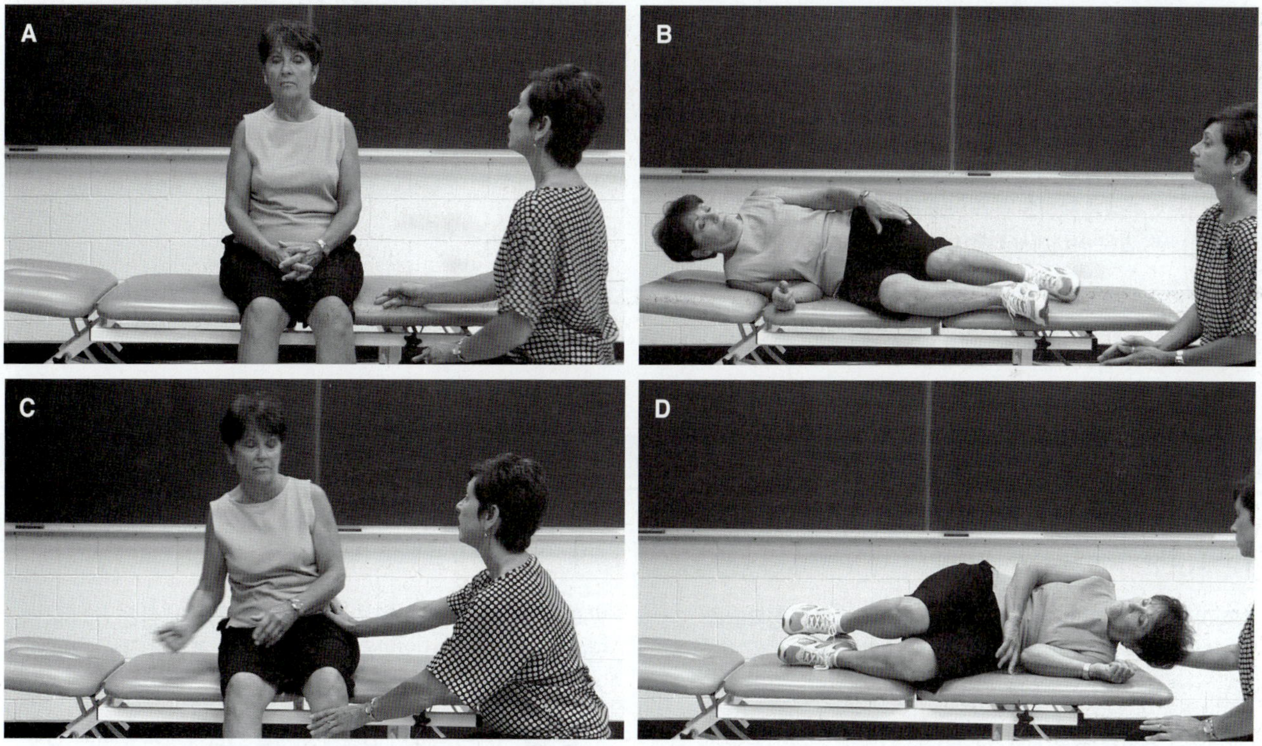

그림 14.19 Brandt–Daroff 운동
(A) 시작 위치. 치료사는 환자에게 머리를 중립 위치에 두고 매트 중앙에 앉으라고 지시한다.
(B) 첫 번째 위치, 옆으로 눕기. 환자는 머리를 한쪽(왼쪽)으로 돌린 다음 반대쪽(오른쪽)의 옆으로 눕기 자세로 움직인다. 이 경우 오른쪽 옆으로 눕기는 도발적이며 매트 테이블의 가장자리를 높여 환자의 활동 내성을 높인다. 환자는 증상이 가라앉을 때까지 이 자세를 유지하고 추가로 30초 동안 유지하도록 지시한다.
(C) 두 번째 자세, 앉은 상태로 돌아간다. 환자는 다시 매트 중앙에 앉는다. 치료사는 운동의 이 단계에서 환자가 호소하는 증상 때문에 안전과 정서적 지원을 위해 도수접촉을 제공한다. 환자는 증상이 사라질 때까지 이 자세를 유지하도록 지시받는다.
(D) 세 번째 위치, 옆으로 눕기. 치료사는 환자에게 머리를 반대쪽(오른쪽)으로 돌리고 왼쪽으로 눕도록 지시한다. 치료사는 테이블에서 환자의 위치에 따라 환자의 머리를 지지한다. 환자는 증상이 가라앉고 30초를 더할 때까지 이 자세를 유지한다.

상자 14.3 전정 재활 중재

조기 움직임을 회복하려면

- 손실된 VOR 기능에 대한 보상으로 시선고정을 사용한다. 움직이는 동안 사람이 시각적 대상을 주시하도록 한다.
- 이행성 움직임을 구성 요소로 나눈다. 단계 사이에 휴식을 취하고 방향상실 감각이 지나갈 수 있도록 한 다음 움직임을 계속한다. (예, 옆으로 눕기에서 앉을 때, 어느 정도 올라온 다음 감각이 사라질 때까지 기다렸다가 똑바로 앉기.)
- 머리를 움직일 때 머리와 눈의 움직임을 분리한다; 먼저 대상을 향해 눈을 움직인 다음 머리를 움직인다.
- 조기 보행을 촉진하기 위해 필요에 따라 보조장치를 사용한다.
- 걷는 동안 회전할 때 눈 – 그 다음 – 머리 전략을 사용하고 넓은 보폭으로 몸 1/4 회전을 추가한다.
- 바쁜 시각 환경에 대한 노출 감소

손상을 해결하려면

- 습관화 연습을 한다. 증상을 유발하는 자세, 기능적 과제 및 이행성 움직임을 확인한다. 연습 세션 동안 유발되는 증상의 강도를 0에서 10까지의 척도에서 4에서 6으로 제한한다.
- Brandt–Daroff 운동 훈련
- 내성을 개선하기 위해 움직임을 구성 요소로 나눈다; 서 있는 상태에서 개에게 먹이를 주기 위해 몸을 구부리는 동안 증상이 나타나면, 앉은 상태에서 바닥에 손을 뻗는 연습을 한다.
- 앉아 있는 상태와 서 있는 상태에서 ×1 보기 훈련; 가능한 한 빨리 적응 운동을 시작한다. 시계의 숫자 12와 같은 명확한 시각적 목표를 사용한 다음 가능한 한 빨리 머리를 좌·우로 (및/또는 위·아래로) 흔들어 숫자에 초점을 맞춘다. 0에서 10까지의 증상 강도 척도에서 도발을 4에서 6으로 제한한다. 하루에 총 12–20분 동안 3회 반복한다.
- 다음 조건에서 앞에서 설명한 대로 머리 흔드는 것을 수행하여 ×1 보기 운동을 진행한다:
  - 목표물을 향해 걷기 및 멀어지기
  - 팔 길이의 시각적 대상을 잡고 걷기
  - 바둑판 무늬 식탁보와 같은 복잡한 시각적 배경 위에 시각적 표적을 올려놓고 걷기
- 바닥과 고무 위에 발을 일직선으로 하여 선 자세를 눈을 뜨고 눈을 감고 훈련한다.
- 머리를 한쪽으로 돌린 상태에서 시작하여 주어진 거리 동안 한쪽 어깨 너머로 바라보면서 걷는 훈련을 한다. 그런 다음 반대쪽을 바라보도록 전환한다. 진전하려면 머리가 오른쪽에서 왼쪽으로 회전하는 속도를 높여라. 대상자는 안정된 보행을 유지하기 위해 측면 스테핑 전략을 사용해서는 안되며 12인치 너비의 경로를 벗어나서는 안 된다.

표 14.6 반고리관 결석으로 인한 BPPV 치료를 위한 정복술

전형적인 반고리관 결석에 대한 정복술 (CRT, CRP, CRM)	수평 반고리관 결석에 대한 정복술 (Bar-b-que 또는 Log Roll 법)
양쪽이 모두 양성이면 가장 강도가 높은 쪽에서 먼저 정복술을 수행한다. 같은 세션에서 양쪽을 치료하지 않는다.	반고리관 결석에서 영향을 받은 귀는 가장 증상이 심한 귀이다. 팽대부릉정 결석에서 영향을 받은 귀는 가장 증상이 적은 귀이다.
절차:	절차:
• 머리를 **침범된 쪽**을 향해 45° 회전한 상태에서 Dix–Hallpike 검사 시작 절차를 시작한다. 환자를 앙와위로 눕히고 머리를 테이블 밖으로 30° 신전한다(그림 14.20A). • 머리를 신전한 상태에서 **침범되지 않은 쪽**을 향해 45° 회전한다. 45초 동안 또는 증상이 사라질 때까지 기다린다(그림 14.20B). • 환자는 침범되지 않은 쪽 어깨로 몸을 구르고 바닥을 보기 위해 머리를 돌린다. 45초 동안 또는 증상이 사라질 때까지 기다린다(그림 14.20C). • 그런 다음 환자는 턱이 관련되지 않은 어깨를 가리키도록 머리를 유지하고 앉는다. 45초 동안 또는 증상이 사라질 때까지 기다린다(그림 14.20D).	• 환자를 다리펴고 앉기 상태에서 턱을 가슴에 대도록 하고(경추 굴곡 약 20–30°) 증상의 강도가 가장 심한 쪽을 향해 머리를 회전한 상태에서 Roll 검사 시작 위치를 시작한다(그림 14.21A). • 15초 동안 또는 증상이 사라질 때까지 기다렸다가 머리를 다시 정중선으로 돌리고 15초 또는 증상이 사라질 때까지 기다린다. • 머리를 침범되지 않은 쪽으로 완전히 돌리고 15초 동안 또는 증상이 사라질 때까지 기다린다(그림 14.21B). • 환자가 바닥을 바라보도록 엎드린 자세로 환자를 굴리고 15초 동안 또는 증상이 사라질 때까지 기다린다. 환자가 엎드린 자세로 구를 때 머리를 굽힌 상태를 유지하는 것이 중요하다(그림 14.21C). • 환자가 침범된 쪽으로 눕고 앉은 상태로 돌아가도록 구르기를 완료한다(그림 14.21D).

BPPV를 위한 정복술

Repositioning Maneuvers for BPPV

양성돌발성두위현훈은 교정할 수 있는 기계적 장애이다. BPPV 치료의 목표는 관에서 이석을 제거하여 말초에서 중추전정계로 시너지 정보 전달을 다시 확립하는 것이다. 이것은 이석을 제거하기 위해 내림프 흐름을 사용하여 영향을 받은 관의 평면과 모양과 일치하는 일련의 움직임을 통해 환자의 머리를 안내함으로써 수행된다(배수관을 청소하기 위해 흐르는 물과 유사). 선택되는 정복술은 침범된 관(전방, 후방 또는 수평) 및 BPPV 유형(반고리관 결석 또는 팽대부릉정 결석)에 따라 다르다. 팽대부릉정 결석의 경우, 먼저 팽대정에서 이석을 제거해야 하므로 이러한 기술이 더 활발해지는 경향이 있다. 사용된 기술에 관계없이 환자는 정복술 후 약 20분 동안 똑바로 앉아 있어야 한다.[5]

몇 가지 정복술은 반고리관 결석과 팽대부릉정 결석을 모두 교정하며 이러한 기술은 단순한 것부터 복잡한 것까지 다양하다. ***다용도 이석 정복술***(CRM)(이석 정복 기술(*CRT*) 또는 절차(*CRP*)라고도 함)은 반고리관 결석(BPPV의 가장 흔한 형태)으로 인한 전후관 BPPV를 교정하는데 사용될 수 있기 때문에 표 14.6에 제시되어있다(그림 14.20).[5] 반고리관 결석으로 인한 수평관 BPPV를 교정하기 위해 가장 자주 사용되는 조작인 ***Bar-b-que법***(Log Roll법 이라고도 함)

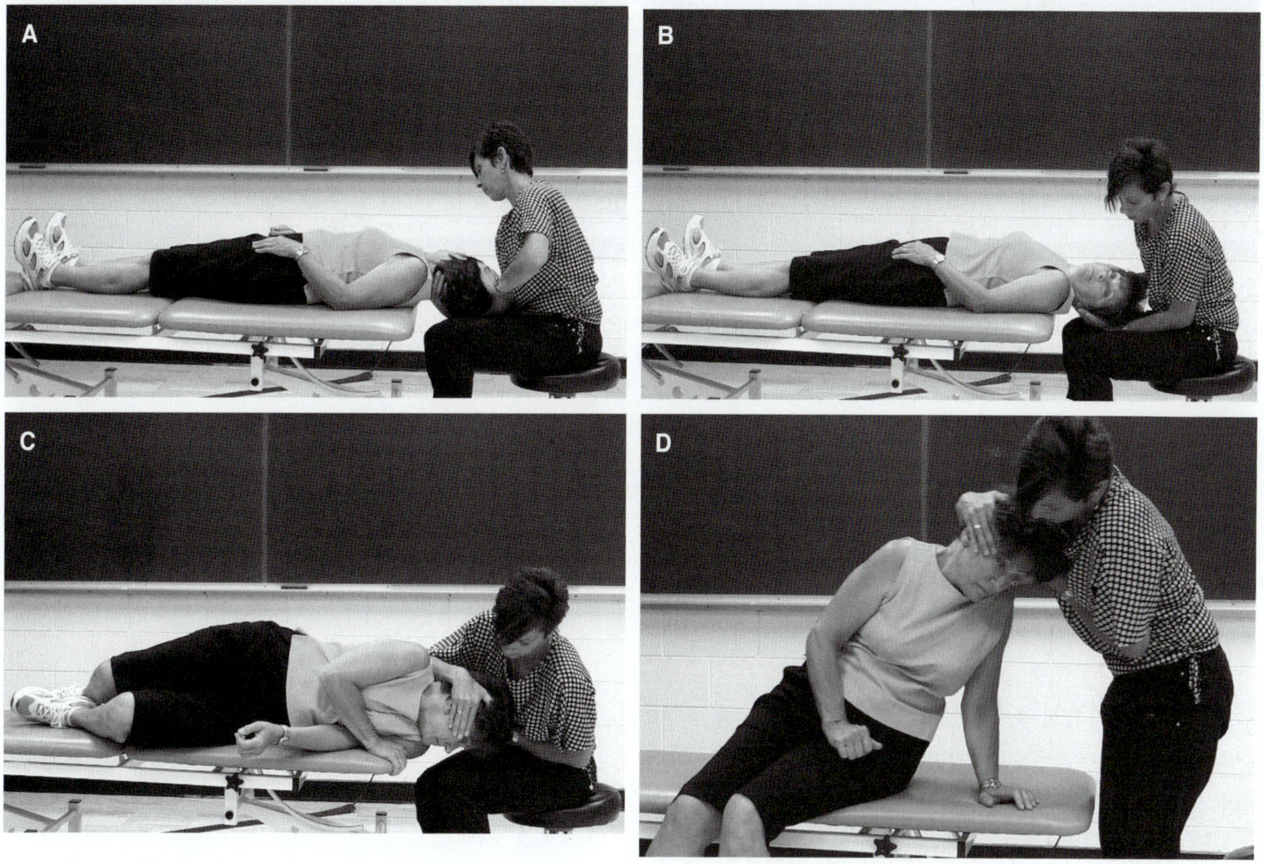

그림 14.20 전형적인 반고리관 결석에 대한 정복술

(A) 첫 번째 위치. 이 반고리관 결석 정복술의 첫 번째 위치는 Dix-Hallpike 검사의 검사 위치와 동일하다(이 경우 머리가 신전되고 오른쪽으로 회전됨). 환자는 머리가 침범된 쪽으로 45° 회전되고 테이블 밖으로 약 30° 신전된 상태로 앙와위 자세를 취한다. 이 위치는 30초 동안 유지된다. 치료사는 절차 중 환자의 머리를 지지하기 위해 테이블 머리 부분에 바퀴 달린 스툴에 앉는다. BPPV의 특성이 이미 결정되었고 절차가 현훈을 재현할 가능성이 있기 때문에 환자는 정복술 동안 고글을 착용하지 않는다는 점을 유의한다.

(B) 두 번째 위치. 머리와 목의 신전을 유지하면서 치료사는 환자의 머리를 반대쪽(왼쪽)으로 45° 회전시키고 30초간 그 자세를 유지한다.

(C) 세 번째 위치. 치료사는 환자에게 왼쪽 어깨로 구르고 머리를 돌려 바닥을 보도록 지시한다. 치료사는 이 이행성 과정에서 환자의 머리를 지지하고 목의 신전을 유지한다. 위치는 30초 동안 유지된다.

(D) 앉은 상태로 돌아가기. 환자는 왼쪽 옆으로 눕기 자세에서 앉기 자세로 도움을 받는다. 치료사는 이행하는 동안 수평관 BPPV로의 전환을 방지하기 위해 환자의 머리 위치를 유지한다.

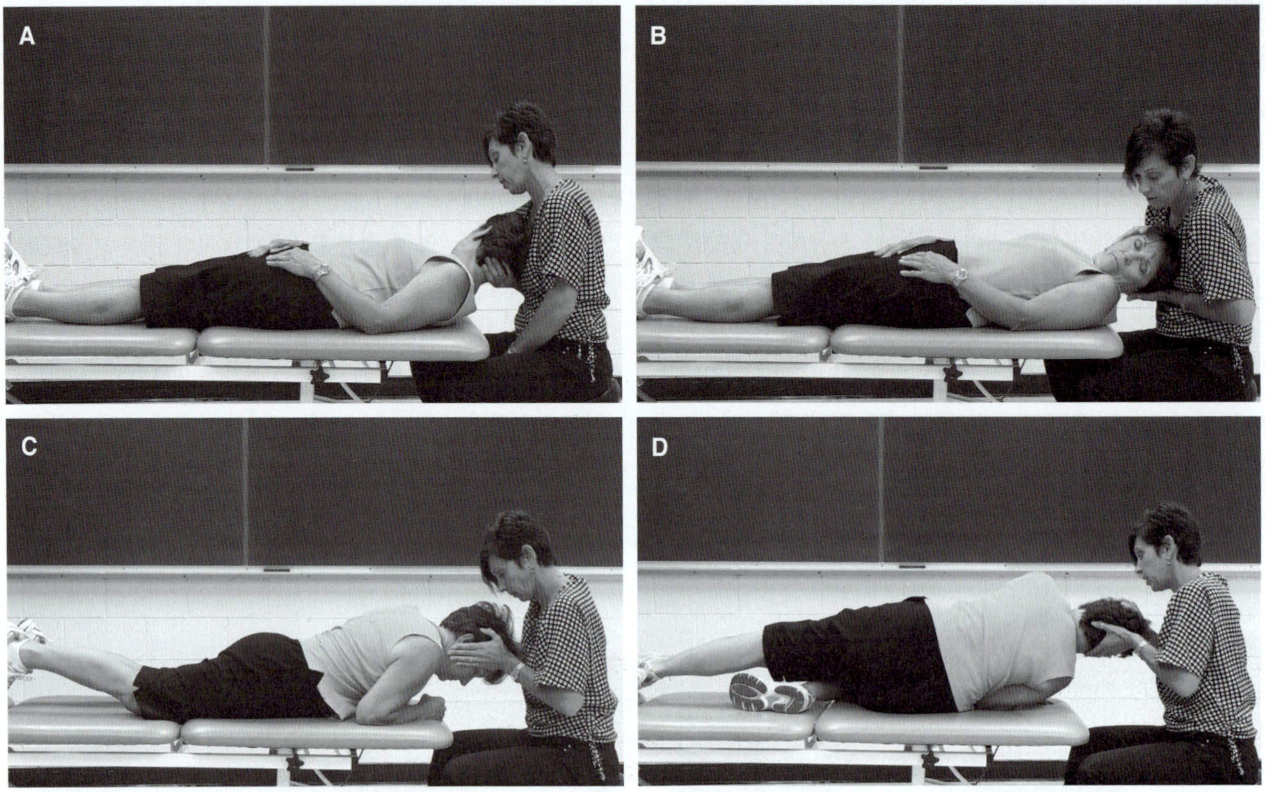

그림 14.21 수평관 반고리관 결석에 대한 Bar-b-que 법

(A) 시작 위치. 이 반고리관 결석 정복술의 첫 번째 위치는 Roll 검사의 검사 위치와 동일하다(이 경우 머리는 약 20~30° 굴곡되고 오른쪽으로 45° 회전). 치료사는 절차 중 환자의 머리를 지지하기 위해 매트 테이블 머리 부분에 바퀴 달린 스툴에 앉는다. 이 자세는 15초 동안 또는 증상이 사라질 때까지 유지된다.

(B) 두 번째 위치. 치료사는 머리와 목의 굴곡을 유지하고 환자의 머리를 왼쪽으로 45° 회전시킨다. 이 자세는 15초 동안 또는 증상이 사라질 때까지 유지된다.

(C) 및 (D) 세 번째 위치. 치료사가 턱을 당긴 자세를 유지시키는 동안 환자는 왼쪽(C)으로 구르기 다음 엎드린 자세(D)로 가는 것을 도움을 받는다. 환자는 머리를 중립 이상으로 신전해서는 안 된다. 이 위치는 15초 동안 유지된다. 환자는 엎드린 자세에서 오른쪽 옆으로 눕기 다음 앉기 자세로 도움을 받는다. 치료사는 이행하는 동안 머리를 지지하여 환자를 돕는다.

표 14.6과 그림 14.21에 나와 있다. 환자는 정복술 후 잠시 동안 동작 민감도의 증상을 경험할 수 있지만 BPPV가 사라지면 환자는 두위현훈을 호소해서는 안된다. 현훈이 지속되면 치료사는 BPPV를 다시 검사하고 지시된 대로 조작을 수행해야 한다. 반복적인 조작이 필요할 수 있지만 치료 후 2주 이내에 BPPV가 사라지지 않으면 치료사는 환자를 전정 전문의나 의사에게 의뢰해야 한다.

적신호 : 정복술의 부적절한 실행은 이석을 후관에서 수평관으로 이동시켜 후관 BPPV를 수평관 BPPV로 전환할 수 있다. 이 경우 환자의 호소와 마찬가지로 BPPV의 특성이 변경된다. 그때 치료사는 수평관 BPPV를 해결해야 한다.

임상 노트 : 중심 전정 침범의 다른 징후가 없는 경우 CRM으로 해결되지 않는 비정형 하향, 회선안진은 Helminski가 설명한 앙와위 머리 매달기 기술을 사용하여 제거할 수 있다.[15]

균형 운동 Balance Exercises

전정 손실에서 회복 중인 많은 환자들에게 있어 정상적으로 걸을 수 없고 자신 있게 지역사회를 탐색할 수 없다는 것은 중대한 염려이다. DHI에서 샘플링한 다음 질문은 자세 불안정성으로 인해 부과되는 한계와 제한 사항을 탐색하기 위해 고안되었다.[17]

- 당신의 문제 때문에 혼자 산책하기가 어렵습니까?
- 보도를 걷는 것이 문제를 증가시킵니까?
- 슈퍼마켓의 통로를 걸어가는 것이 문제를 증가시킵니까?
- 당신의 문제 때문에 어둠 속에서 집 안을 돌아다니는 것이 어렵습니까?
- 스포츠, 춤, 설거지나 접시를 치워 놓는 것과 같은 가사일과 같은 야심찬 활동을 하면 문제가 증가합니까?
- 당신의 문제 때문에 사람들이 당신을 취했다고 생각할까봐 두렵습니까?
- 당신의 문제 때문에 누군가와 동행하지 않고 집을 나서는 것이 두렵습니까?

Sharpened Romberg, 기능적 보행평가(Functional Gait Assessment), 활동특이적 균형 자신감 척도(Activities Specific Balance Confidence Scale)와 같은 검사 및 측정 결과와 함께 이러한 질문에 대한 응답은 치료사가 자세 불안정성을 교정하기 위한 중재를 선택하도록 안내한다. 자세 제어 시스템을 제한하는 기존의 근골격 및 감각운동장애는 전정 손상 후 회복을 방해할 것이다; 따라서 치료사는 POC에서도 이러한 장애를 다루어야 한다. 10장에서는 자세 조절과 정적 및 동적 균형을 개선하기 위한 중재에 관한 광범위한 정보를 제공한다. 정적 안정성과 체중이동 기술은 급성 전정 문제 직후에 정상적인 자세 정렬과 올바른 측방밀기를 회복하는 데 도움이 될 것이다. 체성감각 및 시각 입력이 신뢰할 수 없거나 충돌하는 조건은 전정 입력을 최대화한다는 것을 기억한다. 따라서 전정 기능을 향상시키도록 설계된 정적 균형 작업은 감소된 BOS 및/또는 말랑말랑한 표면을 머리 움직임 및/또는 안구운동 훈련과 결합해야 한다. 회복의 초기 단계에서 단단한 표면에서 감소된 BOS와 눈을 뜨고 서 있는 연습(EO)은 상당한 도전을 제공할 수 있다. 환자가 진행됨에 따라 말랑말랑한 표면과 능동적인 머리 움직임이 추가되어 어려움이 증가할 수 있다. 캐치볼을 하는 동안 폼 위에 발을 일직선으로 하여 서기(발꿈치에서 발가락)는 이중과제 활동에 환자를 참여시키면서 전정-안구 및 전정척수 기능을 포함하는 고급 중재의 한 예이다(그림 14.22). 눈을 감고 걷기(EC), 머리 돌리기 및 회전은 동적 자세조절을 개선하기 위한 과제지향적 훈련의 예이다. EC 조건은 어두운 방에서 걷는 것과 같이 시력이 제거되는 조건을 시뮬레이션한다. 머리를 돌리면서 걷는 것은 푸쉬-풀 메커니즘의 붕괴로 인해

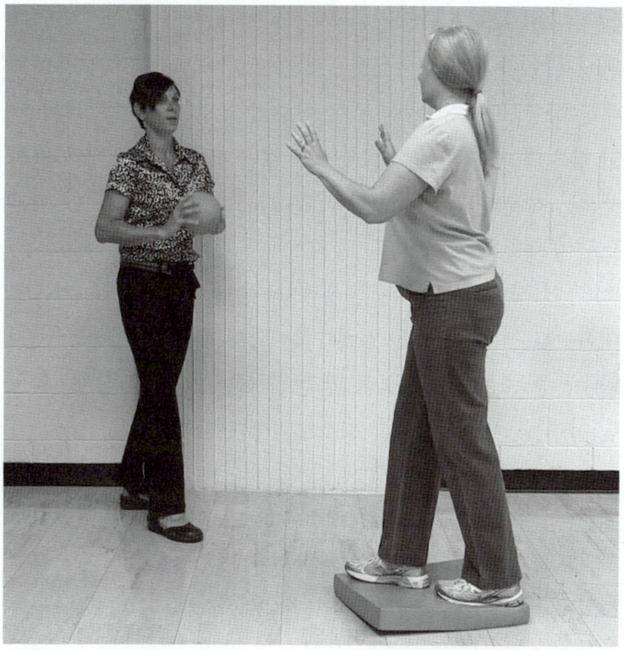

그림 14.22 정적 균형 운동 환자는 머리를 오른쪽으로 돌리고 고무 위에 스텝 위치로 서서 치료사와 함께 잡기 게임에 참여한다. 이러한 상태는 전정계의 모든 기능에 도전한다. 노래 부르기와 같은 인지적 요소를 추가함으로써 활동을 더욱 발전시킬 수 있다.

보행 장애를 자주 유발한다. 이 과제의 초기 훈련에는 환자에게 머리를 한쪽으로 돌리고 20피트(6m)를 걷게 한 다음 머리를 반대쪽으로 돌린 상태에서 같은 경로를 걷게 하는 것이 포함된다. 이 상황에서 처음에는 환자가 시각적 표적에 고정하는 것이 도움이 될 수 있다. 진행에는 세 걸음마다 머리를 돌리면서 같은 거리를 걷고 마지막으로 모든 걸음을 걷는 것이 포함된다. 항상 그렇듯이 치료사는 환자의 안전을 보장하기 위해 적절한 조치를 취해야 한다. 회전으로 자세조절을 회복하기 위한 초기 전략에는 과제의 구성 요소를 분해하고 순서대로 수행하는 것이 포함된다. 회전하는 동안 환자는 먼저 눈을 회전 방향으로 움직이고 시각적 대상에 초점을 맞춘 다음 머리를 회전 방향으로 이동하고 마지막으로 몸을 회전하는 방법을 배워야 한다. 환자가 진행됨에 따라 회전 속도가 증가하면서 머리와 눈의 움직임이 동시에 발생할 수 있다.

임상 추론 및 중재와 관련된 지식을 적용하려면 학생실습활동 14.2를 참조한다. 환자 사례 형식에서 전정 평가 및 중재의 원칙을 통합하려면 학생실습활동 14.3을 참조한다.

요약 SUMMARY

전정계는 자세조절 시스템에서 중요한 역할을 하며 중력에 대한 정상적인 움직임을 위한 필수적인 지원을 제공한다. 이 장의 목적은 입문 치료사에게 일반적인 전정 장애로 인한 제한을 해결하기 위한 치료 계획을 구현하는 데 필요한 기본 도구를 제공하는 것이다.

이 장에서는 해부학, 생리학 및 전정계의 기본 기능에 대한 개요를 제공한다. 전정 기능 장애는 안진, 시선안정 및 안구운동 조절 상실, 정적 및 동적 불균형, 보행 장애, 활동 및 참여를 방해하는 현훈 호소로 나타난다.

전정병증이 있는 환자의 검사는 CNS 침범의 의미에 대한 과거 병력에 대한 철저한 검토가 필요하다. 치료사는 "어지럼증"에 대한 환자의 보고의 정확한 성격을 결정하고 다른 잠재적인 비전정 원인을 조사해야 한다. 시각아날로그 척도와 동작민감도지수는 증상의 유발 요인과 강도를 설명하는 데 도움이 된다. 단속운동, 시추적운동 및 주시안진에 대한 검사는 중추와 말초 병리를 구별하는 데 도움이 되는 반면 HIT 및 임상 DVA는 VOR 손실을 설정한다. Dix-Hallpike 및 Roll 검사는 BPPV의 존재를 진단하는 데 사용된다. 일반적인 말초 전정 상태가 설명된다. 활동 및 참여에 대한 자세 불안정성의 영향을 평가하는 권장 결과 측정에는 버그균형척도, FRT, DHI, ABC, DGI, TUG 및 FGA가 포함된다. 이러한 검사 및 측정에 대한 결과는 적절한 중재 선택을 좌우한다.

선택된 중재는 검사 결과를 기반으로 하며 환자 중심 치료 원칙을 따른다. 전형적인 BPPV와 일치하는 Dix-Hallpike 검사에 의해 유발된 병적안진은 CRM(CRT 또는 CRP)으로 치료한다. 수평관 BPPV 반고리관 결석의 패턴에 맞는 안진은 Bar-b-que법을 사용하여 치료한다. 한 번 보기 운동은 시선안정을 재확립하기 위해 VOR의 적응을 촉진하고 시선 이동은 동일한 목적을 위해 보상을 사용한다. 습관화 운동은 동작 민감도를 완화하기 위해 도발적인 동작을 반복적으로 연습하는 것을 포함한다. 정적 및 동적 균형 재훈련은 시각 및 체성감각 정보가 부정확하거나 사용할 수 없는 경우를 포함하여 전정 입력이 지배적인 조건을 훈련하는 것으로 구성된다. 회복의 모든 수준에서 걷기는 일반적인 조건화, 과제 연습 및 참여로 돌아가기 위한 개선된 자기 효능감을 위해 권장된다.

치료사의 훈련과 경험은 전정 재활의 결과에 중요한 역할을 한다. 전정 장애의 능숙한 관리는 임상 실습의 이 영역에서 역량을 달성하기 위해 지속적인 전문성 개발을 필요로 한다. 비정형 BPPV, 경추성 어지럼증, 사시 및 사위의 시선 이상을 포함하는 뇌 손상, 소아 장애와 같은 상태는 전문 의사의 주의를 기울일 필요가 있다. 전정장애 치료에 대한 심도 있는 정보를 보려면 독자는 Susan Herdman,[5] Janet Helminski,[15] 및 Susan Whitney[18]의 출판된 연구를 참조한다. 추가 자료를 보려면 독자는 http://www.neuropt.org/special-interestgroups/vestibular-rehabilitation에 있는 ANPT(Academy of Neurologic Physical Therapy)의 구성 요소인 전정 재활 특별 관심 그룹(Vestibular Rehabilitation Special Interest Group)을 참조한다. 결과 측정과 관련된 구체적인 정보는 Shirely Ryan Abilitylab Rehabilitation Measures Database(www.sralab.org/rehabilitation-measures)에서 확인할 수 있다.

학생실습활동

학생실습활동 14.1

임상 추론: 검사 및 평가

목표: 전정 검사 및 중재를 관리하고 평가하는 훈련

준비물: 매트 테이블, ETDRS 차트

지침: 3-4명의 학생 그룹으로 작업하고 아래 제시된 전정 활동을 수행한다. 그룹의 구성원은 (설명된 대로) 다른 역할을 맡게 되며 그룹이 개요의 새 항목으로 진행할 때마다 역할을 교체한다.

▲ 한 사람이 치료사 역할을 맡아 토론에 참여한다.
▲ 1명이 환자를 맡아 토론에 참여하고 있다.
▲ 나머지 멤버들이 토론에 참여하고 시연 중 지지 피드백을 하고 있다. 이 그룹의 한 구성원은 토론 요소(필요한 경우)를 확인하기 위해 텍스트 콘텐츠로 돌아가거나 합의에 도달할 수 없는 경우 "사실 확인자"로 지정되어야 한다.

큰 소리로 생각하고, 브레인스토밍하고, 생각을 공유하는 것은 이 활동 전반에 걸쳐 계속되어야 한다! 나열된 모든 활동에 대해 다음 작업을 수행한다.

1. 환자와 치료사 위치, 사용 표시, 적절한 구두 신호 및 도수 접촉을 포함한 활동에 대해 논의한다.
2. 적절한 안전 예방 조치, 향상을 위한 권장 사항 및 제안, 환자에게 다소 어려운 활동을 만들기 위한 전략을 포함하여 지정된 치료사와 환자의 활동 수행 및 기술 평가에 대해 논의한다.
3. 각 활동 후에 제시되는 안내 질문에 대한 답을 논의한다.

그룹의 구성원이 활동과 기술에 대한 훈련이 필요하다고 느끼는 경우 그룹은 요청을 수용할 시간을 할당해야 한다. 의견(추천, 제안 및 지원 피드백)을 제공하는 모든 그룹 구성원도 이 훈련을 따라야 한다.

다음 검사 기법을 수행한다.

▲ 자발적응시
▲ 주시안진

질문:

1. 눈이 순전히 위아래로 뛰면 어떤 유형의 전정장애와 관련되어 있는가?
2. 안와의 세 위치(중앙, 오른쪽 보기, 왼쪽 보기) 모두에서 눈이 왼쪽으로 뛰면 어떤 유형의 전정 장애와 관련되어 있는가?
3. 오른쪽을 볼 때 눈이 오른쪽으로 뛰고 왼쪽을 볼 때 왼쪽으로 뛰면 어떤 유형의 전정장애와 관련되어 있는가?

다음 검사 기법을 수행한다.

▲ 시추적운동 - 시야를 가로질러 움직이는 표적 추적
▲ 단속운동 - 두 표적을 찾고 번갈아가며 움직이는 능력

치료사는 환자가 움직임을 부드럽게 완료할 수 있는 능력을 주목한다.

질문:

1. 비정상적 소견이 치료사에게 어떻게 보일 수 있는가?
2. 환자가 이러한 검사 중 하나 또는 둘 다를 수행할 수 없는 경우 어떤 유형의 전정장애와 관련되어 있는가?

다음 검사 기법을 수행한다.

▲ 두부충동검사
▲ ETDRS 차트를 사용한 동적 시력

치료사는 시선안정의 유무를 결정한다.

질문:

1. 환자가 임상의의 코를 좌우로 응시할 수 없다면 어떤 유형의 전정장애와 관련되어 있는가?
2. 이 환자가 환자 인터뷰 중에 보고할 수 있는 제한 및 제약은 무엇인가?

두위안진/BPPV에 대해 다음 검사 기술을 수행한다.

▲ Dix-Hallpike 검사
▲ Roll 검사

치료사는 환자에게 눈을 뜨게 하고 (가능한 경우) 안진의 방향을 확인한다.

질문:

1. 환자가 안진을 나타내지 않지만 어지럼증을 호소하는 경우 어떤 유형의 손상이 관련되어 있는가?
2. 환자가 검사자세에서 5~10초 후에 시작하여 1분 미만 동안 지속되는 안진을 보인다면 어떤 유형의 전정 손상이 관련되어 있는가?
3. Dix-Hallpike 검사 중 환자가 시계 방향으로 상향안진을 보인다면 어떤 유형의 전정 손상이 관련되어 있는가? 문제를 해결하려면 어떤 중재가 필요한가?
4. Roll 검사 중 환자가 머리를 오른쪽으로 회전한 상태에서 오른쪽으로 뛰는 안진과 머리를 왼쪽으로 회전한 상태에서 왼쪽으로 뛰는 안진을 보인다면 어떤 유형의 전정 손상이 관련되어 있는가? 문제를 해결하려면 어떤 중재가 필요한가?

BPPV에 대한 다음 중재를 시연한다:

▲ 이전에 선택한 정복술을 훈련한다.
▲ 반대편으로 CRM(CRT, CRP)법을 훈련한다.
▲ 반대 방향으로 Bar-b-que법을 훈련한다.

질문:

1. 이러한 중재를 시작하기 전에 환자에게 어떤 지침을 제공해야 하는가?

시선안정을 위해 다음과 같은 중재를 시연한다.

▲ 가정 운동 프로그램의 일부로 시선이동 운동을 환자에게 지시하는 연습을 한다.
▲ 가정 운동 프로그램의 일환으로 환자에게 한 번 보기 운동을 지도하는 연습을 한다.

질문:

1. 어떤 조건에서 다른 기술보다 하나의 기술을 선택하겠는가?

학생실습활동 14.2

임상 추론: 중재

목적: "어지럼증"에 대한 불만에 기여하는 요인을 식별하고 장애, 활동 제한 및 참여 제한을 해결하기 위해 적절한 치료 중재를 선택함

지침: 제공된 임상 정보를 기반으로 작업 진단을 결정하고 해당 환자에 대한 세 가지 적절한 치료 중재를 나열한다. 선택한 중재는 처음 세 번의 치료 세션 동안 사용되는 중재여야 함

사례 1:

주관적 호소: 걸을 때 왼쪽으로 밀리는 듯한 느낌; 침대에 오르내릴 때 불안정함

병력: 갑작스러운 어지럼증이 3주 전에 시작됨; 점진적인 개선과 함께 3일 동안 지속되는 구토와 불균형; 왼쪽귀의 중등도 난청

검사 및 측정:

안구운동 검사: 중앙, 왼쪽, 오른쪽 위치를 응시하는 오른쪽으로 뛰는 안진

시선안정 검사: (+) 왼쪽으로 HIT; (-) 오른쪽으로 HIT; DVA에 대한 ETDRS의 두 줄 차이, 그러나 검사는 증상을 재현함

자세조절 및 보행: DGI = 18/24; 머리를 오른쪽/왼쪽 및 위/아래로 돌린 상태에서 걸을 때 불안정함; LOB를 방지하기 위한 스테핑 전략으로 회전하고 정지하는데 〉3초

위치 검사: (-)Dix-Hallpike; (-) Roll 검사

활동 제한 및 참여 제약:

DHI = 32/100; 미국 우편 서비스의 우편 배달부로 일할 수 없음

작업 진단: ______________________________

중재:

1.
2.
3.

사례 2:

주관적 호소: 불안정하고 흐린시력, 밤에 읽기 어려움을 보고; 현훈 부인

병력: 시력 및 청력 손상되지 않음

검사 및 측정:

안구운동 검사: 오른쪽과 왼쪽을 바라보는 방향전환성 극위안진; 단속운동과 시추적운동으로 조절력이 약함

시선안정 검사: (-)좌우 HIT

자세조절 및 보행: FGA = 21/30; ↓변화하는 보행속도에 따른 안정성; 하나의 신발상자를 밟음; 발을 일직선으로 하여 다섯 걸음; 눈을 감고 걸을 때 보행로 바깥쪽으로 13인치 벗어남; 균형을 잃지 않고 뒤로 걸을 수 없음

위치 검사: (-) Dix-Hallpike; (-) Roll 검사

활동 제한 및 참여 제약:

야외 및 쇼핑 시 자주 이동; 컴퓨터 작업 완료 어려움

작업 진단: ______________________________

중재:

1.
2.
3.

사례 3:

주관적 호소: 샤워 중에 머리를 감을 때, 침대에 누워 있을 때, 안락 의자에 기대고 있을 때 빙빙도는 어지럼증/현훈 보고; 몇 초 동안 증상이 지속됨을 보고.

병력: 6주 전에 시작된 갑작스러운 증상 발병; 난청을 부인하지만 오른쪽 귀에 "압력"이 있다고 보고.

검사 및 측정:

안구운동 검사: WNL

시선안정 검사: (+) 오른쪽으로 HIT; (-) 왼쪽으로 HIT

자세조절 및 보행: mCTSIB; WNL; Romberg에서 LOB 없음; Sharpended Romberg에서 LOB

위치 검사: (-) 왼쪽의 Dix-Hallpike; (+) 오른쪽의 Dix-Hallpike; (-) 좌우 Roll 검사

활동 제한 및 참여 제약:

DHI = 14/100; 수면장애; 세 개의 베개를 사용해야 하며 엎드려 누울 수 없음

작업 진단: ____________________

중재:

1.

2.

3.

R, 오른쪽; L, 왼쪽; HIT, 두부충동검사; ETDRS, 조기치료 당뇨병성 망막증 연구; DHI, 어지럼증 장애 목록; DGI, 동적보행지수; LOB, 균형 소실; mCTSIB, 균형 검사의 감각 통합을 위한 수정된 임상 검사; WNL, 정상 범위 내

학생실습활동 14.3

임상 추론; 모든 것을 함께 모아서

목적: 전정 재활의 원리를 통합하고 말초 전정기능 장애 환자에게 적용하여 기능을 개선한다.

지침: 사례 연구 9를 읽어본다.

참고문헌 REFERENCES

1. Hall CD, et al. Vestibular rehabilitation for peripheral vestibular hypofunction: An evidence-based practice guidelines. *J Neurol Phys Ther.* 2016;40:124-156.
2. Lundy-Ekman L. *Neuroscience Fundamentals for Rehabilitation*, 5th ed. Elsevier Saunders; 2018:444-458.
3. Kandel ER, et al. *Principles of Neural Science*, 5th ed. McGraw-Hill; 2013.
4. Shubert MC. Chapter 21: Vestibular disorders. In: O'Sullivan SB, Schmitz TJ, Fulk GD, eds. *Physical Rehabilitation*, 7th ed. F.A. Davis; 2019:918-950.
5. Herdman SJ. *Vestibular Rehabilitation*, 4th ed. F.A. Davis; 2014.
6. Baloh RW, Kerber KA. *Clinical Neurophysiology of the Vestibular System*, 4th ed. Oxford University Press; 2011.
7. Academy of Neurologic Physical Therapy Vestibular Evidence Database to Guide Effectiveness Task Force 2014. Accessed May 11, 2020. http://www.neuropt.org/practice-resources/neurology-section-outcome-measures-recommendations/vestibular-disorders.
8. Kattah JC. Update on HINTS Plus, with discussion of pitfalls and pearls. *J Neurol Phys Ther.* 2019;43:S42-S45
9. Shumway-Cook A, Horak B. Assessing the influence of sensory interaction on balance: suggestions from the field. *Phys Ther.* 1986;66:1548-1550.
10. Schmitz TJ, O'Sullivan SB. Chapter 10: Examination of Coordination and Balance. In: O'Sullivan S, Schmitz T, Fulk G. *Physical Rehabilitation*, 7th ed. F.A. Davis; 2019:188-226.
11. Scheets PL, Sahramann SA, Norton BJ. Use of Movement System Diagnoses in the management with patients with neuromuscular conditions: A multi-patient case report. *Phys Ther*. 2007;87:654-669. doi:10.2522/ptj.20050349
12. Hedman LD, et al. White paper: Movement system diagnoses in neurological physical therapy. *J Neurol Phys Ther.* 2018;42:110-117. doi:10.1097/NPT0000000000000215
13. Scheets L, et al. Standardized Task Analysis for Movement System Diagnoses: Application to Individuals with Balance Problems. Oral presentation at: APTA Combined Sections Meeting; February 15, 2020.
14. Buki B, Mandala M, Nuti D. Typical and atypical benign paroxysmal positional vertigo: Literature review and new theoretical considerations. *Journal of Vestibular Research*. 2014;24:415-423 doi:10.3233/VES-140535.
15. Helminski JO. Peripheral downbeat positional nystagmus: Apogeotrophic posterior canal or anterior canal BPPV. *J Neurol Phys Ther.* 2019:43:S8-S13.
16. Popkirov S, Staub JP, Stone J. Persistent postural-perceptual dizziness (PPPD): a common, characteristic and treatable cause of chronic dizziness. *Pract Neurol.* 2018;18:5-13. doi:10.1136/practneurol-2017-001809
17. Jacobson GP, Newman CW. The development of the Dizziness Handicap Inventory. *Arch Otolaryngol Head Neck Surg.* 1990;116:424.
18. Whitney SL, Alghwiri AA, Alghadir A. An overview of vestibular rehabilitation. *Handb Clin Neurol.* 2016;137:187-144.

사례 연구

Case Studies

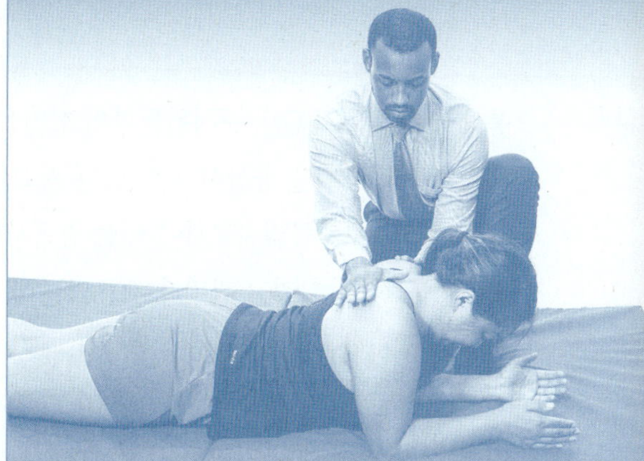

PART

II

Part II에서, 우리는 기록지(Part II)의 형태로 사례연구를 만들기 위해 전국 각지의 우수한 임상가 그룹을 참여시켰다. 도움을 주신 임상가들은 학생 학습을 위해 대단한 헌신을 보여주었다. 그들의 집단적 전문성은 학생들이 사례연구를 통해 학습할 때 요구되는 사례 발표, 지침 질문과 중요한 결정 등을 반영했다.

Part II의 최우선 목표는 검사 데이터를 평가함으로써 *진단*, *예후* 및 *관리계획*을 결정하기 위해 학생에게 사례연구의 내용과 상호작용하는 기회를 제공하고, 또 임상의사결정 스킬을 촉진하는 것이다. 이들 사례연구는 재활 시설에 친숙한 진단을 제시하고, 환자에게 의미가 있고 일반적으로 기능적 결과와 삶의 질 향상에 기여하는 활동과 스킬의 개선을 최우선적으로 강조한다. 사례는 *물리치료사 직무 지침서*에 제시된 개념 체계와 직무 패턴에 맞게 제시된다.

우리는 17개의 독특한 사례연구에 대한 기록지를 제공한다. 기록지의 내용은 (1) *검사*, (2) *평가, 진단 및 예후,* 그리고 *관리계획*으로 나누어진다. 물리치료 검사 데이터(병력, 시스템 리뷰, 특수검사 및 측정)의 학생 평가는 진단을 결정하고, 적절한 회복 수준과 시간 프레임을 예측할 뿐만 아니라, 환자가 기능적 결과를 얻도록 적절한 중재를 선택하고 배열하는 데 기초가 되는 필요한 정보를 제공한다. 학생의사결정에 대한 어려운 점은 사례의 특별한 고려사항을 다루는 지침 질문을 통해 소개될 것이다.

환자 관리에 대한 효과적인 협업팀의 접근 방식은 최적의 기능적 결과를 달성하는 데 필요한 주요 요소이다. 재활팀의 일원으로서, 물리치료사와 보조물리치료사는 서로 효과적으로 의사소통하는 것은 다른 다학문적팀 뿐만 아니라, 그들 서로와의 효율적인 의사소통을 필요로 한다. 이런 의사소통 스킬을 향상시키기 위해, 각 사례연구의 끝부분에 전문가와 역할에 대한 지침 질문을 포함시켰다. 이런 질문들을 통해 학생들은 재활팀 구성원들과의 협업을 준비하는 임상의사결정과 의사소통의 스킬을 향상시킬 수 있는 기회를 제공받을 것이다.

참고: 보조물리치료사에 대한 감독사항은 다양하며, 주정부 직무조항, 3자 지불 정책, 그리고 관리가 제공되는 임상 시설에 의해 영향을 받는다. 이들 요구사항은 지침 질문에 응답할 때 탐구하고 고려해야 한다.

대부분의 사례연구는 4–6주의 기간에 걸쳐 촬영되었다. 다음은 각 시각 단편에 대한 간단한 설명이다.

- **검사**: 물리치료 검사의 요소에 초점을 맞춘다. 내용은 환자 발표에 따라 달라진다. 목적은 환자의 손상과 활동제한을 완전히 이해하는 것뿐만 아니라, 그들이 기능에 어떤 영향을 주는지를 이해하는 것이다.
- **중재**: 기능적 결과를 개선하기 위해 선택된 치료사의 중재 전략에 기초하여, 물리치료의 요소를 제시하고 있다.
- **결과**: 관리 에피소드가 끝날 때쯤의 기능적 결과(즉, 손상과 활동제한의 해결을 위한 중재의 효과)를 보여주고 있다. 일부 사례연구는 중재 효과의 전후를 비교하기 위해, 검사에 제시된 활동과 유사한 활동을 기술하고 있다.

다음은 사례연구의 이용을 위한 권장 활동 순서이다. 그러나 원하는 학습 전략, 목표와 목적에 따라, 활동의 순서는 달라질 수 있다.

1. **사례의 텍스트 내용을 고려해 본다.** 기록된 사례 내용부터 시작한다. 여러분이 이 사례를 관리하는 물리치료사라고 가정해 본다. 여러분은 이제 막 첫 번째 검사를 마쳤고, 병력, 시스템 리뷰, 검사와 측정으로 얻어낸 데이터를 분석하고 구성해 본다 .
2. **검사를 살펴본다.** 제시된 손상이나 활동제한(검사 데이터)을 관찰한다.
3. **텍스트 지침 질문에 답한다.** 검사 데이터로부터 얻어진 정보와 환자의 운동 능력을 관찰함으로서, 사례연구의 지침 질문으로 진행한다. 이들 질문은 검사 데이터의 평가, 물리치료 진단의 결정, 예후의 설정, 관리계획의 개발 등을 통해 임상의사결정의 스킬을 증진시킬 수 있도록 설계되었다.
4. **중재를 살펴본다.** 환자/치료사의 치료 세션을 보고 기능적 결과를 개선하기 위해 치료사에 의해 선택된 샘플 중재를 관찰하는 독특한 기회를 제공한다. 여러분이 선택한 것과 제시된 중재를 비교하고 대조해 본다.

5. **결과를 살펴본다.** 마지막으로, 치료 에피소드의 끝 무렵에 있는 기능적 결과와 손상과 기능 제한의 해결에 대한 치료의 영향을 보면서, 여러분이 확인했던 목표와 예상 결과를 달성된 기능 결과와 비교하고 대조해 본다.

6. **소규모 그룹으로 사례연구의 질문에 대한 여러분의 답변과 여러분 그룹 구성원의 답변을 비교하고 대조한다.** 여러분의 답변에 대한 근거를 제시할 준비를 한다.

- 지침 질문은 각 질문에 대한 토론을 주도하는 다른 그룹 구성원과 함께 개별적으로 고려되어야 한다.
- 각 구성원은 답변에 대한 간단한 근거와 함께, 질문에 대한 답변을 제공해야 한다.
- 토의는 제공된 근거를 신중하게 고려하여 구성원들의 반응이 얼마나 동의하는지 아니면 어떻게 다른지에 대해 이루어져야 한다.

질문에 대한 최적의 대답에 대한 합의가 이루어질 때까지 논의를 계속해야 한다. 1개의 질문에 대해 2개 이상의 답변이 가능할 수 있다.

7. **사례연구 질문의 답변을 살펴본다.** (4–6명의 학생이 그룹으로 이 활동을 완수해야 한다.) 사례를 제시하는 치료사들은 지침 질문에 대한 답을 제공함으로써 그들의 관점을 공유했다.

- 제공된 답변과 여러분의 답변을 비교하고 대조해 본다.
- 제공된 답변의 근거를 개발해 본다. 그 근거가 여러분 답변의 근거와 일치하는가?
- 여러분의 답변이 제공된 답변과 일치하지 않을 수 있음을 항상 알아야 한다. 이것은 여러분의 답변이 틀렸음을 의미하는 것이 아님을 기억한다. 종종 질문의 답이 2개 이상일 수 있다.
  여러분 반응의 효과를 확인하려면, 임상 결정의 근거에 대해 신중하게 검토할 필요가 있다.
  다음 중에서 1개 이상이 필요할 수 있다:
  동료와의 토론,
  여러분의 반응에 입증하거나 논박하는 텍스트 내용(또는 기타 자료),
  물리치료 교수나 동료와의 상담.

8. **강사 주도 활동.** 교육 목표를 근거로, 이런 활동은 사례 발표, 독자적 연구나 과제, 강의 토론, 실험실 활동 및 물리치료 교수와의 상담 등의 특정 측면에 대한 추가적인 탐구를 포함할 수 있다. 또한 강사는 학생들에게 지침 질문에 대한 온라인 답변을 제공하는 것을 선택할 수 있다. 교수의 지도하에서 소규모 그룹으로 작업하면, 학생들은 자신의 답변과 근거를 사례연구를 제시한 치료사의 답변과 근거에 비교하고 대조할 수 있을 뿐만 아니라, 최적의 답변과 합의에 도달할 수 있다.

결과 측정 Outcome Measures

다양한 결과 측정이 사례연구 안에 통합된다. 일부 결과 측정은 광범위한 환자에게 적용할 수 있는 일반적인 기능의 측정이고, 또 다른 결과 측정은 특별한 진단을 위한 것이다. 이들 표준화된 도구들은 환자의 활동 제한 및 참여 제한에 대한 중요한 정보를 제공한다. 임상 직무에서, 결과 측정은 환자 진행의 척도로서, 특정 중재의 효과를 뒷받침하는 증거로서, 또 환자 안전과 퇴원 배치의 지표로서 기능 지향적 목표와 관리계획의 기초가 되는 기준 환자 데이터를 제공하는 것을 포함하여 다양한 응용 분야를 가지고 있다.

건전한 임상의사결정을 이끌어내는 임상적 추론 과정은 물리치료사들이 정보를 처리하고, 의사결정에 도달하고, 행동을 결정하기 위해 사용하는 다양한 인지 기술을 포함하는 행동 과정이다. 물리치료사는 효율성과 비용 효율성을 요구하는 의료 환경에서 복잡한 결정을 내려야 한다. 물리치료 중재에서 이런 주요 단계의 중요성 때문에, 임상의사결정은 전문적 준비 과정 내내 지속적인 직무와 피드백을 필요로 한다. 사례연구의 목적은 이런 주요 과정의 개발을 안내하고 촉진할 수 있는 기회를 제공한다.

학생 참고사항 Note to Students

소규모 그룹의 학생들이 단일 사례를 연구하는 공동 학습 환경은 학습을 최적화할 수 있다. 시퀀스의 각 요소는 그룹 구성원들 사이에서 토의될 수 있다. 토의는 급우, 강사 또는 동료의 사고와 아이디어를 공유하고 비교할 수 있는 기회를 제공한다.

강사 참고사항 Note to Instructors

독자들의 의견에 따르면, 선택된 사례연구의 지침 질문에 대한 답변은 강사가 과제, 강의실 토론, 실험실 활동 및 검사 등과 같은 활동에 사용할 수 있도록 확보되어 있다. 이런 의도는 임상의사결정 스킬을 향상하기 위해 설계된 특정 과정에 사례를 통합시킬 때 강사에게 더 큰 유연성을 제공하기 위한 것이다.

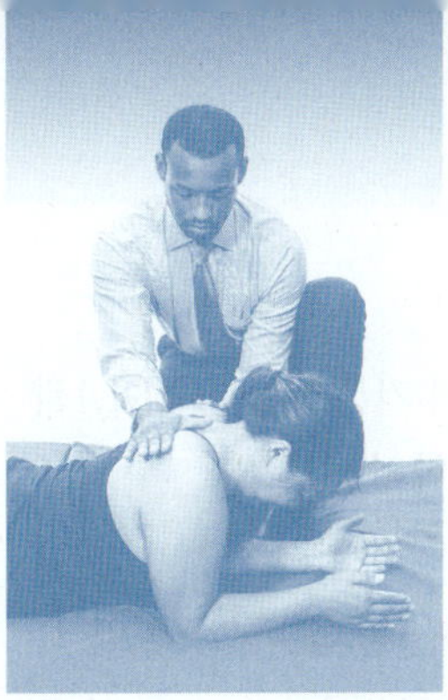

CASE STUDY

1

외상성 뇌손상 환자

Patient With Traumatic Brain Injury

검사

병력

- **인적 정보:**
  환자는 41세 남성으로 필리핀계 백인이다. 그는 영어를 사용하고, 오른손잡이다. 그는 자동차사고 후 입원, 재활을 위해 성인 뇌손상 센터에 입원했다.
- **사회적 이력:**
  환자는 전직 해병으로 아들이 한 명 있고, 아내와 이혼했으며, 약혼녀와 단층집에서 살고 있다. 그의 약혼녀에게는 12살, 13살, 15살의 세 자녀가 있다. 환자의 약혼녀는 집 밖에서 일하는 것이 아니라, 요리, 세탁, 청소 및 유지 보수뿐만 아니라 아이들을 돌보는 일을 담당하고 있다.
- **고용:**
  환자는 소방 안전 회사의 검사관으로 일했다. 그의 직업은 다양한 화재 안전장비(예, 화재 경보기, 소화기 등)를 검사하고, 조사했던 여러 장소로 운전하는 것이며, 이것들은 적당한 양의 신체 활동을 요구한다.
- **생활환경:**
  환자는 단층 주택에 살고 있으며, 거실로 들어가기 위해서는 1개의 계단을 거쳐야 한다. 집 안으로 들어가는 데 3개의 계단이 있고, 거기에는 난간이나 경사로가 없다.
- **전반적인 건강상태:**
  환자는 의학적으로 안정하며, 재활 프로그램에 참여할 수 있다. 손상 이전에, 환자는 일반적으로 좋은 건강상태를 가졌다고 믿었다.
- **사회적 습관과 건강 습관:**
  환자는 친구들과 함께 농구와 소프트볼을 즐기는 편이었다. 손상을 입기 전에, 그는 공식적인 운동 프로그램에 참여하지 않았지만, 적극적으로 스포츠 활동을 하고, 아이들과의 많은 시간을 보내고, 또 직장 활동들을 충실히 수행하는 편이었다. 환자는 오토바이 타기와 술집에서 술마시기를 가장 좋아하는 활동이라고 말한다. 얼마나 술을 많이 마셨는지는 명확하지 않지만, 환자의 음주력은 긴 편이었다; 다른 약물 사용은 알려지지 않았다.
- **의학/수술 이력:**
  의학적 이력을 알 수 없는데, 그 이유는 이전 의료시설의 의료 기록이 불명확하기 때문이다. 환자는 동요하고 일관적이고 적절하게 질문에 대답하지 못했다. 이번 손상 이전의 수술 이력도 알 수 없다.
- **현재 질병의 이력:**
  환자는 지난 6월 28일 41세 남성으로서 오토바이 음주 사고를 냈다. 환자는 충돌 지점으로부터 약 21m 떨어진 곳에서 발견되었다. 그는 Glasgow Coma Scale(GCS)이 1-1-1로 구급차에 실려 병원으로 운송되었다; 수축기 혈압은 90이었고(확장기 혈압은 기록되지 않았음), 심박수는 분당 160회, 산소포화도 측정(SpO_2)은 80%였다. 낮은 GCS 점수와 산소공급의 감소로 인해, 환자는 즉시 삽관술과 인공 호흡을 받게 되었다. 그의 양쪽 동공은 2 ㎜이며 무반응이었고, 운동기능은 왼쪽에만 뚜렷이 나타났다. 오른쪽 어깨와 가슴, 엉덩이 등 다발성 피부 찰과상이 있었다. 응급의료시설에 입원할 때, 환자는 컴퓨터단층촬영(CT) 검사를 받았고, 다음과 같은 진단을 받았다: 다발성 갈비뼈 골절을 가진 가슴 타격, 폐 타박상, 공기가슴증(기흉), 복강내출혈(복막강에 혈액이 고여 있음)과 간 우엽의 타박상과 열상, 우측 봉우리빗장관절의 부분탈구, 그리고 오른쪽 손의 4번과 5번 손허리뼈바닥의 골절 등.

뇌의 CT 검사는 4 뇌실, 뇌줄기, 상부 목뼈 척수, 그리고 거미막밑공 등에서 출혈을 확인했다(거미막밑출혈과 뇌속출혈). 환자는 중환자실(ICU)로 옮겨졌고, 신경외과, 감염병, 정형외과 등의 협진 관리를 받게 되었다. 환자에게 삼중 관강 카테터와 위관(gastrostomy tube)의 삽관술을 적용했다. 그 당시에는 더 이상의 수술적 중재를 계획하지 않았다. 환자는 ICU에서 약 2주 동안 완전한 인공호흡지원을 받았으며, 위독한 상태가 계속되었다. 7월 3일, 그 환자는 기관 절개술을 받았다. 환자는 7월 23일 오른쪽 엉덩이 상처의 배액과 박리 처치를 받았고, 진공 음압 창상처치 장비(VAC)가 배치되었다. 7월 24일, 그 환자는 악화된 신장 기능 때문에 패혈증과 대조 독성에 의한 급성 신부전 진단을 받았다. 7월 31일, 환자는 6주 동안의 고정을 목적으로, 오른손의 4번과 5번 손허리뼈의 손목손허리뼈관절에 관개, 배액과 개방성 정복 내적 고정술을 적용했다. 지난 8월 4일, 환자는 삼중 관강 카테터를 제거한 후에 무수축을 경험했는데, 이것은 심폐소생술(CPR)과 아트로핀의 사용을 필요로 한다. 오른쪽 엉덩이 상처의 폐쇄와 괴사성 근막염의 의심으로 인해, 그는 8월 13일에 추가적인 상처 제거와 피하 조직과 근육의 관개술을 받았다. 그 후 환자는 양측 온넙다리오금정맥과 왼쪽 종아리심부정맥에서 심부혈전증(DVTs)을 갖게 되었고, 하대정맥 필터가 배치되었다. 9월 초, 환자는 의학적으로 안정 상태가 되었다. 그는 기관절개 칼라를 견딜 수 있었다; 그의 상태는 명료해졌고, 질문에 반응할 수 있었고, 때때로 그의 기본적인 희망과 욕구를 소통할 수 있게 되었다. 그러나 그는 자주 동요했다. 환자는 재활시설로 이송되기 전에 삽관술 제거(기관절개술 제거)를 받았지만, 정확한 날짜는 기록되지 않았다.

재활시설 입원

- **주호소:**

  초기 검사(9월 10일) 당시, 환자는 매우 동요되고 불안정하며 충동적이었다. 그는 위 통증과 허리 통증을 호소했다. 또한 그는 여자친구와 "의사"를 자주 소리쳐 불렀다. 우측 상지(UE) 전반에 촉각과 통증에 과민함을 보였고, 150/110 ㎜Hg의 혈압과 132회의 심박수를 가졌으며, 발한 상태를 보였다.

- **기능 상태:**

  손상당하기 전 환자는 일상생활의 기본 활동(BADL)과 도구활동(IADL)을 독자적으로 할 수 있었다.

- **약물:**

  입원 당시 환자는 다음과 같은 약물을 섭취하고 있었다: Colace, Dulcolax, buspirone, clothiapine, metoprolol, omeprazole, ranitidine(입원 당시 Prevacid로 변경), Lovenox, sertraline, 그리고 olanzapine.

  환자는 또한 예방적 사용을 위해 Vicodin과 levetiracetam을 복용하고 있었다(환자는 발작의 병력이 없다). 입원 당시, 이것은 Neurontin으로 변경되었는데, 그 이유는 levetiracetam이 일부 환자들의 동요를 증가시키는 것으로 밝혀졌기 때문이다.

시스템 리뷰

- **심혈관계/호흡계:**
  - 심박수: 침대 끝에 앉은 상태에서 측정시 분당 132회이고, 심박수는 일정한 리듬을 가지고 있었다.
  - 호흡률: 분당 18회
  - 혈압: 150/110 ㎜Hg
  - 산소포화도: 98%
  - 체온: 98.2°F(36.8 ℃)
  - 부종: 종아리와 발에서의 경미한 양쪽 함요부종(pitting edema); 오른발 2+, 왼발 1+
- **피부계:**
  - 흉터: 잘 치유된 오른쪽 엉덩이. 상복부 정중선의 흉터(위관 배치). 오른손의 4번과 5번 손가락의 봉합 수술 자국.
  - 피부 색깔: 왼발의 2번과 3번 발가락의 검은색 괴사 조직. 얼굴은 창백하고 땀이 나고, 만지면 따뜻한 편.
  - 피부 온전성: 기관절개술 흉터가 치유중임. 양쪽 발이 과도하게 건조하고 피부가 벗겨져 있음. 양쪽 발톱이 지나치게 두껍고 길다. 왼쪽 상지 피부 박리.
- **근육뼈대계:**
  - 육안적 대칭성: 분리로 인한 명백한 오른쪽 어깨 변형. 환자는 오른쪽 팔꿈치를 약 90도°로 굽힌 상태로 유지하고 있다. 환자는 정상적인 정중 방향을 갖고 있지 않다. 환자는 등받이 없이, 똑바른 앉은 자세를 유지하기 위해서 어느 정도 도움을 받아야 한다.
  - 육안적 가동범위: 오른쪽 어깨관절(굽힘, 벌림 및

가쪽돌림), 팔꿈치와 손목에서 가동범위의 제한이 있음. 왼쪽 팔의 가동범위는 기능적 제한 범위(WFL) 내에 있음. 양쪽 무릎관절에서 뚜렷한 ROM 감소가 나타났다(그림 CS1.1).

- **육안적 오른쪽 상지 근력:** 오른쪽 상지는 상당한 약증을 보여주고 있고, 일반적으로 굽힘된 자세를 유지하고 있다(그림 CS1.2). 환자는 중력을 이겨내고 오른쪽 다리(LE)를 능동적으로 움직일 수 있다(그림 CS1.3).
  - 신장: 6 피트, 4 인치(1.9 m)
  - 체중: 198 lb(89.9 kg)

- **신경근육계:**
  - 육안적 협응 움직임: 환자는 도움을 받지 않고도 누운 자세에서 침대의 가장자리에 앉는 자세로 움직일 수 있다. 그러나, 등받이 없이는, 장시간 동안 앉아 있을 때 균형을 잡을 수 없고, 몸통 제어 능력이 떨어져 전방으로 숙여지기 때문에, 감독이 필요하다. 앉은 자세를 취한 후, 기저면(BOS) 밖으로 손을 뻗을 때 중심을 잃게 된다. 그는 작업 계획의 어려움과 LE 근력 감소로 인해 치료사의 최대 도움 없이 침대 위로 올라갈 수도 없고, 앉은 자세에서 일어서기를 할 수도

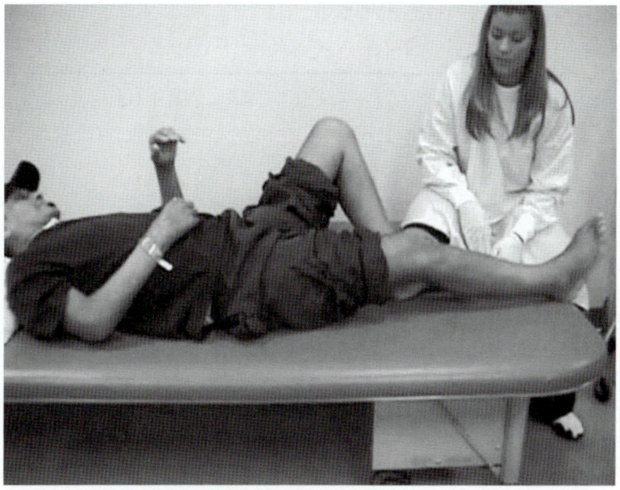

그림 CS1.1 가동범위 제한이 오른쪽 무릎관절에서 분명하게 나타난다(완전한 폄이 일어나지 않는다). 볼 수 없지만 왼쪽 무릎관절에도 가동범위 제한이 존재한다.

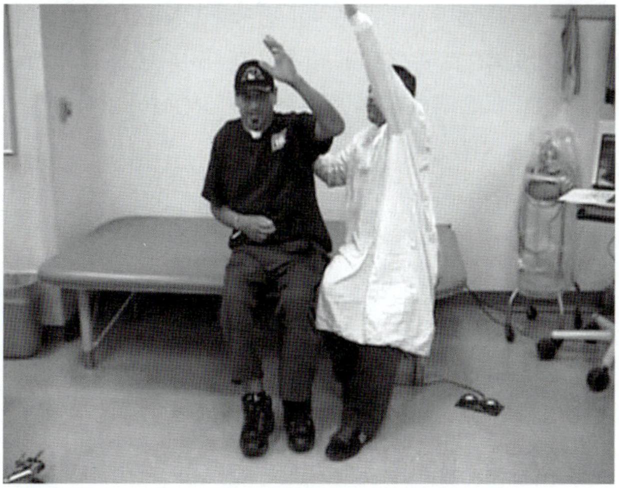

그림 CS1.2 앉은 자세에서, 뚜렷한 약증이 오른쪽 팔에서 나타났다(중력을 이겨내고 움직일 수 없음). 오른쪽 상지는 주먹을 꽉 쥔 상태로 굽힘과 모음 자세를 취하고 있다. 왼쪽 상지는 중력을 이겨내고 움직일 수 있다(팔꿈치를 굽힘하고, 어깨관절을 벌림과 가쪽돌림할 수 있다).

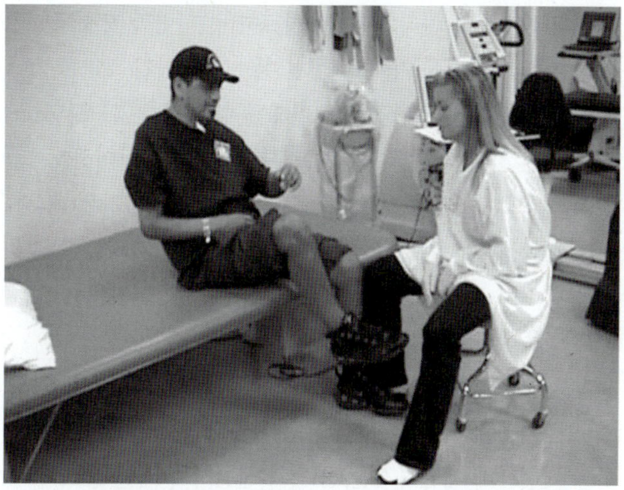

그림 CS1.3 앉은 자세에서, 환자는 오른쪽 다리를 중력을 이겨내고 들어올릴 수 있다(무릎을 굽힘하면서 엉덩관절을 굽힘할 수 있다). 들기를 동반하면서 몸통을 뒤쪽으로 이동시킨다; 환자는 엉치뼈로 앉는 자세를 취한다.

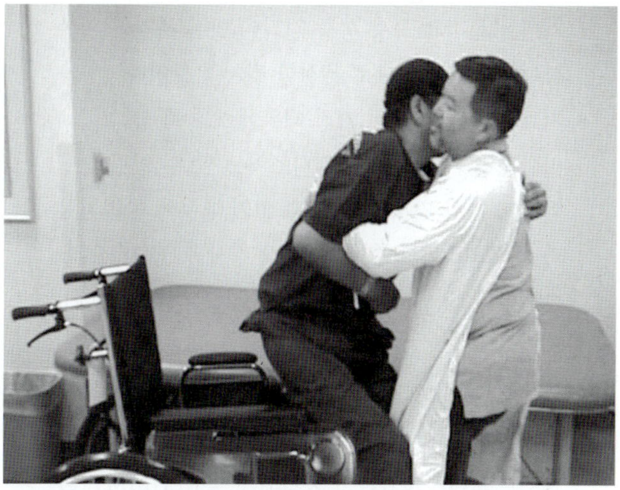

그림 CS1.4 환자는 휠체어에서 플랫폼 매트로 이동할 때 최대의 도움을 필요로 한다. 환자의 양쪽 엉덩관절과 무릎관절은 폄 제어가 부족하다. 오른쪽 상지는 주먹을 쥐고, 굽힘과 모음되어 있다.

없다(그림 CS 1.4). 환자가 의지력(impulsivity), 근력 감소와 균형 문제 때문에, 침대에서 휠체어로 이동할 때는 최대의 도움을 필요로 한다. 보행 능력은 안전성 문제와 환자의 동요 때문에 초기에 검사를 할 수 없었다.

- 운동기능(운동 제어와 운동 학습): 환자는 수의적으로 모든 팔다리를 움직일 수 있다. 오른쪽 상지의 약증은 몸쪽보다 먼쪽이 더 심하다. 그는 움직임에 대한 간단한 명령을 따를 수 있지만, 안정성이 떨어지고 동요하는 행동 양상을 보인다. 발목의 간대성 경련은 없었다.
- 의사소통과 인지: 환자는 명료하며, 사람과 장소에 대한 지남력을 가지고 있다. 목소리는 약간 어눌하지만, 일반적으로 이해될 수 있었다. 환자는 이전 시설에서 언어치료 프로그램에 거의 참여하지 않았고, 물리치료 서비스도 받지 못했다. 환자는 매우 불안정하고, 누운 자세에서 일어나 앉는 자세로 움직일 때 지속적인 몸부림과 움직임을 보인다. 환자는 충동적인 행동을 보인다; 그는 침대 난간 위로 올라가려고 시도하고, 침대에서의 자신의 위치나 침대 난간을 무시하고 눕는다. 그는 간단한 개인적인 질문에 적절하게 대답하지만, 주의가 산만하며 개인 정보에 대한 정확도는 약 60%에 불과하다.

검사와 측정

- **감각통합:**
  - 가벼운 촉각과 표층 통증 감각이 양쪽 하지와 왼쪽 상지에서 육안적으로 온전한 것처럼 보인다.
  - 치료사는 환자 방어 기전 때문에 오른쪽 상지의 일반적인 가벼운 촉각 검사조차도 할 수 없었다. 환자가 검사 지시를 따를 수 없기 때문에 물리치료사는 가벼운 촉각과 표층 통증 감각 검사를 정식적으로 수행할 수 없었다(인지 손상과 집중 감소 때문에).
- **근력:**
  - 환자가 검사 지시를 따를 수 없기 때문에, 근력 검사를 정확하게 할 수 없었다(**참고:** 초기 상담 후 약 2일 후에, 물리치료사는 수동 도수근력검사[MMT]를 완료할 수 있었다). 오른쪽 상지가 약한 편이다; 환자가 중력을 이겨내고 모든 관절을 완전한 가동범위로 움직일 수 없었다. 표 CS 1.1을 참고한다.

표 CS 1.1 하지 도수근력검사

관절	운동	왼쪽 하지	오른쪽 하지
엉덩관절	굽힘	3/5	3/5
	폄	2/5	2/5
	벌림	2/5	2/5
무릎관절	굽힘	3/5	3/5
	폄	3/5	3/5
발목관절	발등굽힘	3/5	2/5
	발바닥굽힘 (누운 자세에서 검사됨)	2/5	2/5

모든 점수는 0–5점 척도를 따른다. 5, 정상; 4, 좋음; 3, 양호; 2, 미흡; 1, 나쁨; 0, 수축하지 않음.

환자는 통증과 약증 때문에 오른쪽 상지의 움직임을 시도조차 하지 않으려고 한다. 오른쪽 어깨세모근의 위축이 확인된다. 왼쪽 상지는 전반적으로 기능적 근력을 보여주고 있다.

- **가동범위:** 표 CS 1.2 참고
- **뇌신경 기능:**
  - 시야는 전반적으로 온전한 편이다(CN Ⅱ). 동공은 동일하고, 둥글며, 빛에 반응하고 순응한다; 눈 외재근은 온전한 편이다; 얼굴은 대칭적이다(CN Ⅶ).
  - 청각은 전반적으로 온전한 편이다(CN Ⅷ). 입천장이 대칭적으로 올림된다; 발음이 명확하다(CN Ⅸ와 CN Ⅹ). 혀를 똑바로 내밈할 수 있고, ROM이 제한된다(CN Ⅻ).
- **깊은힘줄반사:**
  왼쪽 상지 1+, 오른쪽 상지 2+, 양쪽 무릎반사 2+, 양쪽 아킬레스힘줄반사 1+.
  주요 등급:
  - 0, 무반응
  - 1+, 존재하지만 떨어져서 낮은 정상임
  - 2+, 평균적이고, 정상임
  - 3+, 반사가 증가됨. 평균보다는 항진되어 있지만, 비정상은 아님
  - 4+, 매우 항진되어 있음. 간대성을 가진 비정상의 과도한 활동

표 CS1.2 수동 가동범위 검사(°)

관절	운동	왼쪽 사지	오른쪽 사지
어깨관절	굽힘	WFL	0–90*
	폄	WFL	WFL
	벌림	WFL	0–80*
	안쪽돌림	WFL	WFL
	가쪽돌림	WFL	0–30*
팔굽관절	굽힘	WFL	15–150
손목	굽힘	WFL	0–60
	폄	WFL	0–30
엉덩관절	굽힘	WFL	WFL
	폄	WFL	WFL
	벌림	WFL	WFL
무릎관절	굽힘	5–110	3–110
	폄	무릎을 완전히 폄할 수 없음	
발목관절	발등굽힘	WFL*	WFL*
	발바닥굽힘	WFL	WFL

*움직임이 통증에 의해 동반된다는 것을 의미한다. WFL, 기능적 제한 이내.

- **균형:**
  - 환자는 등받이를 사용하여 독자적으로 똑바로 앉을 수 있지만, 앉기 균형은 좋지 못하다. 그는 균형을 잃거나 넘어지지 않고, 기능 활동을 위해 기저면(BOS) 밖으로 손을 뻗을 수 없다. 그는 전형적으로 척추 후만증의 자세를 보이고 있다.
  - 환자는 치료사의 최대 도움 없이는 완전한 서기 자세를 달성하거나 유지할 수 없기 때문에, 좋지 못한 서기 균형을 가지고 있다. 그는 균형 소실 없이 서기 자세 동안 동적 움직임을 수행할 수 없다.
- **보행:** 검사할 수 없음
- **일상생활동작(ADL):**
  - BADL: 모든 BADL의 실행을 위해서는, 중등도 보조에서 최대 보조, 또는 완전한 의존을 요구한다.
  - IADL: 의존적임

평가, 진단 및 예후, 그리고 관리계획

참고: 지침 질문을 고려하기 전에, 환자의 손상과 활동제한에 대한 여러분의 이해를 높이기 위해 사례연구 1 검사를 본다. 지침 질문을 완성한 후, 여러분이 선택한 것과 제시된 중재를 비교하고 대조한다. 마지막으로, 달성된 기능적 결과와 여러분이 확인했던 기대 결과와 목표를 비교하고 대조해 본다.

지침 질문

1. 다음과 같은 관점에서 환자의 임상 발표를 기술해 본다:
   a. 신체 기능과 구조의 손상
   b. 활동 제한
   c. 참여 제한
2. 이 환자의 활동 제한과 참여 제한을 개선하기 위해, 초기에 해결할 수 있는 3가지 손상을 확인해 본다.
3. 물리치료사로서, 여러분이 이전에 확인했던 손상을 해결하는 3가지 목표를 확인해 보고, 또 환자의 활동 제한과 참여 제한을 개선하기 위해 기대했던 결과를 확인해 본다.
4. 첫 2주 치료 동안 사용될 수 있는 기능적 결과에 초점을 맞춘 3가지 치료 중재를 기술해 본다. 각 중재를 어떻게 진행할 것인지를 제시하고, 여러분의 선택을 정당화하는 간단한 근거를 포함시킨다.
5. 이 환자의 치료 동안 준수해야 할 중요한 안전 주의사항은 무엇인가?
6. 회복을 위한 환자의 예후를 결정하는 데 영향을 미치는 긍정적 요인(자산) 및 부정적 요인을 모두 확인해 본다.
7. 목표와 결과를 달성하기 위해 자기-관리 스킬을 개발하고 자기 효능성을 촉진하기 위해 이용할 수 있는 전략을 기술해 본다.
8. 전문가간의 협업: 본 사례연구의 환자를 위한 최적의 기능적 결과를 달성하는 데 있어서 주요 전문가간의 협력자가 될 건강관리 제공자를 확인해 본다. 전문가간의 팀워크가 어떻게 촉진되고 자극될 수 있는가?
9. 전문가간의 협업 역할: 본 사례연구에서 물리치료사로서 보조물리치료사에게 어떤 중재를 위임할 수 있는가? 여러분은 보조물리치료사가 수행하는 중재의 감독을 제공할 뿐만 아니라, 이들 책임을 효율적으로 위임하기

위해 사용할 수 있는 의사소통 전략에 대해 기술해 본다.

10. 전문가간의 협업 역할: 보조물리치료사로서, 최적의 결과를 달성하는 쪽으로 효과적으로 진행하기 위해 정기적으로 물리치료사와 의사소통해야 하는 치료 수행, 관리 반응 및 환자 상태의 요소는 무엇인가?

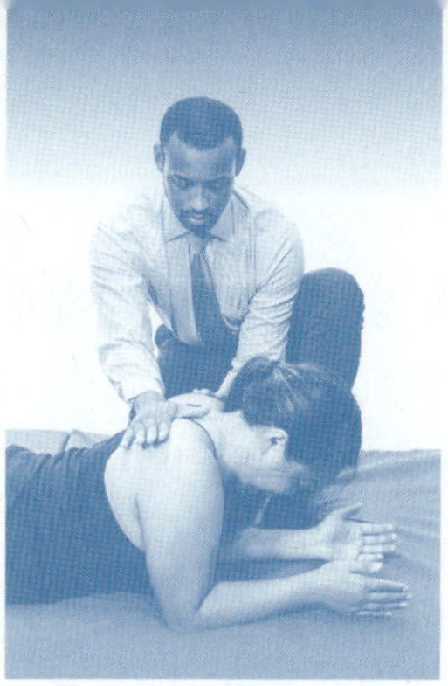

CASE STUDY

2

외상성 뇌손상 환자: 균형과 이동 훈련

Patient With Traumatic Brain Injury: Balance and Locomotor Training

검사

병력

- **인적 정보:**
  환자는 47세 남성으로 오른손잡이 백인이다.
- **사회적 이력:**
  환자는 독신이고, 환자의 어머니가 아들과 살고 있다.
- **고용:**
  환자는 2년전 손상 이후로 직업을 갖고 있지 않지만, 이전에는 차고 제조회사에서 근무했다.
- **교육:**
  환자는 대학을 졸업했다.
- **생활환경:**
  환자는 현재 생활보조 아파트에서 살고 있다.
- **전반적인 건강상태:**
  환자는 일반적으로 건강이 좋은 편이고, 약간의 과체중이며, 활동 내성이 감소된 편이다.
- **사회적 습관과 건강 습관:**
  환자는 주로 좌식 생활을 하고 있고, 담배 흡연자이며, 주당 5-6개의 알코올 음료를 마시고 있다. 그의 소셜 네트워크는 그의 어머니와 생활보조시설의 다른 거주자들로 한정되어 있다. 그는 가끔 지역 체육관을 이용하고 있다.
- **가족력:** 환자는 주요 질병에 대해 뚜렷한 가족력을 가지고 있지 않다.
- **의학/수술 이력:** 환자는 약 2년 전 자동차 사고로 외상성 뇌손상을 입었다.
- **현재 질병/주호소:**
  환자는 외래 물리치료 서비스를 제공받고 있다. 그는 지구력이 떨어지고 왼쪽 다리를 움직이는 데 어려움을 겪고 있다고 보고한다. 그는 또한 집에서 낙상(지난 2개월 동안 두 번의 낙상)으로 균형이 악화되었다고 보고한다.
- **활동 수준:**
  환자의 일상생활의 모든 기본활동(BADL)은 가정 환경에서 독립적이며, 지역사회 및 일상생활의 도구 활동(예, 재정 및 약물 관리)에 대해서는 지원이 필요하다. 그는 때때로 지팡이를 짚고 걷는다고 보고하지만, 워커를 이용하여 걷는다. 그는 최근에 전동 스쿠터를 구입했고 스쿠터를 구입한 이후 활동 수준이 감소되었다고 보고했다. 손상 이전, 환자는 모든 BADL과 IADL에 독립적이었다.
- **약물:**
  외래물리치료서비스를 받을 당시, 환자는 다음과 같은 약물을 복용하고 있었다: 하루에 2번 Metformin, 500 ㎎; 하루에 2번 Metoprolol, 50 ㎎; 하루에 1번 trazodone, 50 ㎎; 하루에 4번 Zanaflex, 2 ㎎; 하루에 1번 hydrochlorothiazide, 25 ㎎; 하루에 1번 vitamin B1, 100 ㎎; 하루에 1번 Prilosec, 20 ㎎; 하루에 3번 Reglan, 10 ㎎; 하루에 2번 dicyclomine, 20 ㎎; 하루에 1번 amantadine HCl, 100 ㎎; 필요시 6시간 마다 Tramadol, 50 ㎎; 하루에 1번 folic acid, 1 ㎎; 필요시 하루에 3번 ibuprofen, 800 ㎎; 하루에 2번 BuSpar HCl 5 ㎎.

시스템 리뷰

- **의사소통/인지:**
  - Rancho Los Amigos의 인지 기능 척도 수준: 레벨 7.
  - 비록 환자가 구두 의사소통을 독자적으로 할 수 있지만, 그는 구체적인 사고, 단기 기억 감소, 새로운 학습을 위한 시간 증가, 안전 인식 감소를 보여주었다.

- 학습: 환자는 글자로 작성된 강화와 구두 강화 모두를 통해 새로운 활동의 다중 시범을 필요로 한다.
- **심혈관계/호흡계:**
  - 안정시 심박수(HR) = 72회; 운동 심박수 = 90회; 운동 후 5분 지난 시점의 심박수 = 82회
  - 안정시 혈압(BP) = 130/76; 운동기 혈압 = 146/92; 운동 후 5분 지난 시점의 혈압 = 138/80
  - 6 분 보행 검사 = 418 피트(일자 지팡이 보행)
  - 부종 = 없음
- **피부계:**
  - 피부 이상이 발견되지 않았다.
- **근육뼈대계:**
  - 신장: 5 ft, 10 in (1.77 m)
  - 체중: 220 lb(99.8 kg)
  - 육안적 근력: 양쪽 상지는 기능적 제한 이내(WFL)에 있다; 양쪽 하지에 근력 감소가 있고, 왼쪽 하지가 오른쪽 하지보다 더 약한 편이다(표 CS2.1).
  - 육안 가동범위: 양쪽 상지와 하지의 가동범위가 WFL에 있다.
- **신경근육계:**
  - 대단위 협응 움직임: 양쪽 상지와 하지의 협응과 움직임 속도가 감소되었고, 왼쪽 상지와 왼쪽 하지에서 더 심한 편이었다.
  - 경직: 왼쪽 하지 전반에 증가된 경직이 확인되었다(표 CS2.2).
  - 앉은 자세 균형: 눈을 뜬 상태(EO)와 눈을 감은 상태(EC) 모두에서 정적 앉은 자세와 동적 앉은 자세의 균형은 독립적이었다; 반대쪽 상지와 양쪽 하지의 보상 움직임 없이, 기저면(BOS) 밖으로 팔 뻗기를 할 수 있다.
  - 정적 서기 자세의 균형: 상지의 지지 없이도, 수평 표면 위에서 이루어지는 정적 서기 자세의 균형을 유지할 수 있다; 감소된 기저면의 눈을 감은 상태에서는 자세 요동이 증가되고 균형 소실이 일어났고, 또 부드러운(순응성) 지면 위에 섰을 때도 자세 요동이 증가되고 균형 소실이 일어났다; 지연된 균형 반응이 모든 면에서 확인되었다.
  - 동적 서기 자세 균형: 전방 보행 동안 머리를 돌리는 활동(위/아래/오른쪽/왼쪽), 속도와 방향의 변화, 그리고 장애물 위를 넘어가거나 돌아가는 등, 모든 이중과제 동안 균형 소실이 일어났다.

표 CS2.1 도수근력검사: 하지

검사된 하지 운동	첫 검사		퇴원*	
	왼쪽 하지	오른쪽 하지	왼쪽 하지	오른쪽 하지
엉덩관절 굽힘	2/5	3/5	3−/5	4/5
엉덩관절 폄	4/5	5/5	5/5	5/5
엉덩관절 모음	3/5	3/5	4/5	5/5
엉덩관절 벌림	2/5	3/5	4/5	5/5
무릎관절 굽힘	4/5	4/5	4/5	5/5
무릎관절 폄	4/5	5/5	5/5	5/5
발목관절의 DF	3/5	4/5	3/5	4/5
발목관절의 PF	3/5	3/5	3/5	3/5

* 퇴원은 첫 검사 후 8주만에 이루어졌다.
모든 점수는 0–5점 척도를 따른다. 5, 정상; 4, 좋음; 3, 양호; 2, 미흡; 1, 나쁨; 0, 수축하지 않음.
약어: DF, 발등굽힘; PF, 발바닥굽힘.

표 CS2.2 경직 등급을 위한 수정된 Ashworth 척도

하지 근육군	왼쪽 하지	오른쪽 하지
엉덩관절 폄근	1+	0
엉덩관절 굽힘근	1+	0
엉덩관절 모음근	1+	0
엉덩관절 벌림근	0	0
무릎관절 폄근	2	0
무릎관절 굽힘근	3	0
발목 발등굽힘근	1	0
발목 발바닥굽힘근	1+	0

핵심: 0, 톤의 증가가 없음; 1, 잡기와 놓기를 할 때 약간의 톤이 증가하거나, 또는 침범된 부분을 굽힘이나 폄을 할 때 ROM의 끝 부분에서 약간의 저항이 느껴진다;
1+, 잡기를 할 때 약간의 톤이 증가하고, ROM의 나머지 부분(절반 미만)에서 최소한의 저항이 느껴진다;
2, ROM의 대부분에서 뚜렷한 톤 증가가 일어나지만, 침범된 부분이 쉽게 움직여진다;
3, 톤이 상당히 증가하고, 수동 움직임이 어렵다;
4, 침범된 부분이 굽힘과 폄할 때 뻣뻣해진다.

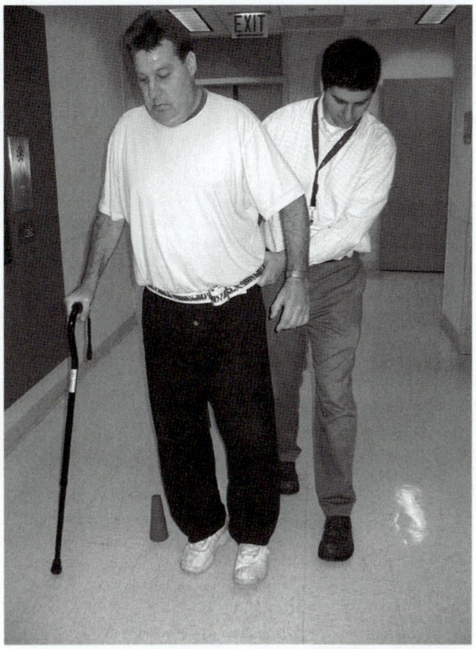

그림 CS2.1 환자는 걸음길이가 감소하고, 왼쪽 체중 이동이 감소하며, 왼쪽 무릎관절의 폄이 감소된 형태로 일자형 지팡이를 가지고 보행한다. 그는 왼쪽 팔의 흔들림 감소를 보이고 있다.

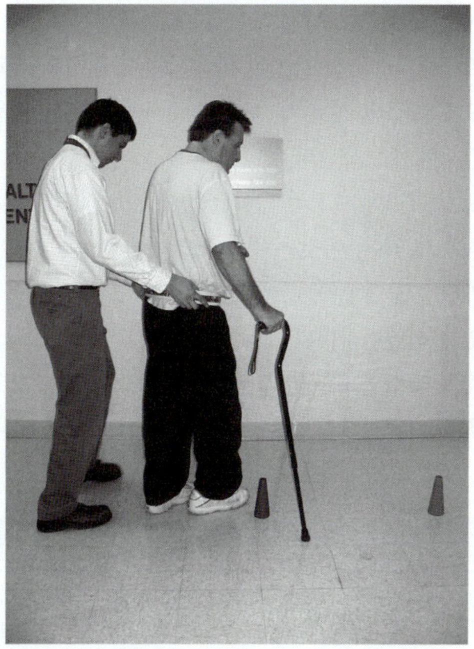

그림 CS2.2 환자는 장애물 코스를 걷는 동안 감소된 기저면을 가지고 보행한다.

- **기능 상태:**
  - 이동: 그는 수정된 독립성(보조 장비 사용)으로 모든 이동과 침대 가동을 수행할 수 있다; 그러나, 이동을 달성하는데 추가 시간이 요구된다. 그는 낮은 표면이나 부드러운 표면 위에서 앉은 자세에서 일어서기 자세로 이동할 때 어려움을 가졌다.
- **보행:**
  - 환자는 가정과 지역사회에서 일자형 지팡이를 가지고 걷는다. 그는 보행속도가 현저히 감소되었음을 보여준다. 그는 감소된 걸음 길이(오른쪽 〉 왼쪽), 감소된 왼쪽 체중이동, 입각기 동안 왼쪽 무릎관절의 폄 감소, 왼쪽 무릎관절의 마지막 폄 감소 등을 보이면서 걷는다(그림 CS2.1). 그는 넓은 기저면, 종말입각기 때의 감소된 왼발 밀기 단계, 감소된 왼쪽 발꿈치닿기(초기접지기), 그리고 양쪽 상지의 흔들림 감소 등을 보인다. 왼쪽 하지의 유각기 동안 경직이 증가되고 부적절한 발등굽힘이 관찰된다. 왼쪽 엉덩관절 폄의 감소가 종말입각기 동안 뚜렷했다. 비록 환자가 일반적으로 넓은 기저면을 가지고 보행을 하지만, 바닥에 놓인 장애물 코스를 걷도록 요구 받았을 때(높은 인지 모니터링이 요구됨), 환자의 기저면이 감소되는 경향이 나타났다(그림 CS2.2).
  - 지역사회 가동성: 전동 스쿠터를 구입하기 전에 환자는 지팡이로 보행을 했고, 턱, 경사로, 울퉁불퉁한 지면, 복잡한 환경 등에서 자주 균형을 잃는다고 보고했다. 지역사회 가동성의 주요 수단은 현재(지난 5개월이후) 스쿠터이다.

검사와 측정

- **감각:**
  - 왼쪽 무릎의 먼쪽 부위에 가벼운 촉각 능력이 감소된다.
  - 고유수용성 감각: 오른쪽 발목, 무릎관절 및 엉덩관절은 온전하다; 왼쪽 엉덩관절과 무릎관절은 온전하다; 왼쪽 발목은 위치감각의 기능이 저하되어 있다(정확도 4/10).
- **근력:**
  - 첫 *도수근력검사(MMT)*의 점수와 퇴원(8주 후)시 도수근력검사의 점수가 표 CS2.1의 양쪽 하지에서 보고된다.
- **경직:**
  - 양쪽 하지에 대한 *수정된 Ashworth 척도* 점수는 표 CS2.2에 제시되어 있다. 점수는 첫 검사와 퇴원시(8주 후) 검사에서 변하지 않았다.

- **지구력, 균형 및 보행:**
  - 지구력, 균형 및 보행에 대한 표준화 검사의 결과는 표 CS2.3의 첫 검사, 4주 후 검사와 8주 후(퇴원) 검사에서 보고된다.
  - 표 CS2.3에 보고된 데이터 중에 기능적 뻗기 검사의 점수가 있다. 이것은 원래 노인에게 사용하기 위해 개발된 균형 문제를 위한 실용적이고 쉽게 적용될 수 있는 선별검사이다. 그것은 벽에 부착된 자로 측정되며, 팔의 길이를 넘어 앞쪽으로 뻗을 수 있는 최대 거리이다. 어깨관절을 90°로 굽힘하고 팔꿈치를 펌해서 주먹을 쥔다(그림 CS2.3). 자를 이용한 첫 측정은 3번째 손허리뼈의 위치에서 이루어진다. 그런 다음, 환자에게 균형을 잃거나 한 발짝 내딛지

표 CS2.3 지구력, 균형 및 보행의 표준화 검사

수행 검사	첫 검사	4주 후 검사	8주 후 검사
6분 보행 검사(ft)	413 (126 m)	518 (158 m)	602 (183 m)
10분 보행 검사(초)	22	20	15
보행속도(m/sec)	0.45 (1.5 ft/sec)	0.50 (1.6 ft/sec)	0.67 (2.1 ft/sec)
Timed Up and Go(초)	24	21	20
동적 보행지수	7/24	11/24	17/24
Berg 균형 검사	30/56	30/56	40/56
Romberg(EO) 검사(초)	5	10	30
Romberg(EC) 검사(초)	0	3	10
일자 서기(오른발이나 왼발을 앞쪽으로 배치)(초)	0	0	0
절반 일자 서기(초)	7	10	30
기능적 뻗기(인치)	4(10 cm)	6(15 m)	〉10 (25 cm)
보조 장비	일자형 지팡이	일자형 지팡이	일자형 지팡이

약어: EO, 눈은 뜬 상태; EC는 눈을 감은 상태.

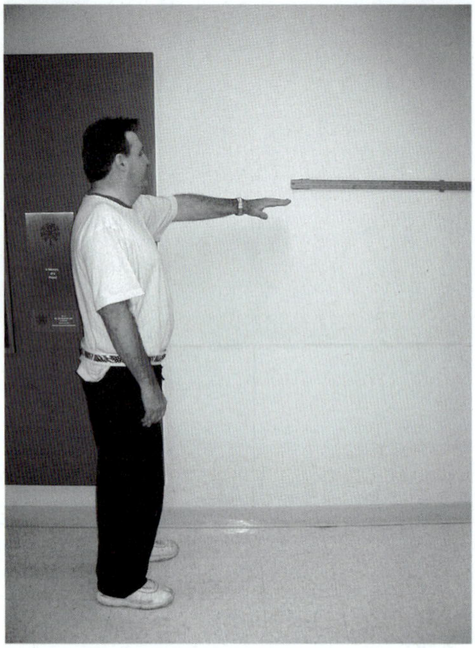

그림 CS2.3 환자는 왼쪽 어깨를 90°로 굽힘하고 팔꿈치를 폄한 상태로 벽 옆에 서 있는다(기능적 뻗기 검사의 시작 자세). 상대적으로 넓은 서기를 확인해 본다. 일반적으로 이 검사는 주먹을 쥔 상태로 수행된다. 단기 기억력 감소와 새로운 학습에 요구되는 시간의 증가 때문에, 환자는 주먹을 쥐고 있는 자세를 유지하기 위한 방향을 이해하는 데 어려움을 겪었다. 이런 제한을 기반으로, 검사가 수정되었고, 중간손가락의 끝으로부터 측정이 이루어졌다.

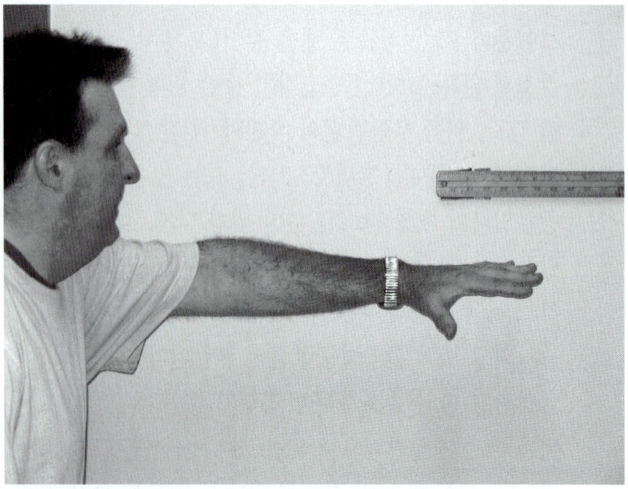

그림 CS2.4 환자에게 지면바닥으로부터 발꿈치를 들어올리지 않고, 가능한 앞쪽으로 손을 뻗도록 지시한다(기능적 뻗기 검사의 끝 자세).

않도록 주문하고, 가능하면 몸을 앞쪽으로 기울이도록 요구한다(그림 CS2.4). 그런 다음,
두 번째 측정을 한 후, 첫 번째 측정값에서 빼서 인치 단위로 최종 측정값을 구한다.

평가, 진단 및 예후, 그리고 관리계획

참고: 지침 질문을 고려하기 전에, 환자의 손상과 활동 제한을 잘 이해하기 위해 사례연구 2 검사를 본다. 지침 질문을 완성한 후, 여러분이 선택한 것과 제시된 중재를 비교하고 대조하기 위해 사례연구 2 중재를 본다.
마지막으로, 달성된 기능적 결과와 여러분이 확인했던 기대 결과와 목표를 비교하고 대조해 보기 위해 사례연구 2 결과를 본다.

지침 질문

1. 다음과 같은 관점에서 환자의 임상 발표를 기술해 본다:
   a. 신체 기능과 구조의 손상
   b. 활동 제한
   c. 참여 제한
2. 병력과 검사로부터 환자의 물리치료 결과에 긍정적인 영향을 미칠 수 있는 5가지 환자의 자산을 확인해 본다.
3. 병력과 검사로부터 환자의 물리치료 결과에 부정적인 영향을 미칠 수 있는 5가지 요인을 확인해 본다.
4. 물리치료 동안 환자의 활동 제한과 참여 제한을 해결하기 위해 여러분이 집중할 수 있는 손상은 무엇인가?
5. 물리치료사로서 균형과 보행을 위한 예상 목표(8주)와 예상 기능적 결과를 확인해 본다.
6. 치료의 첫 1–2주 동안 여러분이 실행할 균형과 보행을 개선하는 데 초점을 맞추는 3가지 중재에 대해 기술해 본다. 각 중재를 어떻게 진행할 것인지를 제시하고, 여러분의 선택을 정당화하는 간단한 근거를 포함시킨다.
7. 치료 회기내 운동 학습을 최적화하고 학습된 활동의 이월을 위해 여러분이 사용할 전략은 무엇인가?
8. 물리치료사로서, 가정 운동 프로그램(HEP)에 적합한 목표를 확인해 본다.
9. HEP의 요소와 활동을 설명해 본다.
10. 집에서의 낙상 예방과 관련해 여러분이 관리 계획에 포함시킬 수 있는 전략은 무엇인가?
11. 전문가간의 협업: 본 사례연구의 환자를 위한 최적의 기능적 결과를 달성하는 데 있어서 주요 전문가간의 협력자가 될 건강관리 제공자를 확인해 본다. 전문가간의 팀워크가 어떻게 촉진되고 자극될 수 있는가?
12. 전문가간의 협업 역할: 본 사례연구에서 물리치료사로서 보조물리치료사에게 어떤 중재를 위임할 수 있는가? 여러분은 보조물리치료사가 수행하는 중재의 감독을 제공할 뿐만 아니라, 이들 책임을 효율적으로 위임하기 위해 사용할 수 있는 의사소통 전략에 대해 기술해 본다.
13. 전문가간의 협업 역할: 보조물리치료사로서, 최적의 결과를 달성하는 쪽으로 효과적으로 진행하기 위해 정기적으로 물리치료사와 의사소통해야 하는 치료 수행, 관리 반응 및 환자 상태의 요소는 무엇인가?

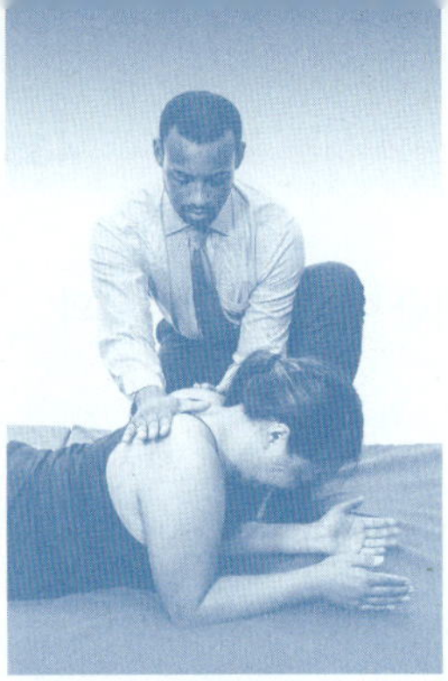

CASE STUDY 3

불완전 척수손상환자(T4): 이동 훈련

Patient With Incomplete Spinal Cord Injury, T4: Locomotor Training

검사

병력

환자는 스노보드를 탈 때 발생했던 앞척수동맥 경색으로 인한, 불완전 하지마비를 당했다. 환자는 소아 급성 외상센터에 입원했고, 급성 재활시설에서 4주 간 입원했다.
그는 외래 치료를 위해 이동 훈련 클리닉으로 이관되었고, 손상 후 4개월 만에 이 치료를 받기 시작했다.

- **인적 정보:**
  환자는 17세 남성으로 백인 소년이다.
- **의학적 이력:**
  환자의 병력은 간혹 발생하는 편두통과 지연 수면기 증후군(환자의 1일 주기 리듬과 외적 환경 사이의 해리)을 제외하고는 뚜렷한 것이 없다.
- **사회적 이력:**
  환자는 고등학교 3학년이다. 손상 이전에, 그는 크로스컨트리와 라크로스를 뛰었다. 그는 우등생이며, 교회 청년단에서 활동하고 있다. 초기 외래 이동 훈련 평가 때, 환자는 홈스쿨링을 받고 있었다.
- **생활환경:**
  환자는 2층으로 올라가는 계단이 있는 집에서 부모님과 3명의 형들과 함께 살고 있다. 집의 정문에 경사로가 있다. 집에는 Quickie TNT("Takes No Tools") 수동 휠체어뿐만 아니라 욕조 벤치와 화장실이 있다.
- **현재 약물:**
  하루에 2번 Baclofen, 10 mg; 하루에 2번 gabapentin/Neurontin, 600 mg; 매일 aspirin, 80 mg; 그리고 하루에 2번 Detrol LA.
- **환자 목표:**
  환자는 물리치료 관리를 위해 다음 목표를 확인했다:
  - 환자는 보조장치의 유무에 관계없이, 독립적으로 보행할 수 있다.
  - 보행 수준으로 고등학교로 복귀할 수 있다.

시스템 리뷰

- **심혈관계/호흡계:**
  심박수: 수동 휠체어에 앉았을 때의 심박수 = 82회;
  매트에 누웠을 때의 심박수 = 71회.
  혈압: 수동 휠체어에 앉았을 때 = 108/65
  기립 검사:
  - 누웠을 때의 혈압 105/61
  - 수동으로 똑바로 지지된 앉은 자세로 되돌아온 직후의 혈압 = 66/42
  - 똑바로 지지된 앉은 자세로 2분 경과했을 때의 혈압 = 90/60
  - 똑바로 지지된 앉은 자세로 5분 경과했을 때의 혈압 = 99/58
  - 똑바로 지지된 앉은 자세로 10분 경과했을 때의 혈압 = 101/63
- **근육뼈대계:**
  - 육안적 가동범위: 양쪽 상지와 하지가 WFL에 있다.
  - 육안적 근력검사: 양쪽 상지는 대칭적이고, WFL에 있다. 왼쪽 하지의 수의적 수축은 good에서 fair 사이이고, 오른쪽 하지의 수의적 수축은 trace에서 absent 사이에 있다.
  - 신장: 5.75 ft(1.75 m)
  - 체중: 138 lb(62.6 kg)

- **피부계:**
  피부는 개방성 열상, 찰과상 및 욕창이 없는 온전한 상태이다. 욕창 이력도 없다.
- **신경근육계:**
  균형: 환자는 의자에서 지지를 받지 않고 앉을 수 있지만, 지지받지 않고 서 있을 수 없다.
  - 앉은 자세: 상지를 허벅지 위에 놓고 편안한 앉기 자세를 취한다. 환자는 등뼈와 허리뼈의 뒤굽음이 증가된 모습을 보인다(그림 CS 3.1). 완전히 똑바로 앉도록 요구되었을 때, 환자는 증가된 허리뼈 앞굽음을 보인다. 그는 똑바로 앉은 자세를 달성하기 위해 양손을 허벅지 위에 올려놓고 최소한의 상지 지지대를 사용한다(그림 CS 3.2).

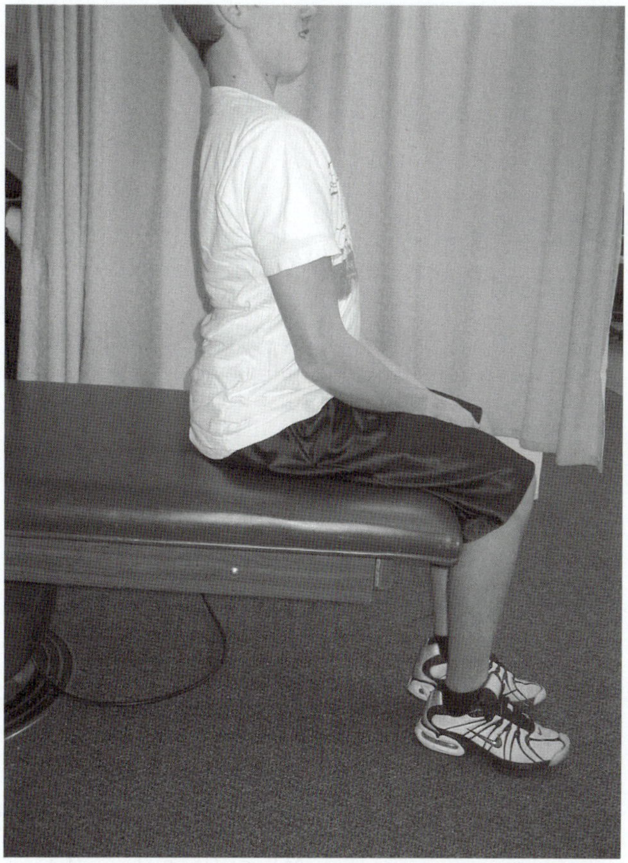

그림 CS 3.2 양손을 허벅지 위에 올려 놓고, 상지 지지를 이용해 초기의 똑바른 앉은 자세를 달성했다. 허리뼈의 앞굽음이 증가되었다.

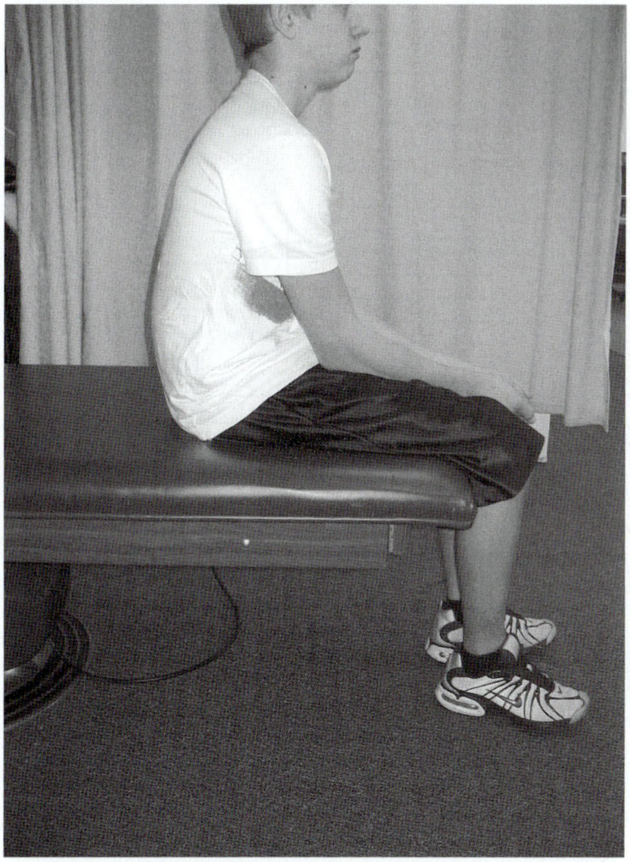

그림 CS 3.1 상지를 허벅지 위에 올려놓은 초기의 편안한 앉기 자세. 등뼈와 허리뼈에서 뒤굽음이 증가되었다.

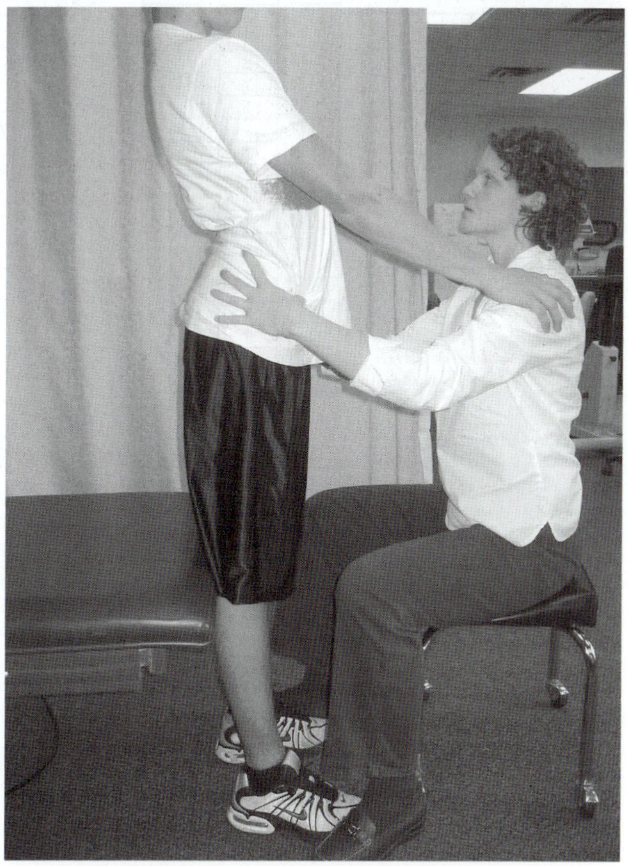

그림 CS 3.3 치료사의 어깨 위에 양손을 올려 놓고, 상지 지지를 이용한 초기 서기 자세. 허리뼈의 앞굽음과 등뼈의 젖힘이 증가되었다. 사진에서는 볼 수 없지만, 오른쪽 무릎의 젖힘이 발생했다.

- 서기 자세: 지지를 받은 서기 자세에서, 환자는 심각하게 증가된 허리뼈 앞굽음, 등뼈의 젖힘, 그리고 오른쪽 무릎관절의 젖힘 등을 보이고 있다 (그림 CS3.3).

검사와 측정

- **기능 상태:**
  - 자세 이동(transfer): 환자는 스쿼트 피봇을 이용해 혼자서 평탄한 표면이나 비평탄한 표면으로 이동할 수 있다.
  - 로코모션: 환자는 주로 수동 휠체어 사용자이다; 롤링 워커로 5피트(1.52m) 거리를 보행하기 위해 2 치료사의 도움을 필요로 한다.
- **의사소통/인지:**
  환자는 명료하고, 사람, 장소 및 시간에 대한 지남력을 가지고 있다. 그는 치료를 위한 그의 요구와 목표에 관해 적절하게 질문에 대답할 수 있다. 그는 시범을 통해 배우는 것을 선호한다.
- **감각/운동기능:**
  미국 척추손상협회(ASIA)의 표준 척추손상분류 양식이 감각기능과 운동기능을 기록하기 위해 사용되었다 (그림 CS3.4).
- **근육 톤:**
  수정된 Ashworth 척도가 경직의 등급을 위해 사용된다(표 CS3.1).

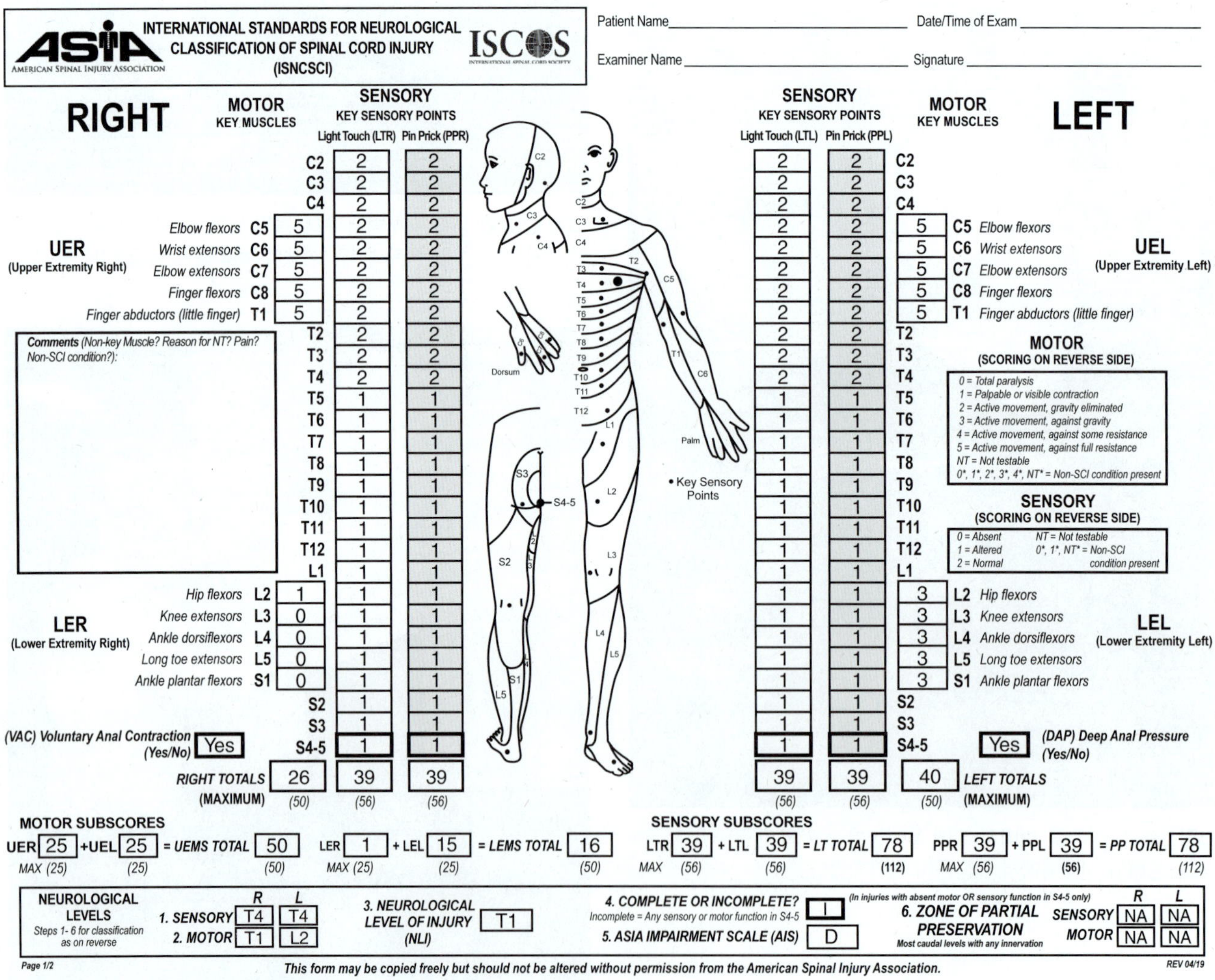

ASIA — American Spinal Injury Association
INTERNATIONAL STANDARDS FOR NEUROLOGICAL CLASSIFICATION OF SPINAL CORD INJURY (ISNCSCI)
ISCOS — International Spinal Cord Society

Patient Name ______ Date/Time of Exam ______
Examiner Name ______ Signature ______

RIGHT

Level	Motor key muscle (Right)	Motor	Light Touch (LTR)	Pin Prick (PPR)
C2			2	2
C3			2	2
C4			2	2
C5	Elbow flexors	5	2	2
C6	Wrist extensors	5	2	2
C7	Elbow extensors	5	2	2
C8	Finger flexors	5	2	2
T1	Finger abductors (little finger)	5	2	2
T2			2	2
T3			2	2
T4			2	2
T5			1	1
T6			1	1
T7			1	1
T8			1	1
T9			1	1
T10			1	1
T11			1	1
T12			1	1
L1			1	1
L2	Hip flexors	1	1	1
L3	Knee extensors	0	1	1
L4	Ankle dorsiflexors	0	1	1
L5	Long toe extensors	0	1	1
S1	Ankle plantar flexors	0	1	1
S2			1	1
S3			1	1
S4-5			1	1
RIGHT TOTALS (MAXIMUM)		26 (50)	39 (56)	39 (56)

UER (Upper Extremity Right); LER (Lower Extremity Right)
Comments (Non-key Muscle? Reason for NT? Pain? Non-SCI condition?):
(VAC) Voluntary Anal Contraction (Yes/No): Yes

LEFT

Level	Light Touch (LTL)	Pin Prick (PPL)	Motor	Motor key muscle (Left)
C2	2	2		
C3	2	2		
C4	2	2		
C5	2	2	5	Elbow flexors
C6	2	2	5	Wrist extensors
C7	2	2	5	Elbow extensors
C8	2	2	5	Finger flexors
T1	2	2	5	Finger abductors (little finger)
T2	2	2		
T3	2	2		
T4	2	2		
T5	1	1		
T6	1	1		
T7	1	1		
T8	1	1		
T9	1	1		
T10	1	1		
T11	1	1		
T12	1	1		
L1	1	1		
L2	1	1	3	Hip flexors
L3	1	1	3	Knee extensors
L4	1	1	3	Ankle dorsiflexors
L5	1	1	3	Long toe extensors
S1	1	1	3	Ankle plantar flexors
S2	1	1		
S3	1	1		
S4-5	1	1		
LEFT TOTALS (MAXIMUM)	39 (56)	39 (56)	40 (50)	

UEL (Upper Extremity Left); LEL (Lower Extremity Left)
(DAP) Deep Anal Pressure (Yes/No): Yes

MOTOR (SCORING ON REVERSE SIDE)
0 = Total paralysis
1 = Palpable or visible contraction
2 = Active movement, gravity eliminated
3 = Active movement, against gravity
4 = Active movement, against some resistance
5 = Active movement, against full resistance
NT = Not testable
0*, 1*, 2*, 3*, 4*, NT* = Non-SCI condition present

SENSORY (SCORING ON REVERSE SIDE)
0 = Absent; 1 = Altered; 2 = Normal
NT = Not testable; 0*, 1*, NT* = Non-SCI condition present

• Key Sensory Points

MOTOR SUBSCORES
UER 25 + UEL 25 = UEMS TOTAL 50 — MAX (25) (25) (50)
LER 1 + LEL 15 = LEMS TOTAL 16 — MAX (25) (25) (50)

SENSORY SUBSCORES
LTR 39 + LTL 39 = LT TOTAL 78 — MAX (56) (56) (112)
PPR 39 + PPL 39 = PP TOTAL 78 — MAX (56) (56) (112)

NEUROLOGICAL LEVELS (Steps 1-6 for classification as on reverse)
1. SENSORY: R T4, L T4
2. MOTOR: R T1, L L2
3. NEUROLOGICAL LEVEL OF INJURY (NLI): T1
4. COMPLETE OR INCOMPLETE? I (Incomplete = Any sensory or motor function in S4-5)
5. ASIA IMPAIRMENT SCALE (AIS): D
6. ZONE OF PARTIAL PRESERVATION (In injuries with absent motor OR sensory function in S4-5 only) — Most caudal levels with any innervation: SENSORY R NA, L NA; MOTOR R NA, L NA

Page 1/2 — This form may be copied freely but should not be altered without permission from the American Spinal Injury Association. — REV 04/19

그림 CS3.4 미국 척수손상협회(ASIA) 검사 양식을 이용한 환자의 감각기능과 운동기능 척도(출처:2021 American Spinal Injury Association.)

- **균형:**
  - 앉기 자세의 균형을 검사하기 위해 수정된 기능적 뻗기 검사가 사용되었다(표 CS3.2).
  - 수정된 기능적 뻗기 검사의 목적은 환자가 짧은 앉기 자세를 취하고, 기저면(BOS)을 벗어나 얼마나 팔을 뻗을 수 있는지를 결정하는 것이다. 환자는 등받이에 등을 기대어서 시작하고, 한쪽 팔의 어깨를 90°로 굽힘하도록 들어올리고, 환자 옆의 벽에 부착된 자와 평행하게 배치한다. 검사자는 환자의 시작 지점을 기록한다; 환자는 균형을 잃지 않고 가능한 한 주먹을 앞쪽으로 멀리 뻗는다. 검사자는 환자가 가장 멀리 뻗는 지점(3번 손허리뼈에서 측정)을 기록하고, 환자가 다시 시작자세로 되돌아간다. 검사는 3번 수행되고, 결과를 평균화한다.
  - Berg 균형 척도는 서기 균형을 검사하기 위해 사용되었다(표 CS3.3). 환자는 상지의 지지 없이 서기 과제를 수행할 수 없었고, 점수는 9/56점이었다. 이것은 보행을 할 때 100% 낙상 위험이 있음을 의미한다.
  - 환자의 낙상 위험은 Performance–Oriented Mobility Assessment(POMA)를 이용하여 결정되었다. (표 CS3.4). 환자는 보조장치 없이 서 있어야 하는 서기 과제를 수행하는 데 어려움을 겪었으며, 점수는 6/28점이었다. 이것은 보행을 할 때 100% 낙상 위험이 있음을 의미한다.
- **보행:**
  - 10 m 보행 검사: 환자는 물리적 도움 없이는 이 검사를 수행할 수 없었다.
  - 6 분 보행 검사: 환자는 물리적 도움 없이는 이 검사를 수행할 수 없었다.

표 CS3.1 경직 등급을 위한 수정된 Ashworth척도[a]

근육군	오른쪽 하지	왼쪽 하지
엉덩관절 굽힘근	0	0
엉덩관절 폄근	1+	1+
엉덩관절 모음근	1	1
무릎관절 굽힘근	0	1
무릎관절 폄근	1	1
발바닥굽힘근	1	1+
안쪽번짐근	0	0
가쪽번짐근	0	1

핵심: 0, 톤의 증가가 없음; 1, 잡기와 놓기를 할 때 약간의 톤이 증가하거나, 또는 침범된 부분을 굽힘이나 폄을 할 때 ROM의 끝 부분에서 약간의 저항이 느껴진다;
1+, 잡기를 할 때 약간의 톤이 증가하고, ROM의 나머지 부분(절반 미만)에서 최소한의 저항이 느껴진다;
2, ROM의 대부분에서 뚜렷한 톤 증가가 일어나지만, 침범된 부분이 쉽게 움직여진다;
3, 톤이 상당히 증가하고, 수동 움직임이 어렵다;
4, 침범된 부분이 굽힘과 폄할 때 뻣뻣해진다.

[a] Bohannon R, Smith M. Interrater reliability of a modified Ashworth scale of muscle spasticity. Phys Ther. 1987;67:206.

표 CS3.2 수정된 기능적 뻗기 검사[a]

앞쪽 뻗기	길이, 인치(m)
뻗기 1	21.0 (53.34)
뻗기 2	20.5 (52.07)
뻗기 3	22.5 (57.15)
평균	21.3 (54.10)

[a] Lynch SM, Leahy P, Barker SP. Reliability of measurements obtained with a modifi ed functional reach test in subjects with spinal cord injury. Phys Ther. 1998;78:128.

표 CS3.3 Berg 균형 척도[a,b,c]

항목	점수
1. 앉은 자세에서 일어서기	1 – 서거나 안정을 위해 최소한의 도움이 요구된다.
2. 지지하지 않고 서기	0 – 지지 없이 30초 동안 서기 자세를 취할 수 없다.
3. 앉은 자세에서 등을 지지하지 않지만, 발을 바닥이나 스툴 위에 지지한다.	4 – 2분 동안 안정하게 앉을 수 있다.
4. 서기에서 앉기	1 – 독립적으로 앉을 수 있지만, 비통제되는 하강이 일어난다.
5. 자세 이동(transfer)	3 – 손을 이용해 안전하게 자세 이동을 할 수 있다.
6. 눈을 감은 채 지지하지 않고 서기	0 – 낙상이 일어나지 않도록 도움을 요구한다.
7. 양쪽 발을 붙인 상태에서 지지하지 않고 서기	0 – 자세를 취하는 도움이 필요하고, 15초 동안 서기 자세를 취할 수 없다.
8. 선 자세에서 쭉 뻗은 팔을 앞쪽으로 뻗기	0 – 뻗기를 시도할 때 균형을 잃게 되고, 외적 지지가 필요하다.
9. 선 자세에서 바닥에 놓인 물체를 집어 들어올리기	0 – 균형 소실/낙상이 일어나지 않도록 도움을 요구할 수 없다.
10. 선 자세에서 오른쪽 어깨와 왼쪽 어깨 너머로 뒤쪽으로 쳐다보기	0 – 머리를 돌릴 때 도움이 필요하다.
11. 360°회전하기	0 – 회전할 때 도움이 필요하다.
12. 지지하지 않고 선 자세를 취하는 동안, 스텝이나 스툴 위에 양쪽 발을 교대로 배치하기	0 – 낙상/시도할 수 없음이 일어나지 않도록 도움을 필요로 한다.
13. 한 발을 앞으로 내딛고, 지지하지 않고 서기	0 – 걸음이나 서기 자세를 취할 때 균형을 잃어버린다.
14. 한발 서기	0 – 낙상을 방지하기 위해 도움을 요구할 수 없다.
	총 점수: 9 / 56

[a] Berg K, et al. Measuring balance in the elderly: Preliminary development of an instrument. Physiotherapy Canada. 1989;41:304.
[b] Berg K, et al. A comparison of clinical and laboratory measures of postural balance in an elderly population. Arch Phys Med Rehabil. 1992;73:1073.
[c] Berg K, et al. Measuring balance in the elderly: Validation of an instrument. Can J Public Health. 1992;83(suppl 2):S7.

표 CS3.4 Performance-Oriented Mobility Assessment(POMA)[a]

균형 부분

과제	균형 설명	가능성	점수
앉기	의자에서 뒤로 기대거나 미끌어진다.	= 0	1
균형	안정하고, 안전하다.	= 1	
일어서기	도움없이는 일어설 수 없다	= 0	1
	양 팔을 이용해 일어설 수 있다.	= 1	
	양 팔을 사용하지 않고 일어설 수 있다.	= 2	
일어서기 시도	도움없이는 할 수 없다.	= 0	1
	1번 이상의 시도가 필요하며, 일어설 수 있다.	= 1	
	1번의 시도로 일어설 수 있다.	= 2	

표 CS3.4 Performance-Oriented Mobility Assessment(POMA)[a] (계속)

과제	균형 설명	가능성	점수
균형 부분 *(계속)*			
즉각적인 서기 균형 (첫 5초)	불안정함(비틀거림, 발이 움직임, 몸통 흔들림)	= 0	1
	안정하지만, 워커나 다른 지지 장치를 사용함	= 1	
	다른지지 장비를 사용하지 않고도 안정하다.	= 2	
서기 균형	불안정하다.	= 0	1
	안정하지만, 4인치(발꿈치 안쪽 사이의 거리) 이상의 넓은 발 배치, 지팡이나 다른 장비 사용	= 1	
	지지 없이 좁은 발 간격 배치	= 2	
쿡 찌르기	낙상하기 시작한다.	= 0	0
	비틀거림. 움켜 잡는다. 잡는다.	= 1	
	안정하다.	= 2	
눈을 감은 상태	불안정하다.	= 0	0
	안정하다.	= 1	
360°회전하기	불연속적인 걸음	= 0	0
	지속적인 걸음	= 1	
	불안정하다.	= 0	0
	안정하다.	= 1	
내려 앉기	불안전하다(의자 위로 털썩 주저 않는다)	= 0	1
	양 팔을 사용하거나 부드러운 동작을 할 수 없다.	= 1	
	안전하고, 부드러운 동작	= 2	
균형 점수			**6/16**
	보행 부분		
보행의 시작	주저함	= 0	0
	주저하지 않음	= 1	
걸음 길이와 높이	a. 오른쪽 유각기 발이 왼쪽 입각기 발을 지나가지 못한다.	= 0	0
	b. 걸음을 내디딜 때, 오른발이 왼쪽 입각기 발을 지나갈 수 있다.	= 1	
	c. 걸음을 내디딜 때, 오른발을 바닥으로부터 완전하게 들어올릴 수 없다.	= 0	0
	d. 오른발을 완전하게 바닥으로부터 들어올릴 수 있다.	= 1	
	e. 왼쪽 유각기 발이 오른쪽 입각기 발을 지나가지 못한다.	= 0	0 with step

표 CS3.4 Performance-Oriented Mobility Assessment(POMA)[a] (계속)

균형 부분 (계속)			
과제	균형 설명	가능성	점수
	f. 왼발이 오른쪽 입각기 발을 지나갈 수 있다.	= 1	
	g. 걸음을 내디딜 때, 왼발을 바닥으로부터 완전하게 들어올릴 수 없다.	= 0	0
	h. 오른발을 완전하게 바닥으로부터 들어올릴 수 있다.	= 1	
걸음 대칭성	오른발과 왼발의 걸음 길이가 동일하지 않다.	= 0	0
	오른발과 왼발의 걸음 길이가 동일하다.	= 1	
걸음 연속성	걸음 사이에 멈춤이 있거나 불연속이 있다.	= 0	0
	걸음이 지속적으로 일어난다.	= 1	
경로	뚜렷한 편위가 있다.	= 0	0
	보행 장비를 사용하거나, 중등도의 보행 편위가 있다.	= 1	
	보행 장비 없이 똑바로 걸을 수 있다.	= 2	
몸통	뚜렷한 흔들림이나 보행 장비의 사용	= 0	0
	보행 동안 흔들림이 없지만, 무릎이나 등의 굽힘이 있거나, 팔을 옆으로 흔든다.	= 1	= 1
	흔들림이 없고, 굽힘도 없고, 팔을 사용하지 않고, 보행 장비를 사용하지 않는다.	= 2	= 2
걸음 폭	보행 동안 양쪽 발꿈치가 닿지 않는다.	= 0	0
	보행 동안 양쪽 발꿈치가 닿는다.	= 1	
보행 점수			**0/12**
균형 + 보행 점수			**6/28**

[a] Tinetti ME. Performance-oriented assessment of mobility problems in elderly patients. J Am Geriatr Soc. 1986;34:119–126.

체중지지 시스템과 트레드밀을 이용한 걸음 훈련

걸음 훈련 환경에서 다음과 같은 4개 주요 요소가 검사로 구성된다: 서기 재훈련, 서기 적응성, 걸음 재훈련 및 걸음 적응성.

1. 서기 재훈련:

환자는 체중의 75%를 지지한 채 트레드밀(TM) 위에 선 자세로 검사를 시작한다. 그런 다음, 환자가 트레이너의 최대한의 도움을 받아도, 더 이상 똑바로 선 자세를 유지할 수 없을 때까지 지지하는 체중의 크기를

표 CS3.5 서기 재훈련

신체 분절	도움 수준	BWS의 백분율
오른쪽 무릎	최소	10
오른쪽 발목	독립	10
왼쪽 무릎	독립	10
왼쪽 발목	독립	10
몸통	중등도	10
엉덩이/골반	중등도	10

약어: BWS, 체중지지

낮춘다. 각 트레이너(물리치료사 또는 보조물리치료사)는 각 신체 분절(예, 발/발목, 무릎, 그리고 엉덩이/골반)에 제공되는 도움의 양을 표시한다(표 CS3.5).

2. **서기 적응성:**
본 검사의 목적은 다양한 신체 분절의 독립성을 유지하는 데 필요한 체중 매개변수를 조사하는 것이다.
서기 적응성에는 정적 서기, 가쪽 체중 이동과 걸음 체중 이동이 포함된다.
    - 정적 서기: 치료사는 독립성을 달성하기 위해 각 신체 분절에 필요한 체중 지지(BWS)의 크기를 검사한다. 검사는 서기 재훈련 동안 달성된 가장 낮은 BWS에서부터 시작한다. 그런 다음, BWS를 천천히 상승시킨다. BWS의 크기가 증가함에 따라 트레이너는 각 분절에 제공/요구되는 지지의 크기를 줄일 수 있다. 각 트레이너는 도움이 더 이상 필요하지 않고, 신체 분절이 독립적일 때를 구두로 확인한다(표 CS3.6).
    - 가쪽 체중 이동: 환자의 서기 자세에서 시작하고, 치료사는 환자가 양쪽 방향으로 가쪽 체중 이동을 수행하는 데 필요한 BWS 및 도움의 크기를 결정한다. 트레이너는 각 신체 분절에 필요한 지지의 크기를 구두로 확인한다(표 CS3.7). 지지된 체중은 가쪽 체중 이동 동안 대다수의 신체 분절이 독립적일 수 있는 크기이다.
    - 걸음 체중 이동: 트레이너는 한쪽 하지가 앞쪽으로 내디딘 자세를 취할 때, 앞쪽 체중 이동을 수행하는 데 환자가 필요로 하는 BWS와 지지의 크기를 결정한다. 검사는 오른쪽 하지를 앞쪽으로 내디딘 자세에서 시작해 가쪽 체중 이동 동안에 사용된 동일한 크기의 BWS에서 시작한다. 검사는 왼쪽 하지를 앞쪽으로 내디딘 자세에서도 반복 수행된다. 각 트레이너는 각 신체 분절(표 CS3.8과 표 CS3.9)에 요구되는 지지의 크기를 확인한다.

표 CS3.6 서기 적응성: 정적 서기

신체 분절	도움 수준	BWS의 백분율
오른쪽 무릎	최소	75
오른쪽 발목	독립	10
왼쪽 무릎	독립	10
왼쪽 발목	독립	10
몸통	독립	25
엉덩이/골반	최소	75

표 CS3.7 서기 적응성: 가쪽 체중 이동

신체 분절	도움 수준	BWS의 백분율
오른쪽 무릎	최소	50
오른쪽 발목	독립	50
왼쪽 무릎	최소	50
왼쪽 발목	독립	50
몸통	독립	50
엉덩이/골반	최소	50

표 CS3.8 서기 적응성: 걸음 체중 이동(오른발 앞쪽 이동)

신체 분절	도움 수준	BWS의 백분율
오른쪽 무릎	중등도	50
오른쪽 발목	독립	50
왼쪽 무릎	최소	50
왼쪽 발목	독립	50
몸통	독립	50
엉덩이/골반	최대	50

표 CS3.9 서기 적응성: 걸음 체중 이동(왼발 앞쪽 이동)

신체 분절	도움 수준	BWS의 백분율
오른쪽 무릎	중등도	50
오른쪽 발목	독립	50
왼쪽 무릎	최소	50
왼쪽 발목	독립	50
몸통	독립	50
엉덩이/골반	중등도	50

3. **걸음 재훈련:**
이 검사의 목적은 최적의 BWS와 트레드밀(TM) 속도 매개변수를 결정하여 운동형상학적으로 올바른 걸음 패턴을 설정하는 것이다. 검사는 서기 적응성 체중 이동 동안, 설정된 BWS의 크기를 사용하여 시작한다. TM의 속도는 정상 보행속도(~2.4mph[3.9km/h])에 도달할 때까지 점진적으로 증가시킨다. 최적의 걸음 패턴을 달성하는 데 필요한 트레이너의 지지 크기를 보고하고 기록한다(표 CS3.10).

4. **걸음 적응성:**
이 검사의 목적은 각 신체 분절의 독립성을 유지하는 데 필요한 BWS와 TM 속도 매개 변수의 크기를 결정하는 것이다(트레이너의 지지 없음). 검사는 걸음 재교육 동안 설정된 매개변수에서 시작된다. 각 신체 분절의 독립성에 도달할 때까지 BWS의 크기를 천천히 증가하고 속도를 천천히 감소시킨다. 0.6 mph의 속도로 환자 체중의 75%가 지지된 상태에서 독립성에 도달하지 못한 경우, 특정 신체 분절에 요구되는 도움의 수준을 보고하고 기록한다(표 CS3.11).

표 CS3.10 걸음 재훈련

신체 분절	도움 수준	BWS의 백분율	TM 속도, mph(km/hr)
오른쪽 무릎	최대	35	2.4 (3.9)
오른쪽 발목	최대	35	2.4 (3.9)
왼쪽 무릎	중등도	35	2.4 (3.9)
왼쪽 발목	중등도	35	2.4 (3.9)
몸통	독립	35	2.4 (3.9)
엉덩이/골반	중등도	35	2.4 (3.9)

표 CS3.11 걸음 적응성

신체 분절	도움 수준	BWS의 백분율[a]	TM 속도, mph(km/hr)
오른쪽 무릎	최대	55	0.6 (1)
오른쪽 발목	최대	55	0.6 (1)
왼쪽 무릎	중등도	55	0.6 (1)
왼쪽 발목	중등도	55	0.6 (1)
몸통	독립	35	2.4 (3.9)
엉덩이/골반	중등도	55	0.6 (1)

[a] 55% 이상 체중 지지를 상승시킬 수 없다. 그 이유는 환자가 더 큰 체중지지에서 걸음을 뗄 때, 발바닥닿기(하중반응기)를 더 이상 할 수 없기 때문이다.

약어: BWS, 체중 지지; TM, 트레드밀.

평가, 진단 및 예후, 그리고 관리계획

참고: 지침 질문을 고려하기 전에, 환자의 손상과 활동 제한을 잘 이해하기 위해 사례연구 3 검사를 본다. 지침 질문을 완성한 후, 여러분이 선택한 것과 제시된 중재를 비교하고 대조하기 위해 사례연구 3 중재를 본다. 마지막으로, 달성된 기능적 결과와 여러분이 확인했던 기대 결과와 목표를 비교하고 대조해 보기 위해 사례연구 3 결과를 본다.

지침 질문

1. 그림 CS3.4에 제시된 ASIA 검사 데이터에 근거했을 때, 환자의 하지 운동 점수는 얼마인가?
2. 그림 CS3.4에 제시된 ASIA 검사 데이터에 따르면, 환자의 신경학적 수준은 어느 정도인가? 상자 CS3.1 을 사용하여 환자의 ASIA Impairment Scale (AIS) 분류법은 무엇인가?
3. 환자를 위한 물리치료 문제 목록을 작성해 본다. 확인된 각 신체 기능과 구조의 손상에 대해, 그것이 직접 손상, 간접 손상, 복합 손상 또는 활동 제한인지를 표시해 본다.
4. 척수손상(SCI) 환자의 경우, ASIA 검사 뿐만 아니라, ASIA Impairment Scale 분류로부터의 하지 운동 점수(LEMS)가 보행 능력을 예측하기 위해 사용되어 왔다. 환자의 LEMS와 AIS 분류에 근거했을 때, 환자의 보행 가능성에 대한 당신의 예측은 무엇인가? 환자가 가정이나 지역사회에서의 앰뷸레이터(ambulator)가 될 가능성이 있는지 또는 주로 휠체어 사용자가 될 것인지를 고려해 본다. 이 환자의 기능을 개선하기 위해 사용될 보조 장비나 교정 장비는 무엇인가?
5. 이동 훈련(LT)의 사용을 포함한 활동 기반 치료는 보행 능력을 예측하는 또 다른 관점을 제공한다. 활동 기반 치료는 신경학적 회복을 촉진하기 위해 신경계에 적절한 감각 단서나 운동 단서를 제공하는 과제 중심 훈련의 사용에 초점을 맞추고 있다. 다시 한번 환자의 보행

상자 CS3.1 ASIA 손상 척도(AIS)[a]

A = **완전 척수손상.** 엉치 분절 S4–5에 감각기능이나 운동기능이 전혀 없음.

B = **감각 불완전 척수손상.** 엉치 분절 S4–5(S4–5에서 가벼운 촉각이나 핀 찌르기, 또는 깊은 항문 압박)을 포함해 신경학적 레벨 이하로 감각기능은 보존되어 있지만, 운동기능은 보존되지 않는다. 그리고, 운동기능은 신체 좌우의 운동 레벨 이하 3 단계(fair) 이상에 보존되지 않는다.

C = **운동 불완전 척수손상.** 운동기능이 보존되어 있다. 운동기능은 수의적 항문 수축(VAC)을 위한 대부분의 꼬리 엉치 분절에서 보존되거나 환자는 감각 불완전 상태 (LT, PP 또는 DAP에 의해 대부분의 꼬리엉치 분절 S4–5에서 보존되는 감각기능)의 기준을 충족하며, 신체의 좌우에 있는 동측 운동 레벨보다 3 단계(fair) 이상 낮은 운동기능만 일부 남아 있는 경우 (이것은 운동 불완전 상태를 결정하는 주요 근육 기능이나 비–주요 근육 기능을 포함한다). AIS C의 경우, 단일 NLI 이하의 주요 근육 기능의 절반 미만이 근육 등급 3(fair) 이상을 가진다.

D = **운동 불완전 척수손상.** 운동 불완전 상태는 위처럼 정의되며, 주요 근육의 절반 이상이 3점(fair)을 가지는 단일 NLI 이하의 기능을 가진다.

E = **정상.** 만약 ISNCSCI로 검사되었을 때 감각과 운동의 기능이 모든 분절에서 정상으로 등급이 매겨지고 환자에게 이전 결함이 있는 경우라면, AIS 등급은 E이다. 초기 SCI가 없는 사람은 AIS 등급을 받지 못한다.

ND 사용: 감각, 운동과 NLI 레벨, ASIA 손상 척도 등급이나 부분 보존 영역(ZPP)을 검사 결과에 따라 결정할 수 없는 경우.

[a] 미국 척수손상협회: International Standards for Neurological Classifi cation of Spinal Cord Injury, revised 2019; Richmond, VA.

가능성을 고려해 본다. 보행 가능성을 결정짓기 전에, (A) 초기 검사의 걸음 재훈련 동안 환자의 성과를 고려해 본다(표 CS3.10 참고), (B) LT의 원칙(체중 부하가 최대화되고, 운동 단서와 감각 단서가 보상 전략을 최소화하면서 운동 회복에 중점을 두고 최적화된다). 질문 1에서 확인된 환자의 LEMS와 질문 2에서 확인된 환자의 AIS 분류도 고려해 본다.

6. 질문 5에서 확인된 보행 수준을 달성하는 데 필요한 관리 기간을 확인해 본다(예, 가정 또는 지역사회 앰뷸레이터 또는 휠체어 사용자).
7. LT의 사용을 포함한, 활동기반 치료를 사용하여 질문 6에서 확인된 보행 잠재력 수준을 달성하는 데 필요한 치료 기간을 확인해 본다.
8. 표 CS3.12는 일련의 보조 장비와 초기 보장구의 중재를 확인해 준다. 표에 제공된 공간에서, 이들 장치가 다음 LT 원칙과 어떻게 일치하는지 또는 일치하지 않는지를 명시해 본다.
   - 하지 체중 부하의 극대화: 환자는 상지를 가능하면 적게 사용하면서 서기 자세를 취하도록 장려된다.
   - 적절한 감각 단서를 제공한다: 이들 단서는 트레드밀 위에서 걸음을 훈련하는 동안이나 정상 보행 속도(3.2–4.2 ㎞/h)에 가까운 보행을 하면서 올바른 촉각 정보를 제공하는 것을 포함하고 있다.
   - 적절한 운동형상학 제공: 환자는 전체 보행주기 내내 골반을 중립위로 하고 똑바른 몸통을 달성하고, 종말입각기 동안 엉덩관절의 폄, 초기접지기 때 발꿈치닿기를 하도록 장려되고 있다.
   - 독립성을 최대화하고, 보상을 최소화한다: 환자는 가능하면 최소의 제한된 보조 장치를 사용해야 하고, 또 부목 사용을 최소화해야 한다.

표 CS3.12 보조장비/보장구: 이동 훈련 원칙과의 일치성/비일치성

보조장비/보장구	일치 측면	비일치 측면
롤링 워커		
양측 Lofstrand 목말		
양측 1점 목말		
편측 1점 목		
보장구 중재		

상자 CS3.2 BWS와 TM을 이용한 LT 진행의 초점, LT 지상 보행을 위한 진행의 초점, 그리고 사례연구 환자의 LT 샘플 진행의 초점

A. BWS와 TM을 이용한 LT 진행의 초점

- 지지된 체중의 크기를 감소시킨다(즉, 하지의 체중부하를 증가시킨다).
- 정상 보행 속도(2.0-2.6 mph[3.2-4.2 ㎞/h]) 달성
- 지구력을 향상시킨다(목표는 최소 20분 이상의 걸음으로 TM에서 60분의 체중부하를 유지하는 것이다)
- 신체 분절의 독립성을 촉진한다(초기에는 몸통과 골반에 초점을 맞춘다).

B. 진행의 초점: LT 지상 보행

- 기능적 가동성 동안 적절한 운동형상학을 달성한다(예, 앉기에서 일어서기로의 이동, 서기 및 보행).
- 보상 전략의 사용을 최소화한다.
- 보조 장비의 사용을 최소화한다.

C. 사례연구 환자 세션 1의 예제를 위한 LT의 샘플 진행

BWS 시스템과 TM을 사용한 세션 1에서 환자는 총 49분의 체중부하를 완료했으며, 평균 37%의 BWS로 TM 속도 2.4 mph (3.9 ㎞/h)에서 22분간 걸음을 걸었다. 그는 골반에서 중등도 도움, 오른쪽 무릎과 발목에서 최대 도움, 그리고 왼쪽 무릎과 발목에서 중등도 도움을 필요로 했다. 지상 환경에서 그는 롤링 워커로 상지 지지와 함께, 표준 높이의 매트 테이블에서 앉기에서 일어서기로의 이동을 수행했다. 그는 골반과 오른쪽 무릎에 최소의 도움을 필요로 했다. 일단 일어서면, 그는 서기 균형을 유지하기 위해 증가된 상지 지지와 무릎 젖힘을 방지하기 위해 오른쪽 하지에서 최소 도움을 필요로 했다. 그는 롤링 워커로 10 피트(3 m)를 걸었다. 이때 그의 골반은 물리치료사 1명의 최소 도움을 받았고, 또 유각기 동안 다리를 앞쪽으로 진전하고, 입각기 동안 엉덩관절과 무릎관절의 폄을 유지하기 위해 2명 물리치료사(각각 1명의 물리치료사가 그의 다리를 한쪽씩 맡았다)가 그에게 최소 도움을 제공했다. 모든 서기 활동과 보행 활동 동안 증가된 허리뼈 앞굽음이 확인되었다.

세션 20 예제: BWS 시스템과 TM을 사용한 세션 20 동안, 환자는 TM 속도 2.6 mph(4.2 ㎞/h)로 30분의 걸음 재훈련과 평균 33%의 BWS로 총 60분의 체중 부하를 완수했다. 그는 적절한 정렬을 이루기 위해 골반의 최소 도움, 오른쪽 무릎과 발목의 중등도 도움, 그리고 왼쪽 무릎과 발목의 최소 도움을 필요로 했다. 지상 환경에서, 그는 상지의 지지 없이 골반의 최소 도움을 받으며, 표준 높이 매트에서 앉기에서 일어서기로의 이동을 수행했다. 넓은 기저면에서 30초간 상지의 지지 없이도 감독 아래에서 서기 균형을 유지할 수 있었다. 그는 균형과 정렬을 위해 골반의 접촉 가드와 함께, 양쪽 Lofstrand 목발을 사용하여 250 피트(76.2 m)를 걸었다. 환자는 양쪽 하지를 각각 진전시키는데 독립적이었다. 그는 세션 1과 비교했을 때 약간 감소했지만, 그의 허리뼈 앞굽음은 계속 증가된 상태였다.

9. 상자 CS3.2는 (A) BWS와 TM를 이용하는 LT 훈련의 진행, (B) 지상 보행, 그리고 (C) 세션 1과 20을 예를 들어, LT의 샘플 진행에 대한 초점을 확인해 준다. BWS-TM 교육과 지상 보행 모두의 진행에 초점을 맞추어 검사해 본다. 그런 다음, 그 환자를 위한 LT의 샘플 진행을 검사해 본다(세션 1과 세션 20). 각의 예를 기반으로, 다음의 각 영역에서 다음 치료 세션(2와 21) 동안의 진행에 대한 2가지 목표를 제시해 본다:
   - BWS 시스템 위에서의 걸음 훈련
   - 앉기에서 서기로의 이동
   - 서기 균형
   - 지상 보행
10. 전문가간의 협업 역할: 본 사례연구에서 환자를 위한 최적의 결과를 달성할 때 주요 전문가간 협력자가 될 건강관리 제공자들을 확인해 본다. 어떻게 하면 전문가간의 팀워크가 증진되고 촉진될 수 있을까?
11. 전문가간의 협업 역할: 본 사례연구에서 물리치료사로서, 보조물리치료사에게 어떤 중재를 위임할 수 있는가? 여러분은 보조물리치료사가 수행하는 중재의 감독을 제공할 뿐만 아니라, 이들 책임을 효율적으로 위임하기 위해 사용할 수 있는 의사소통 전략에 대해 기술해 본다.
12. 전문가간의 협업 역할: 보조물리치료사로서, 최적의 결과를 달성하는 쪽으로 효과적으로 진행하기 위해 정기적으로 물리치료사와 의사소통 해야 하는 치료 수행, 관리 반응 및 환자 상태의 요소는 무엇인가?

참고문헌 REFERENCES

American Spinal Injury Association: International Standards for Neurological Classification of Spinal Cord Injury, revised 2019; Richmond, VA.

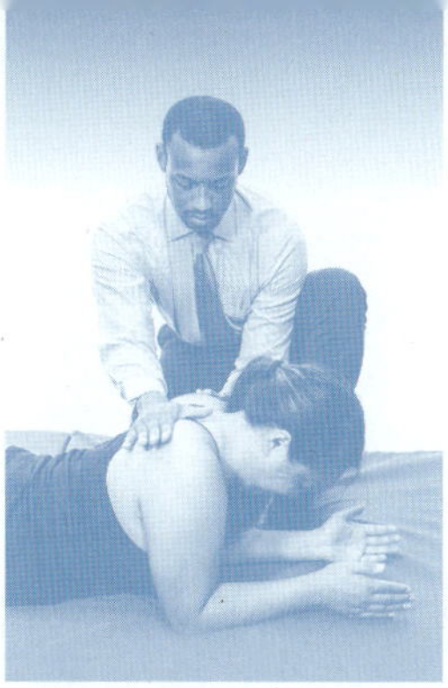

CASE STUDY

4

뇌졸중 환자: 가정 관리 재활

Patient With Stroke: Home Care Rehabilitation

검사

병력

- **인적 정보:**
  환자는 86세의 미망인이며, 경미한 허혈성 뇌혈관사고(CVA)로 인해 좌측 편부전마비를 가지고 있다. 그녀는 가정 보건 기관을 통해 숙련된 간호 관리, 물리치료(PT), 작업치료(OT) 및 가정 건강 보조 서비스를 받고 있다. 이 환자는 오스트리아에서 태어났고 홀로코스트 생존자이다.
- **생활환경/전반적인 건강상태:**
  환자는 현재 2층짜리 작은 집에서 아들, 며느리와 함께 살고 있다. 패밀리 룸은 그녀의 침실로 사용되며, 메인 층에서 한 계단 아래에 위치한다(게스트 룸은 메인 층으로부터 10 계단 위에 있다). 그녀는 병원용 침대를 사용하고 있다. 환자는 이전에 1층짜리 콘도에서 혼자 살았고 운전을 하지는 않았지만, 독립적이었고 지역사회에서 활동적이었다. 그녀는 이전에 보조 장비 없이 보행을 했고, 독서, 코바늘 뜨기, 요리, 베이킹 등을 즐겼다. 그녀는 스크래블(게임판에 낱말로 구성된 낱말 놀이)도 즐겨 했고, 지역 레크리에이션 파트를 통해 주 2–3일(태극권, 시즌시 워터 워킹, 전신 운동 강좌) 운동 수업에 참여했다. 아들, 며느리, 그리고 환자는 필요시 추가 서비스를 받길 원하고, 집으로 퇴원하는 것이 그들의 공동 목표라고 말한다.
- **의학적 이력:**
  3주전에 뇌혈관사고(CVA)를 당했고, 고혈압, 남편 사망 후 우울증, 요실금, 약 15년 전 자동차 사고로 인한 양측 정강뼈/종아리뼈 골절을 당했다.
- **약물:**
  매일 Sertraline, 25 ㎎; 매일 metoprolol, 50 ㎎; 하루에 2번 Aggrenox, 1 tablet; 하루에 2번 hydrochlorothiazide, 12.5 ㎎; 하루에 2번 valsartan, 160 ㎎; 하루에 3번 acidophilus, 2 tablets; 필요시 Zofran, 4 ㎎; 필요시 milk of magnesia; 필요시 bisacodyl; 필요시 acetaminophen, 650 ㎎; 하루에 2번 Pepcid, 20 ㎎; 잠잘 때 Ambien, 5 ㎎; 하루에 2번 Detrol LA, 2 ㎎; 하루에 2번 Colace, 100 ㎎.
- **현재 질병의 이력:**
  환자는 현재 지역사회 병원에 입원 중이며, 왼쪽이 약한 편이고 보행을 할 수 없는 상태이다. 초기 컴퓨터 단층 촬영(CT) 스캔 검사는 음성이었다. 그녀는 물리치료와 언어치료를 받고 있다. 그녀는 삼키기 장애로 인해 걸쭉한 액체를 섭취하고 있다. 5일 후, 그녀는 급성 재활 병원으로 이송되었다. 그녀는 그곳에서 약 2주 동안 PT, OT, 언어치료를 받았고, 왼쪽 회전과 기능이 꾸준하게 향상되었다. 환자는 거의 실신 증상을 겪었고 다시 급성 관리 병원으로 이송되었다. 그녀는 거의 실신, 탈수증, 요로감염증(UTI) 진단을 받았다. 그녀의 UTI는 하루에 두 번 ciprofloxacin, 250 ㎎으로 7일 동안 치료되었고, 탈수는 정맥 수액으로 치료되었다. 물리치료가 재개되었고, 삼키기 평가가 요구되었다. 평가를 통해 적절한 삼키기 향상이 확인되어 걸쭉한 액체의 섭취를 중단했다. 급성 관리 병원에서의 7일 이후, 환자는 앞서 언급한 것과 같이 24시간 감독과 가족의 도움을 받아 자택으로 퇴원했다(숙련 간호관리, PT, OT, 가정건강도우미 서비스).

시스템 리뷰

- **정신 상태:**
  - 명료하다; 사람, 장소 시간에 대한 지남력이 있다; 협응과 동기부여가 좋다.
- **신경근육계:**
  - 가벼운 좌측 편부전마비
  - 확인된 공동작용(synergy)이 없음
  - 톤은 정상이다.
- **심혈관계/호흡계:**
  - 안정시 심박수 = 80회; 보행 후 심박수 = 80회
  - 안정시 혈압 = 168/62 mmHg; 보행 후 혈압 = 200/82 mmHg
  - 안정시 호흡률: 분당 18회; 보행 직후 분당 26회
  - Spo_2: 안정시 99%
  - 부종: 없음
- **피부계:**
  - 피부 온전함
  - 피부 색깔은 약간 창백한 편
  - 흉터는 없었고, 피부의 가동성은 좋은 편이다.

표 CS4.1 도수근력검사[a]

검사 운동	왼쪽	오른쪽
어깨관절 굽힘	4+/5	4+/5
어깨관절 벌림	4+/5	4+/5
팔굽관절 굽힘	4−/5	4+/5
팔굽관절 폄	4−/5	4+/5
잡기 악력	4/5	4+/5
엉덩관절 굽힘	4/5	4/5
엉덩관절 폄	3/5	4−/5
엉덩관절 벌림	3/5	4−/5
무릎관절 폄	4+/5	4+/5
무릎관절 굽힘	4+/5	4+/5
발등굽힘	4/5	5/5
발바닥굽힘	4/5	5/5

[a] 모든 점수는 0–5점 척도를 따른다. 5, 정상; 4, 좋음; 3, 양호; 2, 미흡; 1, 나쁨; 0, 수축하지 않음

- **근육뼈대계:**
  - 신장: 5 ft, 2 in.(1.6 m)
  - 체중: 132 lb(60 kg)
  - 통증 없음
  - 가동범위(ROM): 모든 관절은 정상한계내(WNL)에 있다. 단, 좌측 하지는 0°의 발등굽힘을 가지고 있다.
  - 근력: 수동 도수근력검사(MMT) 등급은 표 CS4.1에 제시되어 있다.

검사와 측정

- **감각:**
  - 가벼운 촉각: 손상 없음
  - 고유수용성 감각: 왼쪽 상지에서 감소
- **기능 상태:**
  - 침대 가동성
    - 구르기: 수정된 독립성; 오른쪽 상지를 이용해 침대 난간을 잡고 당김. 스쿠팅: 감독(기술과 발 배치를 위해 최소한의 구두 단서가 필요함)
    - 앉은 자세에서 눕기: 하지 배치를 위해 감독
    - 누운 자세에서 앉기: 독립적이다; 시간과 노력의 증가가 요구된다.
  - **자세 이동:**
    - 앉기에서 일어서기: 수정된 독립성; 일단 서게 되면, 초기 균형을 유지하기 위해 일자형 지팡이가 필요함
    - 서기에서 앉기: 감독; 하강을 제어하기 위해 우측 상지를 사용하면서 몸을 낮춘다.
    - 대칭: 우측으로 체중부하가 증가된 비대칭
- **보행/로코모션:**
  - 표준 일자형 지팡이와 감독 하에서 75 피트(23.6 m) 보행할 수 있음
  - 보행 이상은 감소된 양쪽 발의 걸음 길이, 감소된 왼쪽 입각기 시간과 체중부하, 유각기 동안 최소로 감소된 왼발 토우 클리어런스
- **균형:**
  - 정적 앉기: 모든 방향에서 최소의 도전(동요)을 이겨낼 수 있음
  - 동적 앉기: 모든 방향에서 기저면을 벗어나 최소 거리로 뻗기를 할 수 있음

- 정적 서기: 보조 장비나 도움 없이 정적 서기를 유지할 수 있음; 어떤 도전(동요)도 이겨낼 수 없음
- 동적 서기: 균형과 안전을 위해 항상 표준 일자형 지팡이 사용과 감독을 필요로 한다.

- **일상생활동작:**
  - 인접한 테이블 위에 옷이 위치하면, 의자에 앉아서 그 옷을 혼자 힘으로 입을 수 있음
  - 왼쪽 손의 미세 운동 협응력이 감소됨으로 인해, 양말을 신고 벗거나 신발끈을 묶고 푸는 시간이 증가된다.
  - 스펀지 목욕(등과 발)을 위한 최소한의 도움이 필요하다.
  - 휴대용 샤워 노즐과 등받이가 없는 욕조 시트를 사용하는데 최소에서 중등도의 도움을 필요로 한다.

평가, 진단 및 예후, 그리고 관리계획

참고: 지침 질문을 고려하기 전에, 환자의 손상과 활동 제한을 잘 이해하기 위해 사례연구 4 검사를 본다. 지침 질문을 완성한 후, 여러분이 확인했던 것과 제시된 중재와 기능 결과를 비교하고 대조하기 위해 사례연구 4 중재/결과를 본다.

지침 질문

1. 다음을 포함해 이 환자의 문제 목록을 작성해 본다:
   a. 신체 기능과 구조의 손상
   b. 활동 제한
   c. 참여 제한
2. 물리치료사로서, 환자가 앞으로 4주 이내에 달성할 수 있는 5가지 목표와 결과를 확인해 본다.
3. 질문 2에서 확인된 3가지 목표와 결과를 이용하여, 각각의 목표를 달성하기 위해 여러분이 사용할 수 있는 중재에 대해 설명해 본다. 만약 적절하다면, 각 중재에 대한 진행을 알아본다. 여러분이 선택한 중재에 대해 간단한 근거를 제시해 본다.
4. 환자의 가정 운동 프로그램(HEP)에는 어떤 활동이 포함되어야 하는가? 선택된 각 활동에 대한 간단한 근거를 제시해 본다.
5. 어떤 운동학습 전략이 명시된 목표와 결과를 달성하는 환자의 능력을 향상시킬 수 있는가?
6. 환자와 가족들은 1층짜리 콘도로 돌아가 혼자 살기를 바라는 마음을 표현한다. 이 목표는 얼마나 현실적인가? 여러분의 결정에 대한 근거를 제시해 본다.
7. 이 환자에게 적절한 퇴원 계획이 무엇이라고 생각하는가? 여러분의 반응에 대한 정당성을 제시해 본다.
8. 전문가간의 협업: 본 사례연구에서 환자를 위한 최적의 기능적 결과를 달성하는 데 있어 전문가간의 핵심 협력자가 될 건강관리 제공자를 확인해 본다. 어떻게 하면 전문가간의 팀워크가 증진되고 촉진될 수 있을까?
9. 전문가간의 협업 역할: 본 사례연구에서 물리치료사로서, 보조물리치료사에게 어떤 중재를 위임할 수 있는가? 여러분은 보조물리치료사가 수행하는 중재의 감독을 제공할 뿐만 아니라, 이들 책임을 효율적으로 위임하기 위해 사용할 수 있는 의사소통 전략에 대해 기술해 본다.
10. 전문가간의 협업 역할: 보조물리치료사로서, 최적의 결과를 달성하는 쪽으로 효과적으로 진행하기 위해 정기적으로 물리치료사와 의사소통해야 하는 치료 수행, 관리 반응 및 환자 상태의 요소는 무엇인가?

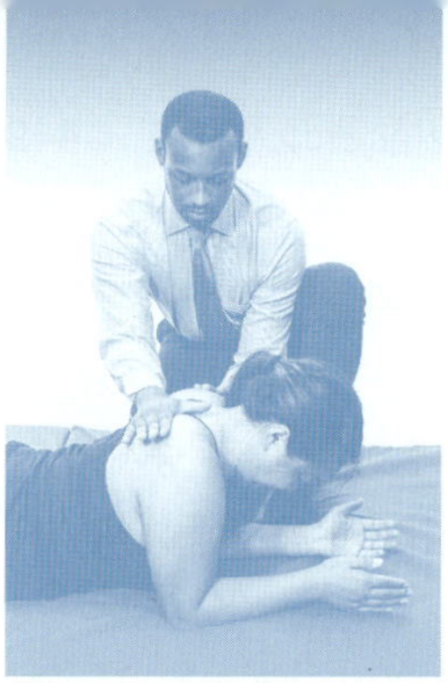

CASE STUDY 5

뇌졸중 환자: 강제–유도 움직임 치료

Patient With Stroke: Constraint-Induced Movement Therapy

검사

병력

- **인적 정보:**
  환자는 63세의 아프리카계 미국인이며, 6개월 전에 허혈성 뇌혈관사고를 당했고, 현재 우측 편부전마비를 가지고 있다.
- **사회적 이력:**
  환자는 결혼을 했고, 현재 아내와 딸과 함께, 단층 집에서 살고 있다. 그는 흡연자(40년 이상)이고 가끔 술을 마셨다. 뇌졸중을 당하기 전에, 그는 목공일, 낚시 및 사냥 등을 즐겼다.
- **고용:**
  환자는 제철회사에서 은퇴했다.
- **의학적 이력:**
  환자는 이전 수술이나 뚜렷한 의학적 문제(고혈압과 2형 당뇨병을 제외한)를 가지고 있지 않았다; 현재 이들 문제는 생활습관의 변화와 약물을 통해 조절되고 있다.
- **현재 질병 이력:**
  환자는 허혈성 CVA를 당했고, 오른쪽 편부전마비를 가지고 있다. MRI를 통해 왼쪽 다리뇌 경색을 확인했다. 뇌 조영술을 통해 오른쪽의 척추동맥과 몸쪽바닥동맥에서 심한 협착증이 있었음을 확인했다. 환자는 뇌졸중을 당하기 전에, 오른손잡이였다.
- **주호소:**
  환자는 오른쪽 팔과 손을 효율적으로 사용할 수 없다고 호소한다. 그의 목표는 집안 일을 잘 수행하고 취미 생활을 하기 위해 오른쪽 팔과 손을 사용하는 것이다.
- **약물:**
  현재 복용하는 약물로는, aspirin, Glucotrol, Glucophage, Coumadin 및 warfarin 등이 있다.

시스템 리뷰

- **의사소통/언어:**
  - 환자는 경미한 언어장애를 가지고 있다.
- **인지/감정:**
  - 간이 정신상태 판별 검사(mini – mental state examination)[1]에서 30점으로 인지 손상이 없었다.
  - 감정과 정서적으로 이상이 없었다.
- **심혈관계/호흡계:**
  - 심박수: 분당 72회로 강한 편이었다.
  - 혈압: 110/80 ㎜Hg(앉은 자세)
  - 호흡률: 분당 16회, 규칙적이고 자연스러웠다.
- **피부계:**
  - 이상이 발견되지 않았음
- **근육뼈대계:**
  - 신장: 6 피트 1인치(1.9 m)
  - 체중: 205 lb(93 ㎏)
  - 수동 가동범위는 모든 사지에서 정상 한계내(WNL)에 있지만, 오른쪽 상지 어깨관절의 굽힘, 벌림 및 가쪽돌림은 제외이다.
  - 왼쪽 상지와 왼쪽 하지의 육안적 근력은 WNL이다; 환자는 오른쪽 상지와 하지에서 약한 능동 움직임을 보인다.
- **신경근육계:**
  - 오른쪽 얼굴(아래쪽 사분원)에 가벼운 처짐이 있다.
  - 편부전마비가 오른쪽 사지에 존재한다.
  - 환자는 능동적으로 오른쪽 손목을 중립위를 지나 10°까지 폄할 수 있고, 2–4번 손가락(집게손가락, 가운데손가락 및 반지손가락)의 각 관절을 10°이상

펌할 수 있다. 그는 5번 손가락을 펌할 수 없었다.

- **학습 스타일:**
  환자는 새로운 움직임 스킬을 학습하기 전에, 먼저 관찰하는 것을 좋아한다.

검사와 측정

- **톤:**
  경직 등급을 위한 수정 Ashworth 척도로부터 측정된 팔굽관절 굽힘근, 아래팔 엎침근 및 손목 굽힘근의 톤 결과는 표 CS5.1에 제시되어 있다.
- **가동범위:**
  상지 가동범위(ROM)의 결과는 표 CS5.2(수동 ROM)와 표 CS5.3(능동 ROM)에 제시되어 있다.
- **균형:**
  균형은 다음을 통해 검사되었다:
  - The Established Populations for Epidemiologic Studies of the Elderly(EPESE) 간이 수행 평가(표 CS5.4)
  - 360°회전 검사: 신체 수행 검사의 질적 특성과 Berg Balance Scale의 정량적 항목으로 채점되는 간편한 동적 균형 검사. 결과는 표 CS5.5에 제시되어 있다.
- **운동기능:**
  상세한 운동기능 검사는 다음을 통해 수행되었다:
  - Fugl–Meyer Assessment of Physical Performance (FMA)는 점점 더 어려워지는 운동 과제 동안, 감각, ROM, 통증 및 움직임의 질을 검사하는 운동 능력의 손상 기반 검사이다. 치료전 FMA 기록지가 CS5 부록 A(본 사례연구의 끝부분에 위치하는)에 제시되어 있다.
  - The Wolf Motor Function Test(WMFT)는 17개의 운동 과제를 사용하는 실험실 수행 검사이다; 15개 항목은 시간이 정해진 과제이고, 나머지 2개 항목은 근력을 측정하는 것이다. 검사는 표준화되고 단순한 과제에서 복잡한 과제까지 순차적으로 이루어져 있다.

표 CS5.1 경직 등급을 위한 수정된 Ashworth 척도[a]

근육군	왼쪽	오른쪽
팔굽관절 굽힘근	0	2
아래팔 엎침근	0	1+
손목 굽힘근	0	1+

[a] 모든 움직임은 앉은 자세에서 측정되었다.

핵심: 0, 톤의 증가가 없음; 1, 잡기와 놓기를 할 때 약간의 톤이 증가하거나, 또는 침범된 부분을 굽힘이나 폄을 할 때 ROM의 끝 부분에서 약간의 저항이 느껴진다;
1+, 잡기를 할 때 약간의 톤이 증가하고, ROM의 나머지 부분(절반 미만)에서 최소한의 저항이 느껴진다;
2, ROM의 대부분에서 뚜렷한 톤 증가가 일어나지만, 침범된 부분이 쉽게 움직여진다;
3, 톤이 상당히 증가하고, 수동 움직임이 어렵다;
4, 침범된 부분이 굽힘과 폄할 때 뻣뻣해진다.

표 CS5.2 상지의 수동 가동범위(°)

운동	왼쪽	오른쪽
어깨관절 굽힘	0–135	0–100
어깨관절 벌림	0–130	0–80
어깨관절 안쪽돌림	0–15	0–15
어깨관절 가쪽돌림	0–85	0–75
팔굽관절 굽힘	0–155	0–155
아래팔 뒤침	0–90	0–60
아래팔 엎침	0–90	0–90
손목 굽힘	0–90	0–70
손목 폄	0–85	0–50

표 CS5.3 상지의 능동 가동범위(°)[a]

관절	왼쪽	오른쪽
엄지 CMC 벌림	0–37	0–28
2번 손가락 MCP 폄	0–5	0–40
5번 손가락 MCP 폄	0–5	0–37
손목 굽힘	0–80	0–50
손목 폄	0–65	0–10
팔굽관절 굽힘	0–145	0–140
팔굽관절 폄	90–0	90–64
아래팔 뒤침	0–90	0–30
어깨관절 굽힘	0–115	0–50
어깨관절 벌림	0–110	00–55

CMC, 손목손허리관절; MCP, 손허리손가락관절
[a] 모든 움직임은 앉은 자세에서 측정되었다.

표 CS5.4 서기 균형 검사에서의 수행(EPESE 프로토콜)[a]

검사	점수	환자 시간(초)
양 발 옆으로 서기	0 = 9초 이상 자세를 유지할 수 없다(검사를 완수할 수 없다). 1 = 10초 간 서 있을 수 있다. 10초 이상 절반 일자 서기 자세를 취할 수 없다. 만약 10초 이상 절반 일자 서기 자세를 취할 수 있다면, 다음 자세로 넘어간다.	10
절반 일자 서기	2 = 10초 동안 절반 일자 서기 자세를 취할 수 있다. 2초 이상 완전 일자 서기 자세를 유지할 수 없다. 만약 10초간 절반 일자 서기를 유지할 수 있다면, 다음 자세로 넘어간다.	10
완전 일자 서기	3 = 3–9초 동안 완전 일자 서기 자세를 취할 수 있다. 4 = 10초 동안 완전 일자 서기 자세를 취할 수 있고, 가장 높은 점수이다.	10
		총 점수 : 4

[a] 환자에게 10초간 서기 자세를 취하도록 주문했고, 발의 자세는 3가지였다: 옆으로 서기, 절반 일자 서기(한쪽 발의 발꿈치 옆에 다른 발의 엄지발가락을 붙이는), 완전 일자 서기(다른 발 앞에 한쪽발의 발꿈치를 붙이는)

표 CS5.5 동적 서기 균형 검사에서의 수행 (360°회전)

시도/평균	오른쪽 회전	왼쪽 회전
시도 1	11.15 초; 13 걸음	13 초; 13 걸음
시도 2	9.84 초; 10 걸음	12.56 초; 12 걸음
평균	10.5 초; 12 걸음	12.78 초; 12.5 걸음

점수: 한번 회전할 때의 총 시간과 걸음수

상자 CS5.1 Wolf Motor Function Test 기능 능력 점수

0 = 검사될 상지로 시도할 수 없다.

1 = 검사될 상지가 기능적으로 참여하지 못한다; 그러나 상지의 사용을 시도한다. 편측 과제의 경우, 검사되지 않는 상지가 검사될 상지를 움직이기 위해 사용될 수 있다.

2 = 할 수 있지만, 미세 재조정이나 자세 변화를 위해 검사하지 않는 상지의 도움을 필요로 한다. 완수하거나 매우 느리게 달성하기 위해 2번 이상의 시도를 필요로 한다. 양측 과제의 경우, 검사될 상지는 조력자 역할만 한다.

3 = 할 수 있지만, 공동현상(synergy)에 의해 움직임이 어느 정도 영향을 받거나, 느리게 또는 많은 노력으로 움직임이 수행된다.

4 = 할 수 있고, 움직임은 정상에 가깝지만,* 약간 느린 편이다; 정교하고 미세한 협응이 부족하다.

5 = 할 수 있고, 움직임이 정상처럼 보인다.*

UE, 상지

* 정상의 결정을 위해, 덜 침범된 상지는 사전 예측 상지 우세를 고려하여 비교를 위한 가용 지수로 사용될 수 있다.

15개 항목의 시간 제한 과제는 6점 척도(0–5)를 사용하는 기능 능력을 위해 숨겨진 채점자에 의해 촬영되고 나중에 등급이 매겨진다(상자 CS5.1). 2개의 근력 과제는 (1) 아래팔에 20파운드(9 kg)의 무게를 끈으로 매달고, 앞에 있는 테이블 위에 놓인 10인치 상자의 상단까지 앉은 자세에서 어깨를 굽힘하는 것과 (2) 팔꿈치를 90°로 굽힘 상태에서 3초간 잡기 근력을 측정하는 과제이다. 치료전 WMFT 점수 시트는 표 CS5.6에 제시되어 있다.

- The Motor Activity Log(MAL)는 MAL 사용량(양적) 척도와 MAL How Well(질적) 척도를 포함하는 구조화된 인터뷰이다(각각 13장의 표 13.5와 표 13.6 참고). 응답자들은 임상시설 밖에서 이루어지는 30개의 일상 과제활동을 더 심하게 침범된 상지로 얼마나 많이 사용하고 있는지, 그리고 얼마나 잘 사용하고 있는지에 대답해야 한다(MAL에 포함된 활동에 대한 13장의 표 13.7을 참고하고, 등급 기준에 대한 표 13.1[최소 능동 ROM과 MAL 점수]을 참고한다). 치료전 MAL 점수는 CS5 부록 B에 제시되어 있다.
- The Stroke Impact Scale(SIS)는 뇌졸중 후 8개의 손상, 기능 및 삶의 질 하위 도메인에서의 변화를 측정하는 완전 스펙트럼 건강 상태 인터뷰이다. 치료전 SIS 점수 기록지는 CS5 부록 C에 제시되어

있다. 이 환자에게는 포함되지 않았지만, 아홉 번째 질문(뇌졸중 회복이라는 제목)은 환자에게 자신이 경험한 기능의 회복량에 대한 추정치를 묻는 것이다. 이 질문에 대한 지침은 다음과 같다: 0에서 100 사이에 있고, 100은 전체 회복을 나타내고 0은 회복이 없음을 나타내는 척도이며, 뇌졸중으로부터 얼마나 회복되었는가? 환자는 100, 90, 80, 70, 60, 50, 40, 30, 20, 10, 0 중 어느 하나를 선택해야 한다. 환자는 CS5 부록 D에 제시된 daily activity log을 작성한다.

표 CS5.6 치료전 Wolf Motor Function Scores

과제	수행 시간(초)	기능 능력 점수[a]
1. 측면으로 아래팔을 테이블 위에 올려놓기	2.40	3
2. 측면으로 아래팔을 상자 위에 올려놓기	11.87	2
3. 측면으로 팔꿈치 펴기	2.59	2
4. 무게를 적용하고 팔꿈치 펴기	3.50	3
5. 정면에서 손을 테이블 위에 올려놓기	1.40	3
6. 정면에서 손을 상자 위에 올려놓기	3.21	2
7. 뻗기와 회수하기	0.93	3
8. 캔 들어올리기	120+	1
9. 연필 들어올리기	4.18	3
10. 종이 클립 들어올리기	120+	1
11. 장기말 쌓기	120+	1
12. 카드 뒤집기	21.56	2
13. 자물쇠에 꽂힌 열쇠 돌리기	12.34	3
14. 수건 접기	50.59	2
15. 바구니 들기	16.34	2
정중값 점수	11.87	NA
평균 점수	32.73	2.2
제곱평균값 로그	2.29	NA
근력 측정		
무게를 상자 위로 올려놓기	0 1b (0 kg)	
악력	5.14 1b (2.33 kg)	

[a] 상자 CS 5.1 참고

평가, 진단 및 예후, 그리고 관리계획

참고: 지침 질문을 고려하기 전에, 환자의 손상과 활동 제한을 잘 이해하기 위해 사례연구 5 검사를 본다. 지침 질문을 완성한 후, 여러분이 선택한 것과 제시된 중재를 비교하고 대조하기 위해 사례연구 5 중재를 본다. 마지막으로, 달성된 기능적 결과와 여러분이 확인했던 기대 결과와 목표를 비교하고 대조해 보기 위해 사례연구 5 결과를 본다.

참고: 강제-유도 운동치료(CI)에 대한 자세한 내용을 알고 싶으면, 독자는 13장의 강제-유도 운동치료를 참고하기 바란다.

참고: 추가 자료목록을 알고 싶으면, 사례연구 5. 부록 E를 참조하기 바란다.

지침 질문

1. 등급 기준을 이용한다 – Minimum Active Range of Motion and Motor Activity Log Scores(13장의 표 13.1 참고). 이 환자에게 할당될 범주는 무엇인가?
2. 형태와 과제 활동의 설계를 위한 표적으로써 고려되어야 할 상지 움직임 손상을 확인해 본다.
3. CI 치료 프로토콜의 환자 참여에 대해 부정적인 영향을 미칠 수 있는 요인을 논의해 본다.
4. CI 치료 프로토콜의 환자 참여에 대해 긍정적인 영향을 미칠 수 있는 요인을 논의해 본다.
5. 환자의 일반적인 루틴(CS5 부록 D 참고)을 사용하여, 행동 계약의 "더 심한 상지만 장갑을 낀 상태"의 범주에 나열될 수 있는 활동을 확인해 본다(**참고:** 활동은 이 범주에 포함되도록 수정될 수 있다).
6. 환자의 일반적인 루틴(CS5 부록 D 참고)을 사용하여, 안전상의 이유로 "양손의 장갑을 벗은 상태"의 범주와 "덜 침범된 쪽 상지만 장갑을 벗은 상태"의 범주에 배치해야 하는 활동을 확인해 본다.
7. MAL 변화 점수를 사용했을 때, CI 치료 프로토콜

적용의 기대 성과는 무엇인가?

8. 환자에게 적합할 수 있는 두 가지 형태와 두 가지 과제를 기술해 본다.
9. 환자에게 적합한 강제-유도 운동치료(CI) 프로토콜의 일정을 기술해 본다.
10. 전문가 간의 협업: 본 사례연구에서 환자를 위한 최적의 기능적 결과를 달성하는 데 있어 전문가 간의 핵심 협력자가 될 의료 제공자를 확인해 본다. 어떻게 하면 전문가 간의 팀워크가 증진되고 촉진될 수 있을까?
11. 전문가간의 협업 역할: 본 사례연구에서 물리치료사로서 보조물리치료사에게 어떤 중재를 위임할 수 있는가? 여러분은 보조물리치료사가 수행하는 중재의 감독을 제공할 뿐만 아니라, 이들 책임을 효율적으로 위임하기 위해 사용할 수 있는 의사소통 전략에 대해 기술해 본다.
12. 전문가간의 협업 역할: 보조물리치료사로서, 최적의 결과를 달성하는 쪽으로 효과적으로 진행하기 위해 정기적으로 물리치료사와 의사소통 해야 하는 치료 수행, 관리 반응 및 환자 상태의 요소는 무엇인가?

참고문헌 REFERENCES

1. Folstein MF, Folstein SE, McHugh PR. "Mini-mental state." A practical method for grading the cognitive state of patients for the clinician. *J Psychiatr Res.* 1975;12:189.
2. Bohannon R, Smith M. Interrater reliability of a modified Ashworth scale of muscle spasticity. *Phys Ther.* 1987;67:206.
3. Guralnik J, et al. Lower-extremity function in persons over the age of 70 years as a predictor of subsequent disability. *N Engl J Med.* 1995;332:556.
4. Guralnik J, et al. A short physical performance battery assessing lower extremity function: Association with self-reported disability and prediction of mortality and nursing home admission. *J Gerontol.* 1994;49:M85–M94.
5. Reuben DB, Siu AL. An objective measure of physical function of elderly outpatients: The Physical Performance Test. *J Am Geriatr Soc.* 1990;38:1105.
6. Berg K, et al. Measuring balance in the elderly: Preliminary development of an instrument. *Physiother Can.* 1989;41:304.
7. Berg K, et al. A comparison of clinical and laboratory measures of postural balance in an elderly population. *Arch Phys Med Rehabil.* 1992;73:1073.
8. Berg K, et al. Measuring balance in the elderly: Validation of an instrument. *Can J Public Health.* 1992;83(suppl. 2):S7.
9. Fugl-Meyer A, Jaasko L, Leyman I, et al. The post stroke hemiplegic patient, 1. A method for evaluation of physical performance. *Scand J Rehabil Med.* 1975;7:13.
10. Wolf SL, et al. Forced use of hemiplegic upper extremities to reverse the effect of learned nonuse among chronic stroke and head injured patients. *Exp Neurol.* 1989;104:125.
11. Wolf SL, et al. Assessing Wolf Motor Function Test as outcome measure for research in patients after stroke. *Stroke.* 2001;32:1635.
12. Morris DM, et al. The reliability of the Wolf Motor Function Test for assessing upper extremity function after stroke. *Arch Phys Med Rehabil.* 2001;82:750.
13. Duncan PW, et al. Stroke Impact Scale-16: A brief assessment of physical function. *Neurology.* 2003;60:291.
14. Lai SM, et al. Physical and social functioning after stroke: Comparison of the Stroke Impact Scale and Short Form-36. *Stroke.* 2003;34:488.
15. Duncan PW, et al. Rasch analysis of a new stroke-specific outcome scale: The Stroke Impact Scale. *Arch Phys Med Rehabil.* 2003;84:950.

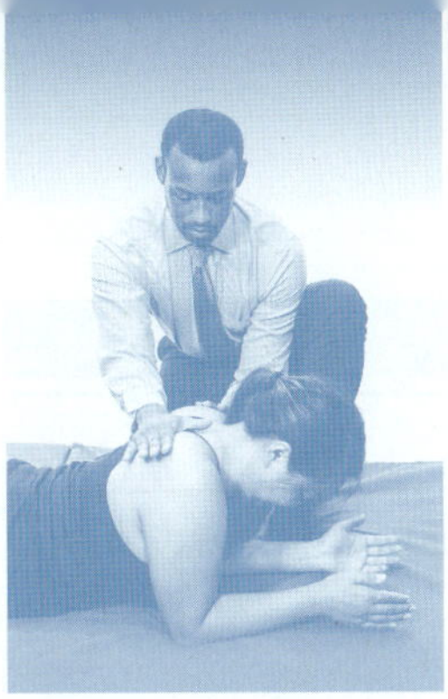

CASE STUDY 5
APPENDIX

A

환자 검사에 사용되는 Fugl-Meyer 신체 수행평가의 요소

환자 검사에 사용되는 Fugl-Meyer 신체 수행평가의 요소

가동범위

관절	움직임	점수	채점 기준
어깨관절	굽힘	1	0 = 약간만 움직이는 경우 1 = 감소된 수동 가동범위 2 = 정상 수동 가동범위
	벌림: 90°까지	1	
	가쪽돌림	1	
	안쪽돌림	1	
팔굽관절	굽힘	2	
	폄	2	
손목	굽힘	1	
	폄	1	
손가락	굽힘	1	
	폄	2	
아래팔	엎침	2	
	뒤침	1	
	총 ROM 점수	**16**	

통증

관절	움직임	통증 점수	채점 기준
어깨관절	굽힘	1	0 = 가동범위의 끝지점이나 도중에 발생하는 뚜렷한 통증 1 = 어느 정도의 통증 2 = 통증 없음
	벌림: 90°까지	1	
	가쪽돌림	1	
	안쪽돌림	1	
팔굽관절	굽힘	2	
	폄	2	

환자 검사에 사용되는 Fugl-Meyer 신체 수행평가의 요소 *(계속)*

통증 *(계속)*

관절	움직임	통증 점수	채점 기준
손목	굽힘	2	
	폄	2	
손가락	굽힘	2	
	폄	2	
아래팔	엎침	2	
	뒤침	2	
	총 통증 점수	**20**	

감각

감각 유형	영역	점수	채점 기준
가벼운 촉각	위팔	1	0 = 무감각 1 = 과민감각/감각장애 2 = 정상
	손등	1	
고유수용성감각	어깨	2	0 = 무감각 1 = 응답자의 ¾이 옳지만, 비침범된 쪽과 비교했을 때 상당한 감각 차이가 있는 경우 2 = 모든 응답자가 옳고, 차이가 없거나 매우 약간의 차이가 있는 경우
	팔꿈치	2	
	손목	2	
	엄지	2	
	총 감각 점수	**10**	

운동 기능(앉은 자세)

	항목	점수	채점 기준
반사	위팔두갈래근	2	0 = 반사활동이 없음 2 = 반사 활동이 도출됨
	위팔세갈래근	2	
굽힘근 공동현상	올림	1	0 = 모든 것이 수행되지 않음 1 = 일부가 수행됨 2 = 완전하게 수행함
	어깨의 뒤당김	1	
	벌림(적어도 90°)	1	
	가쪽돌림	1	
	팔꿈치의 굽힘	1	
	아래팔 뒤침	1	
폄근 공동현상	어깨의 모음 / 안쪽 돌림	1	
	팔꿉관절 폄	1	
	아래팔 엎침	1	

환자 검사에 사용되는 Fugl-Meyer 신체 수행평가의 요소 (계속)

운동 기능(앉은 자세) (계속)

	항목	점수	채점 기준
공동현상과 결합된 움직임	손을 허리에 가져가기	1	0 = 특별하게 수행된 활동이 없음 1 = 손이 ASIS를 지나가야 한다. 2 = 완전하게 수행함
	팔꿈치 0° 굽힘 자세에서 어깨를 90°까지 굽힘하기	0	0 = 시작 자세에서 어깨를 즉각 벌림하거나 팔꿈치를 굽힘한다. 1 = 움직임의 마지막 단계에서 어깨 벌림이나 팔꿈치의 굽힘이 일어난다. 2 = 완전하게 수행한다.
	어깨 0° 굽힘과 팔꿈치 90° 굽힘 자세에서 아래팔을 엎침/뒤침하기	1	0 = 전혀 어깨와 팔꿈치를 올바른 자세로 달성할 수 없거나/엎침이나 뒤침을 수행할 수 없다. 1 = 제한된 범위내에서 능동적인 엎침이나 뒤침을 수행할 수 있고, 동시에 어깨와 팔꿈치의 자세를 정확하게 취할 수 있다. 2 = 어깨와 팔꿈치의 정확한 자세에서 엎침과 뒤침을 수행할 수 있다.
공동현상에서 벗어난 움직임	팔꿈치 0° 굽힘과 아래팔 엎침 자세에서 어깨관절을 90°까지 굽힘하기	0	0 = 즉각 팔꿈치 굽힘이 일어나거나, 엎침된 아래팔로부터 편위가 일어난다. 1 = 운동을 부분적으로 수행할 수 있거나, 또는 만약 운동 동안, 아래팔을 엎침 자세로 유지할 수 없다. 2 = 완전하게 운동을 수행한다.
	팔꿈치 0° 굽힘과 아래팔 중립위에서 어깨관절을 90°에서 180°로 굽힘하기	0	0 = 즉각 팔꿈치의 굽힘이나 어깨의 벌림이 일어난다. 1 = 어깨 굽힘 동안 팔꿈치의 굽힘이나 어깨의 벌림이 일어난다. 2 = 완전하게 운동을 수행한다.
	팔꿈치 0° 굽힘과 어깨 30–90° 굽힘 자세에서 아래팔을 엎침/뒤침하기	0	0 = 뒤침과 엎침을 전혀 할 수 없거나, 팔꿈치와 어깨 자세를 달성할 수 없다. 1 = 팔꿈치와 어깨의 자세를 적절하게 취할 수 있고, 제한 범위내에서 아래팔을 엎침과 뒤침할 수 있다. 2 = 완전하게 운동을 할 수 있다.
정상 반사 활동(환자가 이전 단계: 공동현상에서 벗어난 움직임에서 6점을 달성했을 때만 이것을 포함시킨다)	위팔두갈래근/손가락굽힘근과 위팔세갈래근	0	0 = 3개의 반사중에서 적어도 2개의 반사가 확연하게 일어난다. 1 = 1개의 반사가 확연하게 일어나거나, 적어도 2개의 반사가 일어난다. 2 = 1개 이상의 반사가 일어나고, 과도한 반사는 없다.
손목	팔꿈치 90° 굽힘과 어깨 0° 굽힘 자세에서의 안정성	0	0 = 환자는 손목을 요구된 15°까지 폄할 수 없다. 1 = 폄을 달성할 수 있지만, 저항을 이겨낼 수 없다. 2 = 어느 정도의 저항을 이겨내면서 손목을 폄할 수 있다.
	팔꿈치 90° 굽힘과 어깨 0° 굽힘 자세에서 손목을 굽힘/폄 하기	1	0 = 수의적 움직임이 일어나지 않는다. 1 = 환자는 전 가동범위로 손목 관절을 움직일 수 없다. 2 = 완전하게 부드러운 운동을 수행한다.

환자 검사에 사용되는 Fugl-Meyer 신체 수행평가의 요소 *(계속)*

운동 기능(앉은 자세) *(계속)*

	항목	점수	채점 기준
손목 *(계속)*	팔꿈치 0°와 어깨 30° 굽힘에서의 안정성	0	0 = 환자는 손목을 요구된 15°까지 폄할 수 없다. 1 = 손목의 폄을 달성할 수 있지만, 저항을 이겨낼 수 없다. 2 = 어느 정도의 저항을 이겨내면서 손목의 자세를 유지할 수 있다.
	팔꿈치 0°와 어깨 30° 굽힘 자세에서 손목을 굽힘/폄하기	1	0 = 수의적 움직임이 일어나지 않는다. 1 = 환자는 전 가동범위로 손목을 움직일 수 없다. 2 = 완전하게 움직임을 수행할 수 있다.
관절	**움직임**	**통증 점수**	**채점 기준**
	휘돌림	1	0 = 수행할 수 없다. 1 = 갑작스런 운동이나 불완전한 휘돌림이 일어난다. 2 = 완전하게 휘돌림할 수 있다.
손	손가락 대단위 굽힘	1	0 = 굽힘이 일어나지 않는다. 1 = 어느 정도 굽힘을 하지만, 완전하게 일어나지 않는다. 2 = 완전하게 능동 굽힘을 할 수 있다(비침범된 손과 비교해).
	손가락 대단위 폄	1	0 = 폄이 일어나지 않는다. 1 = 환자는 능동적으로 대단위 굽힘 잡기를 해제할 수 있다. 2 = 완전하게 능동 폄을 할 수 있다.
	잡기 동작 #1: MCP 관절은 폄되고, 몸쪽과 먼쪽 IP 관절은 굽힘된다; 저항에 대항하는 잡기 능력을 검사한다.	0	0 = 요구된 자세를 취할 수 없다. 1 = 잡기가 약한 편이다. 2 = 어느 정도의 저항을 이겨내고 잡기를 유지할 수 있다.
	잡기 동작 #2: 환자에게 종이를 끼운 상태에서 엄지를 모음하도록 주문한다; 나머지 모든 관절은 0° 자세를 취한다.	0	0 = 기능을 수행할 수 없다. 1 = 엄지와 검지로 종이를 유지할 수 있지만, 약간의 당김에 저항할 수 없다. 2 = 당김에 저항하면서 종이를 그대로 유지할 수 있다.
	잡기 동작 #3: 환자는 연필을 잡기 위해 엄지와 검지를 맞섬한다.	1	0 = 기능을 수행할 수 없다. 1 = 엄지와 검지로 연필을 잡고 있을 수 있지만, 약간 당김에 저항할 수 없다. 2 = 당김에 저항하면서 연필을 그대로 유지할 수 있다.
	잡기 동작 #4: 환자는 엄지와 검지를 이용해 작은 캔을 잡아야 한다.	1	0 = 기능을 수행할 수 없다. 1 = 엄지와 검지 사이에 배치된 캔을 유지할 수 있지만, 약간의 당김에 저항할 수 없다. 2 = 당김에 저항하면서 캔을 그대로 유지할 수 있다.
	잡기 동작 #5: 환자는 테니스공을 구형 잡기로 잡거나, 환자에게 2-5번 손가락의 굽힘과 벌림과 함께, 엄지를 벌림하도록 주문한다.	1	0 = 기능을 수행할 수 없다. 1 = 테니스공을 제대로 잡을 수 있지만, 약간의 당김에 저항할 수 없다. 2 = 당김에 저항하면서 테니스공을 그대로 잡을 수 있다.

환자 검사에 사용되는 Fugl-Meyer 신체 수행평가의 요소 *(계속)*

운동 기능(앉은 자세) *(계속)*

관절	움직임	통증 점수	채점 기준
손가락-코 검사의 협응/속도 (환자는 눈을 차단한 상태에서 빠르게 연속으로 5번 반복 한다)	떨림	2	0 = 뚜렷한 떨림 1 = 약간의 떨림 2 = 떨림 없음
겨냥 이상	1		0 = 뚜렷하거나 비체계적인 겨냥이상 1 = 약간의 겨냥이상이나 체계적인 겨냥이상 2 = 겨냥이상 없음
속도	1		0 = 활동 시간이 비침범된 손보다 6초 이상 걸린다. 1 = 활동 시간이 비침범된 손보다 2–5초 더 걸린다. 2 = 2초 미만의 차이를 보인다.
	총 운동 점수	**27**	

MCP, 손허리손가락관절; IP, 마디뼈사이관절

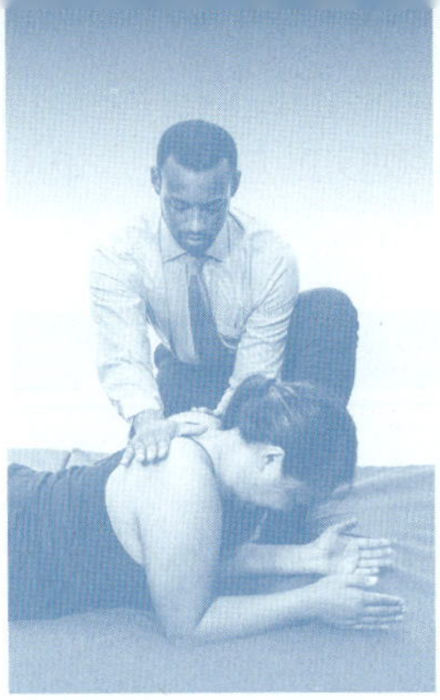

CASE STUDY 5 APPENDIX

B

치료전 Motor Activity Log(MAL) 점수

과제 번호	과제	양적 사용[a]	질적 사용[b]
1	스위치로 전등 켜기	1	1
2	서랍 열기	1	2
3	서랍 속 옷 꺼내기	1	2.5
4	전화기 집어들기	0	0
5	부엌 상단이나 기타 표면 닦기	0	0
6	차에서 내리기(일단 문이 열리면, 앉은 자세나 선 자세에서 몸을 차 밖으로 내리는데 필요한 움직임만 포함한다.)	2	2
7	냉장고 열기	1	3
8	문고리를 돌려 문 열기	1	3
9	원격 조정기를 이용해 TV 사용하기	1	1
10	손 씻기(세제 사용 포함; 수도꼭지를 풀거나 잠그는 것은 포함하지 않음)	5	1
11	수도꼭지의 손잡이나 레베를 돌려 물을 틀거나 잠그기	0	0
12	손 건조하기	5	1
13	양말 신기	2	1.5
14	양말 벗기	0	0
15	신발 신기(신발끈 묶기와 스트랩 채우기 포함)	1	1.5
16	신발 벗기(신발끈 풀기와 스트랩 떼기 포함)	0	0
17	팔걸이를 이용해 의자에서 일어서기	0	0
18	앉기 전에 테이블로부터 의자 당겨오기	0	0
19	앉은 후 테이블 쪽으로 의자 밀기	0	0
20	유리잔, 병, 컵 및 캔 등을 집어 들어올리기(마시는 동작은 포함하지 않음)	1	1.5
21	양치질하기(칫솔이나 치약을 준비하는 것은 포함되지 않음)	0	0
22	화장하기, 얼굴에 로션이나 면도크림 바르기	0	0

과제 번호	과제 (계속)	양적 사용[a]	질적 사용[b]
23	열쇠를 이용해 문 열기	0	0
24	종이에 글씨쓰기(만약 우성 손이 침범되면, "글씨를 쓰는 것이 보이는가?" 만약 열성 손이 더 많이 침범되면, 항목을 누락시키고 NA라고 표시함)	1	0.5
25	손으로 물건 옮기기(팔에 아이템 걸치기는 수용되지 않음)	1	2
26	포크나 스푼으로 식사하기(포크나 스푼을 이용해 음식을 입으로 가져오는 것을 의미한다)	0	0
27	머리카락 빗기	0	0
28	손잡이를 이용해 컵 집어들기	0	0
29	셔츠 단추 잠그기	4	2
30	샌드위치나 손가락 음식을 절반 먹기	0	0
	평균 점수	**0.7**	**0.8**

[a] 양적 사용 점수: 0 = 약한 팔을 사용하지 못함;
1 = 경우에 따라 약한 팔을 사용하려고 시도함(매우 드물지만);
2 = 가끔 약한 팔을 사용하지만, 주로 강한 팔을 사용함(드문 편임);
3 = 약한 팔을 뇌졸중 이전에 비해 절반 정도 사용함;
4 = 약한 팔을 뇌졸중 이전에 비해 3/4정도 사용함;
5 = 약한 팔을 뇌졸중 이전과 거의 비슷하게 사용함.

[b] 질적 사용 점수: 0 = 모든 활동에 약한 팔을 전혀 사용하지 않음(무사용);
1 = 약한 팔을 활동 동안에 움직이지만, 전혀 도움이 안됨(매우 나쁨);
2 = 약한 팔을 어느 정도 사용하지만, 강한 팔의 도움이 필요하거나, 매우 느리게 또는 어렵게 움직임(나쁨);
3 = 약한 팔을 목적에 맞게 사용하지만, 움직임이 느리거나 어느 정도의 노력으로 이루어짐(양호);
4 = 약한 팔에 의한 움직임이 거의 정상에 가깝지만, 정상보다 빠르거나 정확하지 않음(거의 정상);
5 = 손상 이전만큼 약한 팔로 활동을 수행함(정상).

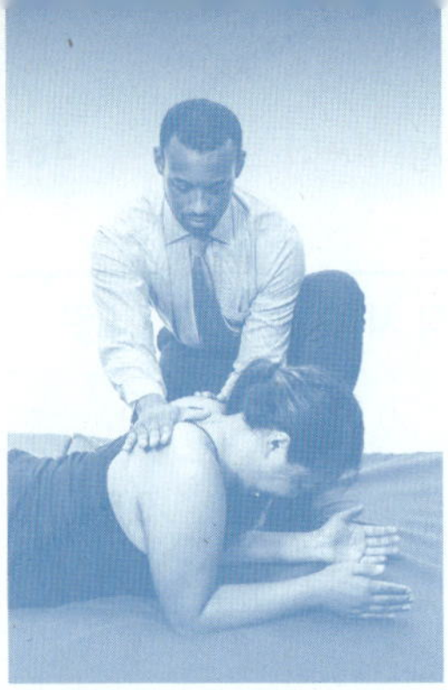

CASE STUDY 5
APPENDIX
C

Stroke Impact Scale(SIS): 치료전 점수

1. 지난 한 주, 당신은 당신의 근력을 어떻게 평가하는가?	매우 강함	강함	보통	약함	매우 약함
a. 뇌졸중으로 인해 가장 크게 침범받은 부위가 팔인가?	5	4	3	**2**	1
b. 뇌졸중으로 인해 가장 크게 침범받은 것이 손의 잡기 능력인가?	5	4	3	**2**	1
c. 뇌졸중으로 인해 가장 크게 침범받은 부위가 다리인가?	5	4	**3**	2	1
d. 뇌졸중으로 인해 가장 크게 침범받은 부위가 발/발목인가?	5	4	**3**	2	1

2. 지난 한 주, 당신은 얼마나 힘이 들었는가?	전혀 힘들지 않았음	약간 힘들었음	힘들었음	매우 힘들었음	아주 매우 힘들었음
a. 사람들이 당신에게 말했던 것을 기억하는가?	**5**	4	3	2	1
b. 며칠 전에 일어났던 일을 기억하는가?	**5**	4	3	2	1
c. 무슨 일을 했는지 기억하는가(예, 약속이나 약복용 등)?	**5**	4	3	2	1
d. 요일을 기억하는가?	**5**	4	3	2	1
e. 집중할 수 있는가?	**5**	4	3	2	1
f. 빠르게 생각할 수 있는가?	**5**	4	3	2	1
g. 문제를 해결할 수 있는가?	**5**	4	3	2	1

3. 지난 한 주, 얼마나 자주 했는가?	전혀 하지 않았음	약간 했음	보통	자주 했음	매일 했음
a. 슬펐는가?	**5**	4	3	2	1
b. 가까운 사람이 아무도 없다고 느끼는가?	**5**	4	3	2	1
c. 다른 사람에게 짐이 된다고 느끼는가?	**5**	4	3	2	1
d. 기대할 것이 아무것도 없다고 느끼는가?	**5**	4	3	2	1
e. 당신이 한 실수를 스스로 비난하는가?	**5**	4	3	2	1
f. 예전만큼 많은 것을 즐길 수 있는가?	5	4	3	2	1
g. 아주 신경질적이라고 느끼는가?	**5**	4	3	2	1
h. 삶이 살아갈 가치가 있다고 느끼는가?	5	4	3	2	1
I. 적어도 하루에 1번 이상 미소를 짓거나 웃는가?	5	4	3	2	1

4. 지난 한 주, 얼마나 어려웠는가?	전혀 어렵지 않았음	약간 어려웠음	어려웠음	매우 어려웠음	아주 매우 어려웠음
a. 당신 앞에 있는 사람의 이름을 말할 수 있는가?	**5**	4	3	2	1
b. 대화 중 당신에게 말하는 것을 이해하는가?	**5**	4	3	2	1
c. 질문에 대답할 수 있는가?	**5**	4	3	2	1
d. 사물의 이름을 올바르게 말할 수 있는가?	**5**	4	3	2	1
e. 많은 사람들과의 대화에 참여할 수 있는가?	**5**	4	3	2	1
f. 전화로 대화할 수 있는가?	**5**	4	3	2	1
g. 올바른 전화번호를 선택하고 전화를 거는 것을 포함해 다른 사람에게 전화를 걸 수 있는가?	**5**	4	3	2	1

5. 지난 2 주 동안, 얼마나 어려웠는가?	전혀 어렵지 않았음	약간 어려웠음	어려웠음	매우 어려웠음	전혀 할 수 없었다
a. 나이프와 포크를 이용해 음식을 자를 수 있는가?	5	4	3	**2**	1
b. 상의를 입을 수 있는가?	5	4	**3**	2	1
c. 혼자서 목욕을 할 수 있는가?	5	4	3	**2**	1
d. 발톱을 깍을 수 있는가?	5	4	3	**2**	1
e. 제때 화장실에 갈 수 있는가?	**5**	4	3	2	1
f. 방광을 조절할 수 있는가(사고 없이)?	5	**4**	3	2	1
g. 곧은창자를 조절할 수 있는가(사고 없이)?	**5**	4	3	2	1
h. 간단한 집안일(예, 먼지, 침대 만들기, 쓰레기 꺼내기, 설거지)을 하는가?	5	4	**3**	2	1
I. 쇼핑을 가는가?	5	4	3	2	**1**
j. 힘든 집안일(예, 진공청소기, 세탁, 정원 가꾸기 등)을 하는가?	5	4	**3**	2	1

6. 지난 2 주 동안, 얼마나 어려웠는가?	전혀 어렵지 않았음	약간 어려웠음	어려웠음	매우 어려웠음	전혀 할 수 없었다
a. 균형을 잃지 않고 앉을 수 있는가?	**5**	4	3	2	1
b. 균형을 잃지 않고 서 있을 수 있는가?	**5**	4	3	2	1
c. 균형을 잃지 않고 걸을 수 있는가?	5	**4**	3	2	1
d. 침대에서 의자로 이동할 수 있는가?	5	**4**	3	2	1
e. 한 블록을 걸을 수 있는가?	5	4	**3**	2	1
f. 빠르게 걸을 수 있는가?	5	4	**3**	2	1
g. 한 계단을 올라갈 수 있는가?	5	4	**3**	2	1
h. 여러 계단을 올라갈 수 있는가?	5	4	3	**2**	1
I. 차에 타고 내릴 수 있는가?	5	4	**3**	2	1

(계속)

7. 지난 2주 동안, 뇌졸중으로 가장 많이 침범된 여러분의 손 사용이 얼마나 어려웠는가?	전혀 어렵지 않았음	약간 어려웠음	어려웠음	매우 어려웠음	전혀 할 수 없었다
a. 무거운 짐(식료품 가방)을 운반할 수 있는가?	5	4	3	2	**1**
b. 문고리를 돌릴 수 있는가?	5	4	3	2	**1**
c. 캔이나 병을 열 수 있는가?	5	4	3	2	**1**
d. 신발끈을 묶을 수 있는가?	5	4	3	2	**1**
e. 동전을 집어들 수 있는가?	5	4	3	2	**1**

8. 지난 4주 동안 얼마나 많은 시간을 제한받았는가?	전혀 받지 않았음	약간 제한 받았음	보통	많이 제한 받았음	항상 제한 받았음
a. 여러분의 직업(유료, 자발적 또는 기타)?	5	**4**	3	2	1
b. 사회 활동?	5	**4**	3	2	1
c. 조용한 여가활동(공예품 만들기, 독서)?	5	4	3	**2**	1
d. 활동적인 여가활동(스포츠, 외출, 여행)?	5	**4**	3	2	1
e. 가족구성원/친구로서의 역할?	5	4	**3**	2	1
f. 영적 활동이나 종교적 활동에 참여하는가?	5	4	3	**2**	1
g. 제어하는 여러분의 능력?	5	**4**	3	2	1
h. 다른 사람을 돕는 여러분의 능력?	5	**4**	3	2	1

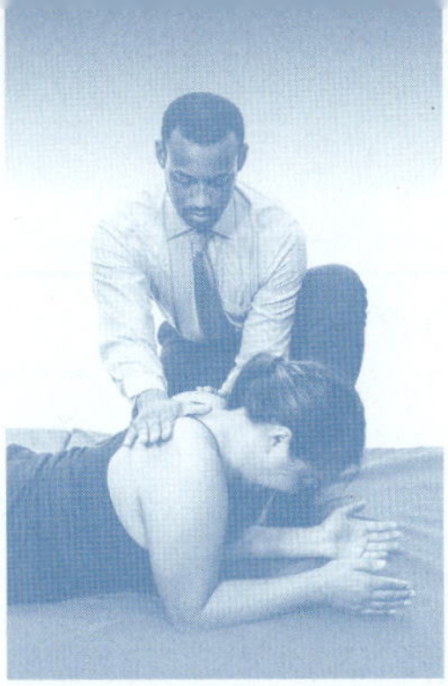

CASE STUDY 5
APPENDIX
D

환자의 전형적인 일상활동일지

일상활동 스케줄

주중 :

시간	활동	세부 내용
6:00 a.m.	잠에서 깨기	
6:05 a.m.	커피 만들기	자동 커피 메이커
6:15 a.m.	강아지 밖으로 보내기/ 강아지 식사	강아지 음식 건조하기
6:30 a.m.	커피 마시기/TV 시청	
6:45 a.m.	아침식사	시리얼, 토스트, 쥬스
7:00 a.m.	샤워	
7:15 a.m.	면도	일회용 안전 면도기
7:20 a.m.	양치질	전동칫솔
7:30 a.m.	옷 입기	
8:00 a.m.	클리닉 방문을 위해 외출하기	
12:00	클리닉에서 집으로 돌아오기	
12:30 p.m.	점심식사	샌드위치, 칩, 과일, 아이스티
1:30 p.m.	강아지와 산책	작은 개 두마리
2:30 p.m.	메일/신문 읽기, 메일 체크	
4:00 p.m.	집안일	
5:00 p.m.	TV 뉴스 시청	
6:00 p.m.	저녁식사	고기, 야채, 샐러드, 빵, 아이스티
7:00 p.m.	TV 시청	
9:30 p.m.	세면/양치질	
9:45 p.m.	잠옷 입기	
10:00 p.m.	취침	

일상활동 스케줄 *(계속)*

토요일 :

시간	활동	세부 내용
8:00 a.m.	잠에서 깨기	
8:05 a.m.	커피 만들기	자동 커피 메이커
8:15 a.m.	강아지 밖으로 보내기/ 강아지 식사	강아지 음식 건조하기
8:30 a.m.	커피 마시기/TV 시청	
8:45 a.m.	아침식사	와플, 베이컨, 쥬스
9:00 a.m.	샤워	
9:15 a.m.	면도	일회용 안전 면도기
9:20 a.m.	양치질	전동칫솔
9:30 a.m.	옷 입기	
10:00 a.m.	아내와 쇼핑하기	
12:00	아내와 점심 식사	
1:00 p.m.	아내와 영화, 공원 또는 쇼핑몰 가기	
3:30 p.m.	세탁	
4:30 p.m.	메일/신문 읽기, 메일 체크	
6:00 p.m.	저녁식사	고기, 야채, 샐러드, 빵, 아이스티
7:00 p.m.	이웃과 카드/보드 게임	
9:30 p.m.	세면/양치질	
9:45 p.m.	잠옷 입기	
10:00 p.m.	취침	

일상활동 스케줄 *(계속)*

일요일 :

시간	활동	세부 내용
8:00 a.m.	잠에서 깨기	
8:05 a.m.	커피 만들기	자동 커피 메이커
8:15 a.m.	강아지 밖으로 보내기/ 강아지 식사	강아지 음식 건조하기
8:30 a.m.	커피 마시기/TV 시청	
8:45 a.m.	아침식사	오믈렛, 소시지, 쥬스
9:00 a.m.	샤워	
9:15 a.m.	면도	일회용 안전 면도기
9:20 a.m.	양치질	전동칫솔
9:30 a.m.	옷 입기	
10:00 a.m.	아내와 교회가기	
12:00	형제 집에서 가족 식사	고기, 야채, 샐러드, 빵, 아이스티
2:30 p.m.	형제들과 TV 시청	
4:30 p.m.	메일/신문 읽기, 메일 체크	
6:00 p.m.	가벼운 저녁식사	샌드위치, 칩, 쥬스
7:00 p.m.	TV 시청	
9:30 p.m.	세면/양치질	
9:45 p.m.	잠옷 입기	
10:00 p.m.	취침	

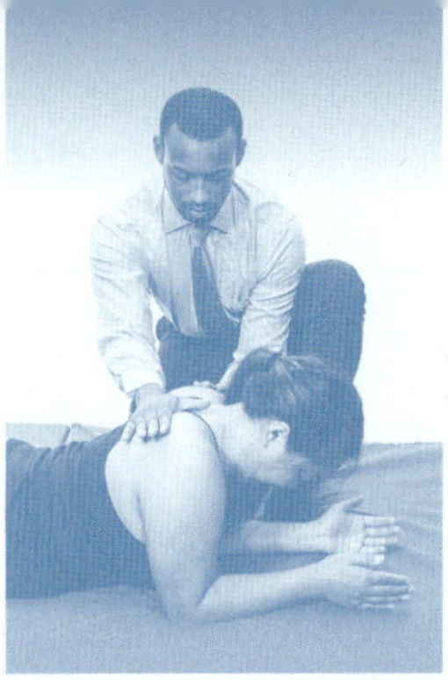

CASE STUDY 5
APPENDIX

E 부가적인 자료들

참고: 사례연구 5의 추가 자료는 사례와의 관련성과 환자가 사용하거나 환자의 사용 진행 상황에 따라 주문한다.

상자 ACS5.1: 개요: 반복적인, 과제 지향 훈련 프로그램

상자 ACS5.2: 환자의 행동 계약

표 ACS5.1: 행동 계약의 "더 심하게 침범된 쪽 상지만 장갑 착용" 범주에 과제를 배치하는 활동 수정

상자 ACS5.3: 과제 세이핑(Shaping): 상자 위에 블록 가져가기

상자 ACS5.4: 과제 세이핑(Shaping): 도미노 뒤집기

상자 ACS5.5: 과제 실무 활동: 전구 돌려 끼우기/ 너트와 볼트 결합하기

상자 ACS5.6: 과제 실무활동: 일어서기/그림 그리기

표 ACS5.2: 클리닉에서의 반복 과제 지향 훈련을 위해 사용되는 세이핑의 뱅크와 과제 실무활동

표 ACS5.3: 데이터 기록지 세이핑

표 ACS5.4: 과제 실무활동 데이터 기록지

표 ACS5.5: 중재 기간 동안의 Daily How Well Ratings

상자 ACS5.7: 참여자/도우미 평가

표 ACS5.6: Home Skill Assignment Sheet

상자 ACS5.8: Daily Schedule for Treatment Day 3

싱지 ACS5.9: 가정 실무(After)

상자 ACS5.10: 개요: 결과

표 ACS5.7: Wolf Motor Function Test(Performance Time in Seconds)의 결과

표 ACS5.8: Wolf Motor Function Test(Functional Ability Rating)의 결과

표 ACS5.9: Motor Activity Log(Amount of Use)의 결과

표 ACS5.10: Stroke Impact Scale(SIS)의 결과

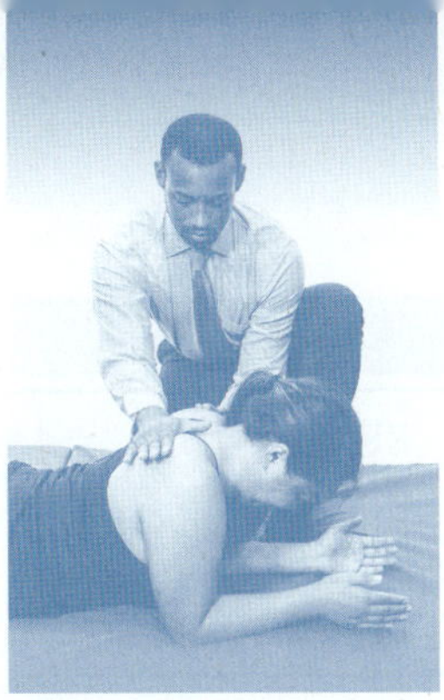

CASE STUDY 6

파킨슨병 환자

Patient With Parkinson's Disease

검사

병력

- **인적 정보:**
  환자는 84세 남성이며, 9년간 파킨슨병을 앓고 있다.
- **현재 질병 이력:**
  환자는 최근에 균형, 보행, 지구력 및 근력의 떨어지는 경험을 했다. 환자는 악화를 관찰하고 그에 따른 약물 조정을 위해 12일 동안 입원을 했다. 그후 환자는 2주간 입원 재활시설로 이송됐고, 4주간 가정 물리치료를 받았으며, 현재는 외래 물리치료를 받고 있다.
- **의학적 이력:**
  환자는 전립선암, 왼쪽 상지 유착성 관절주머니염(자동차 사고로 인한 외상 후 상태), 우울증을 가졌음을 보고한다.
- **수술적 이력:**
  환자는 오른쪽 완전 무릎관절성형술(8년 전), 왼쪽 완전 무릎관절성형술(4년 전), 왼쪽 완전 엉덩관절성형술(3년 전)을 받았다.
- **약물:**
  Sinemet, Mirapex, Lexapro, iron 및 Zocor.
- **사회적 이력:**
  환자는 은퇴했고 그의 아내와 함께 살고 있다. 환자의 아내도 은퇴했고 심장병의 병력 때문에 하루 동안 제한된 도움만 제공할 수 있다. 최근에 고용된 도우미는 하루에 4시간만 도움을 제공한다.
- **생활 환경:**
  환자는 계단이 없는 아파트에서 살고 있다. 그는 다음과 같은 내구성이 좋은 의료 장비를 가지고 있다: 1점 지팡이, 삼발식 보행 보조기, 샤워 의자, 코모드, 그리고 욕실에 설치된 2개의 손잡이 봉(grab bar).
- **일반 건강 상태:**
  양호하다.
- **이전 기능 레벨:**
  최근 입원 전에, 환자는 1점 지팡이로 독립적으로 보행했다.
- **현재 기능 레벨:**
  환자는 불균형과 낙상 때문에 집에서의 짧은 거리를 이동할 때는 1점 지팡이를 사용하고, 집 밖으로 이동할 때는 보행보조기와 접촉 가드 도움으로 이동한다. 환자는 한 달에 평균 3번 정도 낙상을 당했다. 그는 4 블록 이상을 이동할 때는 전동 스쿠터를 사용했다. 그는 침대에서 양측 방향 구르기, 누운 자세에서 앉은 자세로의 이동, 앉은 자세에서 서기 자세로의 이동, 옷 입고 벗기, 그리고 식사하기 등에 어려움을 갖고 있다.

시스템 리뷰

- **심혈관계/호흡계:**
  - 심박수: 70회
  - 호흡률: 24회
  - 혈압: 128/76 ㎜Hg
- **근육뼈대계:**
  - 신장: 5 피트 8 인치(1.7 m)
  - 체중: 185 lb(84 kg)
  - 육안적 대칭성: 환자는 감소된 허리뼈 앞굽음, 둥근 어깨, 증가된 등뼈 뒤굽음 및 머리 전방 쏠림 자세.
  - 육안적 가동범위(ROM): 환자는 양측 상지와 하지에서 육안적 능동 ROM 제한을 보이고, 또 왼쪽 상지와 하지의 큰 제한을 가진다.
  - 육안적 근력: 환자는 양측 상지와 하지의 근력에서

육안적 제한을 보이고, 왼쪽 상지와 하지의 큰 제한을 가진다.

- **신경근육계:**
  - 운동기능(운동조절, 운동학습): 환자의 손상된 운동조절이 뚜렷하다; 침대 가동성, 자세 이동 및 보행을 시작할 때 어려움이 증가된다. 환자는 매일 얼어 붙는 느낌(활동을 계속할 수 없는)이 든다고 말한다. 환자에게 속도를 증가하도록 또는 부가적인 과제 요구를 제공하면서 자세 이동, 보행, 미세 운동과제 등을 포함한 기능 활동을 수행하도록 주문을 하게 되면, 움직임의 질과 안전성이 더 나빠진다.
  - 톤: 중등도의 톱니바퀴형 강직이 양측 상지와 하지에서 나타나고, 팔꿈치와 무릎을 펼할 때 특히 뚜렷해진다. 왼쪽 상지와 하지가 오른쪽 보다 더 많이 손상되어 있다.
  - 균형: 환자는 좋은 정적 앉기 균형과 양호한 동적 앉기 균형을 가지고 있다. 그는 나쁜 정적 및 동적 서기 균형을 가진다.
  - 보행: 환자는 불균형과 낙상 위험 때문에 보행 보조기와 접촉 가드 보조 장비를 이용해 400 피트 (122 M)를 보행한다. 그는 양측 난간을 잡고 4개의 계단을 오르내릴 수 있고, 체중 이동을 장려한다. 환자는 계단 위에서 계단보행 단계를 사용한다.
- **기능 상태:**
  - 기능적 가동성: 환자는 양방향으로 굴러가는 접촉 가드 보조와 침대에서의 스쿠팅을 위한 최소 보조로 침대 가동성을 수행한다. 그는 접촉 가드 도움으로 누운 자세에서 앉은 자세로 이동한다. 앉은 자세에서 일어서기로의 이동은 움직임을 시작하는데 최소 도움을 필요로 하고, 몸통의 앞쪽 진전을 자극시킨다.
  - 자가관리와 가정 관리: 환자는 옷을 입거나 벗을 때 최소한의 도움을 필요로 한다. 그는 떨림과 감소된 미세 운동조절 때문에 식사를 할 때, 감독이나 최소한의 도움을 필요로 한다.

검사와 측정

- **자세:**
  Reedco Posture Score Sheet: 40/100. 환자는 모든 운동면의 결함을 가지고 있고, 또 증가된 등뼈 뒤굽음, 둥근 어깨, 머리 전방 쏠림 및 몸통의 앞쪽 경사를 가진 뚜렷한 비정상 자세를 가지고 있다.

표 CS6.1 6분 보행 검사 결과

검사	HR	BP	RR	Sao_2
치료전	63	128/76	24	90
치료후	66	138/79	24	96

참고: 보행 동안 가장 낮은 산소포화도: 86; 전체 거리: 528 피트(177 m).
환자는 검사 동안 2번의 휴식 간격을 요구했다.
BP, 혈압; HR, 심박수; RR, 호흡률; Sao_2, 산소포화도.

- **유산소 능력/지구력:**
  6-분 보행 검사[1]의 결과는 표 CS6.1에 제시되어 있다. 환자는 보행 보조기와 최소 도움으로 보행을 한다.
- **감각 온전성:**
  - 양측 발바닥의 가벼운 촉각 시 손상된 반응이 나타났다(오른발의 경우, 10회 시도 중 4회에서 무반응이 나타났고, 왼발에서는 10회 중 6회에서 무반응이 나타났다).
  - 양측 발바닥의 날카로운 감각과 둔한 감각 사이를 구별하는 능력이 손상되었다(양측 발의 10회 시도 중 5회에서 구분하는 능력이 손상되었다).
  - 양측 엄지발가락의 고유수용성 감각에 대한 인지가 손상되었다(오른발의 경우는 10회 시도 중 4회에서 잘못된 반응이 나타났고, 왼발에서는 10회 중 6회가 잘못된 반응으로 나타났다). 양측 발목관절의 고유수용성 감각에 대한 인지는 온전했다.
- **근력:**
  도수근력검사와 악력 검사의 결과는 표 CS6.2에 제시되어 있다.
- **가동범위:**
  - 목뼈와 허리뼈에 대한 능동 ROM 검사의 결과는 표 CS6.3에 제시되어 있다.
  - 엉덩관절, 발목관절 및 어깨관절에 대한 AROM의 값은 표 CS6.4에 제시되어 있다.
  - 엉덩관절, 발목관절 및 어깨관절의 수동 ROM의 값은 표 CS6.5에 제시되어 있다.

표 CS6.2 도수근력검사와 악력 검사[a]

관절	운동	오른쪽	왼쪽
엉덩관절	굽힘	4/5	4/5
	폄	3/5	3/5
	벌림	4−/5	4−/5
	모음	4−/5	4−/5
무릎관절	굽힘	4+/5	4+/5
	폄	5/5	5/5
발목	발바닥굽힘	3+/5	4+/5
	발등굽힘	3+/5	4+/5
어깨	굽힘	4−/5	3/5
	폄	4/5	3/5
	벌림	3+/5	3−/5
	안쪽돌림	4/5	3/5
	가쪽돌림	4/5	3/5
손	악력 검사	55 lb(25kg)	20 lb(9kg)

[a] 악력을 제외한 모든 점수는 0–5점 척도를 기반으로 한다: 5, 정상; 4, 좋음; 3, 양호; 2, 미흡; 1, 나쁨; 0, 수축하지 않음. 검사된 근력은 이용 가능한 ROM 내에서 이루어졌다.

표 CS6.3 능동 가동범위: 목뼈와 허리뼈

신체 분절	운동	가동범위(°)
목뼈	굽힘	0–30
	폄	0–18
	오른쪽 돌림	0–52
	왼쪽 돌림	0–38
	오른쪽 옆굽힘	0–10
	왼쪽 옆굽힘	0–30
허리뼈	굽힘	0–15
	폄	0–5
	오른쪽 돌림	0–6
	왼쪽 돌림	0–4
	오른쪽 옆굽힘	0–10
	왼쪽 옆굽힘	0–20

표 CS6.4 능동 가동범위: 엉덩관절, 발목 및 어깨관절

관절	운동	오른쪽(°)	왼쪽(°)
엉덩관절	다리 뻗어 들어올리기	0–35	0–25
	굽힘	0–100	5–90
	폄	0–0	완전 폄에 5° 부족
	벌림	0–20	0–10
발목	발바닥굽힘	0–10	0–10
	발등굽힘	0–5	0–5
어깨관절	굽힘	0–110	0–70(통증)
	폄	0–20	0–20
	벌림	0–120	0–60(통증)
	안쪽돌림	0–18	0–10(통증)
	가쪽돌림	0–40	0–36(통증)

표 CS6.5 수동 가동범위: 엉덩관절, 발목 및 어깨관절

관절	운동	오른쪽(°)	왼쪽(°)
엉덩관절	다리 뻗어 들어올리기	0–40	0–30
	굽힘	0–110	5–90
	폄	0–0	완전 폄에 5° 부족
	벌림	0–25	0–10
발목	발바닥굽힘	0–10	0–10
	발등굽힘	0–5	0–5
어깨관절	굽힘	0–120	0–100(통증)
	폄	0–20	0–20
	벌림	0–120	0–80(통증)
	안쪽돌림	0–20	0–10(통증)
	가쪽돌림	0–45	0–45(통증)

- **깊은힘줄반사:**
  양측 위팔세갈래근의 반응은 1+이었고, 양측 위팔두갈래근, 뒤넙다리근, 무릎힘줄 및 발목의 반응은 0(무반응)이었다.
- **톤:**
  - 수정 Ashworth 척도로 검사했을 때, 양측 뒤넙다리근은 가동범위 동안 최소 저항을 보이고, 가동범위 끝지점에서 중등도 저항을 보인다(3/4).
  - 양측 넙다리네갈래근은 전체 가동범위 내내 최소 저항을 보인다(2/4).
- **협응:**
  협응 검사의 결과는 표 CS6.6에 제시되어 있다.
- **통증:**
  환자는 휴식시 3/10의 왼쪽 어깨 통증을 호소했고, 활동 시에는 9/10의 왼쪽 어깨 통증을 호소했다 (0 = 통증이 없음; 10 = 가장 심한 통증).
- **균형:**
  - *Berg Balance Scale*(보행 보조기 사용): 점수는 26/56인데, 이것은 낙상 위험이 100%임을 의미한다.
  - *기능적 뻗기 검사(Functional Reach Test)*: 결과는 4인치(10 ㎝)였고, 이것은 낙상의 위험이 매우 높다는 것을 의미한다.
  - *Dynamic Gait Index*(보행 보조기 사용): 점수는 10/24이며, 이것은 동적 활동 시 낙상의 위험이 증가한다는 것을 의미한다.
  - *EquiTest Balance Analysis*(NeuroCom International, Inc., Clackamas, Oregon)
    - *Sensory Organization Test*(SOT) 종합 점수 = 39. 환자는 조건 3, 4, 5 및 6에서 그의 연령대를 기준으로 정상 미만의 균형 능력을 보였다. 환자는 조건 5와 6에서 매 시도때마다 넘어졌다. 감각 분석은 시각계의 중등도 결함과 안뜰계의 최대 결함을 나타낸다.
    - 전략 분석(Strategy analysis): 결과는 발목 전략에 대한 신뢰와 감소된 엉덩관절 전략을 보인다.
    - 무게중심 분석: 결과는 무릎의 중립위와 무릎의 여러 굽힘 각도 스쿼트에서 오른쪽 하지에 대한 체중부하가 감소되었음을 의미한다. 가장 중요한 것은 60° 스쿼트 시 오른쪽 하지의 체중부하가 13% 감소되었다는 것이다.
    - 적응 검사(Adaptation test): 환자는 발가락의 위/아래 동요에 대해 최소한의 반사 반응을 보인다.
    - 율동적 체중 이동: 방향성 조절 종합 점수는 이마면에서 79%이었고, 시상면에서 64%이었다. 환자는 빠른 속도로 체중 이동할 때 시상면에서 가장 뚜렷한 방향성 조절의 문제점을 보였다.
- **보행:**
  Timed Up and Go Test[10](환자는 보행 보조기와 접촉 가드 도움으로 검사를 수행했다): 26초이며, 이것은 낙상의 위험이 높다는 것을 의미한다.
- **기능 상태:**
  Functional Independence Measure(FIM)[11]: FIM의 결과는 표 CS6.7에 제시되어 있다.

표 CS6.6 협응 검사

협응 검사	등급 오른쪽	등급 왼쪽
손가락을 코로 가져가기	4	3
손가락을 치료사의 손가락으로 가져가기	3	3
엎침/뒤침	4	4
정강이를 따라 발꿈치 움직이기	4	3
탭핑(발)	4	4

점수: 5, 정상 수행; 4, 최소 손상; 3, 중등도 손상; 2, 심한 손상; 1, 활동 불가능

표 CS6.7 Functional Independence Measure(FIM)의 구성 요소: 자세 이동과 로코모션

활동	FIM 점수[a]
자세 이동: 침대/의자/휠체어	4
자세 이동: 화장실	6
로코모션: 보행	4
로코모션: 휠체어	7
로코모션: 계단	2

[a] 점수: 7 = 완전 독립(적시, 안전); 6 = 수정된 독립(장비 사용);
5 = 감독하(대상자 = 100%); 4 = 최소 도움(대상자 = 75% 이상);
3 = 중등도 도움(대상자 = 50% 이상); 2 = 최대 도움(대상자 = 25% 이상);
1 = 완전 도움 또는 검사할 수 없음(대상자 = 25% 미만).

- 질병에 특화된 측정:
  - *파킨슨병의 삶의 질 설문지*(PDQL)[12]:
  - Parkinsonian 증상: 37
  - 체계성 증상: 23
  - 사회적 기능: 22
  - 정서적 기능: 28
  - 총: 110/185

참고: PDQL은 *parkinsonian 증상, 체계성 증상, 사회적 기능 및 정서적 기능* 등의 4가지 하위 척도로 37개 항목을 포함하는 자가 관리 측정 방법이다. 전반적인 점수는 보다 잘 인지된 삶의 질을 의미하는 더 높은 점수로 도출될 수 있다.

- *The Unified Parkinson's Disease Rating Scale* (UPDRS)[13]:
  - 정신, 행동양상 및 분위기: 4
  - 일상생활동작: 19
  - 운동: 23
  - Total: 46/199

참고: UPDRS는 파킨슨병의 종적 과정을 따르도록 설계된 평가 도구이다. 그것은 정신, 행동 양상 및 분위기; 일상생활동작; 그리고 운동 검사 등을 포함한, 몇 개의 단락으로 구성되어 있다. 항목은 면접을 통해 평가된다. 몇몇 단락은 각 팔다리에 할당된 다중 등급을 요구한다. 총 199점이 가능하며, 199점은 최악의 장애를 나타내며, 0점은 장애가 없음을 나타낸다. 또한 UPDRS는 수정된 Hoehn and Yahr Staging(질병의 심각도는 5단계에 걸쳐 편측과 양측으로 나누어진다; 더 높은 번호의 단계는 가동성과 균형에서 점진적으로 더 어려워진다는 것을 나타낸다)과 Schwab and England Activities of Daily Living Scale(추정값은 0% = 식물 기능[누운 상태]에서 100% = 완전 독립까지 손상의 백분율로 구성된다)이다.

- *수정된 Hoehn and Yahr Staging:* 결과에 따르면, 환자는 단계 3에 위치하는데, 이것은 뚜렷하게 느린 신체 움직임이 있고, 보행이나 서기의 초반부 때 균형이 소실이 있고, 또 심한 기능장애가 일반적임을 의미한다.
- *The Schwab and England Activities of Daily Living Scale:* 점수는 70%이고, 이것은 환자가 독립되지 않았고, 몇몇 잡일을 하는데 큰 어려움을 가지고, 과제를 수행하는데 2배 이상의 시간이 걸리고, 또 어려움과 느림을 의식한다는 것을 의미한다.

평가, 진단 및 예후, 그리고 관리계획

참고: 지침 질문을 고려하기 전에, 환자의 손상과 활동 제한을 잘 이해하기 위해 사례연구 6의 검사를 본다. 지침 질문을 완성한 후, 여러분이 확인했던 것과 제시된 중재와 기능 결과를 비교하고 대조하기 위해 사례연구 6 중재를 본다. 마지막으로, 달성된 기능적 결과와 여러분이 확인했던 기대 결과와 목표를 비교하고 대조해 보기 위해 사례연구 6 결과를 보고 진행한다.

지침 질문

1. 다음과 같은 측면에서 환자의 임상 증상을 확인하고 범주화해 본다:
   a. 신체 기능과 구조의 손상
      - 직접 손상
      - 간접 손상
      - 복합 손상
   b. 활동 제한
   c. 참여 제한
2. 물리치료사로서 기능적 결과의 달성을 다루는 예상 목표(신체 기능과 구조의 손상 개선)와 기대 결과(활동 제한/참여 제한의 개선)를 확인해 본다.
3. 치료 첫 2주나 3주 동안 사용할 수 있는 기능적 결과에 초점을 맞춘 3가지 치료 중재를 공식화해 본다. 선택된 각 중재에 대한 진행 상황을 확인해 본다. 여러분의 선택에 대한 간략한 근거를 제시해 본다.
4. 3단계 운동학습(인지 단계, 연합 단계와 자동 단계)의 각 단계에 대해, 명시된 목표와 결과 달성을 향상시키는데 사용될 수 있는 전략을 기술해 본다.
5. 목표와 결과를 달성하기 위해 자기-관리 스킬을 개발하고, 자기 효능성을 촉진하기 위해 이용할 수 있는 전략은 무엇인가?

6. 전문가간의 협업: 본 사례연구에서 환자를 위한 최적의 기능적 결과를 달성하는 데 있어 전문가간의 핵심 협력자가 될 건강관리 제공자를 확인해 본다. 어떻게 하면 전문가간의 팀워크가 증진되고 촉진될 수 있을까?
7. 전문가간의 협업 역할: 본 사례연구에서 물리치료사로서, 보조물리치료사에게 어떤 중재를 위임할 수 있는가? 여러분은 보조물리치료사가 수행하는 중재의 감독을 제공할 뿐만 아니라, 이들 책임을 효율적으로 위임하기 위해 사용할 수 있는 의사소통 전략에 대해 기술해 본다.
8. 전문가간의 협업 역할: 보조물리치료사로서, 최적의 결과를 달성하는 쪽으로 효과적으로 진행하기 위해 정기적으로 물리치료사와 의사소통해야 하는 치료 수행, 관리 반응 및 환자 상태의 요소는 무엇인가?

참고문헌 REFERENCES

1. Schenkman M, et al. Reliability of impairment and physical performance measures for persons with Parkinson's disease. *Phys Ther*. 1997;77:19.
2. Bohannon R, Smith M. Interrater reliability of a modified Ashworth scale of muscle spasticity. *Phys Ther.* 1987;67:206.
3. Berg K, et al. Measuring balance in the elderly: Preliminary development of an instrument. *Physiother Can.* 1989;41:304.
4. Berg K, et al. A comparison of clinical and laboratory measures of postural balance in an elderly population. *Arch Phys Med Rehabil*. 1992;73:1073.
5. Berg, K, et al. Measuring balance in the elderly: Validation of an instrument. *Can J Public Health*. 1992;83(suppl 2):S7.
6. Duncan P, et al. Functional reach: A new clinical measure of balance. *J Gerontol*. 1990;45:M192.
7. Duncan P, et al. Functional reach: Predictive validity in a sample of elderly male veterans. *J Gerontol*. 1992;47:M93.
8. Weiner D, et al. Functional reach: A marker of physical frailty. *J Am Geriatr Soc*. 1992;40:203.
9. Shumway-Cook A, Woollacott M. *Motor Control Translating Research into Clinical Practice* (5th ed.). Lippincott Williams & Wilkins; 2017.
10. Podsiadlo D, Richardson S. The timed "up and go": A test of basic functional mobility for frail elderly patients. *J Am Geriatr Soc*. 1991;39:142.
11. Guide for the Uniform Data Set for Medical Rehabilitation (including the FIM instrument), Version 5.0. State University of New York; 1996.
12. Hobson P, Holden A, Meara J. Measuring the impact of Parkinson's disease with the Parkinson's Disease Quality of Life questionnaire. *Age Ageing*. 1999;28:341.
13. Fahn S, Elton R. Unified Parkinson's Disease Rating Scale. In: Fahn S, et al., eds. *Recent Developments in Parkinson's Disease*, vol 2. Macmillan Health Care Information; 1987:153-163.

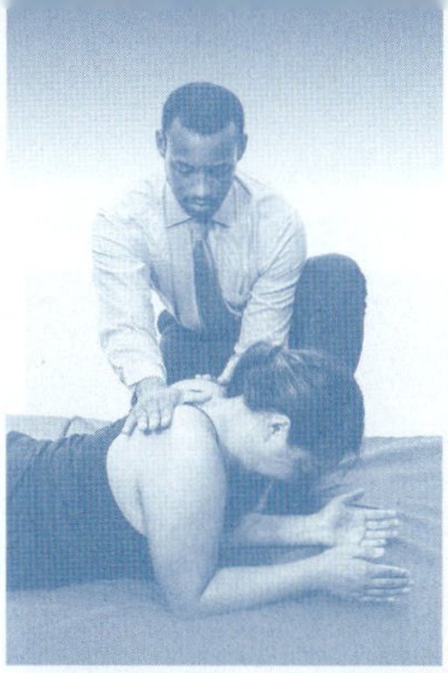

CASE STUDY

7

완전 척수손상환자(T9)

Patient With Complete Spinal Cord Injury, T9

검사

병력

환자는 지난 1월 4일 자동차 사고를 당한 21세 여성이다. 그녀는 차가 가드레일에 정면으로 부딪혔을 때 뒤로 젖혀진 자세로 차 안에 갇혀 있었다. 환자는 의식 상실을 부인했다(Glasgow Coma Scale = 15). 그녀는 지역 의료 센터로 이송되었고, 그곳에서 양측 하지에 즉각적인 운동과 감각의 소실을 보였다.

영상을 통해 L1의 척추뼈몸통과 척추고리판(lamina)의 파열골절, L2-3 오른쪽 가로돌기 골절, 그리고 척추관 안으로 확장된 뼈 조각을 확인했다. 척수는 척추뼈몸통과 관련하여 가쪽으로 40% 변위되었다. 척수손상(SCI) 이외에도, 그녀는 오른쪽 공기가슴증, 오른쪽 폐 타박상 및 오른쪽 다중 갈비뼈골절을 당했다. 응급실에서 methylprednisolone(부종을 줄이는 목적으로 많은 양의 스테로이드 사용) 프로토콜을 시작했다. 1월 5일에 T11-L3 뒤쪽 척추 안정화 수술이 수행되었다. 수술 후 그녀는 하반신 마비가 되었고, 복부에는 감각이 남아 있었다. 머리의 CT 검사는 음성이었다. 예방적 대정맥 필터가 1월 5일 수술 중에 배치되었다.

- **인적 정보:**
  - 신장: 5 피트 5인치(1.7 m)
  - 체중: 114 lb(52 kg); 사고 당시 125 lb(57 kg)
- **사회적 이력:**
  환자는 어머니와 할머니와 함께 살고 있다. 그녀의 부모님은 이혼했다. 그녀는 담배나 술을 하지 않았다.
- **고용:**
  환자는 지역 대학교를 다녔고, 유아교육 학위 취득에 관심이 있었다. 또한 그녀는 지역 댄스 학원에서 파트 타임 댄스 강사로 일했다.
- **생활 환경:**
  가족은 1층짜리 임대 주택에서 살고 있다. 집 안으로 들어가는데 2개의 계단이 있다. 그들은 이 시기 때 이사를 할 계획이나 집을 새로 구입할 계획이 없었다.
- **일반 건강 상태:**
  손상 당하기 전에, 환자는 매우 건강했다. 그녀는 여러 주 댄스 대회와 전국 댄스 대회에서 우승한 경험이 있는 뛰어난 댄서였다. 그녀는 어렸을 때 천식을 앓았지만, 성인이 되었을 때는 천식으로 어려움을 겪지 않았다.
- **현재 질병의 이력:**
  그 환자는 1월 16일 재활을 위한 SCI 모델 관리 시스템에 입원했다. 초기 검사는 미국척수손상협회 손상 척도(ASIA)를 통해 T9 완전 척수손상(엉치뼈 분절 S4-S5에서 운동과 감각의 기능이 존재하지 않음)을 확인했다. 첫 방사선 사진은 안정된 T11-L3의 융합을 보여주었다(그림 CS 7.1). 그녀는 등허리 보조기(TLSO)를 착용했다. 이 보조기는 감각이 없는 부위의 피부를 파손시킬 위험을 줄이고, 이송 동안 엉덩관절의 굽힘을 더 쉽게 만들 수 있는 덜 제한된 Jewett brace로 대체되었다. 보조기는 2월 11일에 중단되었다.
  입원 당시의 운동과 감각 선별검사에 따르면, 상지에 감각이상과 약증이 있었는데, 이것은 모니터링 되고 결국에는 특별히 중재없이 해결되었다. 환자는 잔존 공기가슴증(기흉)을 위해 가슴관 시술을 제공받았다. 공기가슴증은 10일에 걸쳐 해결되었으며, 합병증 없이 가슴관을 제거할 수 있었다.

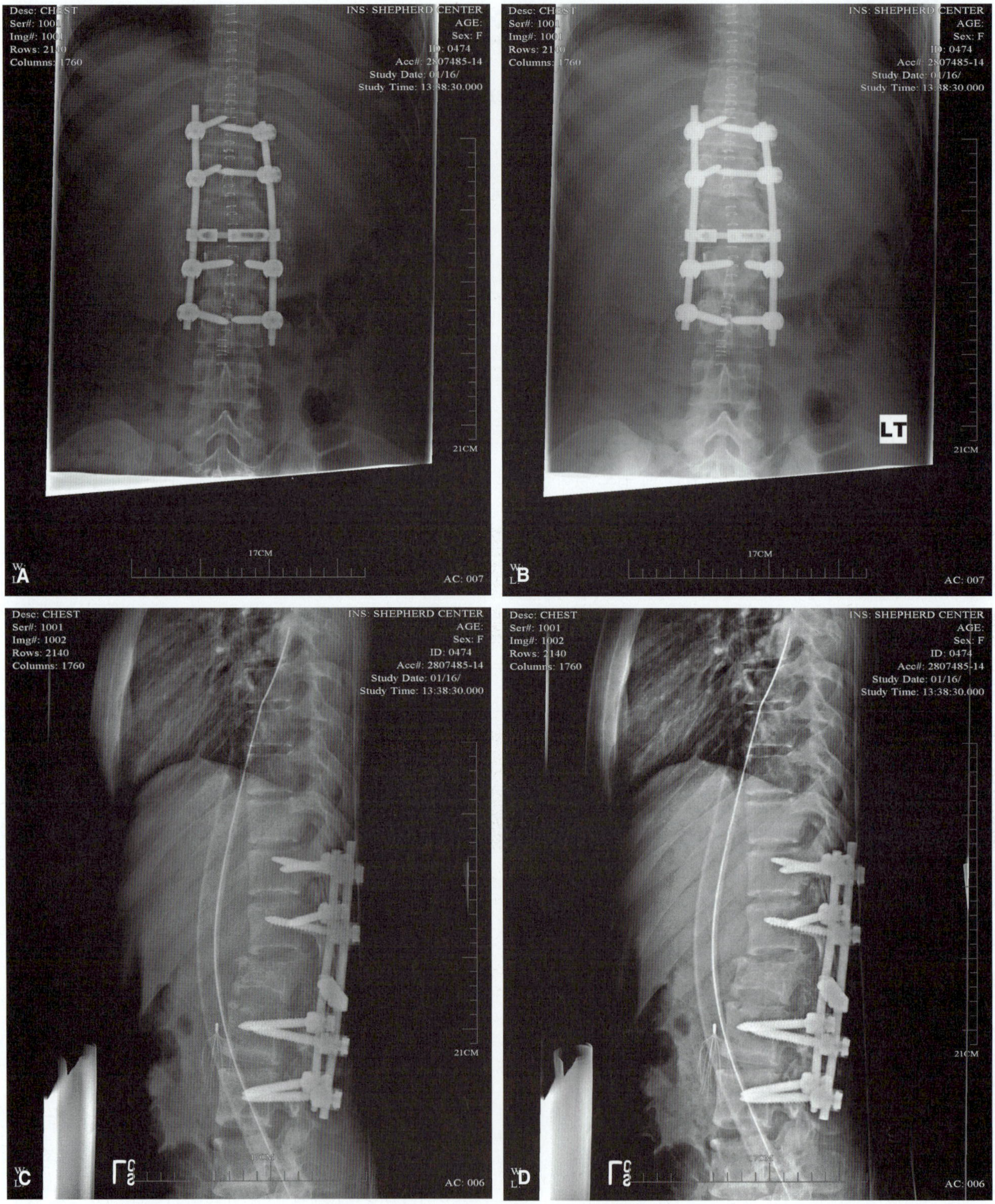

그림 CS7.1 T11-L3 뒤쪽 척추안정술(교차연결장치 이용)의 등허리뼈 X-선(A와 B: 뒤쪽면; C와 D: 가쪽면).

환자는 입원 당시 신경성 방광-장 문제를 가지고 있었다. 이전의 의료센터에서 그녀의 방광을 관리하기 위해 폴리 카테터(Foley catheter)를 설치했다. 폴리 카테터는 중단되었고, 간헐적인 카테터 검사를 시작했고, 그녀는 결국 독립적으로 관리하는 법을 배웠다. 그녀의 신경성 곧은창자 관리 프로그램을 수립하기 곧은창자 도수 배출과 좌약 사용을 시작했다. 그녀의 입원 과정은 요로감염증(UTI), 불충분한 곧은창자 도수 배출, 그리고 간헐적 복부 불편 등으로 힘들었다. 하복부의 임상 검사는 음성이었다. kidney ureter and bladder(KUB)의 X-선 검사를 통해 변비를 발견했고, 이것은 일상적인 장 프로그램을 준수했음에도 해결되지 않은 상태로 남아 있었다. 복부 CT와 골반 CT 검사의 결과는 큰창자의 중간 지점에 있는 변을 발견했다. 이것은 퇴원 전에 해결되었다. 그러나 환자는 입원 내내 식욕이 좋지 않았고, 영양 보충제가 제공되었다. 그녀의 프리알부민 수치(내장 단백질 상태를 나타내는 지표)는 정상한계내(24.6 ㎎/㎗)에 있었다.

- **약물:**

  Macrobid, Fragmin, 그리고 Pepcid

시스템 리뷰

- **심혈관계/호흡계:**

  가슴관이 오른쪽에 배치되어 있고, 폐의 청진음이 깨끗했다. 환자는 흉통(가슴관 부위를 제외하고는), 호흡 곤란, 메스꺼움 또는 구토가 없었다고 말했다. 그녀는 어렸을 때 폐렴과 천식을 앓았지만, 성인이 되었을 때는 아무런 문제가 없었다.
  - 심박수: 정상 심박수이고 심장이상음 없이 율동적이다.
  - 호흡률: 15회(심호흡 시 통증 발생)
  - 폐활량: 1 L
  - 혈압: 110/68 ㎜Hg

검사와 측정

- ASIA Impairment Scale[1]:
  - 환자는 완전 척수손상으로 분류된다(ASIA designation: A [상자 CS7.1]).
  - 감각과 운동의 신경학 레벨은 양측이 T9이었다 (그림 CS7.2).

상자 CS7.1 ASIA 손상 척도(AIS)[a]

A = **완전 척수손상.** 엉치 분절 S4-5에 감각기능이나 운동기능이 전혀 없음.

B = **감각 불완전 척수손상.** 엉치 분절 S4-5(S4-5에서 가벼운 촉각이나 핀 찌르기, 또는 깊은 항문 압박)을 포함해 신경학적 레벨 이하로 감각기능은 보존되어 있지만, 운동기능은 보존되지 않는다. 그리고, 운동기능은 신체 좌우의 운동 레벨 이하 3 단계(fair) 이상에 보존되지 않는다.

C = **운동 불완전 척수손상.** 운동기능이 보존되어 있다. 운동기능은 수의적 항문 수축(VAC)을 위한 대부분의 꼬리 엉치 분절에서 보존되거나 환자는 감각 불완전 상태 (LT, PP 또는 DAP에 의해 대부분의 꼬리엉치 분절 S4-5에서 보존되는 감각기능)의 기준을 충족하며, 신체의 좌우에 있는 동측 운동 레벨보다 3 단계(fair) 이상 낮은 운동기능만 일부 남아 있는 경우 (이것은 운동 불완전 상태를 결정하는 주요 근육 기능이나 비-주요 근육 기능을 포함한다). AIS C의 경우, 단일 NLI 이하의 주요 근육 기능의 절반 미만이 근육 등급 3(fair) 이상을 가진다.

D = **운동 불완전 척수손상.** 운동 불완전 상태는 위처럼 정의되며, 주요 근육의 절반 이상이 3점(fair)을 가지는 단일 NLI 이하의 기능을 가진다.

E = **정상.** 만약 ISNCSCI로 검사되었을 때 감각과 운동의 기능이 모든 분절에서 정상으로 등급이 매겨지고 환자에게 이전 결함이 있는 경우라면, AIS 등급은 E이다. 초기 SCI가 없는 사람은 AIS 등급을 받지 못한다.

ND 사용: 감각, 운동과 NLI 레벨, ASIA 손상 척도 등급이나 부분 보존 영역(ZPP)을 검사 결과에 따라 결정할 수 없는 경우.

[a] 미국 척수손상협회: International Standards for Neurological Classifi cation of Spinal Cord Injury, revised 2019; Richmond, VA.

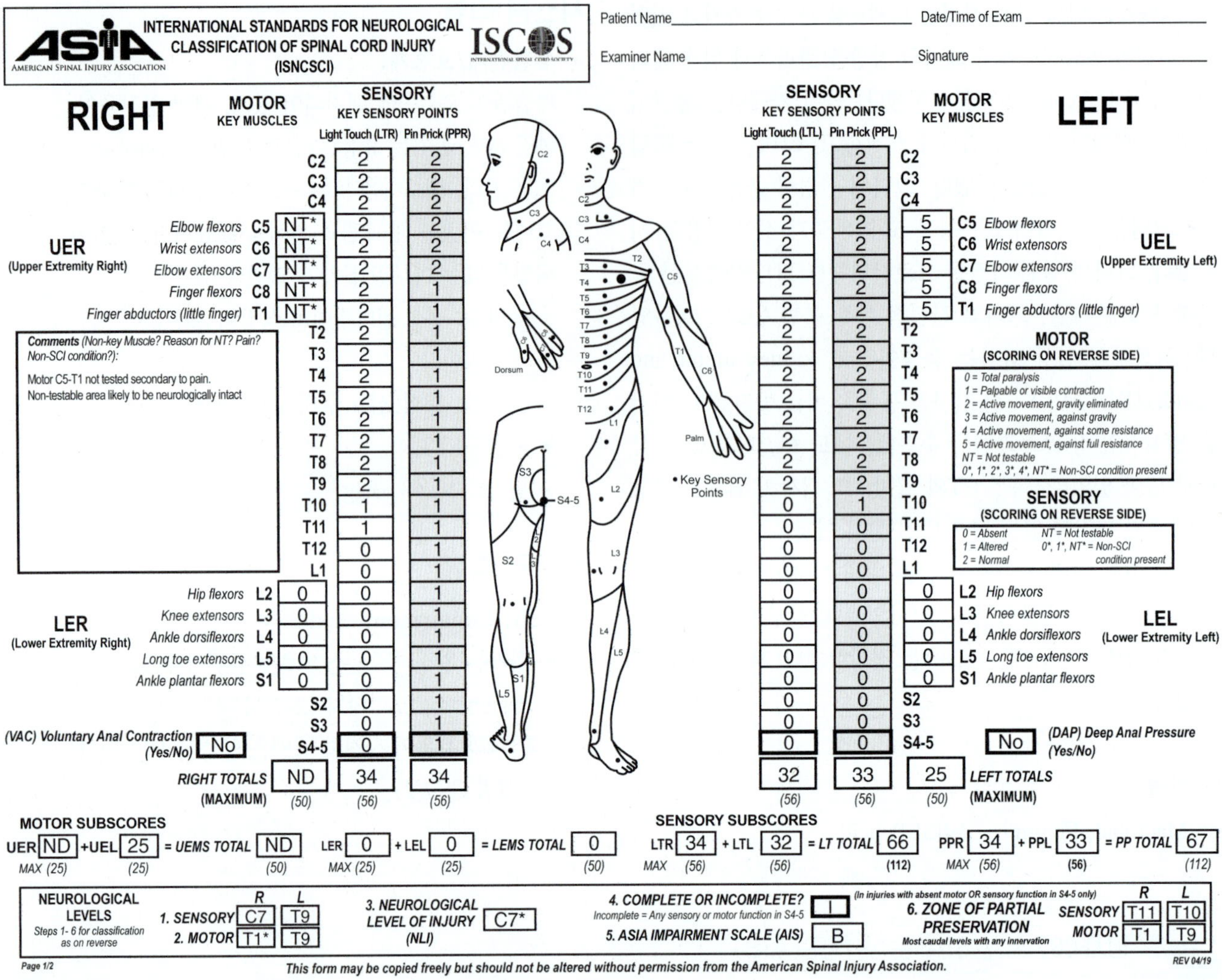

RIGHT MOTOR KEY MUSCLES		Level	Light Touch (LTR)	Pin Prick (PPR)	Light Touch (LTL)	Pin Prick (PPL)	LEFT MOTOR KEY MUSCLES	
		C2	2	2	2	2		
		C3	2	2	2	2		
		C4	2	2	2	2		
Elbow flexors	NT*	C5	2	2	2	2	5	Elbow flexors
Wrist extensors	NT*	C6	2	2	2	2	5	Wrist extensors
Elbow extensors	NT*	C7	2	2	2	2	5	Elbow extensors
Finger flexors	NT*	C8	2	1	2	2	5	Finger flexors
Finger abductors (little finger)	NT*	T1	2	1	2	2	5	Finger abductors (little finger)
		T2	2	1	2	2		
		T3	2	1	2	2		
		T4	2	1	2	2		
		T5	2	1	2	2		
		T6	2	1	2	2		
		T7	2	1	2	2		
		T8	2	1	2	2		
		T9	2	1	2	2		
		T10	1	1	0	1		
		T11	1	1	0	0		
		T12	0	1	0	0		
		L1	0	1	0	0		
Hip flexors	0	L2	0	1	0	0	0	Hip flexors
Knee extensors	0	L3	0	1	0	0	0	Knee extensors
Ankle dorsiflexors	0	L4	0	1	0	0	0	Ankle dorsiflexors
Long toe extensors	0	L5	0	1	0	0	0	Long toe extensors
Ankle plantar flexors	0	S1	0	1	0	0	0	Ankle plantar flexors
		S2	0	1	0	0		
		S3	0	1	0	0		
(VAC) Voluntary Anal Contraction (Yes/No)	No	S4-5	0	1	0	0	No	(DAP) Deep Anal Pressure (Yes/No)
RIGHT TOTALS (MAXIMUM)	ND (50)		34 (56)	34 (56)	32 (56)	33 (56)	25 (50)	LEFT TOTALS (MAXIMUM)

MOTOR SUBSCORES
UER ND + UEL 25 = UEMS TOTAL ND (MAX (25), (25), (50))
LER 0 + LEL 0 = LEMS TOTAL 0 (MAX (25), (25), (50))

SENSORY SUBSCORES
LTR 34 + LTL 32 = LT TOTAL 66 (MAX (56), (56), (112))
PPR 34 + PPL 33 = PP TOTAL 67 (MAX (56), (56), (112))

NEUROLOGICAL LEVELS (Steps 1-6 for classification as on reverse)	R	L
1. SENSORY	C7	T9
2. MOTOR	T1*	T9

3. NEUROLOGICAL LEVEL OF INJURY (NLI): C7*

4. COMPLETE OR INCOMPLETE? (Incomplete = Any sensory or motor function in S4-5): I

5. ASIA IMPAIRMENT SCALE (AIS): B

6. ZONE OF PARTIAL PRESERVATION (In injuries with absent motor OR sensory function in S4-5 only; Most caudal levels with any innervation)	R	L
SENSORY	T11	T10
MOTOR	T1	T9

Page 1/2 This form may be copied freely but should not be altered without permission from the American Spinal Injury Association. REV 04/19

그림 CS7.2 미국 척수손상협회(ASIA) 검사 양식을 이용한 환자의 감각기능과 운동기능 척도(출처:2021 American Spinal Injury Association.)

- **기능:**
  Functional Independence Measure(FIM): FIM의 결과는 표 CS7.1에 제시되어 있다.
- **근력:**
  도수근력검사의 결과(입원 당시)는 표 CS7.2에 제시되어 있다.
- **가동범위(ROM):**
  - 왼쪽 상지의 ROM은 정상한계내(WNL)에 있다.
  - 입원 당시, 오른쪽 어깨 ROM은 90° 굽힘 제한과 90° 벌림 제한을 가졌다. 통증은 수치 통증 척도에서 9/10이었다(10 = 가장 심한 통증; 0 = 통증 없음); 날카로운 통증이었다. 텅빈 끝느낌(empty endfeel)이 확인되었다.
- **균형:**
  - 입원 당시, 수정된 기능적 뻗기 검사 = 10.5 인치(26.67 ㎝)
  - 퇴원 당시, 수정된 기능적 뻗기 검사 = 27.5 인치(70 ㎝)
- 톤과 반사:
  - 양측 넙다리네갈래근힘줄의 깊은힘줄반사(DTR): 0/4(무반응)
  - Babinski 징후: 양성
  - 저긴장

표 CS7.1 기능적 독립 측정치(FIM)[a]

	FIM 점수[b]: 입원시	FIM 점수[b]: 퇴원시(6주 후)
자기 관리		
식사하기	7	7
화장하기	7	7
목욕하기	1	7
상의 입고 벗기	2	7
하의 입고 벗기	1	7
화장실 사용	1	6
조임근(괄약근) 조절		
방광	1	6
곧은창자	1	5
자세 이동(transfer)		
자세 이동(침대)	1	5
자세 이동(화장실)	1	5
자세 이동(욕조)	1	5
로코모션		
휠체어	3	6
계단	1	1
의사소통		
파악(이해)	7	7
표현	7	7
사회적 인지		
사회적 상호작용	7	7
문제 해결	7	7
기억	7	7

[a] 출처: Guide for the Uniform Data Set for Medical Rehabilitation.

[b] 점수는 다음과 같다:
7 = 완전 독립(적시, 안전);
6 = 수정된 독립(장비 사용);
5 = 감독하(대상자 = 100%);
4 = 최소 도움(대상자 = 75% 이상);
3 = 중등도 도움(대상자 = 50% 이상);
2 = 최대 도움(대상자 = 25% 이상);
1 = 완전 도움 또는 검사할 수 없음(대상자 = 25% 미만).

표 CS7.2 도수근력검사 점수(입원 당시)[a]

관절	근육	오른쪽	왼쪽
어깨관절	안쪽돌림근	3/5	5/5
	가쪽돌림근	3/5	5/5
	굽힘근	3/5	5/5
	벌림근	3/5	5/5
	폄근	3/5	5/5
팔굽관절	굽힘	3/5	5/5
	폄근	4/5	5/5
손목	굽힘	3/5	5/5
	폄근	3/5	5/5
손가락	굽힘	4/5	5/5
	폄	4/5	5/5
엉덩관절	굽힘	0/5	0/5
	폄	0/5	0/5
무릎관절	굽힘	0/5	0/5
	폄	0/5	0/5
발목	발등굽힘	0/5	0/5
	발바닥굽힘	0/5	0/5
발가락	굽힘	0/5	0/5
	폄	0/5	0/5

[a] 모든 점수는 0–5점 척도를 기반을 한다: 5, 정상; 4, 좋음; 3, 양호; 2, 미흡; 1, 나쁨; 0, 수축하지 않음.

참고: 퇴원 시, 상지의 근력은 전반적으로 5/5까지 향상되었다.

- **통증:**
    - 환자는 가슴관과 갈비뼈골절의 영역에서는 8/10의 통증을 호소했다(10 = 가장 심한 통증; 0 = 통증 없음).
    - 통증을 관리하기 위해 A Fentanyl patch와 Dilaudid(필요시)를 시작했다.
    - 퇴원할 때는 모든 통증 약물을 중단했다.
    - 어깨 통증 정보에 대해서는 ROM 단락을 참고하길 바란다.

평가, 진단 및 예후, 그리고 관리계획

참고: 지침 질문을 고려하기 전에, 환자의 손상과 활동 제한을 잘 이해하기 위해 사례연구 7 검사를 본다. 지침 질문을 완성한 후, 여러분이 선택한 것과 제시된 중재를 비교하고 대조하기 위해 사례연구 7 중재를 본다. 마지막으로, 달성된 기능적 결과와 여러분이 확인했던 기대 결과와 목표를 비교하고 대조해 보기 위해 사례연구 7 결과를 본다.

지침 질문

1. 본 사례에서 언급된 것 이외에, 환자의 활동 수준을 측정하기 위해 여러분이 수행할 수 있는 다른 검사도구는 무엇인가?
2. 문제 목록을 작성하기 위해 이용할 수 있는 데이터를 조성하고 분석해 본다. 다음을 확인해 본다:
   a. 신체 기능과 구조의 손상:
      - 직접 손상
      - 간접 손상
      - 복합 손상
   b. 활동 제한
   c. 참여 제한
3. 손상 이후 체중이 11파운드가 감소된 것에 대한 우려는 무엇인가?
4. 환자는 T9 하지마비를 보이고 있다. 상자 CS 7.1의 검사 소견을 기반으로, 환자의 ASIA Impairment Scale(AIS) 등급은 무엇인가?
5. 환자를 위한 자세 이동(transfer) 훈련의 구성 요소를 기술해 본다. 어떤 수정이 필요한가? 진전? 관리계획(POC) 안에 포함되어야 할 부가적인 휠체어 스킬은 무엇인가?
6. 만약 환자가 B, C 또는 D(상자 CS 7.1에 설명된 대로)의 AIS를 보였다면, 가동성 스킬과 자세 이동에 대한 여러분의 치료 계획이 어떻게 달라질 것인가?
7. 댄서와 댄스 강사로서의 그녀 이력을 기반으로 했을 때, 재활 동안 그녀의 장점으로 사용될 수 있는 환자의 자산은 무엇인가?
8. 물리치료사로서, 여러분은 환자의 급성 후 재활을 위해 어떤 추가적인 목표를 개발할 것인가? 여러분이 확인해야 할 기능적 결과는 무엇인가?
9. 환자가 임대 주택에서 거주하는 것을 고려해 볼 때, 주택 개조에 대해 여러분이 가지고 있는 기본 권장사항은 무엇인가?
10. 어떤 내구성 있는 의료 장비가 필요하다고 예상하는가?
11. 전문가간의 협업 역할: 본 사례연구에서 환자를 위한 최적의 결과를 달성할 때 주요 전문가간 협력자가 될 건강관리 제공자들을 확인해 본다. 어떻게 하면 전문가간의 팀워크가 증진되고 촉진될 수 있을까?
12. 전문가간의 협업 역할: 본 사례연구에서 물리치료사로서, 보조물리치료사에게 어떤 중재를 위임할 수 있는가? 여러분은 보조물리치료사가 수행하는 중재의 감독을 제공할 뿐만 아니라, 이들 책임을 효율적으로 위임하기 위해 사용할 수 있는 의사소통 전략에 대해 기술해 본다.
13. 전문가간의 협업 역할: 보조물리치료사로서, 최적의 결과를 달성하는 쪽으로 효과적으로 진행하기 위해 정기적으로 물리치료사와 의사소통해야 하는 치료 수행, 관리 반응 및 환자 상태의 요소는 무엇인가?

참고문헌 REFERENCES

1. American Spinal Injury Association: International Standards for Neurological Classification of Spinal Cord Injury, revised 2019; Richmond, VA.
2. Guide for the Uniform Data Set for Medical Rehabilitation (including the FIM instrument), Version 5.0. State University of New York; 1996.
3. Lynch SM, Leahy P, Barker SP. Reliability of measurements obtained with a modified functional reach test in subjects with spinal cord injury. *Phys Ther.* 1998;78:128.

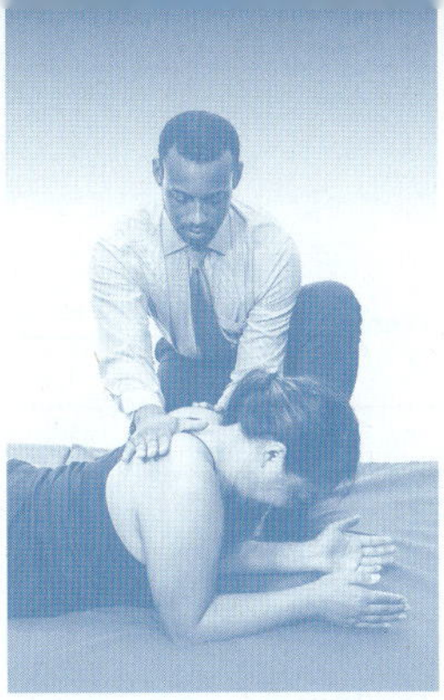

CASE STUDY

8

불완전 척수손상환자(C7)

Patient With Incomplete Spinal Cord Injury, C7

검사

병력

- **인적 정보:**
  환자는 49세 여성으로 불완전 척수손상 진단을 받고, 외래 물리치료에 의뢰되었다.
- **현재 질병의 이력:**
  1.5년 전, 환자는 열차 차장으로 일했고, 움직이는 열차 안에서 스핏볼을 피하려다 채찍질 손상을 입었다. 그녀는 추가 평가를 받기 위해 응급실에 갔고 집으로 퇴원했다. 몇 주 후, 환자는 팔, 어깨, 그리고 등의 통증을 경험했다. 통증은 지속됐고, 약 2개월 후 환자는 다시 응급실로 갔다. 확인되지 않은 소견 때문에 X 선 촬영을 수행했고, 환자는 통증 약물을 처방받고 퇴원했다. 두 달이 지난 후, 환자는 손 떨림과 방광 요실금을 경험했고, 또 보행 때 균형잡기가 어려움을 겪었다. 신경과 의사가 그녀를 검사했고, 척수 MRI를 수행했다. MRI 검사를 통해 척수 충돌 증후군과 함께, 여러 개의 목뼈 원반 탈출이 있었음을 확인했다. 환자는 1주일 후 C6–C7 감압술과 융합술을 받았다. 그녀는 수술 후에 양측 하지를 움직일 수 없었다. 환자는 4개월 동안 병원에 머물었고, 퇴원 후, 집에서 틸트–인–스페이스 전동 휠체어와 간병인 도움을 받았다. 그녀는 요로감염, 단계 4의 엉치뼈 욕창, 그리고 눈에서 메티실린–내성 황색포도구균(MRSA)의 발생으로 인해 그 다음 해 병원을 자주 방문했다. 그녀는 감압술 후 약 1.5년이 지났을 때 입원 재활치료를 받았다. 그녀는 1개월간 입원 재활치료를 받은 후 집으로 퇴원했다. 현재 그녀는 기능적 가동성 상태를 지속적으로 개선하기 위해 외래 치료를 받고 있다.
- **의학적/수술적 이력:**
  명확하지 않음
- **현재 약물:**
  Baclofen, gabapentin, lorazepam, temazepam, folic acid, docusate sodium, protein liquid
- **생활 환경:**
  한 걸음만으로 들어갈 수 있는 아파트에서 환자가 혼자 산다. 그녀는 건물 안으로 들어가는 경사로를 가지고 있다. 그녀는 틸트 인 스페이스 전동 휠체어, 코모드, Hoyer 리프트, 병원용 침대(에어 매트리스), 레그 리프터(leg lifter), 리처(reacher) 등을 사용하고 있다. 에어 매트가 있는 병원 침대를 사용한다. 그녀는 일주일에 7일 동안 하루에 10시간씩 가정 건강 도우미를 두고 있다. 그녀는 유치도뇨관(indwelling catheter)를 사용하고 있다. 그녀는 현재 스펀지 목욕을 한다.
- **사회적 지원:**
  환자는 딸의 지원을 받고 있다.
- **고용:**
  현재 환자는 장애 상태이다. 이전에 그녀는 지하철 차장으로 일했다.
- **이전 기능 레벨:**
  환자는 기능적 가동성 스킬, 여가 활동, 일상생활동작과 도구 일상생활동작의 모든 측면에서 독립적이었고, 그리고 지하철 차장으로서 풀 타임으로 일했다.

시스템 리뷰

- **심혈관계/호흡계:**
  - 정상한계내(WNL)
  - 환자는 기립성 저혈압 이력을 가지고 있지만, 양측 압박 스타킹과 복압 바인더를 통해 관리되고 있다.

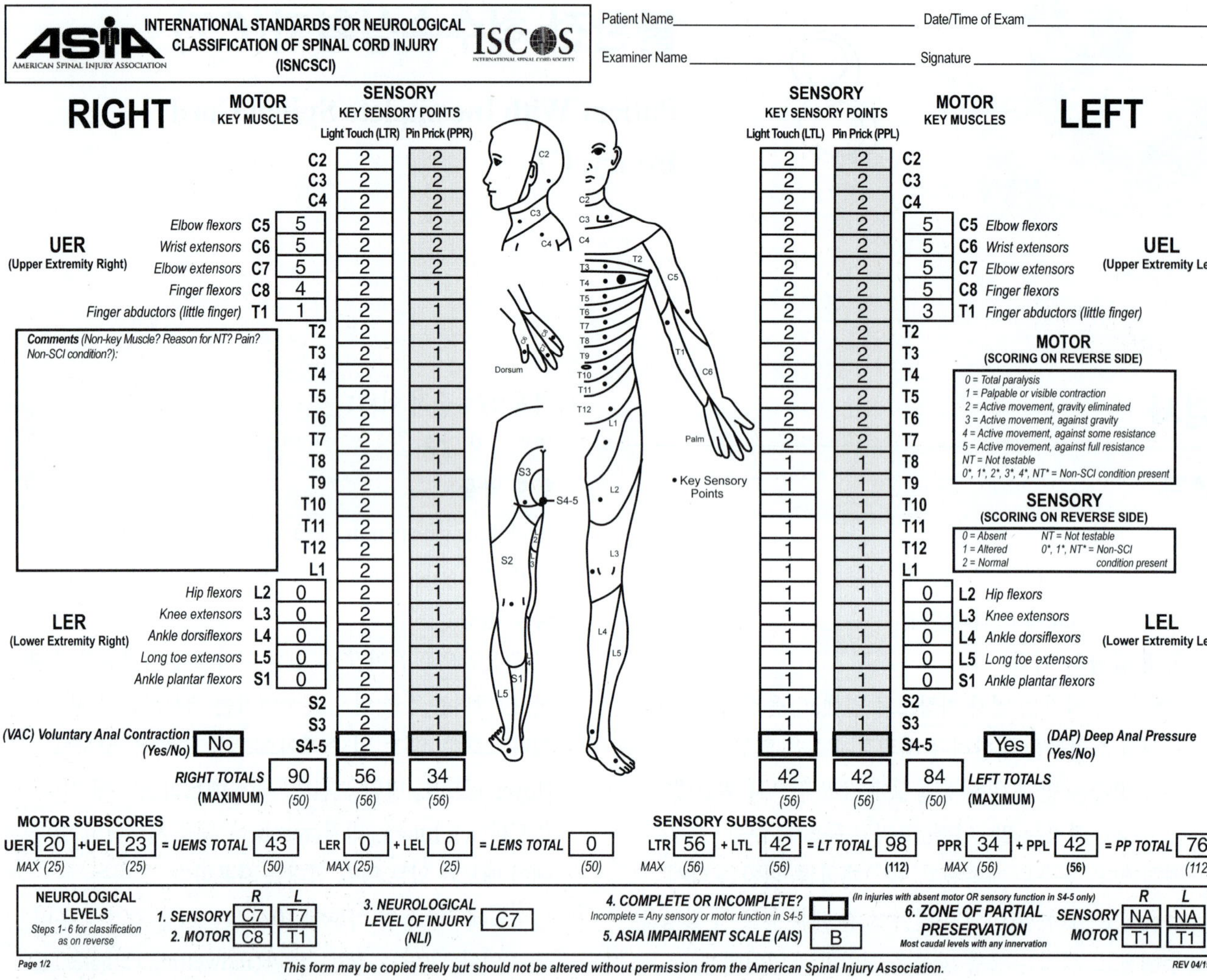

INTERNATIONAL STANDARDS FOR NEUROLOGICAL CLASSIFICATION OF SPINAL CORD INJURY (ISNCSCI)

ASIA AMERICAN SPINAL INJURY ASSOCIATION — ISCOS INTERNATIONAL SPINAL CORD SOCIETY

Patient Name ______ Date/Time of Exam ______

Examiner Name ______ Signature ______

RIGHT MOTOR KEY MUSCLES	Level	Light Touch (LTR)	Pin Prick (PPR)	Light Touch (LTL)	Pin Prick (PPL)	Level	LEFT MOTOR KEY MUSCLES
	C2	2	2	2	2	C2	
	C3	2	2	2	2	C3	
	C4	2	2	2	2	C4	
Elbow flexors 5	C5	2	2	2	2	C5	5 Elbow flexors
Wrist extensors 5	C6	2	2	2	2	C6	5 Wrist extensors
Elbow extensors 5	C7	2	2	2	2	C7	5 Elbow extensors
Finger flexors 4	C8	2	1	2	2	C8	5 Finger flexors
Finger abductors (little finger) 1	T1	2	1	2	2	T1	3 Finger abductors (little finger)
	T2	2	1	2	2	T2	
	T3	2	1	2	2	T3	
	T4	2	1	2	2	T4	
	T5	2	1	2	2	T5	
	T6	2	1	2	2	T6	
	T7	2	1	2	2	T7	
	T8	2	1	1	1	T8	
	T9	2	1	1	1	T9	
	T10	2	1	1	1	T10	
	T11	2	1	1	1	T11	
	T12	2	1	1	1	T12	
	L1	2	1	1	1	L1	
Hip flexors 0	L2	2	1	1	1	L2	0 Hip flexors
Knee extensors 0	L3	2	1	1	1	L3	0 Knee extensors
Ankle dorsiflexors 0	L4	2	1	1	1	L4	0 Ankle dorsiflexors
Long toe extensors 0	L5	2	1	1	1	L5	0 Long toe extensors
Ankle plantar flexors 0	S1	2	1	1	1	S1	0 Ankle plantar flexors
	S2	2	1	1	1	S2	
	S3	2	1	1	1	S3	
(VAC) Voluntary Anal Contraction (Yes/No) No	S4-5	2	1	1	1	S4-5	Yes (DAP) Deep Anal Pressure (Yes/No)
RIGHT TOTALS (MAXIMUM) 90 (50)		56 (56)	34 (56)	42 (56)	42 (56)		84 (50) LEFT TOTALS (MAXIMUM)

UER (Upper Extremity Right); LER (Lower Extremity Right); UEL (Upper Extremity Left); LEL (Lower Extremity Left)

Comments (Non-key Muscle? Reason for NT? Pain? Non-SCI condition?):

MOTOR (SCORING ON REVERSE SIDE)
0 = Total paralysis
1 = Palpable or visible contraction
2 = Active movement, gravity eliminated
3 = Active movement, against gravity
4 = Active movement, against some resistance
5 = Active movement, against full resistance
NT = Not testable
0*, 1*, 2*, 3*, 4*, NT* = Non-SCI condition present

SENSORY (SCORING ON REVERSE SIDE)
0 = Absent NT = Not testable
1 = Altered 0*, 1*, NT* = Non-SCI condition present
2 = Normal

MOTOR SUBSCORES
UER 20 + UEL 23 = UEMS TOTAL 43 — MAX (25) (25) (50)
LER 0 + LEL 0 = LEMS TOTAL 0 — MAX (25) (25) (50)

SENSORY SUBSCORES
LTR 56 + LTL 42 = LT TOTAL 98 — MAX (56) (56) (112)
PPR 34 + PPL 42 = PP TOTAL 76 — MAX (56) (56) (112)

NEUROLOGICAL LEVELS (Steps 1-6 for classification as on reverse)
1. SENSORY R C7 L T7
2. MOTOR R C8 L T1
3. NEUROLOGICAL LEVEL OF INJURY (NLI) C7
4. COMPLETE OR INCOMPLETE? I (Incomplete = Any sensory or motor function in S4-5)
5. ASIA IMPAIRMENT SCALE (AIS) B
6. ZONE OF PARTIAL PRESERVATION (In injuries with absent motor OR sensory function in S4-5 only; Most caudal levels with any innervation) SENSORY R NA L NA; MOTOR R T1 L T1

Page 1/2 This form may be copied freely but should not be altered without permission from the American Spinal Injury Association. REV 04/19

그림 CS8.1 미국 척수손상협회(ASIA) 검사 양식을 이용한 환자의 감각기능과 운동기능 척도(출처:2021 American Spinal Injury Association.)

- **근육뼈대계:**
  - 육안적 가동범위: 환자의 양측 상지: 정상한계내(WNL). 양측 하지: WNL(뒤넙다리근, 엉덩관절 굽힘근 및 엉덩관절 안쪽돌림근/가쪽돌림근의 중등도 타이트니스를 제외하고)
  - 육안적 근력(도수근력검사[MMT]): 환자의 양측 상지 근력은 5/5이고, 제외로는, 오른쪽 긴손가락굽힘근이 4/5였고, 오른쪽 새끼손가락 벌림이 1/5였고, 왼쪽 새끼손가락 벌림이 3/5였다(그림 CS8.1). 양측 하지의 능동 움직임은 없었다. 항문 수축도 일어나지 않았다.
- **신경근육계:**
  - 반사: 양측 하지에는 반사가 없었다; 양측 위팔두갈래근, 위팔세갈래근, 위팔노근 등은 WNL이다(2+ = 정상 반응).
  - 감각: 양측 하지와 오른쪽 상지에서 감각 손상이 있다; 항문 감각은 살아 있다.
  - 앉은 자세 균형: 짧은 앉은 자세와 길게 앉은 자세 양측 모두에서 정적 균형과 동적 균형이 손상되었다.
- **피부계:**
  - 단계 2의 엉치뼈 욕창

상자 CS 8.1 ASIA 손상 척도(AIS)[a]

A = **완전 척수손상.** 엉치 분절 S4–5에 감각기능이나 운동기능이 전혀 없음.

B = **감각 불완전 척수손상.** 엉치 분절 S4–5(S4–5에서 가벼운 촉각이나 핀 찌르기, 또는 깊은 항문 압박)을 포함해 신경학적 레벨 이하로 감각기능은 보존되어 있지만, 운동기능은 보존되지 않는다. 그리고, 운동기능은 신체 좌우의 운동 레벨 이하 3 단계(fair) 이상에 보존되지 않는다.

C = **운동 불완전 척수손상.** 운동기능이 보존되어 있다. 운동기능은 수의적 항문 수축(VAC)을 위한 대부분의 꼬리 엉치 분절에서 보존되거나 환자는 감각 불완전 상태 (LT, PP 또는 DAP에 의해 대부분의 꼬리엉치 분절 S4–5에서 보존되는 감각기능)의 기준을 충족하며, 신체의 좌우에 있는 동측 운동 레벨보다 3 단계(fair) 이상 낮은 운동기능만 일부 남아 있는 경우 (이것은 운동 불완전 상태를 결정하는 주요 근육 기능이나 비-주요 근육 기능을 포함한다). AIS C의 경우, 단일 NLI 이하의 주요 근육 기능의 절반 미만이 근육 등급 3(fair) 이상을 가진다.

D = **운동 불완전 척수손상.** 운동 불완전 상태는 위처럼 정의되며, 주요 근육의 절반 이상이 3점(fair)을 가지는 단일 NLI 이하의 기능을 가진다.

E = **정상.** 만약 ISNCSCI로 검사되었을 때 감각과 운동의 기능이 모든 분절에서 정상으로 등급이 매겨지고 환자에게 이전 결함이 있는 경우라면, AIS 등급은 E이다. 초기 SCI가 없는 사람은 AIS 등급을 받지 못한다.

ND 사용: 감각, 운동과 NLI 레벨, ASIA 손상 척도 등급이나 부분 보존 영역(ZPP)을 검사 결과에 따라 결정할 수 없는 경우.

[a] 미국 척수손상협회: International Standards for Neurological Classifi cation of Spinal Cord Injury, revised 2019; Richmond, VA.

검사와 측정

- **인지:**
  - 명료하고, 시간, 장소, 사람에 대한 지남력이 있음
- **통증:**
  - 양측 어깨 통증: 5/10
- **International Standards for Classification of Spinal Cord Injury(그림 CS 8.1 참고):**
  - 감각: 오른쪽 C7, 왼쪽 T7
  - 운동: 오른쪽 C8, 왼쪽 T1
  - 신경학적 레벨: C7
  - 미국 척수손상 협회 Impairment Scale(상자 CS 8.1): 범주 B: 불완전
- **침대 가동성:**
  - 누운 자세에서 오른쪽 옆으로 누운 자세로의 구르기: 최소 도움(그림 CS 8.2)
  - 누운 자세에서 왼쪽 옆으로 누운 자세로의 구르기: 최소 도움
  - 누운 자세에서 길게 앉은 자세: 중등도 도움
  - 짧은 앉은 자세에서 누운 자세: 중등도 도움(다리 관리와 균형을 위해)
- **자세 이동:**
  - 휠체어에서 매트, 그리고 매트에서 휠체어로의 슬라이딩보드 이동: 슬라이딩 보드 배치와 제거는 최대 도움
  - 자세 이동 동안 하지의 자세 잡기는 최대 도움이 필요함
  - 자세 이동 동안 균형을 위해서는 중등도 도움이 필요함
- **균형:**
  - 정적 앉은 자세 균형: (양호[fair]) 환자는 균형 소실과 상지 지원 없이도 정적 짧은 앉은 자세 균형을 유지할 수 있다.
  - 동적 앉은 자세 균형: (미흡[Poor]) 환자는 동측(한쪽 방향으로)으로 최소한의 체중 이동을 할 수 있고, 앞뒤 방향으로 체중 이동을 할 수 있지만, 정중선을 넘어가는데는 어려움이 있다.

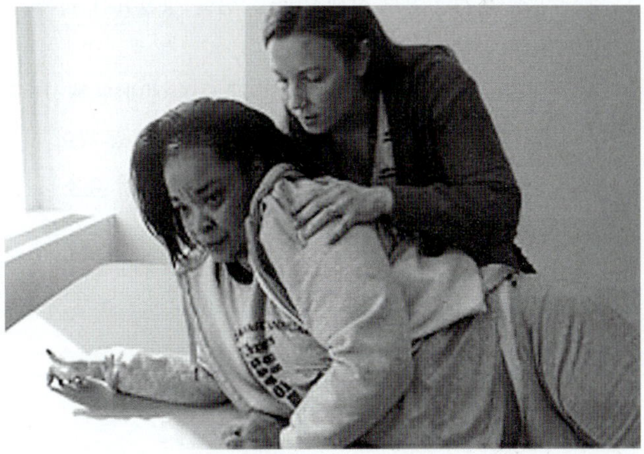

그림 CS 8.2 누운 자세에서 오른쪽 옆으로 누운 자세로 이동하는 움직임.

평가, 진단 및 예후, 그리고 관리계획

참고: 지침 질문을 고려하기 전에, 환자의 손상과 활동 제한을 잘 이해하기 위해 사례연구 8 검사를 본다. 지침 질문을 완성한 후, 여러분이 선택한 것과 제시된 중재를 비교하고 대조하기 위해 사례연구 8 중재를 본다. 마지막으로, 달성된 기능적 결과와 여러분이 확인했던 기대 결과와 목표를 비교하고 대조해 보기 위해 사례연구 8 결과를 본다.

지침 질문

1. 신체 기능과 구조의 손상, 활동 제한과 참여 제한의 측면에서 환자의 임상 증상을 설명해 본다.
2. 이 환자를 위한 가정 운동 프로그램에는 무엇을 포함시켜야 하는가?
3. 환자의 침대 가동성과 자세 이동 스킬을 개선하기 위해 사용될 수 있는 중재를 기술해 본다.
4. 환자 교육의 측면에서 볼 때, 재발 문제의 예방과 핵심 구성 요소는 무엇인가? 집에서의 안전과 재발 문제의 예방을 보장하기 위해 환자에게 어떤 핵심 구성 요소를 다루어야 하는가?
5. 만약 환자가 오른쪽 발등굽힘근의 능동 움직임을 보였다면, 그녀의 ASIA Impairment Scale 분류가 변할 것인가? 만약 변한다면 어떻게 되는가?
6. 전문가간의 협업 역할: 본 사례연구에서 환자를 위한 최적의 결과를 달성할 때 주요 전문가간 협력자될 건강관리 제공자들을 확인해 본다. 어떻게 하면 전문가간의 팀워크가 증진되고 촉진될 수 있을까?
7. 전문가간의 협업 역할: 본 사례연구에서 물리치료사로서, 보조물리치료사에게 어떤 중재를 위임할 수 있는가? 여러분은 보조물리치료사가 수행하는 중재의 감독을 제공할 뿐만 아니라, 이들 책임을 효율적으로 위임하기 위해 사용할 수 있는 의사소통 전략에 대해 기술해 본다.
8. 전문가간의 협업 역할: 보조물리치료사로서, 최적의 결과를 달성하는 쪽으로 효과적으로 진행하기 위해 정기적으로 물리치료사와 의사소통해야 하는 치료 수행, 관리 반응 및 환자 상태의 요소는 무엇인가?

참고문헌 REFERENCES

American Spinal Injury Association: International Standards for Neurological Classification of Spinal Cord Injury, revised 2019; Richmond, VA.

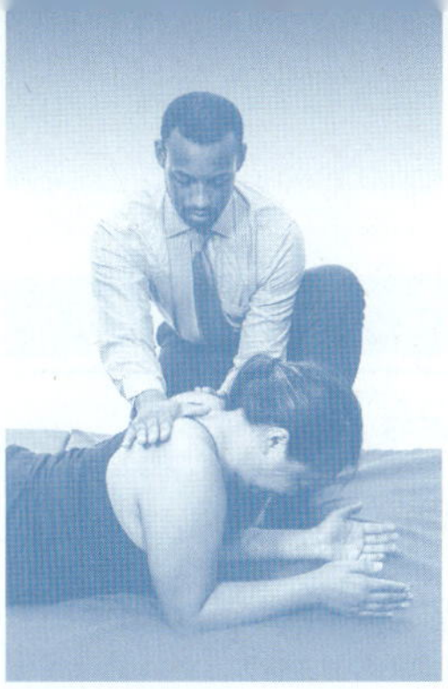

CASE STUDY

9

말초성 안뜰계 기능장애환자

Patient With Peripheral Vestibular Dysfunction

검사

병력

- **인적 정보:**
  환자는 65세 여성으로 4-6주 전부터 시작된 어지럼증 문제 때문에 평가와 치료를 받았다. 그녀는 양손잡이고, 안경과 콘택트렌즈를 끼고 있었다.
- **고용, 생활 환경 및 사회적 이력:**
  환자는 고등학교 지도 상담가로 은퇴한 후, 보육원에서 여름 시간제 도우미로 활동하고 있다. 그녀는 혼자 살고 있지만, 사회생활이 바쁘고 여행도 자주 다니는 편이다.
- **의학적/수술적 이력:**
  그녀의 건강 상태는 아주 좋은 편이지만, 목뼈와 허리뼈의 관절염, 갑상선 질환, 고혈압, 그리고 콜레스테롤 수치 상승의 병력을 가지고 있다. 그녀는 30년 전 양성 종양으로 허리뼈절제술을 받았고, 3년 전에 방아쇠손가락(협착성 힘줄활막염) 수술을 받았다. 그녀는 20년 전에 "바이러스성 수막염"을 겪었고, 약 1년 전에 심방세동의 증상을 경험했다. 그녀는 2주 후에 왼쪽 발의 신경종 제거 수술을 받을 예정이었다. 그녀는 일주일에 4-5번 정도 20-60분 동안 운동을 하고, 걷기 운동을 즐겼다.
- **현 상태/주호소:**
  환자는 4-6주 전 어느 날 아침 어지럼증으로 깨어났을 때, 메스꺼움과 보행곤란으로 며칠간 고생했다고 한다. 그녀는 주치의의 진료를 받았고, 10일 동안 meclizine 치료를 받았다. 그녀의 증상은 점진적으로 개선되었고, 현재의 그녀 상태는 안정된 편이라고 말한다. 그녀는 넘어진 적이 없었다. 그녀는 위를 올려다보고 오른쪽으로 돌면 증상이 악화된다고 말했다. 그녀는 가끔 머리를 빠르게 움직일 때 어지럼증을 경험했고, 가끔은 핑핑 돌지 않지만, 정상적인 느낌이 아니다고 말한다. 그녀는 자주 균형을 잃는다고 말한다. 그녀는 이명, 난청, 귀의 충만함이나 압박감은 존재하지 않았다.

시스템 리뷰

환자의 불만 특성과 관찰 가능한 신체적 장애의 부족을 고려하여 공식적인 검사를 수행하지 않았다.

검사와 측정

- **증상 심각도:**
  - 검사를 시작할 때 환자의 증상 심각도는 1-10점 척도에서 1-2점이었다.
- Dizziness Handicap Index(**어지러움 핸디캡 지수**):
  - Dizziness Handicap Index(DHI)[1]의 점수는 0-100의 척도 중에서 26점이다.
- **균형과 시각 검사:**
  - Modified Clinical Test for Sensory Integration in Balance(균형 감각 통합을 위한 수정 임상시험)(mCTSIB)[2]: mCTSIB의 결과는 표 CS 9.1에 제시되어 있다.
  - 좌우로 빠르게 고개를 돌리면서 걷기: 이 활동을 수행할 때 환자는 보행시 약간의 장애를 보였다.
  - 실내 조명에서의 눈동자 운동 검사: 환자의 응시와 안진이 실내 조명에서 정상이었다. 그녀는 수평, 수직, 사선으로 중단없이 원활한 시선 추적을 수행할 수 있었다. 수평과 수직으로의 신속 눈동자 추적 조절의 검사는 정상이었지만, 오른쪽으로의 수행은 어려웠다.
  - Head Thrust test(두부충동검사): 환자의 두부충동검사는 오른쪽의 양성을 보였다. 환자는

표 CS9.1 Modified Clinical Test for Sensory Integration in Balance(mCTSIB)

서기 자세	시간(초)	자세 동요	균형 소실
EO, FT, SS	30	WNL	없음
EO, FT, CS	30	최소 동요 증가	없음
EO, FT, 폼 위에서	30	WNL	없음
EC, FT, 폼 위에서	25	최소-중등도 동요 증가	없음
EO, 일자서기, SS sharpened Romberg	5	오른쪽으로 동요 증가	오른쪽으로
EC, 일자서기, SS sharpened Romberg	즉시 넘어짐	N/A	왼쪽으로

CS, compliant surface; EO, eyes open; EC, eyes closed; FT, feet together; min, minimal; min-mod, minimal to moderate; N/A, not applicable; SS, solid surface; WNL, within normal limits.

머리를 오른쪽으로 빠르게 돌린 후, 표적물에 눈을 응시하는 신속 추적으로 수행했다.

- Dynamic Visual Acuity test(동적 시력 테스트)(DVA): 이 검사는 Lighthouse *ETDRS*(Early Treaty Diacetary Retinopathy Study) 벽 차트를 사용하여 선 자세에서 수행되었다. 환자가 머리를 움직이지 않고 읽을 때와 머리를 1초당 약 2회 반복되는 속도(2Hz)로 움직일 때에서 한 줄의 불일치가 있었기 때문에 음성이었다. 그러나 그녀는 이런 활동으로 증상이 0–10점 척도에서 1–2점에서 3–4점으로 증가했다.
- 적외선 비디오 고글을 사용한 안진 관찰: 비디오 고글로 관찰한 결과, 환자는 전방, 좌측, 우측 시선으로 일관된 왼쪽 안진을 보였다.
- 적외선 비디오 고글을 이용한 The Head Shaking Induced Nystagmus test(머리 흔들기 안진검사)[3] (HSN): 이 검사는 약간의 왼쪽 안진을 유발했다. 환자는 0–10점 척도에서 "2–3점"의 증상이 있고, "멍하다"는 느낌을 받았다고 보고했다.

- 적외선 비디오 고글을 이용한 Dix–Hallpike 검사[4]:
  - 오른쪽 Dix–Hallpike 검사: 시계 반대 방향으로 짧은 시간 동안, 위쪽 안진(upbeating)이 일어났다. 환자는 검사 자세를 취한 상태에서 현기증을 호소했고, 앉은 자세로 돌아오자 '약간' 현기증이 났다고 보고했다.
  - 왼쪽 Dix–Hallpike 검사: 환자는 왼쪽 Hallpike–Dix 검사 시 증상을 보이지 않았지만, 일정한 왼쪽 안진이 발생했다.
- 적외선 비디오 고글을 이용한 구르기 검사(Roll test):
  - 오른쪽 구르기 검사: 이 검사에서 왼쪽 안진(left beating)이 확인되었다.
  - 왼쪽 구르기 검사: 이 검사도 왼쪽 안진을 확인했다.

평가, 진단 및 예후, 그리고 관리계획

참고: 지침 질문을 고려하기 전에, 환자의 임상 증상을 잘 이해하기 위해 사례연구 9 검사를 본다. 지침 질문을 완성한 후, 여러분이 선택한 것과 제시된 중재를 비교하고 대조하기 위해 사례연구 9 중재를 본다. 마지막으로, 달성된 기능적 결과와 여러분이 확인했던 기대 결과와 목표를 비교하고 대조해 보기 위해 사례연구 9 결과를 본다.

지침 질문

1. 초기 검사 때의 환자의 보고서를 고려하여, 어지러움, 불균형, 운동 민감성의 불평 중 가장 가능성이 있는 원인을 파악해 본다.
2. 안뜰계의 비정상을 나타내는 임상검사 소견은 무엇인가? 이들 소견을 분석하고 해석해 본다.
3. 이 환자에 대한 작업진단(진단 가설)을 결정해 본다.
4. 이 환자의 임상 프레젠테이션을 다음과 같이 설명해 본다:

a. 신체 기능과 구조의 손상
b. 활동 제한
c. 참여 제한

5. 손상을 해결하기 위해 여러분이 사용할 관리계획 (치료 중재)에 대해 설명해 본다.
6. 물리치료사로서 환자에 대한 여러분의 예상 목표와 기대 결과는 무엇인가? 이들 예상을 충족할 것으로 예상되는 기간을 설명해 본다.
7. 양성 Dix-Hallpike 검사가 유일한 비정상 소견일 경우, 여러분의 작업 진단이 어떻게 변화할 것인지를 설명해 본다.
8. 양성 Dix-Hallpike 검사와 관련된 손상을 해결하기 위해 여러분이 사용할 치료 중재를 설명해 본다.
9. 전문가간의 협업 역할: 본 사례연구에서 환자를 위한 최적의 결과를 달성할 때 주요 전문가간 협력자될 건강관리 제공자들을 확인해 본다. 어떻게 하면 전문가간의 팀워크가 증진되고 촉진될 수 있을까?
10. 전문가간의 협업 역할: 본 사례연구에서 물리치료사로서, 보조물리치료사에게 어떤 중재를 위임할 수 있는가? 여러분은 보조물리치료사가 수행하는 중재의 감독을 제공할 뿐만 아니라, 이들 책임을 효율적으로 위임하기 위해 사용할 수 있는 의사소통 전략에 대해 기술해 본다.
11. 전문가간의 협업 역할: 보조물리치료사로서, 최적의 결과를 달성하는 쪽으로 효과적으로 진행하기 위해 정기적으로 물리치료사와 의사소통해야 하는 치료 수행, 관리 반응 및 환자 상태의 요소는 무엇인가?

참고문헌 REFERENCES

1. Jacobsen GP, Newman CW. The development of the dizziness handicap inventory. *Arch Otolaryngol Head Neck Surg*. 1990;116:424.
2. Rose DJ. *Fallproof!: A Comprehensive Balance and Mobility Training Program*. Human Kinetics; 2003.
3. Hain TC, Fetter M, Zee D. Head-shaking nystagmus in patients with unilateral peripheral vestibular lesions. *Am J Otolaryngol*. 1987;8:36.
4. Dix R, Hallpike CS. The pathology, symptomatology and diagnosis of certain common disorders of the vestibular system. *Ann Otol Rhinol Laryngol*. 1952;6:987.

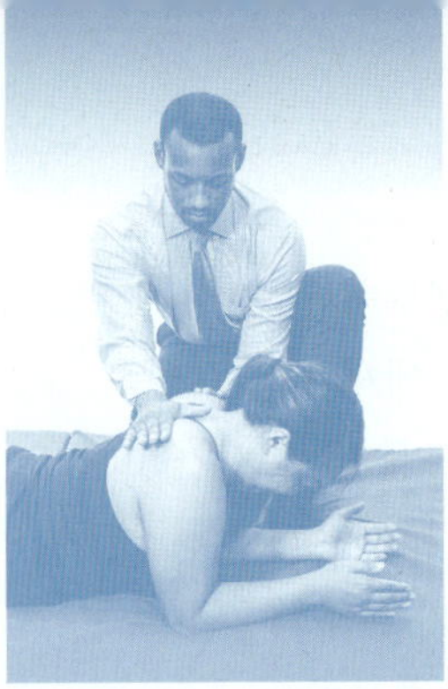

CASE STUDY 10

완전 척수손상환자(T10)

Patient With Complete Spinal Cord Injury, T10

검사

병력

- **인적 정보:**
  환자는 43세의 백인이며, 대학원 교육을 받은 영어를 구사하는 남성이다.
- **사회적 이력:**
  환자는 결혼해서 2명의 10대 자녀를 두고 있다. 환자는 최근에 군대와 함께 워싱턴 주로 이주했고, 야구, 농구, 아이스하키 등을 포함한 사회 스포츠 활동에 참여했다.
- **고용:**
  환자는 군의료단체에서 간호실무자 및 간호과장으로서 간부급 직원이었다.
- **생활 환경:**
  1층짜리 개인 주택은 6인치(15 ㎝)짜리 계단이 하나 있다.
- **일반 건강 상태:**
  환자는 활발하고 건강한 사람이다.
- **의학적 이력:**
  고혈압(lisinopril로 조절), 빈맥, 기저세포암(합병증 없이 제거됨), 몇 년 전 콩팥결석, 고지혈증(Zocor 조절), 알레르기 비염(Singulair로 조절); 알 수 없는 알레르기 약물 사용.
- **현재 상태/주호소:**
  11월 21일, 환자는 빌린 전지형 차량(ATV)을 운전하다가 통제력을 잃었다. 그는 차량에서 튕겨져 나와 파이프에 머리/헬멧을 부딪혔다. 그는 등에 즉각적인 통증을 느꼈다. 그는 갈비뼈 통증 때문에 호흡의 어려움을 겪었고, 즉시 다리에 감각이 없었다고 보고했다. 그는 헬리콥터로 Nevada 주 Reno에 있는 병원으로 이송되었다. 환자는 병원에 도착하기 직전까지 넙다리네갈래근이 약간 수축할 수 있었다고 보고했다.
  그는 다음과 같은 문제점을 가지고 있다:
  - L1 파열 골절
  - 왼쪽 폐 타박상을 동반한 왼쪽 1–10번의 갈비뼈 골절
  - 가슴관 배치를 요구하는 왼쪽 피공기가슴증이 있다.
  - 왼쪽 T1 가로돌기 골절
  - T2–T7 가시돌기 골절
  - T10–T12 오른쪽 뒤안쪽 갈비뼈골절
  - 왼쪽 어깨뼈몸통 골절

11월 24일, 환자는 T11–L3 척추고리판 절제술과 뒤가쪽 고정술을 받았다. 그는 등허리엉치 보조기(TLSO)로 고정되었고, 왼쪽 상지로 체중부하를 했다.

시스템 리뷰

- **심혈관계/호흡계:**
  - 심박수: 79회
  - 혈압: 104/67 ㎜Hg
  - 호흡률: 16회
- **근육뼈대계:**
  - 육안적 대칭성: 왼쪽 가슴우리에 갈비뼈 변형이 확인되었다; 왼쪽 하지에 부종이 있다.
  - 육안적 가동범위: 하지 ROM은 뒤넙다리근과 양측 돌림근의 중등도 타이트니스와 왼쪽 발바닥굽힘근의 구축을 제외하고는, 일반적으로 WFL이다. 또한 상지 ROM은 양측 어깨관절의 굽힘, 벌림, 돌림(왼쪽이 더 큼)의 타이트니스를 제외하고는, 일반적으로 WFL이다.
  - 육안적 근력: 상지 전반에 걸쳐 정상 근력을 가진다;

양측 하지의 근력은 0/5이다.
- 신장: 6 피트 2 인치(1.9 m)
- 체중: 170 lb (77 kg)

- **피부계:**
  - 모든 사지에서 다중 반상출혈(멍)이 존재했다.
  - 왼쪽 가슴벽과 오른쪽 가쪽 가슴벽에 뚜렷한 반상출혈이 존재했다.
  - 오른쪽 위팔의 뒤쪽과 아래팔의 앞쪽에 작은 개방성 상처가 존재했다.
  - 욕창 없음
- **신경근육계:**
  - 양측 상지에 정상 반사가 일어났다.
  - 양측 하지에 반사가 감소되었다.
  - 아래쪽 몸통과 양측 하지에 감각 손상이 있었다.
  - 곧은창자 톤이 감소되고, 수의적 항문 수축이 일어나지 않았다.
  - 짧은 앉은 자세와 길게 앉은 자세에서 균형 손상이 있었다.

검사와 측정

- **각성, 집중, 인지:**
  - 외상성 뇌손상(TBI)의 증상과 징후가 확인되지 않았다.
  - 시간,장소, 사람에 대한 지남력이 있다.
  - 각성, 집중, 인지 및 회상은 정상한계내(WNL)에 있는 것처럼 보인다.

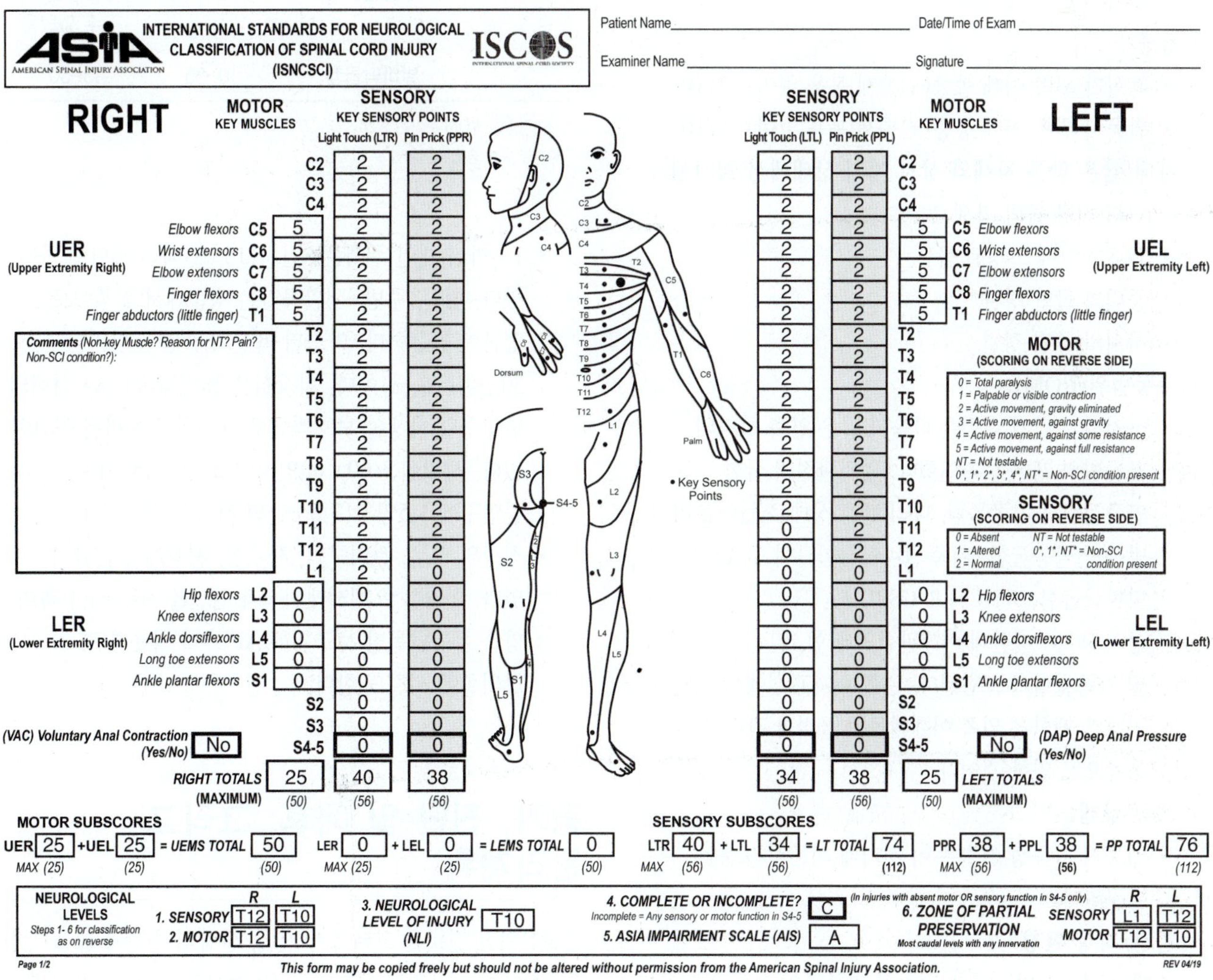

ASIA — AMERICAN SPINAL INJURY ASSOCIATION — INTERNATIONAL STANDARDS FOR NEUROLOGICAL CLASSIFICATION OF SPINAL CORD INJURY (ISNCSCI) — ISCoS

Patient Name ____ Date/Time of Exam ____
Examiner Name ____ Signature ____

RIGHT Motor (key muscles)	Level	Light Touch (LTR)	Pin Prick (PPR)	Light Touch (LTL)	Pin Prick (PPL)	LEFT Motor (key muscles)
	C2	2	2	2	2	
	C3	2	2	2	2	
	C4	2	2	2	2	
Elbow flexors 5	C5	2	2	2	2	5 Elbow flexors
Wrist extensors 5	C6	2	2	2	2	5 Wrist extensors
Elbow extensors 5	C7	2	2	2	2	5 Elbow extensors
Finger flexors 5	C8	2	2	2	2	5 Finger flexors
Finger abductors (little finger) 5	T1	2	2	2	2	5 Finger abductors (little finger)
	T2	2	2	2	2	
	T3	2	2	2	2	
	T4	2	2	2	2	
	T5	2	2	2	2	
	T6	2	2	2	2	
	T7	2	2	2	2	
	T8	2	2	2	2	
	T9	2	2	2	2	
	T10	2	2	2	2	
	T11	2	2	0	2	
	T12	2	2	0	2	
	L1	2	0	0	0	
Hip flexors 0	L2	0	0	0	0	0 Hip flexors
Knee extensors 0	L3	0	0	0	0	0 Knee extensors
Ankle dorsiflexors 0	L4	0	0	0	0	0 Ankle dorsiflexors
Long toe extensors 0	L5	0	0	0	0	0 Long toe extensors
Ankle plantar flexors 0	S1	0	0	0	0	0 Ankle plantar flexors
	S2	0	0	0	0	
	S3	0	0	0	0	
(VAC) Voluntary Anal Contraction (Yes/No): No	S4-5	0	0	0	0	(DAP) Deep Anal Pressure (Yes/No): No
RIGHT TOTALS (MAXIMUM): 25 (50)		40 (56)	38 (56)	34 (56)	38 (56)	25 (50) LEFT TOTALS (MAXIMUM)

UER (Upper Extremity Right); UEL (Upper Extremity Left); LER (Lower Extremity Right); LEL (Lower Extremity Left)

Comments (Non-key Muscle? Reason for NT? Pain? Non-SCI condition?):

MOTOR (SCORING ON REVERSE SIDE): 0 = Total paralysis; 1 = Palpable or visible contraction; 2 = Active movement, gravity eliminated; 3 = Active movement, against gravity; 4 = Active movement, against some resistance; 5 = Active movement, against full resistance; NT = Not testable; 0*, 1*, 2*, 3*, 4*, NT* = Non-SCI condition present

SENSORY (SCORING ON REVERSE SIDE): 0 = Absent; 1 = Altered; 2 = Normal; NT = Not testable; 0*, 1*, NT* = Non-SCI condition present

• Key Sensory Points

MOTOR SUBSCORES
UER 25 + UEL 25 = UEMS TOTAL 50 — MAX (25) (25) (50)
LER 0 + LEL 0 = LEMS TOTAL 0 — MAX (25) (25) (50)

SENSORY SUBSCORES
LTR 40 + LTL 34 = LT TOTAL 74 — MAX (56) (56) (112)
PPR 38 + PPL 38 = PP TOTAL 76 — MAX (56) (56) (112)

NEUROLOGICAL LEVELS (Steps 1-6 for classification as on reverse)	R	L
1. SENSORY	T12	T10
2. MOTOR	T12	T10

3. NEUROLOGICAL LEVEL OF INJURY (NLI): T10

4. COMPLETE OR INCOMPLETE? C (Incomplete = Any sensory or motor function in S4-5)

5. ASIA IMPAIRMENT SCALE (AIS): A

6. ZONE OF PARTIAL PRESERVATION (Most caudal levels with any innervation; in injuries with absent motor OR sensory function in S4-5 only)	R	L
SENSORY	L1	T12
MOTOR	T12	T10

Page 1/2 — This form may be copied freely but should not be altered without permission from the American Spinal Injury Association. — REV 04/19

그림 CS10.1 미국 척수손상협회(ASIA) 검사 양식을 이용한 환자의 감각기능과 운동기능 척도(출처:2021 American Spinal Injury Association.)

참고: 다음의 감각과 근수행력 검사 데이터는 International Standards for Neurological Classification of Spinal Cord Injury(ISNCSCI)을 토대로 한다(그림 CS 10.1).

- **감각(그림 CS 10.1):**
  - 핀찌르기 감각은 양측 C2 – T12에서 정상이었다.
  - 가벼운 촉각은 왼쪽 C2 – T10과 오른쪽 C2 – L1에서 정상이었다.
  - S4 – 5 또는 깊은 항문 감각은 없었다.
- **근 수행력(그림 CS 10.1):**
  - 5/5 근력: 양측 C5 – T1
  - 0/5 근력: 양측 L2 – S1
  - 수의적 항문 수축이 일어나지 않았다.
  - 몸통과 상복부 근육은 온전하지만, TLSO 때문에 검사를 할 수 없었다.
- **통증:**
  - 휴식기 왼쪽 어깨 통증(진통제 복용 없이): 2/10
  - 활동시 왼쪽 어깨 통증(진통제 복용 없이): 6/10
- **자세(짧은 앉은 자세와 상지 지지 상태에서 검사됨):**
  - 머리 전방 쏠림 자세
  - TLSO 안에 고정된 몸통
  - 중립의 골반 경사
  - 하지의 중립 정렬
- **가동범위(ROM):**
  - 하지의 측각기 측정은 다음과 같은 양측 하지의 가동범위 제한을 확인했다: 엉덩관절의 굽힘, 안쪽돌림과 가쪽돌림, 다리 뻗은 상태로 들어올리기, 발목의 발등굽힘; 왼쪽 발바닥굽힘근의 구축(오른쪽 발바닥굽힘: WNL)(표 CS 10.1).
  - 상지 ROM 제한에 어깨관절의 굽힘, 벌림, 안쪽돌림 및 가쪽돌림이 포함된다. 왼쪽 어깨관절에서 확인된 커다란 제한은 왼쪽 어깨뼈몸통 골절과 관련된 통증으로 인한 것이다.
- **기능 상태:**
  - 기능적 가동성 스킬은 이 시기때 의존적 도움을 요구한다.
- **가정/직장 환경:**

  주택의 평면도의 검토와 환자와 가족과의 토론은 다음과 같은 정보를 제공했다:

표 CS 10.1 관절 움직임 제한 영역을 의미하는 가동범위 수치[a]

관절	운동	오른쪽	왼쪽
어깨관절	굽힘	0–160	0–150
	벌림	0–130	0–105
	안쪽돌림	0–65	0–50
	가쪽돌림	0–70	0–65
엉덩관절	굽힘	0–112	0–110
	안쪽돌림	0–23	0–30
	가쪽돌림	0–35	0–30
	다리 뻗은 상태로 들어올리기	0–70	0–70
발목	발등굽힘	0–3	측정할 수 없었음[b]
	발바닥굽힘	0–55	13–50

[a] 나머지 모든 ROM 수치는 WNL

[b] 측정을 위한 중립위를 취할 수 없었음.

  - 1층짜리 개인 주택은 6인치(15 ㎝)짜리 계단이 하나 있다. 침실, 주방, 생활공간은 정문에서 휠체어로 접근이 가능하다. 마스터 욕실의 출입구 너비는 30인치(76 ㎝)이다. 화장실은 28인치(71 ㎝) 너비의 출입구와 사생활 보호벽으로 나누어진 분리된 공간이 있다. 샤워실은 60×60인치(1.5×1.5 m)이며, 문입구에 1.5인치(3.8 ㎝)의 가장자리가 있다.
  - 직장의 경우, 관리구역, 사무실, 책상에 접근할 수 있다. 환자는 프레젠테이션과 연설을 자주 해야 하며, 양측 무릎발목발 보조기(KAFO)를 착용하고, 강의실에 서길 원한다.

평가, 진단 및 예후, 그리고 관리계획

참고: 지침 질문을 고려하기 전에, 환자의 손상과 활동 제한을 잘 이해하기 위해 사례연구 10 검사를 본다. 지침 질문을 완성한 후, 여러분이 선택한 것과 제시된 중재를 비교하고

상자 CS 10.1 ASIA 손상 척도(AIS)[a]

A = **완전 척수손상.** 엉치 분절 S4–5에 감각기능이나 운동기능이 전혀 없음.

B = **감각 불완전 척수손상.** 엉치 분절 S4–5(S4–5에서 가벼운 촉각이나 핀 찌르기, 또는 깊은 항문 압박)을 포함해 신경학적 레벨 이하로 감각기능은 보존되어 있지만, 운동기능은 보존되지 않는다. 그리고, 운동기능은 신체 좌우의 운동 레벨 이하 3 단계(fair) 이상에 보존되지 않는다.

C = **운동 불완전 척수손상.** 운동기능이 보존되어 있다. 운동기능은 수의적 항문 수축(VAC)을 위한 대부분의 꼬리 엉치 분절에서 보존되거나 환자는 감각 불완전 상태 (LT, PP 또는 DAP에 의해 대부분의 꼬리엉치 분절 S4–5에서 보존되는 감각기능)의 기준을 충족하며, 신체의 좌우에 있는 동측 운동 레벨보다 3 단계(fair) 이상 낮은 운동기능만 일부 남아 있는 경우 (이것은 운동 불완전 상태를 결정하는 주요 근육 기능이나 비-주요 근육 기능을 포함한다). AIS C의 경우, 단일 NLI 이하의 주요 근육 기능의 절반 미만이 근육 등급 3(fair) 이상을 가진다.

D = **운동 불완전 척수손상.** 운동 불완전 상태는 위처럼 정의되며, 주요 근육의 절반 이상이 3점(fair)을 가지는 단일 NLI 이하의 기능을 가진다.

E = **정상.** 만약 ISNCSCI로 검사되었을 때 감각과 운동의 기능이 모든 분절에서 정상으로 등급이 매겨지고 환자에게 이전 결함이 있는 경우라면, AIS 등급은 E이다. 초기 SCI가 없는 사람은 AIS 등급을 받지 못한다.

ND 사용: 감각, 운동과 NLI 레벨, ASIA 손상 척도 등급이나 부분 보존 영역(ZPP)을 검사 결과에 따라 결정할 수 없는 경우.

[a] 미국 척수손상협회: International Standards for Neurological Classifi cation of Spinal Cord Injury, revised 2019; Richmond, VA.

대조하기 위해 사례연구 10 중재를 본다. 마지막으로, 달성된 기능적 결과와 여러분이 확인했던 기대 결과와 목표를 비교하고 대조해 보기 위해 사례연구 10 결과를 본다.

지침 질문

1. 그림 CS 10.1을 검토해 본다. 환자의 신경학적 손상 수준은 어느 정도이며, 미국 척수손상협회(ASIA) 손상 척도(상자 CS 10.1)의 어디에 위치하는가?
2. 입원 재활을 위해 몇 주간의 치료가 필요할 것으로 예상되는가?
3. 환자의 신체 기능과 구조의 손상과 그에 따른 활동 제한을 확인해 본다.
4. 검사 동안 수집된 정보를 통해, 환자의 예후에 영향을 미칠 것으로 여러분이 예상하는 손상은 무엇인가?
5. 관리 계획에 포함시킬 중재를 나열해 본다.
6. 가정 접근성을 보장하기 위해 환자가 고려해야 할 사항은 무엇인가?
7. 퇴원 시 환자가 요구할 3가지 장비를 확인해 본다.
8. 재활의 끝 지점에서 기능적 결과에 관한 환자의 예후는 무엇인가? 퇴원 1년 후, 예상되는 환자의 활동 제한과 참여 제한에 대해 여러분은 어떻게 설명할 것인가?
9. 전문가간의 협업 역할: 본 사례연구에서 환자를 위한 최적의 결과를 달성할 때 주요 전문가간 협력자가 될 건강관리 제공자들을 확인해 본다. 어떻게 하면 전문가간의 팀워크가 증진되고 촉진될 수 있을까?
10. 전문가간의 협업 역할: 본 사례연구에서 물리치료사로서, 보조물리치료사에게 어떤 중재를 위임할 수 있는가? 여러분은 보조물리치료사가 수행하는 중재의 감독을 제공할 뿐만 아니라, 이들 책임을 효율적으로 위임하기 위해 사용할 수 있는 의사소통 전략에 대해 기술해 본다.
11. 전문가간의 협업 역할: 보조물리치료사로서, 최적의 결과를 달성하는 쪽으로 효과적으로 진행하기 위해 정기적으로 물리치료사와 의사소통해야 하는 치료 수행, 관리 반응 및 환자 상태의 요소는 무엇인가?

참고문헌 REFERENCES

American Spinal Injury Association: International Standards for Neurological Classification of Spinal Cord Injury, revised 2019; Richmond, VA.

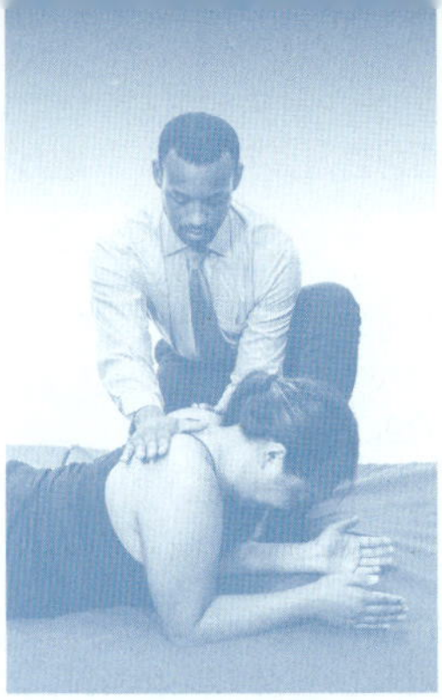

CASE STUDY 11

소뇌 신경아교세포종 환자

Patient With Cerebellar Glioblastoma

검사

병력

- **인적 정보:**
  환자는 71세 오른손잡이 남성이며, 커다란 오른쪽 소뇌의 뇌종양을 절제하고 화학치료를 계속 받고 있다.
- **현재 질병의 이력:**
  2년 전에 환자는 두통, 메스꺼움, 구토, 진행성 보행 불안정을 겪었다. 응급실 방문 후, 자기공명영상(MRI)을 통해 4 ㎝(1.6인치) 크기의 큰 오른쪽 소뇌 종양을 발견했다. 그는 5일 후에 종양 절제술을 받았다. 병리학 보고서에 따르면, 4기 다형 신경아교세포종으로 밝혀졌다. 그 당시에, 그는 주된 이동 수단으로서 휠체어를 요구했다. 그 후 3주간 입원치료를 받고 화학요법과 방사선치료를 시작해 6개월 전에 치료를 마쳤다. 환자는 현재 종양의 재발을 방지하기 위한 실험적인 연구 약물을 복용하고 있으며, 불협응과 손상된 균형과 보행을 해결하기 위해 외래 물리치료를 받았다. 그는 한 달 전에 협응장애로 운전면허 시험에서 떨어졌다. 지난 6개월 동안, 그는 보조장치를 필요로 하지 않았고, 낙상도 전혀 경험하지 않았다.
- **의학적 이력:**
  환자는 고혈압 이력을 가지고 있다. 현재 복용 중인 약물로는 methylphenidate, atenolol과 levetiracetam 등이 있다.
- **사회적 이력:**
  환자는 기혼자이며 배우자와 함께 살고 있고, 은퇴한 기계 엔지니어였다. 그는 아내에게 큰 의지를 하고 있다. 환자는 교회 활동에 적극적이고, 자전거 타기를 즐겼다.
- **생활 환경:**
  환자는 계단이 3개인 다층 주택에 산다. 그는 휠체어, 앞바퀴 보행기, 지팡이, 그리고 보행 벨트와 같은 내구성 있는 의료 장비를 가지고 있다.
- **일반 건강 상태:**
  좋은 편이다. 이전 기능 레벨은 완전히 독립적이고 활동적이었다. 뇌종양 진단을 받기 전에 환자는 캘리포니아에서 플로리다까지 자전거를 타고 갔다.

저자들은 본 사례연구를 준비하는 데 도움을 준 Idaho State University의 Elizabeth Trawinski에게 감사드린다.

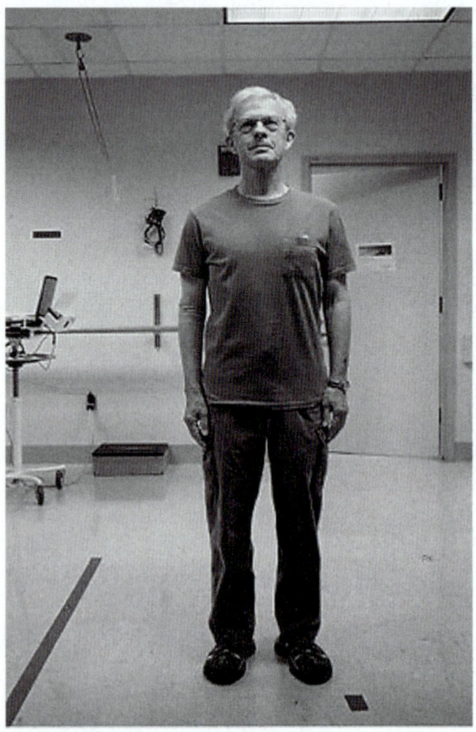

그림 CS11.1 자세 검사 환자는 정적 서기 동안 정상적인 자세 정렬을 가지고 있다.

시스템 리뷰

- **심혈관계/호흡계:**
  - 혈압: 132/77
  - 맥박: 63회
  - 호흡률: 17회
- **근육뼈대계:**
  - 신장: 5 피트 9 인치
  - 체중: 147 lbs
  - 육안적 대칭성: 해부학적으로 정상적인 대칭; 움직임 시, 오른쪽 신체의 절반이 왼쪽보다 더 큰 실조성을 보였다(그림 CS 11.1).
  - 육안적 가동범위: 양측 모두 정상한계내(WNL)에 있다.
  - 육안적 근력: 일반적으로 양측 상지와 하지의 근력은 5/5였고, 오른쪽 손의 악력이 약간 침해된 것 뿐이다.
- **신경근육계:**
  - 감각: 가벼운 촉각, 압각, 그리고 엄지와 발목의 관절 위치 감각은 정상이다.
  - 협응: 손상
  - 톤: 정상
  - 자세 조절: 앉은 자세와 선 자세 모두에서 손상
  - 균형: 정적 균형과 동적 균형의 손상
  - 보행: 실조성 보행; 보조장비 없는 근접 감독이 요구된다.
  - 인지: 가벼운 단기 기억 손상(10분 후, 3개 항목 중 2개 항목만 기억할 수 있음). 환자는 복잡한 사고 과정에 어려움을 겪고 있다.
- **피부계:**
  - 두피 수술 부위는 잘 치유되었다.
  - 그 외의 다른 부위는 온전하다.

검사와 측정 (초기 검사)

참고: 본 사례는 외래 물리치료 8주차에 시작된다. 초기 검사 데이터는 치료시작 후, 진행 경과에 대한 정보를 제공하기 위해 포함된다.

- **시각:**
  - 눈운동 검사: 표 CS 11.1과 그림 CS 11.2 참고
  - 응시고정 검사: 안뜰눈반사(VOR)가 손상됨; 표 CS 11.1 참고

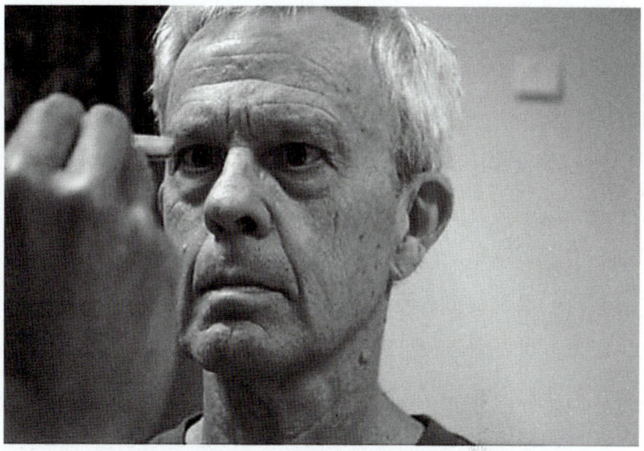

그림 CS 11.2 눈운동 검사 환자는 눈운동 검사와 응시고정 검사 동안, 원활 추적의 어려움, 겨냥이상성 신속운동 및 손상된 안뜰눈반사를 보였다.

표 CS 11.1 눈운동 검사와 응시고정 검사

	초기 검사	8주 후 검사
안뜰눈반사(VOR)	비정상 VOR 1(망막 활면과 함께)	가벼운 비정상 VOR 1, 망막 활면이 확인되지 않음.
VOR 무효화	비정상. 환자는 중등도의 어지럼과 불균형을 호소한다.	비정상. 환자는 가벼운 어지럼과 불균형을 호소한다.
원활 추적	완전 가동범위의 눈 운동. 특히 수평면에서 비정상 신속 눈운동. 가동범위의 끝지점에서 유발되는 응시유발 눈떨림이 없음	수평면에서 낮은 진폭의 겨냥이상성 신속 눈운동
신속눈운동 검사	비정상. 수평과 수직 방향의 오버슛 발생	비정상. 수평과 수직 방향에서 오버슛이 덜 나타난다. 향상된 신속 눈운동의 속도
수렴 검사	중등도의 진동시가 눈 수렴시 발생한다.	가벼운 진동시가 수렴시 나타난다.

- **근력:**
  - 근력검사(도수근력검사[MMT]): 양측 상지와 하지 모두 전반적으로 5/5였다.
- **가동범위:**
  - WNL: 양측 상지와 하지
- **보행 평가:**
  - 보폭이 넓은 실조 보행
  - 손상된 발 배치: 오른발이 왼발보다 더 심한 편
  - 보행 내내 몸통 돌림과 팔 스윙이 감소됨
  - 보행을 준비할 때, 부적절한 예측 자세 조정을 보상하기 위해 몸통을 지나치게 앞으로 숙임 (그림 CS 11.3).
  - 초기접지기 후 체중 수용 단계로 빠르게 전방으로 진전함
  - 한발지지기(입각기)의 불안정; 입각기 내내 과도한 엉덩관절 굽힘 발생
  - 유각기 동안의 부적절한 무릎 굽힘이 다리의 진전을 제한한다.
- **균형:**
  - 앉은 자세
    - 정적 균형: 독립적임(상지 도움 없이, 양발 모두 바닥에 붙임; 환자는 스스로 똑바른 자세를 유지한다.)
    - 동적 균형: 과도한 자세 반응으로 동요한다. 눈을 감은 안정 한계(LOS) 검사는 가쪽 방향과 뒤쪽 방향으로 감소된 운동 진폭을 보인다. 정중선으로 되돌아갈 때, 과잉 반응과 과도한 교정이 뚜렷해진다.

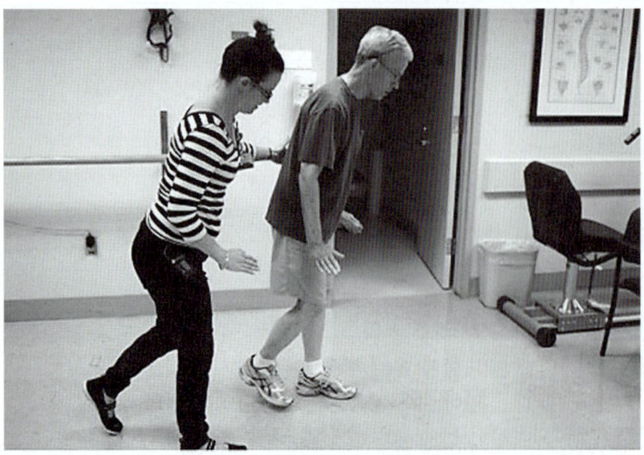

그림 CS 11.3 보행전 예측 자세 조정 환자는 보행에 필요한 예측 자세 조정을 시작하기 위해 몸통을 앞으로 기울인다.

  - 서기 자세
    - 일자 서기(Tandem standing): 왼발을 뒤쪽 배치할 때: 1.25초; 오른발을 뒤쪽 배치할 때: 균형소실이 발생하여 일자 서기를 완수할 수 없었음.
- ***Modified Clinical Test for Sensory Interaction in Balance(mCTSIB):***
  - 눈을 뜬 상태(EO)/견고한 지면: 30 초 서기
  - 눈을 감은 상태(EC)/견고한 지면: 30 초(앞뒤 방향으로 약간의 동요가 발생함)
  - 눈을 뜬 상태(EO)/폼: 30 초(앞뒤 방향으로 더 심하게 동요가 일어남)
  - 눈을 감은 상태(EC)/폼: 4.46 초, 뒤쪽 방향의 균형 소실
- **한발 서기:**
  - 양측 모두 수행할 수 없었음; 오른쪽 다리로의 균형 시도가 더 어려웠음(그림 CS 11.4)
- ***Mini BESTest*** (9/28 점[32%]):
  - 예측 조절: 0/6 점
  - 반응성 자세조절: 1/6 점

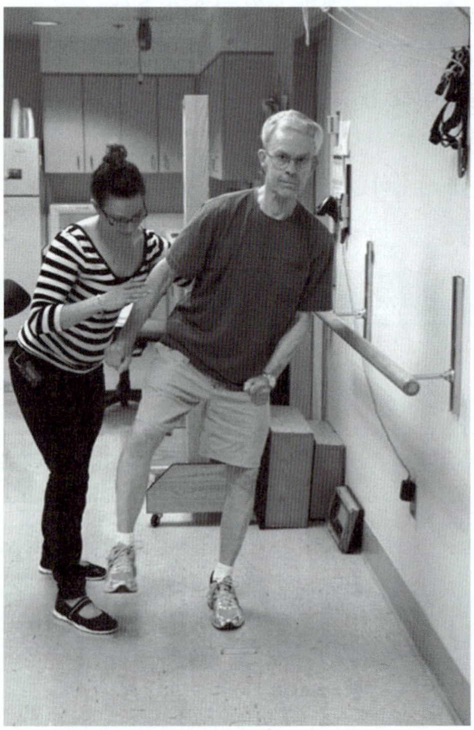

그림 CS 11.4 한발서기 균형 환자는 한발 서기를 시도하기 위해 기저면 밖으로 과도한 가쪽 체중 이동을 보인다. 환자는 양측 발 모두 한발서기 균형을 유지할 수 없다.

- 감각 지남력(Sensory orientation): 3/6 점
- 동적 보행: 5/10 점

- ***Activities-Specific Balance Confidence Scale:*** 표 CS 11.2 참고.
- ***Scale for the Assessment and Rating of Ataxia:*** 표 CS 11.3 참고.
- **서기 자세의 반응성 자세조절(Reactive Postural Control Standing):**
  - 앞쪽: 균형 소실로 인해 걸음을 내디딜 수 없다.
  - 뒤쪽: 균형을 회복하는데 3개의 걸음이 필요하다.
  - 왼쪽: 균형을 회복하는데 3개의 걸음이 필요하다.
  - 오른쪽: 균형 소실로 인해 걸음을 내디딜 수 없다.
- **5 Time Sit-To-Stand(5 STS):** 7.65 초(상지 도움 없이)
- **Timed Up and Go:** 10.2 초(보조 장비 사용)
- **협응(Coordination):**
  - 손가락-코-손가락: 심한 겨냥이상이 오른쪽 팔에서 일어났고, 왼쪽 팔은 가벼운 겨냥이상이 일어났다 (그림 CS 11.5).
  - 빠른 교대 움직임: 오른손의 정확성이 손상됨. 이 움직임의 다중관절 제어를 감소시키기 위해 손목/손-무릎 접촉이 엎침/뒤침 동안 유지된다.

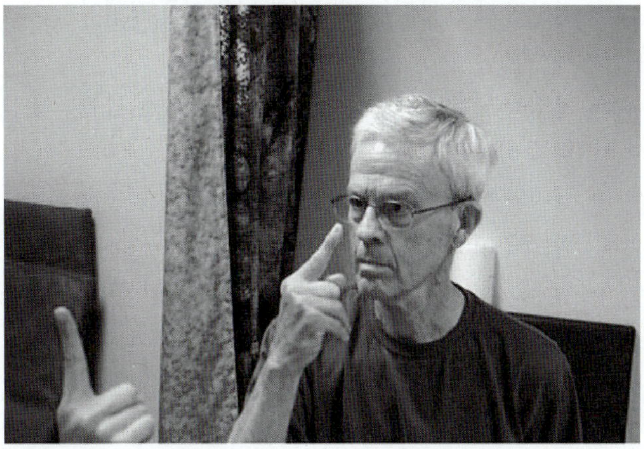

그림 CS 11.5 손가락-코 협응 검사 환자는 다중 관절 조절의 어려움(dyssynergia)과 손가락-코-손가락 검사의 과잉 반응을 보인다.

표 CS 11.2 Activities-Specific Balance Confidence Scale

	초기 검사	8주 후 검사
환자 자가평가	54%	90%
배우자 평가	61%	91%

표 CS 11.3 Scale for the Assessment and Rating of Ataxia

	초기 검사	8주 후
1. 보행	5 – 심한 비틀거림. 한 개의 지팡이를 영구적으로 지지하거나, 한 개의 팔로 가벼운 지지를 받는다.	4 – 뚜렷한 비틀거림. 벽을 간헐적으로 짚는다.
2. 서기	3 – 양 발을 벌린 자연스런 자세로 지지 없이 10초 이상 서 있을 수 있다.	3 – 양 발을 벌린 자연스런 자세로 지지 없이 10초 이상 서 있을 수 있다.
3. 앉기	2 – 지속적인 동요 발생. 지지 없이 10초 이상 앉을 수 있다.	1 – 약간의 어려움. 간헐적 동요
4. 언어 장애	3 – 경우에 따라 이해하기 어려운 단어	2 – 언어 손상이 있지만, 이해하기는 쉽다.
5. 손가락 추적	3 – 겨냥이상. 15 ㎝ 이상의 언더슛/오버슛	2 – 겨냥이상. 15 ㎝ 미만의 언더슛/오버슛
6. 코-손가락 검사	1 – 2㎝ 미만의 진폭을 가진 떨림	1 – 2㎝ 미만의 진폭을 가진 떨림
7. 빠른 손 교대 움직임	1.5 – 오른손 = 2: 명확하게 불규칙적이고, 단일 움직임을 구별하기가 어렵지만, 10초 미만으로 수행된다; 왼손 = 1: 약간 불규칙하게 움직인다(10초 미만으로 수행됨)	1 – 약간 불규칙하게 움직인다(10초 미만으로 수행됨)
8. 정강이 위로 발꿈치 활주	1.5 – 오른발 = 2: 명확한 비정상. 3번 주기 동안 3회까지 발꿈치가 정강이로부터 떨어진다. 왼발 = 1: 약간 비정상. 정강이와의 접촉이 유지된다.	1 – 약간 비정상. 정강이에 접촉이 유지된다.
총 점수	20/42	15/42

검사와 측정 (중재 8주 후)

- **시각:**
  - 눈운동 검사: 표 CS 1.1 참고
  - 응시고정 검사: 표 CS 1.1 참고
- **근력:**
  - 양측 상지/하지 5/5
- **가동범위:**
  - WNL: 양측 상지/하지
- **보행 평가:**
  - 불안정 때 요구되는 기저면과 넓은 보폭 보행이 개선됨
  - 보행을 위한 자세조정을 시작할 때 보상성 몸통 앞쪽 굽힘이 증가됨
  - 상지와 하지 사이의 협응이 향상되었고, 몸통 돌림과 팔 스윙이 증가됨
  - 발 배치 손상; 오른발이 왼발보다 더 심한 편
  - 한발 서기 시 정적 안정성이 증가되었고, 입각기의 시간이 증가됨
- **균형:**
  - 앉은 자세
  - 정적 균형: 독립적임(상지 도움 없이, 양측 발 모두 바닥에 붙임). 환자는 스스로 똑바른 자세를 유지한다.
  - 동적 균형: LOS의 증가가 확인됨; 정중선으로 더 빠르고 정확하게 돌아갈 수 있음
  - 서기 자세
  - 일자 서기: 왼발을 뒤쪽에 배치했을 때: 7.65 초; 오른발을 뒤쪽에 배치했을 때: 19.95 초
- **Modified CTSIB:**
  - EO/견고한 지면: 30 초
  - EC/견고한 지면: 30 초(약간 앞뒤 방향으로 동요)
  - EO/폼: 30 초(앞뒤 방향으로 더 심하게 동요)
  - EC/폼: 2.38 초(뒤쪽/오른쪽 균형 소실)
- **한발서기 균형: 오른발: 2.32 초; 왼발:** 수행할 수 없었음
- **Mini BESTest:** (16/28 점 [57%])
  - 예측 조절: 2/6 점
  - 반응성 자세조절: 4/6 점
  - 감각 지남력(Sensory orientation): 4/6 점
  - 동적 보행: 6/10 점
- **Activities-Specific Balance Confidence Scale:** 표 CS 11.2 참고
- **Scale for the Assessment and Rating of Ataxia:** 표 CS 11.3 참고
- **서기 자세에서의 반응성 자세조절:**
  - 앞쪽: 균형을 회복하는데 1개의 걸음이 필요했음
  - 뒤쪽: 균형을 회복하는데 2개의 걸음이 필요했음
  - 왼쪽: 균형을 회복하는데 2개의 걸음이 필요했음
  - 오른쪽: 균형을 회복하는 데 1개의 걸음이 필요했음
  - 5 Timed Sit-to-Stand (5 STS): 6.36 초(상지 도움 없이)
  - Timed Up and Go: 8.50 초(보조장비 없이)
- **협응:**
  - 손가락-코-손가락: 오른쪽 상지의 겨냥이상, 초기 평가와 비교했을 때 정확성/협응이 향상됨; 왼쪽 상지는 정상이다.
  - 빠른 교대 움직임: 오른손의 정확성이 약간 손상됨; 과도한 협력장애 없이 손목과 손의 진폭을 증가시킬 수 있음

평가, 진단 및 예후, 그리고 관리계획

참고: 지침 질문을 고려하기 전에, 환자의 손상과 활동 제한을 잘 이해하기 위해 사례연구 11 검사를 본다. 지침 질문을 완성한 후, 여러분이 선택한 것과 제시된 중재를 비교하고 대조하기 위해 사례연구 11 중재를 본다. 마지막으로, 달성된 기능적 결과와 여러분이 확인했던 기대 결과와 목표를 비교하고 대조해 보기 위해 사례연구 11 결과를 본다.

지침 질문

1. ICF(International Classification of Functioning, Disable and Health) 프레임워크를 사용하여 신체 구조와 기능, 활동 및 참여의 측면에서 환자의 임상 증상의 주요 특징을 기술해 본다.
2. 소뇌의 해부학적, 기능적 구분을 고려해 볼 때, 환자의 임상 증상이 오른쪽 소뇌 신경아교세포종의 진단과 얼마나 일치하는가?
3. 환자의 활동 제한과 참여 제한을 개선하기 위해

해결되어야 할 주요 신체 기능과 구조의 손상을 확인해 본다.

4. 앞서 확인한 주요 신체 기능과 구조의 손상에 대한 하나의 치료 중재를 공식해 본다. 각 선택된 중재에 대한 진행을 제시해 본다.
5. 환자를 위한 가정 운동 프로그램에 무엇이 포함되어야 적절할까?
6. 소뇌 기능장애 환자를 위한 중재 프로그램을 설계할 때 어떤 운동학습 고려사항이 특별할까?
7. 물리치료사로서 환자에게 예상되는 단기목표(4주)와 장기목표(8주)를 설정해 본다.
8. 환자는 어떤 다른 분야에 의뢰되어야 좋을까?
9. 암 환자를 치료할 때 어떤 특별한 고려사항이 있는가?
10. 전문가간의 협업 역할: 본 사례연구에서 환자를 위한 최적의 결과를 달성할 때 주요 전문가간 협력자가 될 건강관리 제공자들을 확인해 본다. 어떻게 하면 전문가간의 팀워크가 증진되고 촉진될 수 있을까?
11. 전문가간의 협업 역할: 본 사례연구에서 물리치료사로서, 보조물리치료사에게 어떤 중재를 위임할 수 있는가? 여러분은 보조물리치료사가 수행하는 중재의 감독을 제공할 뿐만 아니라, 이들 책임을 효율적으로 위임하기 위해 사용할 수 있는 의사소통 전략에 대해 기술해 본다.
12. 전문가간의 협업 역할: 보조물리치료사로서, 최적의 결과를 달성하는 쪽으로 효과적으로 진행하기 위해 정기적으로 물리치료사와 의사소통해야 하는 치료 수행, 관리 반응 및 환자 상태의 요소는 무엇인가?

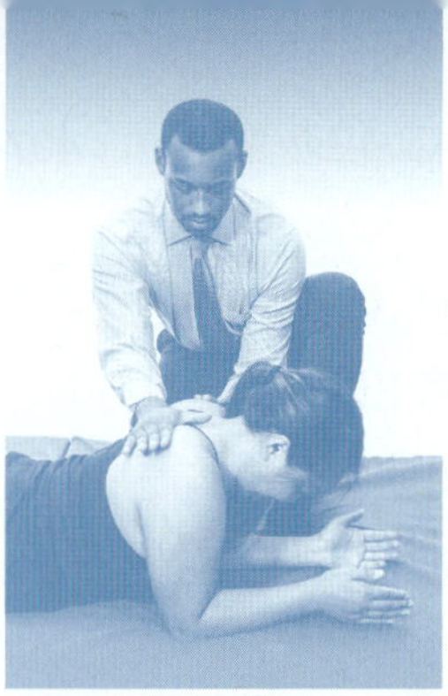

CASE STUDY 12

Guillain-Barré 증후군과 사지마비 환자

Patient With Guillain-Barré Syndrome and Tetraplegia

검사

병력

- **인적 정보:**
  환자는 38세 남성으로 Guillain Barré 증후군(GBS)이라는 진단을 받았다.
- **현재 질병 이력:**
  입원하기 약 4주 전, 먼쪽 부위인 손과 발의 감각 변화와 약증을 인지하기 시작했고, 나중에 상부 호흡 감염을 앓았다. 그는 팔의 약증과 목 중앙선 부위에서 양측 팔로 방사하는 통증을 보고했다. 급성 입원 관리 단계 동안, 환자는 두 개의 면역글로불린(IVIG) 정맥주사로 치료를 받고 있다. 3주의 기간 동안, 그의 약증은 양측 하지와 상지를 통해 점차 몸통과 얼굴 쪽으로 진행했다. 그는 가족과 함께 집으로 복귀하기 전에, 의사소통 스킬, 기능적 가동성, 일상생활(ADL) 수행 능력을 극대화하기 위해 집중적인 언어치료, 작업치료 및 물리치료를 받기 위해 입원 재활 시설로 이송되었다. 입원 재활 시설로 입원할 당시, 합병증으로 심방세동, 자율신경 기능장애, 흡인성 폐렴, 저나트륨혈증, 공황 발작, 언어장애(경피내시경 위 내시경(PEG) 튜브와 지속적인 음식섭취), 20 파운드의 체중 감소가 발생했다.
- **약물:**
  - 혈병 방지를 위해 Enoxaparin 40 ㎎
  - 눈 건조를 예방하기 위해 12시간마다 한 방울의 Ocular lubricant 적용
  - 위산 역류를 위해 Lansoprazole 30 ㎎
  - 자율신경 기능장애를 위해 Lisinopril 10 ㎎
  - 자율신경 기능장애를 위해 Metoprolol 50 ㎎
  - 신경병리성 통증을 위해 Pregabalin 25 ㎎
  - 메스꺼움/구토를 위해 Promethazine 25 ㎎
  - 필요시 통증을 위해 Acetaminophen–oxycodone 325 ㎎
  - 필요시 변비를 위해 Bisacodyl 10 ㎎
  - 필요시 통증을 위해 Hydromorphone 1–2 ㎎
  - 필요시 불안을 위해 Lorazepam 0.5–1 ㎎
  - 필요시 메스꺼움을 위해 Metoclopramide 5 ㎎
- **진단 검사:**
  - 허리천자: GBS와 일치하는 단백질 수준 상승
  - 목뼈의 MRI 검사: 신경뿌리병리를 의미하는 C7 척추사이구멍의 좁아짐(오른쪽이 왼쪽보다 더 심함); 약간의 척수관 좁아짐(척수 압박 없음).
  - CT scan: 왼쪽 폐 아래쪽엽의 폐부전 확장(무기폐)
  - 수정된 바륨 삼키기(barium swallow): 요거트와 푸딩의 좋은 삼키기와 조절(즉, 걸쭉한 반고체 물질); 앞쪽 투입과 뚜렷한 기관 흡인으로 걸쭉한 액체의 적절한 조절이 잘 안됨
  - 심전도(ECG): 심방세동
- **이학적 이력:**
  - GBS 이전에는, 환자의 의학적 이력은 특별한 것이 없었다.
- **사회적 이력:**
  환자는 아내와 6세, 3세의 두 아이와 함께 살고 있다. 그들은 집 안으로 들어갈 수 있는 1개의 계단을 가진 목장 스타일의 단층 주택에서 살고 있다. 욕실에는 그랩 바(grab bars)가 있는 워크인 샤워 시설을 가지고 있다. 그의 아내는 간헐적으로 신체 도움과 감독을 제공할 수 있다. 환자는 주택 리모델링과 조경을 하는 자영업자이다. 그는 정원 일을 즐기고 아내와 친구들과 저녁 식사하는 것을 좋아했다.

시스템 리뷰

- **심혈관계/호흡계:**
  - 체온: 97.88 ℉(36.6 ℃)
  - 맥박: 100회
  - 혈압: 129/88 ㎜Hg
  - 호흡률: 16 회
  - 산소포화도: 91%(실내 공기)
- **피부계:**
  - 피부는 온전한 편이다; 그러나 뼈돌출부의 피부에는 지방이 거의 없어서, 피부 손상의 위험이 높은 편이다.
- **근육뼈대계:**
  - 신장: 5피트 9인치
  - 체중: 124.5 파운드
  - 체질량지수(BMI): 18.2 kg/㎡
  - 육안적 대칭: 환자는 위축으로 인한 체중 소실을 가지고 있다. 그는 납작한 등뼈와 약간 머리가 전방으로 쏠린 자세를 취한다.
  - 근력: 양측 상지와 하지에서 손상이 있음
  - 육안적 가동범위(ROM): 양측 어깨관절의 굽힘과 벌림에 타이트니스와 통증이 있음; 뒤넙다리근 길이가 감소됨
  - 감각: 가벼운 촉각과 고유수용성 감각이 손상됨
  - 협응: 약증으로 인해 검사되지 않음
  - 자세조절: 손상됨
- **언어와 의사소통:**
  환자는 관절이 좋지 않다는 말을 했고 얼굴 표정을 제대로 지을 수 없었다. 또한 의사소통이 얼굴 근육의 약증으로 손상되었다. 환자는 이런 문제들 때문에 가족이나 재활 스태프와 의사소통하는데 어려움이 있었다.

참고: 환자는 급성 관리 입원 중에 공황 발작을 경험했다. 또한 그는 재활과정 동안 지속적인 불안감을 느꼈다. 그는 GBS이 발병하기 전에는, 독립적이었고 처음에는 가족이나 직원에게 도움을 구하는 것을 꺼려했다.

검사와 측정

- **감각:**
  - 가벼운 촉각이 양측 팔꿈치에서 손까지 감소되었고, 양측 무릎에서 엄지와 발가락까지 감소되었음
  - 양측 엄지의 고유수용성 감각이 없음; 환자는 정확하게 6번 시도에서 3번을 느꼈다고 했지만, 모든 시도의 대답은 추정적으로 이루어졌다.
- **뇌신경 검사:**
  - CN I: 검사하지 않음
  - CN II: 모든 시야에서 정상
  - CN III/IV/VI: 오른쪽 눈은 정중선을 지나 모음되지 어려웠고, 복시를 초래했다.
  - CN V: 3개 감각 영역이 모두 온전했고, 운동기능도 온전했다.
  - CN VII: 모든 얼굴신경의 가지신경이 손상됨; 눈을 감거나 입을 열 수 없음
  - CV VIII: 청각 정상
  - CN IX/X: 자율신경 기능장애, 쉰 목소리 없음, 목젖이 정중앙에 위치함
  - CN XI: 어깨 으쓱 운동하는 동안 대칭성 약증이 있음(등급 2/5)
  - CN XII: 혀의 속상수축이나 편위 없이 정중앙으로 내밀 수 있음
- **협응:**
  - 약증으로 인해 협응 검사를 수행할 수 없었다.
- **자세조절:**
  - 도움 없이는 정적 앉기 자세를 유지할 수 없었다; 약증으로 인해 상지의 도움으로 자신을 지지할 수 없었다.
- **가동범위:**
  - 상지의 수동 가동범위(PROM): WNL. 예외, 어깨관절의 굽힘과 벌림(표 CS 12.1 참고)
  - 하지의 수동 가동범위(PROM): WNL. 예외, 무릎을 폄한 상태로 엉덩관절 굽힘하기와 발목 발등굽힘(표 CS 12.2 참고)
- **근력:**
  - 도수근력검사(MMT) 점수: 표 CS 12.3과 표 CS 12.4 참고
- **보행과 휠체어 가동성:**
  - 뚜렷한 몸통과 하지의 약증으로 인해 보행을 할 수 없다.
  - 휠체어 가동성과 압박 해제는 의존적임
- **통증:**
  - *Visual Analogue Scale(VAS)*: 양측 종아리: 5/10,

표 CS 12.1 상지 PROM 측정

운동	오른쪽	왼쪽
어깨관절 굽힘	0–90°	0–150°
어깨관절 벌림	0–70°	0–110°

PROM, 수동 가동범위

표 CS 12.2 하지 PROM 측정

운동	오른쪽	왼쪽
무릎을 폄한 상태로 엉덩관절 굽힘하기	0–20°	0–20°
발목 발등굽힘	0–0°	0–0°

PROM, 수동 가동범위

PEG tube 부위에서도 5/10점

- **피로:**
  - *수정된 Fatigue Impact Scale(MFI):* 총점: 40/84
    - 신체 하부 영역: 25/36
    - 인지 하부 영역: 10/40
    - 심리사회 하부 영역: 5/8
- **균형:**
  - Timed sitting balance test: 시도 1 = 3초; 시도 2 = 5초
  - *수정된 기능적 뻗기 검사*(환자가 어깨의 굽힘 90°를 유지할 수 없기 때문에, 봉우리돌기에서부터 측정됨):
    - 앞쪽 평균: 9.25 인치
    - 오른쪽 평균: 6 인치
    - 왼쪽 평균: 5.25 인치
- **톤:**
  - 양측 상지: 이완됨
  - 양측 하지: 저긴장됨
  - 수정 Ashworth 척도: 양측 상지와 하지의 모든 주요 근육군에서 "0"점
  - 간대성 경련(Clonus): 양측 모두에서 존재하지 않음
  - 반사: 양측 무릎힘줄, 위팔두갈래근 및 아킬레스힘줄 등에서 감소됨
- **가동성:**
  - *Boston University Activity Measure for Postacute Care*(AM-PAC) "6-Click" Inpatient Short Form (Basic Mobility and Daily Activity domains): 원 점수는 7/24이었고, 이것은 기능적 가동성을 수행하는데 최대 도움이 요구된다는 것을 의미한다(표 CS 12.5 참고).
  - *Functional Independence Measure*(FIM): 총 점수: 52/126(표 CS 12.6 참고)
  - 운동 하부 영역: 18/91
  - 인지 하부 영역: 34/35
- **보행:**
  - 약증으로 인해 보행 검사를 수행할 수 없었다.

표 CS 12.3 상지 도수근력검사

운동	오른쪽	왼쪽
어깨관절 벌림	1	1
어깨관절 굽힘	1	1
어깨관절 안쪽돌림	2+	2+
어깨관절 가쪽돌림	2+	2+
팔굽관절 굽힘	2	2+
팔굽관절 폄	2–	2–
손목 폄	1	1
손가락 굽힘	1	1
손가락 벌림	1	1

표 CS 12.4 하지 도수근력검사

운동	오른쪽	왼쪽
엉덩관절 굽힘	2–	2–
엉덩관절 벌림	2+	2+
엉덩관절 모음	2+	2+
무릎관절 폄	3+	3+
발등굽힘	2+	2+
발바닥굽힘	2+	2+
엄지발가락 폄	1	1

표 CS 12.5 Boston University Activity Measure for Postacute Care(AM-PAC)"6-Click"Inpatient Short Form(Basic Mobility and Daily Activity Domains)

환자는 현재 얼마나 많은 어려움을 겪고 있는가?	할수 없음/1	많음/2	적음/3	없음/4
침대에서 돌아눕기(침구, 시트 및 담요 등의 조절 포함)		X		
팔을 이용해 의자에서 일어서기나 앉을 수 있다(예, 휠체어, 침대옆에 있는 코모드 등)	X			
누운 자세에서 이동하여 침대 가장자리에 앉을 수 있다.	X			
환자는 현재 다른 사람의 도움을 얼마나 필요로 하는가?	**할수 없음/1**	**많음/2**	**적음/3**	**없음/4**
침대에서 의자로 이동할 수 있다(휠체어 포함)	X			
병실에서 걸을 수 있다	X			
난간을 잡고 계단 보행을 할 수 있다.	X			
원 점수:	7			

표 CS 12.6 Functional Independence Measure(FIM)

자가관리	점수[a]
A. 식사하기	1
B. 화장하기	1
C. 목욕하기	1
D. 상의 입고 벗기	1
E. 하의 입고 벗기	1
F. 화장실 가기	1
조임근 조절	
G. 방광	1
H. 곧은창자	7
자세이동	
I. 침대, 의자, 휠체어	1
J. 화장실	1
K. 욕조, 샤워	1

(계속)

표 CS 12.6 Functional Independence Measure(FIM) *(계속)*

로코모션	
L. 보행/휠체어	1
M. 계단	1
의사소통	
N. 이해(청각)	7
O. 표현(목소리)	6
사회 인지	
P. 사회적 의사소통	7
Q. 문제 해결	7
R. 기억	7

[a] 점수는 다음과 같다:
7 = 완전 독립(적시, 안전);
6 = 수정된 독립(장비 사용);
5 = 감독하(대상자 = 100%);
4 = 최소 도움(대상자 = 75% 이상);
3 = 중등도 도움(대상자 = 50% 이상);
2 = 최대 도움(대상자 = 25% 이상);
1 = 완전 도움 또는 검사할 수 없음(대상자 = 25% 미만).

평가, 진단 및 예후, 그리고 관리계획

참고: 지침 질문을 고려하기 전에, 환자의 손상과 활동 제한을 잘 이해하기 위해 사례연구 12 검사를 본다. 지침 질문을 완성한 후, 여러분이 선택한 것과 제시된 중재를 비교하고 대조하기 위해 사례연구 12 중재를 본다. 마지막으로, 달성된 기능적 결과와 여러분이 확인했던 기대 결과와 목표를 비교하고 대조해 보기 위해 사례연구 12 결과를 본다.

지침 질문

1. 예후와 관리계획을 결정할 때 여러분이 해결할 신체 기능과 구조의 손상, 활동 제한과 참여 제한을 확인해 본다.
2. 물리치료사로서 예상 목표(단기)와 기대결과(장기)를 설정해 본다. 각 목표/결과와 함께, 의도한 효과 영역을 포함시켜 본다(다음의 목록을 사용하여).
   - 신체 기능과 구조의 손상에 미치는 영향
   - 활동 제한에 미치는 영향
   - 참여 제한에 미치는 영향
   - 위험 감소/예방에 미치는 영향
   - 건강, 웰니스 및 피트니스에 미치는 영향
   - 환자/고객 만족도에 미치는 영향
3. 검사를 기반으로, 환자의 예후를 결정해 본다.
   - 관리를 위한 시간표를 작성해 본다.
   - 목표/결과 달성에 필요한 주당 방문 횟수를 확인해 본다.
4. 관리 계획을 수립한다. 관리 계획은 다음의 각 구성요소를 다루어야 한다:
   - 신체 기능과 구조의 중재(타당한 적용을 위해)
   - 환자/고객과 관련된 지시사항
   - 요구되는 협응, 의사소통, 또는 문서화
5. 퇴원 계획을 수립한다. 여러분의 계획은 다음과 같은 효율적인 퇴원 계획의 구성 요소를 포함해야 한다:
   - 환자, 가족 또는 간병인 교육
   - 적절한 추후 관리나 다른 기관으로의 의뢰 계획
   - 가정용 운동 프로그램에 대한 지시사항
   - 집으로의 복귀를 돕기 위한 가정 환경의 평가와 수정
6. 환자를 치료하는 동안 지켜야 할 중요한 안전 주의사항으로 무엇이 있는가?
7. 전문가간의 협업 역할: 본 사례연구에서 환자를 위한 최적의 결과를 달성할 때 주요 전문가간 협력자가 될 건강관리 제공자들을 확인해 본다. 어떻게 하면 전문가간의 팀워크가 증진되고 촉진될 수 있을까?
8. 전문가간의 협업 역할: 본 사례연구에서 물리치료사로서, 보조물리치료사에게 어떤 중재를 위임할 수 있는가? 여러분은 보조물리치료사가 수행하는 중재의 감독을 제공할 뿐만 아니라, 이들 책임을 효율적으로 위임하기 위해 사용할 수 있는 의사소통 전략에 대해 기술해 본다.
9. 전문가간의 협업 역할: 보조물리치료사로서, 최적의 결과를 달성하는 쪽으로 효과적으로 진행하기 위해 정기적으로 물리치료사와 의사소통해야 하는 치료 수행, 관리 반응 및 환자 상태의 요소는 무엇인가?

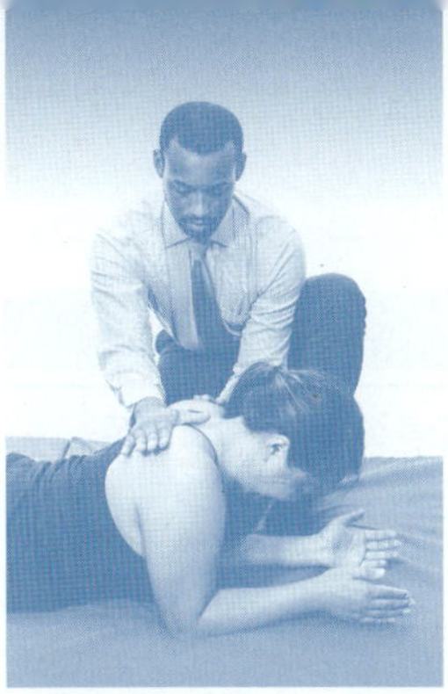

CASE STUDY 13

뇌졸중 환자

Patient With Stroke

검사

병력

- **인적 정보:**
  환자는 55세의 아프리카계 미국인 남성으로 왼쪽 바닥핵 출혈 제거후 오른쪽 편부전마비를 가졌다.
- **의학적 이력:**
  환자는 고혈압,고지혈증, 그리고 만성 신부전 등의 뚜렷한 의학적 이력을 가지고 있다.
- **현재 질병 이력:**
  환자는 1주일 전 오른쪽 약증을 호소하면서 응급실에 입원했고, 혈압이 매우 높아졌음이 확인되었다. 급성 입원 기간 동안, 그는 오른쪽 심부정맥 혈전증(DVT) 양성 반응을 보였고, 이로 인해 아래대정맥(IVC) 필터가 배치되었다. 그의 급성 과정은 큰 문제가 없었으며, 그는 일상생활동작의 어려움과 보행과 균형의 문제를 해결하기 위해 입원 재활 병동으로 이송되었다.
- **진단과 병리적 소견:**
  - 뇌의 컴퓨터 축방향 단층 촬영(CAT)을 통해 최소의 질량 효과(중간선 변위)를 가진 출혈이 왼쪽 바닥핵에서 발견되었고, 뇌실안에는 출혈이 없었다. 자기공명영상(MRI)은 왼쪽 바닥핵, 왼쪽 가쪽시상 및 왼쪽 속섬유막에서 0.59 인치(1.5 ㎝)의 출혈을 발견했다. 신경외과적 중재는 권장되지 않았다 (항응고제가 금기시 되기 때문에 IVC 필터를 배치했다).
  - 백혈구수 = 5.2, 헤모글로빈 = 11.4, 헤마토크릿 = 34.7, 혈소판 = 221.
- **약물:**
  - 입원 전: Zocor, Coreg, Lopressor
  - 입원 시 약물: Labetalol, hydrochlorothiazide, Lotrel, Nexium, Singulair, Ambien
- **사회적 이력:**
  입원 전, 환자는 보조장비 없이 독립적으로 보행할 수 있었고, 모든 일상생활동작에서도 독립적이었다. 그는 오른쪽 난간을 이용해 집 안으로 3개의 계단을 통해 들어갈 수 있는 2층 집에서 혼자 살았다. 집 안에서, 침실과 욕실이 있는 2층으로 올라가기 위해서는 오른쪽 난간을 이용해야 하고, 12개의 계단이 있다. 그의 부모님도 모두 살아 계시고, 건강한 편이다. 환자는 당뇨병, 고혈압, 뇌졸중 등의 가족력이 없다고 말한다. 환자는 흡연을 하지 않았고, 사회적 활동을 할 때도 술을 많이 마시지 않았다.
- **고용:**
  환자는 재활 병원에서 풀-타임 간호사로 일했고, 1주일에 3–4일 정도 야간에 12시간씩 일을 했다.

시스템 리뷰

- **심혈관계/호흡계:**
  - 심박수: 68회
  - 혈압: 108/76 ㎜Hg
  - 호흡률: 18회
- **인지와 의사소통:**
  - 명료하고, 시간, 장소 및 사람에 대한 지남력이 있고, 다중 보행 명령을 따를 수 있다.
  - 기본 의사소통과 사회적 의사소통을 독립적으로 할 수 있다; 언어는 유창한 편이다.
  - 검사 과정 전반에 걸쳐 유쾌하고 협조적이었다.
  - 단기 기억과 장기 기억, 숫자 스킬, 집중 및 청각성 이해/시간 처리 등에 가벼운 어려움이 있었다.

- **시각:**
  - 오른쪽 눈에 약간의 안검하수가 확인됨
  - 눈 외재근의 운동은 온전했고, 동공이 균등하게 둥글고, 빛에 반응하고 순응했다.
  - 시야 소실, 흐릿한 시야, 복시 등이 보고되지 않았음; 원시용 안경을 착용하고 있음
- **근육뼈대계:**
  - 육안적 가동범위: 오른쪽 하지는 약간의 제한을 가지고 있고, 엉덩관절의 폄과 발등굽힘이 가장 크게 제한되었다(표 CS 13.1).
  - 육안적 근력: 오른쪽 엉덩관절과 무릎관절의 근력이 약간 소실되었고, 발등굽힘의 근력이 가장 크게 소실되었다(표 CS 13.2).
  - 신장: 6 피트 5 인치(196 ㎝)
  - 체중: 230 lb(104 ㎏)
- **신경근육계:**
  - 환자는 움직임의 시작, 유연한 협응 움직임 및 움직임 속도 등이 감소되었음을 보였다.
- **톤:**
  - 환자는 오른쪽 하지에서 저긴장성을 보였다; 왼쪽 하지의 톤은 WNL이다.
  - 환자는 왼손잡이다.
- **기타 시스템:**
  - 피부계, 소화기계 및 성생식계 등에서는 뚜렷한 소견이 없었다.
  - 환자는 우울증이나 기분 변화에 대해 뚜렷한 호소를 하지 않았고, 정신과적 이력도 없었다.

검사와 측정

- **부종(둘레 측정):**
  - 오른쪽 하지: 중간 장딴지 부위: 18.7 인치(47.5 ㎝), 발목(복사뼈 바로 아래부위): 13.2 인치(33.5 ㎝)
  - 왼쪽 하지: 중간 장딴지 부위: 1.79 인치(45.5 ㎝), 발목(복사뼈 바로 아래부위): 13.2 인치(33.5 ㎝)
- **감각 온전성:**
  - 왼쪽 하지의 가벼운 촉각과 핀찌르기 감각은 온전하다.
  - 오른쪽 하지의 먼쪽 부위는 가벼운 촉각과 핀찌르기의 감각이 감소되고, L3–L5 피부절에서 일정하지 않은 반응이 확인되었다.

표 CS 13.1 하지 가동범위(°)

관절	운동	오른쪽	왼쪽
엉덩관절	굽힘	0–100	0–110
	폄	0–5	0–10
	안쪽돌림	0–20	0–30
	가쪽돌림	0–50	0–40
	벌림	0–45	0–45
	모음	0–20	0–20
	다리 뻗어 들어올리기	0–70	0–85
무릎관절	굽힘	0–125	0–125
	폄	0–0	0–0
발목	발등굽힘	0–2	0–8
	발바닥굽힘	0–45	0–45

표 CS 13.2 근력검사[a]

관절	운동	오른쪽	왼쪽
엉덩관절	굽힘	3–/5	4+/5
	폄	3+/5	5/5
	안쪽돌림	4/5	4+/5
	가쪽돌림	4/5	5/5
	벌림	3+/5	5/5
	모음	4/5	5/5
무릎관절	굽힘	3/5	5/5
	폄	3–/5	5/5
발목	발등굽힘	1/5	4+/5
	발바닥굽힘	3/5	5/5

[a] 모든 점수는 0–5점 척도를 기반을 한다: 5, 정상; 4, 좋음; 3, 양호; 2, 미흡; 1, 나쁨; 0, 수축하지 않음.

- **통증:**
  - 휴식 시 오른쪽 하지의 먼쪽 부위에서 2/10의 통증이 확인됨(10 = 가장 아픈 통증; 0 = 무통증).
  - 선 자세나 신장했을 때 오른쪽 뒤넙다리근에서 5/10의 통증이 확인됨(10 = 가장 아픈 통증; 0 = 무통증).

- **협응:**
  - 오른쪽 상지를 이용한 손가락-코 검사 (겨냥이상)에서 양성 반응이 나타남
  - 오른쪽 아래팔 엎침근 표류 검사에서 뚜렷한 양성 반응이 나타남(경직성을 의미하는).
    참고: 엎침근 표류 검사를 위해 환자는 눈을 감은 상태에서 팔꿈치를 펴고 아래팔을 뒤침한 상태에서 어깨관절을 90°로 굽힘한 자세를 유지해야 한다. 아래팔의 엎침은 환자가 엎침근 표류를 가지고 있음을 의미한다.
  - 아래팔의 엎침/뒤침과 발 탭핑 등을 포함한, 양측 빠른 교대 움직임(상반운동반복장애)을 수행하기 어려움이 확인되었다.
- **자세:**
  - 앉은 자세: 환자는 머리 전방 쏠림, 둥근 어깨, 증가된 등뼈 뒤굽음, 감소된 허리뼈 앞굽음, 그리고 과도한 골반 뒤쪽경사(그림 CS 13.1)된 자세로 앉아 있다; 또한 그는 오른쪽 몸통 근육의 단축과 함께, 오른쪽 어깨가 처진 자세를 취한다(그림 CS 13.2).
    앉은 자세를 취할 때, 일반적으로 환자는 왼쪽으로 과도하게 기울이고, 왼쪽 궁둥뼈거친면에 더 큰 체중부하를 하고 있다.
  - 선 자세: 환자는 오른쪽 무릎관절(그림 CS 13.3)과 엉덩관절의 폄 감소를 보이고 있다. 보조장비 없이 선 자세를 취할 때, 환자는 앞쪽으로 굽힘된 자세를 유지하고(그림 CS 13.4), 최소 도움을 필요로 한다.
- **기능 상태:**
  - 휠체어 가동성: 휠체어를 10 피트(3 m) 정도 추진하는 데 중등도의 도움이 필요하다.
  - 구르기: 좌우 양측으로 구르기를 할 때 감독이 필요하다. 왼쪽으로 구르기를 할 때, 움직임 시작의 감소가 확인된다. 누운 자세에서 엎드린 자세로의 이동이나 엎드린 자세에서 누운 자세로의 이동은 감독을 필요로 한다.
  - 누운 자세에서 옆으로 눕기, 그리고 앉기: 누운 자세에서 왼쪽 옆으로 누울 때 근접 감독이 필요하다. 누운 자세에서 오른쪽 옆으로 누울 때 최소의 도움이 필요하고, 양측 팔을 사용하여 오른쪽 하지의 관리를 돕는다. 옆으로 누운 자세에서 앉기를 할 때는 최소의 도움이 필요하다.

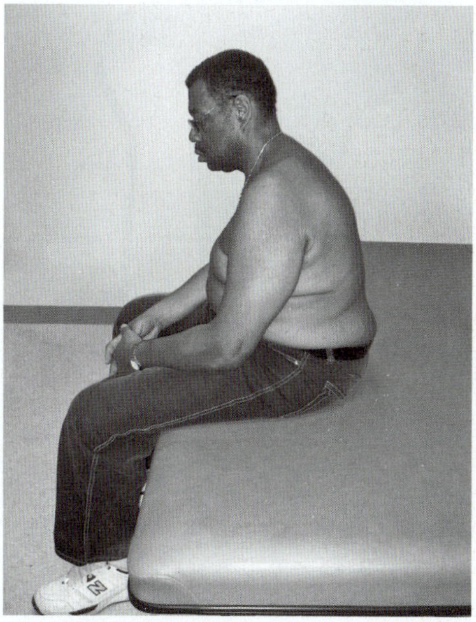

그림 CS 13.1 앉은 자세의 옆모습
참고: 머리 전방 쏠림, 둥근 어깨, 증가된 등뼈 뒤굽음증, 그리고 감소된 허리뼈 앞굽음증.

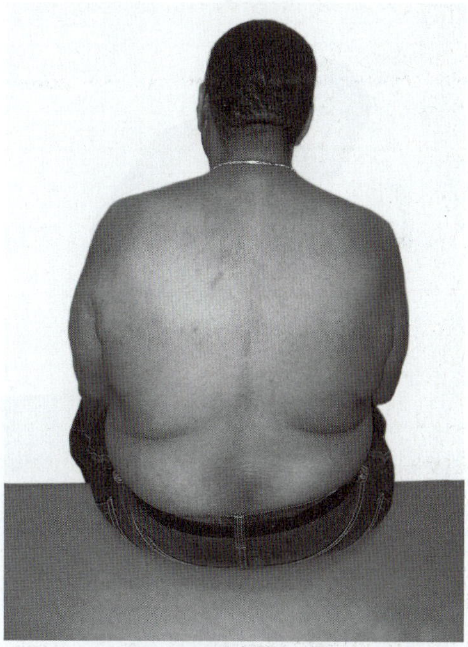

그림 CS 13.2 앉은 자세의 뒷모습 오른쪽 어깨가 왼쪽보다 약간 낮으며, 오른쪽 몸통 근육이 단축된다.

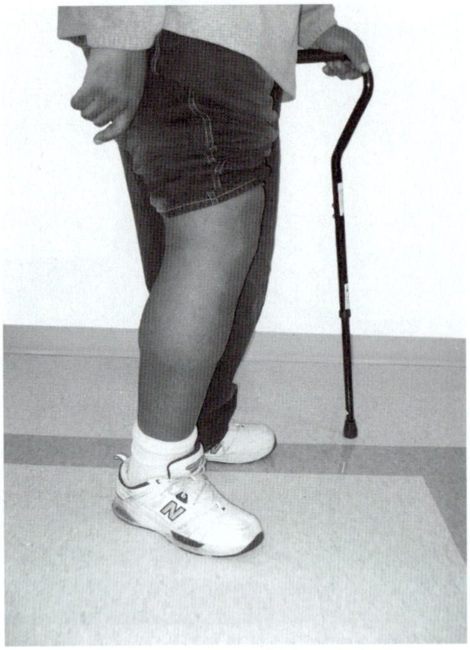

그림 CS 13.3 서기 자세 때 무릎관절의 폄 감소를 보여주는 오른쪽 무릎의 옆모습 여기서는 볼 수 없지만, 엉덩관절의 폄 감소도 확인된다. 참고: 오른쪽 장딴지에 부종이 있다.

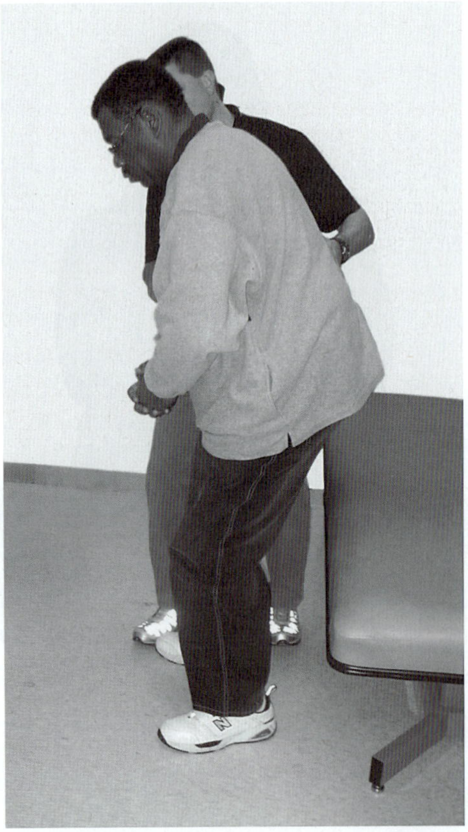

그림 CS 13.4 보조 장비를 이용하지 않고, 선 자세의 옆모습 환자는 증가된 엉덩관절과 무릎관절의 굽힘과 함께, 머리, 목 및 몸통의 증가된 앞쪽 굽힘을 보인다. 치료사의 최소 도움이 요구된다.

- 앉기에서 눕기로의 이동: 근접 감독이 필요하다. 환자는 매트 위에 오른쪽 하지를 배치하는 것을 돕기 위해 양측 상지와 왼쪽 하지를 사용한다.
- 앉기에서 서기: 최소 도움이 필요하다(표 CS 13.5).
- 서기에서 앉기로의 이동: 신체 하강을 제어하기 위해 최소 도움이 필요하다.
- 앉기–피봇 이동: 휠체어에서 매트로 이동: 최소 도움이 필요하다.
- 앉기–피봇 이동: 매트에서 휠체어로 이동: 최소 도움이 필요하다.

- **균형:**
  - 정적 앉기 균형: 감독하
  - 동적 앉기 균형: 감독하
  - 정적 서기 균형: 최소 도움
  - 동적 서기 균형: 최소 도움
- **보행:**
  - 왼손에 좁은 기저면의 4점 지팡이를 잡고, 최소에서 중등도의 도움으로 평지에서 5피트(1.5 m)를 걷는다.
  - 등뼈 폄의 감소, 과도한 왼쪽 기울임, 그리고 덜 침범된 왼쪽다리에 더 큰 체중부하가 가해진다. 유각기 동안, 불충분한 엉덩관절과 무릎관절의 굽힘과 발등굽힘이 일어난다(감소된 풋 클리어런스). 입각기 동안, 오른쪽 엉덩관절과 무릎관절의 폄이 감소된다. 양측 보폭의 감소가 확인된다.
  - 바른 서기 자세와 보행 동안 지구력 감소
  - 계단 보행: 근력, 균형 및 똑바른 서기 능력의 문제로 인해 검사를 할 수 없었음.
- **환자의 목표:**
  - "집과 직장에서 혼자 힘으로 걷고 일하는 것"

평가, 진단 및 예후, 그리고 관리계획

참고: 지침 질문을 고려하기 전에, 환자의 손상과 활동 제한을 잘 이해하기 위해 사례연구 13 검사를 본다. 지침 질문을 완성한 후, 여러분이 선택한 것과 제시된 중재를 비교하고 대조하기 위해 사례연구 13 중재를 본다. 마지막으로, 달성된 기능적 결과와 여러분이 확인했던 기대 결과와 목표를 비교하고 대조해 보기 위해 사례연구 13 결과를 본다.

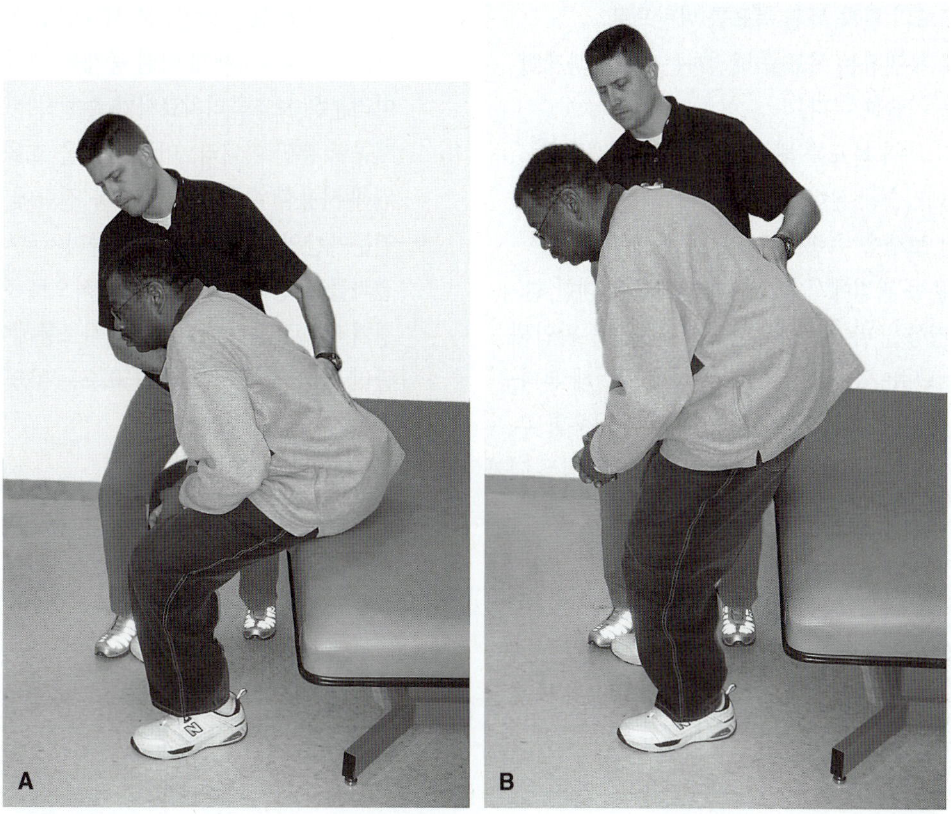

그림 CS13.5

(A) 앉기에서 서기로의 이동 과정에서, 환자는 상체를 발 위쪽인 앞쪽으로 이동 옮기는 데 어려움을 겪는다. 환자는 일반적으로 골반을 뒤쪽으로 기울어지고, 등뼈 뒤굽음이 증가되는 상태로 앉아 있기 때문에, 엉덩관절을 굽힘할 때(체중이 너무 뒤쪽으로 이동하는) 등뼈 뒤굽음을 증가시킴으로써 체중을 앞으로 끌어 올리려는 시도를 했다. 이것은 머리를 앞으로 가져오지만 신체 질량을 수평으로 효과적으로 전환하지 못한다. 부가적으로, 발목 ROM의 제한은 발을 중심으로 종아리를 회전시킬 수 있는 무릎 뒤로 발을 배치하는 능력을 감소시켰다.

(B) 앉기에서 서기로의 이동 이후, 똑바른 서기 자세와 균형을 달성하려는 시도를 한다. 체중이 앞쪽으로 이동할 때 환자는 바닥을 향하는 시선을 유지하고, 굽힘된 상부 몸통(폄하지 않고)을 유지한다. 이 자세는 자세 정렬과 수직 방향에 대한 감각을 손상시킨다.

지침 질문

1. 다음을 포함해 환자의 임상 문제 목록을 작성해 본다.
   a. 신체 기능와 구조의 손상
   b. 활동 제한
   c. 참여 제한
2. 오른쪽 발목 ROM과 근력의 손상이 환자의 보행에 어떠한 영향을 미치는가?
   a. 보행의 어떤 단계가 손상될 것인가?
   b. 오른쪽 발목의 손상을 해결하는 3가지 중재를 설명해 본다.
   c. 치료적 중재가 오른쪽 발목 기능을 향상시킬 수 없다면, 여러분은 어떤 보상 전략/장비를 고려할 것인가?
3. 입원 재활 시설에서, 환자는 1주일에 5일, 그리고 하루에 3시간씩 치료를 받는다. 물리치료사로서, 아래와 같은 활동 제한의 목표 성취를 위해 하나의 목표와 논리적 시간표를 설정해 본다:
   a. 앉기에서 서기로, 또는 서기에서 앉기로의 이동
   b. 앉기-피봇(가쪽) 이동
   c. 보행
   d. 계단 보행
4. 환자의 임상 증상을 바탕으로 운동학습을 위한 관리 계획(POC)을 수립하고 다음을 포함한 적절한 전략을 설정해 본다.
   a. 실무 스케줄
   b. 피드백 유형
   c. 환자의 결과 달성을 향상시키는 또 다른 운동학습전략

5. 집과 직장으로의 환자 복귀 목표를 바탕으로:
   a. 간호사로 복귀하는 목표를 해결하는 2가지 과제별 치료법을 기술해 본다.
   b. 집으로의 복귀 목표를 해결하는 2가지 과제별 치료법을 기술해 본다.
6. 환자는 계단 보행을 수행할 수 없다.
   a. 치료적 운동 관점에서 볼 때, 계단 보행에 대한 환자 능력에 영향을 미치는 중요한 3개 근육군을 확인해 보고, 각 근육군을 위한 1개의 운동을 확인해 본다.
   b. 환자의 계단 보행 능력을 향상시키는 데 사용할 수 있는 하나의 부분 실무 과제와 하나의 전체 실무 과제 전략을 기술해 본다.
7. 전문가간의 협업 역할: 본 사례연구에서 환자를 위한 최적의 결과를 달성할 때 주요 전문가간 협력자가 될 건강관리 제공자들을 확인해 본다. 어떻게 하면 전문가간의 팀워크가 증진되고 촉진될 수 있을까?
8. 전문가간의 협업 역할: 본 사례연구에서 물리치료사로서, 보조물리치료사에게 어떤 중재를 위임할 수 있는가? 여러분은 보조물리치료사가 수행하는 중재의 감독을 제공할 뿐만 아니라, 이들 책임을 효율적으로 위임하기 위해 사용할 수 있는 의사소통 전략에 대해 기술해 본다.
9. 전문가간의 협업 역할: 보조물리치료사로서, 최적의 결과를 달성하는 쪽으로 효과적으로 진행하기 위해 정기적으로 물리치료사와 의사소통해야 하는 치료 수행, 관리 반응 및 환자 상태의 요소는 무엇인가?

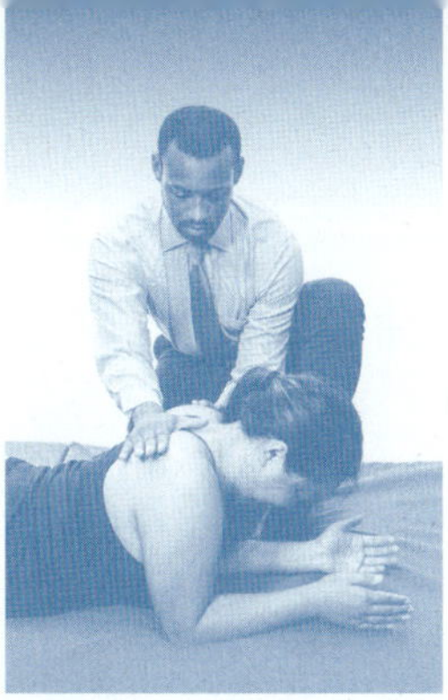

CASE STUDY 14

운동성 불완전 척수손상환자(C4)

Patient With Motor Incomplete Spinal Cord Injury, C4

검사

병력

- **인적 정보:**
  환자는 50세 남성으로 결혼을 했으며, 영어를 사용하는 백인이다.
- **현재 질병 이력:**
  환자는 집 밖에서 강아지를 산책시키다가 미끄러져 뒤로 넘어졌다. 그는 의식을 잃지 않았지만, 즉시 팔과 다리를 움직일 수 없었고 목 밑으로 감각 변화를 경험했다. 자기공명영상(MRI)은 C2–C4 사이에 척수 타박상, 척수 협착, 척수 압박을 확인시켜 주었다. 그는 C2–C4의 척추 융합술과 함께, 목뼈 척추고리판 제거술과 가쪽 플레이트 수술을 받았다.
- **입원 진단:**
  입원 진단은 C4 척수손상(SCI)이었다. 미국 척수손상협회 장애척도(AIS)를 기준으로 봤을 때 C 등급인 불완전 척수손상이었다. 신경학적 수준 이하에서는 감각과 운동기능이 유지되어 있었고, 엉치분절 S4–S5도 보존되어 있었다. 환자는 목뼈 보조기를 착용한 채 입원했다(그림 CS 14.1).
- **의학적 이력:**
  고혈압과 고지혈증(입원 전에는 약물을 복용하지 않았음)
- **수술적 이력:**
  입원 전에는 없었음
- **사회적 이력:**
  환자는 직장, 가족, 손자, 대학 운동회에 참석하는 것을 즐겼다. 그는 원자력 발전소에서 정비 책임자로 일했다.
- **생활 환경:**
  그는 한 걸음만으로 집 안에 들어갈 수 있는 목장 스타일의 집에서 살고 있었고, 욕실에는 욕조/샤워실이 있었다.
- **이전 기능 레벨:**
  그는 사고 이전에는 완전히 독립적이고, 매일 강아지와 산책하면서 활동적으로 지냈다.

시스템 리뷰

- **심혈관계/호흡계:**
  - 심박수: 49회
  - 호흡률: 18회
  - 혈압: 128/69

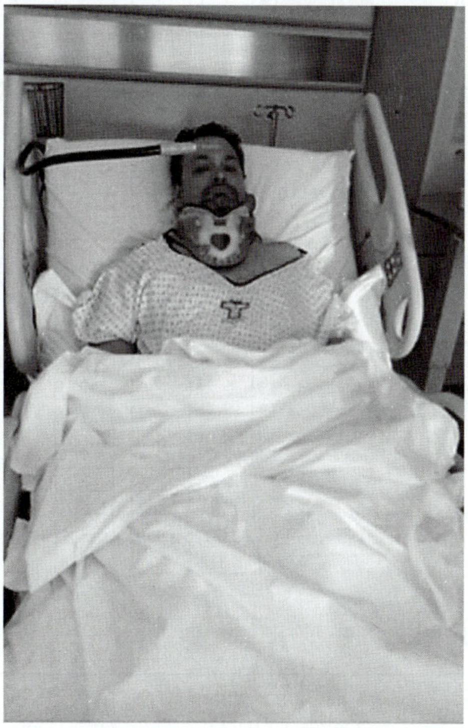

그림 CS 14.1 환자는 목뼈 보조기를 착용하고 입원 재활 병동에 입원했다. 그에게 입 호출 장비(sip–and–puff call)가 제공되었다.

- **근육뼈대계:**
  - 육안적 가동범위:
    - 양측 상지: WNL
    - 양측 하지: WNL; 제외: 뒤넙다리근 타이트니스로 인한 다리 뻗은 상태로 들어올리기(SLR)와 엉덩관절 돌림에 제한이 있음
  - 육안적 근력: 양측 사지와 하지 모두에서 뚜렷한 약증이 확인됨(그림 CS 14.2).
- **신경근육계:**
  - 감각: 가벼운 촉각 – 양측 상지와 오른쪽 하지에서는 온전하고, 왼쪽 하지에서는 감소됨
  - 반사: 양측 상지와 하지에서 정상(2+)이었음
  - 수의적 항문 수축과 곧은창자의 톤은 정상
  - 협응: 근력 감소로 인해 수행할 수 없었음
  - 자세조절: 최대 도움이 필요함
  - 균형: 최대 도움이 필요함
  - 보행: 보행할 수 없음
- **피부계:**
  - 찰과성 없음
  - 욕창 없음

검사와 측정

- **앉기 균형:**
  - 상지 도움 없이 매트 위에서 짧은 앉기 자세를 취하기 위해서는 최대 도움이 필요하다.
  - 30초간 상지 도움으로, 매트 위에서 짧은 앉기 자세를

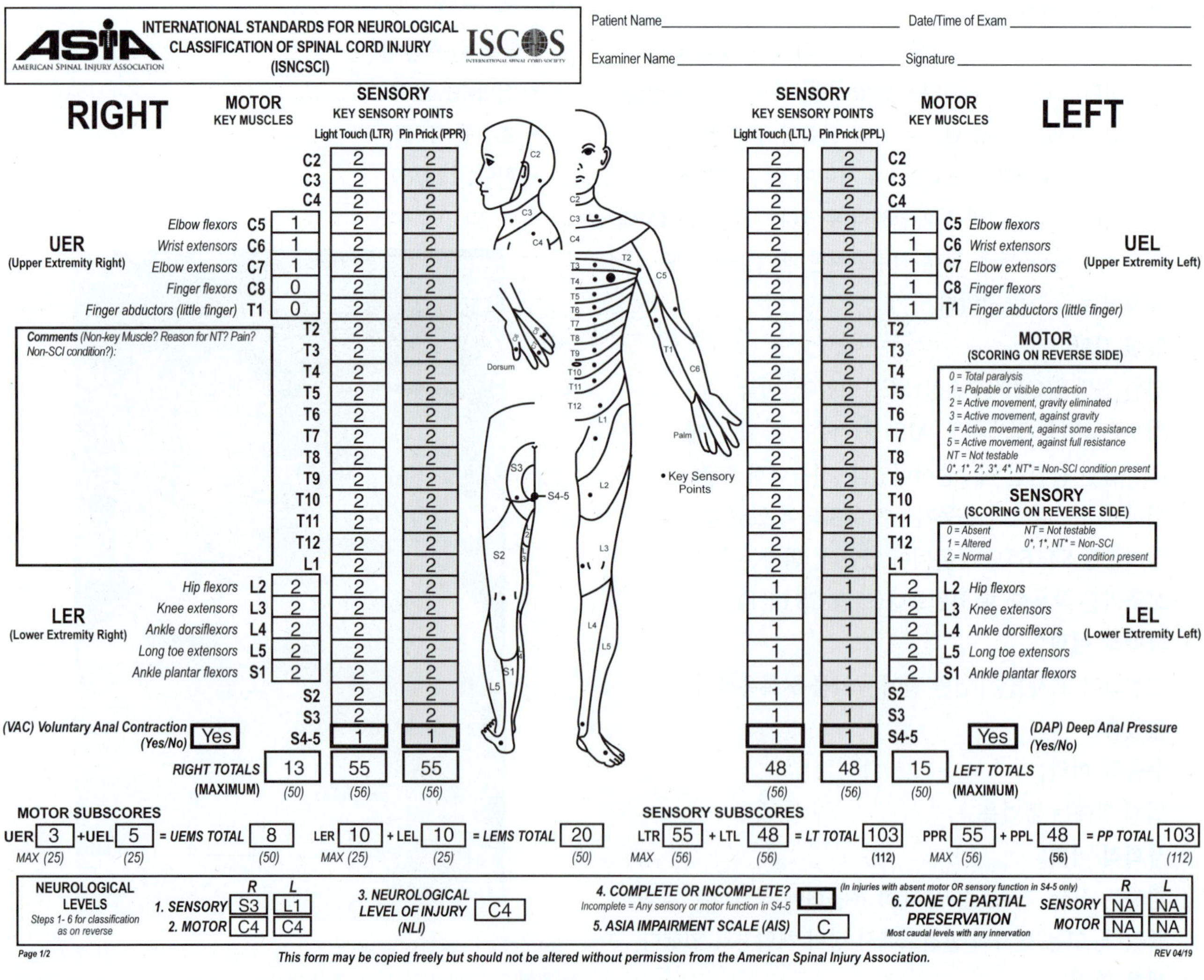

ASIA AMERICAN SPINAL INJURY ASSOCIATION — INTERNATIONAL STANDARDS FOR NEUROLOGICAL CLASSIFICATION OF SPINAL CORD INJURY (ISNCSCI) — ISCOS

Patient Name ______ Date/Time of Exam ______
Examiner Name ______ Signature ______

RIGHT MOTOR KEY MUSCLES	Level	Motor R	Light Touch (LTR)	Pin Prick (PPR)	Light Touch (LTL)	Pin Prick (PPL)	Motor L	LEFT MOTOR KEY MUSCLES
	C2		2	2	2	2		
	C3		2	2	2	2		
	C4		2	2	2	2		
UER (Upper Extremity Right) Elbow flexors	C5	1	2	2	2	2	1	Elbow flexors UEL (Upper Extremity Left)
Wrist extensors	C6	1	2	2	2	2	1	Wrist extensors
Elbow extensors	C7	1	2	2	2	2	1	Elbow extensors
Finger flexors	C8	0	2	2	2	2	1	Finger flexors
Finger abductors (little finger)	T1	0	2	2	2	2	1	Finger abductors (little finger)
	T2		2	2	2	2		
	T3		2	2	2	2		
	T4		2	2	2	2		
	T5		2	2	2	2		
	T6		2	2	2	2		
	T7		2	2	2	2		
	T8		2	2	2	2		
	T9		2	2	2	2		
	T10		2	2	2	2		
	T11		2	2	2	2		
	T12		2	2	2	2		
	L1		2	2	2	2		
LER (Lower Extremity Right) Hip flexors	L2	2	2	2	1	1	2	Hip flexors LEL (Lower Extremity Left)
Knee extensors	L3	2	2	2	1	1	2	Knee extensors
Ankle dorsiflexors	L4	2	2	2	1	1	2	Ankle dorsiflexors
Long toe extensors	L5	2	2	2	1	1	2	Long toe extensors
Ankle plantar flexors	S1	2	2	2	1	1	2	Ankle plantar flexors
	S2		2	2	1	1		
	S3		2	2	1	1		
(VAC) Voluntary Anal Contraction (Yes/No): Yes	S4-5		1	1	1	1		(DAP) Deep Anal Pressure (Yes/No): Yes
RIGHT TOTALS (MAXIMUM)		13 (50)	55 (56)	55 (56)	48 (56)	48 (56)	15 (50)	LEFT TOTALS (MAXIMUM)

Comments (Non-key Muscle? Reason for NT? Pain? Non-SCI condition?):

MOTOR (SCORING ON REVERSE SIDE)
0 = Total paralysis
1 = Palpable or visible contraction
2 = Active movement, gravity eliminated
3 = Active movement, against gravity
4 = Active movement, against some resistance
5 = Active movement, against full resistance
NT = Not testable
0*, 1*, 2*, 3*, 4*, NT* = Non-SCI condition present

SENSORY (SCORING ON REVERSE SIDE)
0 = Absent, 1 = Altered, 2 = Normal, NT = Not testable, 0*, 1*, NT* = Non-SCI condition present

• Key Sensory Points

MOTOR SUBSCORES
UER 3 + UEL 5 = UEMS TOTAL 8 — MAX (25) (25) (50)
LER 10 + LEL 10 = LEMS TOTAL 20 — MAX (25) (25) (50)

SENSORY SUBSCORES
LTR 55 + LTL 48 = LT TOTAL 103 — MAX (56) (56) (112)
PPR 55 + PPL 48 = PP TOTAL 103 — MAX (56) (56) (112)

NEUROLOGICAL LEVELS (Steps 1-6 for classification as on reverse)
1. SENSORY: R S3, L L1
2. MOTOR: R C4, L C4
3. NEUROLOGICAL LEVEL OF INJURY (NLI): C4
4. COMPLETE OR INCOMPLETE? I (Incomplete = Any sensory or motor function in S4-5)
5. ASIA IMPAIRMENT SCALE (AIS): C
6. ZONE OF PARTIAL PRESERVATION (In injuries with absent motor OR sensory function in S4-5 only; Most caudal levels with any innervation): SENSORY R NA, L NA; MOTOR R NA, L NA

Page 1/2 — This form may be copied freely but should not be altered without permission from the American Spinal Injury Association. — REV 04/19

그림 CS 14.2 미국 척수손상협회(ASIA) 검사 양식을 이용한 환자의 감각기능과 운동기능 척도(출처:2021 American Spinal Injury Association.)

취하기 위해서는 최소 도움이 필요하다.
- *수정된 기능적 뻗기 검사:* 균형 소실로 인해 수행할 수 없었음

- **자세이동(transfers), 로코모션(locomotion)과 기립 내성(upright tolerance):**
  - Functional Independence Measure(FIM)
    - 자세 이동 침대 = 1(그림 CS 14.3)
    - 자세 이동 화장실 = 1
    - 자세 이동 욕조/샤워 = 1
    - 로코모션 휠체어 = 1
    - 로코모션 계단 = 1
  - 기립 내성: 틸트 테이블 위에서 손상됨(그림 CS 14.4)

참고: 다음의 검사 데이터는 International Standards for Neurological Classifiction of Spinal Cord Injury (ISNCS-CI)를 토대로 이루어진다(그림 CS 14.2 참고).

- **감각:**
  - 핀찌르기
    - 오른쪽: C2–S3 분절은 정상임; S4–5 분절은 손상됨
    - 왼쪽: C2–L1 분절은 정상임; L2–S5 분절은 손상됨
  - 가벼운 촉각
    - 오른쪽: C2–S3 분절은 정상임; S4–5 분절은 손상됨
    - 왼쪽: C2–L1 분절은 정상임; L2–S5 분절은 손상됨
  - 깊은 항문감각 존재함
- **근수행력:**
  - ASIA motor test(그림 CS 14.2 참고)
  - 양측 C5 근력(1/5); 양측 C6 근력(1/5); 양측 C7 근력(1/5); 양측 C8 근력(0/5); 양측 T1 근력(0/5)
  - 양측 L2–S1 근력(2/5)
  - 수의적 항문 수축
- **ASIA Impairment Scale:**
  - ASIA Impairment Scale(상자 CS 14.1)를 토대로, 환자는 감각과 운동 불완전 SCI로 분류된다(범주 C = 불완전: 운동기능은 신경학적 수준 아래에서 존재하며, 2의 근력 등급을 가졌다).

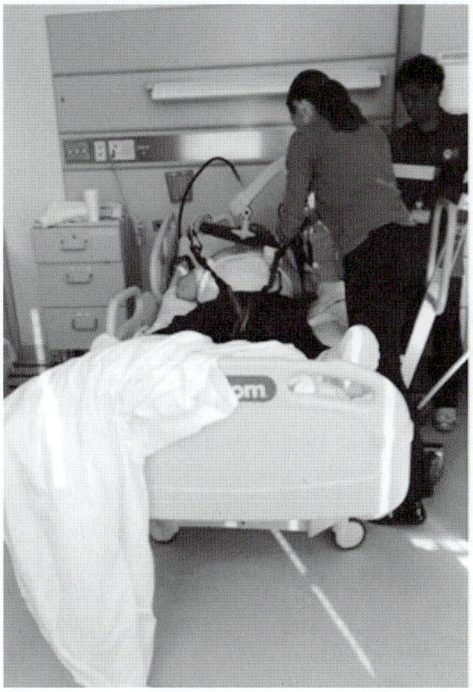

그림 CS 14.3 환자는 안전을 보장하기 위해 유압식 리프트와 2명의 어시스트를 통해 침대에서 휠체어로 이동이 가능하다.

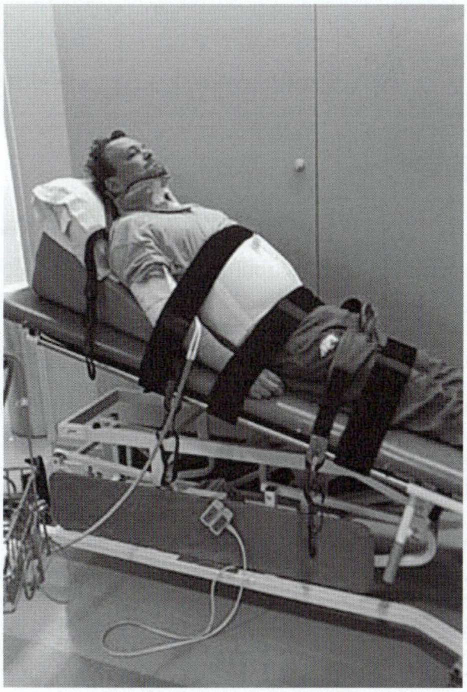

그림 CS 14.4 기립 내성(upright tolerance)은 틸트 테이블에서 시작된다. 활력징후를 면밀하게 모니터링한다.

상자 CS 14.1 ASIA 손상 척도(AIS)[a]

A = **완전 척수손상.** 엉치 분절 S4–5에 감각기능이나 운동기능이 전혀 없음.

B = **감각 불완전 척수손상.** 엉치 분절 S4–5(S4–5에서 가벼운 촉각이나 핀 찌르기, 또는 깊은 항문 압박)을 포함해 신경학적 레벨 이하로 감각기능은 보존되어 있지만, 운동기능은 보존되지 않는다. 그리고, 운동기능은 신체 좌우의 운동 레벨 이하 3 단계(fair) 이상에 보존되지 않는다.

C = **운동 불완전 척수손상.** 운동기능이 보존되어 있다. 운동기능은 수의적 항문 수축(VAC)을 위한 대부분의 꼬리 엉치 분절에서 보존되거나 환자는 감각 불완전 상태 (LT, PP 또는 DAP에 의해 대부분의 꼬리엉치 분절 S4–5에서 보존되는 감각기능)의 기준을 충족하며, 신체의 좌우에 있는 동측 운동 레벨보다 3 단계(fair) 이상 낮은 운동기능만 일부 남아 있는 경우 (이것은 운동 불완전 상태를 결정하는 주요 근육 기능이나 비–주요 근육 기능을 포함한다). AIS C의 경우, 단일 NLI 이하의 주요 근육 기능의 절반 미만이 근육 등급 3(fair) 이상을 가진다.

D = **운동 불완전 척수손상.** 운동 불완전 상태는 위처럼 정의되며, 주요 근육의 절반 이상이 3점(fair)을 가지는 단일 NLI 이하의 기능을 가진다.

E = **정상.** 만약 ISNCSCI로 검사되었을 때 감각과 운동의 기능이 모든 분절에서 정상으로 등급이 매겨지고 환자에게 이전 결함이 있는 경우라면, AIS 등급은 E이다. 초기 SCI가 없는 사람은 AIS 등급을 받지 못한다.

ND 사용: 감각, 운동과 NLI 레벨, ASIA 손상 척도 등급이나 부분 보존 영역(ZPP)을 검사 결과에 따라 결정할 수 없는 경우.

[a] 미국 척수손상협회: International Standards for Neurological Classifi cation of Spinal Cord Injury, revised 2019; Richmond, VA.

평가, 진단 및 예후, 그리고 관리계획

참고: 지침 질문을 고려하기 전에, 환자의 손상과 활동 제한을 잘 이해하기 위해 사례연구 14 검사를 본다. 지침 질문을 완성한 후, 여러분이 선택한 것과 제시된 중재를 비교하고 대조하기 위해 사례연구 14 중재를 본다. 마지막으로, 달성된 기능적 결과와 여러분이 확인했던 기대 결과와 목표를 비교하고 대조해 보기 위해 사례연구 14 결과를 본다.

지침 질문

1. 세계보건기구(WHO)가 채택한 ICF(International Classification of Functioning, Disability, and Health)에 포함된 영역(즉, 신체 기능과 구조의 손상, 활동 제한과 참여 제한)을 사용하여 환자의 증상을 설명해 본다.
2. 그의 회복 과정 중 어느 시점에서 보행 훈련의 진행을 준비하기 위해 기립 자세를 시작해야 하는가?
3. 신경학적 손상 정도는 어느 정도인가? 환자를 American Spinal Injury Association Impairment Scale(AIS)의 C 분류에 포함시키는 임상 증상의 특징은 무엇인가?
4. 환자의 관리 계획(POC)에 여러분은 어떤 중재를 포함시킬 것인가?
5. 집으로 안전하게 돌아가기 위해서는 어떤 장치와 보조 장비가 필요한가?
6. 물리치료사로서 여러분은 환자에게 어떤 결과(장기 목표)를 설정할 것인가?
7. 환자의 입원 재활기간은 얼마나 될 것으로 예상하는가?
8. 환자가 불완전 손상을 입었을 때, 정기적으로 어떤 검사와 측정이 이루어질 것인가?
9. 보행 수준으로 복귀할 수 있는 환자의 능력을 예측하는 데 이용될 수 있는 임상 예측 규칙의 유형이 있는가? 있다면, 환자는 몇 점을 얻을 것으로 예상하는가?
10. 전문가간의 협업 역할: 본 사례연구에서 환자를 위한 최적의 결과를 달성할 때 주요 전문가간 협력자가 될 건강관리 제공자들을 확인해 본다. 어떻게 하면 전문가간의 팀워크가 증진되고 촉진될 수 있을까?
11. 전문가간의 협업 역할: 본 사례연구에서 물리치료사로서, 보조물리치료사에게 어떤 중재를 위임할 수 있는가? 여러분은 보조물리치료사가 수행하는 중재의 감독을 제공할 뿐만 아니라, 이들 책임을 효율적으로 위임하기 위해 사용할 수 있는 의사소통 전략에 대해 기술해 본다.
12. 전문가간의 협업 역할: 보조물리치료사로서, 최적의 결과를 달성하는 쪽으로 효과적으로 진행하기 위해 정기적으로 물리치료사와 의사소통해야 하는 치료 수행, 관리 반응 및 환자 상태의 요소는 무엇인가?

참고문헌 REFERENCES

1. American Spinal Injury Association: International Standards for Neurological Classification of Spinal Cord Injury, revised 2019; Richmond, VA.

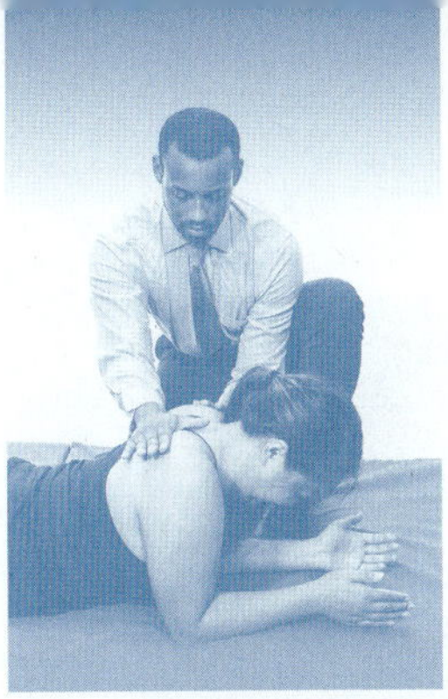

CASE STUDY 15

넙다리뼈 절단환자

Patient With Transfemoral Amputation

검사

병력

- **인적 정보:**
환자는 23세의 남성으로 군대에서 외상을 입어 넙다리뼈를 절단한 상태이다. 그는 절단 이외에도, 양측 넙다리뼈골절, 오른쪽 종아리뼈와 안쪽복사뼈골절, 그리고 내장기에도 외상을 입었다. 그는 측면 플레이트와 나사 고정으로 먼쪽종아리뼈가 개방성 내적 고정된 상태에 있다.
- **현재 질병 이력:**
나이와 뛰어난 외상 이전의 피트니스 수준 때문에, 환자는 초기 집중 재활 프로그램(주 5일)을 통해 빠르게 진행되었다. 손상 후 4개월 이내, 그는 평지, 고르지 못한 지형, 그리고 약간 높은 지형(커뮤니티 거리)에서 수정된 보행(1점 지팡이 사용) 독립성을 달성했다. 6개월 후에 환자는 대학 강좌를 들을 수 있는 허가를 받았다. 통증은 문제가 되지 않았지만, 보행의 효율성이 떨어졌고, 환자는 캠퍼스에서 어려움을 겪고 있었다.
- **의학적 이력:**
분명하지 않음
- **사회적 이력/이전 기능 레벨:**
환자는 최고의 신체 상태를 갖춘 현역 군인이었다. 그는 엘리베이터 건물 아래층에서 여자 친구와 살고 있다. 그는 최근에 보조견(service dog)을 구입했다. 개의 역할은 주인에게 신체적인 지지와 도움을 주는 것이다. 부가적인 이점은 개와의 확립된 유대감에서 오는 정서적 안정이다. 이런 정서적 지지는 서비스 회원이 새로운 환경이나 바쁜 환경에서 걷고 있을 때 특히 중요하다. 그는 장기 목표인 달리는 것을 이루기 위해 외래 물리치료를 다시 받았다. 그는 단기적으로 지팡이 없이 지역사회에서 걷는 보행의 질과 효율성을 향상시키고 싶어 한다. 초기 검사 때 그는 과도한 압박이나 피부 손상 없이 하루에 10시간씩 의족을 착용하고 있다. 그는 유연한 이너 라이너, 흡입 서스펜션, 4겹 양말, 마이크로프로세서 무릎, K4 레벨 에너지 저장 및 리턴 풋을 갖춘 결정적인 탄소섬유 소켓을 사용하고 있다. Dual x-ray absorptiometry (DEXA) 스캔의 결과에 따르면, 뼈밀도가 골절 위험 증가 없이 더 높은 충격 활동을 진행하기에 충분하다는 것을 나타낸다.

시스템 리뷰

- **심혈관계:**
  - 활력 징후: WNL
  - 환자는 노젓기 장비와 핸드 크랭크 자전거를 1주일에 3번씩, 30분 동안 계속 사용하고 있다고 보고한다.
- **피부계:**
  - 잔존 하지의 피부는 국소 압통 지점, 굳은살, 물집,

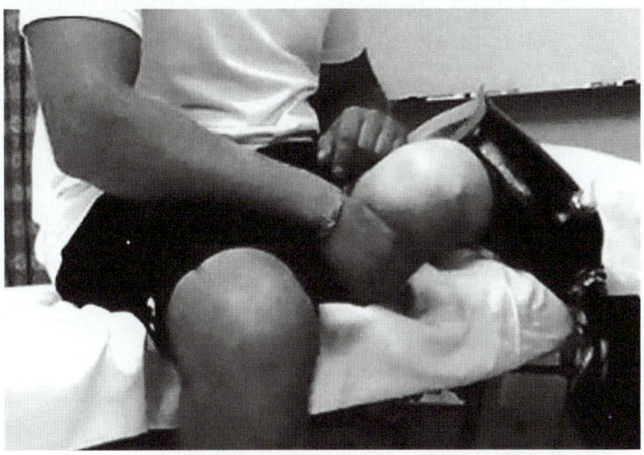

그림 CS15.1 잔존 지절의 피부 시진을 통해 찰과상, 상처 및 기타 피부 문제 없이 다리가 형태를 잘 유지하고 있음을 알 수 있다.

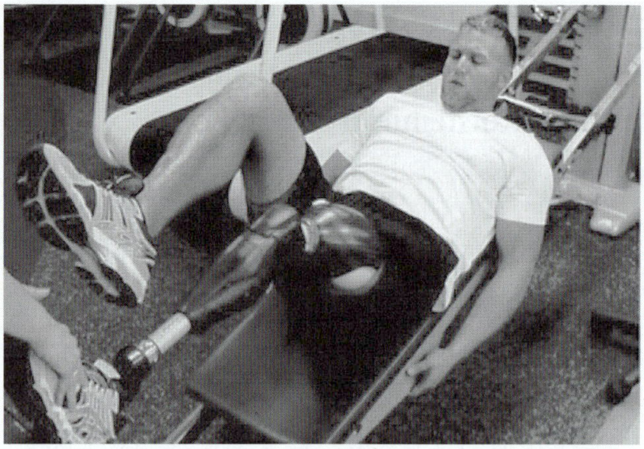

그림 CS 15.2 한발 스쿼트를 수행하는 환자.

유착 등이 없이 온전한 편이다(그림 CS 15.1 참고).

- 온전한 하지는 흉터 조직(정강뼈 중간지점의 앞쪽과 복사뼈)에서 가벼운 유착을 보인다. 외적 고정으로 인한 허벅지 부위의 흉터 조직는 가동적이다.

- **신경근육계:**
  - 환상통이나 통증이 없음
  - 오른발: 흉터 부위에 감각이상이 있고, 가벼운 촉각은 온전하다.
  - 고유수용성 감각은 온전하다.
  - 균형은 손상되었다.
- **근육뼈대계:**
  - 잘 발달된 상체와 코어 근육
  - 서기 자세: 무게 중심(COM)이 온전한 하지 위로 이동된다. 비록 미묘하지만, 오른쪽 하지의 상대적인 모음이 초래된다. 부가적으로, 엉덩뼈능선을 촉진했을 때 골반이 왼쪽으로 약간 뒤쪽으로 당김된다. 촉진은 잠재적인 다리 길이 불일치와 보상적 자세 적응을 구별하는 데 도움이 된다. 골반이 앞쪽으로 경사되고, 이로 인해 몸통의 폄이 증가한다.
  - 왼쪽 엉덩관절의 가동범위는 제한된다.

검사와 측정

- **인지:**
  - 학습하는데 방해가 없음이 확인되었다.
  - 환자는 외상후 스트레스 장애의 증상(PTSD)을 보이지 않았다.
- **가동범위:**
  - 양측 상지: WNL

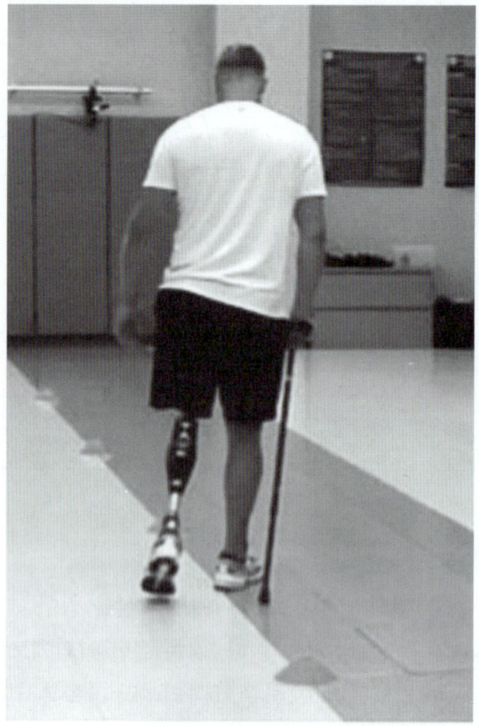

그림 CS 15.3 CHAMP 검사: 환자는 CHAMP의 Illinois Agility Test 성분을 고려할 때, 원뿔을 사용한다.

  - 양측 하지: 왼쪽 엉덩관절은 완전 폄을 하는데 10°가 부족했고, 스프링 끝느낌을 가진다; 오른쪽 하지: WNL이고, 제외는 발목관절의 가쪽번짐 제한이다.
- **근력:**
  - 상지와 하지: 도수근력검사의 등급은 5/5이다.
  - 최대 높이에서 파워 타워(저항운동장비)를 이용해 의족 다리로 한발 스쿼트를 수행할 수 없는 것으로 기능적 근력이 손상되었음을 확인할 수 있다. 물리치료 중재 이전에, 환자는 체중의 34%(24회 치료 후에는 65%)를 달성했다(그림 CS 15.2 참고).
- **균형:**
  - 서기 균형 손상됨: 상지 도움 없이 왼쪽 하지로 한발 서기를 할 수 없다.
  - 오른발의 한발 서기는 발목의 외상 때문에 가볍게 손상되고, 물리치료 이전에는 25초이고, 24회의 치료 회기 후에는 60초로 향상되었다.
- **통증:**
  - 통증이 없다고 함. 약물 복용 없음
- **기능 상태:**
  - 침대 가동성: 환자는 의족의 사용과 무관하게 독립적이었다.

- 자세 이동: 앉기에서 서기로의 이동은 표준 높이 지면에서 수정된 독립 수준을 보였다. 움직임의 질이 손상되었다; 환자는 의족 다리에 체중부하를 최소화한다. 바닥에서 일어서기의 자세이동은 수정된 독립 수준을 보였다.
- 보행: 환자는 보조 장비 없이 보행을 할 수 있지만, 보행 편위가 더욱 심해진다. 가장 뚜렷한 편위는 몸통 옆굽힘과 골반 가쪽 경사의 증가와 왼쪽 하지의 벌림이다.
- 계단/경사로: 환자는 측면 보행으로 독립적으로 할 수 있음

- **기능 결과 측정:**
  - *Timed Up and Go*(TUG): 지팡이 사용으로 19초
  - *6분 보행 검사*(6 MWT): 지팡이 사용으로 265 m
  - *Four Square Step Test*(4 SST): 보조장비 사용 27초
  - *Stair Assessment Index*(SAI): 2/13
  - *Hill Assessment Index*(HAI): 0/11
  - *Comprehensive High-Level Activity Mobility Predictor*(CHAMP)[1]
    - 한발 서기: 상지의 도움 없이는 왼쪽 다리로 설 수 없었다; 오른쪽 하지로 25초
    - Edgren side step: 6개 원뿔
    - T-Test: 1:20초
    - Illinois Agility Test: 1:55초(그림 CS 15.3)

평가, 진단 및 예후, 그리고 관리계획

참고: 지침 질문을 고려하기 전에, 환자의 손상과 활동 제한을 잘 이해하기 위해 사례연구 15 검사를 본다. 지침 질문을 완성한 후, 여러분이 선택한 것과 제시된 중재를 비교하고 대조하기 위해 사례연구 15 중재를 본다. 마지막으로, 달성된 기능적 결과와 여러분이 확인했던 기대 결과와 목표를 비교하고 대조해 보기 위해 사례연구 15 결과를 본다.

지침 질문

1. 초기 검사 동안 환자 이력과 시스템 리뷰로부터 얻은 데이터가 환자 수행에 어떤 의미를 가지고 있고 또 어떤 영향을 줄 것인가?
2. 환자의 신체 기능과 구조의 손상을 확인해 본다.
3. 물리치료사로서 4-6주 후에 달성할 것으로 예상되는 단기 목표를 개발해 본다. 각 목표를 위한 기능에 대한 의도적 영향의 예를 제시해 본다.
4. 다음과 같은 주요 신체 기능과 구조의 손상을 고려해 본다. (a) 잔존 지절의 엉덩관절 폄 가동범위 감소, (b) 운동계획과 균형의 손상, 그리고 (c) 감소된 지구력. 관리계획의 초기에 이들 손상을 해결하는 기능적 의미에 대해 논의해 본다.
5. 치료 첫 주 동안 사용할 수 있는 균형, 근력 및 운동조절을 해결하는 치료적 중재에 대해 기술해 본다. 여러분은 각각의 진행 방법을 제시해 본다.
6. 물리치료사가 원하는 결과를 촉진하기 위해 환자, 가족 또는 전문가 팀에게 제공해야 할 정보는 무엇인가?
7. 높은 수준으로의 환자 활동 복귀에 영향을 미칠 수 있는 제한 요소는 무엇인가? 환자의 자산은 무엇인가? 여러분이 만들 수 있는 퇴원 권고사항은 무엇인가?
8. 퇴원하기 전, 여러분은 몇 주간의 치료가 필요할 것으로 예상하는가?
9. 전문가간의 협업 역할: 본 사례연구에서 환자를 위한 최적의 결과를 달성할 때 주요 전문가간 협력자가 될 건강관리 제공자들을 확인해 본다. 어떻게 하면 전문가간의 팀워크가 증진되고 촉진될 수 있을까?
10. 전문가간의 협업 역할: 본 사례연구에서 물리치료사로서, 보조물리치료사에게 어떤 중재를 위임할 수 있는가? 여러분은 보조물리치료사가 수행하는 중재의 감독을 제공할 뿐만 아니라, 이들 책임을 효율적으로 위임하기 위해 사용할 수 있는 의사소통 전략에 대해 기술해 본다.
11. 전문가간의 협업 역할: 보조물리치료사로서, 최적의 결과를 달성하는 쪽으로 효과적으로 진행하기 위해 정기적으로 물리치료사와 의사소통해야 하는 치료 수행, 관리 반응 및 환자 상태의 요소는 무엇인가?

참고문헌 REFERENCES

1. Gailey RS, et al. Construct validity of Comprehensive High-Level Activity Mobility Predictor (CHAMP) for male service members with traumatic lower-limb loss. *J Rehabil Res Dev*. 2013;50:919.

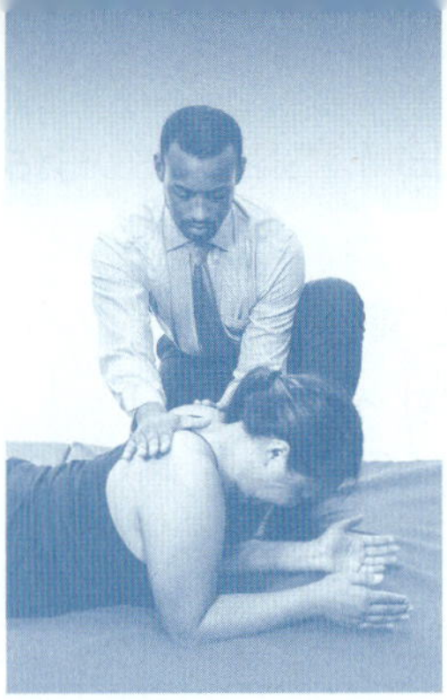

CASE STUDY 16

다발성 경화증 환자

Patient With Multiple Sclerosis

검사

병력

- **인적 정보:**
  환자는 2차 진행성 다발성 경화증을 가진 57세의 오른손잡이 여성이다. 그녀는 기능 저하를 자가 보고한 후, 외래 클리닉을 찾았다. MRI 상으로는 활성 병변이 보고되지 않았다.
- **현재 질병 이력:**
  환자는 20년 전에 다발성 경화증의 진단을 받았다. 가장 최근의 재발 이전에, 그녀는 지난 5년 동안 증상의 악화를 겪지 않았다. 현재 그녀는 하지의 약증을 느끼고, 보행 시 균형 소실을 자주 겪었다. 그녀는 계단과 경사로를 오르는 것이 점점 더 어려워진다고 말한다. 환자는 지역사회에서 보행용 폴을 이용해 걷고 있다. 그녀는 보육원에서 일하고 있고, 지금은 자신의 직무를 수행할 수 없을지도 모른다고 생각하고 있다.
- **의학적 이력:**
  환자는 절박성(urgency) 방광, 어지럼, 그리고 낙상 등의 이력을 보고했다. 그녀는 만성 허리 통증과 경직을 호소하고 있고, 경직은 보톡스 주사로 관리되고 있다. 수술이나 병원 입원의 이력은 없다.
- **현재 약물 복용:**
  Tysabri, Ampyra, magnesium, vitamin D 및 Botox injections.
- **사회적 이력:**
  환자는 결혼을 했고, 배우자와 함께 살며, 데이케어 제공자(daycare provider)로 일을 하고 있다. 그녀의 남편은 매우 지원적이다. 환자는 전직 고등학교 육상 스타이자 열렬한 등산가였으며, 손자들과 시간을 보내고 여행하는 것을 즐겼다.
- **생활 환경:**
  환자는 다층 주택에 살고 있고, 왼쪽 계단 난간을 이용해 계단을 올라갈 수 있다. 그녀는 다음과 같은 내구성 있는 의료 장비를 가지고 있다: 보행 벨트, 양쪽 보행용 폴, 지팡이, 그리고 SaeboStep 장비.
- **일반 건강 상태:**
  좋은 편임
- **이전 기능 레벨:**
  단거리는 독립적 보행이 가능하다. 지역사회에서는 양측 보행용 폴을 이용해 독립적으로 보행하고 있다.

시스템 리뷰:

- **심혈관계/호흡계:**
  - 혈압: 124/76
  - 맥박수: 64회
  - 호흡률: 18회
- **근육뼈대계:**
  - 신장: 5 피트 5 인치
  - 체중: 135 lb
  - 육안적 대칭성: 해부학적 대칭성이 정상이다.
  - 육안적 근력: 환자는 양측 상지와 하지에서 육안적 제한을 보이고, 왼쪽 상지와 하지에서 커다란 제한을 가진다.
  - 육안적 가동범위: 양측 모두 WNL
- **신경근육계:**
  - 감각: 왼쪽 하지에서 가벼운 촉각과 고유수용성 감각이 손상되었다.
  - 협응: 상반운동반복장애로 상지와 하지가 손상되었다.
  - 경직: 양측 하지 손상됨

- 자세 조절: 앉은 자세와 서기 자세에서 온전하다.
- 균형: 정적 서기균형과 동적 서기균형이 손상되었다. 세부사항은 다음과 같다.
- 보행: 오른쪽 하지 실조증. 약증과 보상전략이 왼쪽 하지에서 나타나고, 보조장비 없는 감독을 필요로 한다.
- 인지: 속도 처리에서 가벼운 손상이 있다.

- **피부계:**

온전함. 피부 손상이 없다.

검사와 측정: 초기 검사

- **시각:**

응시 고정, 원활 추적, 수렴, 신속 눈운동, VOR 무효화: 음성

- **근력:**

도수근력검사의 결과는 표 CS 16.1에 제시되어 있다. 엉덩관절 굽힘 약증을 해결하는 중재의 예를 위해 그림 CS 16.1을 참고해 본다.

- **가동범위:**

양측 상지와 하지: WNL

- **보행 평가:**
  - 실조증, 가위 걸음, 감소된 보행 속도, 감소된 체중이동 및 상지를 이용한 높은 방어 자세 등(그림 CS 16.2).
  - 약증과 보상 전략이 양측 하지에서 나타난다; 유각기 동안 왼쪽 엉덩관절과 무릎관절의 굽힘이 감소되고, 피로 때문에, 유각기 동안 양측 하지의 발등굽힘이 감소되고, 입각기 동안 양측 엉덩관절 폄이 감소되고, 그리고 왼쪽 하지의 보상성 Trendelenburg 징후가 발생했다.
  - Timed Up and Go(TUG): 19초
  - Timed Up and Go cognitive: 26초와 2개 실수
  - 보조장비 없이 10-m 보행 검사: 평균 자가선택 속도: 1.03 m/s; 평균 빠른 속도: 1.26 m/s
  - 양측 보행용 폴을 이용한 10-m 보행 검사: 평균 자가선택 속도: 1.00 m/s; 평균 빠른 속도: 1.25 m/s
  - 양측 보행용 폴을 이용한 6-분 보행 검사: 1,111 피트
  - 양측 보행용 폴을 이용한 불안정한 표면: 잔디 위에서 접촉 가드 도움으로 500 피트

표 CS 16.1 하지 도수근력검사: 초기 검사

관절	운동	오른쪽	왼쪽
엉덩관절	굽힘	3-/5	2+/5
	폄	2+/5	2+/5
	벌림	3-/5	2+/5
	모음	3-/5	2+/5
무릎관절	굽힘	4-/5	3-/5
	폄	3+/5	3+/5
발목	발등굽힘	3+/5	3+/5
	발바닥굽힘	4-/5	4-/5
	안쪽번짐	4-/5	3+/5
	가쪽번짐	3+/5	3+/5

모든 점수는 0-5점 척도를 따른다. 5, 정상; 4, 좋음; 3, 양호; 2, 미흡; 1, 나쁨; 0, 수축하지 않음

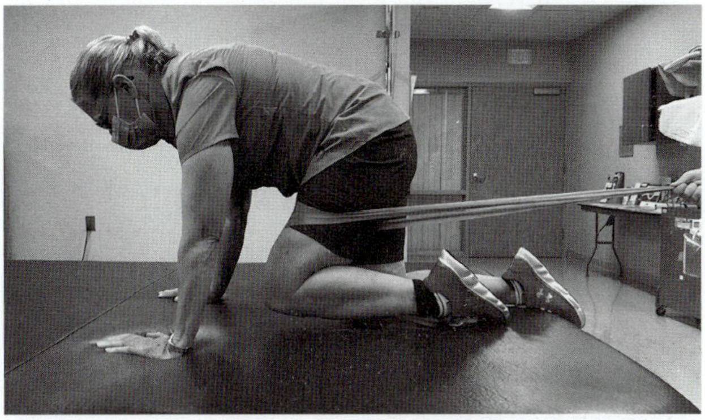

그림 CS 16.1 환자는 근력과 안정성을 향상시키기 위해 네발기기 자세에서 저항 엉덩관절 굽힘 운동을 수행한다.

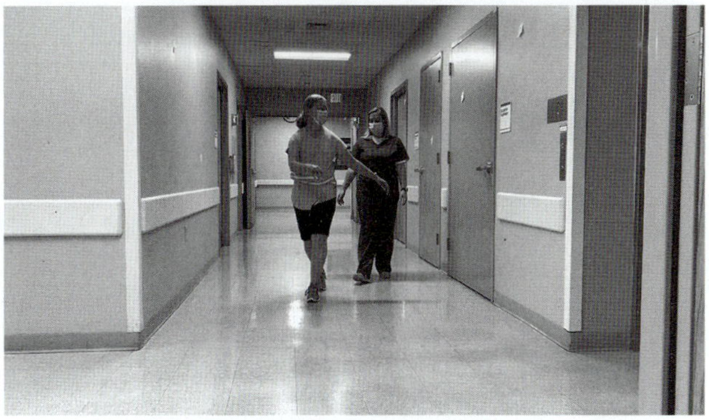

그림 CS 16.2 환자는 머리를 돌리면서 복도를 걷고 있다; 그녀는 왼쪽 하지가 중심선을 넘어가는 가위 보행을 보인다.

- 보조 장비 없이 불안정한 표면: 최소 도움으로 500 피트
- **기능적 자세이동 검사:**
  - 앉기에서 서기로의 자세이동: 독립적임; 양쪽 상지의 도움, 넓은 BOS, 안정성 감소, 오른쪽 하지로의 체중 이동, 양쪽 무릎의 밖굽이 붕괴(L>R) 없이 수행할 수 있다.
  - 바닥에서 일어서기: 독립적임; 피로할 때 자세 이동을 수행하기 위해 의자/반대 지지를 필요로 한다.
- **균형:**
  - 검사 시 환자는 여러 방향에서 균형 소실을 보인다. 모든 방향에서 올바른 반응이 감소된다; 그러나 뒤쪽 방향이 가장 크게 손상되었다.
  - 앉은 자세: 정적 자세와 동적 자세: WFL, 균형 소실 없음
  - 서기:
    - 왼발을 뒤로 하고 일자 서기: 5.9초
    - 오른발을 뒤로 하고 일자 서기: 11.3초
  - 한발 서기:
    - 왼발: 3초
    - 오른발: 6초
  - Modified Clinical Test for Sensory Integration(mCTSIB): 그림 CS 16.3 참고
    - 눈을 뜬 상태/견고한 지면: 30초
    - 눈을 뜬 상태/폼 표면: 30초
    - 눈을 감은 상태/견고한 지면: 5초
    - 눈을 감은 상태/폼 표면: 2초
  - Berg 균형 평가: 41/56
  - Activities Specific Balance Confidence Scale: 39.4%
  - 5 Time Sit-to-Stand(5 X STS): 27.04초
  - 기능적 보행 평가(FGA): 11/30
- **협응:**
  - 손가락-코 검사(L): 눈을 뜬 상태와 눈을 감은 상태 모두에서 가벼운 겨냥이상
  - 빠른 교대 움직임: 상지의 뒤침과 엎침과 발등굽힘과 발바닥굽힘에서 상반운동반복장애가 발생함
  - 정강이 위로 발꿈치 활주하기: 양측 하지의 겨냥이상
  - 똑바른 균형과 협응을 향상시키는 중재의 예를 위해 그림 CS 16.4를 참고해 본다.
- **경직(수정된 Ashworth 척도):** 수정된 Ashworth 척도로 이루어진 경직의 결과는 표 CS 16.2에 제시되어 있다.
- **질병별 결과 측정:**
  - Multiple Sclerosis Impact Scale-29(MSIS-29): 신체 55%; 심리사회 37.8%
  - 수정된 Fatigue Impact Scale: 51/84

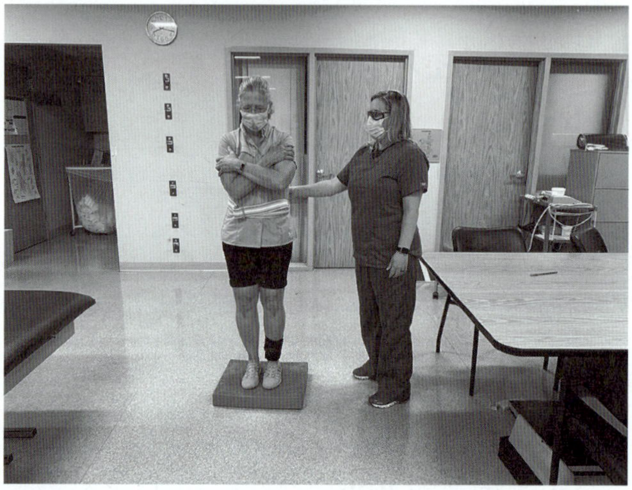

그림 CS 16.3 환자는 눈을 감은 상태/폼 지면에서 mCTSIB를 수행하고 있다. 치료사의 도움으로 보행 벨트를 사용하고 있다.

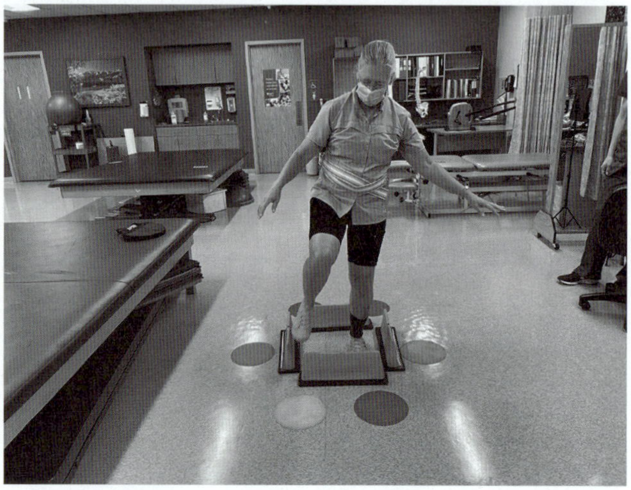

그림 CS 16.4 환자는 균형과 협응을 향상시키기 위해 표적 쪽으로 장애물을 넘어간다.

표 CS16.2 수정된 Ashworth 척도: 초기 검사

	오른쪽	왼쪽
장딴지근	0/4	1+/4
가자미근	0/4	1/4
무릎관절 굽힘근	0/4	0/4
무릎관절 폄근	0/4	1/4
엉덩관절 굽힘근	0/4	0/4
엉덩관절 폄근	0/4	0/4
엉덩관절 모음근	0/4	0/4

모든 점수는 0–4 척도를 기반으로 한다. 0, 톤의 증가가 없음;
1, 잡기와 놓기를 할 때 약간의 톤이 증가하거나, 또는 침범된 부분을 굽힘이나 폄을 할 때 ROM의 끝 부분에서 약간의 저항이 느껴진다;
1+, 잡기를 할 때 약간의 톤이 증가하고, ROM의 나머지 부분(절반 미만)에서 최소한의 저항이 느껴진다;
2, ROM의 대부분에서 뚜렷한 톤 증가가 일어나지만, 침범된 부분이 쉽게 움직여진다;
3, 톤이 상당히 증가하고, 수동 움직임이 어렵다;
4, 침범된 부분이 굽힘과 폄할 때 뻣뻣해진다.

평가, 진단 및 예후, 그리고 관리계획

참고: 지침 질문을 고려하기 전에, 환자의 손상과 활동 제한을 잘 이해하기 위해 사례연구 16 검사를 본다. 지침 질문을 완성한 후, 여러분이 선택한 것과 제시된 중재를 비교하고 대조하기 위해 사례연구 16 중재를 본다. 마지막으로, 달성된 기능적 결과와 여러분이 확인했던 기대 결과와 목표를 비교하고 대조해 보기 위해 사례연구 16 결과를 본다.

지침 질문

1. ICF(International Classification of Functioning, Disability, and Health) 프레임워크를 사용하여 신체 기능과 구조, 활동과 참여의 측면에서 환자의 임상 증상의 주요 특징을 설명해 본다.
2. 환자의 활동 제한과 참여 제한을 향상하기 위해 해결해야 하는 3가지 주요 신체 기능과 구조의 손상을 확인해 본다.
3. 앞서 확인한 3가지 주요 손상에 대해 각각 하나씩 치료적 중재를 제시해 본다.
4. 물리치료사로서 검사와 초기 평가를 바탕으로 2주 후에 달성해야 할 단기목표와 8주 후에 달성해야 할 장기 목표를 하나씩 설정해 본다.
5. 여러분이 환자와 함께 수행하고자 하는 다른 검사와 측정은 무엇인가?
6. 다발성 경화증 환자를 치료할 때 어떤 특별한 고려사항이 있는가?
7. 전문가간의 협업 역할: 본 사례연구에서 환자를 위한 최적의 결과를 달성할 때 주요 전문가간 협력자가 될 건강관리 제공자들을 확인해 본다. 어떻게 하면 전문가간의 팀워크가 증진되고 촉진될 수 있을까?
8. 전문가간의 협업 역할: 본 사례연구에서 물리치료사로서, 보조물리치료사에게 어떤 중재를 위임할 수 있는가? 여러분은 보조물리치료사가 수행하는 중재의 감독을 제공할 뿐만 아니라, 이들 책임을 효율적으로 위임하기 위해 사용할 수 있는 의사소통 전략에 대해 기술해 본다.
9. 전문가간의 협업 역할: 보조물리치료사로서, 최적의 결과를 달성하는 쪽으로 효과적으로 진행하기 위해 정기적으로 물리치료사와 의사소통해야 하는 치료 수행, 관리 반응 및 환자 상태의 요소는 무엇인가?

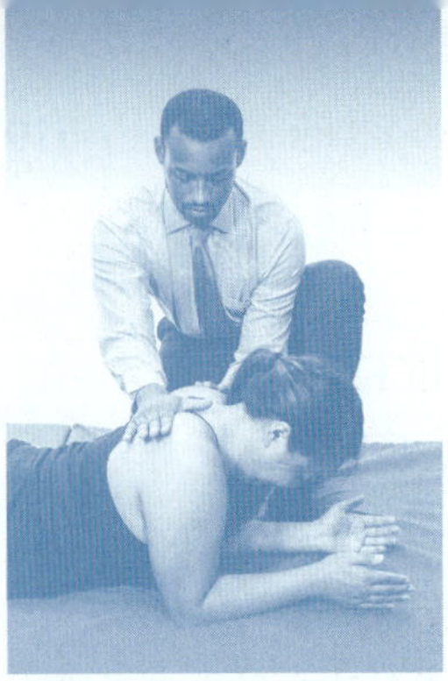

CASE STUDY 17

연속적 관리를 받는 동소심장이식 수술후 환자의 상태

Patient Status Post-Orthotopic Heart Transplant Followed Through the Continuum of Care

검사

병력

- **인적 정보:**
  환자는 66세의 오른손잡이며, 동소심장이식 수술을 받은 상태이다.
- **현재 병력 이력:**
  환자는 로봇 보조 승모판 복구술과 방실(AV) 고랑의 심막 패치가 요구되는 심혈관 질환을 앓았다. 수술 후 3주가 지났을 때, 환자는 숨가쁨이 악화되고, 머리가 어지럽고 약증으로 반듯하게 눕기가 어려워진 상태로 병원으로 돌아왔다. 평가 결과에 따르면, 환자는 만성 수축기와 확장기의 심부전으로 배출량이 20% 밖에 안되고, 승모판 탈출증, 급성 콩팥 손상 및 전이염을 동반한 중증 승모판 역류가 발견됐다. 좌심방의 큰 혈병 부담과 기능하지 않는 승모판 생장 때문에, 그는 좌심실 보조 장치의 후보자가 아니었다. 병원 관리 후 2주가 지났을 때의 추적 평가 결과에 따르면, 심실부전, 삼첨판 역류, 심방 떨림을 초래하는 폐동맥판 역류, 승모판 혈전 등이 발견됐다. 환자는 조직 플라스미노겐 활성제(tPA)를 이용한 혈전용해 치료를 받았다. 의학적 관리에도 불구하고, 환자는 계속 나빠졌고, 승모판을 복구한 지 2개월 후에 심장 이식 평가를 받을 예정이었다. 잠재적인 심장 이식을 기다리는 동안 환자의 심장을 지원하기 위해 대동맥내 풍선 펌프(IABP)를 설치했다. 환자는 여러 제공자들에 의해 검사를 받았고 심장이식 위원회에 제출되었다. 그 후 그는 명단에 올라 2주 만에 심장을 기증받았다. 이식을 기다리는 동안 환자는 침대에 누워 있었고, IABP 예방책을 유지하면서 기립 내성을 유지할 수 있도록 일주일에 5일, 하루에 1시간씩 틸트 테이블 프로토콜에 참여했다.
  일단 이식이 가능해지자, 그는 동소심장이식수술을 받았다. 심장이식 후, 그는 급성 관리 물리치료를 받기 시작했다. 그의 수술 후 경과는 장폐색으로 인해 힘들었지만, 현재 장폐색은 해결되고 있는 중이다. 부가적으로 그는 보행과 일상생활 활동에 영향을 주는 떨림의 증가를 경험했다. 그는 급성 치료에서 침대 재활을 견뎌냈고, 기능적 이득을 얻고 있다.
- **과거 의학적 이력:**
  최근의 급성 콩팥 손상, 고빌리루빈혈증, 고혈압, 승모판 탈출증, 숨 가쁨, 전이염, 심판막 질환 등.
- **과거 수술적 이력:**
  5개월 전 승모판 복구술, 결장내시경술, 탈장 복구술, 왼쪽 샅복구 편도절제술
- **현재 약물 복용:**
  급성 관리: 완전한 약물 목록, 용량, 약물 등급 및 급성 관리 동안의 적응증을 위해 표 CS 17.1 참고.
- **입원 재활:** 완전한 약물 목록, 용량, 약물 등급 및 입원 재활 동안의 적응증을 위해 표 CS 17.2 참고.
- **사회적 이력:**
  환자는 결혼을 했고, 건강이 좋은 아내의 지지를 받고 있다. 아내는 재택근무를 하고 있고, 퇴원 시 환자를 물리적으로 잘 돌볼 수 있다. 환자는 박물관에서 안전요원으로 일하고 있다.
- **생활 환경:**
  환자는 집으로 들어갈 때 계단이 없는 아파트에 살고 있다; 그러나, 그들은 최근에 아파트에 곰팡이가 있다는 것을 발견했다. 환자와 그의 아내는 아파트를 개조하기 위해 노력하면서 새로운 살 곳을 적극적으로 찾고 있다. 퇴원 날짜가 결정되지 않기 때문에, 환자는 아파트의

개보수가 완료될 때까지 일시적으로 호텔로 퇴원할 것이다.

- **일반 건강 상태:**
  입원 직전, 환자는 숨 가쁨 악화, 누운 자세 곤란, 머리가 띵한 어지럼, 하지 부종과 약증 등이 점진적으로 나빠진다고 보고했다. 안전 요원으로 일하는 직업의 일부로서, 그는 하루 중 많은 시간을 서고 걷는데 보냈고, 대중교통수단을 통해 통근했다.

시스템 리뷰: 급성 관리

- **심혈관계/호흡계:**
  - 안정시 활력징후
    - 심박수: 100회(인공심박동기를 통해); 산포포화도(99%): 고유량 산소요법(HFNC); 혈압: 133/63; 호흡률: 18; RPE: 9/20
  - 활동 후 활력징후
    - 심박수: 100회(인공심박동기를 통해); 산포포화도(100%): 고유량 산소요법(HFNC); 혈압: 140/66; 호흡률: 22; RPE: 12/20
  - 지구력: 피로 5분전에 서기 내성, RPE 12/20

표 CS 17.1 급성 관리 약물

약물	용량	등급	적응증
Clevidipine (Cleviprex)	50 ㎎	칼슘 채널 차단제	고혈압 치료
Heparin injection	5,000 단위	항응고제	혈병의 치료와 예방
Ipratropium (Atrovent)	0.02% 500 mcg	항콜린제	폐의 기관지수축 예방
Dexmedetomidine (Precedex)		선택적 알파 2 아드레날린 작용제	심박동 조절, 호흡, 리듬, 혈압 및 통증을 위한 진통제로 사용
Dobutamine		강심제	심발작이나 심부전을 위해 사용됨
Docusate (Colace)	100 ㎎	술폰산/변 유연제	변비 치료
Senna (Senokot)	17.2 ㎎	자극성 완화제	변비 치료
Mycophenolate (CellCept)	500 ㎎	면역억제제	신체 면역제 약화
Methylprednisolone sodium succinate (Solu Medrol)	125 ㎎	면역억제제/코르티코스테로이드	신체 면역제 약화와 염증 감소
Thiamine (vitamin B-1)	7 ㎎	비타민	이식술 이후 이식 기능 향상
Cyanocobalamin (vitamin B-12)	500 mcg	비타민	심혈관 기능과 신경인지 기능 향상
Famotidine (Pepcid) Histamine-2 blockers	20 ㎎	히스타민-2 차단제	위벽 보호
Mupirocin (Bactroban)	2% 연고	국소항균제	세균 성장 예방
Cefepime (Maxipime)	50 mL	항세균제	폐렴, 피부, 요도 및 콩팥감염의 예방을 위한 수술 후 예방적 항생제 치료
Vancomycin (Vancocin)	250 mL	항세균제	클로스트리디움 디피실의 예방을 위한 수술이후 예방적 항생제 치료
Chlorhexidine (Peridex)	0.12% 용액 15 mL	경구용 항세균제	수술후 세균 감염 예방
Nystatin (Mycostatin)	500,000 units	경구용 항곰팡이제-항생제	수술후 곰팡이-세균 감염 예방

- **근육뼈대계:**
  - 신장: 6 피트 0 인치
  - 체중: 149 lb
  - 육안적 근력(3+/5): 양측 하지 근력와 상지 근력(작업치료에 의해 평가됨)
  - 육안적 ROM: WFL – 양측 하지와 상지(작업치료에 의해 평가됨)
- **신경근육계:**
  - 양측 하지 가벼운 촉각: 온전함
  - 정적 서기: 똑바른 자세를 유지하는데 최소 도움이 필요하다.
  - 협응/미세운동 능력: 양측 손에서 떨림이 확인됨

표 CS17.2 입원 재활 약물

약물	용량	등급	적응증
Amlodipine (Norvasc)	10 ㎎	칼슘 채널 차단제	고혈압 치료
Aspirin (Ecotrin)	81 ㎎	살리실레이트, 비스테로이드 항염증제	통증과 감염 치료
Furosemide (Lasix)	20 ㎎	이뇨제	부종과 고혈압 치료
Glecaprevir–pibrentasvir (Mavyret)	3x100 – 40 ㎎	항바이러스제	수술후 바이러스 감염의 예방
Hydralazine	75 ㎎	혈관확장제	고혈압 치료
Heparin injection	5,000 units	항응고제	혈병의 치료와 예방
Insulin lispro	0 – 10 units 하루에 3번	인슐린	고혈당 조절
Insulin lispro	0 – 5 units, 밤마다	인슐린	고혈당 조절
Docusate (Colace)	100 ㎎	술폰산/변 유연제	변비 치료
MiraLAX	17 g	삼투성 완화제	변비 치료
Senna (Senokot)	17.2 ㎎	자극성 완화제	변비 치료
Mycophenolate (CellCept)	500 ㎎	면역억제제	신체 면역 약화
Lidocaine (Lidoderm)	5% 경피 패치용	진통제	통증 완화
Pantoprazole (Protonix)	40 ㎎	양성자 펌프 억제제	생성된 위산 감소
Pravastatin (Pravachol)	10 ㎎	지질하강제, 스타틴제제, Hmg–CoA 환원효소 억제제	고 콜레스테롤 치료
Prednisone (Deltasone)	15 ㎎	코르티코스테로이드	염증 감소
Sulfamethoxazoletrimethoprim (Bactrim, Septra)	400 – 800 ㎎	설파제	수술후 세균 감염 예방
Tacrolimus extended	7 ㎎	유리성 면역억제제	신체 면약 약화
Tenofovir	25 ㎎	항바이러스제	수술후 바이러스 감염 예방
Terbutaline	5 ㎎	Beta 작용제	빠른 기관지확장제
Valganciclovir	450 ㎎	항바이러스제	수술후 바이러스 감염 예방

- **피부계:**
  - 복장정중 절개 부위: Dermabond,
    우측 샅절개 부위: 청결/건조/온전(C/D/I), 거즈와 Tegaderm으로 덮힘
- **라인 튜브와 배액:**
  - 우측 기관지 동맥 라인(Right brachial arterial line),
    좌측 속목정맥: 2개의 피부관통 라인,
    좌측 빗장밑정맥: 주변 라인, 폐동맥 카테터
  - 외부 페이스메이커가 달린 페이싱 와이어
  - 복장밑 가슴관, 오른쪽 가슴관(그림 CS 17.1)
  - 도뇨관

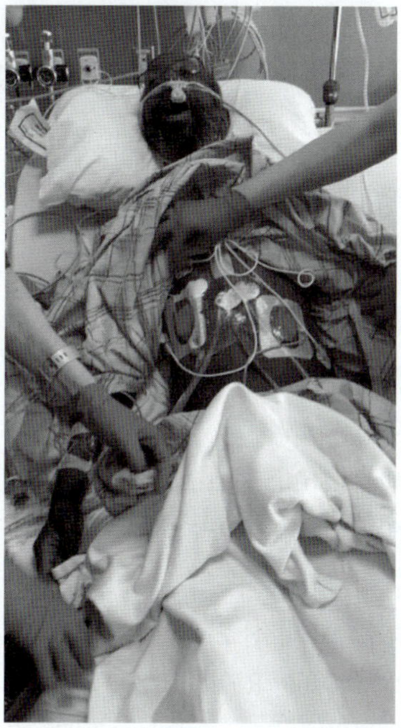

그림 CS 17.1 급성 관리 물리치료에서 초기 평가를 할 때, 치료사는 환자의 라인과 가슴관을 잘 확인해야 한다.

검사와 측정: 수술 1일후 급성 관리의 초기 평가

- **기능 상태:**
  Activity Measure for Postacute Care(AM-PAC): 표 CS 17.3 참고
- **폐 검사:**
  - 청진: 오른쪽 폐 중간엽과 양측 폐 기저부에서 호흡음이 감소되고, 양측 폐 위쪽 엽의 호흡음은 깨끗하다.
  - 호흡 패턴: 복장 절개 통증과 가슴관 지점 때문에, 얕은 호흡과 모든 방향에서 감소된 가슴 운동진폭
  - 기침: 적당하고 생산적이며 적당한 양의 촉촉한 분홍색 가래가 있다; 통증과 정중복장 절개를 보호하기 위해 그 부위를 받치고 기침을 한다.
- **유산소 능력/지구력:**
  - 6분 보행 검사: 수행할 수 없음(표 CS 17.4 참고)

표 CS 17.3 후-급성 관리를 위한 활동 측정 (AM-PAC)

	초기 평가	퇴원
침대에서 몸 돌리기	2	4
양 팔을 이용해 의자에서 일어서기	2	3
침대에서 의자로, 그리고 의자에서 침대로 이동하기	2	3
누운 자세에서 침대 옆 앉은 자세로 이동하기	2	4
병실에서 걷기	2	3
난간을 잡고 3–5 단계 오르기	2	3

점수 척도: 환자가 현재 얼마나 어려움을 겪고 있는지 측정해 본다: 1 = 할 수 없음; 2 = 많음; 3 = 적음; 4 = 없음

표 CS 17.4 6분 보행 검사 결과

	급성 관리: 초기평가	급성 관리: 퇴원	입원 재활: 초기평가	입원 재활: 퇴원
보행 거리	N/A	96 m(315 ft)	163.67 m(537 ft)	205.74 m (675 ft)
보조 장비	N/A	RW	RW	RW
보충 O2	N/A	없음	없음	없음
RPE	N/A	13/20	15/20	14/20

RPE, 운동자각도; RW: 롤링 워커

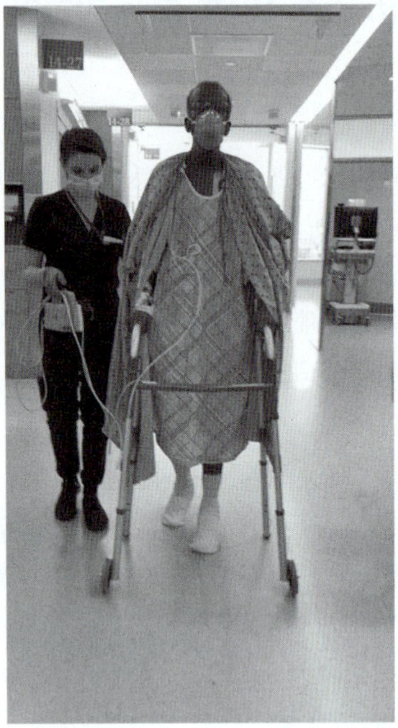

그림 CS 17.2 환자는 급성 관리 물리치료에서 치료사의 접촉 가드 지지와 함께 워커를 이용하여 6분 보행 검사를 수행하고 있다.

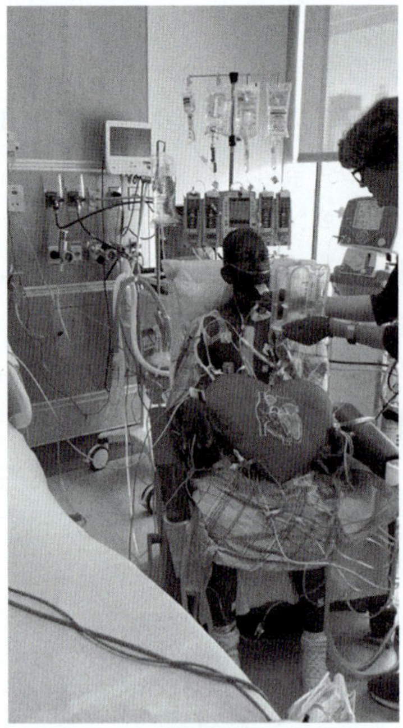

그림 CS 17.3 환자는 급성 관리 치료 물리치료사으로부터 강화 폐활량계(incentive spirometry)에 대한 교육을 받았다.

- 30초 Sit-to-Stand Test: 0(수행할 수 없음)
- **보행:**
  - Timed Up and Go: 수행할 수 있었음
  - 10 M 보행 검사, 자가선택 속도: 수행할 수 없었음

검사와 측정: 수술 10일후 급성 관리로부터의 퇴원 평가

- **기능 상태:**
  Activity Measure for Postacute Care(AM-PAC): 표 CS 17.3 참고
- **유산소 능력/지구력:**
  - 6 분 보행 검사: 표 CS 17.4(그림 CS 17.2) 참고
  - 30초 Sit-to-Stand Test: 0(상지 도움 시 20인치 높이 의자에서 5번 일어섰다)
- **보행:**
  - Timed Up and Go: 42.6초(롤링 워커 사용)
  - 10 M 보행 검사, 자가선택 속도: 0.18 m/s

수술 10일 후 환자는 급성 관리에서 퇴원했고, 입원 재활로 이송되었다.

시스템 리뷰: 입원 재활

- **심혈관계/호흡계:**
  - 휴식시 활력징후
    - 심박수: 86회, 산소포화도: 99%(실내공기), 혈압: 120/70, RPE: 8/20
  - 활동후 활력징후
    - 심박수: 90회, 산소포화도: 100%(실내공기), 혈압: 140/66, RPE: 15/20
  - 강화 폐활량계: 750 ㎖까지(그림 CS 17.3)
  - 지구력: 피로 5분전에 비지지된 앉기 내성, RPE 12/20
- **근육뼈대계:**
  - 신장: 6 피트 0 인치
  - 체중: 125 lb
  - 육안적 근력: 양측 하지(3+/5); 양측 상지(3+/5): 작업치료에 의해 평가됨
  - 육안적 가동범위: 양측 하지(WFL); 양측 상지(WFL): 작업치료에 의해 평가됨
- **신경근육계:**
  - 양측 하지 가벼운 촉각: 온전함
  - 정적 서기: 가벼운 뒤가쪽 동요; 양측 무릎 뒤쪽으로 매트를 고정함

표 CS 17.5 Physical Therapy Quality Indicator Score and Functional Mobility

	초기 평가	입원 재활로부터 퇴원
좌우 구르기	4, 감독하	6, 독립
앉기에서 눕기	4, 감독하	6, 독립
앉기에서 서기	4, 감독하(팔걸이 사용)	6, 독립(with RW)
의자에서 침대로 이동/침대에서 의자로 이동	4, 감독하(with RW)	6, 독립(with RW)
차 이동	4, 감독하(with RW)	6, 독립(with RW)
10 피트 걷기	4, CG(with RW)	6, 독립(with RW)
2번 방향 전환과 50 피트 걷기	4, CG(with RW)	6, 독립(with RW)
150 피트 걷기	4, CG(with RW)	6, 독립(with RW)
고르지 못한 지면에서 10 피트 걷기	4, CG(with RW)	6, 독립(with RW)
계단 보행: 1개 계단(경계석)	4, CG(with RW) + 4인치 경계석	6, 독립(with RW) + 8 인치 경계석
계단 보행: 4개 계단	88	4, 감독 + 6 인치 계단 4개(양측 난간 사용), 스텝 투 패턴
계단 보행: 12개 계단	88	88
바닥에 놓인 물체 집어들기	88	6, 독립(리처 사용)

CG = 접촉 가드; RW = 롤링 워커. 점수 척도: 1 = 의존; 2 = 최대 도움; 3 = 중등도 도움/부분 도움; 4 = 감독하 또는 터치 도움; 5 = 셋업 또는 클린-업 도움; 6 = 독립; 88 = 의학적 상태나 안전 우려 때문에 시도되지 않음.

- **피부계:**
  - 복장정중 절개 부위: Dermabond, 우측 샅절개 부위: 청결/건조/온전(C/D/I), 오른쪽과 왼쪽 아래팔에 주변 정맥주사, 발 부종(2+/4)

검사와 측정: 수술 11일 후 입원 재활의 초기 평가

- **기능 상태:**
  - Physical Therapy Quality Indicator Score and Functional Mobility: 표 CS 17.5 참고
  - 앉기에서 일어서기 분석: 감소된 몸통의 앞쪽 이동, 일어서기 위해 양측 팔과 모멘텀 사용, 의자/매트를 지렛대로 하기 위해 양측 무릎의 뒤쪽면 사용.
- **폐 검사:**
  - 청진: 오른쪽 폐 중간엽와 양측 폐 기저부에서 호흡음이 감소되고, 양측 폐 위쪽 엽의 호흡음은 깨끗하다.
  - 호흡 패턴: 복장 절개 부위 때문에 얕은 호흡과 모든 방향에서 감소된 가슴 운동진폭
  - 앉기 자세: 머리가 전방으로 쏠리고, 정중복장 절개부위의 불편으로 인해 양쪽 어깨뼈가 벌림되면서 위팔뼈머리가 앞쪽으로 쏠리고, 골반의 뒤쪽경사와 함께 허리뼈의 앞굽음이 편평해진다.
  - 기침: 강하고, 건조하고, 비생산적이다: 정중복장 절개를 보호하기 위해 베개로 받친다.
- **유산소 능력/지구력:**
  - 6 분 보행 검사: 표 CS 17.4 참고
  - 30초 Sit-to-Stand Test: 0(상지 도움 시 20인치 높이 의자에서 5번 일어섰다)
- **보행:**
  - 보행: 롤링 워커와 접촉가드 보조로 150 피트 보행
  - 계단: 양측 난간과 접촉 가드를 이용해 2개의 6인치 계단 보행(스텝-투 패턴)
  - Timed Up and Go: 24.8초
  - 10 M 보행 검사, 자가선택 속도: 0.42 m/s

- **보행 분석:** 롤링 워커(RW) 이용
  - 체중수용기
    - 초기접지기: 양측 엉덩관절 굽힘 제한, 양측 발바닥 접촉
    - 하중반응기: 몸통 뒤쪽 경사, 양측 무릎관절 굽힘 제한
  - 한발지지기
    - 중간입각기: 양측 반대쪽 골반 떨어짐
  - 유각기 다리 진전
    - 전유각기: 양측 뒤쪽돌림 부족, 양측 발꿈치들기(heel off)가 일어나지 않음
    - 초기유각기: 양측 경미한 동측 떨어짐
    - 중간유각기: 양측 다리의 풋 클리어런스 감소
    - 종말유각기: 양측 경미한 동측 떨어짐

검사와 측정: 수술 24일후 입원 재활로부터의 퇴원 평가

- **기능 상태:**
  Physical Therapy Quality Indicator Score and Functional Mobility: 표 CS 17.5 참고
- **유산소 능력/지구력:**
  - 6 분 보행 검사: 표 CS 17.4 참고
  - 30초 Sit-to-Stand Test: 0(상지 도움 시 18 인치의 높이 의자에서 6번 일어섰다)
- **보행:**
  - 보행: 독립적으로 롤링워커를 이용해 150 피트 보행: 풋 클리어런스와 보폭 길이 및 속도가 감소됨.
  - 계단: 양측 난간과 접촉 가드를 이용해 2개의 6인치 계단 보행(스텝-투 패턴)
  - Timed Up and Go: 12.3초
  - 10 M 보행 검사, 자가선택 속도: 0.60 m/s

평가, 진단 및 예후, 그리고 관리계획: 급성관리

참고: 지침 질문을 고려하기 전에, 환자의 손상과 활동 제한을 잘 이해하기 위해 사례연구 17 급성 검사를 본다. 지침 질문을 완성한 후, 여러분이 확인했던 중재, 목표와 결과를 비교하고 대조해 본다.

급성관리 지침 질문

1. ICF(International Classification of Functioning, Disability, and Health) 프레임워크를 사용하여 신체 구조와 기능, 활동과 참여의 측면에서 급성 단계에 있는 환자의 임상 증상의 주요 특징을 설명해 본다.
2. 급성 단계에서 환자의 활동 제한과 참여 제한을 향상하기 위해 해결해야 하는 3가지 주요 신체 기능과 구조의 손상을 확인해 본다.
3. 여러분이 확인했던 3가지 주요 급성 단계의 신체 기능과 구조의 손상에 대해 각각 하나씩 치료적 중재를 공식화하고, 각 중재의 진행을 확인해 본다.
4. 물리치료사로서 급성 단계에서 환자에 대한 예상되는 단기목표(1주)와 장기목표(2주)를 설정해 본다.
5. 치료사는 복장뼈절개술과 관련된 환자에게 어떤 수술 예방 교육을 제공해야 하는가?
6. 환자가 보일 수 있는 잠재적인 합병증과 치료에 대한 내성 부족의 징후는 무엇인가? 치료사가 합병증 위험을 완화하기 위해 취할 수 있는 조치는 무엇인가?
7. 잠재적인 약물 부작용과 관련하여 치료사가 취해야 할 고려사항은 무엇인가?
8. 급성 관리에서 퇴원한 환자의 결과에 기초하여, 환자가 임상적으로 어떤 유의미한 진전을 이루었는가?
9. 급성 단계에서 환자와 보호자에게 제공할 적절한 교육 주제는 무엇인가?
10. 전문가간의 협업 역할: 본 사례연구에서 환자를 위한 최적의 결과를 달성할 때 주요 전문가간 협력자가 될 건강관리 제공자들을 확인해 본다. 어떻게 하면 전문가간의 팀워크가 증진되고 촉진될 수 있을까?
11. 전문가간의 협업 역할: 본 사례연구에서 물리치료사로서, 보조물리치료사에게 어떤 중재를 위임할 수 있는가? 여러분은 보조물리치료사가 수행하는 중재의 감독을 제공할 뿐만 아니라, 이들 책임을 효율적으로 위임하기 위해 사용할 수 있는 의사소통 전략에 대해 기술해 본다.
12. 전문가간의 협업 역할: 보조물리치료사로서, 최적의 결과를 달성하는 쪽으로 효과적으로 진행하기 위해 정기적으로 물리치료사와 의사소통해야 하는 치료

수행, 관리 반응 및 환자 상태의 요소는 무엇인가?

평가, 진단 및 예후, 그리고 관리계획: 입원 재활

참고: 지침 질문을 고려하기 전에, 환자의 손상과 활동 제한을 잘 이해하기 위해 사례연구 17 입원 검사를 본다. 지침 질문을 완성한 후, 여러분이 확인했던 중재, 목표와 결과를 비교하고 대조해 본다.

입원 재활 지침 질문

13. ICF(International Classification of Functioning, Disability, and Health) 프레임워크를 사용하여, 입원 단계에서의 신체 기능과 구조, 활동과 참여의 측면에서 환자의 임상 프레젠테이션의 주요 특징을 설명해 본다.
14. 환자의 활동 제한과 참여 제한을 개선하기 위해 입원 단계에서 해결해야 하는 3가지 주요 신체 기능과 구조의 손상을 확인해 본다.
15. 여러분이 확인했던 3가지 주요 급성 단계의 신체 기능과 구조의 손상에 대해 각각 하나씩 치료적 중재를 공식화하고, 각 중재의 진행을 확인해 본다.
16. 물리치료사로서 입원 단계에서 환자에 대한 예상되는 단기목표(1주)와 장기목표(2주)를 설정해 본다.
17. 입원 재활로부터 퇴원 시 환자의 결과를 토대로 했을 때, 환자가 임상적으로 의미있는 진전을 만들었던 영역은 무엇인가?
18. 치료사는 입원 재활에서 잠재적인 환자 합병증에 대해 누구와 의사소통해야 하는가?
19. 입원 재활에서 퇴원했던 환자와 보호자에게 제공할 적절한 교육 주제는 무엇인가?
20. 전문가간의 협업 역할: 본 사례연구에서 환자를 위한 최적의 결과를 달성할 때 주요 전문가간 협력자가 될 건강관리 제공자들을 확인해 본다. 어떻게 하면 전문가간의 팀워크가 증진되고 촉진될 수 있을까?
21. 전문가간의 협업 역할: 본 사례연구에서 물리치료사로서, 보조물리치료사에게 어떤 중재를 위임할 수 있는가? 여러분은 보조물리치료사가 수행하는 중재의 감독을 제공할 뿐만 아니라, 이들 책임을 효율적으로 위임하기 위해 사용할 수 있는 의사소통 전략에 대해 기술해 본다.
22. 전문가간의 협업 역할: 보조물리치료사로서, 최적의 결과를 달성하는 쪽으로 효과적으로 진행하기 위해 정기적으로 물리치료사와 의사소통해야 하는 치료 수행, 관리 반응 및 환자 상태의 요소는 무엇인가?

참고문헌 REFERENCES

1. Hoyer EH, Young DL, et al. Toward a common language for measuring patient mobility in the hospital: reliability and construct validity of interprofessional mobility measures. *Physical Therapy.* 2018;98(2): 133-142.
2. Bohannon RW, Crouch R. Minimal clinically important difference for change in 6-minute walk test distance of adults with pathology: a systematic review. *J Eval Clin Pract.* 2017;23(2):377-381.
3. Perera S, Mody S, et al. Meaningful change and responsiveness in common physical performance measures in older adults. *Journal of the American Geriatrics Society.* 2006;54(5):743-749.

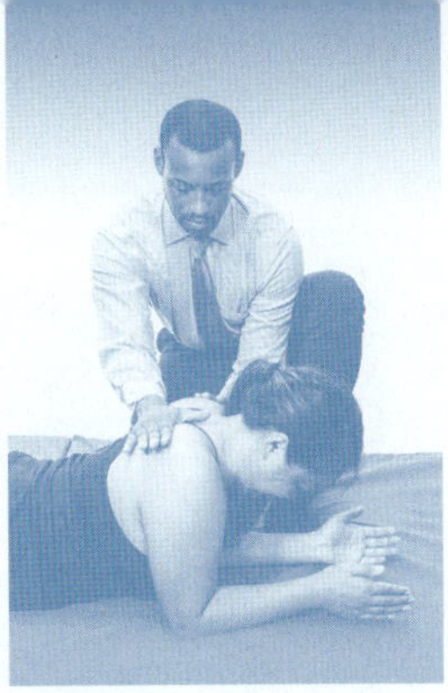

색인

Index

[ㄱ]

가변적 피드백(variable feedback) 31

가속기 310

가속(acceleration) 311

감각자극기법 Sensory stimulation techniques 38

감각 재훈련 38

감각 혼동 상황 287

감소 피드백 (faded feedback) 32

감소된 허리뼈 앞굽음 505

감속기 310

감정 138

강제적 유도 움직임 치료 384

강조 타이밍(Timing for Emphasis) 51

걸음 재훈련 444

걸음 적응성 444

검사 420

견인(traction) 47, 48, 96

결과 420

결과에 대한 지식(KR) (Knowledge of results) 31

경사대 326

경직 등급을 위한 수정된 Ashworth 척도 432

계단 보행 326

계단 오르내리기 321

고유수용성신경근촉진법 359

골반의 움직임 313

골반 패턴 64

과제 조직화 6

과제-지향 중재 20

과흐름(overflow) 47, 48

관찰적 보행 분석(OGA) 331

교각자세(Bridging) 23

교차 스텝핑 319

구두 명령 47

구두 지시 27, 47

구상핵(둥근핵) 392

구심성 수축 51

구형낭 390

국제기능분류(ICF)모델 3

균형 검사의 감각통합을 위한 수정된 임상 검사(mCTSIB) 395

균형 검사의 감각 통합을 위한 임상 검사 400

균형 활동 130

근 수행능력 3

근위부 안정성 136

기능-유도 회복 20

기능적가동성기술(FMS) 18

기능적보행평가(FGA) 395, 400

기능적뻗기검사 400

기능적뻗기검사의 끝 자세 434

기능적 자세 22

기능적 전기자극 39

기능적 제한 4

기능적팔뻗기검사 395

긴장도 완화 131

길항근 반전 49, 50

[ㄴ]

나선 움직임 52

난형낭 390

내적 피드백(고유 피드백) 31

내측 및 외측 전정척수로 391

내측 전정척수로 392

내측 전정척수반사 392
내측 전정핵 392
내측종속 392
넙다리뼈 절단환자 513
네발기기 자세(Quadruped) 22
뇌졸중 환자 503
뇌졸중 환자: 강제-유도 움직임 치료 450
뇌혈관사고 447
높은 스텝핑 315
눈운동 검사 493
느린 반전 50

[ㄷ]

다리 꼬면서 걷기(Braiding) 320
다리 패턴 65
다발성 경화증 환자 516
다용도 이석 정복술 411
동소심장이식 수술후 환자의 상태 520
단속운동 398, 407
닫힌 운동기술 9
대각선 움직임 52
대단위 몸통 패턴 조합(대단위 굽힘 및 대단위 폄) 108
대량 연습(massed practice) 32
대역폭 피드백 (bandwidth feedback) 32
대체 접근법 383
도수접촉 46, 47
동시 피드백(Concurrent feedback) 31
동안신경핵 391
동요시 393
동작 민감도 395
동작민감도지수(MSQ) 395
동작시간 11
동적 반전 50
동적 반전(Dynamic Reversals) 49
동적보행지수(DGI) 395, 400
동적 자세조절(움직임 조절) 9, 97, 100, 188, 195
동적-정적 조절 202
동체시력(DVA) 395, 399
두부충동검사(HIT) 398
두위안진 397
둥근 어깨 505
등장성 47
등장성과 등척성 47
등장성 반전 49
등장성 수축 96
등장성 혼합(Combination of Isontonics) 49, 51
등척성 47
등척성 수축 51
디딤판 오르기 325

[ㄹ]

로봇 보조 이동 훈련 330
룸브리칼 쥐기(lumbrical grip) 126
룸브리컬 그립(lumbrical grip) 46
리드-업 200
리드-업 스킬 181
리드-업 활동(Lead-up activity) 35
리듬 311

[ㅁ]

말초성 안뜰계 기능장애환자 485
머리 전방 쏠림 505
머리와 목 패턴 76
멘탈 연습(Mental practice) 33
모범 모델(expert models) 28
무릎 세우고 누운 자세 (Hooklying) 23
무릎 자세(Kneeling) 25
무작위 순서(Random order) 33
무작위 연습(Random practice) 33
밀기 패턴과 역 밀기 패턴 85

[ㅂ]

바이오피드백 39
반고리관 389
반고리관 결석 401, 410
반 무릎 자세(Half-Kneeling) 25
반복 신장(반복 수축) 49, 51
반응성 균형 156
반응성 균형 조절 195, 265
반응시간 11

반응응답시간 11
발가락 들기 310
발꿈치 닿기 309
발꿈치 들기 310
발달 기술 5
발디딤 전략 265
발목관절 전략 265
발바닥 닿기 310
방산과 강화 47, 48
버그균형척도 395, 400
변형된 네발서기(수정된 선자세) 26
병적안진 397
보상 382
보상적 중재 39
보상적 훈련 360
보상 전략 113
보폭길이 311
보폭 넓이 311
보폭 시간 311
보행 312, 433
보행 용어 309
보행전 예측 자세 조정 494
보행주기 길이 311
보행주기 넓이 311
보행주기 시간 311
보행 주기 308
복제 49, 52
부분-전체 연습 33
부하 반응기 310
분산 연습(distributed practice) 33
불연속 기술 9
불완전 척수손상환자 481
불완전 척수손상환자(T4): 이동 훈련 436
빠른 신장 48

[ㅅ]

사람의 이동(locomotion) 307
사용 의존적 뇌의 가소성 371
상황 간섭(contextual inerference) 33
생리적안진 397
서기 자세의 반응성 자세조절 495
서기 재훈련 442
서기 적응성 443
선행적 타이밍 14
소뇌 신경아교세포종 환자 492
속도 311
속도-정확성 상쇄 11
손가락-코 협응 검사 495
손목(The Wrist) 345
손상 4
손(The Hand) 345
수정된 강제-유도적 움직임 치료 364
수정된 기능적뻗기검사 400
수축-이완 49, 51
수평반고리관 390
수행 지식(KP) (Knowledge of performance) 31
스카르파 신경절 390
스쿠팅 157
스트로크 245
습관화 운동 408
시각 48
시각 고유감각 14
시각아날로그척도 395
시각 입력 47
시선안정(시선고정) 392
시선안정 운동 407
시선이동 운동 408
시추적운동 398, 407
시행착오 학습(trial-and-error learning) 29
신경근육 전기자극 39
신경근촉진기법 37
신경발달치료 37
신장(elongation) 47, 109
신체 위치 47
실내환경 308
실정핵(꼭지핵) 392
실질적 회복 383

[ㅇ]

안정성의 한계 264

안정성(정적 자세조절) 184, 185
안정적 반전(Stabilizing Reversals) 49, 50, 150
안정화(등척성) 반전 95
안진 393, 397
앉은 자세(Sitting) 24
압축(approximation) 47, 48, 96
앞으로 걷기와 뒤로 걷기 316
양성돌발성두위 396
양성돌발성두위현훈 401
어깨뼈 익상 증후군 124
어깨뼈 패턴 53
어깨(The Shoulder) 343
어지럼증 장애 목록(DHI) 395
억제(inhibition) 37
엉덩관절 전략 265
역동적인 위치 131
역치 능력(threshold ability) 20
연속 순서(Serial order) 33
연속적 기술 9
연습 순서(Practice order) 33
연습(practice) 32
연합 단계 29
열린 운동기술 9
열린 환경 326
옆으로 걷기 319
예상성 균형 조절 195
예측성 균형 158
예측성 자세 조절 264
올바른 정렬 124
옮기기(transfer) 307
외상성 뇌손상 환자 335
외상성 뇌손상 환자: 균형과 이동 훈련 431
외적 피드백(증강 피드백) 31
외측 전정척수로 392
외측 전정척수반사 392
외측 전정핵 392
요가 178
운동 계획 6
운동 마무리 210
운동 보상 6
운동 시작 210
운동 실조 398
운동 실행 210
운동 제어 3, 6
운동성 불완전 척수손상환자 509
운동조절 4, 123
운동 프로그램 6
운동 학습 3, 6, 7, 28, 363
운동 학습 전략 28
운동 형성 373, 384
운동 회복 6
움직임 시퀀스 4
움직임 패턴 47, 48
원격 건강 32
원격 재활 32
원시적 반사 91
원심성 수축 51
유각기 308, 311
유각 전기 310
유도된 움직임(Guided movement) 27
유모세포(운동섬모) 390
유지 12
유지 검사 12
유지-이완(Hold-Relax) 49, 52
율동적 개시(Rhythmic Initiation) 49, 50, 97
율동적 안정화(Rhythmic Stabilization) 49, 50, 150, 185
율동적인 회전 109
응시고정 검사 493
이명 396
이석 389, 390
이중 과제 325
이중 과제 조절 9
이중 과제 훈련(dual-task training) 29
이중 지지기 308, 311
이행성 움직임 9
인식 도식 6
일반화 가능성 12
일상생활활동 8
일어서서 걷기(TUG) 395, 400

일측성 전정기능 저하 393
입각기 308
입각기 시간 311

[ㅈ]

자기 효능감 375
자동 단계 29
자동억제 49, 51
자발안진 397
자세 시너지 5
자세조절 399
자유도 6
자율적 연습 34
장애물 326
재활 측정 데이터베이스 331
적응성 균형 조절 158, 265
적응적 보상 6
적절한 저항 47, 48
전반고리관(상반고리관) 390
전상핵(마개핵) 392
전이 검사 12
전이 테스트 12
전이 패키지 376
전정-안구반사(VOR) 389, 392, 396
전정와우신경 389
전정척수반사(VSR) 389, 392
전정핵 391
전체 잡기(Gross grasp) 350
점프 스타트 36
정상적인 도전 90
정적 자세조절 8, 195
정확성 기준(reference of correctness) 28
조절의 주요지점(Key point of control) 37
종말 입각기 310
종말 피드백(terminal feedback) 31
주시안진 397
중간 유각기 310
중간 입각기 310
중력선 143
중재 420
증가 피드백 (summed feedback) 32
증가된 등뼈 뒤굽음증 505
증강 중재 36
지속적인 피드백 (constant feedback) 31, 32
지역사회 308
지연된 피드백(delayed feedback) 32
지향성 안진 401, 403

[ㅊ]

차단 순서(Blocked order) 33
차단 연습(blocked practice) 33
전향성 안진 403
체중지지 308, 328
초기 상태 210
초기 유각기 310
초기 접지기 309
촉진기법(facilitation techniques) 37
촉진(facilitation) 37
최대 자발적 등장성 수축(MVIC) 137
충부 392
측방밀기 393
치료계획 11
치료사 자세 46
치상핵(치아핵) 392
침대 가동성 483

[ㅋ]

큐잉 27

[ㅌ]

타래결절엽(전정소뇌) 392
타이밍 47, 48, 99
태극권 174
토우 클리어런스 324
트레드밀훈련 328

[ㅍ]

파악(Prehension) 346
파킨슨병 환자 469
팔꿈치로 엎드린 자세(Prone on Elbows) 22

팔 패턴 54
팽대능선 391
팽대부 391
팽대부릉정 결석 401, 410
팽대정 391
평형반 390
폭 311
피드백 31, 384
피드백 조절 197
피드포워드 조절 197

[ㅎ]

하지 도수근력검사 428
학습된 무기력(learned helplessness) 32
학습된 비사용 6, 371
한발서기 균형 494
한발지지 325
한발 지지기 311
핸드림 247
행동 대체 6
행동 형성 기술 20
현훈 393, 396
현훈증상척도 405
협응 99
협응 검사 472
홉핑(Hopping) 257
환경요구(Environmental demands) 19
환자 자세 46
환자의 전형적인 일상활동일지 465
활동 균형 자신감 척도(ABC) 395
활동-기반 20
활동기반 훈련 3
활동요구(activity demands) 19
활동 제한 4
활성(activation) 37
회상 도식 6
후반고리관 390
훈련의 특수성(specificity of training) 27
휠라이(Wheelies) 250
휠체어 추진 258

[A]

ASIA 손상 척도(AIS) 483

[B]

Bar-b-que 법 411
Brandt-Daroff 운동 408

[D]

Dix-Hallpike 401
Dorothy Voss 45
Dynamic Gait Index(DGI) 331

[E]

ETDRS 398

[F]

Functional Gait Assessment(FGA) 331

[G]

Guillain-Barré 증후군과 사지마비 환자 498

[H]

Herman Kabat 45

[M]

Maggie Knott 45
Motor Activity Log(MAL) 460

[P]

PNF 45
PNF 기법 48
PNF의 원리와 기본 절차 46
PNF 패턴 52

[R]

RI 50
Roll 검사 401
rotator interval capsule 344

[S]

Sharpened Romberg 395, 400

Stroke Impact Scale(SIS) 462

[T]

Timed Up & Go(TUG) 검사 330

[V]

VOR 단계 392

VOR 소실 399

VOR 이득 392

VOR 해제 393

[기타]

10 Meter Walk 검사(10MWT) 330